HANDBUCH DER MEDIZINISCHEN RADIOLOGIE

ENCYCLOPEDIA OF MEDICAL RADIOLOGY

HERAUSGEGEBEN VON · EDITED BY

L. DIETHELM F. HEUCK

O. OLSSON F. STRNAD H. VIETEN

A. ZUPPINGER

BAND/VOLUME XIX

TEIL/PART 6

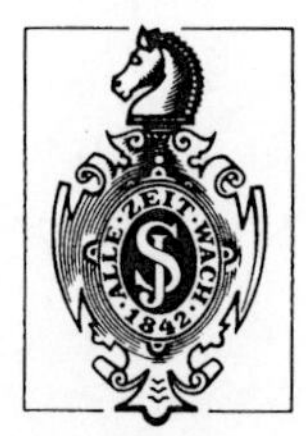

SPRINGER-VERLAG
BERLIN · HEIDELBERG · NEW YORK · TOKYO

SPEZIELLE STRAHLENTHERAPIE MALIGNER TUMOREN
TEIL 6
RADIATION THERAPY OF MALIGNANT TUMOURS
PART 6

VON · BY

CH. GLANZMANN · P. GUTJAHR · W. HELLRIEGEL · H.W. HOFFMANNS
J. KUTZNER · U.M. LÜTOLF · H.D. PIROTH

REDIGIERT VON · EDITED BY

H.D. PIROTH
DÜSSELDORF

MIT 121 ABBILDUNGEN (181 EINZELDARSTELLUNGEN) UND 380 TABELLEN
WITH 121 FIGURES (181 SEPARATE ILLUSTRATIONS) AND 380 TABLES

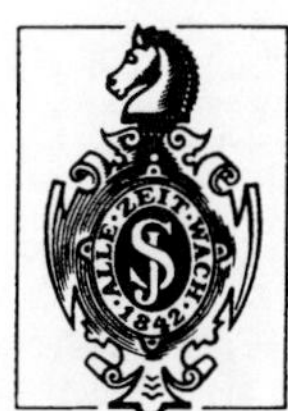

SPRINGER-VERLAG
BERLIN · HEIDELBERG · NEW YORK · TOKYO

Privatdozent Dr. rer. nat., Dr. med. HORST-DIETER PIROTH
Marien-Hospital, Onkologisches Zentrum
Onkologisch-Radiologische Abteilung
Rochusstraße 2, D-4000 Düsseldorf 30

ISBN-13:978-3-642-82388-6 e-ISBN-13:978-3-642-82387-9
DOI: 10.1007/978-3-642-82387-9

CIP-Kurztitelaufnahme der Deutschen Bibliothek
Handbuch der medizinischen Radiologie: Encyclopedia of medicl radiology/hrsg. von L. DIETHELM ...
Berlin; Heidelberg; New York; Tokyo: Springer. Teilw. mit d. Erscheinungsorten Berlin, Heidelberg, New York. NE: DIETHELM, LOTHAR [Hrsg.]; PT
Bd: 19.→Spezielle Strahlentherapie maligner Tumoren. Teil 6, 1985

Spezielle Strahlentherapie maligner Tumoren
Radiation therapy of malignant tumours. –
Berlin ; Heidelberg ; New York ; Tokyo : Springer (Handbuch der medizinischen Radiologie ; Bd. 19)
Teilw. mit d. Erscheinungsorten Berlin, Heidelberg, New York. NE: PT
Teil 6. Von Ch. Glanzmann ... Red. von H.D. Piroth. – 1985.
ISBN-13:978-3-642-82388-6

Gesamtherstellung: Universitätsdruckerei H. Stürtz AG, Würzburg
2122/3130-543210

Mitarbeiter von Band XIX/6 – Contributors to Volume XIX/6

Privatdozent Dr. CH. GLANZMANN, Grünaustraße 11, CH-8820 Wädenswil

Professor Dr. P. GUTJAHR, Universitäts-Kinderklinik, Langenbeckstraße 1, D-6500 Mainz

Professor Dr. W. HELLRIEGEL, Einsteinstraße 66, D-7250 Leonberg

Dr. H.W. HOFFMANNS, Krankenhaus Maria-Hilf GmbH, Radiologische Klinik, Abt. Radioonkologie, Sandradstr. 43, D-4050 Mönchengladbach 1

Professor Dr. J. KUTZNER, Klinikum der Universität, Institut für Klinische Strahlenkunde, Langenbeckstraße 1, D-6500 Mainz

Privatdozent Dr. U.M. LÜTOLF, Kantonsspital, Klinik für Radio-Onkologie, CH-9007 St. Gallen

Privatdozent Dr. Dr. H.D. PIROTH, Marien-Hospital, Onkologisches Zentrum, Onkologisch-Radiologische Abteilung, Rochusstraße 2, D-4000 Düsseldorf 30

Vorwort

Wenn auch die Fortschritte der Onkologie langsam, viel zu langsam erkennbar sind, so müssen doch neue Entwicklungen – und mögen sie noch so sehr erwartet werden – kritisch vor dem Hintergrund wissenschaftlich fundierter langer Erfahrungen gesehen werden.

So war es ein besonderes Anliegen dieses Buches, die weltweiten Erfahrungen klinischer Radio-Onkologie ihrer aktuellen Wertigkeit entsprechend zusammenzutragen, als Basis heutiger Onkologie zu sehen und im interdisziplinären Behandlungskonzept darzustellen.

Für den Auftrag, die Anregungen und die Initiative zu diesem Buch möchte ich meinem Lehrer, Herrn Prof. DIETHELM noch einmal sehr danken.

Düsseldorf

HORST DIETER PIROTH

Preface

Advances in oncology may be slow – far too slow – but new developments must, however keenly they are anticipated, be scanned critically against the background of long years of scientific experience. Thus in compiling this volume I was particularly concerned to show the importance of worldwide experiences in clinical radio-oncology as the basis of modern oncology and in the context of multidisciplinary treatment.

I would like to take this opportunity to express my lasting gratitude to my teacher, Professor DIETHELM, for entrusting this volume to me and for his advice and encouragement.

Düsseldorf HORST DIETER PIROTH

Inhaltsverzeichnis – Contents

Bindegewebstumoren

Tumortherapie bei Kindern

Bindegewebstumoren

A. Primäre Sarkome des Skelettsystems

Von

H.D. PIROTH und H. HOFFMANNS

Mit 3 Abbildungen

Die Knochensarkome stellen nur in einem Teil ein eigenständiges Krankheitsbild dar, so zum Beispiel beim Osteosarkom oder dem Ewingsarkom, während zum Beispiel die auch heute noch vielfach als Knochentumoren angesehenen Retikulosarkome oder Plasmozytome bereits in die große Gruppe der Non-Hodgkin-Lymphome eingestuft werden müssen. Beide Tumorarten sollen hier dennoch abgehandelt werden, da sie klinisch ein in sich geschlossenes Krankheitsbild bieten.

Andere vom Knochen oder den Knochenorganen ausgehende Tumoren, wie zum Beispiel das Fibrosarkom des Knochens und das Chondrosarkom des Knochens werden hier im Rahmen der Behandlung von Knochentumoren behandelt. Diese Tumoren werden darüberhinaus auch in dem Kapitel Weichteilsarkome von HELLRIEGEL behandelt.

Trotz des Primates radikaler Operation für die meisten der eigentlichen Knochensarkome weisen die Erfahrungen der jüngeren Zeit zunehmend auf organerhaltende Operationsverfahren mit nachfolgender Radiatio hin. Die lokalrezidivfreie Zeit wird durch derartige, für die Lebensqualität extrem wichtige, Behandlungskombinationen nicht verkürzt.

Neue Behandlungswege, wie die vorausgehende Chemotherapie, die kombinierte Radiatio mit der Hyperthermie und die kombinierte lokale arterielle Zytostatikaperfusion mit strahlensensibilisierenden Pharmaka und Radiatio haben erste vielversprechende Ergebnisse gebracht, sie können jedoch noch nicht als grundsätzlich erwiesene Behandlungsmodalitäten angesehen werden.

I. Osteosarkom

Das Osteosarkom ist ein maligner Tumor, der aus zur Knochengewebsbildung fähigen Mesenchymzellen entsteht und dessen proliferierende maligne Zellen Knochengrundsubstanz (Osteoid) produzieren (AUFDERMAUR 1975).

Dabei muß die Bildung von Knochengewebe nicht unbedingt im Vordergrund stehen, vielmehr können auch überwiegende Anteile der Geschwulst chondromatös, fibromatös oder teleangiektatisch sein, weshalb man histologisch zwischen osteoblastischen, chondroblastischen, fibroblastischen und teleangiektatischen Osteosarkomen unterscheidet. Damit wird lediglich das dominierende Element im histologischen Bild gekennzeichnet, denn alle Typen haben ansonsten die gleichen Charakteristika. Hinsichtlich des Tumorsitzes läßt sich noch das zentrale oder medulläre vom periostalen Osteosarkom abgrenzen. Wegen des unterschiedlichen biologischen Verhaltens wird vom gewöhnlichen Osteosarkom das parossale Osteosarkom abgetrennt.

Nach FREYSCHMIDT (1980) sollen sich die sekundären Osteosarkome, z. B. auf dem Boden einer Ostitis deformans Paget oder nach Exposition eines Knochens mit ionisierenden Strahlen durch eine relativ günstigere Prognose von den übrigen osteogenen Sarkomen unterscheiden.

Eine gehäufte Assoziation soll auch bei Knochenmißbildungen, fibröser Dysplasie und Osteogenesis imperfecta bestehen. Das Vorkommen extraskelettärer Osteosarkome ist bekannt. Vorwiegend betroffen ist das Weichteilgewebe, sie sind aber auch in fast allen parenchymatösen Organen beschrieben: Schilddrüse, Herz, Lunge, Mamma, Nieren, Uterus, Ovarien, Prostata, Harnblase.

Häufigkeit

Nach dem Plasmozytom sind die Osteosarkome die häufigsten malignen Knochentumoren, etwa 18–30% aller primären Knochengeschwülste.

Alter

Bevorzugt ist das 2. Lebensjahrzehnt. Die Geschwulst kann auch im fortgeschrittenen Lebensalter vorkommen, bes. im Gefolge einer Ostitis deformans Paget.

Geschlecht

Das männliche Geschlecht erkrankt etwa doppelt so häufig wie das weibliche.

Lokalisation

Osteosarkome wurden in allen Knochen des menschlichen Skeletts beobachtet. Weitaus am häufigsten treten sie in den langen Röhrenknochen auf, wobei besonders die Region um das Kniegelenk (distale Femurmetaphyse, proximale Tibia und Fibula) mit etwa 50% aller Osteosarkome dominiert. Von dieser Region geht der größte Anteil des Längenwachstums aus und die intensiven Regulations- und Umbauvorgänge lassen mit größerer Wahrscheinlichkeit Mutationen und konsekutive Geschwülste entstehen (DOMINOK u. KNOCH 1982; PRICE et al. 1958). Der zweithäufigste Manifestationsort ist der proximale Humerus (bes. beim weiblichen Geschlecht), es folgen Becken und Kieferregion.

Makroskopie

Makroskopisch hat der Tumor ein fischfleischähnliches Aussehen, durchsetzt mit Blutungen und Nekrosen. Er ist wegen des Vorkommens von knorpeligen und knöchernen Gewebsteilen von harter Konsistenz. Im Einzelfall wechselt das Aussehen je nach der Menge der produzierten Zwischensubstanz. Es gibt alle Übergänge von vorwiegend osteolytischen, zelldichten, weichen Geschwülsten bis zu sklerotischen Osteosarkomen mit reichlich Tumorknochen. Die Metastasen können eine vom Primärtumor abweichende Zusammensetzung aufweisen.

Histologie

Die Diagnose stützt sich auf den Nachweis von Tumorosteoid und malignen Osteoblasten. Histologisch besteht der Tumor aus spindelzelligen, gefäßreichen Strängen mit verschieden chromatinhaltigen Zellkernen, kollagenen Fasern, mehrkernigen Riesenzellen, hyalin-knorpeligen und osteoiden Herden.

Bei der Nadelbiopsie besteht bei oberflächlicher Gewebsentnahme die Gefahr, daß bloß neugebildeter periostaler Faserknochen, bei zu tiefer, daß nur nekrotisches Gewebe zur Untersuchung gelangt. Deshalb sind genügend große Gewebsproben von mehreren Stellen notwendig.

Die offene Biopsie mit Gewinnung eines vitalen Tumoranteils bei präbioptisch, röntgenologisch, evtl. auch angiographisch bzw. computertomographisch festgelegter Entnahmestelle wird von den meisten Autoren bevorzugt (DOMINOK u. KNOCH 1982; SCHERER u. WEBER 1975; KOTZ 1978).

Grading

Die Malignitätsgraduierung des Osteosarkoms ist schwierig und ihre prognostische Bedeutung (NOLTENIUS 1981) ist nicht gesichert.

Ausbreitung

Lokal infiltriert der Tumor das Knochenmark, das umgebende Bindegewebe und die Muskulatur.

Fernmetastasen entstehen überwiegend hämatogen. Das erste Filterorgan sind die Lungen. Etwa 90% der an Osteosarkomen Verstorbenen wiesen Lungenmetastasen auf (DOMINOK u. KNOCH 1982). Lymphknotenmetastasen sowie sekundäre Absiedlungen sind seltener (MAKAY 1978). Besonders häufig sind dabei wiederum Knochenmetastasen (LOKSHIN et al. 1966; MCKENNA et al. 1966).

Klinik

Die Kardinalsymptome des Osteosarkoms sind uncharakteristisch: Schmerzen und Schwellung, die wenige Wochen bis Monate vor der Diagnosestellung bemerkt werden. In späteren Phasen der Erkrankung kann sich eine Bewegungseinschränkung einstellen. Die Haut über dem Tumor kann livide verfärbt und hypertherm sein (KOTZ 1978; CODMAN 1926), so daß das Krankheitsbild häufig fehlinterpretiert wird. Meist ist der Allgemeinzustand des Patienten bei Diagnosestellung gut. Treten die Beschwerden jedoch rasch auf, mit gleichzeitig auffälliger Tumorvergrößerung, allgemeinem Krankheitsgefühl, Gewichtsverlust, Anämie, beschleunigter BSG, Erhöhung der alkalischen Serumphosphatase und Spontanfraktur, so ist die Prognose meist schlecht zu stellen. Wird bei der Erstuntersuchung eine Erhöhung der alkalischen Serumphosphatase festgestellt, kann sie im Verlauf als Therapieparameter herangezogen werden (ROSEN 1975a). Tumorspezifische Antigene konnten bei Osteosarkomen ebenfalls nachgewiesen werden (EILBER u. MORTON 1970; COHNEN et al. 1973).

Radiologische Diagnostik

Das röntgenologische Bild wird von den pathologisch anatomischen Veränderungen beherrscht. In der Mehrzahl tritt das Osteosarkom weder rein osteolytisch noch rein osteosklerotisch, sondern mehr gemischtförmig auf. Die Destruktion kann auf den Markraum beschränkt sein, erfaßt aber gewöhnlich die Kortikalis. Ist die Kortikalis durchbrochen, entwikkeln sich fast immer lebhafte periostale Reaktionen, die als Spiculae imponieren oder z.T. strahlenförmig (sun burst effect) bzw. winkelförmig (Codman-Dreieck), nachweisbar sind. Röntgenologisch ist häufig eine Tumorausdehnung in das umgebende Gewebe erkennbar (s. auch Bd. V, Teil 6, S. 36ff.).

Entscheidender Vorteil der Computertomographie gegenüber konventioneller Röntgendiagnostik ist die überlagerungsfreie Darstellung der die Knochen umgebenden Weichteilstrukturen und des Markraumes.

Nach Applikation nierengängiger Kontrastmittel hebt sich der pathologische Gewebsbezirk oft besser gegen das gesunde Gewebe ab. Verschiedene amerikanische Arbeitsgruppen führen die Computertomographie der Extremitäten häufig nur nach einer Kontrastmittelinfusion durch, wobei die hohe Jodkonzentration meist genügt, um auch die großen Gefäße und ihre Beziehung zum Tumor sichtbar zu machen; dadurch erübrigt sich vielfach die Arteriographie.

Die Ausdehnung der Weichteilkomponente des Tumors läßt sich computertomographisch genauer als mit anderen Methoden erfassen, was für die präoperative Abklärung von Wichtigkeit ist. Vergleichende Untersuchungen zeigen, daß der Befall des Markraumes mit konventioneller Röntgentechnik nicht sicher zu beurteilen ist, während computertomographisch mit hochauflösenden Geräten eine sichere Abklärung möglich wird. Eine Markinfiltration führt zur Dichteanhebung des Markraumes (Normwert −80 bis −120 HE). Entscheidend ist aber nicht der absolute Wert, sondern der Vergleich mit der gesunden Gegenseite. Eine weitere Absiedlung von Tumorgewebe im meist proximalen Markraum ohne direkte Verbindung mit dem Primärtumor ("skip lesion") kann ebenfalls erkannt werden (HÜBNER 1981), so daß diese präoperative Diagnostik für die Frage der Operationstaktik unentbehrlich erscheint. Die Angiographie wird heute mehr zur Frage des therapeutischen Procedere (Operation, Bestrahlung, Chemotherapie) als zur Primärdiagnostik benötigt (S. a. Bd. V, Teil 6, S. 644ff.).

Skelettszintigraphie

Aus onkologischer Sicht ist diese Untersuchung auch als ergänzende diagnostische Möglichkeit wertvoll, da auch Skelettmetastasen zu einem Zeitpunkt nachzuweisen sind, an dem andere Methoden noch ergebnislos sind (s. Bd. V, Teil 6, S. 618f.).

Differentialdiagnose

Abzugrenzen ist das Osteosarkom gegen das Chondro-Fibro-Hämangiosarkom und die aneurysmatische Knochenzyste. Besonders schwierig kann bei osteolytisch und gemischtförmigem Osteosarkom und bei entsprechender Klinik die Abgrenzung gegen eine Osteomyelitis sein.

Therapie

Im Vordergrund der Behandlung steht der radikale chirurgische Eingriff. Der Begriff „radikal" bezeichnet nicht die Größe des Eingriffs, sondern die Art des Vorgehens (DAHLIN u. COVENTRY 1967).

Unter „onkologischer Radikalität" wird verstanden, daß sowohl bei der Resektion als auch bei einer Amputation an der Abtragungsstelle des Knochens kein Tumorgewebe mehr vorhanden ist (SALZER et al. 1976). Der häufigste Eingriff ist derzeit die Resektion, also ein funktionelles Operieren. Beim Rezidiv besteht dann die Möglichkeit der Amputation oder Exartikulation.

Osteosarkome sind nur mäßig strahlensensibel. Grundsätzlich ist eine lokale Heilung durch Bestrahlung möglich, wie Berichte von BOHNDORF und RICHTER (1978) bewiesen haben. Allerdings müssen dann Herddosen von 70–90 Gy appliziert werden. In der Regel stellt die Strahlentherapie ein additives Verfahren dar (HÖFFKEN und SCHMIDT 1976).

Sie erfolgt postoperativ als „adjuvante" Bestrahlung, als palliative Bestrahlung bei lokalisationsbedingter Inoperabilität und als palliative Radiatio von Metastasen. Die prophylaktische Bestrahlung der Lunge zur Vernichtung möglicher okkulter Metastasen wurde sowohl in der Mayo-Clinic als auch im Bereich der EORTC-Studie mit einer Dosierung von 15 Gy

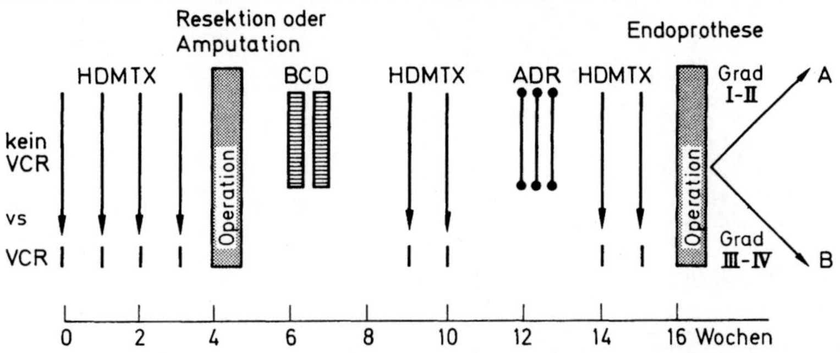

Abb. 1. T_{10}-Protokolle beim Osteosarkom (nach ROSEN et al. 1975a, b). Induktions-Therapie: Alle Patienten erhalten die Induktions-Therapie über 16 Wochen unabhängig vom Zeitpunkt der Operation (Resektion/Amputation oder Endoprothese)

erprobt. Die Ergebnisse sind im Vergleich zur Chemotherapie nicht überzeugend (RAB et al. 1976; SUIT et al. 1973).

Die auf CADE et al. (1947) zurückgehende primäre Bestrahlung mit aufgeschobener sekundärer Amputation ist heute auf Grund der Tatsache, daß sie am eigentlichen Problem, nämlich der okkulten Metastasierung zum Zeitpunkt der Diagnosestellung vorbeigeht und keine besseren Heilungsergebnisse bringt sowie der eindeutigen Verbesserung der Prognose des Osteosarkoms durch Polychemotherapie, verlassen worden.

Die Tendenz geht dahin, die Strahlentherapie in die postoperativen adjuvanten Chemotherapiekurse einzufügen.

HELLRIEGEL und WÖLLGENS empfehlen eine Dosis von 60 Gy in 6 Wochen. LEE und MACKENZIE (1964) berichten über Dosen von 70–80 Gy in 7 bis 8 Wochen. Letztere empfehlen auch die Bestrahlung der regionalen Lymphknoten. Bezüglich der Strahlenart sollten Photonenstrahlen bzw. Telekobalt-Gamma-Strahlen angewandt werden. Bei günstiger oberflächennaher Lage sind Elektronen von Vorteil. Hinsichtlich der lokalen Strahlentherapie könnten Fortschritte durch Neutronenbestrahlung, Radiosensitizer (Cisplatin, Doxorubicin) oder die Kombination mit Hyperthermie zu erzielen sein.

In den letzten Jahren gewinnt die Behandlung des Osteosarkoms mit Zytostatika als Zusatz zur operativen und radiologischen Therapie an Bedeutung.

Zunächst wurde die Chemotherapie dann eingesetzt, wenn der Tumor primär inoperabel oder strahlenresistent war bzw. wenn multiple Metastasen vorlagen.

Heute ist es immer mehr Ziel der Behandlung, die Prognose radikal behandelter Sarkome durch eine adjuvante Chemotherapie zu verbessern. Die bisher erzielten Ergebnisse scheinen das Therapiekonzept der adjuvanten Chemotherapie zu rechtfertigen.

Von JAFFE et al. (1978) und ROSEN (1980a) wird nach histologischer Sicherung der Diagnose eine präoperative Chemotherapie mit High-dose-Methotrexat vorgeschlagen. Hierdurch sollten einerseits die frühzeitige Mikrometastasierung verhindert und andererseits eine Verkleinerung und Devitalisierung des Primärtumors erreicht werden. Die präoperative Chemotherapie eröffnet die Möglichkeit, den Effekt der Chemotherapie am Primärtumor zu untersuchen (keine, vereinzelte, vorwiegende und vollständige Tumornekrose; Grad I–IV). Der Chemotherapieeffekt am Primärtumor dient als prognostischer Faktor, entsprechend differenziert ist die postoperative Chemotherapie (ROSEN u. JUERGENS 1980).

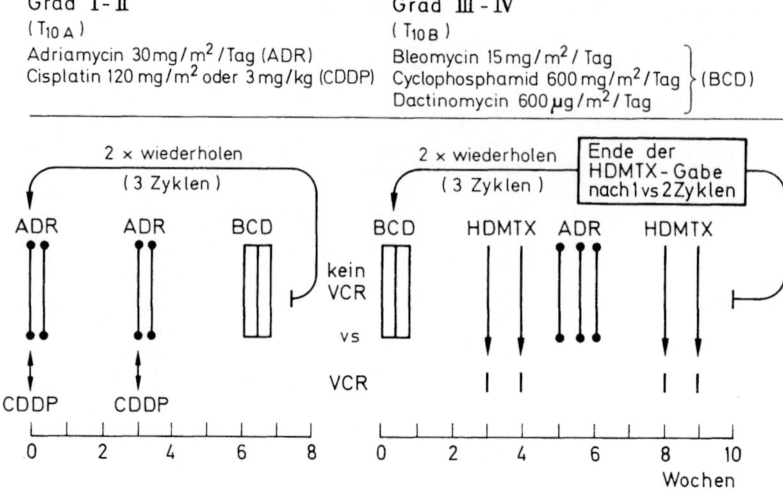

Abb. 2. Erhaltungstherapie je nach histologischem Ansprechen des Primärtumors

Die mit der Polychemotherapie bei Metastasen erzielten beachtlichen Erfolge und die Erkenntnis, daß durch adjuvante Chemotherapie okkulte Metastasen zur Rückbildung gebracht werden können, waren Anlaß zu einem progressiveren Verhalten in der Behandlung des Osteosarkoms.

In der gegenwärtig laufenden COSS-82-Studie wird in einer Randomisierung versucht, Patienten mit nicht ausreichendem Ansprechen auf die präoperative Chemotherapie einerseits zunächst mit einer weniger toxischen Anfangstherapie (Methotrexat high Dose, Bleomycin, Cyclophosphamid und Dactinomycin) oder von Anfang an aggressiver (Diaminodichlorplatin, Doxorubicin und HD-Methotrexat) zu therapieren. Mit interdisziplinären Konzepten wird versucht, möglichst kurativ zu behandeln. Auswahl und Reihenfolge der Methoden – Operation, Radiatio, Chemotherapie – erfolgt in Abhängigkeit von der Zahl, Größe und Lokalisation der Metastasen sowie unter Berücksichtigung vorausgegangener therapeutischer Maßnahmen (JAFFE u. FREI 1976; ROSEN 1975b).

Prognose

Mit der chirurgischen Therapie allein liegt die 5-Jahres-Überlebensrate für Patienten mit osteogenem Sarkom in der Literatur einheitlich bei 20%. Wesentliche Verbesserung der Prognose durch zusätzliche Strahlentherapie konnte nicht erreicht werden.

Eine entscheidende Wende wurde durch die Einführung der High-Dose-Methotrexat-Behandlung mit Citrovorum-Faktor-Rescue durch JAFFÉ (1972) herbeigeführt.

Die 2–3 Jahre tumorfreie Überlebensrate liegt bei JAFFÉ um 73%, bei ROSEN et al. mit dem T-10-Protokoll bei über 85%.

Die Ergebnisse der Deutsch-Österreichischen Osteosarkomstudie COSS 77 lagen zunächst bei 56% metastasenfreie Überlebensrate nach ca. 5 Jahren. Mit dem COSS-80-Protokoll wurden bereits 75% erreicht. Kein signifikanter Unterschied ergab sich zwischen den randomisierten Zweigen Diaminodichlorplatin versus Bleomycin, Cyclophosphamid und Dactinomycin.

Die Ergebnisse der gegenwärtig laufenden Studie COSS-82 stehen noch aus.

II. Parosteales Osteosarkom

Synonyme: parosteales Osteom, juxtakortikales osteogenes Sarkom, parossales osteogenes Sarkom

Das parosteale Osteosarkom ist ein von der Oberfläche des Knochens (Periost) nach außen, in die Weichteile wachsender Tumor. Er hat im Vergleich zum zentralen und periostalen osteogenen Sarkom eine deutlich bessere Prognose, was nicht nur auf die Eigenständigkeit dieser Tumorart hinweist, sondern auch die Notwendigkeit einer exakten Diagnose begründet.

Häufigkeit

Parosteale Osteosarkome sind selten. Sie machen etwa 4–6% aller Osteosarkome und ca. 1% aller malignen Knochentumoren aus (Freyschmidt 1980; Noltenius 1981; Hellriegel u. Wöllgens 1980).

Alter

Der Altersgipfel liegt deutlich höher als bei den zentralen Osteosarkomen, nämlich in der 3.–5. Lebensdekade (Dahlin 1978).

Geschlecht

Das weibliche Geschlecht ist etwa doppelt so häufig wie das männliche betroffen (Dahlin 1978).

Lokalisation

Ganz überwiegend sind Femur, bes. die distale Femurmetaphyse (69%), Humerus (15%) und Tibia (15%) betroffen (Dominok u. Knoch 1982).

Makroskopie

Das parossale osteogene Sarkom entsteht im juxtakortikalen Bereich der langen Röhrenknochen und bildet dort große buckelige Tumoren, die den Knochen umgeben und dem Periost und Kortikalis anhaften. Sie sind meist fest bzw. hart und auf der Schnittfläche grau-weißlich.

Mikroskopie

Das parossale Osteosarkom besteht großteils aus spindeligen Zellen mit mehr oder weniger kollagener Faserbildung. Mitosen und Malignitätszeichen sind selten (Dominok u. Knoch 1982; Noltenius 1981).

Ausbreitung

Diese Tumorform neigt zum lokalen Rezidiv. Über hämatogene bzw. lymphogene Metastasen wird in der Literatur spärlich berichtet. Allenfalls kommt es relativ spät zu Lungenmetastasen (Hellriegel u. Wöllgens 1980; Ahuja et al. 1977).

Klinik

Parossale Osteosarkome wachsen langsam. Primäres Symptom ist eine uncharakteristische Schwellung mit erst allmählich auftretenden Spontanschmerzen. Rötung und Überwärmung tritt nicht auf.

Radiologische Diagnostik

Das Röntgenbild zeigt meist eine extreme, parossal gelegene Verkalkung. Die Abgrenzung zum Knochen ist meist scharf, später zunehmend verschlechtert. Wächst der Tumor mehr zirkulär zeigt sich dies sehr eindrucksvoll in der Computertomographie, die extraossäre Anteile und evtl. Markinfiltrationen deutlich unterscheiden läßt (FREYSCHMIDT 1980), s. auch Bd. V, Teil 6, S. 73ff., S. 618 f. u. S. 649.

Differentialdiagnose

Die Differentialdiagnose kann schwierig sein und hat das periostale osteogene Sarkom, die Myositis ossificans, osteokartilaginäre Exostosen und das Osteochondrom zu berücksichtigen.

Wie für alle Knochentumoren ist für das Zustandekommen einer korrekten und eindeutigen Diagnose die Kooperation zwischen Röntgenologen und Pathologen entscheidend.

Therapie

Bei feststehender Diagnose ist die Operation die Methode der Wahl. Große parosteale Osteosarkome, bei denen kein lokaler Eingriff mehr möglich ist, machen die Amputation erforderlich. Kleinere Sarkome ohne Verbindung zur Kortikalis können lokal weit im Gesunden entfernt werden. Wegen der geringen Strahlensensibilität ist das parosteale Sarkom für Bestrahlungen kaum geeignet.

Eine Chemotherapie ist nicht etabliert (HELLRIEGEL u. WÖLLGENS 1980; SUTOW et al. 1973).

Prognose

In einem hohen Prozentsatz gilt der Patient als geheilt, wenn die Operation ausreichend radikal war.

5-Jahres-Heilungen werden von COPELAND (1967) und MCKENNA et al. (1966) zwischen 70 und 82% angegeben.

III. Chondrosarkom

Das Chondrosarkom ist die maligne Form der von Knorpelzellen abstammenden Tumoren.

Die Geschwulst kann im Knocheninnern primär auftreten oder sekundär aus primär gutartigen Knorpelgeschwülsten (Chondrom, Osteochondrom, Chondroblastom, Chondromyxoidfibrom) entstehen oder sich an der Knochenoberfläche aus einer kartilaginären Exostose entwickeln (AUFDERMAUR 1975).

Häufigkeit

Das Chondrosarkom ist der dritthäufigste bösartige Knochentumor und macht 17–22% der malignen Knochengeschwülste aus (SPJUT et al. 1971; DAHLIN 1967).

Alter

Das primäre Chondrosarkom tritt vorwiegend bei Erwachsenen, bevorzugt vom 30. bis 60. Lebensjahr auf. Das sekundäre Chondrosarkom liegt hinsichtlich des durchschnittlichen Erkrankungsalters um einige Jahre niedriger (SCHAJOWICZ et al. 1972).

Geschlecht

Das männliche Geschlecht ist mit 60–65% fast doppelt so häufig befallen wie Frauen (DOMINOK u. KNOCH 1982; AUFDERMAUR 1975).

Lokalisation

Bevorzugt sind die zentralen Körperabschnitte: Becken, Rippen, Schultergürtel, proximaler Humerus und Femur.

Seltener entstehen Chondrosarkome in den Hand- und Fußknochen, Maxilla, Mandibula oder in den Weichteilen (NOLTENIUS 1981; SCHAJOWICZ 1977).

Makroskopie

Der befallene Knochen ist aufgetrieben und die Kortikalis meistens zerstört. Die Geschwülste sind gut von der Umgebung abgrenzbar, meist mit einer lobulierten Architektur. Auf der Schnittfläche sieht man ein knorpelartiges, glasigbläuliches Gewebe mit Zysten, Nekrosen und Verkalkungen (NOLTENIUS 1981; AUFDERMAUR 1975).

Histologie

Chondrosarkome enthalten Chondroid und maligne Zellen. Neben Arealen aus knorpeligem Gewebe, wie man es beim gutartigen Chondrom sieht, finden sich Partien maligner Zellen mit atypischen Kernen, auch mehrkernigen Tumorriesenzellen. Stets müssen deshalb mehrere Tumorabschnitte histologisch untersucht werden.

Probeexzisionen sollten aus verschiedenen Regionen und Tiefen und besonders aus dem Tumoranteil, der am schnellsten wächst, entnommen werden (MIRRA u. MARCORE 1974).

Grading

Differenzierungsgrad und Prognose des Chondrosarkoms hängen eng zusammen (EVANS et al. 1977; MCKENNA 1966; SPJUT et al. 1971).

Das Grading wird nach der Broder Klassifizierung I–IV oder als „wenig", „mittelgradig" und „gut differenziertes Chondrosarkom" bezeichnet.

EVANS et al. (1977) berichten, daß ein gut differenziertes Chondrosarkom keine Metastasen verursacht, während ein Chondrosarkom vom mittleren Differenzierungsgrad metastasiert.

Ausbreitung

Das Chondrosarkom ist eine vorwiegend lokal maligne Geschwulst, die immer wieder zu lokalen Rezidiven neigt.

Metastasen in regionäre Lymphknoten sind selten. Hämatogene Metastasen treten vorwiegend in der Lunge auf, wenngleich die Metastasierungsfrequenz insgesamt nicht hoch ist.

Klinik

Primäre Chondrosarkome wachsen sehr langsam über mehrere Jahre, entsprechend langsam entwickeln sich die Symptome. Schwellung und/oder Schmerzen im Tumorgebiet sind meist die einzigen Symptome. Eine Verschlechterung bereits lange bestehender Symptome (rasches Wachstum, zunehmende Schmerzsymptomatik) ist charakteristisch für die sekundären Chondrosarkome (Spjut et al. 1971).

Radiologische Diagnostik

Die röntgenologische Darstellung hängt ab von der anatomischen Lokalisation des Chondrosarkoms. In den langen Röhrenknochen beobachtet man ausgedehnte Destruktionen, oft begleitet von einer beträchtlichen paraossalen Geschwulstausdehnung. Charakteristisch sind starke fleckförmige Verkalkungen oder Verknöcherungen, die dem gesamten Tumorgebiet ein fleck- und spritzerförmiges Aussehen verleihen. Die Kortikalis kann verdickt oder destruiert sein.

Nach Freyschmidt (1980) ist eine ausgeprägte Kortikalisverdickung Ausdruck eines langsamen Tumorwachstums und somit einer geringgradigeren Malignität. In flachen Knochen, besonders an den Beckenknochen imponieren kompakte Geschwülste mit einer ausgedehnten endotumeralen Verkalkung. Osteolysen sind seltener. Die paraossale Geschwulstausdehnung ist meist wesentlich größer als der eigentliche Destruktionsprozeß (s. Bd. V, Teil 6, S. 177 ff.).

Entscheidender Vorteil der Computertomographie ist die überlagerungsfreie Darstellung des Markraumes und die paraossale Tumorausdehnung. Durch dieses Verfahren ist eine exakte Beurteilung der Geschwulstausdehnung möglich und damit eine notwendige Voraussetzung für das operative Vorgehen geschaffen.

Durch die Computertomographie ist die Indikation für die Angiographie stark zurückgegangen.

Neben typischen pathologischen Gefäßbildern sieht man vor allem im Beckenbereich nicht nur die Verdrängung großer Gefäße, sondern ganzer Organe. Ein venöser Stau ist dabei nicht selten (S. Bd. V, Teil 6, S. 652 ff.). Die wesentliche Indikation liegt in der präoperativen Beurteilung des Gefäßbildes.

Chondrosarkome bewirken eine starke Aktivitätsanreicherung. Die Tumorausdehnung ist meist besser erkennbar als auf der Röntgenaufnahme, eher jedoch etwas zu groß (reaktive Zone).

Für die Primärtumordiagnostik hat die Szintigraphie nur geringe Bedeutung.

Differentialdiagnose

Wie bei anderen Knochentumoren ist auch hier die Zusammenarbeit zwischen Kliniker, Röntgenologen und Pathologen von entscheidender Bedeutung. Abzugrenzen ist das Chondrosarkom gegen Fibro- und Osteosarkom.

Therapie

Therapie der Wahl ist die chirurgische Tumorentfernung. Die Radikalität richtet sich nach dem histologischen Malignitätsgrad. Organerhaltende Operationen sollten angestrebt und die primäre Amputation vermieden werden, da Metastasierung selten und spät eintritt (Brückner 1970; Willenegger 1973; Dominok u. Knoch 1982).

Chondrosarkome sind wenig strahlensensibel. Dennoch sollte wegen der hohen Lokalrezidivrate eine Strahlentherapie durchgeführt werden.

Bei niedrigem Mitose-Index ist die primäre Operation, bei hohem Mitose-Index die präoperative Strahlentherapie mit anschließender postoperativer Radiatio bzw. Operation anzustreben.

Die Tumordosis beträgt 60 Gy in 6 Wochen. Eine Megavolttherapie mit Photonen bzw. Elektronen ist angezeigt. (Hellriegel u. Wöllgens 1980; Fletcher 1980).

Nach Berichten von Franke (1979) ist auch mit schnellen Neutronen eine Tumorkontrolle nicht zu erreichen. Die systemische zytostatische Therapie bringt nach übereinstimmender Meinung im Schrifttum keine Resultate (Dominok u. Knoch 1982; Matejovsky 1968).

Nach Löffler et al. (1984) konnte ein primär inoperables Chondrosarkom des Beckens mit intraarterieller Beckenperfusion von MTX, CDDP und ADR in ein kurativ operables Stadium überführt werden.

Aufgrund des langsamen Wachstums und der geringen Neigung zur Fernmetastasierung hat das Chondrosarkom eine relativ gute Prognose.

Wenn möglich, sollten deshalb auch solitäre Lungenmetastasen chirurgisch entfernt werden (Dominok u. Knoch 1982). Rezidive von Chondrosarkomen können viele Jahre nach der Primäroperation auftreten; die 5-Jahres-Überlebensrate ist deshalb kein geeigneter Indikator zur Therapieüberprüfung.

O'Neal und Ackerman berichteten 1952 über eine 5-Jahres-Überlebensrate von 21%. Lindbom et al. gaben 1961 b eine 5-Jahres-Heilungsrate von 61%, Dahlin und Henderson 1973 von 76% an. Mitteilungen über 10-Jahres-Heilungsraten liegen zwischen 35 und 65%.

IV. Ewing-Sarkom

Das Ewing-Sarkom ist eine maligne myelogene Knochengeschwulst und wurde 1921 erstmals von James Ewing aus der Gruppe der Rundzellsarkome auf Grund histologischer, klinischer und röntgenologischer Merkmale differenziert.

Die Abtrennung des Ewing-Sarkoms als selbständigen Tumor wurde häufig in Frage gestellt: Willis (1953) hielt es für Metastasen von Neuroblastomen, Friedman und Gold (1968) und früher schon Oberling et al. (1932) interpretierten diese Sarkomform als besonders unreifes Retikulumzellsarkom (s. Bd. V, Teil 6, S. 259ff.).

Auf Grund der Aggressivität und des unterschiedlichen therapeutischen Ansprechens scheint die Eigenständigkeit des Ewing-Sarkoms heute außer Frage gestellt.

Häufigkeit

Das Ewing-Sarkom macht etwa 5–10% aller Knochengeschwülste aus.

Alter

Bevorzugt betroffen ist die erste und zweite Lebensdekade. Nach dem 30. Lebensjahr ist der Tumor eine Rarität und ungewöhnlich.

Geschlecht

Von den meisten Autoren wird keine Geschlechtsdisposition angegeben. HELLRIEGEL und WÖLLGENS (1980) sowie GRIFFITHS (1977) berichten über eine zweifach höhere Inzidenz beim männlichen Geschlecht.

Lokalisation

Häufigste Lokalisation sind die Diaphysen der langen Röhrenknochen, besonders des Femurs (44%), ferner Tibia und Humerus (insgesamt 13%). Aber auch die Knochen des Beckens (20%) und die Wirbelkörper, Rippen und Schädel (insgesamt 16%) können befallen werden (SPJUT et al. 1971; AUFDERMAUR 1975).

Gelegentlich können Ewing-Sarkome als Weichteiltumor außerhalb des Knochens entstehen (ACKERMANN 1974; ANGERVALL u. ENZINGER 1975).

Makroskopie

Makroskopisch handelt es sich um weiche, fischfleischähnliche Tumoren mit fleckigen Nekrosen, Blutungen und Erweichungen. Sie wachsen aus dem Knochenmark heraus, infiltrieren den Knochen und darüber hinaus das umgebende Weichteilgewebe (AUFDERMAUR 1975).

Mikroskopie

Histologisch besteht ein sehr zellreiches, undifferenziertes, rundzelliges Sarkom. Die Zellen wachsen in kleineren und größeren Zellverbänden, die von Nekrosen unterbrochen sind. Dabei sind die Tumorzellen in der Nähe von Blutgefäßen meist von Nekrosen ausgespart, so daß der Eindruck einer perivaskulären Rosettenbildung entsteht. Es findet sich nur sehr wenig Bindegewebe zwischen den Zellen. Bei der PAS-Färbung kann im Zytoplasma Glykogen nachweisbar sein (Differentialdiagnose Retikulosarkom) (AUFDERMAUR 1975; NOLTENIUS 1981).

Ausbreitung

Die Metastasierung erfolgt meist frühzeitig hämatogen in die Lungen. Im Skelettsystem werden besonders Schädel, Wirbelsäule, Schulterblatt und Klavikula betroffen. Auch Lymphknoten und generell jedes andere Organ kann befallen werden. Die frühzeitige Metastasierung ist meist verantwortlich für die schlechte Prognose (ACKERMANN 1970).

Klinik

Das Ewing-Sarkom verursacht im Gegensatz zu anderen Knochentumoren charakteristische Symptome: Schmerzen oft beträchtlichen Ausmaßes (90%), lokale Schwellung (60–70%), Rötung, Erwärmung, periodische Fieberschübe, mäßige Leukozytose, erhöhte BSG und leichte Anämie. LICHTENSTEIN und JAFFE (1947) verbinden mit febrilen Temperaturen, Leukozytose, Anämie und beschleunigter BSG eine schlechte Prognose.

Radiologische Diagnostik

Das häufig im Schrifttum erwähnte charakteristische Röntgenbild (Kombination osteolytisch-osteosklerotischer Prozesse mit periostalen Reaktionen) hat meist nur für die langen

Röhrenknochen Gültigkeit und nach DOMINOK und KNOCH (1982) auch dort nur in 20% der Fälle (s. Bd. V, Teil 6, S. 261–266).

Die Computertomographie hat den entscheidenden Vorteil der simultanen Darstellung von Knochen und Weichteilen, präziser Differenzierung von parossalen, periostalen, kortikalen, spongiösen und medullären Manifestationen sowie eine exakte anatomisch-topographische Darstellung. Dies gilt auch für die Diagnostik von Metastasen. So sollte vor einer evtl. Amputation bei der bekannten häufigen Lungenmetastasierung zum besseren Ausschluß von Lungenmetastasen eine Computertomographie der Lungen durchgeführt werden.

Die Angiographie zeigt lediglich einen neoplastischen malignen Prozeß (s.a. Bd. V, Teil 6, S. 664ff.).

Skelettszintigraphie

Die Ganzkörperszintigraphie mit ^{99m}Tc-markierten Diphosphonaten ist zum Nachweis des Primärherdes, ossärer und extraossärer Metastasen vor und nach therapeutischen Maßnahmen indiziert. Die Messung der Anreicherung des Radiopharmakons im Tumor selbst ermöglicht den frühzeitigen Nachweis der Effektivität einer Therapie. Gleichsinnige Veränderungen zeigen die Anreicherungen von ^{67}Ga-Zitrat im Tumorgewebe (s. Bd. 5, Teil 6, S. 603f.).

Differentialdiagnose

Differentialdiagnostisch können die akute Osteomyelitis, das maligne Lymphom und Metastasen Schwierigkeiten bereiten. FREYSCHMIDT (1980) berichtet, daß das Ewing-Sarkom röntgenologisch ähnliche Symptome wie ein Osteosarkom bieten kann.

Therapie

Neben den Empfehlungen der Arbeitsgruppe um ROSEN und JUERGENS (1980) existieren zahlreiche andere Empfehlungen (GOTTLIEB et al. 1973; SEEBER et al. 1974; SACK 1976; HELLRIEGEL u. WÖLLGENS 1980).

Es handelt sich um kombinierte chirurgische, chemotherapeutische und strahlentherapeutische Maßnahmen.

Nach den Vorstellungen von ROSEN und auch der Deutschen Ewing-Sarkom-Studie (CESS 81) sollte mit einer initialen Chemotherapie, z.B. T 11-Protokoll nach ROSEN bzw. VACA-Protokoll und einer verzögerten Lokalbehandlung vorgegangen werden. Nach initialer Chemotherapie sollte die radikale Operation mit kompletter Resektion und eine Nachbestrahlung erfolgen.

Die Radiatio wird mit Photonen bei tiefergelegenen und mit Elektronen bei oberflächlichen Tumoren durchgeführt. Mit opponierenden Großfeldern wird der gesamte beteiligte Skeletteil mit ca. 45 Gy in 4–5 Wochen bestrahlt. Anschließend wird das Feld auf die ursprüngliche Tumorausdehnung verkleinert und bis 60 Gy aufgesättigt.

Die Dauer der Chemotherapie sollte etwa 4–6 Zyklen betragen. Trotz der Agressivität der Therapieprotokolle ist in der Literatur kein Hinweis über therapiebedingte Mortalität.

Prognose

Die 5-Jahres-Überlebensrate lag früher bei ca. 10%. Nach den vorläufigen Ergebnissen der CESS 81-Studie läßt sich die günstigste Prognose für Patienten mit radikaler Operation bei kombinierter Behandlung erkennen. ROSEN und JUERGENS (1980) berichten über ca. 80–85% 5-Jahres-Überlebensraten nach dem T 11-Protokoll und Heilungsraten von 10–15%.

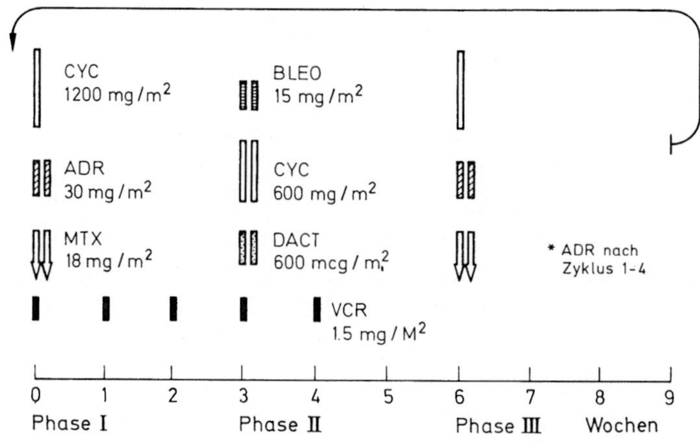

Abb. 3. T_{11}-Protokoll beim Ewing-Sarkom. (Nach ROSEN u. JUERGENS 1980)

V. Retikulozellsarkom

Das Retikulozellsarkom des Knochens stammt von den Retikulumzellen des Knochenmarkes und wird anerkanntermaßen als ein malignes Lymphom betrachtet. Wegen der auch heute noch vielfach geübten – wenn auch nicht mehr den Kriterien aktueller Klassifikation entsprechend – Betrachtung als Knochentumor soll hier eine getrennte Besprechung des Themas erfolgen.

Besonders wegen des längeren Verlaufs, der besseren Prognose, einer unterschiedlichen klinischen Symptomatik sowie histologischer Merkmale trennten PARKER und JACKSON (1939) vom Ewing-Sarkom das primäre Retikulumzellsarkom der Knochen.

Neuere Befunde sprechen für eine enge Beziehung zum B-Zellen-System, so daß viele Retikulumzellsarkome als „Immunoblastome" zu bezeichnen wären (GRUNDMANN 1975).

Häufigkeit

Die Inzidenz der Retikulosarkome wird mit 3 bis 6% aller malignen Knochentumoren angegeben (DAHLIN 1967; SPJUT et al. 1971).

Alter

Das Retikulumzellsarkom bevorzugt die 2. und 3. sowie die 5. und 6. Lebensdekade.

Geschlecht

Das männliche Geschlecht ist häufiger befallen. Nach DOMINOK und KNOCH (1982) beträgt das Verhältnis Männer und Frauen etwa 2:1.

Lokalisation

Bevorzugt werden die langen Röhrenknochen, besonders Femur, Tibia und Humerus (über 50%), es folgen das Becken und die Wirbelsäule (DOMINOK u. KNOCH 1982; FREYSCHMIDT 1980).

Makroskopie

Makroskopisch wächst der Tumor in der Knochenmarkshöhle, zerstört den Knochen und die Kortikalis und infiltriert das umgebende Weichteilgewebe. Auf der Schnittfläche erscheint der Tumor weich-elastisch und ist von rötlich-weißlicher Farbe.

Mikroskopie

Der Tumor besteht aus großen pleomorphen Retikulumzellen. Die Zellkerne sind groß, vielgestaltig und chromatinreich. Stets zahlreiche Mitosen. Die einzelnen Tumorzellen liegen in einem Netz retikulärer Fasern (GRUNDMANN 1975; NOLTENIUS 1981).

Ausbreitung

Retikulozellsarkome metastasieren häufig in die regionären Lymphknoten und in das übrige Skelettsystem, weniger häufig in die Lungen.

Klinik

Wie zu allen malignen Knochentumoren gehören auch zum primären Retikulozellsarkom der Knochen Schmerzen, Schwellung und Bewegungseinschränkung, die sich meist langsam entwickeln. Das Allgemeinbefinden ist bei Diagnosestellung meist gut, pathologische Kalzium- und Phosphorwerte, Blutbildveränderungen, Fieber und Gewichtsverlust gehören nicht zum typischen Krankheitsbild des Retikulosarkoms.

Radiologische Diagnostik

Der Tumor zerstört die Knochenmarkshöhle und den Knochen. Röntgenologisch findet man meist eine fleckige oder streifige, unscharf begrenzte Osteolyse, seltener eine Sklerose. Auch die Zerstörung der Kortikalis ist unregelmäßig und fleckförmig. Die Ausdehnung in das umgebende Weichteilgewebe erreicht häufig beachtliche Größen und kann ganz im Vordergrund stehen. Periostale Reaktionen, ähnlich wie beim Ewing-Sarkom, kommen vor (s. Bd. 5, Teil 6, S. 268ff.).

Die Computertomographie ermöglicht eine diagnostisch hilfreiche und für die Therapie weiterführende Information. Der Markraum, der Durchbruch durch die Kortikalis und die parossale Ausdehnung kann exakt beurteilt werden.

Das angiographische Bild zeigt lediglich einen malignen Tumor. Differentialdiagnostische Rückschlüsse sind nicht möglich (s. Bd. 5, Teil 6, S. 664ff.).

Skelettszintigraphie

Die Ausdehnung des Tumors und evtl. Skelettmetastasen können exakter und frühzeitiger erfaßt werden als durch konv. Röntgen. Bei reinen Osteolysen kann auch ein Speicherdefekt im Szintigramm imponieren.

Therapie

Das Retikulozellsarkom ist strahlensensibel. Die Methode der Wahl ist die Strahlenbehandlung mit Megavoltstrahlen: Photonen bei tiefer gelegenen Tumoren und Elektronen bei oberflächennahen Tumoren. Die Tumordosis beträgt 40–60 Gy in 4–6 Wochen.

Zur Vermeidung von Komplikationen empfiehlt sich zunächst 40 Gy auf die ganze Länge des Knochens und die regionalen Lymphknoten zu applizieren, anschließend 10 bis 20 Gy auf den eigentlichen Tumor.

Auch Metastasen können erfolgreich bestrahlt werden (HELLRIEGEL u. WÖLLGENS 1980).

Die Operation wird empfohlen, wenn die Reaktion auf die Bestrahlung nicht ausreichend ist oder der Tumor in toto organerhaltend entfernt werden kann.

Eine zytostatische Therapie ist natürlich immer dann angezeigt, wenn es sich um ein multilokuläres Stadium handelt. Nach DOMINOK und KNOCH (1982) verbessert eine Chemotherapie wie beim Osteosarkom auch bei bereits vorhandenen Metastasen die Prognose.

Auf Grund der im Vergleich zum Ewing-Sarkom langsamen Wachstumsgeschwindigkeit und der hohen Strahlenempfindlichkeit wird von den meisten Autoren eine alleinige hochdosierte Radiatio bevorzugt (DOMINOK u. KNOCH 1982; HELLRIEGEL u. WÖLLGENS 1980).

Prognose

Im Vergleich zu anderen Knochensarkomen hat das Retikulozellsarkom eine beachtlich gute Prognose. Je nach Zusammensetzung des Krankengutes werden 5-Jahres-Heilungsraten zwischen 40 und 70% erreicht (WILSON u. PUGH 1955; COLEY et al. 1950; SHOJI u. MILLER 1971).

VI. Plasmozytom

Das Plasmozytom ist eine neoplastische maligne Wucherung der Plasmazellen im Knochenmark des Skeletts, seltener in parenchymatösen Organen oder Weichteilen. Das Knochenmark wird durch die Plasmazellen verdrängt, es entsteht eine Osteoporose und schließlich die Osteolyse.

Man unterscheidet solitäre, multiple, generalisierte ossäre oder extraossäre Formen.

Die solitären Formen sind eher selten, häufig dagegen die multiplen und generalisierten Formen. Das Plasmozytom wird zu den malignen Non Hodgkin-Lymphomen gerechnet. Da es jedoch ein eigenes, das Skelettsystem betreffendes Krankheitsbild bietet, soll es auch hier besprochen werden.

Häufigkeit

Das Plasmozytom ist der häufigste Knochentumor. Nach DOMINOK und KNOCH (1982) beträgt das Plasmozytom ca. 1 Drittel, nach NOLTENIUS (1981) etwa 45% aller primären malignen Knochentumoren.

Alter

Prädilektionsalter ist das 5.–7. Lebensjahrzehnt.

Geschlecht

Das männliche Geschlecht ist häufiger betroffen, nach NOLTENIUS (1981) doppelt so häufig wie Frauen.

Lokalisation

Hauptlokalisationsort für das solitäre Plasmozytom ist nach Sammelstatistiken die Wirbelsäule (33%). Mit fallender Frequenz folgen Becken, Schädel, Femur, Rippen (DOMINOK u. KNOCH 1982).

Multiple und generalisierte Formen kommen nach SPJUT et al. (1971) in abnehmender Reihenfolge in den Wirbelkörpern, Rippen, Schädel, Schultergürtel, Becken und Femur vor. Im Prinzip kann jeder Knochen betroffen sein.

Makroskopie

Makroskopisch sieht man grau-rote, weiche Tumormassen, die die Kortikalis vom Mark her (Rattenfraßzerstörung) arrodieren (GRUNDMANN 1975).

Mikroskopie

Histologisch handelt es sich um Plasmazellen unterschiedlichen Differenzierungsgrades mit Ausbildung von mehrkernigen Zellen und zahlreichen Mitosen. In besonders großen Zellen finden sich im Zytoplasma sogenannte „Russellsche Körperchen", die bei der PAS-Färbung positiv reagieren, also außer den typischen Gammaglobulinen auch Polysaccharide enthalten. Mit der Fluoreszenz-Antikörper-Technik können die Gammaglobuline in den Zellen unmittelbar nachgewiesen werden.

Ausbreitung

Solitäre Plasmozytome, sowohl ossär als auch extraossär, können in eine multiple bzw. generalisierte Form mit Beteiligung mehrerer Knochen, parenchymatöser Organe oder Weichteile übergehen.

Klinik

Klinisch stehen an erster Stelle Skelettschmerzen, nicht selten pathologische Frakturen. Zum Krankheitsbild gehören Allgemeinsymptome: Schwäche, Gewichtsverlust, Appetitmangel, subfebrile Temperaturen. Laborchemisch bestehen meist schon im Initialstadium eine leichte Anämie, Leukozytose und oft extrem erhöhte BSG. Im Blutausstrich sieht man pathologische Plasmazellen. Die Knochenmarksbeurteilung ist das sicherste Diagnosekriterium: erhebliche Polymorphie und gestörte Kern-Plasma-Relation, Mehrkernigkeit, wenig oder keine ATP-ase aktive Plasmazellen. In 50–70% besteht eine Hypergammaglobulinämie, sog. Paraproteinämie, welche durch eine Immun-Elektrophorese näher klassifiziert werden kann. Im Urin wird häufig ein Paraprotein (Bence-Jones-Eiweiß) ausgeschieden.

Besonders bei hohen Serumkonzentrationen von IgM- und IgA-Paraproteinämien kann ein Hyperviskositätssyndrom mit Sehstörungen, Schwindel, Angina pectoris und Raynaud-Syndrom auftreten.

Manchmal dominiert auch ein nephrotisches Syndrom (Plasmozytomniere, Nierenamyloidose).

Bei einem Teil der Patienten wird ein Hyperkalzämiesyndrom beobachtet.

Diese klinischen Symptome werden in der Regel nur beim multiplen oder generalisierten Plasmozytom beobachtet (DOMINOK u. KNOCH 1982; FREYSCHMIDT 1980).

Radiologische Diagnostik

Plasmozytome stellen sich röntgenologisch in der Regel als scharf umschriebene osteolytische Herde ohne Randsklerose dar. Weniger häufig als zystische Läsionen mit oder ohne Knochenauftreibung. Sie können auch lediglich wie eine diffuse „Osteoporose" ohne Herdbildung imponieren (s. auch Bd. 5, Teil 6, S. 278ff., S. 621ff.).

Differentialdiagnose

Das Plasmozytom ist abzugrenzen gegen maligne Lymphome, Metastasen, aneurysmatische Knochenzyste und Riesenzelltumoren. In der Differentialdiagnose wird praktisch immer die Knochenmarksbiopsie und die Serum- bzw. Urinuntersuchung benötigt.

Therapie

Therapiebedürftigkeit besteht, wenn neben einer Paraproteinämie Osteolysen vorliegen und im Knochenmarkspunktat eine Markverdrängung mit etwa 25% Plasmazellen nachweisbar sind.

Beim solitären Plasmozytom kann die chirurgische Entfernung und Stabilisierung versucht werden. Wegen der hohen Strahlensensibilität wird eine primäre oder postoperative Bestrahlung unter Hochvoltbedingungen mit Dosen zwischen 35–60 Gy empfohlen (VON KOPPENFELS 1971; MILL 1975; MUSSHOFF u. SLANINA 1980).

Die Chemotherapie beim solitären Plasmozytom wird unterschiedlich beurteilt. Während manche Autoren (NOLTENIUS 1981; DOMINOK u. KNOCH 1982) generell und besonders bei nicht operierten solitären Plasmozytomen eine Chemotherapie empfehlen, wird sie von MUSSHOFF und SLANINA (1980) abgelehnt.

Beim multiplen oder generalisierten Myelom steht die zytostatische Therapie ganz im Vordergrund. Dabei hat sich die Kombination nach ALEXANIAN et al. (1972, 1977) mit Melphalan, Prednison bzw. Vincristin, Melphalan, Cyclophosphamid und Prednison bewährt. Bei Wirbelkörperbefall sollte in jedem Falle zusätzlich bestrahlt werden, ebenfalls auch andere schmerzhafte Skelettabschnitte. Oft reichen Dosen von 20–30 Gy mit dem Ziel einer Schmerzreduktion und unter bewußtem Verzicht auf einen kurativen Effekt aus. Eine Stabilisierung von Spontanfrakturen in 80% und eine Schmerzlinderung in 75% wird von RENNER (1973) angegeben.

Die Strahlentherapie extramedullärer Plasmozytome erfolgt nach den Behandlungsrichtlinien der Non-Hodgkin-Lymphome vom niedrigen Malignitätsgrad (MUSSHOFF u. SLANIA 1980).

Prognose

Die Prognose des solitären Plasmozytoms ist relativ gut (SCHÜTTEMEYER 1951; COHEN et al. 1969; ALEXANIAN et al. 1972). Überlebenszeiten von 8 und mehr Jahren wurden häufig beobachtet. Eine endgültige Heilung solitärer Plasmozytome wird jedoch selten erreicht, nach unterschiedlichen Remissionszeiten tritt eine Generalisierung ein (LUMB 1952).

Die Prognose des primär multiplen Myeloms ist ungleich schlechter. Die meisten Patienten sterben innerhalb der ersten zwei Jahre nach Diagnosestellung, wenngleich nach neueren Veröffentlichungen die Chemotherapie die Prognose im Sinne der Lebensverlängerung deutlich verbessern kann (DOMINOK u. KNOCH 1982).

VII. Fibrosarkom

Das Fibrosarkom des Knochens ist eine äußerst maligne Geschwulst. Sie kann primär vom Periost, der Kortikalis oder aus dem Markraum entstehen. Die vom Periost ausgehenden Sarkome sollen eine deutlich bessere Prognose haben (NOLTENIUS 1981).

Während in der Literatur das primäre Fibrosarkom des Knochens ganz überwiegend als selbständige Tumoreinheit angesehen wird, vertreten einige Autoren die Ansicht, daß es sich um atypische Osteosarkome handelt (GESCHICKTER u. COPELAND 1949).

Man differenziert zwischen primären und sekundären Fibrosarkomen.

Die sekundären Fibrosarkome machen nach FREYSCHMIDT (1980) ca. 25% aller Fibrosarkome des Knochens aus und können entstehen nach Strahlenexposition, auf dem Boden eines Morbus Paget, gutartiger Riesenzelltumoren, nichtossifizierender Fibrome, fibröser Dysplasie, solitärer Knochenzysten, chronischer Osteomyelitis und nach Knocheninfarkten unbekannter Ätiologie (NOLTENIUS 1981; DOMINOK u. KNOCH 1982; FREYSCHMIDT 1981; FUREY et al. 1960).

Häufigkeit

Der Anteil der Fibrosarkome an allen malignen Knochengeschwülsten macht etwa 4–5% aus (DAHLIN 1967).

Alter

Fibrosarkome treten zwischen der 2. und 7. Lebensdekade auf. Altersgipfel werden nach NOLTENIUS (1981) nicht beobachtet, während nach FREYSCHMIDT (1981) das 4.–6. und nach DOMINOK und KNOCH (1982) das 2.–3. Lebensjahrzehnt bevorzugt wird.

Geschlecht

Die meisten Literaturstellen geben keine geschlechtsspezifische Verteilung an. DOMINOK und KNOCH (1982) berichten, daß von 376 Fällen 205 männliche Patienten waren.

Lokalisation

Bevorzugt befallen werden die langen Röhrenknochen (Femur 39%, Tibia 14%, Schädel 9%, Humerus 5%).

Makroskopie

Fibrosarkome haben ein weißlich-graues Aussehen mit derber bis elastischer Konsistenz. Sie wachsen sowohl gut abgegrenzt als auch infiltrierend, wobei nicht selten auch Gelenkbeteiligung gesehen wird.

Mikroskopie

Histologisch erkennt man zahlreiche spindelige Zellen mit kollagenen Fasern, jedoch ohne weitere Differenzierungsprodukte wie z. B. Osteid.

Grading

Eine Abstufung des Differenzierungsgrades entsprechend der Broder-Klassifizierung ist möglich (DAHLIN u. IVINS 1969), und sollte immer angestrebt werden.

Ausbreitung

Lokal kann das Fibrosarkom ossal und parossal infiltrierend wachsen. Hämatogen werden vor allem Lungenmetastasen beobachtet.

Klinik

Wie bei allen Knochentumoren stehen Schmerzen und Schwellung im Vordergrund. Häufig beobachten die Patienten diese Symptome über Monate, nicht selten über Jahre.

Die durchschnittliche Dauer der Symptomatik bis zum Aufsuchen des Arztes beträgt nach GILMER und MACEWEN (1958) acht Monate.

Radiologische Diagnostik

Röntgenologisch sieht man massive Knochendestruktionen. Der Beginn liegt meist im Markraum, zerstört dann die Kortikalis und entwickelt parossale Tumormassen. Es kommen auch typische Periostreaktionen, Codmansche Dreiecke und Spiculae auf (s. Bd. 5, Teil 6, S. 344ff.). Auch beim Fibrosarkom kann der extraossale Tumorteil durch die Computertomographie gut dargestellt werden.

Differentialdiagnose

Differentialdiagnostisch ist das Fibrosarkom gegen die fibröse Dysplasie, das periostale Desmoid, Karzinommetastasen, Osteosarkom und maligne Lymphome abzugrenzen. Falls Tumorverkalkungen vorliegen, kann die Abgrenzung zum Chondrosarkom schwierig sein.

Therapie

Therapie der Wahl ist die chirurgische Sanierung. Allgemein gilt das Fibrosarkom als wenig strahlensensibel. Trotzdem sollte man in palliativer Absicht bestrahlen, wenn eine Operation, z.B. Beckenbereich, nicht möglich ist oder wenn nicht radikal operiert werden konnte. EICHHORN (1968) empfiehlt bei niedriger Mitoserate die primäre Operation, bei hohem Mitoseindex primär eine Bestrahlung und folgend die Operation.

Hohe Tumordosen mit Photonen bzw. Elektronen von mindestens 60 Gy sind immer erforderlich.

Prognose

Die 5-Jahres-Heilung liegt nach alleiniger Operation bei 25% (SALZNER et al. 1975), nach POPPE (1972) sowie nach BEDACHT und RUEFF (1973) nach Operation und Radiatio zwischen 30 und 40%.

VIII. Metastatische Knochengeschwülste

Das Skelett ist der häufigste Sitz von Metastasen. Klinisch-röntgenologisch oder skelettszintigraphisch sind sie leichter als zahlreiche andere Organmetastasen zu erfassen. Dennoch bestehen häufig eine Diskrepanz zwischen den negativen Röntgenbefunden und den positiven Sektionsbefunden.

Insgesamt wird die Skelettmetastasierung bei malignen Tumoren in der Literatur mit 13 bis 35% angegeben. Bei Sarkomen findet man in rund 25%, bei Karzinomen in etwa 19% der Fälle Skelettmetastasen (TURNER u. JAFFÉ 1940; CHOMETTE et al. 1964; DRURY u. PALMER 1964; DOMINOK u. KNOCH 1982).

ABRAMS (1950) fand Skelettmetastasen (Sektionsgut) bis zu 84% beim Prostatakarzinom, in 73% beim Mammakarzinom, 50% beim Schilddrüsenkarzinom und in 32% beim Bronchialkarzinom. Daneben kommen, wenn auch ungleich seltener, bei allen übrigen bösartigen Geschwülsten Knochenmetastasen vor.

Die Skelettverteilung wird nach DOMINOK und KNOCH (1982) angegeben: 61% Wirbelsäule, 10% Femur, 9%Rippen, 8%Schädel, 4% Becken, 2% Sternum, 1% Humerus, 1–2% übriges Skelettsystem.

Führendes klinisches Symptom bei Skelettmetastasen ist der Schmerz. Die alkalische Phosphatase ist lediglich in ca. 60% der Fälle erhöht.

Das Röntgenbild kann alle möglichen Strukturveränderungen aufweisen: Osteolyse, Sklerose, gemischte Destruktion und Spontanfraktur.

Der röntgenologische Nachweis ist meist erst bei einer Demineralisierung von etwa 30% der Knochensubstanz gegeben. Deshalb sollte bei entsprechender Klinik und Verdacht frühzeitig eine Ganzkörperskelettszintigraphie durchgeführt werden. Die Skelettszintigraphie ist wesentlich empfindlicher als die Röntgenaufnahme und bringt vor allem wesentlich früher positive Befunde. Nach KOLAR et al. (1973) werden Skelettmetastasen szintigraphisch bis zu 8 Monaten früher erfaßt.

Computertomographisch lassen sich das Ausmaß der Destruktion und vor allem der häufig sonst nicht nachweisbaren Weichteilkomponenten eindrucksvoll demonstrieren.

Die Therapie von Skelettmetastasen ist hauptsächlich palliativ. Das therapeutische Vorgehen ist abhängig vom Primärtumor, der Lage und Anzahl der Skelettmetastasen sowie vom Allgemeinzustand des Patienten.

In den letzten Jahren wird vermehrt über chirurgische Entfernung von Skelettmetastasen berichtet. Solitärmetastasen sollten bei radikal entferntem Ausgangstumor jedoch in Abhängigkeit von der Art des Primärtumors und dem Metastasierungszeitpunkt wie ein Primärtumor, multiple Metastasen – wenn überhaupt – lediglich palliativ entfernt werden (BURRI u. BETZLER 1971).

Der Einsatz von Hormonen und/oder Zytostatika ist abhängig vom Primärtumor und dem Allgemeinzustand des Patienten.

Starke Schmerzen oder Frakturgefahr sind eindeutige Indikationen zur Strahlentherapie.

Mit Tumordosen von 30 bis 40 Gy in 2 bis 3 Wochen lassen sich gewöhnlich in etwa 80% der Fälle Schmerzen gut beeinflussen. Eine Rekalzifizierung setzt nach einigen Monaten ein.

Insbesondere bei Metastasen der Extremitäten oder Wirbelsäule können auch höhere Einzeldosen, z. B. 4–5 × 400 cGy appliziert werden.

Bei tiefer gelegenen Skelettanteilen empfiehlt sich eine Photonen- bzw. Telekobaltbestrahlung. Oberflächennahe Skelettanteile sollten mit Elektronen bzw. konventioneller Röntgentechnik behandelt werden.

Die Prognose ist bei Skelettmetastasierung meist infaust, im Einzelfall, insbesondere bei solitären Knochenmetastasen, für lange Zeit nicht schlecht. So werden Überlebenszeiten von mehreren Jahren zum Beispiel Mamma- oder Prostatakarzinom unter begleitender Hormon- oder Chemotherapie häufig gesehen (s. auch Bd. 5, Teil 6, S. 553ff.).

Literatur

Abrams HL (1950) Sceletal metastases in carcinoma. Radiology 55:534

Ackermann LV (1970) Cancer, 4th edn. Mosby, St Louis

Ackermann LV, Rosai J (1974) Surgical pathology, 5th edn. Mosby, St Louis

Ahuja SC, Villacin AB, Smith J (1977) Juxtacortical (parosteal) osteogenic sarcoma. J Bone Joint Surg [Am] 59:632

Alexanian RJ, Bonnet E, Gehan E (1972) Combination chemotherapie for multiple myeloma. Cancer 30:382

Alexanian RJ, Salmon S, Bonnet J (1977) Combination therapy for multiple myeloma. Cancer 40:2765

Angervall L, Enzinger FM (1975) Extraskeletal neoplasm resembling Ewing's sarcoma. Cancer 36:240

Aufdermaur M (1975) Bewegungsapparat. In: Büchner F, Grundmann E (Hrsg) Lehrbuch der speziellen Pathologie, Bd 2, 5. Aufl. Urban & Schwarzenberg, München, S 339ff.

Bedacht E, Rueff FL (1973) Die Therapie der Knorpel- und Knochensarkome aus chirurgischer Sicht. Münch Med Wochenschr 115:333

Bohndorf W, Richter E (1978) Erfahrungen nach ausschließlicher Strahlentherapie primärer Knochensarkome. Strahlentherapie 154:668

Brückner H (1979) Die diaphyso-epiphysiale Resektion von Knochentumoren der unteren Gliedmaßen. Bruns Beitr Klin Chir 218:49

Burri C, Betzler M (1977) Knochentumoren. Huber, Stuttgart

Cade SR (1947) Primary malignant tumours of bone. Br J Radiol 20:10

Chomette GM (1964) Knochenmetastasen bösartiger Geschwülste. Bull Cancer 51:181

Codman EA (1926) Registry of bone sarcoma. Surg Gynecol Obstet 92:381

Cohen AM, Ketcham AS, Morton DL (1973) Tumor specific cellular cytotoxicity to human sarcomas: evidence for a cellmediated host immune response to a common sarcoma cell surface antigen. J Natl Cancer Inst (USA) 50:585

Cohen P, Nichols GL, Banks HH (1969) Fluoride treatment of bone rarefaction in multiple myeloma and osteoporosis. Clin Orthop 64:221

Coley BL, Stewart FW (1945) Bone sarcoma in polyostotic fibrous dysplasia. Ann Surg 121: 872

Coley BL, Higinbotham NL, Groesbeck HP (1950) Primary reticulum-cell-sarcoma of bone. Radiology 55:641

Copeland MM (1967) Primary malignant tumors of bone. Cancer 20:738

Dahlin DC (1967) Bone tumors. Thomas, Springfield/Ill

Dahlin DC (1978) Bone tumors, 3rd edn. Thomas, Springfield/Ill

Dahlin DC, Coventry MB (1967) Osteogenic sarcoma, a study of six hundred cases. J Bone Joint Surg [Am] 49:101

Dahlin DC, Henderson ED (1969) Chondrosarcoma of bone. J Bone Joint Surg [Am] 45:1450

Dahlin DC, Ivins JC (1969) Fibrosarkoma of bone. A study of 114 cases. Cancer 23:35

Dominok GW, Knoch HG (1982) Knochengeschwülste und geschwulstähnliche Knochenerkrankungen. 3. Aufl. Fischer, Stuttgart

Drury R, Palmer P (1964) Carcinomatous metastasis of the vertebral bodies. J Clin Pathol 17:448

Eichhorn HJ (1968) Symposium ossium der Europ Ass für Radiol, London, 4.–6. April 1968. Dtsch Ges Wes 23:1624

Eilber FR (1977) Management of primary bone and soft tissue tumors. Year Book Medical Publishers, Chicago 1977

Eilber FR, Morton DL (1970) Impaired immunologic reactivity and recurrence following can surgery. Cancer 25:362

Evans HL, Ayala AG, Romsdahl MM (1977) Prognostic factors in chondrosarkoma of bone. A clinicopathologic analysis with emphasis on histologic grading. Cancer 40:818

Ewing J (1968) Diffuse endothelioma of bone. Proc New York Path Soc 21:1624

Feine U, zum Winkel K (1980) Nuklearmedizin – Szintigraphische Diagnostik. Thieme, Stuttgart

Fletcher GH (1980) Textbook of radiotherapy. Lea & Febinger, Philadelphia

Franke D (1979) Results of clinical applications of fast Neutrons at Hamburg-Eppendorf. Eur J Cancer [Suppl]

Freyschmidt J (1980) Knochenerkrankungen im Erwachsenenalter. Springer, Berlin Heidelberg New York

Friedman B, Gold H (1968) Ultrastructure of Ewing's sarcoma of bone. Cancer 22:307

Friedmann G, Bücheler E, Thurn P (1981) Ganzkörper-Computertomographie. Thieme, Stuttgart

Furey JG, Ferrer-Torells M, Reagan JW (1960) Fibrosarcoma arising at the site of bone infarcts. J Bone Joint Surg [Am] 42:802

Geschickter CF, Copeland MM (1949) Tumors of bone, 3rd edn. Lippincott, Philadelphia

Gilmer WS, MacEwen GD (1958) Central (medullary) fibrosarkoma of bone. J Bone Joint Surg [Am] 40:121

Gottlieb JA, Fernandez CH (1973) Recent progress in the chemotherapy of primary tumors of the bone. In: Proc 7th Nat Cancer Conf Los Angeles 1972, Lippinot, Philadelphia, p 759

Griffiths HJ (1977) Ewing's Sarkom. In: Ranniger K (ed) Bone tumors, encyclopedia of medical radiology, vol V, part 6. Springer, Berlin Heidelberg New York

Hellriegel W, Wöllgens P (1980) Sarkome der Bewegungs- und Stützorgane. In: Scherer E (Hrsg) Strahlentherapie, Radiologische Onkologie, 2. Aufl., Springer, Berlin Heidelberg New York

Höffken K, Schmidt CG (1976) Neuere Aspekte in der Therapie des Osteosarkoms. Dtsch Med Wochenschr 101:251

Holzner JH (1977) Spezielle Pathologie, Bd II. Urban & Schwarzenberg, München

Hübner KH (1981) Computertomographie des Körperstammes. Thieme, Stuttgart New York

Jaffé N (1972) Recent advances in the chemotherapy of metastatic osteogenic sarcoma. Cancer 30:1627

Jaffé N, Frei F (1976) Osteogenic sarcoma: Advances in treatment. Ca Cancer J Clinc 26:351

Jaffé N, Frei E, Watts H, Traggis D (1978) High dose methotrexat in osteogenic sarcoma: a 5-year experience. Cancer Treat Rep 62:259

Juergens H (1983) Hochdosierte Methotrexatbehandlung. Indikationen, Risiken, Steuerung. Urban & Schwarzenberg, München Wien Baltimore

Kolar J, Bek V, Marek J, Babicky A (1973) Zur Deutung des ausgedehnten Knochenumbaus bei der Sr 85 Diagnostik. Fortschr Roentgenstr 118:319
Koppelfels R v (1971) Klinische Erfahrungen im Plasmocytom unter besonderer Berücksichtigung der Röntgendiagnostik und der Strahlentherapie. Strahlentherapie 142:276
Kotz R (1978) Osteosarkom 1978. Wien Klin Wochenschr [Suppl] 90:93
Lichtenstein L, Jaffé HL (1948) Ewing's Sarkoma of bone. Am J Pathol 23:686
Lee ES, Mackenzie DH (1964) Osteosarkoma. A study of the value of praeoperative mega-volt-radiotherapie. Br J Surg 51:252
Lindbom A (1961) Primary chondrosarkoma of bone. Acta Radiol [Diagn] (Stockh) 55:81
Lindbom A, Söderberg G, Spjut HJ (1961a) Angiography of aneurysmal bone cyst. Acta radiol (Stockh) 55:12
Löffler TM, Weber FW, Aigner HJ, Fischer HJ, Hausamen TM (1984) J Cancer Res Clin Oncol [Suppl] 107:61
Lokshin MD, Higgins JT (1966) Bone metastasis in osteogenic sarcoma. Arch Intern Med 118:203
Lumb G (1952) The pathology of the myelomata. Ann R Coll Surg Engl 10:241
Makay F (1978) Ergebnisse, Grenzen und Möglichkeiten der Lymphographie bei Knochentumoren. Z Orthop 116:498
Matejovsky Z (1968) Zur Therapie der chondromatösen Geschwülste. I. Europ Knorpelsymposion Portoroz, Jugosl
McKenna RJ, Schwinn CP, Soong KY, Higinbotham NL (1966) Sarcomata of the osteogenic series. J Bone Joint Surg [Am] 48:1
Meschan J (1978) Analyse der Röntgenbilder, Bd 1. Enke, Stuttgart
Mill WB (1975) Radiation therapy in multiple myeloma. Radiology 115:175
Mirra JM, Marcore RC (1974) Fibrosarcomatous dediff. of primary and secondary chondrosarkoma: Review of five cases. J Bone Joint Surg 56:258
Musshoff K, Slanina S (1980) Maligne Systemerkrankungen. In: Scherer E (Hrsg) Strahlentherapie, Radiologische Onkologie, 2. Aufl. Springer, Berlin Heidelberg New York
Noltenius H (1981) Symptomatik der Onkologie, Bd II. Urban & Schwarzenberg, München
Oberling C, Railéanu C (1932) Nouvelles recherches sur les reticuloendotheliosarcomes de la moelle osseuse (sarcomes d'Ewing). Bull Èt Cancer 21:333
O'Neal LW (1951) Cartilaginous tumors of ribs and sternum. J Thorac Cardiovasc Surg 21:71
O'Neal LW, Ackerman LV (1952) Chondrosarcoma of bone. Cancer 5:551
Parker F, Jackson H (1939) Primary reticulum cell sarcoma of bone. Surg Gynecol Obstet 68:45
Poppe H (1972) Klin Konferenz über semimaligne und maligne Knochentumoren. Deutscher Röntgenkongress 1971, Beiheft zu Fortschr. Roe Strahlen, Thieme, Stuttgart
Price CH (1958) Primary bone-forming tumors and their relationship to skeletal growth. J Bone Joint Surg [Br] 40:574
Rab GT, Ivins JC, Childs DS, Gupps RE (1976) Elective whole lung irradiation in the treatment of osteogenic sarcoma. Cancer 35:183
Renner H (1973) Strahlentherapeutische Aspekte des multiplen Myeloms. Strahlentherapie 146:15
Rosen G (1980a) Osteogenic Sarcoma. In: Burchenal JH, Oettgen HF (eds) Cancer, achievements, challenges, and prospects for the 180s, vol 2. Grune & Stratton, p 213
Rosen G (1980b) Current management of malignat bone sarcomas. In: Burchenal JH, Oettgen HF (eds) Cancer, achievements, challenges, and prospects for the 1980s. Grune & Stratton, New York
Rosen G (1980b) Ewing's Sarcoma. In: Burchenal JH, Oettgen HF (eds) Cancer, achievements, challenges, and prospects for the 1980s, vol 2. Grune & Stratton, New York, p 218
Rosen G, Juergens H (1980) Osteogenic sarkoma: Three year disease free survival in excess of 80% with combination chemotherapy including effective high MTX with citrovorum factor rescue. J Natl Cancer Inst (USA)
Rosen G, Markova R (1975b) Osteogenic sarcoma: sequential chemotherapy in 45 consecutive patients. Proc Am Assoc Cancer Res 16:227
Rosen G, Tan C, Sanmaneechai A (1975a) The rationale for multiple drug chemotherapy in the treatment of osteogenic sarcoma. Cancer 35:227
Sack H (1976) Strahlenbehandlung und Chemotherapie der primär malignen Knochentumoren. Roentgenblaetter 29:424
Salzer M, Salzer-Kuntschik M, Arbes H, Hackel H, Kotz R (1976) Chir Behandlung des Osteosarkoms. Orthop Praxis 10:45
Salzner M, (1975) Diagnose und Therapie der malignen Knochengeschwülste. In: Kärcher KH (Hrsg) Krebsbehandlung als interdisziplinäre Aufgabe. Springer, Berlin Heidelberg New York
Salzner-Kuntschik M (1977) Pathologie der Knochen und Gelenke. In: Holzner JH (Hrsg) Spezielle Pathologie, Bd II. Urban & Schwarzenberg
Schajowicz F (1977) Juxtacortical chondrosarkoma. J Bone Joint Surg (Br) 59:473
Schajowicz F, Ackerman LV, Sissons HA (1972) Histological typing of bone tumors, World Health Organisation, Genf
Scherer E (Hrsg) (1980) Strahlentherapie, Radiologische Onkologie, 2. Aufl. Springer, Berlin Heidelberg New York
Scherer E (1981) Strahlentherapie. Thieme, Stuttgart
Scherer E, Weber R (1975) Zur Strahlentherapie der Knochengeschwülste. Langenbecks Arch Chir 339:32

Schulz A (1980) Ultrastrukturpathologie der Knochentumoren. Fischer, Stuttgart

Schüttemeyer W (1951) Nachtrag zu „Spontanheilung bei plasmozytärem Myelom" von Prof Dr W Anschütz. Zentralbl Chir 76:525

Seeber S, Gallmeier WM (1974) Fortschritte in der Therapie des Ewing Sarkoms. Dtsch Med Wochenschr 99:883

Shoji H, Miller TR (1971) Primary retikulum cell sarcom of bone. Cancer 28:1234

Spjut HJ, Dorfman HD, Fechner RE, Ackerman LV (1971) Atlas of tumor pathology, Fasc 5. Tumors of bone and cartilage. ATJP Washington

Suit HD, Russell WO, Martin RG (1973) Management of patients with sarcoma of soft tissue in an extremity. Cancer 31:1247

Sutow WW (1973) Clinical pediatric oncology. Mosby, St Louis, Sympossium ossium der Europ Ass für Radiologie, London 4.–6.4.1968

Thurn P, Bücheler E (1979) Einführung in die Röntgendiagnostik. Thieme, Stuttgart

Turner J, Jaffé HL (1940) Metastatic neoplasmas. Am J Roentgenol 43:379

Wegener OH (1981) Ganzkörper-Computertomographie. Karger, München

Willenegger H (1973) Präliminäre Überbrückungsosteosynthese bei der Resektion von Knochentumoren. Helv Chir Acta 40:185

Willis RA (1953) Pathology of tumours, 2nd edn. Butterworth, London

Wilson TW, Pugh DG (1955) Primary reticulum-cell-sarcoma of bone with emphasis on roentgen aspects. Radiology 65:343

B. Primäre Sarkome der Weichteile

Von

W. HELLRIEGEL

Mit 20 Abbildungen und 26 Tabellen

I. Historischer Rückblick

Als vor ewa 50 Jahren WINTZ im Handbuch der gesamten Strahlenheilkunde von LAZARUS (1928) noch schreiben konnte, daß sich die Tiefendosen nicht ohne weiteres in R ausdrükken lassen, weil diese außer von der Intensität der Primärstrahlung auch von der Größe der Zusatzdosis infolge der Streustrahlung bestimmt werden, so war es verständlich, daß er den Begriff der „Sarkomdosis" in der damaligen modernen Strahlentherapie als berechtigt beibehalten wollte. Für unsere heutigen Vorstellungen über die Strahlenempfindlichkeit der Sarkome gibt er die Sarkomdosis mit 60–80% der HED (1 HED ist rd. 8 Gy) erstaunlich niedrig an; dagegen wird die Karzinom-Dosis mit 90–110% der HED veranschlagt. Erläuternd erwähnt er jedoch, daß die mannigfaltigen Sarkome in der Radiosensibilität sehr stark differieren und daß z. B. die Lymphosarkome die höchste und die periostalen Sarkome die niedrigste Empfindlichkeit zeigen.

Zur selben Zeit schreibt JÜNGLING (1949), daß jede einzelne Sarkomform für sich betrachtet werden muß, daß sie sich den Strahlen gegenüber sehr verschieden verhalten und daß von einer einheitlichen Empfindlichkeit im Sinne einer „Sarkomdosis" nicht die Rede sein kann. Diese klare Vorstellung JÜNGLINGS hat sich bis heute als berechtigt erwiesen.

Er lehnt den Begriff der einheitlichen Karzinom- und Sarkomdosis ab. Er betont, daß zur Heilung der Sarkome von entscheidender Bedeutung sind:

1. die geringe Ausdehnung des Primärtumors
2. die fehlende Metastasierung
3. eine hohe Strahlendosis
4. die Vermeidung von chirurgischen Manipulationen am Tumor.

Aus diesem letzteren Grunde vermied er wahrscheinlich auch die Entnahme von Gewebeproben zur Untersuchung, wenn das klinische Bild auf ein Sarkom hindeutete. Er betrachtete die Probeexzision als Provokation des Sarkoms. Bei unseren heutigen Bedürfnissen nach einer genauen Diagnose können wir auf eine Probeexzision bei Sarkomen niemals verzichten. GOES (1953c) konnte am Frankfurter Krankengut der Sarkompatienten nachweisen, daß weder durch eine Probeexzision noch durch eine Exstirpation eine hämatogene und lymphogene Metastasierung der Weichteilsarkome provoziert wird.

Im vergangenen Jahrzehnt ist eine erhebliche Wandlung in der Einstellung der Bestrahlung von Sarkomen eingetreten. Es ist dabei an die moderne Behandlungsmethode der Rhabdomyosarkome, der Non-Hodgkin-Tumoren und andere zu denken.

Für die Abfassung dieses Kapitels hat der Autor ein eingehendes Studium der Literatur betrieben, um sich in der Beurteilung der Strahlenwirkung auf die Weichteilsarkome nicht nur allein auf die eigenen radiologischen und klinischen Erfahrungen zu stützen. Dabei mußte festgestellt werden, daß

1. in den wenigsten Publikationen vergleichende Betrachtungen zwischen den einzelnen Sarkomarten angestellt werden,
2. daß sich ein Teil der Autoren nur auf die Argumente und Angaben der Chirurgen verläßt,
3. daß chirurgische Autoren die Indikation zur Strahlentherapie angeben und
4. daß viele Radiologen vorwiegend nur fortgeschrittene Fälle bestrahlen können und so zwangsläufig zur Schlußfolgerung kommen müssen, daß die Strahlenbehandlung oft nur einen geringen Wert hat und vorwiegend nur als unterstützende Maßnahme betrachtet werden kann.

Durch die vorliegende Abhandlung soll der Stellenwert der Strahlentherapie in der Behandlung der Weichteilsarkome im Rahmen mit anderen Behandlungsmethoden kritisch betrachtet werden. Man muß sich schon sehr bemühen, in einem deutschen Hand- oder Lehrbuch für Pathologische Anatomie den Terminus technicus „Weichteilsarkome" zu finden, weil dieses Wort für den exakt denkenden Pathologen keine befriedigende Begriffsbestimmung der hier gemeinten Geschwülste bedeutet. Schon die Bezeichnung „Sarkom" (=Fleischgeschwulst), aus einer medizinischen Ära ohne sichere pathologisch-anatomische Grundlage stammend, ist nur eine einfache und oberflächliche Beschreibung einer der Eigenschaften dieser Geschwulstarten. „Erst VIRCHOW hat unter Beibehaltung des Namens ‚Sarkom' die unerläßliche pathologisch-anatomische Grundlage des bis dahin rein klinischen Begriffs und dadurch dessen bisher fehlende Abgrenzung gegen klinischähnliche Gebilde geschaffen." (SIMON 1928).

In der klinischen Medizin hat sich der Ausdruck „Weichteilsarkom" in Gegenüberstellung zum „Knochensarkom" eingebürgert. GLÄSER (1974), BETZLER (1952), ZEITLER (1959) und andere schließen sich dem anglo-amerikanischen Brauch an und verstehen unter Weichteilsarkom „alle Sarkome, der der Fortbewegung, Stützung, Formgebung und der Ernährung dienenden weichen mesodermalen und mesenchymalen Gewebe des menschlichen Körpers mit Ausnahme der Sarkome des lymphoblastischen Gewebes, die sich hinsichtlich Ausbreitung und Strahlenempfindlichkeit deutlich von den übrigen Weichteilsarkomen unterscheiden." Alle diese genannten Eigenschaften treffen auf das Bindegewebe zu, ausgenommen natürlich das Muskelgewebe. Da aber die im Muskelgewebe entstehenden Sarkome relativ selten sind, spielen sie als „Weichteilsarkome", zumindest im europäischen Raum, nur die Rolle der Seltenheit. Im amerikanischen Raum scheinen die bösartigen Geschwülste des Muskelgewebes häufiger aufzutreten als hier, denn die Zahl der Publikation über Leio- und Rhabdomyosarkom ist dort weit höher als in der übrigen Weltliteratur. Die mögliche Ursache dafür kann die veränderte Definition der morphologischen Strukturbeschreibung der polymorphen, entdifferenzierten u.ä. Sarkome sein.

Unter der Bezeichnung „Weichteilsarkome" sind somit die Geschwülste des Binde- und Muskelgewebes gemeint. Diese Nomenklatur ist zwar keine exakte, aber doch eine sehr bequeme Bezeichnung und soll im Verlauf dieser Abhandlung beibehalten werden.

Bei der weiten Fassung des Begriffes „Sarkom" ist zum klaren Verständnis und zum Vergleich der hier besonders interessierenden Behandlungsergebnisse eine Systematik unumgänglich.

Die am häufigsten vorkommenden Weichteilsarkome sind Abkömmlinge aller Bindegewebstypen des mesodermalen und des mesenchymalen Gewebes des menschlichen Körpers. Dazu gehören alle Sarkome aus dem Binde- und Fettgewebe, der glatten und quergestreiften Muskulatur, der Gefäße, des synovialen und mesothelialen Gewebes, der peripheren und

Tabelle 1. Die histologischen Typen der Weichteilsarkome. (Nach ENZINGER et al. 1969; STOUT u. LATTES 1967)

I. Tumoren des fibrösen Gewebes
  A. Benigne
  B. Maligne
    1. Fibrosarkome der Erwachsenen
    2. Kongenitale und infantile Fibrosarkome
    3. Postradiative Fibrosarkome
    4. Narben-Fibrosarkome

II. Tumoren des fibro-histiozytären Gewebes
  A. Benigne
  B. Intermediäre Tumoren
    Dermatofibrosarcoma protuberans
  C. Maligne
    1. Maligne fibröse Histiozytome
      a) pleomorphe
      b) myxoide (Myxofibrosarkome)
      c) riesenzellige (maligne Riesenzelltumoren des Weichteilgewebes)
      d) entzündliche (maligne Xanthogranulome, Xanthosarkome)

III. Tumoren des Fettgewebes
  A. Benigne
  B. Maligne
    1. Liposarkome
      a) vorwiegend gut differenziert
        α) lipomähnlich
        β) fibrosierend
        γ) entzündlich
      b) vorwiegend myxoid (embryonal)
      c) vorwiegend rundzellig (wenig differenziert myxoid)
      d) vorwiegend pleomorph (wenig differenziert)
      e) Mischtypen (Kombination von α, β oder γ)

IV. Tumoren des Muskelgewebes
  A. Glatte Muskulatur
    1. Benigne
    2. Maligne
      a) Leiomyosarkome
      b) epitheloide Leiomyosarkome
  B. Quergestreifte Muskulatur
    1. Benigne
    2. Maligne
      a) Rhabdomyosarkome (prädominierend)
        α) vorwiegend embryonal
        β) vorwiegend alveolar
        γ) vorwiegend pleomorph
        δ) Mischtypen (Kombination aus α, β oder γ)

V. Tumoren der Blutgefäße
  A. Benigne
  B. Maligne
    1. Maligne Hämangioendotheliome (Angiosarkome)
    2. Maligne Hämangioperizytome
    3. Kaposisarkome

VI. Tumoren der Lymphgefäße
  A. Benigne

Tabelle 1 (Fortsetzung)

B. Maligne
  1. Maligne Lymphangioendotheliome (Lymphangiosarkom)
  2. Postmastektomie-Lymphangiosarkome

VII. Tumoren des synovialen Gewebes
  A. Benigne
  B. Maligne
    1. Synovialsarkome (malignes Synoviom)
      a) vorwiegend biphasisch (spindelzellige und epitheliale Struktur)
      b) vorwiegend monophasisch (fibröse oder epitheliale Struktur)

VIII. Tumoren des mesothelialen Gewebes
  (werden hier nicht besprochen)

IX. Tumoren des knorpel- und knochenbildenden Gewebes
  A. Benigne
  B. Maligne
    1. extraskeletale Chondrosarkome des Weichteilgewebes
      a) gut differenziert
      b) myxoide (Chordoidsarkome)
      c) mesenchymal
    2. Extraskeletale Osteosarkome des Weichteilgewebes

X. Tumoren der peripheren Nerven
  (werden hier nicht besprochen)

XI. Tumoren der sympathischen Ganglien
  (werden hier nicht besprochen)

XII. Tumoren von paraganglischer Struktur
  (werden hier nicht besprochen)

XIII. Tumoren des pluripotentialen Mesenchyms
  (werden hier nicht besprochen)

XIV. Tumoren des extragonadalen Keimgewebes
  (werden hier nicht besprochen)

XV. Tumoren von rudimentaler embryonaler Struktur
  A. Benigne
    1. Myxoma
  B. Maligne
    1. malignes Chordom

XVI. Tumoren von umstrittener und unsicherer Histogenese
  A. Benigne
  B. Maligne
    1. Alveolares Weichteilsarkom (maligne organisiertes Granularzell-„Myoblastom")
    2. Maligner Granularzelltumor (malignes, nicht organisiertes Granularzell-„Myoblastom")
    3. Epithelioide Sarkome
    4. Hellzellsarkome der Sehnen und Aponeurosen

XVII. Unklassifizierte Weichteilsarkome

sympathischen Nerven und des rudimentären embryonalen Gewebes. (Das Knochengewebe ist eine Spezialform des Bindegewebes. Die daraus entstehenden Chondrosarkome kommen häufig als Skelettgeschwülste vor oder stehen mit den Knochen- und den Osteosarkomen in so enger Beziehung, daß sie in dem Kapitel „Osteosarkome" abgehandelt werden).

Für den klinischen Gebrauch ist eine Typisierung der Weichteilsarkome unumgänglich. Verschiedene Systeme sind bekannt. So wurde von von Albertini und Roulet (1974) eine

Tabelle 2. TNMG-Klassifikation der Weichteil-Sarkome

T	Primär-Tumor	T1	Tumor kleiner als 5 cm
		T2	Tumor 5 cm und größer
		T3	Tumor mit massiven Einwachsen in Knochen, große Gefäße oder große Nerven
N	Regionale Lymphknoten	N0	kein histologischer Nachweis von regionalen Lymphknotenmetastasen
		N1	histologischer Nachweis von Lymphknotenmetastasen
M	Fernmetastasen	M0	keine Fernmetastasen
		M1	Fernmetastasen
G	Histologischer Grad der Malignität	G1	geringe
		G2	mittlere
		G3	hochgradige

Stadium I	Stadium Ia G1, T1, N0, M0	Grad-1-Tumor kleiner als 5 cm Durchmesser ohne regionale Lymphknoten- und Fernmetastasen
	Stadium Ib G1, T2, N0, M0	Grad-1-Tumor von 5 cm oder größer im Durchmesser ohne regionale Lymphknoten- oder Fernmetastasen
Stadium II	Stadium IIa G2, T1, N0, M0	Grad-2-Tumor kleiner als 5 cm Durchmesser ohne regionale Lymphknoten- oder Fernmetastasen
	Stadium IIb	Grad-2-Tumor von 5 cm oder mehr im Durchmesser ohne regionalen Lymphknoten- oder Fernmetastasen
Stadium III	Stadium IIIa G3, T1, N0, M0	Grad-3-Tumor kleiner als 5 cm im Durchmesser, ohne regionale Lymphknoten- oder Fernmetastasen
	Stadium IIIb G3, T2, N0, M0	Grad-3-Tumor 5 cm oder mehr im Durchmesser ohne regionale Lymphknotenmetastasen oder Fernmetastasen
	Stadium IIIc G1–3, T1–2, N1, M0	Tumor jeden Grades und jeder Größe (keine Invasion) mit regionalen Lymphknotenmetastasen, aber keine Fernmetastasen
Stadium IV	Stadium IVa G1–3, T3, N0–1, M0	Tumor jeden Grades mit Einwachsen in den Knochen, die die großen Gefäße oder Nerven, ohne oder mit regionalen Lymphknotenmetastasen, ohne Fernmetastasen
	Stadium IVb G1–3, T1–3, N0, M1	Tumor mit Fernmetastasen

Systematik des Bindegewebes vorgeschlagen, GLÄSER (1974) wählte eine Synthese zwischen pathologisch-anatomischen und klinischen Prinzipien für eine adäquate Therapie und ARNDT (1973) wählt aus praktischen therapeutischen Gründen vier Gruppierungen (Sarkome des Bindegewebes, der Muskulatur, der Gefäße und sonstige bösartige Neubildungen) für ausreichend.

Ordnung und eine klare Übersicht wurde durch „die Internationale histologische Klassifikation der Tumoren des Weichteilgewebes“ durch ENZINGER et al. (1969) geschaffen. Es wurde eine relativ einfache und übersichtliche Typisierung und Klassifizierung bei den Weichteilsarkomen nach den neuesten Erkenntnissen erreicht, die schließlich auch dazu beitrugen, die am schlechtesten verstandenen und wahrscheinlich auch am schlechtesten behandelten Tumoren verständlicher und besser heilbar zu machen.

Die Tabelle 1 enthält nur die Weichteilsarkome, die durch die Strahlentherapie beeinflußt werden können. Deshalb werden die gutartigen Weichteilgeschwülste nicht im Detail aufgeführt. Darüber hinaus gibt es noch Ausnahmen, denn im Mesenchym treten häufig Metaplasien auf, so daß in ein und derselben Geschwulst viele Gewebearten gleichzeitig auftreten können (STOUT 1953; WILLIS 1960).

Die früheren Bezeichnungen für Myxo-, Spindelzell-, polymorphzellige und Rundzellensarkome werden heute in der WHO-Tabelle nicht mehr aufgeführt. Sie sind jetzt durch verbesserte Untersuchungsmethoden bei den myxoiden Liposarkomen, embryonalen myxoiden Rhabdomyosarkomen, monophasischen synovialen Sarkomen, gering differenzierten, pleomorphen malignen fibrösen Histiozytomen und pleomorphen Liposarkomen zu finden (MEISTER et al. 1980). (Die deskriptiven Termini, die von der WHO nicht mehr aufgeführt werden, wie z.B. Spindelzell-, Myxo- und polymorphzellige Sarkome, dazu die alveolären Weichteilsarkome, Hellzellsarkome der Sehnenscheiden, epitheloide Sarkome und malignen Riesenzelltumoren der Weichteile müssen oft noch genutzt werden, wenn keine eindeutige Zuordnung möglich ist (MEISTER et al. 1980.)

Die in der älteren Literatur noch genannten klein- und großzelligen Rundzellsarkome werden heute als maligne Lymphome zu den Non-Hodgkin-Lymphomen gezählt und werden, da sie vom lymphatischen Gewebe ausgehen, wahrscheinlich den Immunoblastomen zugerechnet.

Um einen genauen Bestrahlungsplan aufzustellen, sind Kenntnisse der wesentlichen histopathologischen Strukturen und der klinischen Merkmale erforderlich.

Da in der nachfolgenden Besprechung der verschiedenen Sarkomarten eine Stadieneinteilung erfolgt, soll in der Tabelle 2 die Definition angegeben werden.

1. Das Fibrosarkom

Synonyme: Fibromyxosarkome, Fibrosarcoma myxomatodes.

Das am häufigsten vorkommende Bindegewebssarkom ist das *Fibrosarkom*. Die Ansichten der Pathologen über das Fibrosarkom sind recht unterschiedlich. BORST (1950) beschreibt das fibroblastische Sarkom als eine maligne Geschwulst des fibrillären Bindegewebes, bei der zwischen der faserigen Grundsubstanz spindelige Zellen liegen. Die Konsistenz ist derb und die Form knotig oder knollig. Die Metastasierungsneigung ist gering, die Bösartigkeit nicht besonders groß.

VON ALBERTINI unterscheidet zwei Typen der Geschwulst des fibrillären Bindegewebes:

1. Das Spindelzellsarkom. Charakteristisch dafür ist die Spindelform der Zellen, der Zellreichtum, die Polymorphie und Atypie der Zellen. Die Mitosen sind vermehrt und atypisch. Die kollagenen Fasern sind spärlich.
2. Das Fibrosarkom. Zell- und faserreiche Stellen liegen nebeneinander; der eigentliche Sarkomcharakter geht durch die starke Tendenz der Faserbildung mit geweblicher Differenzierung verloren. Deswegen wird hier von semimalignen Geschwülsten gesprochen. Das Maligne an diesem Sarkom ist die ausgesprochene Proliferationstendenz, das lokale destruktive Wachstum und die ausgeprägte Neigung zu Rezidiven. Es kommt vorwiegend in der Muskulatur, in den Faszien und im Skelett vor.

Nach STOUT (1948) werden die Fibrosarkome als Tumoren angesehen, die ausschließlich aus faserförmigen Bindegewebszellen gebildet werden und noch maligne sind, ausgenommen, wenn sie in der Haut entstehen. Er unterscheidet zwei Gruppen:

1. Die gut differenzierten Sarkome, die den sogen. Fibrosarkomen von VON ALBERTINI entsprechen. Metastasen kommen nicht vor. Die Rezidivrate beträgt 42,3% und nur 3,8% der Erkrankten sterben am Tumor selbst.
2. Die wenig differenzierten, die dem Spindelsarkom VON ALBERTINI gleichgesetzt werden können. STOUT fand in 24,4% seiner Fälle Metastasen. Die Rezidivrate betrug 75% und 50,1% der Erkrankten starben am Tumor.

Häufigkeit

Der Anteil an allen Sarkomen beträgt 21,9% (HELLRIEGEL 1978). Unter 2310 Weichteilsarkomen fanden PRITCHARD et al. (1974) 12% Fibrosarkome, 21% Liposarkome und 9% Rhabdomyosarkome. Ein Vergleich der europäischen und der amerikanischen Sarkomhäufigkeit ist nur bedingt möglich, weil in den USA die Lipo-, Rhabdomyo- und Kaposi-Sarkome anscheinend häufiger auftreten als in Europa.

Erkrankungsalter

Der Schwerpunkt der Erkrankung liegt zwischen dem 35. und 60. Lebensjahr.

Die nachfolgende Tabelle (Tabelle 3) ergibt Hinweise auf die Häufigkeit der Fibrosarkome in den einzelnen Altersgruppen.

Das Fibrosarkom wird demnach in allen Altersgruppen erwartet. PACK hat für seine Patienten ein mittleres Erkrankungsalter von 39,4 Jahren berechnet.

Auch bei Kindern und Jugendlichen tritt das Fibrosarkom auf. Nach NELSON und MORFIT (1956) soll es das häufigste Sarkom bei Kindern und jungen Erwachsenen sein. Über die Häufigkeit der Fibrosarkome bei Kindern geben die zwei nachfolgenden Tabellen 4 und 5 Auskunft.

Nach der Literaturzusammenstellung durch SOULE und PRITCHARD (1977) treten 17% der Fibrosarkome in den ersten zwei Jahrzehnten auf. Nach unseren eigenen Beobachtungen sind es etwa 5%.

Tabelle 3. Altersverteilung der Fibro-Sarkome (Angabe in Prozenten)

Jahre	STOUT (1948) 218 Fälle)	VON HELLER et al. (1950) (59 Fälle)	VAN DER WERF-MESSING (1965) (139 Fälle)	PRITCHARD et al. (1974) (199 Fälle)	Eigene Fälle (1980) (318 Fälle)
0–9	5,3%	1,7%	4,3%	–	2,5%
10–19	8,5%	3,4%	12,7%	3,5%	6,0%
20–29	24,5%	6,8%	14,4%	13,6%	9,4%
30–39	21,0%	6,8%	13,6%	14,1%	14,5%
40–49	19,5%	20,3%	17,3%	21,1%	18,2%
50–59	29,5%	33,9%	20,1%	20,6%	21,4%
60–69	3,5%	20,3%	13,6%	20,1%	18,2%
70–79	2,0%	3,4%	3,6%	5,5%	8,2%
über 80	2,0%	3,4%	0,7%	1,5%	1,6%

Tabelle 4. Altersverteilung der Fibrosarkome bei Kindern und Jugendlichen. (Nach SOULE u. PRITCHARD 1977)

Alter in Jahren	Männlich	Weiblich	Geschlecht ungeklärt	
bei Geburt	24	12	4	40 = 36,4%
bis 1	5	8	1	14 = 12,7%
1–4	6	7	1	14 = 12,7%
5–9	4	8	1	13 = 11,8%
10–16	17	10	2	29 = 26,4%
Anzahl	56	45	9	110 = 100%

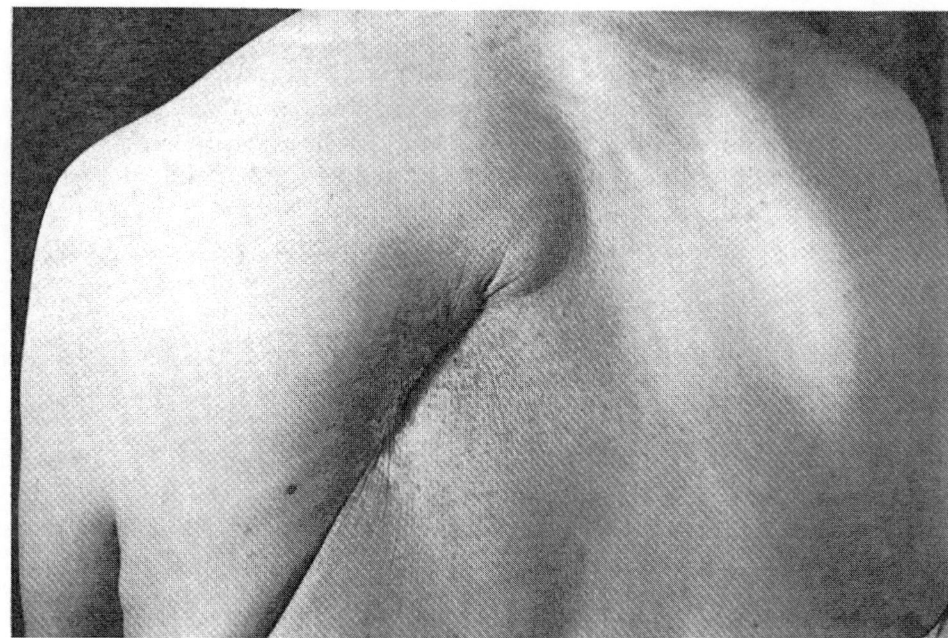

Abb. 1. (Fall W.J., geb. 29.1.95.) Im November 1957 Primäroperation eines Fibrosarkoms über der linken Skapula. Rezidive nach 3 Jahren

Tabelle 5. Altersverteilung der Fibrosarkome bei Kindern und Jugendlichen

Alter in Jahren	DEHNER u. ASKIN (1976)	Eigene 1980
bis 1 Jahr	14 = 23%	1 = 6,3%
1– 2	4 = 5%	1 = 6,3%
3– 5	12 = 18%	2 = 12,5%
6–10	16 = 24%	5 = 31,2%
11–16	20 = 30%	7 = 43,7%
	66	16

a) *Die gut differenzierten Fibrosarkome* sind gegenüber konventionellen Röntgenstrahlen auffallend strahlenresistent. Mit Elektronen- bzw. Photonenbestrahlung lassen sie sich jedoch relativ gut beeinflussen. (s. Fall W.J. Das Fibrosarkomrezidiv konnte durch 7 Gy/7 Wochen gut beeinflußt werden. Die Patientin blieb über 5 Jahre symptomfrei. Abb. 1 u. 2.) „In der Regel sind Fibrosarkome nicht sensitiv für eine Bestrahlung jeglicher Art. Eine Strahlenbehandlung soll nur in seltenen Fällen angewandt werden, wo eine Operation unmöglich ist und wo etwas Hoffnung besteht, das Fortschreiten der Erkrankung zu verlangsamen“ (STREFFORD u. WARD 1953). Diese Vorstellung trifft heute nicht mehr zu, wenn Fibrosarkome mit Elektronen, Photonen oder Neutronen bestrahlt werden. Eine Exzision der regionären Lymphknoten ist nicht erforderlich.

b) *Das wenig differenzierte Fibrosarkom* hat eine Metastasierungsneigung in die Lymphknoten und hämatogen vorwiegend in die Lunge. Mit einem metastatischen Befall der regionären Lymphknotenstationen muß immer gerechnet werden. Es wird empfohlen, die Lymphknotenstationen neben dem Primärtumor zu bestrahlen. PACK (1957) sah in 5–8% seiner Fälle eine Lymphknotenmetastasierung und in 21% eine hämatogene besonders in die Lunge.

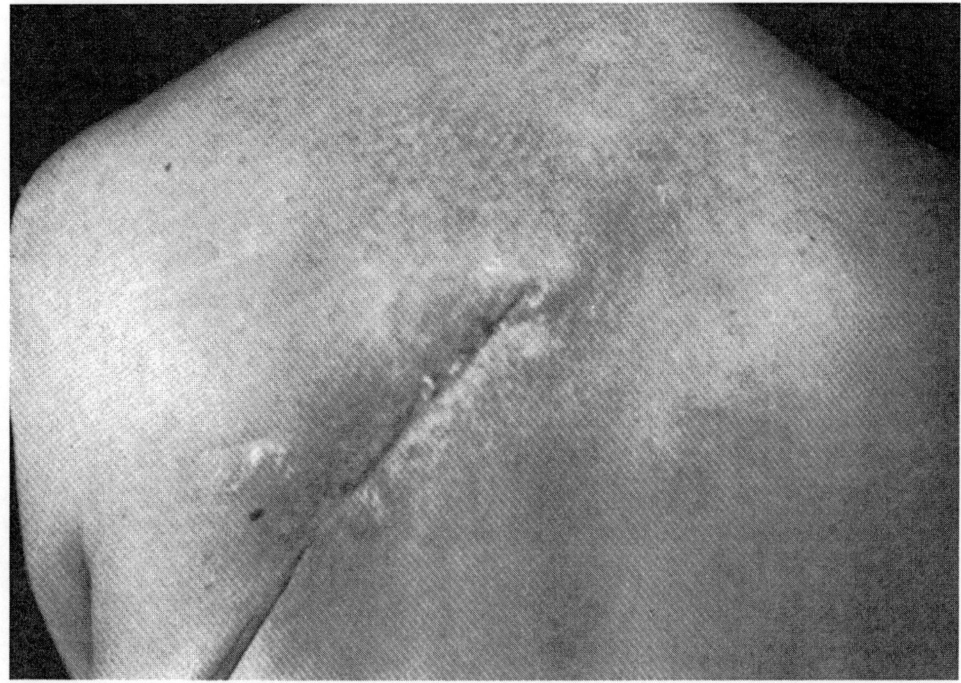

Abb. 2. (Derselbe Fall.) Nach 60 Gy 15 MeV-Elektronen trat Abheilung ein. Patient lebte über 5 Jahre symptomfrei

Nach NELSON und MORFIT (1956) metastasieren die undifferenzierten Fibrosarkome schnell und frühzeitig. HELLER und SIEBER (1950) sahen in 5% der Fälle klinische Lymphknotenmetastasen auftreten. Interessant sind auch ihre Angaben über 7 Fälle, die zur Sektion kamen. Dabei wurden in 57,1% Lungenmetastasen, in 43% Lymphknotenmetastasen und in rd. 30% eine generalisierte Metastasierung beobachtet. In unseren eigenen Fällen betrug die Lymphknotenmetastasierung 27%.

Bei Kindern sind die histologischen Kriterien die gleichen wie bei Erwachsenen (SOULE und PRITCHARD 1977). Jedoch unterscheidet ENZINGER (1965) eine kongenitale und aggressive infantile Fibromatosis mit einem aktiven invasiven Wachstum bei gleichmäßigen Spindelzellen und eine variierende Zahl von Mitosefiguren. Darüber hinaus beschreiben DAHL et al. (1973) zwei kindliche Formen des Fibrosarkoms, das desmoplastische, das dem Erwachsenen-Sarkom gleicht und nicht rezidiviert und metastasiert und das medulläre mit einem gutartigen klinischen Verlauf. SOULE und PRITCHARD (1977) sahen keine so scharfe Trennung zwischen den Typen, sie beobachteten Mischtypen von desmoplastischen und medullären Sarkomen, die Rezidive und Metastasen aufwiesen und auch eine verkürzte Überlebenszeit hatten.

Lokalisation

Das Fibrosarkom ist am häufigsten an den unteren Extremitäten zu erwarten.
Bei den eigenen 318 Fibrosarkomen ergab sich folgende Lokalisation:

Kopf und Hals 18,1%
Schulter und Arm 15,9%
Rumpf 17,2%
Hüfte und Bein 38,8%
Brustraum 1,6%
Abdomen 8,4%.

Tabelle 6. Lokalisation der Fibrosarkome bei Kindern und Jugendlichen

Lokalisation	Soule u. Pritchard (1977)	Dehner u. Askin (1976)	Chung u. Enzinger (1976)
Kopf und Hals	18%	33%	13,2%
Schulter und Oberarm	30%	18%	32,1%
Hüfte, Beckengürtel, Bein	44,5%	38%	39,2%
Rumpf (und Abdomen)	7,3%	10%	15,1%

Stout (1948b) fand das Fibrosarkom außer in den Weichteilen der Extremitäten (Haut, Subkutis und Muskeln) im Gastro-Intestinal-Trakt, im Mesenterium, im Retroperitoneum, in der Gallenblase, in den Mammae, im ZNS, in den Nebennieren, im Urogenitaltrakt und in der Mundhöhle. Seltene Einzelfallbeobachtungen werden im Mediastinum von March et al. (1955), in der Prostata (Derian 1953), im Urachus (Shaw 1949) und im Penis (Werther 1949) beschrieben. Weitere Literaturhinweise gibt Deden (1952) in seinem Bericht. In unserem eigenen Krankengut befindet sich ebenfalls ein Fibrosarkom des Larynx. Die Diagnose des Fibro-Sarkoms in diesem Bereich ist schwierig, weil der Tumor submukös wächst und eine Ulzeration erst spät auftritt. In der Lunge sind Fibrosarkome selten, Einzelfälle wurden von Black (1950), Naef (1954), Reddy et al. (1956) und Sauvage und Merlier (1953) beschrieben. Bei den seltenen Zwerchfellsarkomen sind die Fibrosarkome am häufigsten (Crimm u. Kiechle 1952). Weitere seltene Lokalisationen der Fibrosarkome finden sich im Samenstrang (Schwarz 1954), in der Leber (Shallow u. Wagner 1947), im Rectum (Stoller u. Weinstein 1956) und im Bronchus (Storey 1952). Ewing (1928) und Burkhardt (1955) fanden, daß etwa 1% aller Mamma-Tumoren Fibrosarkome sind, die meistens eine späte Metastasierung aufweisen.

Die Angaben über die Lokalisation der Fibrosarkome bei Kindern und Jugendlichen ist nicht einheitlich, aber offensichtlich ist, daß auch hier die Beckenregion und die unteren Extremitäten bevorzugt befallen werden (s. Tabelle 6).

Klinik

Die Ursache des Fibrosarkoms ist unbekannt. Obwohl 19 von 78 Patienten ein Trauma in der Anamnese angeben, ist dieses ätiologisch noch recht unsicher (Ivins et al. 1950). Die Wachstumsgeschwindigkeit der Geschwülste ist immer langsam. Es besteht meistens eine lange Anamnese, die oft über 1 oder viele Jahre läuft. Heller und Sieber (1950) berichten, daß die Anamnese zwischen einigen Wochen und 32 Jahren schwankte, im Durchschnitt waren es 11 Monate. Reich (1952) schildert ein Fibrosarkom der Mamma mit einer 7jährigen Anamnese. Der Tumor wog über 5 kg; nach der Ablatio mammae kam es sofort zu einem Rezidiv. Die Patientin starb innerhalb 3 Monaten. Bei unseren eigenen Patienten betrug die Anamnesedauer bei den wenig differenzierten Fibrosarkomen 1–3 Monate. Goes (1953a) konnte interessanterweise feststellen, daß bei kurzen Anamnesen die Heilungsaussichten günstiger waren.

Pack unterscheidet 3 Wachstumsformen der Fibrosarkome in der Mamma:

1. Der Tumor wächst langsam von seiner Entstehung bis zu einer relativ großen Ausdehnung;
2. der Tumor wächst innerhalb 1 Jahres bis zu einer gewissen Größe und bleibt dann in diesem Stadium stehen und es kommt erst viel später zu einem erneuten Wachstum.
3. Der Tumor wächst schnell und metastasiert früh, dabei handelt es sich meist um undifferenzierte Fibrosarkome.

Schmerzen entstehen meistens dann, wenn der Tumor auf Nervengebiete oder auf das Periost sich ausdehnt. Im Thoraxbereich kommt es relativ früh zu Beschwerden, die sich als Interkostalneuralgien äußern.

Männer erkranken häufiger als Frauen, Männer:Frauen = 6:4.

In der Anamnese werden oft alte Narben, Fibrome, chronischgranulierende Ulzera angegeben (Nelson u. Morfit 1956).

Hall et al. (1955) schreiben dazu, daß ein spontanes Entstehen eines Fibrosarkoms auf einem vorhandenen Fibrom eine äußerst seltene Erscheinung ist.

Obwohl die histologische Diagnose des Fibrosarkoms durch die charakteristische Struktur (Spindelzellen, Mitosen u.a.) relativ klar ist, kommt es doch immer wieder zu Verwechslungen mit Angioendotheliomen und Rhabdomyosarkome (Broders et al. 1939). Da die verschiedenen Fibrosarkomarten typische Charakteristika haben und einen typischen Verlauf aufweisen, haben Pritchard et al. 1974 eine Malignitätsgradeinteilung vorgeschlagen.

Grad I	gut differenziertes Fibrosarkom
Grad II	mäßig gut differenziertes Fibrosarkom mit verschieden großen Kernen
Grad III	mäßig wenig differenziertes Fibrosarkom, Anaplasie der Spindelzellen
Grad IV	wenig differenziertes Fibrosarkom, Anaplasie, plumpe Kerne, Mitosen.

Die kindlichen Tumoren ähneln den der Erwachsenen, haben jedoch eine Tendenz zur geringeren Reife und haben die Zeichen von einem primitiven mesenchymalen Sarkom (Chung u. Enzinger 1976).

[Pritchard et al. (1974) geben in 21% der Fälle ein Trauma an.]

[Auch Crone-Münzenbrock u. Poppe (1952) sahen bei 25% ihrer Patienten eine Anamnesendauer von 7–9 Monaten und bei 35% über 1 Jahr.]

Rezidive und Metastasen

Bei den gut differenzierten Fibrosarkomen ist mit einer häufigen Rezidivierung zu rechnen. Gerner et al. (1975) sahen nach lokaler Exzision in 84% der Fälle Rezidive auftreten, nach weiterer Exzision waren es 38%. Die Berichte aus der Mayo-Klinik besagen, daß bei 57% der Fälle nach Operation Rezidive auftreten. Stout berichtet 1948, daß gut differenzierte Fibrosarkome nicht metastasieren.

Bei 199 operierten Patienten kam es bei 113 (= 66,8%) zu einem oder mehreren Rezidiven, bei 92 (= 46,2%) traten Metastasen auf (Pritchard et al. 1974). Van der Werf-Messing fand bei 139 operierten Fibrosarkomen in 68,3% Rezidive und bei 56,1% kam es zu Metastasen.

Tabelle 7. Rezidive und Metastasen der Fibrosarkome nach Operation und konventioneller Röntgentherapie

	Anzahl der Patienten	Rezidive	Metastasen
Stadium I	75	17	11
Stadium II	96	31	30
Stadium III	29	8	13
Stadien I–III	200	56(= 28%)	54(= 27%)
Stadium IV	26	2	24
Stadien I–IV	226	58(= 25,7%)	78(= 34,5%)

(Erläuterung der Stadien s. Tabelle 2)

Tabelle 8. Fibrosarkome nach Operation und Elektronentherapie

	Anzahl der Patienten	Rezidive	Metastasen
Stadium I	9	–	4
Stadium II	42	10	12
Stadium III	21	2	12
Stadium I–III	72	12 (=16,7%)	28 (=38,9%)
Stadium IV	8	–	8
Stadien I–IV	80	12 (=15%)	36 (=45%)

(Erläuterung der Stadien s. Tabelle 2)

Zusammenfassung der **Tabellen 7** und **8.** Rezidiv- und Metastasenrate der Fibrosarkome nach Operation und konventioneller Röntgenbestrahlung

	Anzahl der Patienten	Rezidive	Metastasen
Stadien I–III	200	56 (=28%)	54 (=27%)
Nach Operation und Elektronenbestrahlung			
Stadien I–III	72	12 (=16,7%)	21 (=29,2%)

Die wenig differenzierten Fibrosarkome metastasieren in 24% der Fälle in die regionalen Lymphknoten und mit 20% in die Lunge (STOUT 1948). Bei den gutdifferenzierten Sarkomen sah HERMANEK (1977) in 5–10% lymphogene Metastasen.

Die Rezidivrate der Fibrosarkome kann erheblich gesenkt werden, wenn nach der operativen Behandlung eine Bestrahlung der Tumorregion und ggf. der regionären Lymphknotenstationen erfolgt, s. Tabelle 7 u. 8.

Es ist ganz offensichtlich, daß die Möglichkeit der Senkung der Rezidivrate besteht, ganz besonders wenn mit Elektronen nachbestrahlt wird. Wahrscheinlich wird die Anwendung von Neutronen noch einen günstigeren Effekt hervorrufen, wie die bisherigen Untersuchungen von FRANKE (1979) gezeigt haben.

Therapie

Die gut differenzierten Fibrosarkome sollten vorteilhafter operiert werden. Eine Exzision weit im Gesunden ist erforderlich, weil die Rezidivneigung immer sehr groß ist. GILBERT et al. (1975) sahen bei 50 Patienten mit einem gut differenzierten Fibrosarkom nach der weiten Exzision oder Amputation 19 Rezidive (=38%). STAFFORD und WARD empfehlen 1953 eine Exzision des Tumors mit einem Rand im gesunden Gewebe von 3–5 cm bei kleinen und 7–8 cm bei großen Knoten. Eine Entfernung der regionalen Lymphknotenstationen halten sie nicht für erforderlich. Ebenso wird eine Bestrahlung nicht empfohlen, weil Fibrosarkome nicht strahlenempfindlich sein sollen. Diese Vorstellung trifft natürlich heute nicht mehr zu, weil wir wissen, daß Fibrosarkome sehr wohl durch Bestrahlung beeinflußt werden können. Die kombinierte Therapie von Operation und Strahlentherapie ist heute die Methode der Wahl. WINDEYER et al. (1966) und McNEER et al. (1968) sahen danach die günstigsten Heilungsergebnisse (s. Abb. 1 u. 2). Wegen der großen Rezidivneigung empfiehlt CARROLL 1947 statt der weiten Exzision die Amputation, wenn der Tumor an den Extremitäten auftritt. DEHNER und ASKIN (1976) sehen die weite Exzision als ausreichend an. Eine Nachbestrahlung bei kindlichen exzidierten Fibrosarkomen halten sie für notwendig. Bei ihnen betrug die Rezidivrate 32%. Ebenso halten SOULE und PRITCHARD (1977) bei Kindern die Exzision für erforderlich. Sie haben eine Metastasierungsrate von 7,3%, die Rezidivrate betrug 43%. BIZER (1971) sah bei lokaler Exzision in 74% der Fälle Rezidive und in 30% bei radikaler Exzision mit en bloc-Resektion der Lymphknoten. Da auch dieses Ergebnis noch unbefriedigend ist, empfiehlt er die zusätzliche Radiotherapie.

Bei den wenig differenzierten Fibrosarkomen müssen der Ort der primären Erkrankung und die regionalen Lymphknotenstationen bestrahlt werden. Bei technisch inoperablen Sarkomen wird durch eine Vorbestrahlung der Tumor in einen resezierbaren Zustand gebracht (PACK 1957).

Strahlenempfindlichkeit und Tumordosis

Bei den gut differenzierten Fibrosarkomen ist die Strahlenempfindlichkeit sehr gering. Eine Tumordosis über 60 Gray wird empfohlen (SUIT et al. 1973 empfiehlt 80–140 Gy im blutleeren Bereich). Bei den wenig differenzierten Fibrosarkomen ist die Strahlenempfindlichkeit etwas größer, die Tumordosis soll jedoch auch 50 Gy betragen.

Strahlenart

Bevorzugt werden schnelle Elektronen bzw. Photonen. Auch SUIT et al. (1975) empfiehlt die Elektronen- oder Telekobalttherapie. FRANKE (1981), sowie FRANKE und LIERSE (1982) empfehlen besonders bei Rezidivsarkomen und Resttumoren die Anwendung von schnellen Neutronen. Danach waren nur bei 8% der Patienten Rezidive aufgetreten. Ebenso halten HOLFELD und SCHERER (1977) die Neutronenbestrahlung bei strahlenresistenten Sarkomen für besonders erfolgreich.

Prognose

Die Prognose ist im allgemeinen günstig im Stadium I und im Malignitätsgrad I. Im Malignitätsgrad IV (häufig Metastasen) muß mit einer schlechten Prognose gerechnet werden; es kommt zu keinem 5-Jahres-Überlebenden. Durch Neutronenbestrahlung wird das Fibrosarkom besonders günstig beeinflußt (FRANKE 1979).

Heilungsraten

SHIEBER und GRAHAM (1962):	39% 5-Jahres-Heilung nach Operation.
PRITCHARD et al. (1974):	60% 5-Jahres-Heilung nach Operation.
TESKE und KUDLIK (1964):	79% 5-Jahres-Heilung nach Operation und Bestrahlung.
NEUBERT und FOCKE (1973):	57% 5-Jahres-Heilung nach Operation und Bestrahlung.
WINDEYER et al. (1966):	50% 5-Jahres-Heilung nach Bestrahlung.
HERMANEK (1977):	5-Jahres-Heilung beträgt 80% bei den gut differenzierten und 45% bei den wenig differenzierten Fibrosarkomen nach Operation und Bestrahlung.

Die symptomfreie Überlebensrate nach einfacher Tumorexzision und radikaler Nachbestrahlung betrug bei SUIT et al. (1975) bei Grad I 86%, bei Grad II 51%, bei Grad III 17%. Nach Operation und Bestrahlung lebten 65% der Patienten ohne Rezidive 15 Jahre und 27% mit Rezidiven (VAN DER WERF-MESSING u. VAN UNNIK 1965).

Tabelle 9. Fibrosarkom. Überlebensrate nach Operation und konventioneller Bestrahlung

	Anzahl der Patienten	5 Jahre	10 Jahre
Stadium I	69	54 (=78,4%)	31 (=45%)
Stadium II	87	37 (=42,5%)	30 (=34,5%)
Stadien I u. II	156	91 (=58,3%)	61 (=39,1%)
Stadium III	20	6 (=30%)	2 (=10%)
Stadium IV	19	2 (=10,5%)	1 (=5,3%)
Stadien I–IV	195		

Tabelle 10. Fibrosarkom. Überlebensrate nach Operation und Elektronenbestrahlung

	Anzahl der Patienten	5 Jahre	10 Jahre
Stadium I	8	5 (=62,5%)	5 (=62,5%)
Stadium II	43	29 (=67,4%)	17 (=39,5%)
Stadien I u. II	51	34 (=66,7%)	22 (=43,1)
Stadium III	19	6 (=31,6%)	2 (=10,2%)
Stadium IV	8	–	–

Tabelle 11. Fibrosarkom. Überlebensrate nach alleiniger Bestrahlung

	Anzahl der Patienten	5 Jahre	10 Jahre
Stadien I u. II	25	10 (=40,0%)	1 (=4,0%)
Stadien III u. IV	26	7 (=30,8%)	1 (=7,7%)

GERNER et al. (1975) hatten eine 5-Jahres-Heilung von 53% und 10-Jahres-Heilung von 38% nach Operation und Bestrahlung.

Die eigenen Behandlungsergebnisse der Fibrosarkome sind auf den Tabellen 9–11 zu erkennen.

Wie daraus zu erkennen ist, kann durch eine Elektronenbestrahlung bzw. adäquate Photonentherapie die Überlebensrate verbessert werden.

Das infantile Fibrosarkom (auch juveniles oder kongenitales genannt) ist sehr selten und kann bei der Geburt vorhanden sein oder in der frühen Kindheit entstehen (s. dazu Tabelle 4 und 5). Es tritt vorwiegend an den Extremitäten auf, histologisch ähnelt es den Erwachsenentypen, aber die Tumorzellen haben eine geringere Reife. Die Rezidivquote ist mit ca. 17–43% relativ hoch und die Metastasierungsneigung mit 1,5–10% auffallend niedrig (SOULE u. PRITCHARD 1977; DEHNER u. ASKIN 1976).

Als primäre Therapie wird die Operation empfohlen. Bei Metastasen wird auch eine Bestrahlung erforderlich (CHUNG u. ENZINGER 1976). DEHNER und ASKIN (1976) bestrahlten die Rezidive mit 21,2 Gy und gaben zusätzlich Vincristin und Actinomycin D.

SOULE und PRITCHARD (1977) erzielten eine 5-Jahres-Überlebensrate von 84%.

2. Dermatofibrosarcoma protuberans

Synonyme: Progressives und rezidivierendes Dermatofibrom Darier, Fibrosarcoma of scin (STOUT), Fibrosarkom der Haut.

Das Dermatofibrosarcoma protuberans wurde erstmalig von DARIER (1924) und HOFFMANN (1925) ausführlich nach sorgfältigen Untersuchungen beschrieben, nachdem bereits TAILOR (1890) diese Hautgeschwulst als Sonderform des Keloids erkannt hatte. Es ist eine Sonderform des Fibrosarkoms im Korium. Die Fibrosarkome der Haut sind immer gut differenziert, wachsen langsam und infiltrierend in die Breite. Relativ große Blutgefäße befinden sich innerhalb des Tumors. Mitosen sind selten. Große myxomatöse und hyaline Degenerationsareale sind meistens vorhanden (PACK u. TABAH 1951). Das Tiefenwachstum erfolgt verlangsamt und verspätet, der Malignitätsgrad ist gering.

Die Fibromatosis oder das Fibrosarkom vom Desmoid-Typ ist für die Strahlentherapie nicht geeignet und wird deshalb hier nicht besprochen (BUTLER 1963).

MARTIN et al. (1976) vergleichen das Dermatofibrosarkom und die Fibromatosis mit den Basaliomen der Haut und behandeln sie äquivalent.

Die Häufigkeit ist gering. Der Strahlentherapeut wird diese Geschwülste selten zur Behandlung bekommen, weil sie vorwiegend vom Dermatologen operiert werden.

Erkrankungsalter

Ein bevorzugtes Alter wird nicht angegeben.

Lokalisation

Bevorzugt werden Rücken, Brust und Bauch, weniger im Kopf- und Halsbereich (HEMPEL 1974).

Klinik

Die Wachstumsgeschwindigkeit ist gering, die Anamnese kann oft über viele Jahre dauern. Es kommt zu einer knollenförmigen fleischroten Geschwulst mit örtlicher Infiltration und evtl. Ulzeration.

Rezidive und Metastasen

Diese Sarkome der Haut rezidivieren sehr häufig. Eine Metastasierung ist nicht bekannt.

Therapie

An erster Stelle steht die Exzision. Eine intensive Strahlenbehandlung mit schnellen Elektronen wird empfohlen.

Ort der Bestrahlung

Die Tumorregion wird direkt bestrahlt. Die regionalen Lymphknotenstationen brauchen nicht bestrahlt zu werden.

Strahlenempfindlichkeit und Tumordosis

Die Strahlenempfindlichkeit ist gering, die Tumordosis soll 60 Gy betragen.

Die Prognose ist wegen der großen Rezidivneigung als ungünstig anzusehen.

3. Das Liposarkom

Synonyme: Bösartiges Hibernom, infiltrierendes Lipom, lipoplastisches Lipom.

Das Liposarkom ist im europäischen Literaturbereich relativ selten, im amerikanischen Bereich steht es in der Häufigkeitsskala an zweiter Stelle hinter dem Fibrosarkom. Edland gibt dazu 1968 einen historischen Überblick:

Von strahlentherapeutischem Blickpunkt aus gaben Despaigne und Del Regato 1930 einen ersten Erfahrungsbericht von einer Langzeitkontrolle eines Liposarkoms. Es handelte sich um ein postoperatives Rezidiv eines Myxoliposarkoms, das nach der Bestrahlung mehr als 15 Jahre überlebt wurde. 1935 berichten Ewing und Leucutia unabhängig von deutlicher Strahlensensibilität der embryonalen und myxolipomatösen Liposarkomen. 1944 beschreibt Stout 8 Fälle von bestrahlten Liposarkomen und hebt die relative Strahlensensibilität der gut differenzierten, selten fernmetastasierenden Myxoliposarkome hervor. (Dies ist wahrscheinlich der Tumortyp der riesigen Proportion, den Dalamanter 1859 beschrieb. Dieser Tumor enthält reife Fettzellen, regulär geformte sternförmige Lipoblasten und ein reiches Kapillarnetzwerk und hat eine hohe lokale Rezidivneigung nach der chirurgischen Exzision.) Er berichtet auch über ein sehr unreifes postoperatives Rezidiv, das nach 7 Jahren mit vollständiger Regression folgte und glaubt, daß dieses gute Resultat durch die Bestrahlung erreicht wurde und empfiehlt die Bestrahlung besonders bei kleinen Rezidiven in leicht zugänglichen Bereichen. 1950 publizierte Del Regato einen Fall von hochempfindlichen embryonalen Liposarkomen und 1954 berichten Pack und Pierson über 12 nur bestrahlte Fälle (einer lebte davon 10 Jahre). Dieselben Autoren berichten über eine Serie von präoperativer Bestrahlung, wovon 60% eine eindeutige Rückbildung und 15% eine vollständige klinische Rückbildung hatten. Wenn der Tumor in den Knochen eingewachsen ist, sollte keine präoperative Bestrahlung erfolgen. Weiterhin fanden sie, daß Patienten nach weiter lokaler Exzision und postoperativer Bestrahlung eine 5-Jahres-Überlebensrate von 87,5% haben. 1960 berichtet Buschke über einen Fall von Liposarkom mit wiederholten Rezidiven nach Bestrahlung; der Patient lebte immerhin 13 Jahre. Friedman und Egan (1960a) berichten über 12 bestrahlte Fälle, wobei sie ziemlich hohe Dosen anwendeten, um das Tumorwachstum zu hemmen. Sie fanden es auch widersinnig, daß differenzierte Liposarkome strahlenempfindlicher sein sollten als undifferenzierte. Perry und Chu (1962) schreiben über die radiotherapeutische Erfahrung im Memorialhospital bei 29 Fällen, 86% davon reagierten günstig auf eine relativ niedrige Strahlendosis und bei einem Fall kam es zu einer histologisch verifizierten Rückbildung. Sie glauben, daß die myxoiden Typen am besten geeignet für die Bestrahlung sind.

Im europäischen Raum sind die Liposarkome nach den Angaben von Simon (1928), Hamperl (1944) und von Albertini (1955) außerordentlich selten. Meister et al. (1980) haben im Münchener und Würzburger Pathologischen Institut 11898 Weichgewebstumoren nach der WHO-Klassifizierung untersucht und fanden, daß der Anteil der Liposarkome fast so hoch war wie der der Fibrosarkome. In der Reihenfolge standen die Liposarkome an der 2. Stelle hinter den malignen Bindegewebstumoren, es folgen danach die malignen Gefäßtumoren, die malignen Synovialome und schließlich die Muskeltumoren.

Stout (1944, 1953) unterscheidet 3 Gruppen:

1. a) das *gut differenzierte Liposarkom,* das im Fettgewebe der Erwachsenen entsteht und häufig mit myxoidem Gewebe vermengt ist. Es metastasiert nicht, sondern wächst infiltrierend und rezidivierend. Kindblom et al. (1977) bezeichnen diese Art als atypische Lipome.
   b) Das *wenig differenzierte Liposarkom* hat bizarre Lipoblasten mit Hyperchromatie und pyknotischen Kernen und geringen Gefäßzysten. Die ausgereiften Fettzellen sind gering.

Bezirke von Fibrosarkomen sind vorhanden. Nach EDLAND (1968) kann so ein Fibrosarkom simuliert werden.

2. Das *undifferenzierte Liposarkom* enthält viele Mitosen, Rundzellen, pyknotische Kerne, Riesenzellen und wenig differenzierte Fettzellen. Dieser Tumor ähnelt dem embryonalen Wachstum des Fettgewebes. Es metastasiert in 40% der Fälle besonders in Lunge, Pleura und Leber.
3. Das *Rundzellen- und adenoide Liposarkom,* das vorwiegend aus braunen Fettzellen besteht. Die Tumorzellen sind kugelig, der Kern liegt zentral in schaumigem lipoidhaltigem Zytoplasma. Es ist bösartig und metastasiert hämatogen. Es entsteht niemals aus einem gutartigen Lipom.
4. Dieses Liposarkom enthält zwei oder mehr Elemente, die die vorhergehenden Typen charakterisieren. Sie metastasieren häufiger als die anderen.

ENTERLINE et al. (1960) variieren die Einteilung von STOUT:

Gruppe 1: gut differenzierte myxoide Typen
Gruppe 2: wenig differenzierte myxoide Typen
Gruppe 3: lipomaähnliche Typen
Gruppe 4: myxoide Typen
Gruppe 5: nicht myxoide Typen.

Es ist bekannt, daß die Lipome der Gruppe 1 und 3 ausgezeichnet auf Strahlen reagieren. Die Lipome der Gruppe 4 und 5 sprechen gut auf Strahlen an.

Aus historischen Gründen sei erwähnt, daß EWING 1928 zwei Gruppen klassifizierte:

1. das ausgereifte Liposarkom und
2. das embryonale Myxoliposarkom.

Nach ZOLLINGER (1955) ist die Einteilung von STOUT nicht sehr zweckmäßig, weil sich viele Liposarkome in seiner Gruppeneinteilung nicht unterbringen lassen.

Das Liposarkom entsteht niemals aus Lipomen, nach Traumen oder anderen erkennbaren Ursachen. Wenn sie auch in unmittelbarer Nähe der Lipome oder im Lipom selbst vorkommen, wird eine maligne Entartung zu einem Liposarkom negiert (PACK 1957). Allerdings berichten PACK und PIERSON 1954 über zwei Liposarkome, die aus vorhandenen Lipomen entstanden sein sollen. Die meisten Liposarkome entstehen spontan, nach PACK (1957) ist das Verhältnis Liposarkom zum Lipom wie 1:120.

ENZINGER und HARVEY (1975) beschreiben ein Spindelzell-Lipom, das leicht zur Verwechslung mit dem Liposarkom führt. Bei dieser Geschwulst besteht eine Mischung von Lipozyten und uniformen Spindelzellen, die in einer mucinösen Matrix mit doppelbrechenden Kollagenfasern liegen.

Ganz selten kommen tiefe inter- oder intramuskuläre Lipome vor, die zwar auch frühzeitig rezidivieren, aber sonst sich relativ benigne verhalten (KINDBLOM et al. 1974). Sie treten meistens im Arm und in der Schulterregion der Männer auf. Über eine besondere Strahlenempfindlichkeit ist nichts bekannt.

KINNE et al. (1973) haben 249 retroperitoneal gelegene Liposarkome untersucht und stellten fest, daß die meisten Liposarkome dem myxoiden Typ (nach Einteilung des WHO-Vorschlages) angehören. Alle anderen Typen waren nur gering vertreten.

Häufigkeit

In Europa ist die Häufigkeit gering, sie beträgt etwa 0,9% aller Sarkome. In der amerikanischen Literatur beträgt der Anteil der Liposarkome an allen Weichteilen-Sarkomen etwa 25%. Männer und Frauen erkranken etwa gleich häufig. HOLZ (1958) fand bei 22 Fällen 13 männliche und 9 weibliche Patienten.

Kongenitale Liposarkome sind sehr selten, eine Metastasierung wurde hierbei niemals beobachtet (KAUFFMAN u. STOUT 1965).

Erkrankungsalter

Es ist vorwiegend eine Erkrankung zwischen dem 40. und 60. Lebensjahr. ENTERLINE et al. (1960) fanden bei 53 Liposarkomen die Erkrankung im Alter zwischen 30 und 87 Jahren, am häufigsten zwischen dem 40. und 50. Lebensjahr. Ganz selten traten sie bei Jugendlichen auf. HOLZ (1958) gab bei 22 Fällen das Alter zwischen 13 und 75 Jahren an.

Lokalisation

Die bevorzugten Körperregionen sind die Hüfte und die unteren Extremitäten. PACK und PIERSON (1954) fanden folgende regionale Verteilung:

am Arm	16%
im Schultergebiet	8%
Hüfte und Unterschenkel	62%
Rumpf und Retroperitoneum	13,3%

ENTERLINE et al. (1960) sahen bei 53 Patienten 2 Liposarkome im Kopfbereich, 4 an den oberen Extremitäten, 13 am Rumpf, 10 im Retroperitoneum und 24 an den unteren Extremitäten. HOLZ (1958) sah bei 23 Liposarkomen 2 im Kopfbereich, 1 im Mediastinum, 2 an den oberen Extremitäten, 9 an den unteren Extremitäten und 9 im Retroperitoneum. Auch KINDBLOM et al. (1978) fand den häufigsten Erkrankungsort in den unteren Extremitäten und im Bauchraum. Ganz selten kommt es im Mediastinum vor (STOREY u. KNUDSON 1951).

Klinik

Über die Ätiologie ist wenig bekannt, ganz sicher besteht keine Beziehung zwischen Adipositas und Liposarkom (ENZINGER u. WINSLOW 1967). Die Wachstumsgeschwindigkeit ist im allgemeinen sehr langsam. Allerdings sahen ENTERLINE et al. (1960) auch relativ rasches Wachstum von weniger als 6 Monaten, meistens jedoch über Jahre (bis zu 5 Jahren). Auch in unseren eigenen Fällen hatten die Liposarkome immer die längste Anamnesendauer. Symptomatik ist arm, Schmerzen sind gering. Primäre Liposarkome in der Niere können zu spontanen, lebensbedrohlichen Massenblutungen führen (GRAUHAN u. HELLRIEGEL 1936). Die Liposarkome sind die Tumoren mit dem größten Volumen im Retroperitoneum. Für die Diagnostik leistet die Röntgen-Weichteilaufnahme die Kontrastdarstellung der Gefäße des Tumorgebietes, die Computertomographie und die Sonografie gute Dienste (SCHÄFER 1960). Ein multizentrisches Entstehen ist nicht zu erwarten, da Liposarkome nicht aus Lipomen hervorgehen.

Rezidive und Metastasen

Die Rezidive sind selten, sie treten meistens innerhalb eines Jahres auf, können jedoch auch selbst nach 10 Jahren noch folgen (ENTERLINE et al. 1960). Bei lokaler Exzision beträgt die Rezidiverate 93% und bei weiterer Exzision 60% (GERMER et al. 1975). Eine Metastasierung bei den gut differenzierten Liposarkomen ist nicht bekannt. Die wenig differenzierten Liposarkome rezidivieren häufig und metastasieren in die regionalen Lymphknotenstationen und vorwiegend in die Lunge. Bei den rundzelligen und pleomorphen Liposarkomen beträgt die lymphogene Metastasierung 5% (HERMANEK 1977) und bei den wenig differenzierten mit undifferenzierten Spindelzellen, großen vielkernigen Riesenzellen und Metaplasien 40% (ENTERLINE et al. 1960).

Therapie

Bei den gut differenzierten Liposarkomen ist die Operation die Methode der Wahl. Aber es bleibt eine große Rezidivneigung, GILBERT et al. (1975) sahen bei 24 gut differenzierten Liposarkomen nach weiter Exzision bzw. Amputation in 12 Fällen (=50%) Rezidive auftreten. Wegen der großen Neigung zu Rezidiven hält EDLAND (1968) nach einer Resektion oder Exzision eine postoperative Bestrahlung mit Megavoltstrahlen für empfehlenswert. Eine weite Exzision und eine radikale Bestrahlung kann eine Amputation oder eine verstümmelnde Operation verhüten. Durch Vorbestrahlung wird mancher Tumor operabel. Eine gute Rückbildung nach Bestrahlung sah ENTERLINE et al. (1960) bei den gut differenzierten, lipomatösen und myxomatösen Typen, bei den nicht myxomatösen Typen war eine Ansprechbarkeit nicht erkennbar. Die undifferenzierten Liposarkome, die sehr schnell rezidivieren, sollten vorbestrahlt und dann operiert werden (PACK u. PIERSON 1954; EDLAND 1968). Es besteht kein Zweifel, daß die Bestrahlung eine Ergänzung der Operation ist (KINDBLOM et al. 1978). In der Literatur wird immer wieder eingehend auf die Nachbestrahlung hingewiesen, von PACK und PIERSON (1954), ENTERLINE et al. (1960), EDLAND (1968), MCNEER et al. (1968), SPITTLE et al. (1970), SUIT und LINDBERG (1971), KINNE et al. (1973), KINDBLOM et al. (1975).

Die embryonalen Sarkome brauchen nur bestrahlt werden, weil sie gut ansprechen (DEL REGATO 1950; BUSCHKE u. PARKER 1972). Durch die Neutronenbestrahlung bilden sich die Liposarkome auffallend gut zurück (FRANKE 1978).

Die Erfahrung mit der Chemotherapie beim Liposarkom ist wegen der geringen Patientenzahl nicht ausreichend, um darüber zu referieren (GOTTLIEB et al. 1975; RYALL et al. 1974).

Ort der Bestrahlung

Tumorregion direkt, Operationsgebiet und, wenn erforderlich, die regionalen Lymphknotenstationen.

Strahlenempfindlichkeit und Tumordosis

Die Strahlenempfindlichkeit der einzelnen Tumortypen ist nicht einheitlich. EDLAND (1968) schreibt dazu, daß nur wenige Liposarkome absolut strahlenresistent sind. Er empfiehlt eine Dosis von 50–60 Gy in 5–6 Wochen und hält extrem hohe Dosen nicht für erforderlich.

Das gut differenzierte Liposarkom metastasiert nicht, rezidiviert aber regelmäßig. Aus diesem Grunde ist eine lokale intensive Bestrahlung angezeigt (STOUT 1944).

Bei den wenig differenzierten Liposarkomen sind die Primärtumoren besonders strahlenempfindlich, die Rezidive bereits weniger, da diese zu infiltrativem Wachstum neigen. PACK und PIERSON (1954) halten eine postoperative Bestrahlung in allen Fällen für angezeigt, besonders wenn es sich um Rezidive handelt. Auch die Metastasen reagieren im allgemeinen gut auf die Bestrahlung, auch wenn sie multipel subkutan auftreten und schnell wachsen. Von diesen Verfassern wurden Patienten mit Lungenmetastasen bestrahlt und 10 Jahre am Leben erhalten. Eine Bestrahlung der Lymphknotenstationen ist unbedingt angezeigt.

Da bei den retroperitonealen Liposarkomen die gemischten Typen überwiegen und diese relativ strahlensensibel sind, wird von KINNE et al. (1973) immer eine postoperative Strahlentherapie empfohlen.

Die embryonalen Typen sind sehr strahlenempfindlich und können oft durch alleinige Bestrahlung beherrscht werden. Wegen der großen Metastasierungsneigung ist hier die Bestrahlung der regionalen Lymphknotenstationen unbedingt erforderlich.

FRIEDMAN und EGAN (1960a) sahen keine unterschiedliche Strahlenempfindlichkeit bei den verschiedenen Liposarkomen. Sie empfehlen daher immer eine Dosis von 60–90 Gy Megavolt.

Nicht operable oder teilresezierte Tumoren sollen mit 55–65 Gy in 5–6 Wochen bestrahlt werden (MOSS et al. 1973; LINDBERG et al. 1975). SCANLON (1972) bestrahlte Liposarkome im Malignitätsgrad II und III mit 54 Gy oder weniger und hatte gute 4-Jahres-Heilungsergebnisse. Die wenig differenzierten Liposarkome werden mit 40 Gy in 4 Wochen bestrahlt. Metastasen sollen wenigstens mit 20 Gy bestrahlt werden.

Bei den retroperitonealen Tumoren empfehlen KINNE et al. (1973) 50 Gy in 5–6 Wochen, bei einer palliativen Therapie sollten wenigstens 20 Gy in 2 Wochen eingestrahlt werden.

Strahlenart

Die Liposarkome zwischen den Muskelnischen sollen mit Elektronen bestrahlt werden, im Retroperitoneum sind ultraharte Röntgenstrahlen angezeigt.

Prognose

Je nach Typ ist die Prognose mäßig bis günstig. SCHÄFER und WELLENS (1978) stellten zusammenfassend fest: Die ausdifferenzierten und die myxoiden Sarkome gelten als geringgradig maligne, sie haben einen langsamen Verlauf, infiltrieren gelegentlich in die Umgebung. Sie neigen zu häufigen Rezidiven, haben jedoch wenig Metastasen. Auch ENZINGER und WINSLOW (1967) fanden keine Absiedelungen.

Die rundzelligen und pleomorphen Liposarkome metastasieren relativ häufig hämatogen. Die Rezidivrate ist hoch, sie breiten sich entlang der bindegewebigen Septen oder in die Faszienlogen aus. Hierbei ist die Prognose insgesamt ungünstig.

Günstige Überlebenschancen haben die gut differenzierten Liposarkome, während die myxoiden, die am häufigsten aufteten, eine relativ schlechte Chance haben (KINNE et al. 1973).

Heilungsraten

Die Tabellen 12 und 13 geben die wichtigsten Literaturhinweise über die Heilungsaussichten des Liposarkoms.

Von 6 eigenen Beobachtungen befanden sich 3 Liposarkome im Hüft-Beinbereich und 3 im Abdomen, von diesen letzteren bekamen alle ausgedehnte Metastasen innerhalb von 2 Jahren. 2 Patienten bekamen ein oder mehrere Rezidive, 3 Patienten lebten nach Resektion und Bestrahlung über 5 Jahre.

GERNER et al. (1975) erreichten nach Operation und Bestrahlung eine 5-Jahres-Überlebenszeit von 63% und eine 10-Jahres-Überlebenszeit von 28%. HERMANEK (1977) gibt für die myxoiden und gut differenzierten Liposarkome eine 5-Jahres-Überlebenszeit von 80% an.

Tabelle 12. Liposarkome. Überlebensraten

Autor	Therapie	5 Jahre	10 Jahre
ENTERLINE et al. (1960)	Operation und Bestrahlung	32%	28%
FERRELL u. FRABLE (1972)	Radikal-Operation (Amputation)	77,5%	64%
KINNE et al. (1973)	Operation und Bestrahlung	41%	
LINDBERG et al. (1975)	Operation und Bestrahlung	62%	

Tabelle 13. Überlebensraten von 82 Patienten mit Liposarkomen der Extremitäten des Memorial-Hospitals (SHIU et al. 1975)

	Nach weiterer Exzision[a]	Nach Amputation[b]	Gesamte Überlebensraten
Nach 5 Jahren	36/50 (=70%)	15/32 (=47%)	51/82 (=62%)
Nach 10 Jahren	19/36 (=53%)	7/15 (=46%)	26/51 (=51%)
	Überlebensraten von 11 Liposarkomen nach Operation und Bestrahlung		
Nach 5 Jahren	9/11 (=82%)		
Nach 10 Jahren	2/ 6 (=27%)		
	Nach alleiniger Bestrahlung von 6 Patienten		
Nach 5 Jahren	2/6 (=33%)		

[a] 3 Patienten wurden vorbestrahlt, 7 nachbestrahlt
[b] 1 Patient wurde vorbestrahlt

4. Die bösartigen Geschwülste der glatten und quergestreiften Muskulatur

Die malignen Geschwülste der Muskulatur werden ebenfalls als Sarkome bezeichnet, obwohl die Muskelzellen mit dem Bindegewebe nichts gemeinsames haben, noch bekannt ist, daß die Muskelzellen aus der Bindegewebszelle entstehen. Da aber der Pathologe noch keine passende Begriffsbezeichnung gefunden hat, schließt sich der Radiologe der geläufigen Nomenklatur an. Zu dieser Gruppe gehören die Leiomyosarkome (bösartige Geschwülste der glatten Muskulatur), die Rhabdomyosarkome (Sarkome der quergestreiften Muskulatur) und die alveolären Weichteilsarkome (Sarkome der Skelettmuskulatur).

a) Das Leiomyosarkom

Synonyme: malignes Leiomyom, metastasierendes Leiomyom.

Das Leiomyosarkom ist die bösartige Geschwulst der glatten Muskulatur. „Der Großteil der Zellen zeigt eine bizarre Polymorphie mit allen möglichen Zellformen und insbesondere auch vielkernige Tumorriesenzellen. Die glatten Muskelzellen treten stark hervor“ (VON ALBERTINI 1974). Diese Geschwulst ist sehr selten und kommt außer im Uterus, im Magen-Darm-Trakt und in den breiten Ligamenta, in der Haut und in der Subkutis vor. Im Retroperitoneum können sie sehr groß werden. Die meisten Sarkome des Uterus sind Myosarkome und viele entstehen in den vorhandenen Myomen (WILLIS 1960). Der histologische Aufbau ähnelt weitgehend gutartigen Leiomyomen. Die Sarkome erscheinen verwildert, mit bizarren, polymorphen Zellen, Riesenzellen und reichlichen Mitosen. Die differentialdiagnostische Abgrenzung gegen maligne Neurinome und Fibrosarkome ist schwierig (GLÄSER 1974).

Häufigkeit

Die Leiomyosarkome sind mit etwa 2,3% an allen Weichteilsarkomen beteiligt (STOUT u. HILL 1958).

Erkrankungsalter

Die Altersverteilung erstreckt sich auf das 40.–60. Lebensjahr, aber auch jüngere Frauen zwischen 20 und 30 Jahren können erkranken (WILLIS 1960). Etwa 10% der Leiomyosarkome treten kongenital auf ohne eine typische Lokalisation zu haben (KAUFFMAN u. STOUT 1965).

Lokalisation

Die Leiomyosarkome der Haut, besonders in der Subkutis, treten vorwiegend im Oberschenkel und im Kopf-Hals-Bereich auf (STOUT u. HILL 1958). Von den seltenen Lokalisationen sind die häufigsten im Uterus (80–90%), im Magen-Darm-Trakt (WOLFEL 1963; APPELMAN u. HELWIG 1976), in der Lunge (WATSON u. ALYAN 1954), in der Vulva (PANDHI et al. 1975), in den Blutgefäßen (SPRINGER 1977; SCHILDBERG u. KUNTZ 1977; COLAS et al. 1978). Die Leiomyosarkome im Magen-Darm-Trakt, Abdomen, Lunge spielen für den Strahlentherapeuten nur eine untergeordnete Rolle, da diese ja meistens operiert werden. Wenn sich jedoch der Erkrankungsort in der Mundhöhle, der Niere, der Blase und im Samenstrang und im Penis befindet, wird das Sarkom für den Strahlentherapeuten interessant, weil dann die Lymphknotenstationen bestrahlt werden sollten.

Klinik

Die Wachstumsgeschwindigkeit ist sehr langsam. Die subkutanen Sarkome werden erst in einem späteren Stadium schmerzhaft. Meistens besteht jedoch eine organspezifische Symptomatik. Organblutungen sind relativ häufig zu beobachten (NELSON u. MORFIT 1956; ANDERSON et al. 1950). Die Anamnesedauer beträgt etwa 6–12 Monate.

Rezidive und Metastasen

Die Metastasierungsneigung ist relativ groß und erfolgt häufig hämatogen in die Lunge, in die Leber und ins Skelett (NELSON u. MORFIT 1956), nach einem operativen Eingriff hat es außerordentlich rasch zu einer generalisierten Metastasierung geführt. PANDHI et al. (1975) beobachteten eine solche innerhalb 15 Tagen. Es besteht eine lymphogene Metastasierung in die regionalen Lymphknotenstationen. Nach lokaler Exzision traten in 93% der Fälle Rezidive auf und nach weiterer Exzision in 60% (GERNER et al. 1975).

Therapie

An erster Stelle steht die operative Therapie, weite Exzision des Tumors in der Subkutis, Organexstirpation, Bestrahlung der regionären Lymphknotenstationen.

Ort der Bestrahlung

Wegen der Rezidivneigung ist die Tumorregion in den Extremitäten unbedingt zu bestrahlen, außerdem ist eine Bestrahlung der Lymphknotenstationen erforderlich.

Strahlenempfindlichkeit und Tumordosis

Die Strahlenempfindlichkeit ist gering. Die Tumordosis beträgt 50–60 Gy in 5–6 Wochen. Bei Metastasen werden 40–50 Gy empfohlen (GUNN u. KRAMER 1963). Bei Befall des Ösophagus werden von WOLFEL (1963) 50 Gy Herddosis und eine Pendelbestrahlung angegeben.

Strahlenart

Bei Lokalisationen des Tumors in den Extremitäten, also oberflächennah, ist die Elektronenbestrahlung angezeigt. Bei den Organen empfiehlt sich eine Photonenbestrahlung.

Prognose

Im Kindesalter ist die Prognose günstig, im höheren Alter liegen ausreichende Erfahrungen nicht vor.

Heilungsraten

Im Stadium I beträgt die 5-Jahres-Heilungsrate etwa 60%. Da durch die Bestrahlung Metastasen und Rezidive gut beeinflußt werden, können die Patienten lange am Leben gehalten werden (GUNN u. KRAMER 1963).

GERNER et al. (1975) geben nach Operation und Bestrahlung eine 5-Jahres-Überlebensrate von 46% und eine 10-Jahres-Überlebensrate von 15% an.

Von 26 eigenen Patienten befanden sich 13 im Stadium I und II. Nach Operation und Bestrahlung lebten nach 5 Jahren 9 Patienten (=69%) und nach 10 Jahren 4 (=30%).

b) Das Rhabdomyosarkom

Synonyme: malignes Rhabdomyom, Rhabdomyoblastom, embryonales, alveoläres, pleomorphes Rhabdomyosarkom, Sarkoma botryoides.

In der älteren Literatur wurden Rhabdomyo- und Granulazelltumoren (Granulazellmyoblasten) nicht immer auseinander gehalten.

Bei den kindlichen bösartigen mesenchymalen Tumoren des Urogenitaltraktes werden in der Literatur viele Synonyme verwendet wie Sarcoma botryoides (PFANNENSTIEL 1892), Rhabdomyosarkom, Rhabdo-myxofibro-Sarkom, Fibromyxorhabdomyxom und typisches Sarcoma botryoides, die aber alle den gleichen Sarkomtyp bezeichnen (FÖRSTER u. WELTE 1970).

Das Rhabdomyosarkom ist die bösartige Geschwulst der quergestreiften Muskulatur und soll noch seltener als das Leiomyosarkom sein. VON ALBERTINI möchte das Rhabdomyosarkom wegen der ausgesprochenen Polymorphie und der in dieser Geschwulst vorkommenden Elemente, an denen sich eine Querstreifung nur vermuten, aber nicht nachweisen läßt, rein deskreptiv als polymorphzelliges Sarkom bezeichnen. Inzwischen konnte aber eine klare und sachliche Abgrenzung gegenüber allen anderen Sarkomen erfolgen und somit werden nach ENZINGER et al. (1969) 4 Typen unterschieden:

1. Das embryonale Rhabdomyosarkom mit entarteten Muskelzellen und lockeren Zellagerung. Der bevorzugte Erkrankungsbereich ist die Orbita (32%), äußere und innere Nase, Pharynx, Parotis und Urogenitaltrakt (gelegentlich auch in den Gallenwegen). Eine Unterform ist das botryoide Rhabdomyosarkom, das auch in den Nasennebenhöhlen vorkommt, aber vorwiegend im Urogenitalbereich auftritt.
2. Das alveoläre Rhabdomyosarkom mit typischem alveolären Muster. Erkrankungsbereich sind die Extremitäten, der Rumpf, der Kopf und der Nacken.
3. Das pleomorphe Rhabdomyosarkom. Der Erkrankungsbereich sind die Extremitäten älterer Personen.
4. Darüber hinaus wird in 5% von „Intergroup-Committee“ noch ein Typ „Indeterminate“ angegeben, wobei Typ 1 dem extraskelettalen und Typ 2 dem skelettalen Ewing-Sarkom ähnelt. Diese Sonderform ist nur an den Extremitäten zu finden.
   [Auf die früheren Klassifizierungsvorschläge von PACK und EBERHARD (1952) kann jetzt verzichtet werden].

Wie die Tabelle 14 zeigt, werden die einzelnen Typen mit unterschiedlicher Häufigkeit angegeben.

Tabelle 14. Patho-histologische Häufigkeit der Rhabdomyosarkome

	MAURER et al. (1977)	SUTOW et al. (1970)	HEYN et al. (1974)	HORNIG u. ENTERLINE (1958)
Embryonaler Typ	57%	67%	62%	33,3%
Alveolärer Typ	18%	26%	8,3%	20,5%
Botryoider Typ	7%	6%	12%	12,8%
Pleomorpher Typ	2%	–	3,5%	33,3%
Spezieller undifferenzierter Typ I	5%		} 12%	
Spezieller undifferenzierter Typ II	5%			
Undifferenzierter Typ	6%			

MAURER et al. (1977) fanden das embryonale Rhabdomyosarkom am Hals und Kopf einschließlich Orbitalbereich in 78% der Fälle, im Urogenitalbereich in 67% der Fälle. Das alveoläre Rhabdomyosarkom tritt am Rumpf in 48% und an den Extremitäten an 38% der Fälle auf. Das botryoide Rhabdomyosarkom war mit 75% in den Urogenitalbereichen zu finden.

Das pleomorphe Rhabdomyo-Sarkom tritt an den Extremitäten älterer Personen auf.

Die speziellen undifferenzierten Typen 1 und 2 haben Merkmale des extraskelettalen Ewing-Sarkoms und treten vorwiegend an den Extremitäten auf (5%) (ANGERVALL u. ENZINGER 1975).

Die wenig undifferenzierten mesenchymalen Zelltypen können nicht zufriedenstellend in die gut identifizierten Gruppen klassifiziert werden und bilden den „Typ Indeterminate" (=unbestimmbarer Typ).

Das fetale Rhabdomyosarkom repräsentiert eine Variante, die mit einem Rhabdomyosarkom verwechselt werden kann. Es enthält verflochtene Bündel gestreifter Muskelzellen, aber die Pleomorphie, Hyperchromasie, Mitoseaktivität und das invasive Wachstum des Rhabdomyosarkoms sind nicht erkennbar (DEHNER et al. 1976; STOUT u. LATTES 1967; FU u. PERZIN 1976).

Die Diagnose wird erschwert weil Ähnlichkeiten mit einem Leiomyosarkom, undifferenziertem kleinzelligen Sarkom und manchmal dem Ewing-Sarkom vorhanden sind und alle Gradiationen von undifferenzierter embryonaler bis zu rein differenzierter Pleomorphie vertreten sind (BALE u. REYE 1975).

Die embryonalen und botryoiden Typen sind ausschließlich bei Kindern, die alveolären bei Adoleszenten und jungen Erwachsenen und die pleomorphen bei Erwachsenen anzutreffen (BALE u. REYE 1975). STOUT und LATTES (1967) bezeichnen die embryonalen, botryoiden und alveolären Typen als „Juvenile Rhabdomyo-Sarkome".

Von den Amerikanern wird noch gern der Ausdruck „Mesenchymoma" gebraucht. STOUT (1948) beschreibt es als eine Mischgeschwulst von zwei oder drei nicht epithelialen mesenchymalen Derivaten, die normalerweise nicht zusammen in einem einfachen Tumor gefunden werden. Diese Geschwülste können maligne Entartungen des Fett-, Gefäß-, Knochen-, Knorpel-, hämatopoetischen und myomatöses Gewebe und des glatten Muskelgewebes enthalten. Sie sind mitunter äußerst bösartig, bösartiger als die einfachen Sarkome. Im allgemeinen lassen sie sich gut durch Strahlen beeinflussen, aber die Metastasierungsneigung ist immer groß.

Erstmalig wurde das Rhabdomyosarkom sorgfältig von ABRIKOSSOFF (1926) beschrieben, selbstverständlich konnte er noch nicht die heute bekannte Klassifizierung bringen. HAMPERL und RIBBERT (1944) schreiben, daß diese Geschwulst selten allein vorkommt, weil sie meistens mit Bestandteilen anderer Mischgeschwülste vermengt ist. Ein Beispiel dafür ist das embryonale Rhabdomyosarkom, der sog. Wilmstumor, zu nennen.

Häufigkeit

Die Häufigkeit beträgt etwa 1% aller Sarkome. Unter den malignen Tumoren im Kindesalter ist diese Geschwulst mit 4–8% beteiligt (SUTOW et al. 1970; MAURER et al. 1977). Knaben erkranken 1,23mal häufiger als Mädchen (GUTJAHR et al. 1974). Es steht an 4. Stelle der kindlichen soliden Tumoren hinter Hirntumoren, Neuroblastomen und Wilmstumoren. Da dieser Tumor sowohl strahlen- als auch chemotherapeutisch gut beeinflußbar ist und dadurch verstümmelnde Operationen vermieden werden können, wurde im „I.R.S.-Committee: Intergroup-Rhabdomyosarcoma Study" eine systematische Untersuchung nach allen Richtungen hin durchgeführt (MAURER et al. 1977).

Die Orbitaltumoren sind im Kindesalter zwischen 0 und 15 Jahren am häufigsten (etwa 91%) vertreten. Der Anteil des embryonalen Types beträgt 72,7%, des differenzierten 11% und des alveolären 16,3% (PORTERFIELD u. ZIMMERMANN 1962).

Erkrankungsalter

Das pleomorphe und alveoläre Rhabdomyosarkom tritt vorwiegend bei Erwachsenen zwischen dem 40. und 70. Lebensjahr auf, das embryonale und botryoide Sarkom ist vorwiegend in der Kindheit und im jugendlichen Alter zwischen 1 und 15 Jahren zu erwarten. Das durchschnittliche Erkrankungsalter beträgt nach HORNIG und ENTERLINE (1958): für das pleomorphe Sarkom 50,8 Jahre (bevorzugte Lokalisation Oberschenkel), für das alveoläre Sarkom 23,0 Jahre (Lokalisation Schenkel, Rumpf, Kopf und Hals), für das embryonale 8,9 Jahre (Lokalisation Orbita, Urogenitalbereich), für das botryoide Sarkom 7,0 Jahre (Lokalisation Kopf und Hals).

Nach FERNANDEZ et al. (1975) betrug das Erkrankungsalter bei 113 Kindern

von 0– 5 Jahren	38,5%
von 6–10 Jahren	31,5%
von 11–15 Jahren	30%.

Ganz selten kann dieses Sarkom kongenital auftreten (LAWRENCE et al. (1964), LI und FRAUMENI (1969). Bei 1170 Kindern, die an einem Rhabdomyosarkom starben, konnten MILLER und DALAGER (1974) eine erhöhte Sterbehäufigkeit bald nach der Geburt (bis zum 5. Lebensjahr) und zwischen dem 15. und 19. Lebensjahr nachweisen. Die Mortalität betrug bei männlichen Patienten 57,2 und bei weiblichen 52,8%.

Lokalisation

Über die Häufigkeit der Lokalisation dieses Sarkoms gibt die Tabelle 15 Auskunft.

Selten kommt das Rhabdomyosarkom in Körperhöhlen vor, in der Lunge, Leber und Retroperitoneum (MAURER et al. 1977).

Bei den kongenitalen Rhabdomyosarkomen besteht keine umschriebene Lokalisation (KAUFMAN u. STOUT 1965).

Klinik

Die Wachstumsgeschwindigkeit ist im allgemeinen schnell: die Anamnese dauert im Durchschnitt 3–4 Monate. Der Tumor wächst rasch und infiltrierend, kann aber auch abgekapselt sein.

Tabelle 15. Lokalisation der Rhabdomyosarkome

	HEYN et al. (1974)	RANSOM et al. (1977)	FERNANDEZ et al. (1975)
Kopf und Hals	28,6%	40,6%	47%
Orbita	11,9%	–	14%
Extremitäten	16,6%	14,9%	14%
Urogenital	16,6%	12,9%	15%
Rumpf	26,2%	28,7%	4%
Retroperitoneum	–		5%
Unbekannt	–	3%	–
Anzahl	84	101	

Bei Kindern sind die anfänglichen Symptome im Urogenitalbereich banal, es wird eher an eine Pyurie oder Dysurie als an ein Sarkom gedacht. Der Tumor wächst langsam infiltrativ und expansiv, bis er als Bauchtumor tastbar wird oder aus der Vagina traubenförmig nach außen wächst (FÖRSTER u. WELTE 1970). Als Entstehungsort kommt der Blasenhals, die Prostata, die Trigonum und die vordere Vaginalwand in Frage. In der Blase kann der Tumor durch alle Wandschichten hindurchwachsen und greift dann auf die Nachbarorgane über. Es kommt zu hämorrhagischen Nekrosen, die manchmal Hämatome vortäuschen. Ganz selten kann es auch einmal zu einer Verkalkung der Nekrosen mit Einbruch in den Knochen kommen (MOSKOWITZ et al. 1968).

Bei Orbitalbefall treten Sehstörungen, Protrusio bulbi und Schwellung der Oberlider auf. Symptome der Otitis media und Faszialisparese sind die Begleitmerkmale der Mittelohrerkrankung. Sinusitis, blutiger Schnupfen, Schluckbeschwerden und lokale Schwellung kann Zeichen der Erkrankung des Nasopharynx und des Gaumens sein. Schmerzlose Schwellung im Kieferwinkel und in der Parotis können Hinweise für die Sarkomentstehung darstellen. Bei vaginalem Befall stellen sich häufig Blutungen ein. In der Muskulatur entstehen die Tumoren meist ohne Schmerzen. Die seltenen retroperitonealen Sarkome sind lange Zeit symptomlos. Erst spät wird der Tumor fühlbar und es kommt zu intestinalen Obstruktionen. Durch infiltratives Wachstum kann der Tumor scheinbar multizentrisch auftreten (HASS et al. 1978; MAURER et al. 1977; LAWRENCE et al. 1964).

Rezidive und Metastasen

Die Metastasierungsneigung ist groß und erfolgt meistens lymphogen und weniger hämatogen in Lunge, Skelett und andere Organe. HERMANEK (1977) gibt für die embryonalen und alveolären Sarkome eine lymphogene Metastasierungshäufigkeit von 30–40% an und für das pleomorphe Sarkom von 10%. Bei einer Analyse von 35 kranken Kindern fanden HEYN et al. (1974) bereits nach 6 Monaten eine Metastasenausweitung von 74% und nach 1 Jahr von 83%. Eine sehr rasche Metastasierung ist bei den embryonalen Rhabdomyosarkomen zu erwarten (RAMOS u. PACK 1966). Die Rhabdomyosarkome der Prostata der Kinder metastasieren früher und streuen sehr rasch in die Blase (TEFFT u. JAFFÉ 1973). Bei 264 Kindern und Jugendlichen prüften LAWRENCE et al. (1977) die lymphogene Metastasenhäufigkeit und fanden bei Orbita-Sarkomen keine Metastasen, bei Sarkomen des Kopf-Halsbereiches 3%, vom Rumpf 10%, von den Extremitäten 17 und vom Urogenitaltrakt 19%.

Bei 110 alveolären Rhabdomyosarkomen kam es bei 92 zu weit gestreuten Metastasen innerhalb der ersten 4 Jahre (ENZINGER u. SHIRAKI 1969). Die paratestikulären Sarkome metastasieren sehr häufig in die Lymphknoten, nach RANEY et al. (1978) sind es 40%. Der Ort der Fernmetastasierung ist besonders die Lunge.

Therapie

Bei der Behandlung der Rhabdomyosarkome ist eine Monotherapie absolut unzureichend. Nach lokaler Exzision kam es in 100% der Fälle zu Rezidiven und nach weiterer Exzision in 71% (GERNER et al. 1975). Nach den heutigen Erkenntnissen ist immer eine Kombinationstherapie von Operation, Bestrahlung und Chemo-Behandlung erforderlich. Diese Kombinationstherapie wird in verschiedenen Variationen empfohlen, wobei sich die Untersuchungen der „Intergroup-Study of Childhood Rhabdomyosarcoma" am deutlichsten hervorgetan haben. Wenn sie auch noch nicht zum Abschluß gekommen sind, so wurden doch bisher eine Reihe wichtiger Erkenntnisse erhoben, die sich auf die Art der Behandlungen beziehen.

Nach Möglichkeit soll eine Totalexstirpation angestrebt werden, jedoch eine große Resektion en bloc und weite Ausräumung der Lymphknotenstationen soll unterbleiben (HEYN et al. 1974; KILMAN et al. 1973; KUMAR et al. 1976; SRONJI et al. 1976). Die Amputation oder extrem ausgeweitete Operationen als Standardmethode in der primären Therapie des Rhabdomyosarkoms, wie sie noch von SUIT et al. (1973) vorgeschlagen wird, ist inzwischen doch als sehr umstritten anzusehen. Von der alleinigen Operation, selbst bei lokalisierten und vollständig resezierbarem Tumor muß wegen der frühen Dissemination von Mikrometastasen abgeraten werden (RANSOM et al. 1977).

Nach einem operativen Eingriff ist eine sorgfältige histologische Kontrolle des entfernten Tumorpräparates erforderlich, wobei besonders die Randgebiete auf Tumorreste oder Tumorinfiltrate untersucht werden müssen, um eine spätere genaue Gruppeneinteilung vornehmen zu können.

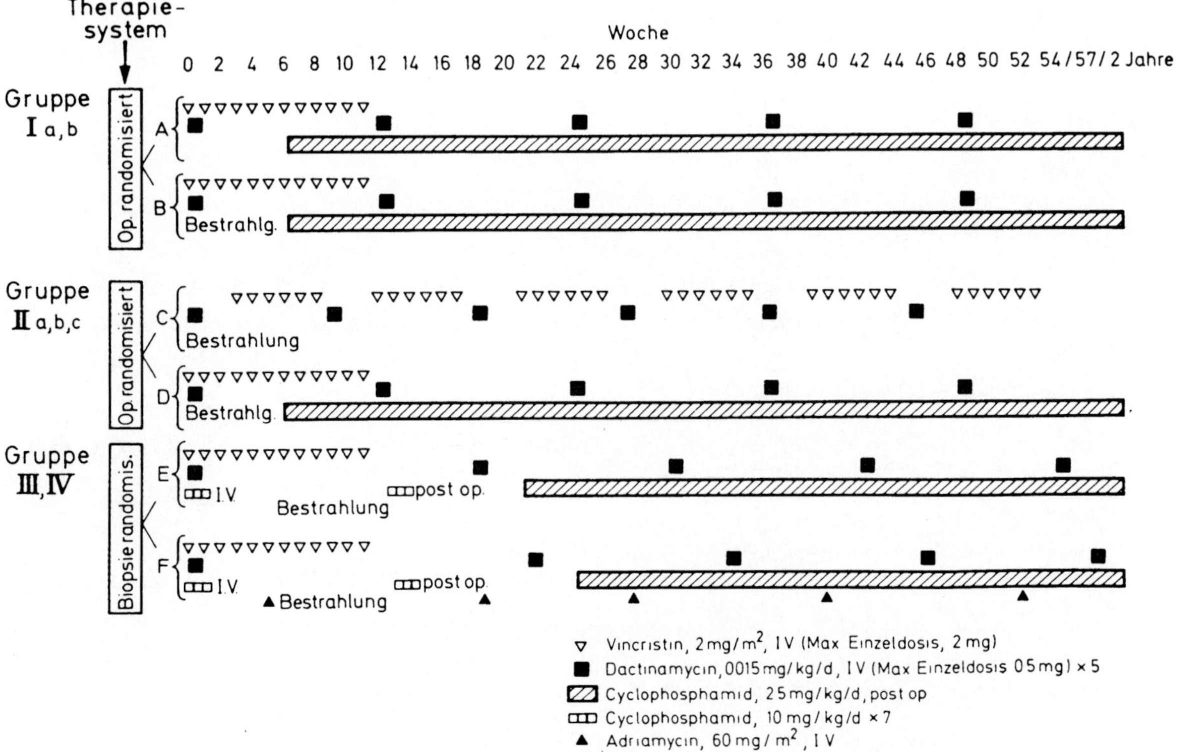

Abb. 3. Behandlungsprogramme der „Intergroup Rhabdomyosarcoma Study". (Nach MAURER et al. 1977)

MAURER et al. (1977) haben folgende Gruppen- und Therapiepläne ausgearbeitet:

In der klinischen *Gruppe I* werden lokalisierte Sarkome (ohne regionale Lymphknotenmetastasen) erfaßt, die vollständig reseziert werden können und sich

a) auf den Muskel oder Entstehungsorgan beschränken (dafür Therapieprogramm I)
b) einen angrenzenden Befall bzw. eine Infiltration des Muskels oder Entstehungsorgan oder ein Durchwachsen der Faszie aufweisen (dafür Therapieprogramm 2).

Adjuvante Chemotherapie bei Rhabdomyosarkomen

Therapieprogramm 1 (A)

Vincristin 2 mg/m^2 i.v. 2mal wöchentlich, insgesamt 12mal (max. Einzeldosis 2 mg)

Actinomycin D 0,015 mg/kg i.v. (max. Einzeldosis 0,5 mg), in der ersten Woche und dann in jeder 12. Woche. Insgesamt 5mal in 48 Wochen.

Ab 6. Woche: Cyclophosphamid 2,5 mg/kg täglich oral. Dauer 24 Monate

Therapieprogramm 2(B)

Radiatio: 50 bis 60 Gy in 5–6 Wochen auf den Tumorbereich, pro Woche 9–12 Gy.
Bei Kindern unter 3 Jahren beträgt die Herddosis nur 40 Gy.

Anwendung von Elektronen oder Photonen je nach Lage des Tumors.
Das Normalgewebe der Lunge, der Leber, der Niere und des Nervensystems kann bis zur Toleranzgrenze belastet werden.
Bei Lungenmetastasen wird gleichzeitig zur primären Tumorbestrahlung eine bilaterale Lungenbestrahlung vorgenommen. Die Gesamtdosis soll 18 Gy bei neun Fraktionen nicht überschreiten.
Gleichzeitig läuft das Programm 1.

Die *Gruppe II* enthält:

a) die makroskopisch vollständig resezierten Sarkome, jedoch mit mikroskopischen Tumorresten im Resektionsbereich; jedoch keinen metastatischen Lymphknotenbefall;
b) vollständige Tumorresektion ohne mikroskopische Reste, aber metastatischer Lymphknotenbefall ohne Tumorausweitung in Nachbarorgane;
c) regionaler metastatischer Lymphknotenbefall bei makroskopisch unvollständiger Resektion, aber mikroskopische Tumorreste.

Therapieprogramm 3(C) für Gruppe IIa), b), c).

Nach der Resektion erfolgt die Strahlentherapie des Tumorbereiches. Dazu additive Chemotherapie Therapieprogramm 3(C).

Therapieprogramm 3(C)

Nach Resektion erfolgt die Radiatio
Gleichzeitig:
Vincristin 2 mg/m^2 i.v. 2mal wöchentlich ab 2. Woche, insgesamt 3mal, dann Fortsetzung in der 11. Woche, in der 20., 29., 38., 47.
Dazu
Actinomycin D 0,015 mg/kg i.v. am Anfang und in der 9., 18., 27., 36. und 45. Woche

Dafür kann auch das Therapieprogramm 4(D) vorgenommen werden, das dem Therapieprogramm 2(B) entspricht.

Therapieprogramm 4(D) wie Programm 2.

Die *Gruppe III* umfaßt unvollständige Resektion ohne Probeexzision (Biopsie) mit makroskopischen Resttumoren. Dafür Therapieplan 5(E).

Therapieprogramm 5(E)

Vincristin 2 mg/m^2 i.v., 2mal wöchentlich, insgesamt 12mal
Actinomycin D 0,015 mg/kg i.v., am Anfang und in der 18., 30., 42. und 54. Woche
Dazu:
Cyclophosphamid 10 mg/kg i.v. am Tage 1–3 und in der 12. Woche
Dazu ab 6. Woche Radiatio
Dazu ab 21. Woche Cyclophosphamid 2,5 mg/kg täglich bis 24 Monate

Die *Gruppe IV* betrifft Patienten mit regionalem metastatischem Lymphknotenbefall, Metastasen in der Lunge, in der Leber, im Skelet, im Knochenmark, im Hirn und anderen Muskeln. Dazu Therapieplan 6(F).

Therapieprogramm 6(F)

Vincristin 2 mg/m^2 i. v. 2mal wöchentlich, insgesamt 12mal
Actinomycin D 0,015 mg/kg am Tage 1 und in der 22., 34., 46. und 58. Woche
Cyclophosphamid 10 mg/kg i. v. am Tage 1–5 und in der 12. Woche
Adriamycin 60 mg/m^2 i. v. in der 4., 18., 26., 38. und 50. Woche
Ab 5. Woche Radiatio
Ab 22. Woche Cyclophosphamid 2,5 mg/kg oral täglich bis 24 Monate

---

Bestrahlt werden die Region des Primärtumors und die regionären Lymphknotenstationen nach folgenden Empfehlungen:

Ort der Bestrahlung: Tumorbereich und regionäre Lymphknotenstation
bei Jugendlichen und Erwachsenen: 50 bis 60 Gy in 5–6 Wochen (pro Woche 9–12 Gy);
bei Kindern unter 3 Jahren: 40 Gy.

Strahlenart: Elektronen oder Photonen je nach Lage des Tumors. Bei Bestrahlung der Lunge, der Leber, der Nieren und des Nervensystems bis zur Toleranzgrenze belasten.

Bei Lungenmetastasen: gleichzeitig bilaterale Lungenbestrahlung mit 18 Gy in 9 Fraktionen.

Bei Orbitatumoren: 40–50 Gy

Meningen: 30 (–max. 50 Gy). Bei zytostatischer Kombination wird die Maximaldosis mit 40 Gy erreicht.

Obwohl Pack und Eberhardt (1952) aufgrund unzureichender Erfahrung der Strahlentherapie der Rhabdomyosarkome keinen all zu großen Wert beimessen, empfehlen sie zur Exzision die prä- oder postoperative Bestrahlung oder die Amputation. Bei Sarcoma botryoides der Vagina bzw. Uterus haben Kumar et al. (1976) noch eine radikale Resektion mit Vaginektomie, Hysterektomie und Salpingo-Oophorektomie mit Utero-Sigmoidektomie bei 3 Patienten vorgenommen; dazu eine Bestrahlung mit 25 bis 48 Gy und eine Chemotherapie mit Vincristin, Cyclophosphamid und Actinomycin D. Die Patienten waren danach 32–54 Monate tumorfrei. Rivard et al. (1975) haben von 26 Patienten mit Tumorbefall im Becken 17 vorwiegend zytostatisch behandelt. Die mittlere Überlebenszeit betrug 6 Monate. 9 Patienten wurden intensiv kombiniert mit Operation, Bestrahlung und Zytostatika therapiert; davon lebten 5 Patienten 12–60 Monate; die mittlere Überlebenszeit betrug hierbei 22 Monate.

Andere Chemotherapieschemata werden empfohlen: Tefft et al. (1976), Ghavini et al. (1975) und Neidhardt (1976) wenden für die Rhabdomyosarkome und für das Ewing-Sarkom eine Kombination von Actinomycin D, Adriamycin, Vincristin und Cyclophosphamid an. Das gleiche Schema empfehlen Pratt et al. (1972), Razek et al. (1977). Empfohlen werden meistens 6–8 Zyklen. Sutow et al. (1970) verwenden Vincristin, Actinomycin D, Cyclophosphamid und DTIC. Da bei parameningealer Lokalisierung (z. B. Nasopahrynx) ein hohes Risiko der meningealen Ausweitung besteht, empfehlen Tefft et al. (1978) eine Bestrahlung der Menigen und des kraniospinalen Bereiches, weil die zytostatische Wirkung in diesem Gebiet nur minimal ist. Die Bestrahlung sollte in diesem Fall jedoch vor der Chemotherapie erfolgen. Die Verfasser haben in dieser Weise 57 von 151 parameningealen Sarkomen mit einer Dosis von 30–50 Gy (relativ hoch) bestrahlt und gaben an, daß die höhere Dosis wirkungsvoller war.

DRITSCHILO et al. (1978) empfehlen folgenden Therapieweg:
1. Weite Exzision unter Erhaltung der Funktion und Kosmetik. Auf alle Fälle ist eine Biopsie erforderlich.
2. Direkte Bestrahlung (Megavolt) des Tumorgebietes und des primären Abflußgebietes mit 50 bis 65 Gy. Bei vorhandenen Lungenmetastasen wird die Lunge mit 15 Gy (höchstens 20 Gy) bestrahlt. Bei ausgedehntem metastatischem Befall des Abdomens wird dieses insgesamt mit maximal 25 Gy bestrahlt.
3. Gleichzeitige Chemotherapie z. B. mit Vincristin, Actinomycin D, Cyclophosphamid oder anderen Kombinationen. Die Chemotherapie wird unterbrochen, wenn eine Leukopenie unter 2000 und eine Thrombopenie unter 100000 eingetreten ist. Gegebenenfalls ist eine Reduktion der Chemodosis um 25% oder 50% erforderlich. Insgesamt wird die Chemotherapie über 2 Jahre verabreicht.

Ohne klinischen Tumorbefund wird die Strahlendosis auf 40 bis 45 Gy reduziert.

Ort der Bestrahlung

Bestrahlt wird die Region des Primärtumors bzw. Operationsgebiets und das regionale Lymphabflußgebiet.

Bei primärer Erkrankung im Kopf-/Halsbereich ist eine Bestrahlung der Meningen mit 50 Gy in 5 Wochen erforderlich. Kinder unter 5 Jahren erhalten eine Dosis von 40 Gy in 4 Wochen (TEFFT et al. 1978).

Die von DONALDSON et al. (1973a) empfohlene Therapie umfaßt
1. die lokale Exzision oder Biopsie,
2. die Radiatio mit 60 Gy in 6 Wochen,
3. die Chemotherapie mit Vincristin, Actinomycin D und Cyclophosphamid.

Bestrahlt wird mit Elektronen von 6–18 MeV oder mit Kobalt.

Die so behandelten 19 Patienten hatten eine 2-Jahres-Überlebensrate von 74%.

Wenn nach einem operativen Eingriff eines Blasen- oder Prostata-Rhabdomyosarkoms Tumormassen zurückbleiben, dann ist eine Bestrahlung mit 60 Gy in 6 Wochen angezeigt (TEFFT u. JAFFÉ 1973). Ist der Tumor inoperabel, dann soll eine Bestrahlung mit 40 Gy in 4 Wochen und Chemotherapie vorgenommen werden.

Strahlenempfindlichkeit und Tumordosis

Dieses Sarkom gilt als mäßig strahlenempfindlich. In der Literatur werden unterschiedliche Tumordosen angegeben. Empfehlenswert ist eine Tumordosis von 50–60 Gy in 5–6 Wochen. Bei Tumoren in der Orbita werden 40–50 Gy gegeben (CASSADY et al. 1968). HEYN et al. (1974) empfiehlt 35–60 Gy in Kombination mit Actinomycin D und Vincristin. FERNANDEZ et al. (1975) bestrahlen mit 50 Gy Photonen oder Elektronen. Lungenmetastasen wurden mit 15–20 Gy bestrahlt.

Das embryonale Rhabdomyosarkom ist strahlenempfindlich und kann lokal allein durch die Bestrahlung kontrolliert werden (NELSON 1968). Es wurden Dosen zwischen 17 und 80 Gy in 5 Wochen meistens jedoch 50 Gy gegeben. Da die embryonalen Rhabdomyosarkome durch die Bestrahlung beherrscht werden können, entfallen die ausgedehnten operativen Eingriffe. Eine Dosis von 60–70 Gy wird empfohlen; die Chemotherapie wird bei Streuung erforderlich (EDLAND 1967). Die Rezidive waren bei Dosen über 50 Gy deutlich geringer als bei Dosen unter 50 Gy (JEREB et al. 1976).

Strahlenart

Tumoren im Weichteilbereich werden mit schnellen Elektronen bestrahlt. Bei tiefergelegenen Tumoren ist die Photonentherapie angezeigt.

Prognose

Die Prognose ist im allgemeinen schlecht (BROSMAN 1973; VORHAUER u. LEHNERS 1966). Das histologische Muster gibt keinen Hinweis auf die Prognose (BALE u. REYE 1975). Die Prognose ist von der Früherkennung und dem Grad der Ausdehnung abhängig. Orbitaltumoren werden meistens früh diagnostiziert und haben somit eine relativ günstige Überlebenszeit. Das Rhabdomyosarkom der Orbita tritt fast ausschließlich bei Kindern auf und ist gut radiokurabel (CASSADY et al. 1968). Sie bestrahlten mit 22,5 MeV Photonen 50 Gy in 5 Wochen. Wenn die Bestrahlung als primäre Therapie erfolgt, ist die Rezidivrate hierbei erheblich erniedrigt. Die Chemotherapie war dabei wenig wirkungsvoll, die Strahlenschäden am Bulbus und an der Linse waren relativ gering.

Die besten Überlebensaussichten haben die Patienten mit einem Sarcoma botryoides, die schlechtesten die alveolären Rhabdomyosarkome, dazwischen liegen die embryonalen Rhabdomyosarkome, SUTOW et al. (1970), s. Kurve Abb. 4.

Werden die Sarkompatienten nach den Vorschlägen von MAURER et al. (1977) kombiniert behandelt, dann können in den frühen Stadien relativ günstige Überlebenszeiten erzielt werden, s. dazu Abb. 5.

Von 28 Kindern waren nach Operation und Bestrahlung 85,7% 2 Jahre tumorfrei, wenn sie zusätzlich noch mit Actinomycin D und Vincristin behandelt wurden (HEYN et al. 1974).

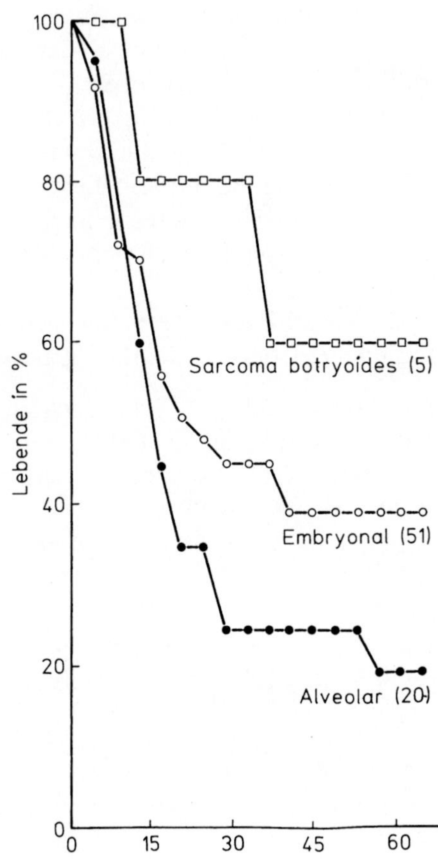

Abb. 4. Überlebenszeiten der histologischen Typen des Rhabdomyosarkoms

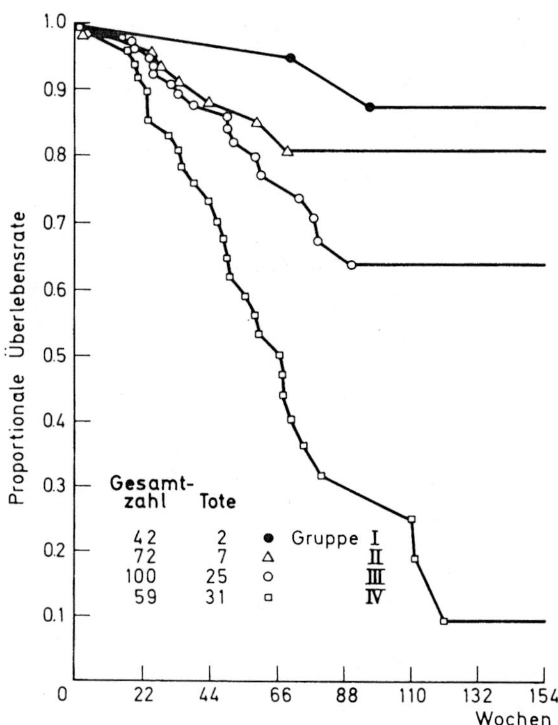

Abb. 5. Vergleich der Überlebensdauer jeder klinischen Patientengruppe mit Rhabdomyosarkomen (die Überlebensdauer bezieht sich auf das Intervall von Behandlungsbeginn bis zum Tod oder letzte Kontrolluntersuchung). (Aus MAURER et al. 1977)

Bei Sarkomen der Blase und Prostata bei Kindern soll möglichst eine Zystektomie angestrebt werden. Wenn diese nicht durchführbar ist, soll nach der Resektion eine Radiotherapie mit Chemotherapie vorgenommen werden (TEFFT u. JAFFÉ 1973).

6 von 15 Patienten mit einem Sarkom an den Extremitäten haben nach Operation, Bestrahlung und Chemotherapie 15–45 Monate (Durchschnitt 31,5 Monate) tumorfrei überlebt (RANSON et al. 1977). Von 19 Kindern konnte bei 6 eine Langzeitheilung von 2,5–8 Jahren durch die Kombinationstherapie erreicht werden (GUTJAHR et al. 1974).

1950 betrug die mittlere Lebenserwartung von 15 Patienten mit einem embryonalen Sarkom im Kopf-Hals-Bereich nach der Beobachtung von STROBBE und DARGON (1950) ein Jahr und 5 Monate, wenn eine weite Exzision und eine Strahlenbehandlung vorgenommen wurde.

Die Überlebensraten haben sich durch die kombinierte Therapie von Operation, Bestrahlung und Zytostatika deutlich gebessert.

DONALDSON et al. (1973a) erreichten 74% 2-Jahres-Überlebenszeit,
FERNANDEZ et al. (1975) 68% 3-Jahres-Überlebenszeit,
GHAVIMI et al. (1975) 82% 4–42-Monate-Überlebenszeit,
2 Jahre oder länger 49%,
RAZEK et al. (1977) 68% 2–5-Jahres-Überlebenszeit,
LIEBNER (1976) 67% 5-Jahres-Überlebenszeit (Sarkome im Hals- und Kopfbereich.)
HOLTON et al. (1973) 58% 4–49-Monate tumorfrei.
GERNER et al. (1975) erreichten nach Operation und Bestrahlung eine 5-Jahres-Überlebenszeit von 30% und eine 10-Jahres-Überlebenszeit von 20%.

Nach alleiniger chirurgischer Therapie betrug die 2-Jahres-Überlebenszeit 10–20%, CLATHWORTH et al. (1973), JAFFÉ et al. (1973), JENKIN (1972).

Von 17 eigenen Patienten überlebte nach der kombinierten Therapie kein Patient die 5-Jahres-Grenze.

Werden bei paratestikulären Rhabdomyosarkomen die iliakalen und paraaortalen Lymphknoten mit 40–50 Gy bestrahlt, dann werden die mittleren Überlebensraten deutlich verbessert, RANEY et al. (1978).

Bei den pleomorphen Rhabdomyosarkomen, die vorwiegend in den Extremitäten der Erwachsenen auftreten, sahen KEYHAM und BOOHER (1968) eine 5-Jahres-Überlebenszeit bei 29,4% der Patienten. Bei den embryonalen und alveolären Sarkomen fand HERMANEK (1977) eine 5-Jahres-Überlebenszeit von 17% und bei den pleomorphen von 30%.

Nach einer palliativen Operation, Radiotherapie und Chemotherapie erreichten LAWRENCE et al. (1964) von 44 Patienten mit einem embryonalen Rhabdosarkom 16% die 5-Jahres-Grenze.

Früh- und Spätschäden bei kombinierter Strahlen- und Chemotherapie

Bei einer kombinierten Therapie mit Bestrahlung (Photonen oder Elektronen) und Zytostatika wie Actinomycin D, Adriamycin, Vincristin, Cyclophosphamid können akute Reaktionen auftreten, die eine Reduzierung der Strahlendosis oder eine Änderung der gesamten Therapie erforderlich machen: TEFFT et al. (1977) sahen bei Dosen von 6–42 Gy akute Reaktionen:

In der Haut der Extremitäten und des Rumpfes wie feuchte Desquamation, Ulzeration, Infektion, heftige Erytheme.

Im Kopfbereich Konjunktivitis, Lidödeme, endoorbitale Lidödeme, heftige Erytheme.

Im Abdomen schwere Darmstörungen in Dünn- und Dickdarm, Darmverschlüsse, abdominelle Koliken, Gewichtsverluste, feuchte perineale Reaktionen, perineale Abszesse, Hämaturie, schwere Blasenstörung, Dysurivaginitis, Vaginalsoor.

Nach Vincristin in Kombination mit Radiatio ist mit einem Erythem, Gingivitis, Stomatitis, Dysphagie, Stridor, Zystitis und Vaginalverklebungen zu rechnen.

Nach Kombination von Endoxan, Vincristin, Actinomycin D und Radiatio sind massive Frühschäden wie Gingivitis, Glossitis, Stomatitis, Ulzera, Nekrosen, Panophthalmie, Gastroenteritis zu erwarten (HAAS et al. 1978).

Spätkomplikationen dieser Kombinationen sind möglich:

An den Extremitäten: schwere Fibrosis, Bewegungseinschränkungen, Osteonekrosen, Wundinfektionen, Sepsis, periostale und trabekuläre Demineralisation.

Im Kopfbereich: Fazialisödem, chronische Otitis media, chronische Konjunktivitis, Obstruktion des Tränenkanals, bilaterale Katarakte, meningiale Reaktionen, partielle Hirnatrophien.

Im Abdomen: Fibrose der Bauchwand, Malabsorption, Dünndarmverschlüsse, Diarrhoe, Proktitis, Perinealfistel, Gewichtsverlust, Zystitis, Inkontinenz, bilaterale Hydronephrose, Entkalkung des Os sacrum.

Im Thorax: Lungenfibrose, Kyphoskoliose.

Spätschäden nach Endoxan und Radiatio können sich äußern als chronische Konjunktivitis, Schrumpfblase, Inkontinenz und gelegentliche Stuhlinkontinenz. Nach Vincristin sind Ptosis, Pulpitis, Lähmung des Gaumensegels möglich.

Nach der Kombination von Endoxan, Vincristin und Actinomycin können als Spätschäden Lymphödem im Gesicht, Kieferklemme, Induration der Wangenschleimhaut, Schrumpfblase, chronische Bakteriurie, Leukurie, Dysurie, Zystitis, Muskelatrophie, Funktionsstörung in den Armen und Beinen, Zwerchfell-Lähmung, Funktionsstörung in den Extremitäten, Fibrosen, chronische Malabsorption, interstitielle Pneumonie und Lungenfibrosen (HAAS et al. 1978) auftreten.

Die chronischen Reaktionen sind meistens nicht reversibel.

5. Angiosarkome

Synonyme: Angiofibrosarkom, Hämangioblastom, Hämangioendotheliom, Endothelblastom, Hämangioendotheliosarkom, Hämangiosarkom, angioblastisches Sarkom, Reticulosarkoma angioblasticum (VON ALBERTINI u. ROULET 1974).

Nach der neuen Nomenklatur gehören zu den Angiosarkomen die malignen Hämangioendotheliome und das maligne Hämangioperizytom (ENZINGER et al. 1969).

Internationale Bezeichnung nach UJCC VON HAMPERL (1965): Hämangioendothelio malignum, Hämangiosarcoma.

Nach STOUT (1953) können bei den malignen Gefäßgeschwülsten das maligne Hämangioendotheliom, das maligne Hämangioperizytom, das Kaposi-Sarkom und das Lymphangiosarkom unterschieden werden, die alle vier eine Wucherung der Kapillarien, beginnend in Form von Teleangiektasien, aufweisen. Durch charakteristische und hervorragende Zellen unterscheiden sich diese Sarkome.

Der früheste Bericht über ein Angiosarkom der Mamma stammt von SCHMIDT (1887), er sah ein rasches Rezidiv und frühe Metastasen.

a) Malignes Hämangioendotheliom

Das maligne Hämangioendotheliom nimmt seinen Ausgang von den Endothelien. Es wurde erstmalig ausführlich von MEYER (1930) beschrieben, nach dem BORRMANN (1907) diesen Tumor als Sonderform beschrieben hatte und FISCHER-WASELS einen solchen 1913 in der Leber gefunden hatte. Neben zahlreichen Kapillarsprossen, mit atypischen Endothelien ausgefüllten Kapillaren, finden sich spindelförmige und fibrilläre Elemente. Die entarteten Endothelien weisen eine schrankenlose Wucherung auf (FINK u. OBERMANN 1963). Es besteht eine erhebliche Kernpleomorphie und Mitoseaktivität (STOUT u. CASSEL 1943). Nach STOUT kommen diese Tumoren in der Haut der Säuglinge und Kinder, im Muskelgewebe und in tieferen Gewebsschichten bei Jugendlichen und Erwachsenen vor. Metastasen werden nicht angenommen, aber multilokuläres Auftreten.

Häufigkeit

Von allen Weichteilsarkomen ist der Anteil der malignen Hämangioendotheliome weniger als 1%.

Erkrankungsalter

Es kann in allen Altersstufen vorkommen, nach MCCARTHY und PACK (1950) sollen sie vorwiegend in der Kindheit und in der Jugend auftreten. 70% dieser Sarkome wurden vor dem 40. Lebensjahr beobachtet. Kongenitale Sarkome wurden bisher in der Literatur nicht beschrieben (KAUFFMAN u. STOUT 1965).

Lokalisation

Bevorzugte Körperregion sind die unteren Extremitäten mit 36%. Im Bauchraum können sie multilokulär auftreten (FERNHOLZ 1967).

Wegen der Rarität wurden häufig seltene Lokalisationen beschrieben, wie Schilddrüse (MOLLWO 1947), in der Mamma (MCCLANAHAN u. HOGG 1954), im Sternum (HOLDER 1955).

In der Lunge HARTLEIB (1967), im Herzen (HAGER et al. 1970), im Perikard GROSSE-BROCKHOFF und SCHREIBER (1955), im Mediastinum HILKE und SCHULTE-BRINKMANN (1958),

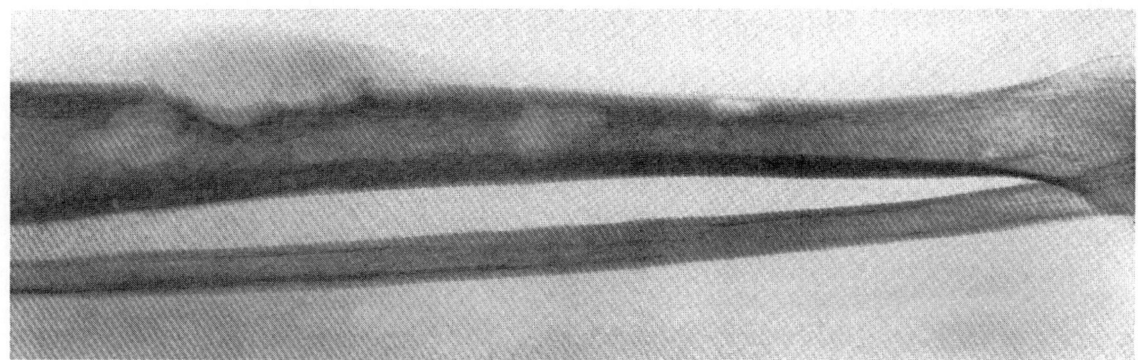

Abb. 6. (Fall Z.A., geb. 13.9.89.) Malignes Hämangiosarkom mit destruierendem Wachstum in den Knochen

in der Milz EISEN et al. (1972), FERRARA und GHIONE (1955), GOMBKÖTÖ et al. (1953), in der Leber DESBAILLET (1963), PAGES und MARTY (1967), SELKE und CORNELL (1969), im Os ileum MCGEE et al. (1954), HOLDER (1955).

Klinik

Zunächst langsames Entstehen, später jedoch relativ rasches Wachstum. In der Niere können sie zu Gefäßrupturen mit lebensbedrohlichen Blutungen ins Nierenlager führen (GRAUHAN u. HELLRIEGEL 1941). Dabei kommt es frühzeitig zu Schmerzen, besonders, wenn die Tumoren in der Nähe der Knochen entstehen ohne selbst in den Knochen einzuwachsen, dabei leicht blutend und infiltrierendes Wachstum. Anamnesedauer 6–12 Monate.

Ein 69jähriger Patient (geb. 13.9.89) erlitt im Juli 57 einen Stoß gegen den rechten Unterschenkel, im Laufe von 6 Wochen wurde er auf eine Anschwellung in diesem Bereich aufmerksam und es traten sehr bald Schmerzen im rechten Unterschenkel und Kniegelenk auf. Eine Röntgenaufnahme zeigte destruktive und osteolytische Veränderungen im Bereich des Kniegelenkes und der Tibia. In den Weichteilen deutliche Weichteilverdichtungen. Die mehrfache histologische Untersuchung ergab schließlich ein angioblastisches Sarkom. Eine Endoxantherapie blieb ohne Erfolg. Daraufhin Strahlenbehandlung mit schnellen Elektronen 56 Gy in 5 Wochen. Die Schmerzen ließen nach. Der tastbare Tumor bildete sich zurück. Nach 4 Monaten Rezidiv und Lymphknotenvergrößerung in der linken Leiste, daraufhin Amputation des Beines. Im amputierten Oberschenkel ließen sich längs der Gefäße Tumorherde nachweisen. In den Lymphknoten waren keine Metastasen zu erkennen (s. Abb. 6 u. 7), † nach 6 Monaten.

Nach Thoratrasteinflüssen sind maligne Hämangioendotheliome entstanden, FERNHOLZ (1967). Ebenso kann nach Polyvinylchlorid ein solches Sarkom erzeugt werden (WALLHÖFER u. ZINNAGL 1977).

Rezidive und Metastasen

Wegen des multilokulären Auftretens wurde bisher eine Metastasierung nicht angenommen. Mit Sicherheit wurde bisher eine hämatogene Metastasierung nicht beobachtet. NELSON et al. (1956) nehmen eine Lymphknotenmetastasierung an, ebenso RAVEN und CHRISTIE (1954). Nach einer Operation kommt es sehr rasch zur Rezidivierung. Eine Ausweitung längs des Kapillarsystems ist nachweisbar.

HERMANEK (1977) gibt eine lymphogene Metastasenhäufigkeit von 5–10% an.

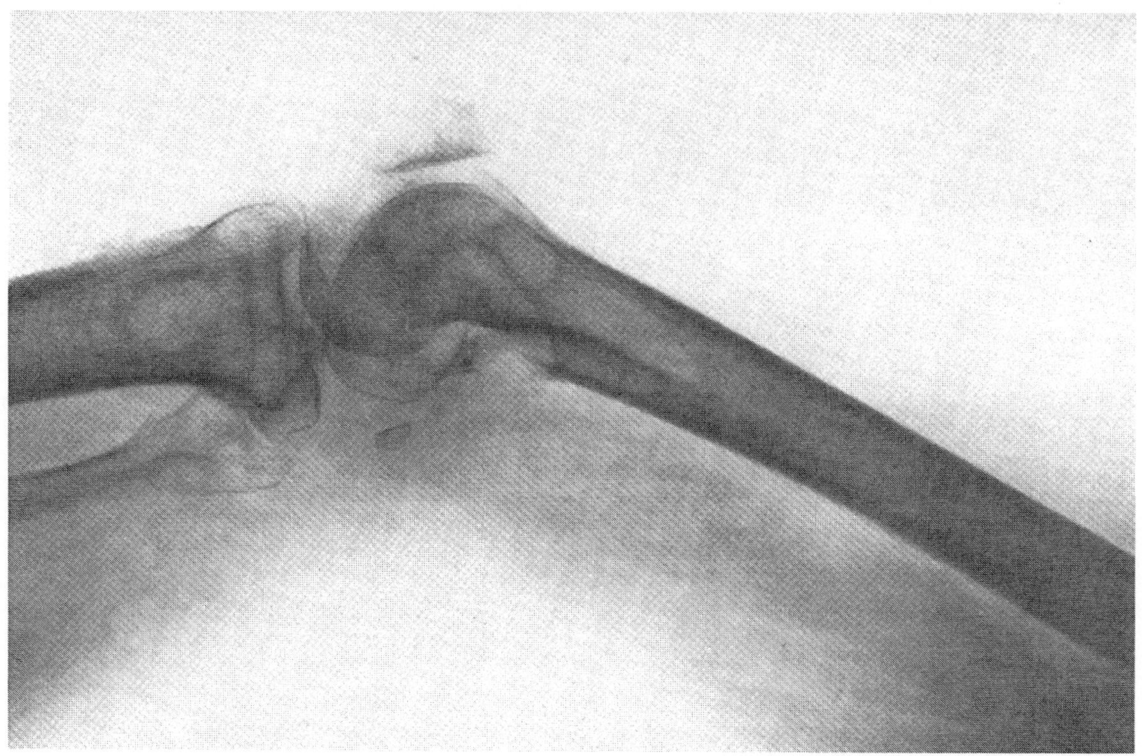

Abb. 7. (Derselbe Fall.) Seitliche Aufnahme

Therapie

Die Operation und die lokale Bestrahlung begünstigen die Überlebenszeit (HYMAN et al. 1962). Bestrahlt werden soll das Gebiet weit über den primären Erkrankungsbereich hinaus, das Operationsgebiet, aber auch die regionären Lymphknotenstationen.

Strahlenempfindlichkeit und Tumordosis

Die Strahlenempfindlichkeit ist relativ gut, jedoch sind zur Tumorvernichtung 60 Gy erforderlich. Ein guter palliativer Effekt wird bereits bei einer Dosis von 32 Gy erreicht (FERNHOLZ 1967). MORGENSTERN et al. (1960) haben bei einem malignen Hämangioendotheliom in der linken Schulter eine symptomfreie 5-Jahres-Heilung durch Röntgenstrahlen erzielt (50 Gy in 4 Wochen). Wenn auch nicht immer eine Lebensverlängerung erreicht wird, so erzielt man doch einen palliativen Effekt wie Schmerzfreiheit mit Rückbildung des Primärtumors (McCARTEY u. PACK 1950).

Strahlenart

Elektronen (konventionelle Röntgenstrahlen) evtl. auch Photonen.

Prognose

Im frühen Stadium ist nach Operation und Bestrahlung die Lebenserwartung relativ günstig. Von 19 eigenen malignen Hämangioendotheliomen befanden sich 9 im Stadium I und II. Nach Operation und Bestrahlung lebten nach 5 Jahren 7 Patienten (=78%) und nach 10 Jahren 5 (=56%).

b) Das maligne Hämangioperizytom

Synonyme: Hämangioperizytosarkom, peritheliales Angiosarkom, Peritheliosarkom, perivasales Sarkom, Adventitiasarkom und Hämangioperizytosarkom.

Diese sehr seltene Sarkomart wurde 1942 von STOUT und MURRAY erstmalig beschrieben. Das maligne Hämangioperizytom entsteht aus den Perizyten (ZIMMERMANN 1923) des Retikulumüberzuges der Blutgefäße. Die Gefäßlumina bleiben frei, durch die normale Endothelauskleidung der Kapillaren unterscheiden sie sich von den Hämangioendotheliomen (FINK u. OBERMAN 1963; STOUT u. MURRAY 1942). Wegen der Proliferation der Perizyten kann das Bild des vaskularisierten Rundzellensarkoms, Spindelzellsarkoms und Myxosarkoms entstehen (FRIEDMAN u. EGAN 1960b; WILLIS 1960). Die Perizyten entarten maligne, die Endothelien bleiben erhalten. Diese Sarkome unterscheiden sich von den Glomustumoren, zu denen sie morphologische Beziehung haben, durch das Fehlen der nervalen Bestandteile. Während Glomustumoren keine echten maligne Geschwülste sind, kommt es bei den malignen Hämangioperizytomen zu einer Metastasierung. STOUT sah bei einem Drittel seiner 35 Fälle sechsmal Metastasen und siebenmal aggressives Wachstum. Ebenso konnte FELDMAN und SEAMAN (1964) frühe Rezidive und Metastasen beobachten.

Nach der Erstbeschreibung von STOUT und MURRAY (1942) fand diese Geschwulstart rege Aufmerksamkeit und es wurde in der Literatur in zunehmender Häufigkeit über Behandlung und Heilungsergebnisse berichtet:

1959 berichten MUJAHED et al. über 4 Fälle
1960 KAUFFMAN und STOUT über 307 Fälle (gesammelt aus der Literatur)
1960(b) FRIEDMAN und EGAN über 5 eigene Fälle
1963 FINK und OBERMAN über 9 eigene Fälle
1964 FELDMAN und SEAMAN über 19 Fälle
1965 O'BRIEN und BRASFIELD über 24 eigene Fälle
1968 BEDACHT et al. über einen Fall
1970 AYELLA über einen Fall
1970 BILLENKAMP und KELLER über einen Fall
1970 BACKWINKEL und DIDDAMS über 224 Fälle aus der Literatur und einen eigenen Fall
1971 HOLLMANN et al. über 276 Fälle aus der Literatur und 5 eigene Fälle
1975 MCMASTER et al. über 60 Fälle
1977 MIRA et al. über 11 eigene Fälle
1978 WONG und YAGODA über 42 Fälle
1971 ORTEGA et al. über einen Fall.

Nach dieser gehäuften Berichterstattung handelt es sich zwar noch um einen seltenen, aber doch um einen sehr interessanten Tumor.

Häufigkeit

Wegen der Seltenheit ist ein Häufigkeitsgrad nicht bekannt, wahrscheinlich 1% aller Blutgefäßgeschwülste (MIREA et al. 1977).

Erkrankungsalter

Es tritt in allen Altersgruppen von Neugeborenen bis ins höchste Alter auf; es scheint bevorzugt im 4.–6. Jahrzehnt aufzutreten (HELLRIEGEL 1957). O'BRIEN und BRASFIELD (1965) sahen bei 24 Patienten die Erkrankung zwischen 20 und 68 Jahren (ebenso MCMASTER

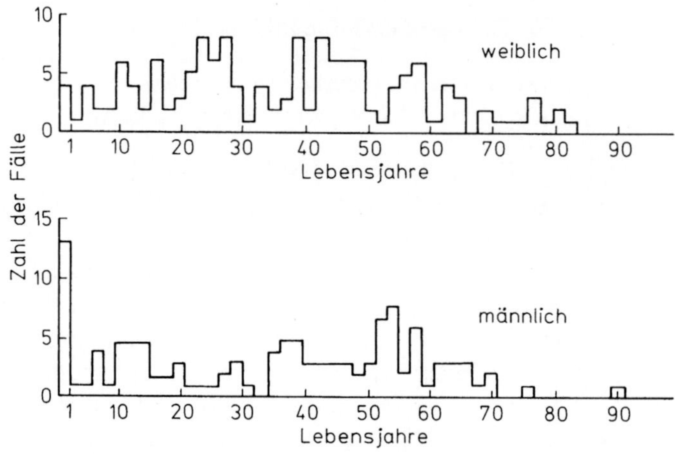

Abb. 8. Altersverteilung von 279 Hämangioperizytomen. (Nach HOLLMANN et al. 1971)

et al. 1975; BACKWINKEL u. DIDDAMES 1970), KAUFFMAN und STOUT (1960), STOUT (1949) sahen eine Bevorzugung des Kindesalters. Möglicherweise kann ein Drittel der Sarkome kongenital sein (KAUFFMAN u. STOUT 1965). Nach HOLLMAN et al. (1971) betrug der Anteil der männlichen Sarkome 44% und der weiblichen 55%. Bei den männlichen Patienten sind 10% kongenital. Am häufigsten treten die Erkrankungen im 5.–6. Lebensjahrzehnt auf, bei Frauen ist der Erkrankungsgipfel früher, nämlich zwischen dem 2. und 3. Lebensjahrzehnt, ein zweiter Gipfel zwischen 4. und 5. Lebensjahrzehnt, s. Abb. 8.

Lokalisation

Überall wo Kapillarperizyten sind, kann der Tumor auftreten, also am ganzen Körper. Der Tumor kommt bevorzugt an den unteren und oberen Extremitäten vor, weniger in der Halsregion und in der Mundhöhle (TOTH et al. 1971). Seltene Lokalisationen wurden angegeben:

In den Meningen (BEGG u. GARRET 1954; FISHER et al. 1958; MCMASTER et al. 1975);
Im Hirn (MCCORMACK u. GALLIVAN 1954);
Orbita (FOX 1955);
Mediastinum (FERGESON et al. 1954; SEYBOLD et al. 1949; BALBAA u. CHESTERMAN 1957; FELDMAN u. SEAMAN 1964; MCMASTER et al. 1977);
Lunge (DÖRING u. GRAUDINS 1975; LUNGARELLA u. LUZI 1977; RAZZUK et al. 1977; SIN u. HO 1979; SPYCHALSKI 1976; STANULLA 1978; RIES et al. 1982);
Jejunum (THOMPSON 1954);
Ileum (SMITH u. SWENSON 1954);
Sigmoid (AULT et al. 1951);
Rektum (KAY u. WARTHEN 1953);
Omentum (STOUT u. CASSEL 1943);
Retroperitoneum (ACKERMAN 1948);
Uterus (GOTOFF u. KUSHNER 1956; PEDOWITZ et al. 1954; TUPPER 1957; GREENE u. GERBIE 1954);
Skelett (MARCIAL-ROJAS 1960);
Schlüsselbein (MORGENSTERN et al. 1960);
Schilddrüse (PROKS 1961).

Tabelle 16. Rezidivraten bei 224 Hämangioperizytomen. (Nach BACKWINKEL u. DIDDANS 1970)

Lokalisation	Anzahl	Häufigkeit (in %)	Rezidive (in %) nach		
			0–1 Jahr	1–5 Jahren	über 5 Jahren
Muskel, Skelett, Haut	103	50,5	11,6	23,3	15,5
Abdomen, Retroperitoneum, Uterus	39	41	2,5	20,5	18
Lunge, Mediastinum	22	45,3	36,3	4,5	4,5
Orbita, Mund, Nase, Sinus	21	57,1	4,7	19	33,3
ZNS	15	80	13,4	26,2	40
Schilddrüse	1	100	100		
Unbekannt	23	65,1			
Total	224	52,2			

Klinik

Das gutartige Hämangioperizytom wächst langsam, aber bei Entartung tritt relativ rasches Wachstum ein. Die Anamnese beträgt etwa 6–12 Monate. MCMASTER et al. (1977) sahen bei 16 von 17 Patienten eine Anamnesedauer von 1–10 Jahren. Typische charakteristische Symptome sind nicht vorhanden. Obwohl einige relativ gutartige Verläufe bekannt sind, ist die maligne Natur des Hämangioperizytoms ganz evident (MUGAHED et al. 1959). Die Diagnose kann nur durch den histologischen Befund gestellt werden.

Rezidive und Metastasen

Häufig treten Rezidive auf (nach HOLLMANN et al. (1971) in 37% der Fälle), die dann rasch metastasieren. Die Rezidive können erst relativ spät auftreten (s. Tabelle 16).

Auch MCMASTER et al. (1977) geben eine hohe Rezidivrate von 65% an.

Die Metastasenhäufigkeit wird unterschiedlich angegeben, bei STOUT (1949) betrug sie 11,7%, bei BECK (1954) 12,7%, bei O'BRIEN und BRASFIELD (1965) 56,5% und bei MCMASTERS (1975) 78%. Eine lymphogene Metastasierung ist bekannt. Auch eine hämatogene in die Pleura, in die Leber und das Skelett wird gelegentlich beobachtet (BILLENKAMP u. HELLER 1970) in die Leber und Peritoneum (MCCORMACK u. GALLIVAN 1954).

Therapie

Die Behandlung des malignen Hämangioperizytoms kann insofern schwierig werden, als es sowohl unilokulär mit oder ohne Metastasen als auch gleichzeitig in verschiedenen Körperregionen (Weichteile und Knochen) auftritt. FRIEDMAN und EGAN (1960) geben der chirurgischen Behandlung den Vorrang, die Bestrahlung ist bei Inoperabilität oder bei unvollständiger Exzision angezeigt. Nach FINK und OBERMANN (1963) soll nach Möglichkeit eine Exzision erfolgen. Sie sind jedoch der Meinung, daß durch die Bestrahlung Rezidive und Metastasen reduziert werden und daß immer ein guter Effekt erzielt wird. Nach FELDMAN und SEAMAN (1964) wird der Primärtumor reseziert oder partiell entfernt und anschließend erfolgt die Bestrahlung. In der gleichen Meinung steht auch MUJAHED et al. (1959). Rezidive oder Metastasen werden nur bestrahlt. Da die Rezidivrate sehr groß ist, wird von MUJAHED et al. (1959) eine anschließende Bestrahlung dringend empfohlen. Nur die Kombinationstherapie ist erfolgversprechend, jede Methode für sich allein führt zu baldigen Rezidiven (MIRA et al. 1977).

Ort der Bestrahlung

Tumor- bzw. Operationsgebiet und regionale Lymphknotenstationen. Das Bestrahlungsfeld soll weit über das eigentliche Erkrankungsgebiet hinausreichen.

Strahlenempfindlichkeit und Tumordosis

Die Strahlenempfindlichkeit dieser malignen Tumoren im Kindesalter ist gut. Die Tumordosis soll 45 Gy betragen (HELLRIEGEL 1965; FELIX et al. 1973). Es gibt sowohl strahlenresistente als auch strahlenempfindliche Sarkome, aus dem histopathologischen und klinischen Befund kann der mögliche Strahlenwirkungseffekt nicht erkannt werden (FINK u. OBERMANN 1963). Extrem hohe Dosen von 75–90 Gy (FRIEDMAN u. EGAN 1960b; FINK u. OBERMANN 1963) sind nicht erforderlich. MIRA et al. (1977) gaben bei erwachsenen Patienten 50–60 Gy, und die Patienten blieben 48 Monate rezidivfrei. Aber er sah auch bei Dosen von 35 Gy gute Rückbildung. Metastasen werden palliativ mit 30 Gy bestrahlt.

Strahlenart

Für Sarkome in den Weichteilen der Extremitäten eignen sich besonders Elektronen (aber auch konventionelle Röntgenstrahlen).

Prognose

Insgesamt ist die Prognose schlecht, jedoch etwas besser als beim malignen Hämangioendotheliom (FERNHOLZ 1967). Die Sarkome bilden sich nach Radiatio langsam und oft unvollständig zurück. MIRA sah jedoch bei 29 Fällen 47% eine vollständige Regression. Nach Exzision des Tumors lebten von 24 Patienten nach 5 Jahren noch 5 (21%), (O'BRIEN u. BRASFIELD 1965).

Von 9 eigenen malignen Hämangioperizytomen erreichte nur einer die 5-Jahres-Grenze nach Operation und Bestrahlung.

Heilungsraten

Nach den Vorstellungen von BRACKWINKEL und DIDDAMES (1970) werden die Heilungsraten der Operation durch die Bestrahlung nicht verbessert. Er gibt dazu folgende Gegenüberstellung an, s. Tabelle 17.

Tabelle 17. Behandlungsmethoden der Hämangioperizytome in Beziehung zu Heilungs- und Rezidivraten. (Nach BACKWINKEL u. DIDDANS 1970)

Behandlungsmethode	Anzahl	Geheilt nach 5 Jahren (in %)	Rezidive (in %) nach		
			1 Jahr	1–5 Jahren	über 5 Jahren
Operation	177	53,1	6,2	18,2	22
Radiatio	15	13,3	46	26,6	13,3
Operation und Radiatio	27	33,3	14,8	37	14,8
Kauterisation	4	–	75	–	25

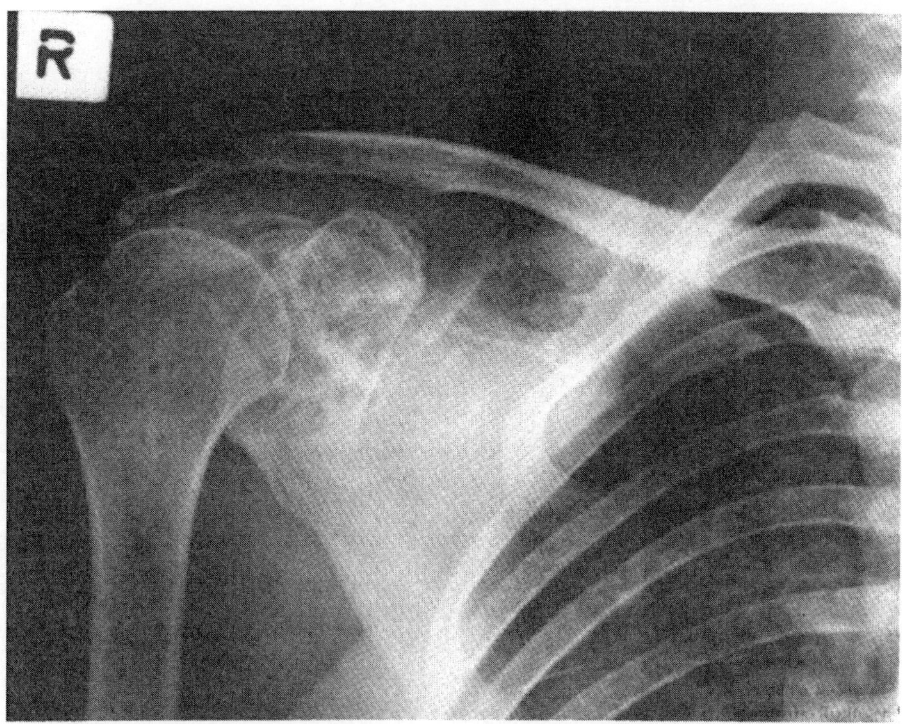

Abb. 9. (Fall M.M., geb. 15.5.24.) Malignes Hämangioperizytom mit infiltrierendem Wachstum in das Skelett

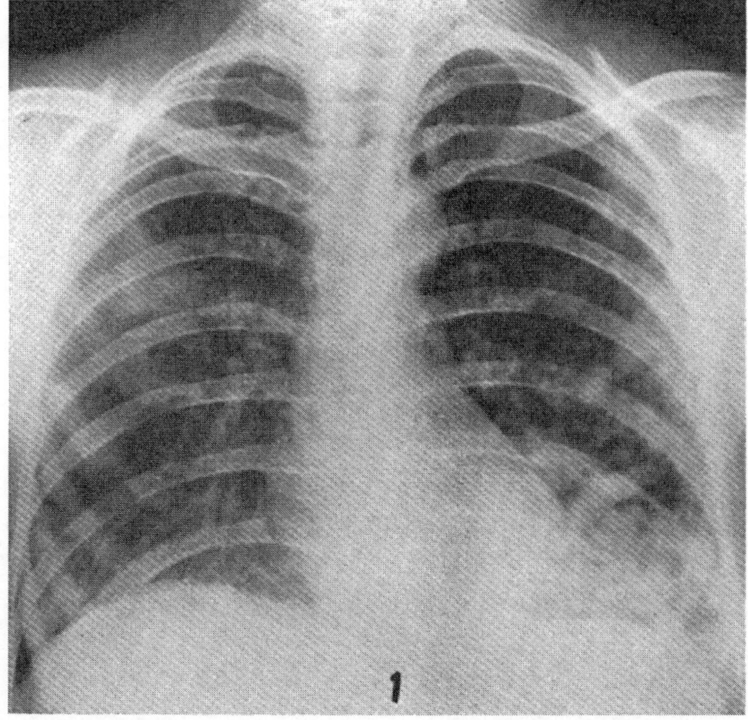

Abb. 10. (Derselbe Fall.) Ausgedehnte Lungenmetastasen. Nach Radiotherapie gutes palliatives Ergebnis

Tabelle 18. Chemotherapieprogramm für das Hämangioperizytom. (Nach PINEDO u. KENIS 1977; GOTTLIEB et al. 1974)

Tag 1	Vincristin 1,5 mg/m² i.v. (Max. Dosis 2 mg) und weitere 7mal in wöchentlichen Abständen
Tag 2	Cyclophosphamid 500 mg/m² i.v. Adriamycin 50 mg/m² i.v.
Tag 1–5	DTIC 250 mg/m² i.v.
Nach Möglichkeit 12 Zyklen	
Bei Unverträglichkeit wird die Dosis bis auf 50% reduziert	

Bei einer 33jährigen Patientin (M.M. geb. 15.5.24) kam es Mitte Januar 57 zu Schmerzen über dem rechten Schulterblatt. Innerhalb von 8 Tagen bildete sich ein Tumor, der rasch an Größe zunahm und zur Bewegungseinschränkung im Schultergelenk führte. Eine Gewebsuntersuchung am 28.2.57 ergab ein zellreiches malignes Hämangioperizytom. Die Patientin wurde zunächst zytostatisch mit Endoxan behandelt. Während dieser Zeit stellten sich ausgedehnte Lungenmetastasen ein. Eine Röntgenaufnahme zu Beginn der Strahlenbehandlung zeigte destruierendes Wachstum in das Schulterblatt (s. Abb. 9), gleichzeitig bestanden ausgedehnte Lungenmetastasen (s. Abb. 10). Der Tumor wurde mit 47 Gy (15 MeV Elektronen) bestrahlt, daraufhin kam es zur raschen Rückbildung von Primärherden und Schmerzfreiheit. † nach 6 Monaten.

Chemotherapie

Die Chemotherapie hat bei fortgeschrittenen Tumoren eine absolute Berechtigung. Am günstigsten erwiesen sich Kombinationen von Cyclophosphamid, Vincristin, Methotrexat, Actinomycin D oder DTIC (WONG u. YAGODA 1978) oder Holoxan und Cisplatin. Erfolgreich zeigte sich folgende Kombination von PINEDO und KENIS (1977) sowie nach GOTTLIEB et al. (1974).

SENN (1977) sowie SENN und JUNGI (1975) sahen nach Operation und Bestrahlung eine Verlängerung der Remissionsrate, wenn eine zusätzliche Chemotherapie vorgenommen wurde. Er gab jede 2. Woche Adriamycin i.v. 50 mg/qm, insgesamt 3mal. Jede Woche Vincristin 1 mg/qm i.v., insgesamt 4mal und täglich Dexamethason 10 mg/qm für 14 Tage, danach Fortsetzung nach 14 Tagen mit halber Dosis.

Die Rückbildung von Lungenmetastasen durch Vincristin und Actinomycin über 7 Monate erzielten BREDT und SERPICK 1969. ORTEGA et al. (1971) berichten über einen Fall eines abdominalen Hämangioperizytoms mit Skelettmetastasen und einer Heilung durch Actinomycin und Methotrexat. Der Patient war über $2^1/_3$ Jahre symptomfrei.

6. Kaposisarkom

Synonyme: Angiosarcoma multiplex, Granuloma multiplex haemorrhagicum, „Kaposi-disease", Kaposi Lymphoderma perniciosa, Kaposi-Syndrom, multiples hämorrhagisches pigmentiertes Sarkom, Sarcoma nodulosum cavernosum, Perithelioma multiplex, Sarcoma cutaneum teleangiectaticum multiplex.

Es handelt sich um eine in der Regel langsam über mehrere Jahre bis Jahrzehnte wachsende Erkrankung der Haut. Dieser Tumor wurde erstmalig 1872 von Kaposi beschrieben. Eine Ätiologie ist nicht bekannt, möglicherweise existiert ein Virus wie beim Burkitt-Tumor

(BRABAND 1967). In der geröteten Haut schießen plötzlich Knoten und Tumore von verschiedener Größe auf, die sich zu größeren höckrigen Plaques zusammenschließen und eine bläuliche bis braune Verfärbung ergeben. Primär können auch multiple Tumorknoten gleichzeitig auftreten. Es kommt zu ulzerösem Zerfall, Verhornungsanomalien und Sklerodermien mit Zirkulationsstörungen. Der histologische Aufbau variiert vom spindelzelligen soliden, einem Fibrosarkom ähnlichen Bezirk über dichtes Maschenwerk von endothel ausgekleideter Spalte und Kapillare bis kavernösen Hohlräumen. Dazwischen liegen lymphozytäre Zellinfiltrate und reichlich Hämosiderin (GLÄSER 1974).

Häufigkeit

In Nord- und Westeuropa ist dieses Sarkom sehr selten, in Süd-Afrika relativ häufig. DUTZ und STOUT haben bis 1960 1256 Fälle in der Weltliteratur gefunden (DUTZ u. STOUT 1961).

Erkrankungsalter

Bei Europäern, Juden, Ost- und Südeuropäern erkranken vorwiegend ältere Personen ab 50 Jahren, bei südafrikanischen Negern beträgt das Erkrankungsalter 35–40 Jahre. Männer erkranken doppelt so häufig als Frauen. Auch bei Kindern soll dieses Sarkom auftreten.

Lokalisation

Die Erkrankung kommt vorwiegend in der Haut der unteren Extremitäten, selten am Stamm oder in der Schleimhaut vor. Bei Afrikanern wurde dieses Sarkom auch am Rumpf, Kopf und Hals und an den oberen Extremitäten beobachtet.

Klinik

Die Anamnese geht oft über viele Jahre, manchmal kann es jedoch auch zu einem foudroyanten Verlauf kommen (ROTHMAN 1963). In der Haut entstehen gut abgegrenzte rote Flecken, die sehr langsam zu dunkelrot-blauen Knoten wachsen, dazu kommen blau-schwarze Plaques von mehreren Zentimetern Durchmesser (die Knoten sind so typisch, daß sie durch Inspektion diagnostiziert werden können) (MCCARTHY u. PACK 1950). Sehr häufig besteht gleichzeitig ein Diabetes und Varizen an den Schenkeln (GLÄSER 1974; HURLBUT u. LINCOLN 1949).

TAYLOR et al. (1971) unterscheiden jetzt mehrere klinische und histopathologische Typen des Kaposi-Sarkoms, s. Tabelle 19. Das Kaposi-Sarkom tritt in 22% der Fälle gemeinsam mit anderen Tumoren auf, wie maligne Lymphome, Weichteilsarkome, Prostata-, Lungen- und Larynx-Karzinomen (HOLOCEK u. HARWOOD 1978) und auch mit multiplen- und Larynx-Karzinomen (HOLOCEK u. HARWOOD 1978) und auch mit multiplen Myelomen und malignen Melanomen (BERG 1967; MAZZAFERRI u. PENN 1968). O'BRIEN und BRASFIELD (1966) fanden bei 63 Patienten mit Kaposisarkom 18mal einen Zweittumor, 5mal Morbus Hodgkin, 3mal Lymphosarkome, 3mal Kolon-Karzinome, 1mal multiples Myelom, 1mal Melanom, 1mal Prostata-Karzinom, 1 Zungen-Karzinom, 1 Tonsillen-Karzinom, 1 Pankreas-Karzinom und 1 Mamma-Karzinom.

Auch nach Nierentransplantation wurde dieses Sarkom mit raschem Wachstum und Ausweitung beobachtet (STRIBLING et al. 1978), wahrscheinlich infolge der Immunsuppression. Die empfohlene Therapie dafür ist die Unterbrechung der Immunosuppression, lokale Strahlentherapie und Chemotherapie mit Methotrexat.

Tabelle 19. Klinische und histopathologische Typen des Kaposisarkoms. (Nach TAYLOR et al. 1971)

Klinischer Typ	Verhalten	Altersgruppe	Knochenbefall	Vorherrschende Haut-Tumoren	gebräuchliche Histopathologie
Nodular	indolent	Erwachsene	selten	knotige	gemischt zellulär [a]
Lymphknotenbefall	disseminiert aggressiv	unter 25 jahre	selten	knotige [d]	gemischt zellulär
Florid	lokal aggressiv	Erwachsene	oft	hervorquellend exophytisch	monozellulär [b] anaplastisch [c]
Infiltrativ	lokal aggressiv	Erwachsene	im allgemeinen	diffuse Infiltration	monozellulär

[a] Klassische Typen, gemischt mit Spindelzellen, Gefäßspalten und Gefäßkanäle
[b] Vorwiegende Proliferation eines Zelltyps, meistens Spindelzellen
[c] Hervortretender Zellpleomorphismus und häufige Mitosen
[d] Allgemein kein Hautbefall bei Kindern

Rezidive und Metastasen

Die Metastasierung erfolgt vorwiegend lymphogen in die regionalen Lymphknoten und seltener auch hämatogen mit Befall des Mesenteriums und des Dünndarmes (STOUT 1948), in das Hirn (SCHIRREN u. BURGHARDT 1955; FIRUSIAN et al. 1971) und des Skeletts (GORHAM 1963; RWOMUSHAVA et al. 1975).

HERMANEK (1977) sah keine lymphogene Metastasierung.

Bei Kindern kommt es zu einem Befall der hilären und mediastinalen Lymphknoten.

Therapie

Schon sehr bald wurde erkannt, daß dieses Sarkom sehr strahlenempfindlich ist und daß kleine Dosen (0,75 Gy) ausreichten, um den Tumor zur Rückbildung zu bringen (MCKEE u. CIPPOLARO 1936; RONCHESE u. KERN 1953; HANSEN 1940). Die Methode der Wahl blieb die Strahlentherapie. Bei ausgedehnten Prozessen ist eine Halbkörperbestrahlung mit 8 Gy (Radiokobalt) möglich. Nach 6 Wochen kann diese Bestrahlung wiederholt werden. Danach kommt es meist zur vollständigen Abheilung, jedoch ist mit einer Panzytopenie und evtl. Strahlenpneumonitis zu rechnen (HOLOCEK u. HARWOOD 1978). Auch STOUT (1953) und KNIERER (1957) sahen, daß die Kaposi-Sarkome sehr strahlenempfindlich sind.

Ein chirurgischer Eingriff ist lediglich für eine Gewebsentnahme zur Diagnose erforderlich.

Ort der Bestrahlung

Eine großräumige Bestrahlung des Primärtumors, regelmäßige Mitbestrahlung der regionären Lymphknotenstationen ist erforderlich. Es ist empfehlenswert, die gesamte Extremität mit mehreren Großfeldern mit Megavoltstrahlen, insbesonders Elektronen, zu behandeln.

Strahlenempfindlichkeit und Tumordosis

Die Strahlenempfindlichkeit ist groß, jedoch kann der Tumor bei wiederholter Behandlung gegen Strahlen resistent werden. Empfohlen werden 20 Gy in 3–4 Wochen, maximal 30 Gy. Die besten Resultate in der Einzelfeldbestrahlung werden erreicht, wenn die Dosis mehr als 18 Gy beträgt. Bei niedrigen Dosen kommt es zu Rezidiven, die jedoch ebenfalls wieder durch Bestrahlen beherrscht werden (HOLOCEK u. HARWOOD 1978). Bei multiplen Herden müssen Großfelder verwendet werden. Der Feldrand sollte jedoch 1,5 cm vom nächsten Herd entfernt sein.

Strahlenart

Wegen der oberflächlichen Lage ist eine Elektronentherapie (evtl. konventionelle Röntgentherapie) angezeigt. Die Photonenbestrahlung kommt nur bei Organerkrankung in Frage.

Prognose

Bei früher Behandlung ist die Prognose relativ gut. Insgesamt werden im Stadium I 30% Fünf-Jahres-Heilungen erreicht (PACK 1957; COHEN et al. 1963). Nur durch die Strahlentherapie können wirklich gute Resultate erzielt werden (KOFI DUNCAN 1977).

Chemotherapie

VOGEL et al. (1973) haben bei einer randomisierten Gruppe von 24 Patienten eine Chemotherapie mit Actinomycin D und Vincristin mit Erfolg und guter Verträglichkeit in Uganda durchgeführt. Dabei wurde folgendes Schema gewählt:

A: 5 Tage Actinomycin D 0,42 mg pro qm tgl. Wiederholung in 3–4wöchentlichen Abständen je nach Zustand der Myelotoxitität.

B: Actinomycin D wie oben, dazu Vincristin i.v. 1,4 mg/qm pro Woche bis zum Ende der zweiten Actinomycin-D-Kur.
Vincristin wurde an den Tagen 1 und 5 der Actinomycin-Kur gegeben.

Frühere Untersuchungen mit Cyclophosphamid, TEM und Uretan waren ohne besonderen Erfolg.

Eine antibiotische Therapie mit Penicillin ist vollkommen wirkungslos (GRANBOIS u. GAUMOND 1956).

7. Lymphangiosarkom

Synonyme: Lymphangioblastom, malignes Lymphangioendotheliom, Lymphangioendothelioblastom, Stewart-Treves-Syndrom.

STEWART und TREVES beschrieben 1948 erstmalig ausführlich das Lymphangiosarkom, das in ödematös gestauten Armen nach radikaler Mastektomie aufgetreten war. In den multizentrischen Knoten mit herdförmig ulzerösem Zerfall finden sich in den kleinzystischen Hohlräumen Endothelproliferationen, polymorphzellige Zellverbände mit Riesenzellen und reichlichen Mitosen (GLÄSER 1974). Inzwischen ist bekannt gworden, daß eine Beziehung zu vorausgegangenen Bestrahlungen (z.B. postoperative Mamma-Karzinom-Bestrahlung) nicht bestehen muß und daß dieses Sarkom auch in nicht gestauten Regionen auftreten kann (DISIMONE et al. 1970). Nachdem CHU und TREVES (1963) 50 Fälle (dazu 4 eigene) in der Literatur und DISSIMONE et al. (1970) 100 Fälle in der Literatur und 3 eigene Fälle beschrieben haben, konnte das gesamte Krankheitsbild weiter geklärt werden, und es konnte auch festgestellt werden, daß diese Erkrankung bei Negern und auch bei Kindern und sehr selten auch im Skelett (GILANZ et al. 1976) auftreten kann.

Bereits LÖWENSTEIN hat 1906 einen Einzelfall eines Lymphangiosarkoms in einem ödematösen Bereich beschrieben.

Häufigkeit

WOODWARD et al. (1972) geben dazu 24 Literaturstellen an. Die Häufigkeit ist insgesamt sehr gering.

Erkrankungsalter

Ein typisches Erkrankungsalter ist nicht bekannt. Der Tumor kann sowohl im Kindesalter als auch in höheren Lebensjahren, besonders im 5. Lebensjahrzehnt auftreten.

Lokalisation

Bevorzugt wird die Kutis der postoperativ ödematös gestauten Extremitäten, aber auch andere Regionen wie Mundgebiet und Halsregion können befallen werden.

MARSCH (1980) beschreibt das Vorkommen eines Lymphangiosarkoms (STEWART-TREVES) in einem ödematösen rechten Bein.

Klinik

In einem ödematös gestauten Arm kann der Tumor erst nach vielen Jahren auftreten. MEENTS (1980) sah die Tumorentstehung 7 Jahre nach der primären operativen und Strahlentherapie. WOODWARD et al. (1972) geben als mittlere Entstehungszeit von 10 Jahren und 3 Monaten an. Sobald eine maligne Entartung eingetreten ist, kommt es dann zu einer raschen Vergrößerung und Ausbreitung der Geschwulst. Die Anamnesedauer in den übrigen Körperregionen ist meistens weniger als 6 Monate. Der knotige Tumor ist gerötet, die Umgebung ist blau-gelb infiltriert. Es treten Temperaturen bis 38,4 Grad auf. Es kommt zu einem raschen Befall der regionalen Lymphknoten. Die Metastasierung kann durch ausgedehnte operative Eingriffe z.B. Armamputation nicht aufgehalten werden (MARSHALL 1955). Der Strahleneinfluß ist mit großer Wahrscheinlichkeit nicht Ursache der Tumorentstehung, denn auch Patienten ohne Bestrahlung bekamen im gestauten Arm dieses Sarkom (WOODWARD et al. 1972).

Dieses Sarkom ist außerhalb gestauter Regionen sehr selten, GREITHER und TRITSCH (1957) beschreiben einen Fall an der Oberlippe. Wir selbst sahen ein Lymphangiosarkom der Tonsillengegend mit Befall der linken Gesichtshälfte.

Bei einem $1^1/_2$jährigen Kind trat am 16.4.60 zwei Monate nach einer Mumpserkrankung eine kleine Geschwulst unterhalb des linken Ohres auf (Lymphknotenvergrößerung). Sehr bald kam es zur Vorwölbung des linken Gaumens und zur Anschwellung des Mesopharynx. Im Kieferwinkel, an der linken Gesichtsseite bis zur Schläfe trat eine erhebliche Auftreibung ein. Es kam zu einer Lähmung der Lidmuskulatur links. Aus der Tonsillengegend wurde eine Gewebsentnahme vorgenommen. Die histologische Untersuchung ergab ein Lymphangiosarkom. In 53 Tagen wurden 54,5 Gy 25 MeV Elektronen eingestrahlt. Der Tumor bildete sich zurück. Die Ptose des Oberlides verschwand, die Kiefersperre links löste sich, s. Abb. 11 und 12.

Rezidive und Metastasen

Nach Exzision des Tumors kommt es zu prompten Rezidiven und zu einer frühen Metastasierung (CHU u. TREVES 1963; WOODWARD et al. 1972).

HERMANEK (1977) gibt eine lymphogene Metastasierungshäufigkeit von 0% an.

11 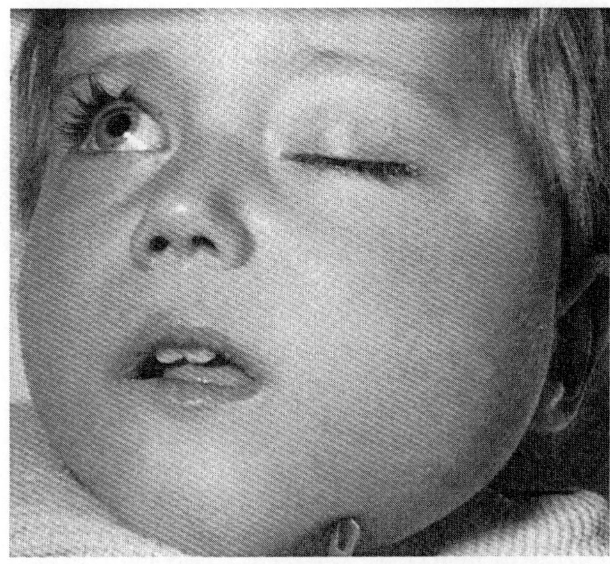 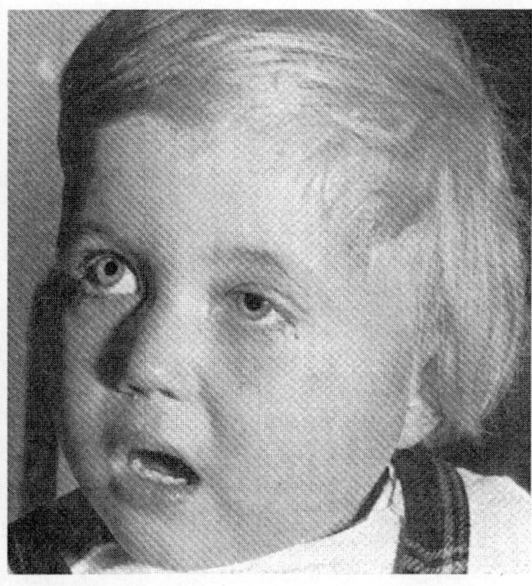 12

Abb. 11. (Fall B.D., $1^1/_2$ Jahre.) Lymphangiosarkom im Mesopharynx mit Lymphknotenmetastasen im linken Kieferwinkel

Abb. 12. (Derselbe Fall.) Nach Bestrahlung mit 5450 rd 25 MeV-Elektronen trat vollständige Rückbildung des Primärtumors und der Metastasen ein. Rezidiv nach einem Jahr

Therapie

Bei begrenzter Tumorausdehnung ist die Direktbestrahlung angezeigt. Bei ausgedehntem Befall (z.B. eines ganzen Armes) wird die radikale Operation empfohlen (DISSIMONE et al. 1970). NELSON und MORFIT (1956) empfehlen weite Exzision und anschließende Strahlenbehandlung, weil nach einem ausgedehnten operativen Eingriff es regelmäßig zur Metastasierung kommt. Bei Erkrankung anderer Körperregionen als gestaute Gebiete ist die bevorzugte Therapie die Bestrahlung.

Wegen der oft großen Tumorausdehnung ist der Wert der chirurgischen Therapie fraglich, ausgenommen ultraradikale Eingriffe (HERMANEK 1977), sinnvoll ist die alleinige Strahlentherapie.

Eine beste Methode gibt es nicht, weil sowohl nach operativen Eingriffen jeglicher Art und nach der Radiotherapie Metastasen auftreten (WOODWARD et al. 1972).

Ort der Bestrahlung

Das Tumorgebiet mit einem großflächigen Feld und die regionalen Lymphknotenstationen.

Strahlenempfindlichkeit und Tumordosis

Die Strahlenempfindlichkeit ist noch relativ gut. Der Tumor kann durch die Bestrahlung beherrscht werden. Als Tumordosis werden 50–60 Gy empfohlen. CHU und TREVES (1963) hatten mit einer Dosis von 34–58 Gy gute palliative Erfolge. Auch KÄRCHER (1966) konnte eine relativ gute Strahlenempfindlichkeit feststellen.

Prognose

Die Heilungsaussichten sind sowohl nach Bestrahlung als auch nach radikaler Operation gering. Bisher wurden nur Einzelfälle beobachtet. CHU und TREVES (1963) haben eine mittlere Lebenserwartung von 2 Jahren angegeben, SOUTHWICK und SLOUGHTER (1955) erzielten eine 5-Jahres-Überlebenszeit.

Eine zytostatische Therapie ist bisher erfolglos geblieben.

8. Das synoviale Sarkom

Synonyme: Synovial-Sarkom (WHO), malignes Synovialom, synoviales Sarkom (VON ALBERTINI), malignes Mesotheliom, malignes Synoviom, synoviales Sarkoendotheliom, synoviales Sarkomesotheliom, peritheliales Sarkom, parasynoviales Sarkom, Adeno-Sarkom, mikroglobulozelluläres Sarkom, Sarcoma fusocellulare.

Es handelt sich hierbei um ein eigenartiges seltenes Sarkom. Bereits 1886 berichtet RANKE über zwei Geschwülste, die von den Schleimbeuteln ausgehen. LEVI-VALENTIN et al. (1979) berichten, daß CHASSAIGNAC 1862 einen Tumor der Sehnenscheide und SIMON 1865 einen Tumor der Gelenkkapsel beschrieben haben und daß STUER (1893) ihnen den Namen „adenosarcome“ gegeben hat. Die Geschwulst entsteht in der Umgebung der Gelenke, der Sehnenscheide und der Schleimbeutel, und es kann wegen seines sarkomatösen Stromas zu den Bindegewebsgeschwülsten gerechnet werden. Es kann nebeneinander charakteristische Gebilde verschiedener Sarkomarten, wie Spindel-, Rund-, polymorphzelliges Sarkom, Fibrosarkom, Myxosarkom, ferner die verschiedenen Varianten der Fibrome zeigen (VON ALBERTINI 1974). Der fibrosarkomatöse Zellanteil macht etwa 40–60% aus (PACK u. ARIEL 1950). Die Hohlräume im Sarkom sind mit einem Pseudoepithel (Mesothel) ausgegleitet, und es finden sich auch große polygonale oder zylinderförmige Zellen, sogenannte Synovioblasten. Es ist ein abgekapselter Tumor, aber in der sogenannten Kapsel sind Tumorzellen enthalten (PACK u. ARIEL 1950). Wahrscheinlich ist dies die Ursache der regelmäßigen Rezidivierung nach der Operation.

Nach ENZINGER (1969) werden zwei Gruppen unterschieden:

1. mit vorwiegend biphasischer Struktur, also spindelzellig und epitheloid,
2. mit vorwiegend monophasisch, also spindelzellig oder epitheloid. Gewebsentnahmen aus verschiedenen Tumorregionen sind deshalb immer erforderlich.

MACKENZIE (1966) unterscheidet drei Gruppen:

1. Spindelzellige Elemente und Pseudoepithelien sind im ganzen Tumor vorhanden;
2. Spindelzellige Elemente (fibrosarkomatös) überwiegen;
3. Der Tumor weist hauptsächlich pseudoepitheliale Struktur auf.

Vor dieser eingehenden Untersuchung von ENZINGER und MACKENZIE hat LAUCHE (1947) eine weitgehende histologische Klärung und die Beschreibung der Übergangsformen zu den malignen Typen vorgenommen. Aus diesen Erkenntnissen formte später GEILER (1961) die typische Klassifizierung der Synovialome.

Häufigkeit

Die Häufigkeit ist gering, etwa 0,6% aller Sarkome sind synoviale Sarkome. Inzwischen ist der Tumor nicht mehr so selten; denn SCHNEPPER et al. haben bis 1976 800 Fälle in der Literatur gefunden, zu denen sie 12 eigene hinzufügen konnten. Danach berichteten GOLOMB et al. (1975) über 15 eigene Fälle der Karotisregion und ROTH et al. (1975) über

24 Fälle der zervikalen Wirbelsäule. HAJDU et al. konnten 1977 über 136 eigene Fälle berichten. Unter den kindlichen Tumoren beträgt der Anteil 0,08% und 1,8% (GRÖBE et al. 1978).

Erkrankungsalter

Das Erkrankungsalter gibt HAJDU et al. (1977) mit 4–78 Jahren an, 52% waren zwischen 16 und 36 Jahre alt. Die gleichen Angaben machen HAAGENSEN und STOUT (1944). MACKENZIE (1966) sah die Sarkome in allen Altersgruppen, doch besonders vom 10. bis 40. Lebensjahr. Das Verhältnis Männer zu Frauen ist 1,34:1 (GEILER 1960).

Lokalisation

Am häufigsten werden die Extremitäten befallen, der Oberschenkel mit 19%, der Fuß mit 18%, die Knieregion mit 12%, die Schulter mit 8% und der Unterarm mit 7%. Der Rest verteilt sich auf Hals, Oberarm, Rumpf und Oberschenkel (HAJDU et al. 1977). Eine ähnliche Verteilungshäufigkeit fanden LEVI-VALENSI et al. (1979). Aber auch schon PACK und ARIEL (1950) sahen die häufigsten Erkrankungen in der Umgebung des Kniegelenkes und des Fußes. Von unseren eigenen 5 synovialen Sarkomen befanden sich 3 in der Umgebung des Kniegelenkes, 1 im Oberschenkel in der Nähe des Trochanter minor und 1 am Handgelenk. Seltene Lokalisation ist die Vagina (OKAGAKI et al. 1976), die Bifurkation der Karotis (GOLOMB et al. 1975), Hypopharynx (PRICOLO u. CENÇI 1957; STOUT (1961), MARTENS (1955), ROTH et al. (1975).

Klinik

Die Wachstumsgeschwindigkeit ist sehr langsam. Die Anamnesedauer reicht oft über mehrere Jahre. CRAIG et al. (1955) sahen Entstehungszeiten von 6 Monaten bis 10 Jahren. MACKENZIE (1966) sah bei zwei Drittel seiner Patienten eine Anamnesendauer von 1–12 Monaten und bei einem Drittel 1 bis über 4 Jahre. Oft sind Schmerzen vorhanden bevor ein Tumor erkennbar ist, aber ein Tumor kann mit und ohne Schmerzen auftreten. Gelegentlich wird zu Beginn der Erkrankung ein Trauma angegeben. Der Tumor ist meistens mit der Unterlage verwachsen. Die Haut über dem Tumor ist gut verschieblich (GRÖBE et al. 1978).

Röntgenologisch sind häufig (bis zu 31%) Kalkeinlagerung im Tumor erkennbar (s. Abb. 13). Es kommt zu Knochenarosionen (10,6%) (CADMAN et al. 1965), LEVI-VALENSIN et al. (1979). Die retropharyngealen Sarkome, längs der zervikalen Wirbelsäule, haben oft eine beträchtliche Ausdehnung von 2 bis 10 cm (ROTH et al. 1975). Eine röntgendiagnostische Untersuchung der Weichteile und des Skeletts sollte zur Klärung der Diagnose immer vorgenommen werden (NELSON et al. 1956; CRAIG et al. 1955).

Rezidive und Metastasen

Nach operativen Eingriffen kommt es regelmäßig zu Rezidiven. HAJDU et al. (1977) sah bei 60% seiner Patienten innerhalb 10 Monaten Rezidive auftreten. GRÖBE (1976) fand bei 53 Kindern innerhalb eines Jahres 20 Rezidive (=38%). GILBERT et al. (1975) sahen in 80% Rezidive der biphasischen Sarkome nach weiterer Exzision oder Amputation auftreten. Bei der allgemein langsamen Wachstumstendenz des Sarkoms kommt es zu einer lympho- und hämatogenen Metastasierung. HAJDU sah bei 12% seiner Patienten bei der Operation Lymphknotenmetastasen, und bei 73% kam es im Durchschnitt nach 17 Monaten zu Lungenmetastasen. PACK und ARIEL (1950) sahen bei 65% der Fälle Lungenmetastasen und bei

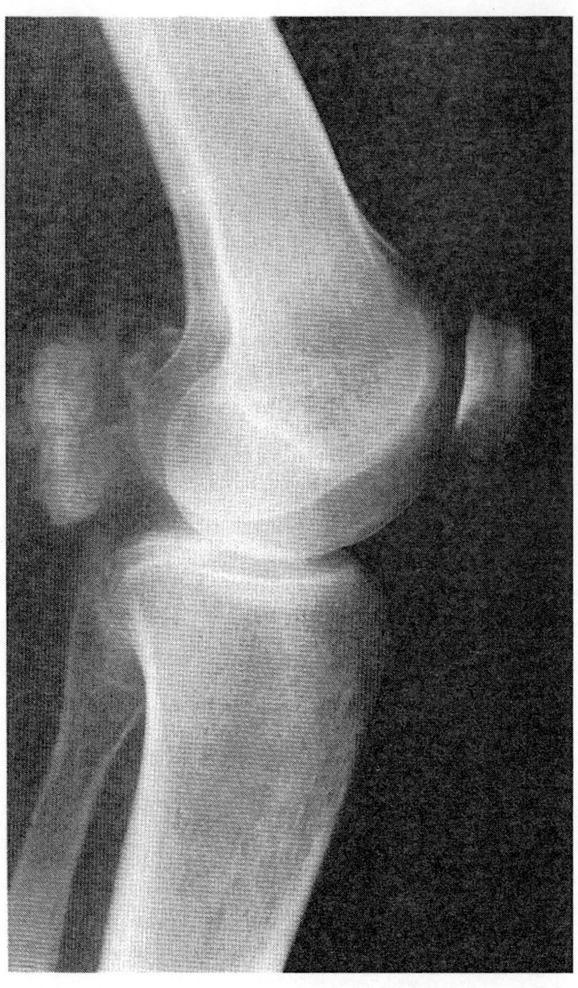

Abb. 13. (Fall H.M.) Synoviales Sarkom mit Kalkeinlagerungen in der Kniekehle

20% Skelettmetastasen. Es sind vorwiegend die wenig differenzierten Sarkome, die rasch metastasieren. Regionäre Lymphknotenmetastasen beobachteten SCHNEPPER et al. (1976) in 21%, CADMAN (1965) in 23%, ARIEL und PACK (1963) in 19% der Fälle. HERMANEK gibt eine lymphogene Metastasierungshäufigkeit von 15–20% an.

MARTIN et al. (1976) fanden bei 15% der Patienten zur Zeit der Diagnosestellung regionäre Lymphknotenmetastasen. Lungenmetastasen sah CADMAN in 81% und DIMAKAKOS (1967) in 73%.

Hirnmetastasen sind sehr selten, KAUFFMAN und TSUKADA haben 1976 erstmalig solche beschrieben. Es bestand allerdings dabei eine generalisierte Metastasierung.

Mit schneller Rezidivierung und früher Metastasierung muß beim Synovialsarkom immer gerechnet werden, wie folgender Fall zeigt.

Eine 37jährige Patientin (V. E.) beobachtete seit 1 Jahr einen langsam größer werdenden Knoten an der Beugeseite des linken Handgelenkes. Im Nov. 49 Exzision des Tumors; histologisch war es ein synoviales Sarkom (Abb. 14). Nach 3 Monaten hatte sich ein Rezidiv an der gleichen Stelle gebildet. Dieses wurde ebenfalls exstirpiert. Daraufhin Röntgenbestrahlung mit 34 Gy in 24 Tagen; wahrscheinlich war die Dosis zu gering, und es hatte sich nach 6 Monaten (Aug. 50) ein erneutes Rezidiv eingestellt. Zu dieser Zeit destruktives Einwachsen in die Handwurzelknochen (s. Röntgenaufnahmen Abb. 15). Es wurde eine nochmalige Exzision des Tumors vorgenommen. Bereits nach 6 Wochen bestand ein ausgedehntes

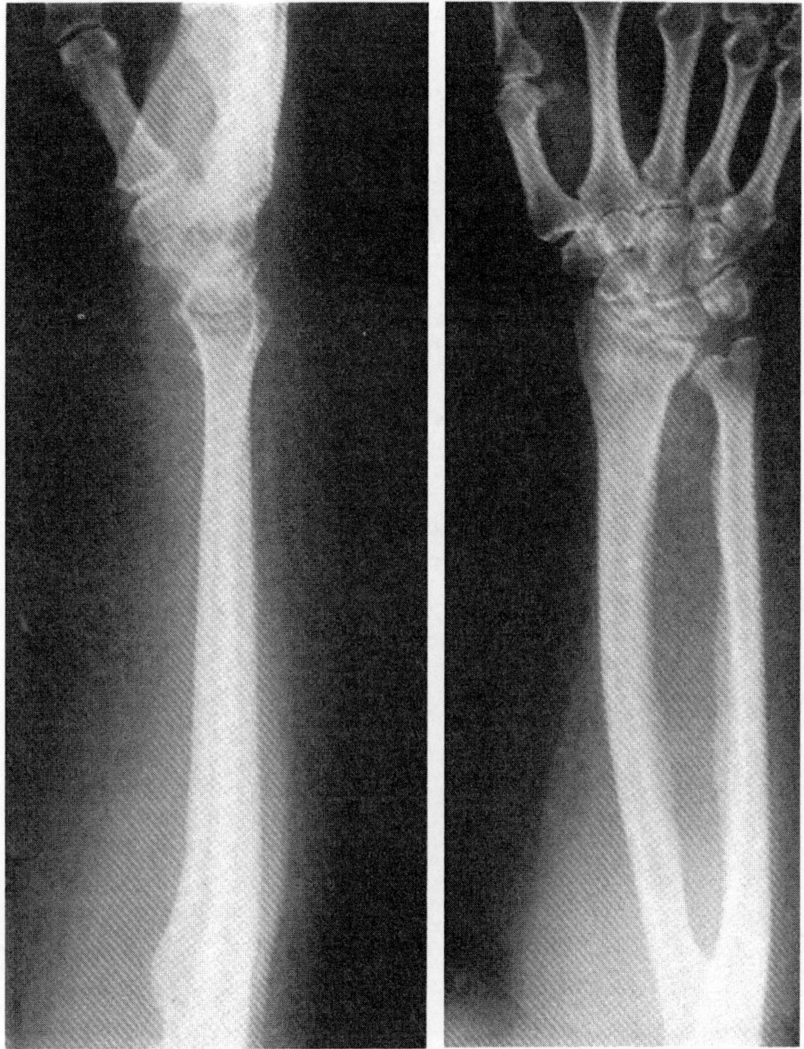

Abb. 14. (Fall V.F., geb. 4.8.13.) Primäres synoviales Sarkom über dem linken Handgelenk. Exzision

Rezidiv mit infiltrativem Wachstum in die Weichteile des Unterarmes. Darauf Amputation unterhalb des Ellbogengelenkes. 3 Monate nach der Amputation ausgedehntes Rezidiv im Ellbogenbereich mit infiltrativem, destruktiven Wachstum in den distalen Gelenkkopf des Humerus (s. Abb. 16). Auch dieses Rezidiv wurde mit 22 Gy 15 Tage bestrahlt. Nach weiteren 2 Monaten waren Metastasen in der Oberarmmuskulatur, in der Axilla, im Pectoralis, in der Mamma und in der Lunge und Pleura eingetreten (Abb. 17). Der Exitus trat am 13.3.51, also etwa 1,5 Jahre nach Beginn der Erkrankung ein. Die Autopsie zeigte generalisierte Metastasierung in das gesamte Skelett, in die Lunge, Pleura, Milz und Nebennieren.

Therapie

Eine weiträumige Exzision oder Amputation ist immer erforderlich. Eine Bestrahlung des Tumorgebietes und des Lymphabflußgebietes ist angezeigt (Raben et al. 1965). Als vorteilhaft hat sich die Vor-Bestrahlung erwiesen (Berman 1973; Frey 1961; Rissanen 1970).

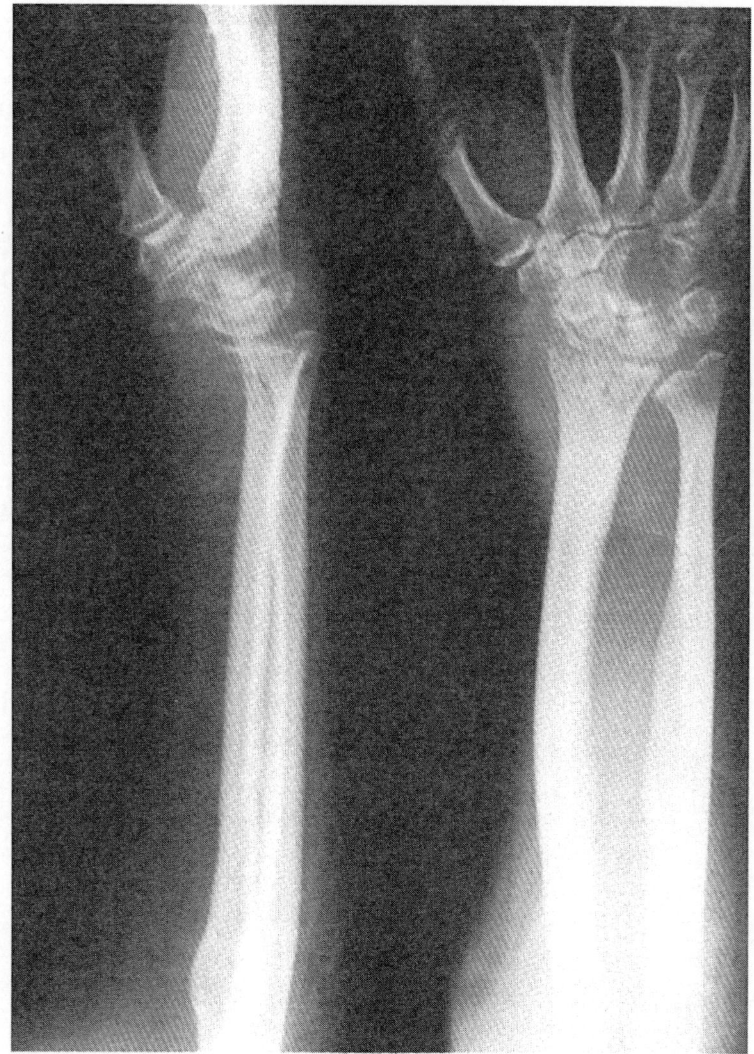

Abb. 15. Rezidive nach 3 Monaten. Exzision und Röntgenbestrahlung mit 34 Gy, zu geringe Dosis, nach weiteren 6 Monaten erneutes Rezidiv. Einwachsen in die Gelenkknochen. Nochmalige Exzision

Nach GEILER (1961) sind radikale Exstirpationen und Bestrahlung mit der Amputation absolut gleichwertig.

Bei Kindern und Jugendlichen empfehlen DRITSCHILO et al. (1978) nach der weiten Exzision eine Bestrahlung des Tumorgebietes und des primären Abflusses mit 55–65 Gy und eine Chemotherapie mit Adriamycin, DTJC und VAC. Generell ist die Chemotherapie noch umstritten.

Wegen der geringen Strahlenempfindlichkeit lehnen CADMAN et al. (1965), DIMAKAKOS (1967) und WEINRICH (1963) die Bestrahlung ab.

Dagegen empfehlen eine Nachbestrahlung des Tumorgebietes und der Lymphknotenstationen BERMAN (1963), FREY (1961), KEHNE (1965), RISSANEN (1970), MOSS et al. (1973), SCHNEPPER et al. (1976) und RABEN et al. (1965) empfiehlt die präoperative Bestrahlung.

Ort der Bestrahlung

Tumor direkt bzw. Operationsgebiet mit einem großräumigen Feld und die regionalen Lymphknotenstationen.

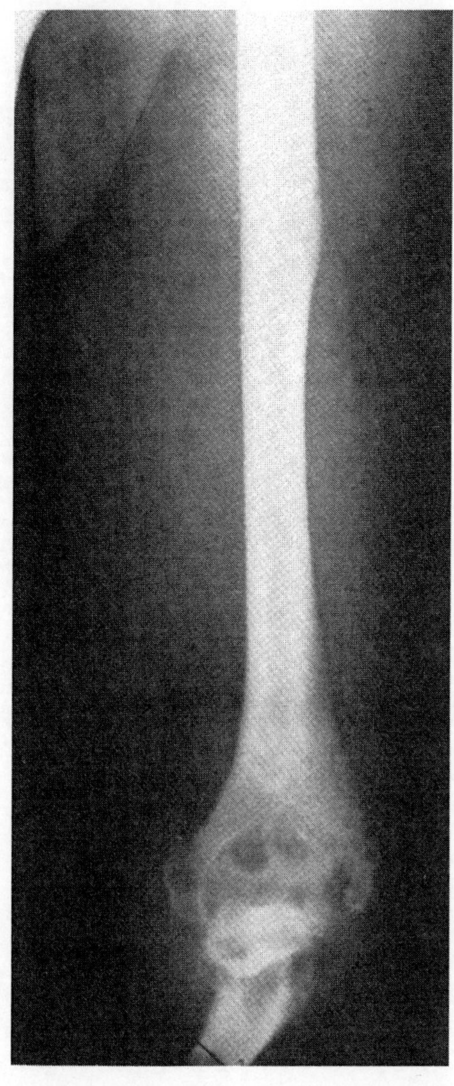

Abb. 16. (Derselbe Fall.) Nach 6 Wochen trat das 3. Rezidiv auf. Amputation des Unterarmes. Nach 3 Monaten 4. Rezidiv mit Destruktion des distalen Gelenkkopfes. Bestrahlung mit 22 Gy, wieder zu geringe Dosis. Nach 2 Monaten 5 Rezidive und Lymphknotenmetastasen in der Axilla

Strahlenempfindlichkeit und Tumordosis

Dieses Sarkom gilt als strahlenresistent. Empfohlen wird eine Dosis von 50–60 Gy in 5–6 Wochen (Zuppinger 1967; Raben et al. 1965). Levi-Valensin et al. (1979) bestrahlen mit 30 bis 40 Gy, Wochendosis 10 Gy.

Strahlenart

Je nach Lage des Tumors eignen sich schnelle Elektronen oder Photonen als Megavolt-Therapie. Als besonders günstig hat sich die Elektronentherapie nach der Erfahrung von Zuppinger (1967) und der eigenen erwiesen.

Prognose

Wegen der raschen Rezidivierung und Metastasierung ist die Prognose im allgemeinen ungünstig. Tumoren unter 5 cm Größe haben eine weit bessere Heilungschance als alle anderen; sie beträgt etwa 74% nach den Angaben von Hajdu et al. (1977). Nach Operation und Bestrahlung der retropharyngealen Sarkome waren die Überlebenszeiten günstiger als nach alleiniger Resektion (Roth et al. 1975).

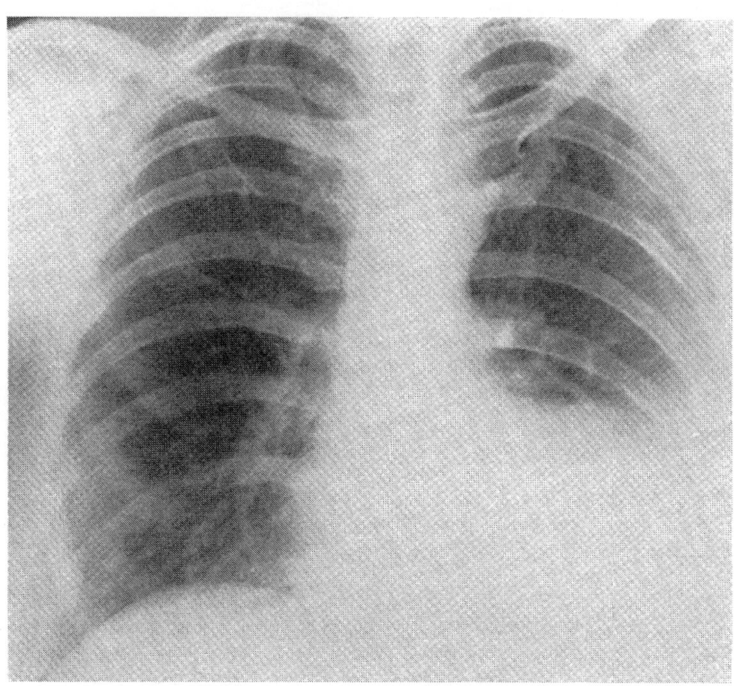

Abb. 17. (Derselbe Fall.) Ausgedehnte Lungenmetastasen

Heilungsrate

Die 5-Jahres-Heilungsrate nach Operation und Bestrahlung beträgt im Bone Service Memorial-Hospital (RABEN et al. 1965): 62% 5-Jahres-Heilung (im Kindesalter ist die Prognose ausgesprochen schlecht).

Mayo-Clinic (CADMAN et al. 1965): 25% 5-Jahres-Heilung.

Günstige Überlebenszeiten sind immer dann zu erwarten, wenn eine Bestrahlung nach der Operation vorgenommen wurde (BERMAN 1963; SCHNEPPER 1976). (Die gutartigen Riesenzellsynovialome sollten operiert und mit 25–35 Gy nachbestrahlt werden (SCHNEPPER et al. 1969.)

Die Überlebenszeiten der synovialen Sarkome nach Operation zeigt die Tabelle 20.

HERMANEK (1977) sah eine 5-Jahres-Überlebenszeit von 45%, HAJDU et al. (1977) haben die Überlebensraten der synovialen Sarkome, getrennt nach den histologischen Typen untersucht und das Ergebnis ist in der Tabelle 21 zu erkennen.

Tabelle 20. Synoviales Sarkom. Überlebensraten nach Operationen

Autor	Anzahl der Patienten	Überlebensraten nach 5 Jahren
HAAGENSEN u. STOUT (1944)	101	3%
PACK u. ARIEL (1950)	60	23,5%
TILLOTSON et al. (1951)	22	21%
MACKENZIE (1966)	49	40,8%
DIMAKAKOS (1967)	336	11% (Literatur-Sammelstatistik)

Tabelle 21. Synoviales Sarkom. Überlebensraten nach Operationen unter Berücksichtigung der histologischen Typen. (Nach HAJDU et al. 1977)

Histologischer Typ	Anzahl der Patienten	5-Jahres-Überlebensraten
Biphasisch	20	11 (=55%)
Monophasisch, spindelzellig	59	20 (=34%)
Monophasisch, epithel. Typ	35	12 (=34%)
Epitheloidsarkom	12	7 (=58%)
Klarzellsarkom	8	3 (=37%)
Chordoidsarkom	2	1 (=50%)
Alle	136	54 (=40%)

Von 18 eigenen synovialen Sarkomen befanden sich 11 im Stadium I und II. Davon lebten nach Operation und Bestrahlung nach 5 Jahren 7 Patienten (=64%) und nach 10 Jahren 4 (=36%).

9. Das maligne Chordom

Das Chordom ist eine äußerst seltene Geschwulst. Es wurde erstmalig in typischer Weise von RIBBERT (1894) beschrieben. Wegen der Eigenart dieses Sarkoms wurden die beobachteten Fälle publiziert:
1928 berichtete CAPELL über 3 Fälle, 1935 MABREY über 150 Fälle, 1944 FAUST et al. über 1 Fall, 1950 WOOD und HIMADI über 16 Fälle, 1952 DAHLIN und MCCARTY über 59 Fälle, 1953 LITTMAN über 3 Fälle, 1962 PONTE und FRANCIS über 31 Fälle, 1967 HIGINBOTHAM et al. über 64 Fälle, 1970 PEARLMAN und FRIEDMAN über 15 Fälle.

Das Chordom entwickelt sich aus den Chordazellen und wächst als maligne Form langsam expansiv in die Umgebung, indem es den Knochen zerstört und das Weichteilgewebe infiltriert (PEARLMAN u. FRIEDMAN 1970). Es gehört nicht zu den Knochengeschwülsten (ENZINGER et al. 1969). Typisch sind die großen blasigen Zellen. Mitosen fehlen meistens. MURAD und MURTHY (1970) unterscheiden zwei Typen. In einer fibrösen Stroma werden
1. vorwiegend physaliforme (vakuolige) Zellen und
2. sternförmige Zellen, daneben bizarre Riesenkerne und Einbrüche in Blutgefäße
beobachtet. Es tritt dort auf, wo Chordagewebe vorhanden sein kann. HIGINBOTHAM et al. (1967) fand bei 46 malignen Chordomas im Sakrokokzygeum 30 (=65,2%), in der Schädelbasis 5 (=10,8%), in der Wirbelsäule 10 (=21,7%), in der Skapula 1 (=2,2%).

Klinisch wird es oft mit einem osteogenen Sarkom verwechselt. Chordoidsarkome und Parachordome haben nur einen ähnlich klingenden Namen, aber sie haben sonst keine Beziehung zu den echten Chordomen (WEISS 1976). Das Chordoidsarkom ist eine sehr seltene Geschwulst der Weichteile der Extremitäten. Es wird auch „Parachordoma“ bezeichnet. Strahlentherapeutische Erfahrungen sind darüber nicht bekannt (WEISS 1976; DABSKA 1977).

Erkrankungsalter

Es wird in allen Altersgruppen gefunden, jedoch am häufigsten im 4.–6. Dezennium. Die sakrokokzygealen Tumoren treten in den höheren Lebensjahren auf und die kranialen bei 20- bis 40jährigen (GLÄSER 1974).

Lokalisation

Überall dort, wo embryonale Reste des Chordagewebes vorhanden sind, kann der Tumor auftreten, also an der Schädelbasis, Wirbelsäule und Sakrokokzygeum. Häufigster Sitz ist im Kreuz- und Steißbein (55%), dann in der Wirbelsäule und seltener im Nasen-/Rachenraum, Clivus Blumbachii, Sphenoid und Dorsum sellae. Der häufigste Anteil an der Schädelbasis beträgt 25%. Männer erkranken doppelt so häufig als Frauen (HIGINBOTHAM et al. 1967). Unter den Hirntumoren im Kindesalter ist es mit 0,2% vertreten (NEUHÄUSER u. BACKMUND 1972).

Klinik

Die Tumoren wachsen sehr langsam und expansiv. Die Anamnese zieht sich oft über viele Jahre hin. Schmerzen treten durch Kompressionserscheinungen auf Gefäße und Nerven auf. Bemerkenswert sind Drucksymptome auf Basisarterie, Pons, Hypophyse und Hypothalamus und Einwachsen in den Vertebralkanal mit Drucksymptom und Querschnittssymptomatik. Bei sakrokokzygealen Chordomen kommt es zu Ischiasschmerzen, zur Reithosenanästhesie, zur Sphinkterstörung und zu Priapismus. Einmal wurde sogar ein Einwachsen in die Corpora cavernosa beobachtet (HIGINBOTHAM et al. 1967).

Anamnesen bis zu 5 Jahren sind möglich. HIGINBOTHAM sah bei 27 Patienten Anamnesen, die länger als 1 Jahr und bei 17, die länger als 2 Jahre dauerten.

Rezidive und Metastasen

Chordome rezidivieren regelmäßig nach Operation, meistens innerhalb von 2 Jahren (PEARLMAN u. FRIEDMAN 1970). Die hämatogene Metastasierung erfolgt relativ spät und kann sich über viele Jahre ausdehnen; befallen werden dann Lunge und Leber.

Therapie

Meistens ist eine radikale operative Entfernung der Geschwulst nicht möglich, so daß im allgemeinen immer eine postoperative Strahlentherapie erforderlich wird (PEARLMAN u. FRIEDMAN 1970).

Strahlenempfindlichkeit und Tumordosis

Die Strahlenempfindlichkeit ist gering, die Tumordosis beträgt 60 Gy oder mehr in 6 Wochen. PEARLMAN und FRIEDMAN empfehlen 70 Gy oder mehr. Bei höherer Dosis scheint der Palliativerfolg günstiger zu sein. Metastasen sollen mit wenigstens 50 Gy bestrahlt werden.

Ort der Bestrahlung

Es ist ratsam, ein großflächiges Feld zu wählen und den Tumor bzw. das Operationsgebiet direkt zu bestrahlen.

Strahlenart

Wegen der Lage der Tumoren wird vorwiegend eine Photonenbestrahlung notwendig werden.

Prognose

Wegen der regelmäßigen Rezidivierung nach Operation und Bestrahlung ist die Prognose ungünstig. Durch die postoperative Bestrahlung wird sicher eine Wachstumshemmung des Tumors erzielt (HIGINBOTHAM et al. 1967; GLÄSER 1974).

Heilungsraten

Bei Schulfällen kann es zu Heilungen kommen (HIGINBOTHAM et al. 1967); diese kann eine 5-Jahres-Heilung von 9% ergeben. PEARLMAN und FRIEDMAN (1970) sahen nach Operation und radikaler Bestrahlung bei 7 von 15 Sarkompatienten länger als 5 Jahre leben.

10. Das Myxosarkom

Synonyme: Malignes Myxom, kongenitales Myxom, Fibromyxosarkom, Myxoma cavernosum.

Das aus dem embryonalen gallertigen Bindegewebe entstehende Sarkom ist das Myxosarkom. Charakteristisch hierfür sind die sternförmig verzweigten und netzförmig zusammenhängenden Zellen in einer gallertigen und schleimigen Grundsubstanz. Die allerverschiedensten Atypien der Kernteilung sind hier besonders anzutreffen. Die Geschwülste sind weich und neigen wegen des großen Gefäßreichtums besonders leicht zu Blutungen (sie sind nicht mit dem sog. myxomatösen Sarkom zu verwechseln, bei denen durch flüssige Zwischensubstanz die Zellen auseinandergedrängt liegen) (RIBBERT 1910; HAMPERL u. RIBBERT 1944). Wegen der sehr häufigen Metastasierung ist das Myxosarkom als besonders bösartig anzusehen (VON ALBERTINI 1955, 1974; BORST 1950; SIMON 1928).

In der anglo-amerikanischen Literatur wird heute kein Unterschied mehr zwischen Myxom und Myxosarkom gemacht.

STOUT meint, daß der Terminus „Myxosarkom" ein Anachronismus sei, der aufgegeben werden sollte. Viele der Fälle, die als Myxosarkom bezeichnet werden, sind Beispiele von Liposarkom, Chondrosarkom oder Rhabdomyosarkom. ENTERLINE et al. (1960) meinen jedoch, daß Myxome auch echte eigene Tumoren sein können, die jedoch selten sind und von den Liposarkomen gut differenziert werden können.

Häufigkeit

STOUT schrieb 1948, daß das Myxoma einst bezüglich der Häufigkeit an 3. Stelle hinter den Fibro- und Liposarkomen stand. Inzwischen ist die Diagnose seltener geworden, weil es sich bei dem aus den Myxoidgewebe entstehenden Sarkomen meistens um Lipo-, Fibro-, oder Chondrosarkome oder um Mesenchymoma handelt. Die Häufigkeitsangaben sind unterschiedlich, sie reichen von 3% (HELLRIEGEL 1957) bis 9% (GLÄSER 1967). Im Kindesalter und bei Neugeborenen ist es sehr selten anzutreffen (DUTZ u. STOUT 1961; KAUFFMAN u. STOUT 1965).

Erkrankungsalter

Das Myxosarkom kann in allen Altersstufen auftreten. Im eigenen Krankenmaterial (32 Fälle) war keine Bevorzugung eines Lebensabschnittes zu erkennen. Dagegen sahen SPONSEL et al. (1952) die Myxosarkome in der 4. und 5. Dekade. STOUT (1948) fand ein vermehrtes Auftreten dieses Sarkoms von 0–10 Jahren und von 40–50 Jahren.

Es tritt bei Männern und Frauen gleich häufig auf (HELLRIEGEL u. WÖLLGENS 1980).

Lokalisation

Dieses Sarkom tritt in der Subkutis und in den tiefen Faszienräumen, vor allem in den unteren Extremitäten, auf. Besonders erkrankt der Oberschenkel (PEROU et al. 1967; GLÄSER 1974; SPONSEL et al. 1952). Seltene Lokalisationen nach STOUT sind das Herz, das Urogenitalsystem des Kindes, das Retroperitoneum und das Skelett. Nicht beobachtet wurde es bisher im Mediastinum (STOUT 1948, 1953; VON ALBERTINI 1974). Ein primäres Myxosarkom der Lunge ist eine Rarität (KOLB 1954).

Klinik

Die Wachstumsgeschwindigkeit ist relativ langsam, die Anamnese dauert oft viele Monate. Rund zwei Drittel der Myxosarkome haben eine Anamnese von 6 Monaten oder mehr und bei 27% beträgt sie sogar über ein Jahr. STOUT (1948) sah bei 99 Fällen eine Anamnesedauer von 2 Wochen bis 30 Jahre, im Durchschnitt waren es 4 Jahre. Das Myxosarkom ist weich und von gelatinöser Konsistenz. Im allgemeinen wächst es langsam und macht frühzeitig Schmerzen. Aber auch ein schmerzloses Wachstum tritt auf. Gelegentlich wird eine Blutung aus dem Tumor beobachtet.

Rezidive und Metastasen

Die Rezidiv- und Metastasierungsneigung ist sehr groß. Das sehr maligne Sarkom metastasiert häufig lympho- und auch hämatogen. SPONSEL et al. (1952) haben 3–5 Rezidive innerhalb von 3 Jahren nach der Operation beobachten können. Die Myxosarkome wachsen entweder mit einer Pseudokapsel oder infiltrieren, die Rezidive meistens infiltrierend. Auch GLÄSER (1974) bestätigt, daß nach der Operation sehr bald Rezidive auftreten, die dann meistens infiltrierend wachsen.

Therapie

Eine weite Exzision des Tumors und großräumige Bestrahlung des Primärtumors oder des Operationsgebietes und der regionalen Lymphknotenstationen ist erforderlich.

Strahlenempfindlichkeit und Tumordosis

Die Strahlenempfindlichkeit ist gut, wie die eigenen u.a. Beobachtungen zeigten (SPONSEL et al. 1952). Es kann eine absolute Heilung erreicht werden. 50 Gy im Bereich des Primärtumors und der regionalen Lymphknotenstationen sind notwendig, s. Abb. 18 u. 19.

Strahlenart

In oberflächlicher Lage ist die Elektronentherapie bevorzugt anzuwenden, in tieferen Lagen ist besonders die Photonentherapie geeignet.

Prognose

Im frühen Stadium ist im allgemeinen die Prognose gut.

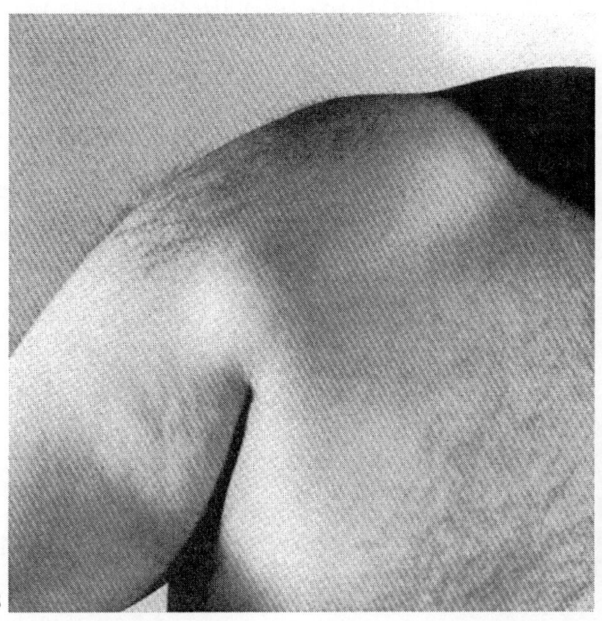
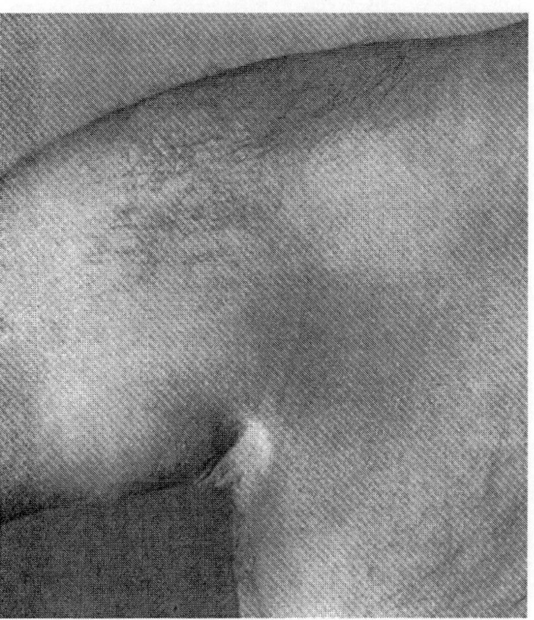

18 19

Abb. 18. (Fall G.P.) November 1956 Operation eines Myxofibrosarkoms im rechten Unterarm. Nach 3 Jahren Rezidive und Metastasen in der rechten Axilla

Abb. 19. (Derselbe Fall.) Nach 50 Gy 25-MeV-Elektronen trat Abheilung der Metastasen ein. Patient verstarb nach 2 Jahren, nicht an Tumorfolgen

Heilungsraten

Von 32 eigenen Patienten mit einem Myxosarkom wurden 16 im Stadium I und II operiert und bestrahlt. Nach 5 Jahren lebten noch 11 Patienten (=67%) und nach 10 Jahren 9 (=56%).

11. Alveolares Weichteilsarkom der Skelettmuskulatur

Synonyme: Malignes Granularzellmyoblastom, malignes Myoblastom, malignes nicht chromaffines Paragangliom.

Borst (1956) beschreibt einen Tumor als unreifes Sarkom, in dem die Zellen nicht diffus verteilt sind, sondern haufenweise in Maschen (sog. Alveolen) eines deutlich hervortretenden bindegewebigen Stromas liegen (sog. Alveolarsarkome). Im Kreise der Pathologen ist dieser Geschwulsttypus sehr umstritten, weil es sich bei den publizierten Fällen möglicherweise durchweg um Karzinome handelt (von Albertini 1955). Meyer (1930) meint, daß der Name „Alveolarsarkom" entbehrlich sei. von Albertini (1956) führt in „histologische Geschwulstdiagnostik" das Alveolarsarkom nicht mehr als Sonderform der Weichteilsarkome an.

In der amerikanischen Literatur haben Christopherson et al. (1952) ein Alveolarsarkom der Weichteile (alveolar soft part sarcoma) beschrieben, das aber mit dem oben erwähnten Sarkom nicht identisch ist. Dieses letztere Alveolarsarkom gehört mit sehr großer Wahrscheinlichkeit in die Gruppe der malignen Myoblastome, dessen gutartige Variante das Myoblastenmyom (Abrikossoff 1931) ist. Durch histochemische Untersuchung wies Fisher (1926) nach, daß das „alveolar soft part sarcoma" ein eigenes Sarkom ist. Es handelt sich dabei um einen sehr seltenen malignen mesenchymalen Tumor der Skelettmuskulatur, der 1952 von CHRISTOPHERSON et al. klassifiziert und beschrieben wurde. Sie fanden große runde und ovale polymorphe Zellen mit reichlich granuliertem und vakuoligem Zytoplasma, dazu mehrkernige Riesenzellen. Häufig treten multiple Metastasen auf (FISHER 1956; HURLEY 1956; BARTUSCH et al. 1974).

Angaben über die *Häufigkeit* sind nicht bekannt.

Erkrankungsalter

Meistens erkranken Personen zwischen 20 und 50 Jahren, wobei die Frauen doppelt so häufig befallen werden wie Männer (LIEBERMAN et al. 1966), mit dem Schwerpunkt in der 3. Dekade.

Lokalisation

Der Tumor kann nur dort auftreten, wo sich quergestreifte Muskulatur befindet. BARTUSCH et al. (1974) bringen dazu eine Sammelstatistik aus der Literatur, in der folgende Lokalisationshäufigkeit angegeben wird, s. Tabelle 22.

Tabelle 22. Alveolare Weichteilsarkome. Lokalisation

Anzahl	Beine und Gesäß	Arme	Rumpf	Zunge
69	52 (=66,7%)	15 (=23,2%)	5 (=7,2%)	2 (=2,9%)

Klinik

Die Wachstumsgeschwindigkeit ist sehr langsam, der Tumor ist prall-zystisch, kein infiltratives Wachstum. Schmerzen sind selten und gering. In 7–14% wird multiples Wachstum angegeben (GLÄSER 1974).

Rezidive und Metastasen

Es kommt regelmäßig zu Rezidiven auch bei frühzeitiger Operation. Mit einer schnellen Metastasierung in den Lymphknoten und auf hämatogenem Wege muß gerechnet werden. In 7% der Fälle treten Metastasen in der Lunge, im Skelett und Hirn auf (ROSENBAUM et al. 1971). Auf das frühe Auftreten von langsam wachsenden Metastasen, besonders in der Lunge, machte bereits 1960 FASSBENDER aufmerksam. HERMANEK (1977) gibt 5–10% lymphogene Metastasen an.

Therapie

An erster Stelle steht die weite Exzision. Postoperativ soll eine Bestrahlung des Primärtumors bzw. des Operationsgebietes und der regionalen Lymphknotenstationen vorgenommen werden.

Strahlenempfindlichkeit und -dosis

Der Tumor ist wenig strahlenempfindlich. Eine Tumordosis von 60 Gy wird empfohlen (BARTUSCH et al. 1974). ASVALL et al. (1969) bestrahlten den Tumor mit 42 Gy und hielten ihn damit 3 Jahre rezidivfrei. Hirnmetastasen wurden mit 50 Gy (Kobalt 60) bestrahlt und bildeten sich gut zurück (ROSENBAUM et al. 1971). RUBENFELD (1971) bestrahlte Lungenmetastasen mit 55 Gy (Kobalt 60) und sah keine überzeugende Rückbildung.

Prognose

Die Prognose ist ungünstig, da der Tumor relativ strahlenresistent ist. Die mittlere Überlebenszeit nach Exzision betrug 70 Monate und nach Exzision und anschließender Bestrahlung 91 Monate (LIEBERMAN et al. 1966). HURLEY (1956) konnte nachweisen, daß Rezidive durch Bestrahlung gut beeinflußt werden, und er konnte sogar Fälle 7 Jahre am Leben erhalten. Die Chemotherapie war bisher nicht sehr erfolgreich (BARTUSCH et al. 1974). Lungenmetastasen wurden durch Vincristin, Endoxan, Adriblastin, Decortin H und Bleomycin erfolgreich beeinflußt (WEBER u. HAVEMANN 1977).

HERMANEK (1977) gibt eine 5-Jahres-Überlebenszeit von 50% an. Von den eigenen 6 alveolären Weichteilsarkomen erreichte nach Operation und Bestrahlung nur ein Patient die 10-Jahres-Grenze.

12. Osteosarkome der Weichteile

Die Osteosarkome der Weichteile sind sehr selten, etwa 1% Anteil an allen Weichteilsarkomen.

In den somatischen Weichteilen ist die Entstehung von ossalem Gewebe, das maligne entartet, sehr selten. 1956 haben FINE und STOUT 34 Fälle von osteogenen Sarkomen in den Weichteilen gesammelt und konnten noch 12 eigene hinzufügen. ALLEN und SOULE (1971) fanden 24 Fälle in der englischen Literatur, die sie mit ihren eigenen 26 Fällen aus der Mayo-Clinic eingehend besprechen konnten.

Das Erkrankungsalter liegt überwiegend zwischen 20 und 70 Jahren. KAUFFMAN und STOUT (1963) fanden diese Sarkome jedoch auch bei Jugendlichen im Alter von 8–15 Jahren.

Am häufigsten werden die unteren Extremitäten befallen. Die ersten Symptome sind Schmerzen und Anschwellung, die Anamnesedauer beträgt 6–12 Monate. Für die Diagnose muß der Nachweis erbracht werden, daß das osteoide maligne Gewebe seinen Ursprung in den Weichteilen und sicher nicht in den Knochen hat (STOUT u. LATTES 1967). Histologisch enthält der Tumor weite Bereiche von unterschiedlichen Mengen osteoiden kartilaginösen und fibrösen Gewebes.

Die Rezidiv- und Metastasenrate ist sehr hoch, jeweils 62% (ALLEN u. SOULE 1971).

Die primäre Therapie wird immer die Exzision (selten die Amputation) sein. Eine Nachbestrahlung mit 60 Gy ist notwendig. Wird eine Exzision und eine anschließende Bestrahlung vorgenommen, dann sind die Überlebenschancen am günstigsten. Eine alleinige Exzision oder eine alleinige Bestrahlung hat keine gute Prognose (ALLEN u. SOULE 1971). Diese Verfasser sahen bei 26 Patienten 10 mit Lungen- und 7 mit Lymphknotenmetastasen.

Die Chemotherapie war bisher nicht überzeugend.

13. Myxochondrosarkom der Weichteile

Das Myxochondrosarkom der Weichteile ist ein sehr seltenes Sarkom der Extremitäten, der Schultern und des Glutealbereiches. Es wurde erstmalig von STOUT und VERNOR (1953) beschrieben. Histologisch finden sich relativ gut differenzierte Chondrosarkomzellen in einer myxoiden Matrix (ANGERVALL u. ENZINGER 1975; SMITH et al. 1976).

Nach ENZINGER et al. (1969) sollen myxoide Chondrosarkome der Weichteile weniger aggressiv sein als die des Skeletts. Bei Kindern scheint eine größere Malignität vorzuliegen (KAUFFMAN u. STOUT 1963).

Der Tumor des Weichteiles hat keine Beziehung zum Knorpelknochen, Sehnenscheiden oder dem Synovium.

Dieses Sarkom entsteht vorwiegend im Alter zwischen 40 und 70 Jahren (ENZINGER u. SHIRAKI 1972).

Es rezidiviert häufig. Metastasen wachsen im allgemeinen sehr langsam und treten spät auf. Die Patienten können mit den Metastasen viele Jahre leben (ENZINGER u. SHIRAKI 1972).

Diese beiden Autoren beschreiben 1972 34 extraskeletale myxoide Chondrosarkome, die durch Exzision, weite Exzision oder Amputation behandelt wurden. Von 20 lebenden Patienten hatten 7 keine Rezidive oder Metastasen. Bei 5 Patienten wurde wegen Progression eine Strahlenbehandlung vorgenommen und wegen der geringen Fallzahl konnten keine ausreichenden Erfahrungen gesammelt werden; der Tumor scheint für die Strahlentherapie nicht geeignet zu sein. Auch STOUT und VERNOR (1953) haben bei ihren 7 Fällen keinen Hinweis auf Strahleneffektivität finden können.

Das Polyhistioma enthält kleine und runde Basiszellen, wie die des Ewing-Sarkoms. Einige Fälle entwickeln Knorpel und werden „mesenchymale Chondrosarkome" genannt. Sie entstehen vorwiegend im Skelett, aber auch im Weichteilgewebe (weitere Besprechung erfolgt bei den Chondrosarkomen) (JACOBSON 1977).

14. Das undifferenzierte Sarkom

Die undifferenzierten Sarkome lassen sich schlecht klassifizieren. Sie bestehen aus primitiven, kleinzelligen Elementen und stehen den Rund- bzw. Spindelzellsarkomen oder den polymorphzelligen Sarkomen nah.

Die Häufigkeit unter allen Sarkomen beträgt etwa 3,8%.

Erkrankungsalter

In allen Altersstufen können diese Sarkome auftreten, besonders in den 60er Jahren.

Lokalisation

Bevorzugt wird die Halsregion, der Abdominalbereich und einige Bauchorgane.

Klinik

Es gibt relativ schnell wachsende Tumoren mit einer Anamnesezeit von 1–3 Monaten und solche mit geringer Wachstumsgeschwindigkeit und einer Anamnesedauer von 6–12 Monaten oder mehr. Die Symptomatik ist gering, ein typisches Syndrom besteht nicht, wenn der Tumor 5 cm Größe überschritten hat, treten Schmerzen auf.

Rezidiv und Metastasen

Die Metastasierung erfolgt vorwiegend lymphogen, besonders bei den schnell wachsenden und seltener hämatogen.

Therapie

Primäre Therapie ist die Operation, eine Bestrahlung des Operations- bzw. Tumorgebietes und der regionalen Lymphknotenstationen ist immer erforderlich.

Strahlenempfindlichkeit und Tumordosis

Die Strahlenempfindlichkeit ist unterschiedlich, die Tumordosis sollte 50 Gy betragen.

Strahlenart

Je nach Lage des Tumors entweder schnelle Elektronen für oberflächliche Tumoren, oder bei tief gelegenen Tumoren Photonenstrahlen.

Prognose

Die Prognose ist insgesamt ungünstig, da mit einer raschen Ausweitung des Tumors gerechnet werden muß. Von 34 eigenen Patienten befanden sich 18 im Stadium I und II. Nach Operation und Bestrahlung lebten nach 5 Jahren 3 Patienten (=17%) und nach 10 Jahren 2 (=11%).

PACK (1957) gibt im Stadium I eine Überlebenszeit von 40,8% an.

15. Malignes fibröses Histiozytom

Synonyme: Malignes fibröses Xanthoma, Fibroxanthosarkom, Xanthosarkom, malignes Xanthogranuloma, entzündliches fibröses Histiozytom.

Es ist vorwiegend ein pleomorphes Sarkom, das in tiefen Weichteilgeweben Erwachsener auftritt. 1964 haben O'BRIEN und STOUT diesen Tumor mit seiner ungewissen Histogenese eingehend beschrieben. Es besteht weiterhin die Frage, ob er einen histiozytischen Ursprung (KAUFFMAN u. STOUT 1961; KEMPSON u. KYRIAKOS 1972; OZZELLO et al. 1963) oder ob er aus primitiven mesenchymalen Zellen (FU et al. 1975) entsteht. Der Tumor enthält fibroblasten- und histiozytenähnliche Zellen und pleomorphe Riesenzellen und Entzündungszellen. Das azidophile Zytoplasma ist glasig und schaumig und es sind multilokuläre Riesenzellen vorhanden. Bei Überwiegen der einen (fibroblastenähnliche) oder anderen (histiozytenähnliche) Zellart kann ein pleomorphes Fibrosarkom oder Retikulumsarkom diagnostiziert werden (LEAK et al. 1967; SHRIKHANDE u. SIRSAT 1972; STOUT u. LATTES 1967).

Eine große Schwierigkeit dieser Tumoren ist die Differentialdiagnose zu vergleichbaren malignen Tumoren mit pleomorpher Zellstruktur, wie das pleomorphe Liposarkom, das pleomorphe Rhabdomyosarkom, das pleomorphe Karzinom, das benigne fibröse Histiozytom, das Dermatofibrosarcoma protuberans, das atypische Fibroxanthom und der Morbus Hodgkin (WEISS u. ENZINGER 1978).

Das entzündliche fibröse Histiozytom ist eine Variation des malignen (KYRIAKOS u. KEMPSON 1972; ASIRWATHAM u. PICKREN 1978).

Häufigkeit

Dieser Tumor ist mit etwa 3–4% an allen Weichteilsarkomen beteiligt (LEITE et al. 1977).

Erkrankungsalter

Es werden vorwiegend Erwachsene zwischen dem 40. und 70. Lebensjahr befallen. Männer erkranken häufiger als Frauen (WEISS u. ENZINGER 1978). LEITE et al. (1977) beobachteten diese Tumoren besonders in den mittleren Lebensjahren.

Bei den malignen fibrösen Histiozytomen des Skeletts ist auch das jugendliche Alter von 15–30 Jahren relativ häufig befallen (DAHLIN et al. 1977).

Lokalisation

Der Tumor entsteht in der Subkutis mit 7%, in der Subkutis und Faszie mit 19%, im Muskel mit 59%, im Retroperitoneum und Abdomen mit 15%. Die unteren Extremitäten werden in 49% und die oberen in 19% befallen (WEISS u. ENZINGER 1978). Selten tritt dieses Sarkom am Rumpf, Skelett, Kopf und Hals auf (LEITE et al. 1977). Bei primärem Knochenbefall werden die langen Röhrenknochen besonders in der Umgebung des Kniegelenkes bevorzugt (DAHLIN et al. 1977).

Metastasierende atypische Fibroxanthome können in der sonnengeschädigten strahlenbelasteten Haut des Kopfes und des Halses auftreten (JACOBS et al. 1975).

Klinik

Da ein langsames Wachstum besteht, sind die Geschwülste meistens schmerzlos. Die Anamnesendauer beträgt etwa 6–12 Monate. Bei Tumoren im Retroperitoneum und Abdomen kann es zu intraabdominellen Drucksymptomen kommen; es bilden sich Hernien und Varizen. Eine allgemeine Müdigkeit, Schwäche und Gewichtsverlust stellen sich ein. Bei Knochenbefall ist röntgendiagnostisch mottenfraßähnliche Destruktion des Skeletts und ein Weichteiltumor erkennbar (BURGENER u. LANDMANN 1976). Bei 13% der Patienten ist ein zweiter Tumor vorhanden, wie Magen-Darm-Karzinom, Mamma-Karzinom, Nieren-, Blasen-, Zervix- oder Haut-Karzinom (WEISS u. ENZINGER 1978). Es kommt zur Temperaturerhöhung, Lymphadenopathie, Splenomegalie und Hepatomegalie, mit Anämie, Leukopenie und Thrombozytopenie (WARNKE et al. 1975).

Bei Tumorbefall der Lymphknoten ist eine Sinusitis mit atypischen Histiozyten zu erkennen; bei Befall der Leber finden sich typische Histiozyten und bei Befall der Milz sind atypische Histiozyten und Tumorknoten vorhanden.

Rezidive und Metastasen

Die Rezidivrate ist mit 61% und die Metastasierungsneigung mit 23% relativ hoch. Die myxoiden Typen metastasieren weniger häufig als die gemischtzelligen oder vorwiegend zelligen Typen (WEISS u. ENZINGER 1977). Die Metastasierung in die Lunge beträgt 82%, in die Lymphknoten 32%, in die Leber 15%, ins Skelett 15%. Rezidive und Metastasen sind am häufigsten bei den Tumoren, die primär im Muskel und im Abdomen entstanden sind. Aussagen über die Metastasierungsneigung aufgrund histologischer Kriterien ist nicht möglich (KEMPSON u. KYRIAKOS 1972). HERMANEK (1977) sah eine lymphogene Metastasenhäufigkeit von 30–40%.

Therapie

Eine frühe Exzision des Tumors oder Amputation und Exzision der Rezidive wird empfohlen. Eine Bestrahlung der Tumorregion und der regionalen Lymphknoten ist angezeigt, obwohl der Effekt der Strahlen und der Chemotherapeutika gering sein soll (ASIRWATHAN u. PICKREN 1978).

ZAREN et al. (1978) sehen als Methode der Wahl die weite „Krebsexzision" und eine postoperative Bestrahlung mit 40 Gy in 4 Wochen an. Bei Rezidiven hat sich die Re-exzision am besten bewährt. Wenn diese nicht möglich ist, scheint die Kombination von Bestrahlung und Chemotherapie erfolgversprechend zu sein. Die Metastasen werden mit der Kombination von Strahlentherapie und Chemotherapie beeinflußt.

Strahlenempfindlichkeit und Tumordosis

Die Strahlenempfindlichkeit ist relativ gering, jedoch von Fall zu Fall unterschiedlich. Erforderlich sind 60 Gy Tumordosis.

Prognose

Wegen der frühen Metastasierung ist die Prognose ungünstig. Tumoren mit einem großen Anteil von akuten und chronischen Entzündungszellen haben eine bessere Prognose als alle anderen Gruppen (WEISS u. ENZINGER 1978). Bei operablen Tumoren des Skeletts (Amputation) sind bei einem Drittel der Patienten Langzeitheilungen zu erwarten. (Bei inoperablen Tumoren, z. B. im Becken sahen DAHLIN et al. (1977) nach der Bestrahlung Überlebenszeiten bis 17 Jahre und nach Exzision und Bestrahlung bis 18 Jahre.)

Im allgemeinen werden höchstens 2 Jahre Überlebenszeit beobachtet (BURGENER u. LANDMANN 1976).

WARNKE et al. (1975) geben eine mittlere Überlebenszeit bei 29 Fällen von 6 Monaten an. Ein Fall wurde bestrahlt und erhielt zusätzlich Cyclophosphamid und lebte 8 Jahre.

Nach Operation und Bestrahlung mit 60 Gy sahen SUIT et al. (1975) eine zweijährige rezidivfreie Zeit bei 18 Patienten. HERMANEK (1977) gibt eine 5-Jahres-Überlebenszeit von 50% an.

Zytostatische Therapie

Im SWOG-Protokoll (Southwest Oncology Group) wird das CY-VA-DIC-Programm empfohlen (GOTTLIEB et al. 1975; LEITE et al. 1977).

Dieser Vorschlag enthält zwei Therapieprogramme, s. Tabelle 23.

Nach beiden Programmen können partielle Rückbildungen erwartet werden.

Das maligne fibröse Histiozytom kann als auch primärer Knochentumor auftreten und hat differentialdiagnostisch Beziehung zum Chondro- und Osteosarkom und zu den Fibrosarko-

Tabelle 23. Chemotherapie der malignen Histiozytome

Therapieprogramm 1	Tag 1	Adriamycin	50 mg/m² i. v.
	Tag 1	Cyclophosphamid	500 mg/m² i. v.
	Tag 1–5	DTIC	250 mg/m² i. v.
	Tag 1	Vincristin	1 mg/m² i. v.
	Wiederholung je nach Hämato-Toxizität alle 3 Wochen oder die Variation CY-VA-DACT		
Therapieprogramm 2	Tag 1	Cyclophosphamid	500 mg/m² i. v.
	Tag 1	Vincristin	1 mg/m² i. v.
	Tag 1	Adriamycin	50 mg/m² i. v.
	Tag 3–5	Actinomycin D	0,3 mg/m² i. v.

men des Knochens. Es ist selten, ca. 3% aller Knochentumoren sind maligne Histiozytome. Therapie ist die Amputation oder die Dysartikulation.

Die 5-Jahres-Überlebensrate beträgt etwa 40%, auch durch Bestrahlung wird ein ähnlicher Erfolg erzielt (Dahlin et al. 1977).

16. Riesenzellsarkome

Synonym: Riesenzelliges Fasziensarkom.

Die Riesenzellsarkome der Weichteile haben in diesem Rahmen vielmehr eine historische Bedeutung. Sie verdanken ihren Namen der Anwesenheit von Riesenzellen in ein oder zwei Parenchymarten, meistens Spindelzellen. „Die Buntheit des Zellbildes hat immer wieder dazu verleitet, diese Geschwülste als Riesenzell-Sarkome zu benennen, obwohl sie klinisch vollkommen gutartig sind. Für manche der gutartigen Riesenzellgeschwülste ist es überhaupt noch nicht sichergestellt, daß es sich um echte Tumoren und nicht bloß um eigentümliche Wucherungen des Gefäßwandgewebes als Folge von Schädigung (besonders Blutungen) handelt.“ – „Die gutartigen Riesenzellgeschwülste können als Sonderform des Fibroms betrachtet werden. Wegen des besonderen Zellbildes sind sie lange zu den Sarkomen gezählt worden. Maligne Formen der Riesenzellgeschwülste der Sehnen sind aber bekannt, jedoch kommen sie selten vor“ (Hamperl u. Ribbert 1944). „Die Riesenzellgeschwülste sind fast durchweg als gutartig zu bezeichnen. Sie neigen zu lokalen Rezidiven, machen aber keine Metastasen“ (von Albertini 1955). Maligne Riesenzellgeschwülste des Knochens sind jedoch bekannt und wiederholt beschrieben worden (Roukkula 1959; Jaffé 1953; Lichtenstein 1951; Jansson 1944; Andersen 1950; Hellner 1950).

Es gibt aber auch tatsächlich Riesenzellsarkome der Weichteile, die aber äußerst selten sind. Sie bestehen aus einer Mischung von vielkernigen Riesenzellen, mononuklearen Histiozyten und Fibroblasten.

Große therapeutische Erfahrungen bestehen nicht. Guccion und Enzinger haben 1972 32 Fälle analysiert.

Erkrankungsalter

9–87 Jahre, vorwiegend zwischen dem 40. und 80. Lebensjahr. Frauen und Männer werden etwa gleich häufig befallen.

12 eigene Tumoren lagen oberflächlich in der Subkutis oder in oberflächlichen Faszien, vorwiegend an den Beinen.

Die Symptome sind gering, meistens schmerzloser Tumor. Die Anamnese dauert 8–10 Wochen, aber auch viele Jahre.

Therapie

Oberflächlich gelegene Tumoren werden mit weiter Exzision operiert. Bei tiefen Tumoren ist die weite Exzision oder Amputation oder eine radikale Operation erforderlich.

Prognose

Oberflächlich gelegene Sarkome rezidivieren oft, aber sie metastasieren nicht. Tiefe Sarkome metastasieren häufig, wobei eine allgemeine Streuung und ein Lungenbefall erfolgt.

Eine Strahlentherapie und Chemotherapie wurde bei terminalen Fällen als Palliativtherapie versucht. Besondere Erfahrungen liegen nicht vor.

Heilungsraten

5 von 12 Patienten mit oberflächlichen Sarkomen lebten über 5 Jahre, 4 von 20 mit tief gelegenen Sarkomen lebten über 5 Jahre.

17. Polymorphzelliges Sarkom

In der älteren, besonders deutschen Literatur existiert die Tumorbezeichnung „Polymorphzelliges Sarkom" noch relativ häufig. Diese Diagnose wird aber im letzten Jahrzehnt nicht mehr oder nur noch ganz selten vom Pathologen gestellt.

Da es sich bei dieser Bezeichnung vorwiegend um eine klinische deskriptive Diagnose und weniger um eine histopathologische klassifizierende handelt, wird diese Nominierung für eine eigene Tumorform heute nicht mehr verwendet. Auch in der WHO-Klassifizierung nach ENZINGER et al. (1969) erscheint diese Sarkomform nicht.

Da es sich bei diesen sog. polymorphzelligen Sarkomen um einen stark entdifferenzierten mitosereichen und mehrkernigen Tumor handelt, werden diese Sarkome jetzt möglicherweise teils unter den undifferenzierten Sarkomen und teils unter den malignen Histiozytomen zu finden sein.

In der eigenen Sammlung finden sich 65 Patienten mit der Diagnose „polymorphzelliges Sarkom" und es sollen hier die typischen Merkmale genannt werden.

Häufigkeit

Der Anteil an allen Sarkomen etwa 1%, der Anteil an unseren Weichteilsarkomen etwa 7%, bei ZEITLER (1959) 2,6%.

Erkrankungsalter

Dieses Sarkom trat in allen Altersklassen etwa gleichmäßig auf, besonders im 6. und 7. Dezennium.

Lokalisation

Kopf und Hals 20,2%, Rumpf 32,7%, obere Extremitäten 15,6%, untere Extremitäten 31,2%.

Klinik

Die Anamnesedauer war unterschiedlich. Sie betrug bei 31% der Patienten 3 Monate, bei 45% 6–12 Monate. Viele Patienten (etwa 24%) empfanden den langsam wachsenden Tumor erst nach 1 Jahr als gefährlich. Es kann u.U. relativ früh zu Schmerzen kommen. Der Tumor neigt zur Ulzeration (s. Abb. 20 G.G. mit ausgedehntem Sarkom am Oberarm) und ruft oft Temperaturerhöhung hervor. Meistens kamen die Patienten mit einem Tumor über 5 cm im Durchmesser.

Rezidive und Metastasen

Die Rezidivneigung ist groß. Frühe Metastasen in den regionären Lymphknoten sind zu erwarten.

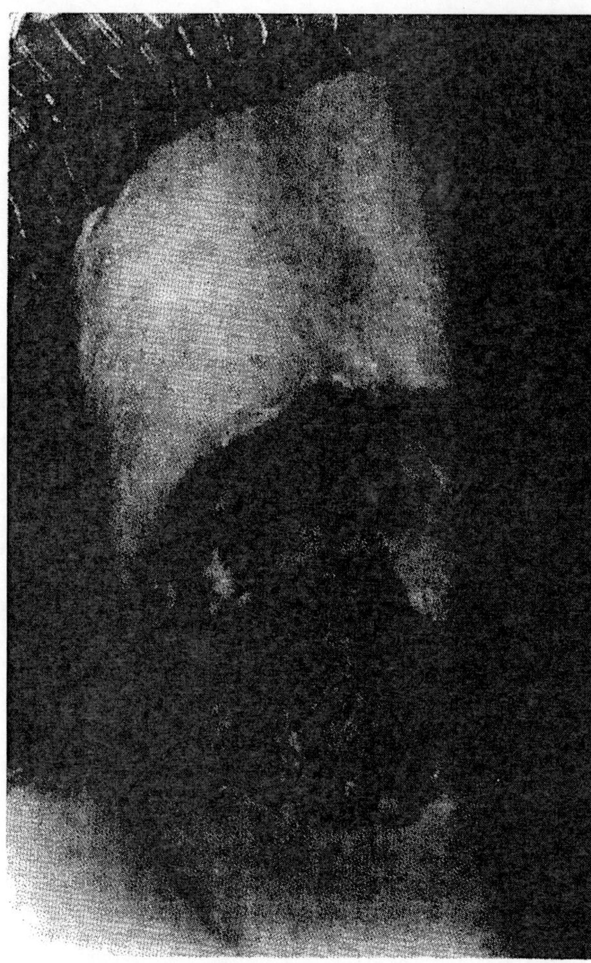

Abb. 20. (Fall G.G., 73 Jahre.) Polymorphzelliges Sarkom des linken Oberarmes. Nach einer Prellung kam es zur Tumorbildung, rasche Vergrößerung, Ulzeration und Temperaturerhöhung. Nach Bestrahlung mit 40 Gy trat Rückbildung ein, nach 3 Jahren Rezidiv, das nach 50 Gy abheilte. Patient starb 2 Jahre später an Lungen-Tbc

Therapie

Es ist immer eine weite Exzision und Bestrahlung des Tumorgebietes und der regionären Lymphknotenstationen erforderlich.

Strahlenempfindlichkeit und Tumordosis

Der Tumor reagiert langsam auf die Bestrahlung. Die Tumordosis betrug im Mittel 50 Gy.

Prognose

Die Prognose ist ungünstig. Auch nach früher Behandlung mit Operation und Bestrahlung sind die Heilungschancen im Stadium I und II ungünstig. Von 84 Patienten mit einem polymorphzelligen Sarkom befanden sich 26 im Stadium I und II. Nach Operation und Bestrahlung lebten nach 5 Jahren 14 Patienten (=54%) und nach 10 Jahren 3 (=12%). 14 Patienten im fortgeschrittenen Stadium wurden nur bestrahlt, nach 10 Jahren lebte davon ein Patient.

Die präoperative Bestrahlung

Es scheint, daß die präoperative Bestrahlung in der derzeitigen Tumortherapie an Aufmerksamkeit verloren hat, denn die Zahl der Patienten, die dem Radiologen zur Vorbestrahlung überwiesen werden, ist auffallend klein. Ein guter und früher Kenner der Sarkombehandlung PACK (1957) schreibt, daß die Bestrahlung eine große Hilfe für die Behandlung der Sarkome ist und daß der Bestrahlung ein besonderer Platz eingeräumt werden müßte. Er selbst hat viele Fälle gesehen, die technisch inoperabel waren, die durch die Vorbestrahlung jedoch in einen operablen Zustand gebracht werden konnten und schließlich endgültig geheilt wurden. PACK und PIERSON (1954) halten eine Vorbestrahlung der Liposarkome für unbedingt angezeigt, denn bei ihren Untersuchungen fanden sich in 60% eine deutliche Rückbildung und in 15% ein völliges Verschwinden der Tumoren. Eine präoperative Bestrahlung halten sie jedoch nicht für angezeigt, wenn das Liposarkom über Knochen liegt, wie es z.B. am Schädel, am Schienbein, am Fuß und Kreuzbein der Fall ist. Bei den Liposarkomen im Retroperitoneum wurden zahlreiche Patienten gerade durch die Vorbestrahlung erst operabel.

Bei den Rhabdomyosarkomen ist die Vorbestrahlung bei großen Tumoren erforderlich, um sie in einen operablen Zustand zu versetzen (PACK u. EBERHARDT 1952).

Auf die Bedeutung der Vorbestrahlung der malignen Geschwülste haben BERVEN (1950), KOHLER (1947, 1952), LEB (1955, 1957, 1959a, b), ZUPPINGER (1958) und ZUPPINGER u. RENFER (1956), um nur einige Autoren zu nennen, immer wieder eindringlich hingewiesen.

Was KOHLER zur präoperativen Bestrahlung des Mamma-Karzinoms sagt:
1. sofortiger Schutz gegen Metastasierung
2. Inaktivierung der Karzinomzellen gegen Streuung bei Operation
3. Immunisierung des Operationsgebietes gegen Impftumoren, gilt in unveränderter Weise auch für die Weichteilsarkome.

Bei großen Geschwülsten kommt es zu pathologischen Durchblutungsverhältnissen. „Die Normalisierung des gestörten Blutumlaufes ist nun entscheidend für einen Erfolg der Strahlenbehandlung und bildet die Voraussetzung für den ungestörten Abtransport von Zellnekrosen und für die Neubildung von Geweben" (LEP 1955). Weiter schreibt LEP 1957 bei einem Fall eines hypoblastischen Sarkoms, wie durch die Bestrahlung die Blutzirkulation im Tumor normalisiert wird. Durch serienvasographische Darstellung vor und nach der Bestrahlung wurde die Durchblutung kontrolliert.

Ebenso wie bei den Mamma-Karzinomen durch die Vorbestrahlung die Heilungsquote erheblich verbessert werden konnte (BERVEN 1950; KOHLER 1952), müßten sich die Lebenserwartung der Patienten mit einem Weichteilsarkom durch eine Vorbestrahlung auch günstiger gestalten. Voraussetzung ist eine enge Zusammenarbeit von Chirurgen und Radiologen vor Beginn der Therapie. Wie bereits PACK, LEP, AGOSTINI (1957) u.a. betont haben, wird die Tumormasse durch die Bestrahlung reduziert und das operative Vorgehen erheblich erleichtert.

ATKINSON et al. (1963) haben zwei Gründe für die Anwendung der Vorbestrahlung, nämlich
1. sahen sie eine relativ gute Abgrenzung des Tumors zum umgebenden Gewebe, und
2. fanden sie bei allen bestrahlten Tumoren eine typische Strahlenreaktion, besonders bei den Lipo- und Rhabdomyosarkomen.

Es kam immer zu einer guten Rückbildung, oft bis zum vollständigen Schwund. Sie bestrahlten 3mal 10 Gy in wöchentlichen Abständen.

54 Sarkompatienten wurden nicht vorbestrahlt, und es kam bei 40 (=74%) zu Rezidiven; 15 Patienten wurden vorbestrahlt und nur bei einem Patient (=6,7%) kam es nach einem Jahr zu einem Rezidiv.

HINTZ et al. (1977) sahen nach der präoperativen Bestrahlung der Weichteilsarkome der Erwachsenen in 20% der Fälle Rezidive, bei alleiniger Operation in 33% und bei postoperativer Bestrahlung in 37–46%. Diese Autoren fanden die günstigste Heilungsquote nach präoperativer Bestrahlung vor der alleinigen operativen Therapie und der postoperativen Bestrahlung.

Bei einem möglichst großen Feld haben sie 10 Gy/Woche, insgesamt 50 Gy (Megavoltstrahlen) für die präoperative Therapie verabreicht. (Bei der postoperativen Bestrahlung wurden 60 Gy appliziert.) Die Operation wurde als weite Exzision durchgeführt.

Chemotherapie

Die Chemotherapie hat sich als adjuvante Therapie zur Operation und Strahlentherapie bei den Weichteilsarkomen als erfolgversprechend bewährt. Die Rezidiv- und Metastasierungsrate aber auch die Überlebenszeiten wurden bisher merklich durch die Chemotherapie bei dem undifferenzierten Liposarkom, Leiomyosarkom, Rhabdomyosarkom, malignen Hämangioperizytom, synovialen Sarkom, Kaposi-Sarkom und malignen fibrösen Histiozytom (s. dazu auch Hinweise bei den Therapieangaben der einzelnen Tumorgruppen) beeinflußt.

Die vergleichenden Untersuchungen von ROSENBERG et al. (1978) von einer Gruppe von 66 Patienten mit Weichteilsarkomen, die eine radikale Operation ohne Chemo- und Strahlentherapie und eine andere randomisierte Gruppe von 46 Patienten mit Weichteilsarkomen, die entweder eine radikale Operation + Chemotherapie oder eine begrenzte Operation (limb-sparing-surgery) + Radiotherapie + Chemotherapie, oder eine begrenzte Operation + Radiotherapie + Chemo-Immuntherapie erhielten, geben interessante Hinweise auf die Beeinflußbarkeit der Rezidivneigung.

Die Strahlendosis betrug im allgemeinen 50 Gy und die Bestrahlung wurde so früh als möglich eingeleitet und wurde im allgemeinen gut toleriert.

Nach der Wundheilung, jedoch 3 Tage vor Bestrahlungsbeginn, wurde mit der Chemotherapie mit Adriamycin, Cyclophosphamid und Methotrexat begonnen.

Am 21. Tag nach Beginn der Chemotherapie wurde mit der Immuntherapie mit i.v.-Infusionen von Corynebacterium parvum begonnen.

Bei den nur operierten Patienten traten in 55% der Fälle Rezidive auf. Durch die kombinierte Therapie mit der begrenzten Chirurgie und der Strahlen-Chemotherapie in der Gruppe mit den randomisierten Weichteilsarkomen wurde nur bei 11% der Patienten Rezidive beobachtet. Somit wurde ein eindrucksvolles Ergebnis durch die aufwendige Therapie erreicht und der Nachweis erbracht, daß die Rezidivrate erheblich gesenkt werden kann.

Der günstige Einfluß der kombinierten Therapie äußerte sich auch in der 3jährigen Überlebenszeit, die sich von ca. 50% der nur operierten auf 90% der kombiniert behandelten Patienten verbesserte.

Eine Verbesserung der Remissionsrate bei allen Weichteilsarkomen von 17% auf 27% durch intensive Chemotherapie mit CYVADIC konnte RODRIGUEZ et al. (1977) beobachten. Natürlich waren auch die Nebenerscheinungen dadurch intensiver.

Die meisten heute gebräuchlichen Vorschläge zur Chemotherapie für die Weichteilsarkome und deren Metastasen sind Kombinationen von Cyclophosphamid, Vincristin, Adriamycin und DTIC. Alle Kombinationen sind sehr toxisch, am verträglichsten ist jedoch die Kombination von Adriamycin mit DTIC (PINEDO u. KENIS 1977). Diese Autoren fanden bei ihren Untersuchungen, daß bei Erwachsenen die Chemotherapie weniger wirksam ist als bei Kindern, daß mit der Kombination CYVADIC die Metastasen am günstigsten beeinflußt werden, daß DTIC simultan mit Adriamycin am ersten Tag eingesetzt werden soll und daß die Immuntherapie weiter ausgebaut werden sollte.

Eine weitere sehr effiziente Kombination von Zytostatika ist mit CDDP und Heloxan gegeben, wobei hier besonders die strahlensensibilisierte Wirkung des Cis Platin (CDDP) durch Kombination der Radiatio und der Chemotherapie zu erwägen ist.

II. Zusammenfassende Betrachtung

Es besteht wohl kein Zweifel, daß alle Weichteilsarkome zwei Eigenschaften gemeinsam haben, nämlich

1. die ausnahmslose große allgemeine Rezidivneigung nach einfachen und weiten operativen Eingriffen (abgesehen die Amputation) und
2. die meistens geringe Strahlenempfindlichkeit mit wenigen Ausnahmen, z. B. Kaposisarkom, Lymphangiosarkom und das undifferenzierte Liposarkom.

Für die oft sehr große Rezidivneigung der Weichteilsarkome gibt es noch keine plausible Erklärung. Der Kliniker muß sich mit dieser Tatsache abfinden und seine möglichen entsprechenden Gegenmaßnahmen ergreifen. Jede Therapiemethode für sich allein ist unzureichend; erst eine Kombination führt oft zu befriedigenden Ergebnissen, und so kann durch eine sinnvolle weite Exzision und eine postoperative Bestrahlung des Operations- und des Lymphabflußgebietes eine Amputation oder eine ausgedehnte verstümmelnde Operation vermieden werden. Eine Strahlenspätveränderung als Fibrose, Induration o. ä. ist im allgemeinen für den Patienten leichter zu ertragen als z. B. eine fehlende Extremität.

Weiterhin besteht kein Zweifel, daß weder operative Eingriffe, gleich welcher Art, ohne die Strahlentherapie auch mit extrem hohen Dosen einen Einfluß auf die Fernmetastasierung ausüben, weil diese wahrscheinlich bereits schon erfolgt ist, bevor die primäre Therapie eingeleitet worden ist.

Bei den Weichteilsarkomen besteht keine Regel, daß langsam wachsende Tumoren mit langer Anamnese früher und mehr Fernmetastasen setzen als schnell wachsende mit kurzer Anamnese mit großer Neigung in die Umgebung zu streuen. Es ist bekannt und ausreichend diskutiert, daß bei einem Tumor, der eine bestimmte Volumengröße erreicht oder überschritten hat, mit der Ausschwemmung von einer zunehmenden Tumorzellenmenge gerechnet werden muß, so daß dadurch die Möglichkeit der Fernmetastasierung größer wird.

Tabelle 24. Strahlenempfindlichkeit der Weichteil-Sarkome

20–30 Gy	30–40 Gy	40–50 Gy	50–60 Gy	über 60 Gy
Kaposi-Sarkom	wenig differenziertes Lipo-Sarkom	Rhabdomyo-Sarkom der Orbita, wenig differenziertes Fibro-Sarkom, malignes Hämangioperizytom, Myxo-Sarkom, undifferenziertes Sarkom	Fibro-Sarkom, Dermatofibrosarcoma protuberans, Leiomyo-Sarkom, Rhabdomyo-Sarkom, malignes Hämangioendotheliom, malignes Lymphangioendotheliom, Synovial-Sarkom, malignes Chordoma, alveoläres Weichteil-Sarkom, Osteo-Sarkom der Weichteile, malignes fibröses Histiozytom, Chondro-Sarkom der Weichteile, Riesenzell-Sarkom	Lipo-Sarkom

Tabelle 25. Therapieplanung der Weichteil-Sarkome

Tumorart	Operative Therapie	Strahlentherapie			Chemo-therapie
		Tumor-region	regionales Lymphknoten-stationen	Strahlen-art	
Fibro-Sarkom	weite Exzision	+	–	e^-, γ, n^0	–
Wenig differenziertes Fibro-Sarkom	weite Exzision	+	+	e^-, γ	+
Dermatofibrosarc. protub.	lokale Exzision	+	–	e^- (rö.)	?
Lipo-Sarkom, differenziert	weite Exzision	+	–	γ, e^-, n^0	–
Lipo-Sarkom, undifferenziert	Op., weite Exzision	+	+	γ, e^-	?
Leiomyo-Sarkom	Op., weite Exzision	+	–	γ, e^-	(?)
Rhabdomyo-Sarkom	weite Exzision	+	+	e^-, γ	+ +
Malignes Hämangio-endotheliom	weite Exzision	+	+	e^-, γ	–
Malignes Hämangio-perizytom	lokale und weite Exzision	+	+	e^-, γ	+
Lymphangiosarkom	Op. Exzision	+	+	e^-, γ	–
Synoviales Sarkom	weite Exzis., Amputation	+	+	e^-, γ	–
Malignes Chordom	Radikal-Op.	+	?	γ	–
Myxo-Sarkom	weite Exzis.	+	+	e^-	–
Alveoläres Weichteilsarkom	weite Exzis.	+	+	e^-, γ	–
Chondro-Sarkome der Weichteile	weite Exzis.	+	?	e^-	–
Osteo-Sarkom der Weichteile	weite Exzis.	+	+	e^-, γ	–
Kaposi-Sarkom	Biopsie	+	+	e^- (Rö.-Str.)	?
Undifferenziertes Sarkom	weite Exzis.	+	+	e^-, γ	–
Malignes fibröses Histiozytom	lokale und weite Exzis.	+	+	e^-, γ	+

e^- = Elektronen; γ = Photonen; Rö = konventionelle Röntgenstrahlen; n^0 = Neutronen

Aus der geringen Strahlenempfindlichkeit der Weichteilsarkome soll nicht die Folgerung abgeleitet werden, daß bei diesen Tumoren die Strahlentherapie entbehrlich sei. Diese Folgerung wäre ein grober Fehler in der gesamten Tumortherapie, denn von vielen Autoren DESAI et al. (1975), SHIU et al. (1975), GERNER et al. (1975), SUIT et al. (1979), SOULE und PRITCHARD (1977), DRITSCHILO et al. (1978), GLANZMANN (1980) und unseren eigenen Beobachtungen wird der Nachweis erbracht, daß durch die Bestrahlung die Rezidivquote gesenkt und die Heilungsrate verbessert wird.

Wichtig ist, daß die Strahlendosis und das Bestrahlungsgebiet entsprechend günstig gewählt wird. PERRY u. CHU (1962) konnten zeigen, daß bei einer ausreichend hohen Strahlendosis (meistens 50 Gy oder darüber) bei Rezidiven von Liposarkomen, Fibrosarkomen eine gute Reaktion und eine Lebensverlängerung ebenso bei embryonalen Rhabdomyosarkomen bei 25 Gy und bei pleomorphen Rhabdomyosarkomen bei 40 Gy erreicht wird.

Über die Ätiologie ist wenig bekannt. Das Trauma als primärer Anlaß zur Sarkomentstehung ist doch recht umstritten, es wurde ebensoviel pro wie contra darüber geschrieben. Ohne ein großes Versäumnis zu begehen, kann man dieses Thema wohl beiseite lassen. Physikalische (energiereiche Strahlen) und chemische (Polyvinylchlorid) Einflüsse als auslösende Faktoren sind jedoch bekannt geworden.

Tabelle 26. Klinische Malignitätsgrade der Weichteil-Sarkome

Tumorart	Wachstums-tendenz	Metastasen	Rezidive	Mali-gnitäts-grad
Fibro-Sarkom	sehr langsam	keine	häufig	+
Wenig differenziertes Fibro-Sarkom	langsam	häufig	sehr häufig	+ + +
Dermatofibrosarcoma prot.	sehr langsam	keine	häufig	+
Lipo-Sarkom, differenziert	sehr langsam	keine	selten	+
Lipo-Sarkom, undifferenziert	langsam	sehr häufig	sehr häufig	+ + +
Leiomyo-Sarkom	sehr langsam	häufig	häufig	+ +
Rhabdomyo-Sarkom	rasch	häufig	häufig	+ + +
Malignes Hämangioendotheliom	langsam	gering, spät	Generalisierung	+ +
Malignes Hämangioperizytom	langsam	gering	häufig	+ +
Lymphangio-Sarkom	rasch	frühzeitig	häufig	+ + +
Synoviales Sarkom	langsam	mäßig häufig	sehr häufig	+ +
Malignes Chordom	sehr langsam	spät	sehr häufig regelmäßig	+
Myxo-Sarkom	langsam	sehr häufig	sehr häufig	+ +
Alveoläres Weichteil-Sarkom	langsam	früh	regelmäßig	+ +
Chondro-Sarkom der Weichteile	langsam	selten	selten	+
Osteo-Sarkom der Weichteile	langsam	sehr häufig	sehr häufig	+ + +
Kaposi-Sarkom	langsam	sehr früh	Generalisierung	+ +
Undifferenziertes Sarkom	rasch	frühzeitig	gering	+ +
Malignes fibröses Histiozytom	langsam	häufig	sehr häufig	+ + +

Die Entartung gutartiger Weichteiltumoren gehört zu den ganz großen Seltenheiten und kommt nur bei den Schwammonen und Neurofibromen vor (HERMANEK 1977).

Der Erfolg der Strahlentherapie ist im wesentlichen von zwei Faktoren abhängig:
1. von der Strahlenempfindlichkeit des Sarkoms
2. vom Malignitätsgrad des Sarkoms.

Zu 1. Die Kenntnis über die Strahlenempfindlichkeit der Weichteilsarkome ist vorwiegend eine empirische Angelegenheit, denn die histopathologischen Muster wie Mitosezahl, mehrkernige Riesenzellen, embryonale Strukturen u.ä. sind nicht immer typisch und hinweisend, um daraus definitive Rückschlüsse ziehen zu können.

Die Tabelle 24 zeigt die erforderlichen Tumorvernichtungsdosen für die Sarkome in den verschiedenen Tumorgruppen. Abweichungen nach oben und unten sind natürlich noch möglich.

Zu 2. Der klinische Malignitätsgrad wird aus der Wachstumstendenz des Tumors (wie Infiltration und Expansion), der Rezidivneigung und Metastasenhäufigkeit ermittelt. Werden die Weichteilsarkome so kritisch definiert, dann gelangt man zu den Angaben der Tabelle 25.

Bei 3 Malignitätsgraden haben wir eine Sarkomgruppe, die nach den heutigen Therapiemethoden gut (+), eine zweite Sarkomgruppe, die ausreichend (+ +) und eine dritte, die noch unbefriedigend (+ + +) beherrscht wird. Durch weitere klinische Erfahrungen, Verbesserungen der vorhandenen und Hinzufügung neuer Therapiemethoden, können sich Änderungen in den klinischen Malignitätsgraden einstellen.

Nach den derzeit bekannten Therapiemethoden kann für die Weichteilsarkome eine Übersicht für die Therapieplanung angegeben werden, wie sie in der Tabelle 26 dargestellt ist.

Alle Weichteilsarkome sollen operiert und bestrahlt und eventuell chemotherapiert werden. Bei den prognostisch ungünstigen Sarkomen (high-risk-Gruppe) wird durch diese kombinierte Therapie die 5-Jahresheilung um rund 30% verbessert (BECK et al. 1977). Ebenso sahen MCNEER et al. (1968) und SUIT et al. (1973) nach der kombinierten Therapie eine signifikante höhere Überlebensrate. Wie bereits in meinen früheren Publikationen (1957, 1978) ausführlich erwähnt, sahen auch andere Autoren (PACK u. ARIEL 1958; PERRY u. CHU 1962; HARE u. CERNY 1963; SPITTLE et al. 1970; MCNEER et al. 1973; SUIT et al. 1973) eine Verbesserung der Heilungsaussichten durch die Bestrahlung.

Bei einigen Weichteilsarkomen (Rhabdomyosarkom, wenig differenziertes Fibrosarkom, maligne Hämangioperizytom, malignes Fibrohistiozytom) wurde durch die Chemotherapie ein beachtlicher Fortschritt in der Remissionszeit und Überlebensrate erreicht. Allerdings muß dieser Fortschritt meistens mit erheblichen Nebenwirkungen erkauft werden.

Sowohl in der Technik der Strahlentherapie als auch in der Auswahl und Anwendung der Chemo- und Immunotherapeutika sind Fortschritte und Verbesserungen zu erwarten, so daß die gesamte Therapie der Weichteilsarkome in der Zukunft sich erfolgreicher als heute gestalten wird.

Literatur

Abrikossoff AJ (1926) Über Myome ausgehend von der quergestreiften willkürlichen Muskulatur. Virchow Arch [A] 260:215–233

Abrikossoff AJ (1931) Weitere Untersuchungen über die Myoblastome. Virchows Arch [A] 280:723–740

Ackerman LV (1948) Hemangiopericytoma of retroperitoneal space. J Missouri Med Ass 45:380–382

Ackermann LV, Regato JA del (1947) Cancer. – Diagnosis, Treatment, Prognosis. Mosby, St Louis

d'Agostino A (1957) La roentgenterapia dei sarcomi delle parti molli. Radiologia 13:559–586

Albertini A von (Hrsg) (1955) Histologische Geschwulstdiagnostik. Thieme, Stuttgart

Albertini A von, Roulet F (Hrsg) (1974) Histologische Geschwulstdiagnostik, 2. Aufl. Thieme, Stuttgart

Allan CJ, Soule EH (1971) Osteogenic sarcoma of the somatic soft tissue. Cancer 27:1121–1133

Andersen SR (1950) The malignancy of giant cell tumors. Acta Radiol 26:11–17

Anderson PA, Dockerty MB, Buie LS (1950) Myomatous tumors of the rectum (leiomyomas and myosarcomas). Surg 28:642–650

Angeli A (1956) Voluminosos fibromyxosarcoma mammario in donna afetto da grave forma tuberculare. Ann Ital Chir 33:686–697

Angervall L, Enzinger FM (1975) Extrasceletal neoplasm resembling Ewing's sarcoma. Cancer 36:240–251

Angervall L, Enerbeck L, Knutsen H (1973) Chondrosarcoma of soft tissue. Origin. Cancer 32:507–513

Appelman HD, Helwig EB (1976) Gastric epitheloid leiomyosarcoma (leiomyoblastoma). Cancer 38: 708–728

Arean VM, Marcial-Rojas R (1957) Rhabdomyosarcoma in children. Am J Surg 93:143–146

Arndt J (1973) Indikation und Grenzen der Strahlentherapie bösartiger Neubildungen. Fischer, Stuttgart

Asirwatham JE, Pickren JW (1978) Inflammatory fibrous histiocytoma. Case report. Cancer 41:1467–1471

Asvall JE, Hoeg K, Brydz PE (1969) Alveolar soft part sarcoma. Clin Radiol 20:426–432

Atkinson L, Garvan JM, Newton NC (1963) Behavior and management of soft connective tissue sarcomas. Cancer 16:1552–1562

Ault GW, Smith RS, Castro AF (1951) Hemangiopericytoma of sigmoid colon. Case report. Surgery 30:523–527

Ayella R (1970) Hemangiopericytoma. A case report with arteriographic findings. Radiology 97:611–612

Backwinkel KD, Diddams JA (1970) Hemangiopericytoma. Report of case and comprehensive review of the literature. Cancer 27:896–901

Balbaa A, Chesterman JT (1957) Neoplasma of vascular origin in the mediastinum. Br J Surg 44:545–555

Bale PM, Reye RDK (1975) Rhabdomyosarcoma of childhood. Pathology 7:101–111

Bartusch L, Meister P, Büll U, Welsch KH (1974) Das alveoläre Weichteilsarkom der Skeletmuskulatur. Münch Med Wochenschr 116:923–928

Beck H, Bötticher R, Hermanek P (1977) Chirurgische Behandlung und Therapieergebnisse bei Weichteiltumoren. Chirurg 48:692–695

Bedacht R, Pelzl H, Meister P (1968) Zur Klinik des Hämangiopericytoms. Fortschr Med 86:176–178

Begg CF, Garret R (1954) Hemangiopericytoma occuring in meninges. Case report. Cancer 17:602–606

Beninati A, Pisacane A (1957) Sulla radioterapie del morbe di Kaposi. Radiolog 13:227–236

Berg JW (1967) The incidence of multiple primary carcinoma. J Natl Cancer Inst 38:741–747

Berman HL (1963) The role of radiation therapy in the managment of synovial sarcoma. Radiology 81:997–1002

Berven E (1950) Behandlungsresultate beim Mammakarzinom. Strahlentherapie 83:413–419

Betzler HI (1952) Zur Klinik der Sarkome (Tübinger Erfahrungen von 1930–1949). Die Medizin 3:85–88

Billenkamp G, Keller H (1970) Haemangiopericytom, ein seltener Tumor. Röntgenblätter 23:274–276

Bizer J (1971) Fibro-sarcoma. – Report of 64 cases. Am J Surg 121:586–587

Black H (1950) Fibrosarcoma of the bronchus. J Thorac Cardiovasc Surg 19:123–134

Borrmann R (1907) Metastasenbildung bei histologisch gutartigen Geschwülsten. Beitr Pat Anat Allg Pathol 40:Pl. IX–XII, 372–392

Borst M (1950) Pathologische Histologie, 4. Aufl. Vogel, München

Braband H (1967) Die Radiologie des afrikanischen Kindheitslymphoms (Burkitt-Tumor). Radiol Diagn (Berl) 8:1–11

Bredt AB, Serpick AA (1969) Metastatic hemangiopericytoma treated with Vincristine an Actinomycin D. Cancer 24:266–269

Broders AC, Hargrave R, Meyerding HW (1939) Pathological features of the soft tissue fibrosarcoma. Surg Gynecol Obstet 69:267–280

Brosman S (1973) (Hospital of torrance, Kalifornia) Rhabdomyosarcoma. Vortrag 42. Kongreß der "American Academy of Pediatrics", Chicago, 20.10.–24.10. 1973

Burgener FA, Landman S (1976) Die Röntgenmanifestation des Fibroxanthosarkoms. Fortschr Roentgenstr 125:123–129

Burkhardt G (1955) Entstehung, Klinik und Behandlung des Fibrosarkoms der Mamma. Zentralbl Chir 80:792–801

Burkitt R (1949) Fatal haemorrhage into a perirenal liposarcoma. Br J Surg 36:439–443

Burmeister H (1954) Zur lipostatischen Sarkomatose. Bruns Beitr 188:35–58

Buschke F (1960) Liposarcoma of retroperitoneal space. Cancer Seminar 2:180–184

Buschke F, Parker RG (1972) Radiation therapy in cancer Managment. Grune & Stratton, New York London, pp 358–362

Butler JJ (1963) Fibrous tissue tumors: Nodular fasciitis, dermatofibro-sarcoma protuberans and fibrosarcoma grade I desmoid type. In: Tumors of bone and soft tissue (8th Annual Clinical Conference on Cancer. Housten, Texas 1963). Yearbook Medical Publishers, Chikago, pp 397–403

Cade B (1951) Soft tissue Tumors. Their natural history and treatment. Proc Roy Soc Med 44: 19–36

Cadman NL, Soule EH, Kelly PJ (1965) Synovial sarcoma. An analysis of 134 tumors. Cancer 18:613–627

Cappel D (1928) Chordoma of the vertebra column with 3 new cases. J Pathol Bact 31:797–814

Caroll WW (1947) Principles involved in surgical therapy of "encapsulated" fibrosarcoma of soft tissue. Surg Gynecol Obstet 84:703–709

Carter SK, Bakowski MT, Hellmann K (1977) Chemotherapy of cancer. Wiley, New York London Sydney Toronto

Cassady JR, Sagerman RH, Tretter P, Ellsworth RM (1968) Radiation therapy for rhabdomyosarcoma. Radiology 91:116–120

Chu FCH, Treves N (1963) The value of radiation therapy in postmastectomy lymphangiosarcoma. Am J Roentgenol 89:64–70

Christopherson WM, Foote FM, Stewart FW (1952) Alveolar soft part sarcomas: structurally characteristics tumors of uncertain histogenesis. Cancer 5:100–111

Chung EB, Enzinger FM (1976) Infantile fibrosarcoma. Cancer 38:729–739

Clatworth HW, Braven V, Smith JP (1973) Surgery of bladder and prostatic neoplasm in children. Cancer 32:1157–1161

Cohen L, Palmer P, Nickson JJ (1963) Treatment of Kaposi's sarcoma by radiation. In: Symposium on Kaposi's sarcoma. Karger, Basel New York

Colas M, Boucheron S, Blanchet P, Cuilleret J (1978) Leiomyosarcome de la veine cave inferieure. Lyon Chir 74:216–219

Craig RM, Pugh DG, Soule EH (1955) The roentgenologic manifestation of synovial sarcoma. Radiology 65:837–846

Crimm PD, Kiechle FL (1952) Fibrosarcoma of the diaphragma. Report of a Case. J Thorac Surg 23:360–366

Crone-Münzebrock A, Poppe H (1952) Das Schicksal unserer Sarkompatienten (Berichtszeit 1945–1953). Strahlentherapie 95:360–366

Dabska M (1977) Parachordoma. A new clinicopathologic entity. Cancer 40:1586–1592

Dahl J, Save-Sonderbergh J, Angervall L (1973) Fibrosarcoma in early infancy. Pathol Eur 8:193–209

Dahlin DC, McCarty CS (1952) Chordoma. A study of 59 cases. Cancer 5:1170–1178

Dahlin DC, Unni KK, Matsumo T (1977) Malignant (fibrous) histiocytoma of bone-fact or fancy? Cancer 39:1508–1516

Dalamander J (1859) Mammatumors. Cleveland Med Gaz I:31–36

Darier J (1924) Dermatofibromes progressifs et récidivants ou fibrosarcomas de la peau. Ann Dermatol Venerol 5:545–562

Deden C (1952) Fibrosarcoma of the larynx. Acta Otolaryngol (Stockh) 42:345–350

Dehner LP, Askin FB (1976) Tumors of fibrous tissue origin in childhood. A clinicopathological study of cutaneus and soft tissue neoplasms in 66 children. Cancer 38:888–897

Dehner LP, Enzinger FM, Fout RL (1976) Fetal rhabdomyosarcoma. An analysis of 9 cases. Cancer 30:160–166

Derian GH (1953) Spindle cell sarcoma of the prostate gland: case report. J Urol 69:544–546

Desai PB, Sampat MB, Vyas JJ, Souza LJ de, Sakhi P, Gangadharan P (1975) Management of soft tissue sarcomas: experience based on a clinicopathologic study of 1100 cases over thirdy years (1941–1972) period at the Tata Memorial Hospital, Bombay. In: Proc 11th Intern Canc Congress, Florenz 1974. Excerpta Medica, Bd 6, Amsterdamm, pp 181–186

Desbaillet P (1963) Hémangioendotheliome du foie, à symptomatologie avant tout cardiaque. Radiol Clin (Basel) 32:301–308

Despaigne E, Regato JA del (1930) Recidive d'un mixo-sarcoma de la cara. Bel Liga contra Cancer 5:257–263

Dimakakos PB (1967) Zum Krankheitsbild des Synovialsarkoms. Helv Chir Acta 34:406–411

Disimone RN, Mahdi-El AM, Hazra T, Lott S (1970) The reponse of Stewart-Treves-syndrome to radiotherapy. Radiology 97:121–125

Döring L, Graudins J (1975) Primäres Hämangiopericytom der Lunge. Thoraxchir 23:560–566

Donaldson SS, Castro JR, Wilbur JR, Jesse RH (1973a) Rhabdomyosarcoma of head and neck in children. Cancer 31:26–35

Donaldson SS, Duckett JW, Mulholland SG (1973b) Malignant genitourinary tumors. In: Sutow WW, Vietti TJ, Fernbach DJ (eds) Clinical pediatric oncology. Mosby, St Louis

Drings P (1977) Chemotherapie der Sarkome. In: Fetzer J, Füllenbach D, Gabel H (Hrsg) Adriamycin. Kehrer, Freiburg

Dritschilo A, Weichselbaum R, Cassady JR, Jaffe N, Green D, Filder R (1978) The role of radiation therapy in the treatment of soft tissue sarcoma of childhood. Cancer 42:1192–1203

Dutz W, Stout AP (1961) The myoma in childhood. Cancer 14:629–632

Edland RW (1967) Embryonal Rhabdomyosarcoma. Five year survival of patient treated by radiation and chemotherapy. Am J Roentgenol 99:400–403

Edland EW (1968) Liposarcoma; a retrospective study of 15 cases, a review of the literature and a discussion of radiosensivity. Am J Roentgenol 103:778–794

Eisen M, Amthor M, Gross P, Hügel E (1972) Das Hämangioendotheliom der Milz. Zentralbl Chir 97:1467–1475

Enterline HT, Culberson JD, Rochlin DB, Brady LW (1960) Liposarcoma. A clinical and pathological study of 53 cases. Cancer 13:932–949

Enzinger FM (1965) Fibrous tumors of infancy. In: Tumors of bone and soft tissue (Eight annual clinical conference on cancer.) Year book medical publishers, Chicago, pp 375–396

Enzinger FM, Harvey DA (1975) Spindle cell lipoma. Cancer 36:1852–1859

Enzinger FM, Shiraki M (1969) Alveolar rhabdomyosarcoma: An analysis of 110 cases. Cancer 24:18–31

Enzinger FM, Shiraki M (1972) Extraskeletal myxoid chondrosarcoma. An analysis of 34 cases. Hum Pathol 3:421–435

Enzinger FM, Winslow DJ (1967) Liposarcoma. A study of 103 cases. Virchows Arch [A] 335:367–372

Enzinger FM, Lattes R, Torloni H (1969) Histological typing of soft tissue tumors. International histological classification of tumors, no. 3, WHO, Geneva

Esser U (1977) Chemotherapie. Enke, Stuttgart

Ewing J (1928) Neoplastic diseases, 3rd edn. Saunders, Philadelphia

Ewing J (1935) Fascial sarcoma and intermuscular myxoliposarcomas. Arch Surg 31:507–520

Fassbender HG (1960) Das alveoläre Myoblasten sarkom der Skeletmuskulatur. Oncologia 13:184–191

Faust DB, Gilmore HR Jr, Mudgett CS (1944) Chordoma – a review of the literature with report of a sacrococcygeal case. Ann Intern Med 21:678–698

Feldman F, Seaman WB (1964) Primary thoracic hemangiopericytoma. Radiol 82:998–1009

Felix R, Thelen M, Zwicker H (1973) Das Haemangiopericytom. Beitrag zur Klinik und Strahlentherapie. Strahlentherapie 143:12–20

Fergeson JD, Clagett OT, McDonald JR (1954) Hemangiopericytoma (glomus tumor) of the mediastinum. Surgery 36:320–326

Fernandez GH, Sutow WW, Merino OR, George SL (1975) Childhood rhabdomyosarcoma. Am J Roentg Rad Ther Nucl Med 123:588–597

Fernholz HJ (1967) Beitrag zur Charakteristik des Haemangioendothelioms. Strahlentherapie 134: 192–204

Ferrara A, Ghione R (1955) L'angiosarcoma primitivo della milza. Rass Fisiopat Clinica e Terapeut 9:759–784

Ferrell HW, Frable WJ (1972) Soft part sarcomas revisted. Cancer 30:475–480

Fine G, Stout AP (1956) Osteogenic sarcoma of extraskeletal soft tissue. Cancer 9:1027–1043

Fink HE, Oberman HA (1963) Hemangioendothelioma cell sarcoma and hemangiopericytoma. Am J Roentgenol 89:133–139

Firusian N, Halama J, Reis HE (1971) Osteolytische Destruktion als Leitsymptom des Kaposi-Sarkoms. Med Welt 4:172–175

Fischer-Wasels C (1913) Hämangioendotheliom der Leber. Frankf Z Pathol 12:2–6

Fisher ER (1956) Histochemical observations on an

alveolar soft part sarcoma with reference to histogenesis. Am J Pathol 32:II-721–737

Fisher ER, Davis JS, Lemmen LJ (1958) Meningeal hemangiopericytoma. AMA Archives of Neurology, Psychiatry 79:40–45

Förster A, Welte W (1970) Embryonales Sarkom im Urogenitalbereich des Kindes. Fortschr Roentgenstr 113:794–803

Fox SA (1955) Hemangiopericytoma of the orbit. Am J Ophthalmol 40:786–789

Franke HD (1979) Results of clinical applications of fast neutrons at Hamburg-Eppendorf. In: Barendsen GW, Broerse J, Breur K (eds) High-LET radiations in clinical radiotherapy. Pergamon, Oxford New York

Franke HD (1981) Der heutige Stand der Neutronentherapie. Med Phys 8:245–258

Franke HD, Lierse W (1982) Clinical results after irradiation of intracranial tumours, soft-tissue sarcomas and thyroid-cancers with fast neutrons at Hamburg-Eppendorf. In: Kärcher HH, (eds) Progress in radio-oncology II. Ravens, New York

Franke HD, Cleland MR, Offermann BP (1973) Neutron facility at the Radiotherapy Department of the Hospital Hamburg-Eppendorf. Eur J Cancer 256:261

Frey E (1961) Zur Klinik und Therapie des Synovialsarkoms. Strahlentherapie 114:609–621

Friedman M, Egan JW (1960) Irradiation of liposarcoma. Acta Radiol 54:225–239

Friedman M, Egan JW (1960) Irradiation of hemangiopericytoma of Stout. Radiology 74:721–729

Friedman M, Pearlman AW (1968) Benigne giant-cell tumor. Radiology 91:1151–1158

Fu Y, Perzin KH (1976) Non epithelial tumors of the nasal cavity, paranasal sinuses and nasopharynx. A clinicopathologic study of Rhabdomyoma and rhabdomyosarcoma. Cancer 37:364–376

Fu Y, Gabbiani G, Gaye GJ, Lattes R (1975) Malignant soft tissue tumors of probable histocytic origin (malignant fibrous histiocytomas). General considerations and electron microscopic and tissue culture studies. Cancer 35:176–198

Geiler G (1961) Die Synovialome – Morphologie und Pathogenes. Springer, Berlin Göttingen Heidelberg

Gerner RE, Moore GE, Pickren JW (1975) Soft tissue sarcomas. Ann Surg 181:803–808

Ghavini F, Exelby RR, d'angio GJ, Cham W, Lieberman PH, Tan C, Mike V, Murphy WL (1975) Multidisciplinary treatment of embryonal rhabdomyosarcoma in children. Cancer 35:677–686

Gilanz V, Yeh HC, Baron MG (1976) Multiple lymphangiomas of the neck, axilla, mediastinum and bone in adult. Radiology 120:161–162

Gilbert HA, Kagan R, Winkley J (1975) Soft tissue sarcomas of the extremities: Thesis natural history, treatment and radiation sensivity. J Surg Oncol 7:303–317

Gläser A (1967) Klinische und pathologische Besonderheiten mesenchymaler Weichteilgeschwülste. Zentralbl Chir 92:1698–1704

Gläser A (1974) Klinische Pathologie der Geschwülste. Lief 1. Fischer, Stuttgart

Glanzmann C (1980) Strahlentherapie in der Behandlung der Weichteilsarkome. Strahlentherapie 156:73–77

Goes M (1953a) Prognostische Kennzeichen des Fibrosarkoms. Strahlentherapie 89:373–396

Goes M (1953b) Prognose bei den Spindelzellsarkomen der Weichteile des Bewegungsapparates. Strahlentherapie 90:249–264

Goes M (1953c) Zur Frage der Metastasierung der Weichteilsarkome nach Probeexcision bzw Extirpation. Bruns Beitr 187:477–492

Golomb HM, Gorny J, Powell W, Graff P, Ultman JE (1975) Cervical synovial sarcoma at the bifurcation of the carotid artery. Cancer 35:483–489

Gombkötö B, Ban A, Fülöp T (1953) Angiosarkom der Milz. Dtsch Arch Klin Med 200:378–384

Gorham L (1963) Kaposi's sarcoma involving bone. Arch Pathol 76:456–459

Gotoff A, Kushner JI (1956) Hemangiopericytoma of uterus. NY State J Med 56:411–412

Gottlieb JA, Bodey GP, Sinkovics JG, Rodriguez V, Burgess MA (1974) An effective new 4-D drug combination regimen (CY-VY-DIC) for metastatic sarcomas. Proc Amer Ass Cancer Res 15:162–169

Gottlieb JA, Baker LH, O'Brian RM, Sinkovics JG, Hoogstraten B, Quagliana JM, Rivkin SE, Boley GP Jr, Blumenschein VT, Saiki JH, Coltman C Jr, Burgess MA, Sullivan P, Thipgen T, Bottomley R, Balcerzak S, Moon TE (1975) Adriamycin (NSC-123127) used alone and in combination for soft tissue and bony sarcomas. Cancer Chemother Pharmacol 6:271–282

Granbois J, Gaumond E (1956) Kaposi's sarcoma. Can Med Assoc J 74:813–816

Grauhan M, Hellriegel W (1936) Spontane Massenblutung in das Nierenlager als Symptom des Nierensarkoms. Z Urol 30:1–9

Grauhan M, Hellriegel W (1941) Berstende Nierentumoren. Z Urol 35:409–412

Greene RR, Gerbie AB (1954) Hemangiopericytoma of the uterus. Obstet Gynecol 3:150–159

Greither A, Tritsch H (1957) Die Geschwülste der Haut. Thieme, Stuttgart

Gröbe H, Dimroth C, Voss WF (1978) Das Synovialsarkom im Kindesalter. In: Georgi A (Hrsg) Verhandlung der Deutschen Krebsgesellschaft, Bd I. Fischer, Stuttgart New York

Grosse-Brockhoff F, Scheiber HW (1955) Angiosarkom des Herzbeutels. Z Kreislauf 44:866–878

Guccion G, Enzinger FM (1972) Malignant giant cell tumor of soft parts. An analysis of 32 cases. Cancer 29:1518–1529

Gunn WG, Kramer S (1963) The value of radiation therapy in leiomyosarcoma of uterus. Radiology 81:854–860

Gutjahr P, Hill K, Hofmann S, Neidhardt M (1974) Rhabdomyosarkome im Kindesalter. Monatsschr Kinderheilkd 122:805–813

Haagensen CD, Stout AP (1944) Synovial sarcoma. Ann Surg 120:820–824

Haas RJ, Helmig M, Janka G, Klose H, Lampert F (1978) Rhabdomyosarkom im Kindesalter. Diagnostik und neue Therapiemöglichkeiten. Onkologie 1:142–148

Hager W, Kremer K, Müller W (1970) Angiosarkom des Herzens. Dtsch Med Wochenschr 95:680–684

Hajdu SJ, Shiu MH, Fortner JG (1977) Tendosynovial sarcoma. A clinicopathological study of 136 cases. Cancer 39:1201–1217

Hall A, Bersack SR, Vitolo RE (1955) Fibrosarcoma arising in an apparently fibrous lesion of bone. J Bone Joint Surg 37 A:1019–1027

Hamperl H (ed) (1965) UICC, Illustrated Tumor Nomenclature. Springer, Berlin Heidelberg New York

Hamperl H, Rippert H (ed) (1944) Lehrbuch der allgemeinen Pathologie und Anatomie. Springer, Berlin

Hansen CJ (1940) Kaposi's sarcoma. Clinical and radiological studies on 23 patients. Acta Radiol 21:457–470

Hare HF, Cerny MJ (1963) Soft tissue sarcomas. A review of 200 cases. Cancer 16:1332–1345

Hartleib J (1967) Klinische und anatomische Beobachtungen an 5 seltenen Lungenerkrankungen. Thoraxchir 15:361–370

Heller E, Sieber WK (1950) Fibrosarcoma, a clinical and pathological study of 60 cases. Surgery 27:539–545

Hellner H (1950) Die Knochengeschwülste. Springer, Berlin Göttingen Heidelberg

Hellriegel W (1957) Strahlentherapie der Weichteilsarkome. Strahlentherapie 104:405–415

Hellriegel W (1960) Das klinische Bild und die Heilungsaussichten des malignen Melanoms. Strahlentherapie 111:510–524

Hellriegel W (1965) Histologie und Strahlenempfindlichkeit. In: Zuppinger A, Poretti G (Hrsg) Symposium on high energy electrons. Springer, Berlin Heidelberg New York

Hellriegel W (1978) Strahlentherapie der Weichteilsarkome. Strahlentherapie 154:75–80

Hellriegel W, Wöllgens P (1980) Sarkome der Bewegungs- und Stützorgane. In: Scherer E (Hrsg) Strahlentherapie Radiologische Onkologie, 2. Aufl. Springer, Berlin Heidelberg New York

Hempel J (1974) Das Dermatofibrosarkoma protuberans im Kopf- und Halsbereich. HNO 22:176–180

Hermanek P (1977) Klinische Pathologie der Weichteilsarkome. Chirurg 48:685–691

Heyn RM (1975) The role of chemotherapy in the managment of soft part tissue sarcomas. Cancer 35:921–924

Heyn RM, Holland R, Newton WA Jr, Tefft M, Breslow N, Harmann JR (1974) The role of combined chemotherapy in the treatment of rhabdomyosarcoma in Children. Cancer 34:2128–2142

Higinbotham NL, Philips RF, Farr HW, Hustu HO (1967) Chordoma – Thirty-five year study at Memorial Hospital. Cancer 20:1841–1850

Hilke H, Schulte-Brinkmann W (1958) Blutgefäßgeschwülste im Mediastinum. Zentralbl Chir 83:1741–1755

Hoffmann E (1925) Über das knollentreibende Fibrosarkom der Haut. (Dermatofibrosarcoma protuberans.) Dermat Zeitschr 43:510–524

Holder E (1955) Beitrag zur klinischen Diagnose des Angiosarkoms. Langenbecks Arch Chir 280:233–240

Holfeld H, Scherer E (1977) Die Strahlentherapie der Weichteilsarkome. Chirurg 48:696–700

Holfelder H (1928) Die Röntgentherapie bei chirurgischen Erkrankungen. Thieme, Leipzig

Hollmann G, Höpner F, Daum R, Stuhlinger M (1971) Beitrag zur Klinik des Hämangiopericytoms. Langenbecks Arch Chir 330:128–139

Holocek MJ, Harwood AR (1978) Radiotherapy of Kaposi's sarcoma. Cancer 41:1733–1738

Holton CR, Chapman KE, Lackey RW, Hatch EI, Baum ES, Favara BE (1973) Extendes combination therapy of childhood rhabdomyosarcoma. Cancer 32:1310–1316

Holz F (1958) Liposarcomas. Cancer 11:1103–1109

Hornig RC Jr, Enterline HT (1958) Rhabdomyosarcoma: A clinicopathological study and classification of 39 cases. Cancer 11:181–199

Hultberg S, Belloch-Zimmermann V (1956) Ein Beitrag zur Strahlenbehandlung der xanthomatösen Riesenzellgeschwülste. Strahlentherapie 100:489–495

Hurlbut WB, Lincoln CS Jr (1949) Multiple hemorrhagic sarcoma and diabetes mellitus: Review of a series with report of 2 cases. Arch Intern Med 84:738–750

Hurley JV (1956) Alveolar soft part sarcoma. Aust NZ J Surg 26:122–127

Hyman GA, Herter F, Guttmann R (1962) Combination therapy of malignant hemangioendothelioma with radiation and methotrexat. Radiology 79:6–11

Ivins IC, Dockerty MB, Ghormley RK (1950) Fibrosarcoma of the soft tissue of the extremities. Surg 28:495–508

Jacobs DS, Edwards WD, Ye RC (1975) Metastatic atypical fibroxanthoma of skin. Cancer 35:457–463

Jacobson SA (1977) Polyhistioma. A malignant tumor of the bone and extraskeletal tissue. Cancer 40:2116–2130

Jaffé A (1953) Giant cell tumors (osteoclastoma) of bone. J Bone Joint Surg 13:343–351

Jaffé N, Filler RM, Farber S, Traggis DG, Vawtor CF, Tefft M, Murray JE (1973) Rhabdomyosarcoma in children. Am J Surg 125:482–489

Jansson G (1944) Roentgen treatment and the course of cure of giant cell tumors in the osseus system. Acta Radiol 25:564–571

Jenkin RD (1972) Rhabdomyosarcoma in childhood. In: Godden JO (ed) Cancer in childhood. Proceedings of the 17th clinical conference. The ontario cancer treatment and research foundation, Toronto, pp 157–171

Jessner M, Zak FG, Rein SR (1952) Angiosarcoma in postmastectomy lymphedeme (Stewart-Treves-syndrome). Arch Dermatol Syph 65:123–129

Jungi F (1977) Neue Möglichkeiten in der Chemotherapie von Weichteil- und Knochensarkomen. In: Fetzer J, Füllenbach D, Gabel H (Hrsg) Adriamycin, neue Möglichkeiten der Chemotherapie. Kehrer, Freiburg

Jüngling O (1949) Allgemeine Strahlentherapie. Enke, Stuttgart

Jereb B, Cham W, Lattin P, Exelby P, Ghavimi F, D-Angio G, Tefft M (1976) Local control of embryonal rhabdomyosarcoma in children by radiation therapy when combined with concomitant chemotherapy. Int J Radiat Oncol Biol Phys 1:217–225

Kaposi M (1872) Idiopathisches multiples Pigmentsarkom der Haut. Arch Dermatol Syph 4:265–273

Kärcher KH (1966) Klinik und Therapie des angioplastischen Sarkoms am ödematösen Arm Mastektomierter (Stewart-Treves-Syndrom). Strahlentherapie 131:255–263

Kärcher KH, Katowil A, Binder W (1978) Ultraschall in der Tumordiagnostik und Bestrahlungsplanung. Strahlentherapie 154:185–194

Kauffman SL, Stout AP (1960) Hemangiopericytoma in children. Cancer 13:695–710

Kauffman SL, Stout AP (1961) Histiocytic tumors (fibrous xanthoma and histiocytoma) in children. Cancer 14:469–482

Kauffman SL, Stout AP (1963) Extraskeletal osteogenic sarcomas and chondrosarcomas in children. Cancer 16:432–439

Kauffman SL, Stout AP (1965) Congenital mesenchymal tumors. Cancer 18:460–476

Kauffman SL, Tsukada Y (1976) Synovial sarcoma with brain metastases. Report of a case responding to supervoltage irradiation and review of the literature. Cancer 38:96–99

Kay S, Warthen HJ (1963) Hemangiosarcoma of rectum. Cancer 6:167–169

Kehne H (1965) Zur Klinik der malignen Synovialome. Zentralbl Chir 24:930–938

Kempson RL, Kyriakos M (1972) Fibroxanthosarcoma of the soft tissues. A type of malignant fibrous hystiocytoma. Cancer 29:961–976

Keyham A, Booher RJ (1968) Pleomorphic rhabdomyosarcoma. Cancer 22:956–967

Kilman JW, Clathworth HW Jr, Newton WA Jr (1973) Reasonable surgery for rhabdomyosarcoma. Ann Surg 178:346–351

Kindblom LG, Angervall L, Stener B, Wickbom J (1974) Intermuscular and intramuscular lipomas and hipernomas. – A clinical, roentgenologic, histologic and prognostic study of 46 cases. Cancer 33:754–762

Kindblom LG, Angervall L, Swenson P (1975) Liposarcoma. A clinicopathologic radiographic and prognostic study. Acta Pathol Microbiol Immunol Scand [Suppl 1253]

Kindblom LG, Angervall L, Jarlstedt J (1978) Liposarcoma of the neck. A clinicopathologic study of 4 cases. Cancer 42:774–780

Kinne DW, Chu FCH, Huvos AG, Yagoda A, Fortner FJG (1973) Treatment of primary and recurrent retroperitoneal liposarcoma. Cancer 31:53–64

Knierer W (1957) Dermatologie. In: Knierer W (Hrsg) Praktische Strahlentherapie. Medica, Stuttgart Wien Zürich, S 288

Kohler A (1947) Jahresübersicht über weitere Vorbestrahlung mit nachfolgender Radikaloperation beim Brustkrebs. Strahlentherapie 76:164–168

Kohler A (1952) 10 Jahre präoperative Bestrahlung des Mammakarzinoms. Strahlentherapie 88:150–163

Kolb A (1954) Über Myxome und myxomatöse Tumoren. Wien Klin Wochenschr 66:79–83

Kofi Duncan JT (1977) Radiotherapy in the management of Kaposi's sarcoma in Nigeria. Clin Radiol 28:503–509

Kumar AP, Wrenn EL Jr, Fleming DJ, Husten HO, Pratt CB (1976) Combined therapy of preventcomplets pelvic extentration for rhabdomyosarcoma of the vagina or uterus. Cancer 37:118–123

Kühl J, Kühner U, Wünsch PH (1979) Synovialsarkom im Kindesalter: Probleme der Therapie und prognostische Faktoren. Z Kinderchir 27:1–17

Lauche A (1947/48) Das Synovialom. Frankf Z Pathol 59:2–18

Lawrence W Jr, Jegge G, Foote FW Jr (1964) Embryonal rhabdomyosarcoma: a clinicopathological study. Cancer 17:361–369

Lawrence W Jr, Hays DM, Moone T (1977) Lymphatic metastases with children rhabdomyosarcoma. Cancer 39:556–559

Lazarus P (1928/30) Handbuch der gesamten Strahlenheilkunde, Biologie, Pathologie und Therapie, 2 Bände. Bergmann, München

Leak LV, Caulfield IB, Burke IB, McKhann CF (1967) Electronmicroscopic studies on a human fibromyxosarcoma. Cancer Res 27:261–285

Leb A (1955) Die Kombination der praeoperativen Strahlenbehandlung mit der chirurgischen Therapie der malignen Tumoren. Krebsarzt 10:12–15

Leb A (1957) Die Röntgenvorbestrahlung in der Therapie der malignen Tumoren. Wien Klin Wochenschr 69:208–211

Leb A (1959a) Die Ausweitung der Lokalbehandlung des Mammakarzinoms durch die praeoperative Strahlentherapie. Krebsarzt 14:504–508

Leb A (1959b) Eine „erweiterte Lokalbehandlung" des Gebärmutterhalskarzinoms durch die praeoperative Strahlentherapie. Strahlentherapie 109:374–385

Leite C, Goodwin JW, Sinkovics JG, Baker LH, Benjamin R (1977) Chemotherapy of malignant fibrous histiocytoma. A southwest oncology group report. Cancer 40:2010–2014

Leucutia T (1935) Radiotherapy of sarcoma of soft parts, on basis of statistical analysis. Radiology 25:403–415

Levi-Valensin G, Petit-Perrin M, Amouroux J, Caroit M, Hubault A, Denis A, Mornet P, Bard M, Ryckewaert A (1979) Synovialsarcome. Ann Radiol 22:45–52

Li FP, Fraumeni IF (1969) Rhabdomyosarcoma in children: Epidemiologic study and identification of familiar cancer syndrome. J Natl Cancer Inst 43:1356–1363

Lichtenstein L (1951) Giant cell tumors of bone. J Bone Joint Surg 33 A:143–151

Lieberman PH, Foote FW Jr, Stewart FW, Berg JW (1966) Alveolar soft part sarcoma. JAMA 198:1047–1051

Liebner EJ (1976) Embryonal rhabdomyosarcoma of head and neck in children. – Correlation of stage, radiationdose, local control and survival. Cancer 37:2777–2786

Lindberg RD, Martin EG, Romdahl MM (1975) Surgery and postoperative radiotherapy in the Treatment of soft tissue sarcomas in adults. Am J Roentgenol 123:123–129

Littmann L (1953) Sacrococcygealchordoma – A review and presentation 3 addional cases. Ann Surg 137:88–90

Löwenstein S (1906) Der ätiologische Zusammenhang zwischen akutem einmaligen Trauma und Sarkom. Ein Beitrag zur Ätiologie der malignen Tumoren. Beitr Klin Chir 48:780–824

Lorbek W (1954) Zur Frage der Fibrosarkome der Lunge. Thoraxchir 2:142–146

Lungarella G, Luzi P (1977) A case of hemangiopericytoma of the lung. Boll Soc Ital Biol Sper 53:699–705

Mabrey RE (1935) Chordoma – a study of 150 cases. Am J Cancer 25:501–517

Mackenzie DH (1966) Synovial sarcoma. A review of 58 cases. Cancer 19:169–180

Mann SG (1974) Kaposi's sarcoma. Experience with 10 cases. Am J Roentgenol 121:763–800

March HW, Lovelook FJ (1955) Fibrosarcoma of the mediastinum. Dis Chest 28:431–438

Marcial-Rojas RA (1960) Primary hemangiopericytoma of bone. Cancer 13:308–311

Marsch WC (1980) Angiosarkom bei chronischem Lymphödem der unteren Extremität. Med Welt 31:585–587

Marshall JF (1955) Lymphangiosarcoma of the arm following radical mastectomy. Ann Surg 142:871–874

Martens VE (1955) Unusual synovialtumors. JAMA 157:888–890

Martin RG, Lindberg RD, Sinkovics JG, Butler JJ (1976) Soft tissue sarcomas. In: Clark RL, Howe CD (eds) Cancer patient care at MD Anderson Hospital and Tumor Institute, The University of Texas. Year Book Medical Publishers, Chikago, pp 473–481

Maurer HM, Moon T, Donaldson M, Fernandez C, Gehan EA, Hays DH, Lawrence W, Newton W, Ragab A, Raney B, Soule EH, Sutow WW, Trefft M (1977) The intergroup rhabdomyosarcoma study. A preliminary report. Cancer 40:2015–2026

Mazzaferri EL, Penn GM (1968) Kaposi's sarcoma associated with multiple myeloma. Arch Inst Med 122:521–525

McCarthy WD, Pack GT (1950) Malignant blood vessel tumors. A report of 56 cases of angiosarcoma and Kaposi's syndrome. Surg Gynecol Obstet 91:465–482

McClanahan BJ, Hogg L (1954) Angiosarcoma of the breast. Cancer 7:586–594

McCormack LJ, Gallivan WF (1954) Hemangiopericytoma. Cancer 7:595–601

McGee AR, Penny SF, Chetwynd JB (1954) Hemangioendothelio-sarcoma of bone. J Can Assoc Radiol 5:13–16

McGinnis FT (1949) Primary spindle-cell sarcoma in a Meckel's diverticulum. Surg 25:122–126

McKee GM, Cippolaro AG (1936) Idiopathic multiple hemorrhagic sarcoma (Kaposi). Am J Cancer 26:1–28

McMaster MJ, Soule EH, Ivins JC (1975) Hemangiopericytoma. A clinicopathologic study and longterm followup of 60 patients. Cancer 3:2232–2244

McNeer GP, Cautin J, Chu F, Nickson JJ (1968) Effectiveness of radiation therapy in the management of sarcoma of soft somatic tissues. Cancer 22:391–397

Meents H (1980) Angioblastisches Sarkom nach Mastektomie. Strahlentherapie 156:340–342

Meister HP, Wünsch PH, Konrad EA, Kirchner T (1980) Tumoren und tumorförmige Veränderungen des Weichgewebes. Revision des Untersuchungsgutes, histogenetische Klassifizierung und Differentialdiagnose. Der Pathologe 2:19–30

Meyer R (1930) Maligne Endotheliome und Angiosarkome. In: Henke F, Lubarsch O (Hrsg) Weibliche Geschlechtsorgane: Uterus und Tuben (Handbuch spez pathol Anatomie und Histologie, Bd VII, Teil 1. Springer, Berlin, S 394–400

Miller RW, Dalages NA (1974) US childhood cancer deaths by cell type. 1968–1969. J Pediatr 85:664–668

Mira JG, Chu F, Fortner JG (1977) The role of radiotherapy in the management of malignant hemangiopericytoma. Report of 11 new cases and review of literat. Cancer 39:1254–1259

Mollwo S (1947) Über die Histogenese des Haemangioendothelioms und des Sarkoms der Schilddrüse. Schweiz Z Pathol Bakt 10:80–123

Morgenstern P, Olivetti RG, Westing SW (1960) Five year cure in a case of malignant hemangioendothelioma of bone treated with roentgen rays. Am J Roentg Radium Ther Nucl Med 83:1083–1086

Moskowitz M, Rosenbaum HT, Sweet R, Leod CM (1968) Calcified embryonal rhabdomyosarcoma with local bone invasion. Radiology 91:121–122

Moss WT, Brand WN, Battifora H (1973) Radiation oncology, 4th edn. Mosby, St Louis

Mujahed Z, Vasilas A, Evans JA (1959) Hemangiopericytoma. A report of 4 cases with a review of the literature. Am J Roentg Rad Ther Nucl Med 82:658–666

Murad TM, Murthy N (1970) Ultrastructure of a chordoma. Cancer 25:1204–1215

Murphy WT (1959) Radiation therapy. Saunders, Philadelphia London

Murray MR, Stout AP (1942) The glomus tumor. Investigation of its distribution and behavior and identity of its „epitheloid" cell. Am J Pathol 18:183–203

Naef AP (1954) Le fibrosarcome thoracique. Poumon 10:133–148

Neidhardt MK (1978) Klinik des Rhabdomyosarkoms. Verhandlung der Deutschen Krebsgesellschaft, Bd 1. Fischer, Stuttgart New York

Nelson AJ (1968) Embryonal rhabdomyosarcoma. Report of 24 cases and study of the effectiveness of radiation therapy upon the primary tumor. Cancer 22:64–68

Nelson CE, Prout HC, Deeb PH (1965) Sarcomas of the soft tissues. Pittfalls in their diagnosis and managment. West J Surg 64:329–335

Nelson WR, Morfit HM (1956) Lymphangiosarcoma in the lymphedematous arm after radical mastectomy. Cancer 9:1189–1194

Neubert C, Ecke H (1973) Nachuntersuchungsergebnis und Prognose unterschiedlich behandelter sarkomatöser Geschwülste der Extremitäten. Therapiewoche 23/II:4964–4970

Neuhäuser G, Backmund H (1972) Tumoren des Zentralnervensystems. In: Opitz H, Schmid F (Hrsg) Tumoren im Kindesalter. (Handbuch der Kinderheilkunde, Bd VIII/2) Springer, Berlin Heidelberg New York

O'Brien P, Brasfield RD (1965) Hemangiopericytoma. Cancer 18:249–252

O'Brien PH, Brasfield RD (1966) Kaposi's sarcoma. Cancer 19:1497–1502

O'Brien JE, Stout AP (1964) Malignant fibrous xanthomas. Cancer 17:1445–1455

Okagaki T, Ischida T, Hilgers RD (1976) A malignant tumor of the vagina resembling synovial sarcoma. A light and electron microscopic study. Cancer 37:2306–2320

Ortega JA, Finkelstein JZ, Isaacs H, Hittle R, Hastings N (1971) Chemotherapy of malignant hemangiopericytoma of Childhood. Report of a case and review of the literature. Cancer 27:730–735

Ozzello L, Stout AP, Murray MR (1963) Cultural characteristics of malignant histiocytomas and fibrous xanthomas. Cancer 16:331–344

Pack GT (1954) End results in the treatment of sarcomas of the soft tissues. J Bone Joint Surg 36 A:241–263

Pack GT (1957) Sarcomas of the soft somatic tissues. Am J Surg 22:983–997

Pack GT, Ariel IM (1950) Synovial sarcoma (malignant synovioma). Am Surg 28:1047–1084

Pack GT, Davis J (1954) Common occurance of Kaposi's sarcoma and lymphoblastoma. A Arch Dermatol Syphil 69:604–608

Pack GT, Eberhard WF (1952) Rhabdomyosarcoma of skeletal muscle. Report of 100 cases. Surgery 32:1023–1063

Pack GT, Pierson IC (1954) Liposarcoma. Surgery 36:687–712

Pack GT, Tabah EI (1951) Dermatofibrosarcoma protuberans. Arch Surg 62:391–411

Pages A, Marty C (1967) L'Hémangioendotheliome hépatique du neuvrison. J Méd Montpellier 2:216–224

Pandhi RK, Bedi TR, Dhawan IK (1975) Leiomyosarcoma of the labium majus with extensive metastases. Dermatologica 150:70–75

Pearlman AW, Friedman M (1970) Radical radiation therapy of chordoma. An J Roentg Rad Ther Nucl Med 108:333–341

Pedowitz P, Felmus LB, Grazel DG (1954) Hemangiopericytoma of the uterus. Am J Obstet Gynecol 61:549–563

Perou ML, Kolis JA, Zaeske EV, Borja RS (1967) Myxoma of the toe. Cancer 20:1030–1034

Perry H, Chu F (1962) Radiation therapy in the palliative management of soft tissue sarcomas. Cancer 15:179–183

Pfannenstiel J (1892) Das traubige Sarkom der Cervix uteri. Virchows Arch [A] 127:305–337

Pinedo HM, Kenis Y (1977) Chemotherapy of soft tissue sarcomas in adult. Cancer Treat Rev 4:67–86

Pinedo HM, Chabner BA, Nieuwenhuis MG, Rosenberg SA (1978) Soft tissue sarcoma in adult. In: Staquet MJ (ed) Randomized trials cancer: A critical review by sites. vol 4. EORT-Monograph Series. Raven, New York

Ponte A, Francis KC (1962) Il cordoma – Considerazoni su 31 casi. Arch Putti 28:1–20

Porterfield JF, Zimmermann LE (1962) Rhabdomyosarcoma of the orbit. A clinicopathologic study of 55 cases. Virchows Arch [A] 335:329–344

Pratt CB, Hustu HO, Fleming DJ, Pinkel D (1972)

Coordinated treatment of childhood rhabdomyosarcoma with surgery, radiotherapy and combination chemotherapy. Cancer Res 32: 606–610

Pricolo V, Cenci N (1957) Sinovioma maligno dell'ipofaringe. Minerva Otolaryng 7:218–222

Pritchard DJ, Soule EH, Tailor WF, Ivins JC (1974) Fibrosarcoma. A clinicopathological and stastistical study of 199 tumors of the soft tissue. Cancer 33:888–897

Proks C (1961) Generalized hemangiopericytoma of the thyroid gland. (Report of a case). Neoplasma 8:219–224

Raben M, Calabrese A, Higinbotham NL, Philipps R (1965) Malignant synovioma. Am J Roentg 93:145–153

Ramos JZ, Pack GT (1966) Primary embryonal rhabdomyosarcoma of the penis in a 2-year-old child. L Urol (Baltimore) 96:928–932

Raney RB, Hays DH, Lawrence W Jr, Soule EH, Tefft M, Donaldson MH (1978) (For the Intergroup Rhabdomyosarcoma Study Commitee). Paratesticular rhabdomyosarcoma in childhood. Cancer 42:729–736

Ranke HR (1886) Über Geschwülste der Schleimbeutel. Langenbecks Arch Chir 33:143–151

Ransom JL, Pratt CB, Shanks E (1977) Childhood rhabdomyosarcoma of the extremity: results of combined modality therapy. Cancer 40:2810–2816

Raven RW, Christie AC (1954) Haemangiosarcoma. A case with lymphatic and haematogenous metastases. Br J Surg 41:483–489

Razek AA, Perez CA, Lee FA, Ragab AH, Askin F, Vietti T (1977) Combined tretmant modalities of rhabdomyosarcoma in children. Cancer 39: 2415–2421

Razzuk MA, Nassur A, Gradner MA, Martin J, Gohara SF, Urschel HC Jr (1977) Primary pulmonary hemangiopericytoma. J Thorac Cardiovasc Surg 74:227–229

Reddy DJ, Ray T, Gupta S (1956) Fibrosarcoma of the lung. Ind J Surg 18:380–385

Regato JA del (1950) Liposarcoma of the tigh. Cancer Seminar 1:12–13

Reich F (1952) Über ein monströses Fibrosarkom der Mamma. Zentralbl Chir 77:566–571

Ribbert A (1910) Über das Myxom. Frankf Z Pathol 4:30–46

Ries G, Hermans M, Atzinger A (1982) Hämangioperizytome der Lunge nach Strahlenbehandlung eines beidseitigen Mammakarzinoms. Strahlentherapie 158:285–289

Riopelle JL, Thériault JP (1956) Sur une forme méconnue de sarcome des parites molle, le rhabdomyosarcome alvéolaire. Ann d'Anat et path NS 1:88–111

Rissanen PM (1970) Synovial sarcoma and its treatment. Oncology 24:108–114

Rivard G, Ortega J, Hittle R, Nitschke R, Karon M (1975) Intensive chemotherapy as primary treatment for rhabdomyosarcoma of the pelvis. Cancer 36:1593–1597

Rodriguez V, Bodey GP, Freireich EJ (1977) Increase remission rate and prolongation of survival in patients with soft tissue sarcomas treated with intensive chemotherapy on protected environment-prophylactic antibiotic program (PEPA). Proc Am Ass Cancer Res/Am Soc Clin Oncol 18:320 (Abstr C-214)

Ronchese F, Kern AG (1953) Kaposi's sarcoma (angioreticulomatosis). Postgrad Med 4:101–111

Rosenbaum AE, Gabrielsen TO, Harris H, Goldberg S (1971) Cerebral manifestation of alveolar soft-part sarcoma. Radiology 99:109–115

Rosenberg SA, Kent H, Costa J (1978) Prospective randomized evaluation of the role of limb-sparing-surgery, radiation therapy and adjuvant chemoimmunotherapy in the treatment of adult soft tissue sarcoma. Surgery 84:62–69

Roth JA, Enzinger FM, Tannenbaum M (1975) Synovial sarcoma of the neck: a followup study of 24 cases. Cancer 35:1243–1253

Rothman S (1963) Some clinical aspects of Kaposi's sarcoma in European and North American population. In: Symposium on Kaposi's sarcoma. Karger, Basel New York

Roukkula M (1959) Sarcoma. Incidence and results of treatment. Ann Surg Gynec Fennae [Suppl] 48:91

Rubenfeld S (1971) Radiation therapy in alveolar soft part sarcoma. Cancer 28:577–580

Russel WO, Cohen J, Enzinger F, Hajdn SJ, Heise H, Martin RG, Meissner W, Miller WT, Schmitz RL, Suit HD (1977) A clinical and pathological staging system for the soft part tissue sarcomas. Cancer 40:1562–1570

Rwomushava R, Baily IC, Kyalwazi SK (1975) Kaposi's sarcoma of the brain: a case report with necropsy findings. Cancer 36:1127–1131

Ryall R, Hanham J, Newton KA, Hellman K, Brinkley D, Hjertaas O (1974) Combined treatment of soft tissue and osteosarcomas by radiation and ICRF 159. Cancer 34:1040–1045

Sagerman RH, Tretter P, Ellsworth RM (1972) The treatment of orbital rhabdomyosarcoma of children with primary radiation therapy. Am J Roentg Rad Ther Nucl Med 114:31–34

Salvador AH, Beabout JW, Dahlin DC (1971) Mesenchymal chondrosarcoma – observation of 30 new cases. Cancer 28:605–615

Sauvage R, Merlier M (1953) Fibrosarcome pulmonaire survenu 18 ans après une amputation de cuisse pour tumeur à myéloplaxes. Mém Acad Chir 79:628–633

Scanlon PW (1972) Split-dose radiotherapy for radioresistant bone and soft tissue sarcomas: 10-years experience. Am J Roentg Rad Ther Nucl Med 114:544–552

Schäfer H (1960) Zur Pathologie, Diagnose und Behandlung des Liposarkoms. Strahlentherapie 111:581–587

Schäfer H, Wellens W (1978) Das Liposarkom der Extremitätenweichteile – ein Beitrag zur Klinik und Therapie. Strahlentherapie 154:520–525

Schildberg FW, Kuntz RM (1977) Leiomyosarcome der Vena cava inferior. Thoraxchir 25:28–35

Schirren CG, Burkhardt L (1955) Ein Sarcoma idiopathicum multiplex haemorrhagicum (Kaposi) mit Hirnmetastasen. Arch Klin Exp Dermatol 201:99–105

Schmidt GB (1887) Über das Angiosarkom der Mamma. Arch Klin Chir 26:121–127

Schnepper E, Thiede G, Aschomeit P (1954) Das maligne Synovialom. Radiologe 16:14–20

Schnepper E, Brands T, Schulte G (1969) Zur Klinik und Therapie der benignen Riesenzellsynovialome. Strahlentherapie 138:9–14

Schwarz KG (1954) Fibrosarkom des Samenstranges. Zentralbl Chir 79:188–190

Selke AC, Cornell SH (1969) Infantile hepatic hemangioendothelioma. Am J Roentg Rad Ther Nucl Med 106:200–203

Senn HJ (1977) Stand der Chemotherapie der Knochen- und Weichteilsarkome. Adriamycin Round-Table-Gespräch. Kehrer, Freiburg

Senn HJ, Jungi WF (1975) Adriamycin bei Weichteilsarkomen. In: Ghione M, Fetzer J, Maier H (Hrsg) Ergebnisse der Adriamycin-Therapie. Springer, Berlin Heidelberg New York

Seybold AD, McDonald JR, Clagett OF, Harrington SW (1949) Mediastinal tumors of blood vascular origins. J Thoracic Surg 18:503–517

Shallow TA, Wagner FB (1947) Primary fibrosarcoma of the liver. Ann Surg 125:439–446

Shaw RE (1949) Sarcoma of the urachus. Report of a case and brief review of the subject. Br J Surg 37:95–98

Shieber W, Graham P (1962) An experience with sarcomas of the soft tissue in adults. Surgery 52:295–298

Shiu M, Chu F, Castro E, Hajdu S, Fortner IG (1975) Results of surgical and radiation therapy in the treatment of liposarcoma arising in an extremity. AJ Roentg Rad Ther Nucl Med 123:577–582

Simon G (1865) Exstirpation einer sehr großen, mit dickem Stiel angewachsenen Kniegelenksmaus, mit glücklichem Erfolg. Arch Klin Chir 6:573–576

Simon H (1928) Die Sarkome. Neue Dtsch Chir Bd 43. Enke, Stuttgart, S 35–42

Sin MS, Ho KJ (1979) Primary hemangiopericytoma of the lung. Am J Roentgenol 133:1077–1083

Sirsat WV (1956) Sarcoma of bone. Observation on 150 cases. With special reference to incidence location and pathology). Ind J Surg 18:1–30

Smith JP, Rutledge F (1973) Malignant gynecologic tumors. In: Sutow WW, Vietti TJ, Fernbach DJ (eds) Clinical pediatric oncology. Mosby, St Louis, pp 515–524

Smith MT, Farinacci CJ, Carpenter HA, Baunayan GA (1976) Extraskeletal myxoid chondrosarcoma. Cancer 37:821–827

Smith WP, Swenson RE (1954) Hemangiopericytoma of ileum. Am J Surg 87:143–144

Soule EH, Pritchard DJ (1977) Fibrosarcoma in infants and children. Cancer 40:1711–1721

Southwick HW, Slaughter DP (1955) Lymphangiosarcoma in postmastectomy lymphedema. 5-year survival with irradiation treatment. Cancer 8:158–160

Sponsel KH, McDonald JR, Ghormley RK (1952) Myxoma and myxosarcoma of the soft tissues of the Extremities. J Bone Joint Surg 34 A:820–826

Spittle ME, Newton KA, Mackenzie DH (1970) Liposarcoma. A review of 60 cases. Br J Cancer 24:696–704

Springer BD (1977) Leiomyosarcoma of artery and vein. Am J Surg 134:90–94

Spychalski E (1976) Malignant hemangiopericytoma of the lung. Pol Tyg Lek 31:1769–1770

Sronji MN, Donald MH, Chaten J, Koblenzer CS (1976) Perianal Rhabdomyosarcoma in childhood. Cancer 38:1008–1012

Staffort ES, Ward GE (1953) Treatment of fibrosarcoma. Ann Surg 137:639–644

Stanulla H (1978) Das bronchiale Hämangioperizytom. Z Erkr Atmungsorgane 150:106–112

Steiner CA, Palmer LH (1949) Angiosarcoma of the colon with case report. Ann Surg 129:538–542

Stewart W, Treves N (1948) Lymphangiosarcoma in postmastectomy lymphedema. A report of 6 cases in elephantiasis chirurgica. Cancer 1:64–81

Stoller R, Weinstein JJ (1956) Fibrosarcoma of the rectum. A review of the literature and the presentation of 2 additional cases. Surgery 39:565–573

Storey CF (1952) Fibrosarcoma of the bronchus. Report of 3 cases diagnosed by bronchoscopy and treated by resection. J Thorac Surg 24:16–33

Storey CF, Knutson KP (1951) Liposarcoma of the mediastinum. Report of a case with associated lipomas of the mediastinum and subcutaneous tissue. J Thorac Surg 22:300–315

Stout AP (1944) Liposarcoma. The malignant tumor of lipoblasts. Ann Surg 119:119–126

Stout AP (1947) Sarcoma of soft part. J Missouri Med Ass 44:309–334

Stout AP (1948a) Myxoma, the tumor of primitive mesenchyma. Ann Surg 127:706–719

Stout AP (1948b) Fibrosarcoma. The malignant tumor of fibroblasts. Cancer 1:30–63

Stout AP (1949) Hemangiopericytoma – study of 25 new cases. Cancer 2:1027–1054

Stout AP (1953) Tumors of the soft tissues. Armed Forces Institute of Pathol Sect II Fasc 5:79–88, Washington

Stout AP (1956) Tumors featuring pericytes: glomus

tumor and hemangiopericytom. Lab Invest 5:217–223
Stout AP (1961) Sarcoma of the soft tissue. Cancer 14:210–231
Stout AP, Cassel C (1943) Hemangiopericytoma of omentum. Surgery 13:578–581
Stout AP, Hill WT (1958) Leiomyosarcoma of the superficial soft tissues. Cancer 11:844–851
Stout AP, Lattes R (1967) Atlas of Tumor Pathology: Tumors of soft tissues. Sec series, Fsc I. Washington DCAFIP
Stout AP, Murray MR (1942) Haemangiopericytoma; vascular tumor featuring Zimmermann's pericytes. Ann Surg 116:26–33
Stout AP, Vernor EW (1953) Chondrosarcoma of the extraskeleton soft tissues. Cancer 6:581–590
Stribling J, Weitzner S, Smith GV (1978) Kaposi's sarcoma in renal allograft recipients. Cancer 42:442–446
Strobbe GD, Dargon HW (1950) Embryonal Rhabdomyosarcoma of the head and neck in children and adolescents. Cancer 31:826–836
Suit HD, Lindberg R (1971) Radiation therapy in managment of soft tissue sarcomas. Tex Med 67:60–63
Suit HD, Russel WO, Martin RG (1973) Management of patients with sarcoma of the soft tissue in extremity. Cancer 31:1247–1255
Suit HD, Russel WO, Martin RG (1975) Sarcoma of soft tissue: Clinical and histopathological parameters and response of treatment. Cancer 35:1478–1483
Sutow WW, Sullivan MP, Ried HJ, Taylor HG, Griffith KM (1970) Prognosis in childhood rhabdomyosarcoma. Cancer 25:1384–1390
Sutow WW, Vietti TJ, Fernbach DJ (1973) Clinical pediatric oncology. Mosby, St Louis
Szendi B, Heim V (1958) Myxosarkom. Orv Hetil 39:1357–1361
Tailor RW (1890) Sarcomatous tumors resembling in some respects keloids. J Cutan Genito-Urin Dis 8:384–387
Taylor JE, Tempelton AC, Vogel CL, Ziegeler JL, Kyalwazi SK (1971) Kaposi's sarcoma in Uganda: a clinical pathological study. Int J Cancer 8:122–235
Tefft M, Jaffé N (1973) Sarcoma of the bladder and prostate in children. Rationale for the role of radiation therapy based on a review of the literature and a report of 14 additional patients. Cancer 32:1161–1177
Tefft M, Fernandez CH, Moon RE (1977) Rhabdomyosarcoma: Response with chemotherapy to radiation in Patients with gross residual disease. Cancer 39:665–670
Tefft M, Fernandez C, Donaldson M, Newton W, Moon T (1978) Incidence of meningeal involvement by rhabdomyosarcoma of the head and neck in children. A report of the Intergroup Rhabdomyosarcoma Study (IRS). Cancer 42:253–258
Teske HJ, Kudlik P (1964) Zur Therapie der Weichteilsarkome. Strahlenther 125:413–425
Thompson JA (1954) Hemangiopericytoma of the jejunum. Caes report. Surgery 36:976–979
Tillotson JF, Mcdonald JR, Janes JM (1951) Synovial sarcoma. J Bone Joint Surg 33 A:459–473
Toth F, Horn B, Juhasz E (1971) Über die Strahlen- und operative Behandlung des Haemangiopericytoms. Strahlentherapie 142:291–298
Tupper C (1957) Hemangiopericytoma of the uterus. Report of a case. Obstet Gynecol 9:273–278
Vogel CL, Primack A, Dhru D, Briers P, Owor R, Kyalwazi S (1973) Treatment of the Kaposi's sarcoma with a combination of Actinomycin D and Vincristin. Cancer 31:1382–1389
Vorhauer N, Lehners G (1966) Strahlenbehandlung bei Kindern mit Wilms-Tumoren und Rhabdomyosarcomen der Harnblase. Röntgenblätter 19:106–120
Vos PA (1952) Lymphangiosarcoma in postmastectomy lymphedema. Arch Chir Nederl 4:197–201
Wallhöfer H, Zinnagl N (1977) Hämangiosarkose nach Polyvinylchloridexposition. Med Klin 72:410–413
Warnke RA, Kim H, Dorfman RF (1975) Malignant histiocytosis (histiocytic medullary reticulosis). Clinicopathologic study of 29 cases. Cancer 35:215–230
Watson WL, Anlyan AJ (1954) Primary leiomyosarcoma of the lung. Cancer 7:250–258
Weber U, Havemann K (1977) Die Behandlung des alveolären Weichteilsarkoms. Arch Orthop Unfall-Chir 89:219–225
Weinrich H (1963) Zum klinischen Bild der Synovialome. Z Orthop 97:353–358
Weiss AW, Enzinger FM (1978) Malignant fibrous histiocytoma. Cancer 41:2250–2266
Weiss SW (1976) Ultrastructure of the so-called „Choroid sarcoma“. Evidence supporting cartilagenous differentiation. Cancer 37:300–306
Weiss SW, Enzinger FM (1977) Myxoid variant of malignant fibrous histiocytoma. Cancer 39:1672–1685
Werf-Messing B van der, Unnik JAM van (1965) Fibrosarcoma of the soft tissue. Cancer 18:1113–1123
Werther KH (1949) Über einen Fall von Spindelzellsarkom des Penis. Z Urol 42:153–155
Willis R (1960) Pathology of tumors, 4th edn. Butterworths, London
Windeyer C, Dische S, Mansfield CM (1966) The place of radiotherapy in the management of fibrosarcoma of the soft tissues. Clin Radiol 17:32–40
Wolfel DA (1963) Leiomyosarcom of the oesopha-

gus. Am J Roentg Rad Ther Nucl Med 89:127–1 1

Wong PP, Yagoda A (1978) Chemotherapy of malignant hemangiopericytoma. Cancer 41:1256–1260

Wood EH, Himadi GM (1950) Chordomas. A roentgenologic study of 16 cases previously unreported. Radiology 54:706–716

Woodard AH, Ivins JC, Soule EH (1972) Lymphangiosarcoma arising in chronic lymphedematous extremities. Cancer 30:562–572

Wustrof F (1964) Die Tumoren des Gesichtsschädels. Urban u. Schwarzenberg, München Berlin

Young JL, Miller RW (1975) Incidence of malignant tumors in U.S. children. J. Pediat. 86:254–258

Zaren HA, DeLaurentis D, Paskin DL, Lerner HJ (1978) Malignant fibrous histiocytoma: Report of five cases and a review of the literature. J Surg Oncol 10:431–439

Zeitler E (1959) Prognose und Therapie der Weichteilsarkome. Strahlentherapie. 110:595–605

Zimmermann KW (1923) Der feinere Bau der Blutkapillaren. Z Anat Entwicklungsgesch 68:20–32

Zollinger HK (1955) Zur Histologie und Dignität infiltrativ wachsender Fettgewebsgeschwülste. Infiltrative Lipome und Liposarkome. Schweiz Z Allg Pathol Bakt 18:1228–1236

Zuppinger A (1958) Über die Vorbestrahlung. Radiologia austriaea X:127–130

Zuppinger A (1961) Quelques considérations sur la radiothérapie par les électrons accélérés. Ann Radiol (Paris) 7:455–461

Zuppinger A (1967) Sarcoma of bone and soft tissues. Am J Roentg Rad Ther Nucl Med 99:453–443

Zuppinger A, Renfer HR (1956) Die Röntgenvorbestrahlung. Rad Clin 25:384–391

Maligne Systemerkrankungen (bei Erwachsenen!)

Von

Ch. Glanzmann

Mit 68 Abbildungen und 312 Tabellen

A. Hodgkin-Lymphome

I. Einleitung

1. Natur der Erkrankung – Herkunft der Tumorzellen

Die maligne Lymphogranulomatose Hodgkin (HL) wird als neoplastische Erkrankung des lymphoretikulären Systems aufgefaßt. Während immunologische und zytochemische Untersuchungen der letzten zehn Jahre die meisten der malignen Non-Hodgkin-Lymphome (NHL) als neoplastische Erkrankungen des Immunsystems erkennen und die Tumorzellen als entartete Linien von B- und T-Lymphozyten identifizieren konnten, ist die Herkunft der Tumorzelle beim HL noch nicht sicher nachgewiesen. Diskutiert werden als Mutterzellen unter anderem Zellen des Monozyten-Makrophagen-Systems (Kaplan u. Gartner 1977), dendritische Retikulumzellen (Curran u. Jones 1977) interdigitierende Retikulumzellen (Kadin 1982) Zellen der myelo-monozytären Reihe (Diehl et al. 1982; Olsson 1985) und bisher noch nicht identifizierte Zellen des lymphatischen Gewebes (Stein et al. 1983).

2. Lokalisation der Herde und Ausbreitung

Die Erkrankung manifestiert sich klinisch in der überwiegenden Mehrzahl zunächst als Schwellung oberflächlicher Lymphknoten (Tabelle 1a u. 1b): in etwa 70% supraklavikulär und zervikal, in etwa 15% axillär, in etwa 10% inguinal und bei etwa 5% primär mediastinal (Healy u. Friedman 1955; Ultmann 1966; Ultmann u. Moran 1973). Allgemeine Krankheitssymptome wie Fieber, Gewichtsabnahme und Nachtschweiß sind bei Stellung der Diagnose in weniger als 60% vorhanden. Relativ seltene Symptome sind Pruritus und der sogenannte Alkoholschmerz, noch seltener stehen Symptome durch das infiltrative bzw. raumfor-

Tabelle 1a. Erste befallene Lymphknotenregion bei Morbus Hodgkin. (Nach Gross et al. 1981, n = 1190)

Zervikal, lateral	56,6%	Abdominal	9,2%	Retroaurikulär	2,8%
Mediastinal	37,8%	Retromandibulär	6,4%	Arm	2,5%
Axillär	32,2%	Submandibulär	5,5%	Thorakal	1,6%
Inguinal	27,2%	Nuchal	3,9%	Bein	0,8%
Supraklavikulär	26,1%				

Tabelle 1b. Befallene Lymphknotenregionen (palpatorisch und anatomisch) in Abhängigkeit von der Histologie bei Morbus Hodgkin. (COLBY et al. 1982 [Stanford])

A	Fälle	Waldeyer-Ring (%)	Zervikale supraklaviculäre (%)	Infra-klavikuläre (%)	Axilläre (%)	Brachial/ Epitrochlear (%)	Mediastinum (%)	Lungenhili (%)
LP	34	0	65	12	32	0	12	6
NS	397	0,5	91	16	37	1	78	35
NSCP	63	0	87	16	52	0	50	26
MC	146	2	87	8	34	1	33	20
LD	9	0	67	33	67	22	78	44
Unklar	10	10	50	10	40	0	30	30

B	Fälle	Paraaortal (%)	Mesenterial (%)	Milzhilus (%)	Milz (%)	Iliakal (%)	Inguinal (%)
LP	34	24	3	12	15	18	24
NS	397	26	0,5	15	31	14	5
NSCP	63	25	0	11	27	14	8
MC	146	36	5	23	50	27	10
LD	9	44	0	11	33	33	11
Unklar	10	20	0	10	30	20	10

dernde Wachstum im Vordergrund. Nach überwiegender Auffassung handelt es sich bei der Mehrzahl der Fälle nicht um eine primär systemische multifokale Neoplasie, sondern um ein Leiden, welches innerhalb einer Lymphknotenregion beginnt und sich dann häufig in geordneter Weise zunächst innerhalb des Lymphsystems ausbreitet. Die extralymphatische Ausbreitung erfolgt einmal durch das per continuitatem Wachstum vom befallenen Lymphknoten aus in die Nachbarschaft (im Sinne eines meist durch lokale Therapie sanierbaren extranodalen Befalls), sowie durch hämatogene Dissemination (im Sinne eines nur durch systemische Therapie beeinflußbaren Befalls). Dabei zeigen die prognostisch ungünstigeren Untergruppen eine Tendenz zu einer weniger geordneten Ausbreitung innerhalb des Lymphsystems wie auch zu frühzeitiger hämatogener Streuung (ROSENBERG u. KAPLAN 1966; PETERS 1966; JOHNSON et al. 1971; KELLER et al. 1968).

II. Epidemiologie, Ätiologie, Überlebensraten

1. Inzidenz – Mortalität – Altersverteilung – Geographische Unterschiede

Die Inzidenz des HL beträgt bei uns, ähnlich wie in anderen westeuropäischen Ländern und den USA etwa zwei bis sechs Fälle pro 100000 Einwohner und Jahr und hat sich in den letzten Jahrzehnten nicht nennenswert verändert (Abb. 1; STALSBERG 1973; DOLL et al. 1970; LENNERT 1969). Die alterskorrigierte Inzidenzkurve zeigt einen ersten Häufigkeitsgipfel im dritten Lebensjahrzehnt und einen zweiten Häufigkeitsanstieg etwa jenseits des vierzigsten Lebensjahres (MACMAHON 1957; CORREA u. O'CONNORS 1971; MACMAHON 1971; Abb. 2).

Die Erkrankung ist bei Männern häufiger als bei Frauen, wobei dieser Unterschied in den jüngeren Altersstufen deutlicher ist. Mit zunehmendem Alter nimmt die relative Häufigkeit der prognostisch ungünstigeren Untergruppen zu (LENNERT u. MORI 1974). Die unterschiedliche Morbidität in verschiedenen Ländern und charakteristische Unterschiede in der

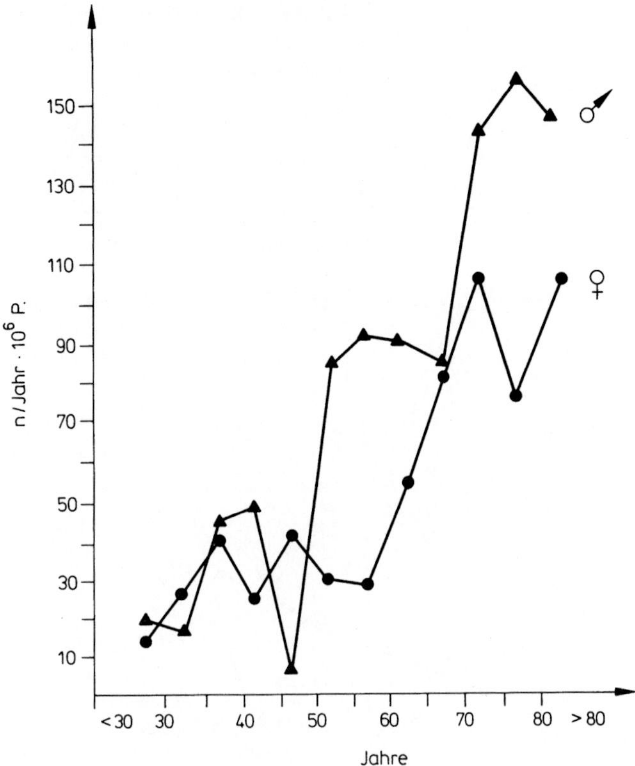

Abb. 1. Alterskorrigierte Inzidenz des Morbus Hodgkin. Daten des Hamburger Krebsregisters. (Nach Doll et al. 1970)

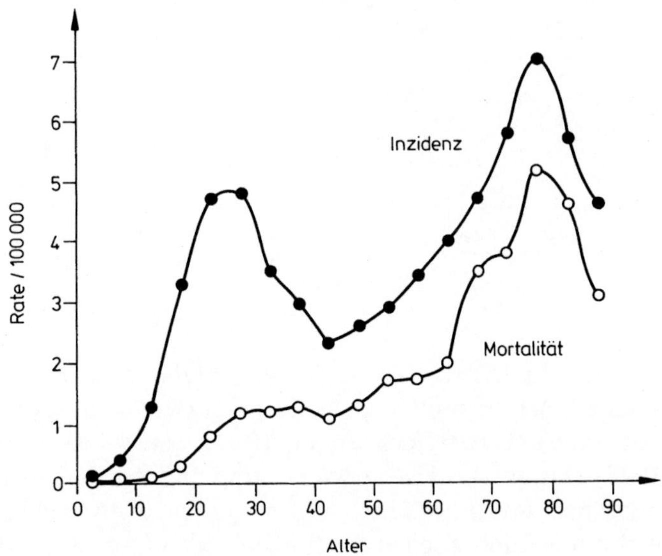

Abb. 2. Alterskorrigierte Inzidenz und Mortalität des Morbus Hodgkin. Patientengut der Stanford University 1968–1981 (Nach Austin-Seymour et al. 1984)

Altersverteilung in Ländern mit unterschiedlichem sozio-ökonomischem Entwicklungsstand sind wichtige Punkte in der Diskussion um die Ätiologie dieser Erkrankung: In Entwicklungsländern findet man den ersten Häufigkeitsgipfel bei jüngeren Altersgruppen, oft auch mit überwiegend prognostisch weniger günstigen histologischen Untergruppen, während in den Industrieländern der erste Häufigkeitsgipfel bei jugendlichen Erwachsenen liegt und prognostisch günstige histologische Gruppen überwiegen. In anderen Ländern, wie zum Beispiel in Japan, ist die HL in allen Altersstufen eher selten (Gutensohn 1982; Correa u. O'Connors 1971).

Neben genetischen Faktoren wird die ätiologische Bedeutung eines infektiösen Agens diskutiert, ohne daß derzeit schlüssige Beweise vorlägen. Auch die Übertragbarkeit von

Tabelle 2. Mortalität durch Morbus Hodgkin. (Nach Kaplan 1972)

Land	Mortalität pro Million pro Jahr		Alle
	bis 39 Jahre	40 Jahre	
USA (Weiße)	9,9	32,6	18,1
England, Wales	10,1	25,0	15,4
BRD	9,0	21,7	13,6
Schweiz	12,9	25,7	17,5

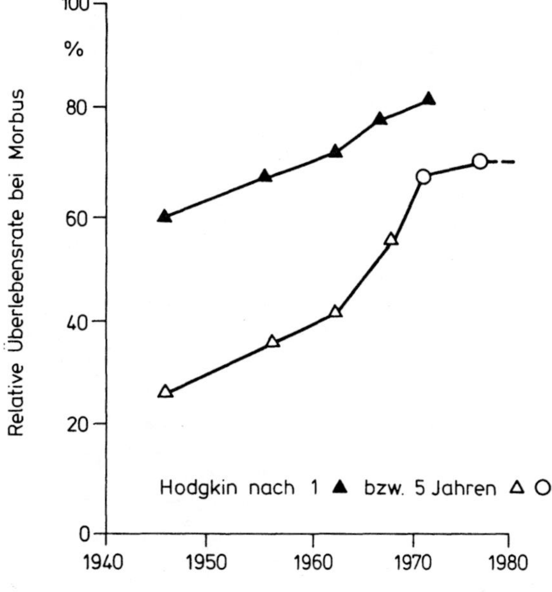

Abb. 3. Entwicklung der Überlebensraten bei Morbus Hodgkin. Sammelstatistik aus USA. (Nach Cutler et al. 1975 △, ▲ und Silverberg 1984 ○ (1970–1973 und 1973–1980)

Mensch zu Mensch ist noch umstritten, wenn auch nach einigen neueren Statistiken eine solche Übertragung möglich erscheint (wobei das absolute Erkrankungsrisiko aber sehr klein sein muß) (Grufferman et al. 1977; Vianna u. Polan 1973; Etorial 1973; MacMahon 1973). Aufgrund der Altersverteilung und des in den einzelnen Altersgruppen variablen histologischen und klinischen Bildes werden auch mehrere heterogene Krankheitsgruppen mit mehreren ätiologischen Einflüssen und unterschiedlichen Reaktionsweisen des Organismus angenommen (MacMahon 1971; Correa u. O'Connor 1971). Personen mit einer infektiösen Mononukleose in der Anamnese sollen ein erhöhtes Risiko einer Erkrankung an HL aufweisen.

In der Tabelle 2 sind Angaben zur Inzidenz der HL aufgeführt.

2. Überlebensraten 1950–1980

Die Abb. 3 zeigt eine Übersicht über die Entwicklung der Überlebensraten von Patienten mit HL in den letzten Jahrzehnten. Die Ursachen für die Verbesserung der Überlebensraten werden noch in den späteren Abschnitten diskutiert.

III. Pathologie

Das Hodgkin-Gewebe setzt sich aus verschiedenen Komponenten zusammen: die neoplastische Komponente mit den Hodgkin-Zellen und den Reed-Sternberg-Zellen als diagnostisch wichtigste Zellen, sowie Geweben, die als reaktiventzündlich und als Gerüstkomponenten angesprochen werden.

1. Untergruppen nach Rye/Ann-Arbor

Auf der zahlenmäßig unterschiedlichen Präsenz der verschiedenen Zellen und anderen Gewebsbestandteilen basieren verschiedene histologische Untergruppen der HL, von denen die auf LUKES zurückgehende allgemein anerkannt ist (LUKES 1963). Diese Einteilung hat die frühere Klassifikation von JACKSON und PARKER abgelöst (JACKSON u. PARKER 1944). In der Modifikation der Konferenzen von Rye und Ann Arbor hat sie sich als gut reproduzierbare Einteilung erwiesen, die mit vier Gruppen nicht zu kompliziert ist (LUKES u. BUTLER 1966; LUKES et al. 1971, RAPPAPORT et al. 1971). Die Häufigkeit der verschiedenen Untergruppen ist in der Tabelle 3a aufgeführt. Unter Berücksichtigung der prognostisch heute wichtigsten Einflußfaktoren Alter und Tumorausbreitung hat die histologische Untergruppe heute nur einen geringen, in vielen Statistiken sogar keinen signifikanten Einfluß mehr auf die Überlebensrate (Tabelle 3b). Diese Reduktion des Einflusses der Histologie auf die Überlebensrate ist zum Teil erklärbar durch die bessere Anpassung der Intensität der Therapie an prognostische Parameter die auch mit der Histologie korreliert sind.

Untergruppen nach LENNERT und MORI (1974) sowie FISCHER und KRÜGER (1981):

a) Lymphozytenreicher Typ (LP)

Dieser Typ ist zytologisch durch das Vorhandensein vieler Lymphozyten und nur vereinzelter Sternberg-Reed-Zellen charakterisiert. Bei einem signifikanten Nachweis klassischer Sternberg-Reed-Zellen ist trotz einer im Vordergrund stehenden lymphozytenreichen Infiltration die Einordnung in den LP-Typ problematisch (FISCHER u. KRÜGER 1981). Die ursprüngliche Einteilung von LUKES unterscheidet in dieser Gruppe noch eine noduläre und diffuse Untergruppe, wobei die noduläre eine bessere Prognose aufweisen soll. Auch LENNERT und MORI (1974) halten diese Unterteilung für berechtigt. Falls ein Lymphknoten nur fokal von HL befallen ist, kann die restliche Lymphknotenstruktur auch bei einem andern histologischen Typ eine lymphozytenreiche Form vortäuschen. Ein lymphozytenreicher Typ soll nur dann diagnostiziert werden, wenn der Lymphknoten völlig umgebaut ist. Ist dies nicht

Tabelle 3a. Häufigkeit der histologischen Untergruppen der HL

	LENNERT (1974)	LUKES u. BUTLER (1966)	BERARD et al. (1971)	HAMAN et al. (1970)
Fälle	560 (%)	377 (%)	277 (%)	193 (%)
LP	21,1	17	16	12
NS	39,5	40	35	46
MC	27,3	26	33	21
LD	12,1	18	13	21

Tabelle 3b. Prognostische Bedeutung der histologischen Untergruppen der HL in älteren und neueren Statistiken

Serie	5-Jahresüberlebensrate (symptomfrei) (alle Stadien)			
	LP	NS	MC	LD
LUKES u. BUTLER (1966) (Anzahl der Fälle)	73% (63)	44% (149)	31% (97)	13% (68)
HAMANN et al. (1970)	60% (24)	56% (88)	37% (40)	38% (41)
FULLER et al. (1971)	77% (13)	72% (71)	58% (43)	20% (5)
GOUGH et al. (1970)	59% (19)	45% (14)	18% (28)	8% (35)
TORTI et al. (1979)	95,2% (86,6%) (22)	88,2% (71,8%) (374)	77,6% (70,5%) (85)	88,4% (66,7%) (7)
	I–III A	NS 94,7% (79,4%) MC 90,0% (84,8%) (nicht signifikant)		
	III B–IV	NS 70,7% (51,8%) MC 35,1% (31,8%) (signifikant)		

der Fall, sollte eine Einordnung in den gemischtzelligen Typ erfolgen. Nach LENNERT und MORI (1974) beginnt die nodulär-sklerosierende Form häufig mit einem sehr hohen Lymphozytengehalt und ist die HL beim Kind generell lymphozytenreicher als beim Erwachsenen. Über 80% der Fälle mit LP sind zur Zeit der Diagnose im Stadium I/II, etwa 15% im Stadium III.

b) Nodulär-sklerosierender Typ (nodular sclerosing (NS))

Diese Gruppe ist charakterisiert durch das Vorhandensein sogenannter „lacunar cells“ sowie eine wechselnd ausgeprägte Vermehrung von Kollagenfasern, die einzelne Areale des Hodgkin-Gewebes umschließen und so als „Noduli“ abgrenzen. Die lacunar cells sind große Hodgkin-Zellen mit hellem Zytoplasma, welches bei der Einbettung stellenweise schrumpft, so daß um die Zellkerne scharf ausgestanzte Lakunen sichtbar werden. Beim Vorhandensein solcher lacunar cells wird auch ohne Nachweis einer Sklerose eine NS diagnostiziert (sogenannte zelluläre Phase). Die Prognose der NS ist etwas schlechter als die der LP. Innerhalb der NS werden noch verschiedene Untergruppen unterschieden, über deren prognostische Relevanz verschiedene Auffassungen bestehen. Nach JOHNSON et al. (1977) ist die Prognose bei den einzelnen Untergruppen gleich. Nach MACLENNAN et al. (1984) lassen sich zytologisch und histologisch zwei Gruppen mit geringer und hoher Malignität unterscheiden mit einer 5-Jahres-Überlebensrate von 84,3 bzw. 59,9% der 1156 Fälle aus den Jahren 1970 bis 1980.

Die NS tritt häufiger bei jüngeren, vornehmlich weiblichen Personen auf und befällt häufig das Mediastinum, auch per continuitatem Befall der angrenzenden Lunge ist häufig. Zur Zeit der Diagnose liegt in etwas über 40% ein Stadium I/II vor, in etwa 15–20% ein Stadium IIIA und in etwa 20% ein Stadium IIIB/IV.

c) Gemischtzelliger Typ (mixed cell (MC))

Der gemischtzellige Typ enthält alle Formen, die typische Merkmale der HL aufweisen, sich aber nicht in eine der andern Untergruppen einordnen lassen. Es sind wenig Lymphozyten, relativ viele Stromazellen und mäßig viele Hodgkin-Zellen vorhanden. Zur Zeit der Diagnose zeigen etwa 45% ein Stadium I/II, etwa 10% ein Stadium III A und etwa 30% ein Stadium III B/IV.

d) Lymphozytenarmer Typ (lymphocyte depleted (LD))

Dieser Typ ist durch die Präsenz zahlreicher Hodgkin-Zellen gekennzeichnet, was im Sinne einer starken Aggressivität des Tumors interpretiert wird. Nach der gängigen Auffassung sind nur wenig Lymphozyten vorhanden, was von einigen Autoren bestritten wird (LEVESEY et al. 1978). Der LD hat die schlechteste Prognose, sollte aber nicht als eigenständige klinisch-pathologische Entität von der HL abgetrennt werden (BEARMANN et al. 1978; NEIMANN et al. 1973). Eine histologische Nachuntersuchung von 43 Fällen, die in den Jahren 1964 bis 1976 als Hodgkin LD eingestuft wurden, ergab in zehn Fällen ein non-Hodgkin-Lymphom (acht immunoblastische und zwei diffus großzellige), dreizehn nodulär sklerosierende Hodgkin-Fälle mit dem lymphozytenarmen Subtyp der NS, sowie sieben mit Hodgkin-Typ LD ohne lymphozytäre Komponente (JAFFE et al. 1984). Bezüglich der epitheloidzelligen Lymphogranulomatose von LENNERT und MESTAGH (1968) siehe Abschnitt B.I. Über 70% der Fälle mit LD zeigen zur Zeit der Diagnose ein Stadium III B/IV.

2. Epitheloidzellige Granulome – Wechsel der Histologie – Gefäßinvasion („vascular invasion“)

Bei etwas mehr als 10% der Patienten werden epitheloidzellige Granulome in Lymphknoten und anderen Geweben (z.B. Leber) beschrieben (KADIN et al. 1970). Die Genese dieser Veränderungen ist unklar. Eine Beziehung zur Sarkoidose hat sich nicht nachweisen lassen. Die Prognose soll beim Vorliegen solcher Granulome besser sein (SACKS et al. 1978a).

Verschiedene simultan entnommene Biopsien zeigen in der Regel eine gute Konsistenz der histologischen Gruppierung. Bei zeitlich aufeinanderfolgenden Biopsien wird gelegentlich bei der MC und beim LP ein Wechsel in prognostisch ungünstigere Untergruppen beobachtet, während bei der NS eine Konstanz vorherrscht (STRUM u. RAPPAPORT 1973; COLBY u. WARNKE 1980). Von RAPPAPORT et al. (1971) wurden in 6–14% der diagnostischen Biopsien Gefäßinvasionen (vascular invasion) vorgefunden, unter Mitberücksichtigung der Laparotomiepräparate in etwa 24%. In diesen Fällen soll ein erhöhtes Risiko einer extralymphatischen Dissemination vorhanden sein (RAPPAPORT et al. 1971; NAEIN et al. 1974), was von andern Autoren allerdings nicht bestätigt wird (LAMOUREUX et al. 1973). Nach KIRSCHNER et al. (1974) hat diese vascular invasion nur dann eine ungünstige Bedeutung, wenn sie in der Milz angetroffen wird.

3. Häufigkeit der Untergruppen

In Tabelle 3a ist die Häufigkeit der histologischen Untergruppen aufgeführt. In etwa 40–60% liegt eine NS vor, in 30% der gemischtzellige, in etwa 20% der lymphozytenreiche, und in weniger als 10% der lymphozytenarme Typ. Die relative Häufigkeit der einzelnen Untergruppen ist in den verschiedenen Altersgruppen unterschiedlich: die NS tritt vorzugsweise bei jüngeren Erwachsenen auf, der MC hat einen Häufigkeitsgipfel im vierten bis fünften Jahrzehnt, während der lymphozytenreiche hauptsächlich bei jüngeren und der lymphozytenarme Typ hauptsächlich bei älteren Patienten auftritt. Typisch ist auch das häufigere Vorkommen der NS bei weiblichen Patienten.

IV. Ausbreitung

1. Lymphogene oder hämatogene Propagation

Mehrheitlich wird als primärer Ausbreitungsweg der HL die lymphogene Progression angenommen, durch die Schritt für Schritt über direkt miteinander kommunizierende („contiguous") Lymphstationen weite Gebiete des (vornehmlich stammnahen) Lymphsystems erfaßt werden. In späteren Stadien erfolgt dann eine hämatogene Dissemination in extralymphatische Regionen. Die primäre Ausbreitung in geordneter Weise über kommunizierende Lymphwege wurde von KAPLAN (1971) durch eine Analyse des Befallsmusters bei der Diagnose sowie beim Rezidiv erarbeitet (Tabelle 3c). Bei Analyse des Befallsmusters in Fällen mit 4 oder mehr befallenen Regionen von HUTCHINSON (1972) ergab allerdings eine Verteilung, die nicht mehr signifikant von einem zufälligen Muster abwich. TUBIANA et al. (1985) fanden bei etwa einem Drittel der Patienten mit CS I/II und mehr als zwei befallenen Regionen ein Zufallsmuster. Dies wird in dem Sinne interpretiert, daß bei Befall von 3 oder mehr Regionen der hämatogene Ausbreitungsweg zunehmend an Bedeutung gewinnt.

a) Extranodales Wachstum durch Überschreiten der Lymphknotenkapsel („E-Befall")

Damit wird der Befall extranodaler Gewebe durch per continuitatem Wachstum von einem befallenen Lymphknoten aus bezeichnet. Dieser Typ des extranodalen Befalls wird vom extranodalen Befall durch systemische Propagation abgetrennt, da er durch lokalisierte Therapie eliminierbar ist.

Der „E-Befall" findet sich vornehmlich im Bereich der Lunge (vom Lungenhilus und vom Mediastinum aus. Gelegentlich findet man ihn auch im Bereich der Wirbelkörper wie im Bereich des Wirbelkanals von paravertebralen Lymphknoten aus. Im Bereich der Lunge ist die Möglichkeit der lokalen Kontrolle durch Radiotherapie allerdings beschränkt, falls der E-Befall auf Grund seiner Ausdehnung die Bestrahlung zu großer Lungenvolumina erfordert. Außerdem schreitet der „E-Befall" im Bereich der Lungen in radiologisch unsichtbarer Form z.T. über subpleurale und peribronchiale Lymphspalten weit über das Volumen des sichtbaren Befalls hinaus. Dies gilt auch für das Fortschreiten des E-Befalls vom Sternum bzw. der über den Lungen gelegenen Regionen der Thoraxwand.

Tabelle 3c. Befallsmuster bei Befall mehrerer Lymphknotenstationen. (KAPLAN 1971; HUTCHINSON 1972)

KAPLAN: Analyse von 1070 befallenen Regionen bei 340 unbehandelten Patienten

In 88–100% in verschiedenen Kollektiven Befall gemäß einer Ausbreitung über kommunizierende Regionen (das gleiche traf für Rezidive zu)

HUTCHINSON: Analyse des Patientenguts von KAPLAN und von 160 Patienten einer Multicenter-Studie:[a]

Frequenz des Befalls kommunizierender Regionen: a= beobachtet, b=erwartet, falls Ausbreitung nach einem zufälligen Muster erfolgt (ermittelt aus der relativen Häufigkeit des Befalls einzelner Regionen im Stadium I)

	Nodulär sklerosierend		Gemischtzellig	
	a	b	a	b
Kommunizierende Regionen (contiguous)	45	19,1	12	10,3
Nicht kommunizierende Regionen (Discontiguous)	4	29,8	14	15,7

[a] Bei ≧4 befallenen Regionen entsprach das Befallsmuster aber einem Zufallsmuster und nicht mehr dem bei Ausbreitung über kommunizierende Lymphbahnen zu erwartendem Muster

Tabelle 4. Schema über direkt kommunizierende Lymphstationen. (Nach KAPLAN 1971)

Befallene Station	Direkt kommunizierend (contiguous)	Nicht kommunizierend (non contiguous)
Links axillär	links epitrochleär, brachial, infraklavikulär und tief zervikal	rechts zervikal, supraklavikulär, infraklavikulär, axillär oder mediastinal, ingradiaphragmal
Links supraklavikulär	links axillär, infraklavikulär und zervikal, rechts supraklavikulär und zervikal, mediastinal, paraaortal	rechts axillär, pelvin, inguinal, WALDEYER, links epitrochleär
Links oben zervikal	links supraklavikulär, tief zervikal und präaurikulär, WALDEYER	links axillär, rechts supraklavikulär, mediastinal, infradiaphragmal
Links präaurikulär	links oben zervikal, postaurikulär und okcipital, WALDEYER	alle übrigen
Vorderes und mittleres Mediastinum	beidseits supraklavikulär, inferiore rechts zervikale und infraklavikuläre, Lungenhili und intrapulmonal	infradiaphragmal, obere zervikale, axilläre
Paraaortal	beidseitig iliakal, inguinal, supraklavikulär, infraklavikulär und tief zervikal, mesenterial, hinteres Mediastinum, Milz, Milzhilus	anteriores und mittleres Mediastinum, obere zervikale, axilläre, femorale, WALDEYER
Links iliakal	links inguinal, femoral, lumbal-paraaortal	rechts ilikal, femoral, alle supradiaphragmale
Links inguinal, femoral	links iliakal, lumbal, paraaortal	rechts iliakal, inguinal, femoral supradiaphragmale

2. Kommunizierende Lymphstationen

In der Tabelle 4 ist eine Zusammenstellung einiger kommunizierender (contiguous) Lymphstationen nach Kaplan (KAPLAN 1980, S. 299). Von SMITHERS (1970 a, b) wurde ein primär hämatogener Ausbreitungsmechanismus diskutiert, wobei die Lokalisationen innerhalb des lymphatischen Systems ein bestimmtes Empfindlichkeitsmuster wiederspiegeln soll. Unabhängig vom lymphogenen oder hämatogenen Ausbreitungsweg innerhalb des lymphatischen Systems ist bei der Definition des zu bestrahlenden Volumens im Frühstadium vor allem bei der NS ein Befallsmuster gemäß einer kontinuierlichen Ausbreitung innerhalb kommunizierender Stationen zu beachten. Beim gemischtzelligen Typ hingegen findet man häufiger ein weniger geordnetes Befallsmuster.

V. Stadieneinteilung

1. Stadiendefinition nach Ann-Arbor 1971

Nach der anatomischen Ausbreitung wird gemäß der Konferenz in Ann Arbor folgende Stadieneinteilung vorgenommen (CARBONE et al. 1971):

Bezüglich der Abgrenzung der Lymphknotenregion für Zwecke der Stadieneinteilung s. Abb. 4.

I. Befall nur einer Lymphknotenregion oder einer einzigen extralymphatischen Region durch per continuitatem Befall von einem Lymphknoten aus (I, I_E)

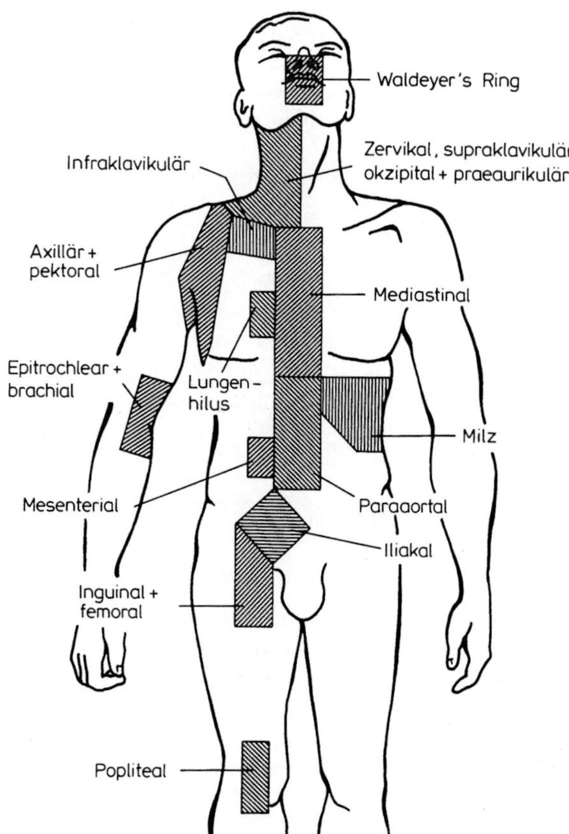

Abb. 4. Lymphknotenregionen, wie sie zur Stadieneinteilung des Morbus Hodgkin in der Konferenz von RYE 1965 vorgeschlagen wurden. (Nach KAPLAN 1980, Abb. 8.1, S. 344)

II. Befall von zwei oder mehr Lymphknotenregionen auf einer Seite des Diaphragma ohne oder mit per continuitatem Befall einer oder mehrerer extralymphatischer Regionen (II, II_E)

III. Befall von Lymphknotenregionen auf beiden Seiten des Diaphragma mit oder ohne lokalisierten Befall extralymphatischer Strukturen (III_E), der Milz (III_S) oder beider (III_{SE})

IV. Diffuser oder disseminierter Befall einer oder mehrerer extralymphatischer Strukturen mit oder ohne zusätzlichen Lymphknotenbefall.
Kennzeichnung befallener Regionen durch entsprechende Subskripte, zum Beispiel: IV_L = Lungenbefall durch Dissemination, IV_H = Leberbefall durch Dissemination, IV_B = Knochenbefall durch Dissemination, IV_S = Hautbefall, IV_P = Pleurabefall, IV_M = Knochenmarkbefall. In der Abb. 4 sind die Regionen aufgeführt, wie sie für die Stadieneinteilung des HL in der Rye-Konferenz abgegrenzt worden sind. Zusätzlich wird empfohlen, in den Stadien II + III die Anzahl der befallenen Regionen als Subskript anzufügen, z.B. II_3 bei 3 befallenen Regionen.

a) E-Befall durch per continuitatem Wachstum

Das Subskript „E" dient zur Bezeichnung des lokalisierten Befalls einer extralymphatischen Struktur, wenn er durch das per continuitatem Wachstum des Tumorgewebes von einem benachbarten Lymphknoten aus zustande kommt. Im Gegensatz zum diffusen Organbefall durch hämatogene (gelegentlich auch lymphogene) Dissemination wird mit $I_E - III_E$ ein mit Radiotherapie, d.h. einer lokalen Therapie sanierbarer Befall gekennzeichnet, wobei die Prognose der des zugehörigen Stadiums I bis III gleicht (MUSSHOFF 1971). Nach den Empfehlungen der Konferenz von *Ann Arbor* wird auch noch dann von einem E-Stadium gesprochen, wenn z.B. multiple Knoten innerhalb *eines* Lungenlappens vorliegen (ebenso perihilärer Befall mit Verbindung zum Hilus, einseitiger Pleuraerguß mit oder ohne Lungenbeteiligung). Bei solchen ausgedehnteren Lungenmanifestationen wird die Prognose nach alleiniger Radiotherapie in den meisten Statistiken ungünstiger als in den zugehörigen Stadien ohne E-Befall, da dann häufiger nicht mehr die gesamte E-Manifestation in das Volumen mit hoher Dosis eingeschlossen werden kann (s. Abschnitt A.XIV.1.*β*).

b) Allgemeinsymptome

Das Fehlen bzw. Auftreten eines oder mehrerer sogenannter Allgemeinsymptome wird durch den Zusatz A bzw. B gekennzeichnet. Als Allgemeinsymptome rechnen: ungeklärtes Fieber über 38°, nicht erklärbare Gewichtsabnahme von mindestens 10% des Körpergewichtes in den letzten sechs Monaten sowie ungeklärter Nachtschweiß.

Das aufgrund der klinischen Untersuchungen bestimmte Stadium wird mit CS (clinical stage) bezeichnet, das aufgrund einer zusätzlichen explorativen Laparotomie ermittelte Stadium mit PS (pathological stage), zum Beispiel CS II A_3 PS III S+ N+ H− M− bedeutet klinisches Stadium II, mit drei befallenen Lymphknotenregionen und in der Laparotomie nachgewiesenen Befall von abdominalen Lymphknoten und der Milz sowie negativer Biopsie von Leber und Knochenmark. Bei sekundärer Stadieneinteilung im Falle eines Rezidives setzt man auch ein S vor die übrige Stadienbezeichnung.

2. Bezeichnungen der Rezidive

Für die Bezeichnung der Lokalisation von Rezidiven werden folgende Begriffe benutzt:
- lokales Rezidiv: Rezidiv in früher bestrahlter Lokalisation
- marginales Rezidiv: am Rande eines Bestrahlungsfeldes
- Transdiaphragmales Rezidiv (bei primärem Stadium I/II): Rezidiv auf der kontralateralen Zwerchfellseite
- Extralymphatisches Rezidiv: Befall extralymphatischer Regionen im Sinne eines Stadiums IV.

VI. Diagnostik des Morbus Hodgkin zur Stadieneinteilung

In der Tabelle 5 sind die wichtigsten Untersuchungen aufgeführt, die zur Erfassung der Tumorausbreitung erforderlich oder nützlich sind:

Eine gründliche klinische Untersuchung sowie Anamnese dienen der Erfassung der der Palpation zugänglichen Lymphknotenstationen und von Hinweisen für weitere Tumorherde, von Allgemeinsymptomen (s.S. 121) und des allgemeinen Gesundheitszustandes.

Blutchemische Analysen (z.B. Transaminasen, Kreatinin, Harnstoff, Protein, Elektrolyte, alkalische Phosphatase und unspezifische Serumparameter wie BSG und Kupfer) ergeben Hinweise für weitere Organbeteiligungen, Hinweise für die Tumormasse bzw. -aktivität, für den allgemeinen Gesundheitszustand inkl. organbezogener wie systemischer Rückwirkungen des Tumorleidens auf den Gesundheitszustand.

Dem gleichen Zweck dienen ein komplettes peripheres Blutbild, Analyse des Knochenmarkes und einer Knochenbiopsie (beide Darmbeinkämme mit der Yamshidi-Nadel).

Von hervorragender Bedeutung sind bildgebende Diagnostikverfahren wie Thoraxübersicht in zwei Ebenen, thorakale und abdominale computerisierte Tomographie (CT), Sono-

Tabelle 5. Initiale Stadienabklärung bei Morbus Hodgkin

A. Notwendig
1. Adäquate Biopsie mit Beurteilung durch speziell erfahrenen Pathologen
2. Anamnese mit spezieller Berücksichtigung von Fieber, Nachtschweiß, Körpergewicht
3. Vollständige physikalische Untersuchung unter besonderer Berücksichtigung der Lymphstationen
4. Labor: BSG, Kreatinin/Urea, Elektrolyte, Protein, alkalische Phosphatase, Transaminasen, Bilirubin
5. Hämatologie, komplettes Blutbild, Knochenmark: Darmbeinkammbiopsie (Yamshidi-Nadel)
6. Bildgebende Verfahren:
   Thoraxübersicht in zwei Ebenen, CT-Thorax und Abdomen, abdominale Sonographie, bipedale Lymphangiographie

B. Fakultativ
1. Konventionelle Tomographie, Lungen
2. Intravenöse Urographie
3. Skelettszintigraphie, Leber-Milzszintigraphie, Tumorszintigraphie
4. Laparoskopie
5. Explorative Laparotomie mit Splenektomie

graphie (abdominal und Perikard) sowie die bipedale Lymphangiographie (LAG) insbesondere für die Erfassung von Herden im Bereich des Mediastinums, der Lungenhili, des Sternums und weiterer Regionen der Thoraxwand, der Lungen des Perikards und retroperitonealer Lymphknotenherde. Im Falle einer Radiotherapie sind diese Untersuchungen auch für die Lokalisation der Herdvolumina unverzichtbar.

Die o.g. Verfahren sind für die Erfassung eines Befalls von Milz (häufig) oder Leber (selten) nicht hinreichend genau, so daß hierfür nur die explorative Laparotomie mit Splenektomie und Leberbiopsie verbleibt. Die sichere Erfassung und Lokalisation des intraabdominalen Befalls ist jedoch nur für die Anwendung einer lokalisierten Therapie (Radiotherapie) essentiell. Falls aus anderen Erwägungen eine systemische Therapie zur Anwendung kommt oder falls statistisch die Befallswahrscheinlichkeit außerhalb des üblichen Radiotherapievolumens in der gleichen Größenordnung liegt wie die Mortalität der explorativen Laparotomie mit Splenektomie, kann auf diesen Eingriff verzichtet werden.

Für die Verlaufskontrolle kommen zunächst die gleichen Untersuchungen zur Anwendung wie oben aufgeführt unter Betonung jener, die eingangs pathologisch waren. Zusätzlich sind einige Untersuchungen zu berücksichtigen, die therapiebedingte Komplikationen erfassen sollen: Nach mediastinaler Radiotherapie z.B. Sonographie des Herzens und nuklearmedizinische Kardiologie, Untersuchung der Schilddrüsenfunktion (TSH, T3, T4) nach zervikaler Radiotherapie, Zahn- und Mundhygiene in der Frühphase nach oberer Zervikalbestrahlung, hormonelle Ovarialfunktion nach unterer Abdominalbestrahlung bei jungen Frauen. Hinzu kommen das Denken an Zweittumoren und infektiöse Komplikationen sowie Osteonekrosen (Knochenszintigraphie und Röntgen).

1. Abdominale und pelvine Computertomographie (CT)

Die Genauigkeit der CT in der Erfassung paraaortalen und pelvinen Lymphknotenbefalls durch Morbus Hodgkin ist mit einer Sensitivität und Spezifität von 70–80% derjenigen der Lymphangiographie (LAG) vergleichbar (Tabelle 6–10) (LAG) (LEE et al. 1983; CASTELLINO 1982). Während die CT auch Veränderungen nicht kontrastierter Lymphknoten (hoch lumbal) erfassen kann, wird Befall in nicht vergrößerten Lymphknoten mit alleiniger Strukturveränderung nicht erfaßt (die Angaben zur Häufigkeit gehen von weniger als 1% bis etwa 10% der befallenen Lymphknoten (LEE et al. 1983)). Andererseits sind auch nicht alle vergrö-

Tabelle 6. Ergebnisse der computerisierten Tomographie des Abdomens bei unbehandelten Patienten mit HL. (Nach BEST et al. 1978 und CROWTHER et al. 1979), sowie bezüglich Leberbefall (LACKNER et al. 1980; CASTELLINO 1982; BLACKLEDGE et al. 1980a)

Laparotomieresultat (68 Fälle, davon 66 CS I/II)	n	CT −	CT +
Laparotomie −	46	42	4
Laparotomie +	30	20	10
Region	+ bei Laparotomie		
Milz	23	18	5
Leber	3	3	0
A. coeliaca	5	3	2
Milzhilus	4	2	2
mesenterial	3	3	0
paraaortal	6	4	2
iliakal	3	2	1
Leber[a]	13	11	2

[a] (Summe von BEST et al. 1978, LACKNER et al. 1980, CASTELLINO 1982)

Tabelle 7. Ergebnisse der Computertomographie bei malignen Lymphomen (HL und NHL). (Nach LACKNER et al. 1980)

	CT	LAG	
Sensitivität	80	89	paraaortal
Spezifität	93	95	
Sensitivität	81	90	iliakal
Spezifität	90	97	

Tabelle 8. Lymphangiogramm (LAG) und Computertomogramm (CT) zur Erfassung abdominalen Befalls bei Morbus Hodgkin. (Nach CASTELLINO et al. 1982, sowie NEUMANN u. CASTELLINO 1984)

Untersuchung	Empfindlichkeit		Spezifität	
LAG, bezüglich paraaortaler Lymphknoten	10/13	77%	34/40	85%
CT + LAG bezüglich paraaortaler Lymphknoten	11/13	85%	39/39	100%
CT bezüglich mesenterialer Lymphknoten	0/1		41/42	98%
CT bezüglich Leber	1/4		54/54	100%
CT bezüglich Milz	16/25	64%		
CT bezüglich Milz Mit Milzgewicht >200 g als Kriterium (→ Genauigkeit 63%)	21/40	53%	33/46	72%
CT bezüglich Milz Mit Parenchymdefekten als Kriterium (→ Genauigkeit 53%)	1/40	3%	45/46	98%

Tabelle 9. Prädiktiver Wert der Lymphangiographie (LAG) bezüglich retroperitonealen Lymphknotenbefalls durch Morbus Hodgkin. LAP = Laparotomiebefund

Autor	Anzahl „equivocal"	Ohne „equivocal"			
		LAP+/LAG+	(%)	LAP−/LAG−	(%)
CASTELLINO et al. (1983)		52/88	(60)	146/147	(90)
DESSER (1973) (Literatur: 12 Autoren)	66	104/183	(75)	182/206	(88)
GLEES et al. (1974)	2	18/24	(75)	19/21	(90)
FILLER et al. (1975) (Kinder)	8	9/14	(64)	32/33	(96)
HELLMAN (1974)		25/37	(68)	38/40	(95)
MAUCH et al. (1983)		ca. 33% falsch +			
MITCHELL u. PETERS (1983)		15/27	(56)	27/30	(90)

Tabelle 10. Sekundär-Laparotomie nach intensiver Chemotherapie bei NHL IIB–IV. (FUKS et al. 1981 und SUTCLIFFE et al. 1982)

FUKS:		
100 Fälle behandelt		
Klinisches „Re-staging":	20 partielle Remissionen	
Explorative Laparotomie:	nur 4 mit Befall	
Falsch positives Lymphogramm	13/17	(78%)
Falsch positive CT/Sono	5/5	
Falsch positive Gallium-Szintigraphie	5/18	(27,5%)

SUTCLIFFE:		histologisch Lymphknotenbefall
LAG normal	27	0/27
LAG tumorverdächtig	7	1/7
CT normal	9	1/9
CT tumorverdächtig	2	0/2

ßerten Lymphknoten durch den Morbus Hodgkin befallen. Für die Paraaortalregion ist die CT etwas genauer als das LAG, während pelvin das LAG etwas genauer ist. Die Anwendung beider Untersuchungen erhöht die Genauigkeit der Aussage über abdominalen bzw. pelvinen Lymphknotenbefall auf etwa 85% (Tabelle 8). Auch fibrotische Veränderungen nach Radiotherapie oder Chemotherapie können sich als pathologische, weichteildichte Massen darstellen, die nicht von viablem Tumor zu unterscheiden sind (Tabelle 10). Über die Persistenz computertomographischer pathologischer Befunde nach Chemotherapie, deren histologische Untersuchung lediglich Fibrose, Nekrose und Entzündung zeigte, berichteten auch STEWART et al. (1985) und LEWIS et al. (1982).

Außerdem dient die CT für die Planung der Radiotherapie.

Die Genauigkeit der CT in der Erfassung von Befall in Leber und Milz ist sehr gering und keinesfalls ausreichend, um eine explorative Laparotomie zu ersetzen in jenen Fällen, in denen die Behandlung von Befunden in der Leber oder Milz abhängig ist (Tabelle 8).

Tabelle 11. Befunde im thorakalen CT bei Morbus Hodgkin im Frühstadium und Einfluß auf die Therapie. (Nach ROSTOCK et al. 1983)

Röntgen-Übersicht	CT	Einfluß auf Behandlung
Mediastinum negativ	5/10: Befall	keine
Mediastinum verbreitert: MTR unter 0,3, n = 11	3 mit Ausdehnung in Thoraxwand, 1 retrokardialer Knoten	Radiotherapiefeld, kombinierte Therapie
Mediastinum verbreitert: MTR über 0,3, n = 21	4 begrenzter Perikardbefall (d.h. im konventionellen Mantel enthalten), nur anterior rechts als pc-Befall vom ant. Med.	Radiotherapiefeld
	2 extensiver Perikardbefall	Radiotherapiefeld und Perikardektomie
	6 extensiver Perikardbefall	kombinierte Therapie
	2 extensiver Perikardbefall und Thoraxwandbefall	Radiotherapiefeld und kombinierte Therapie
	1 Lungenknoten	kombinierte Therapie

a) Thorakale Computertomographie

Zur Abklärung der Mediastinalregion ist die CT die wichtigste Methode. Sie ist empfindlicher als das Röntgenbild in der Erfassung von Mediastinalbefall: In einer Untersuchung von ROSTOCK et al. (1983) (siehe Tabelle 11) hat die CT in 50% der als unauffällig beurteilten Röntgenübersichtsbildern des Thorax einen mediastinalen Befall aufgedeckt. Darüber hinaus ist sie auch hinsichtlich der Erfassung der Ausdehnung des Befalls bei verbreitertem Mediastinum empfindlicher, insbesondere bezüglich der Ausbreitung Richtung Thoraxwand, Lunge, Perikard, hinteres und unteres Mediastinum. Die Befunde der mediastinalen CT hatten in der Untersuchung von ROSTOCK et al. (1983) wichtige Konsequenzen für die Therapie sowohl für die Entscheidung zwischen alleiniger Radiotherapie oder kombinierter Therapie als auch für die Radiotherapiefelder (Tabelle 11).

2. Abdominale Sonographie

Angaben zur Sensitivität sowie zur Spezifität der abdominalen Sonographie für die Erfassung von paraaortalem und pelvinem Lymphknotenbefall sowie bezüglich der Beurteilung von Leber und Milz existieren nur wenige. Vergrößerte Lymphknoten paraaortal sollen ab etwa 1,5 cm, mesenteriale und pelvine ab 2 bis 3 cm darstellbar sein (FRIEDMAN et al. 1981). Nach einer Untersuchung von BRASCHO et al. (1978) (Hodgkin- sowie non-Hodgkin-Lymphome, 56 Fälle) hatte die Sonographie eine der LAG vergleichbare Genauigkeit (88%). Zur Erfassung eines Befalls in Leber oder Milz ist die Sonographie zu wenig zuverlässig. Von Vorteil ist aber die Erfassung einer Reihe anderer Lebererkrankungen in Fällen, die aufgrund blutchemischer Veränderungen differentialdiagnostisch unklar sind (SEKYIA et al. 1982). Auch eine (z.Zt. der Erstdiagnose sehr seltene) Stauung im Bereich der abführenden Harnwege durch vergrößerte Lymphknoten wird durch die Sonographie gut erfaßt.

In einer Untersuchung von VOLK et al. (1985) werden für die abdominelle Sonographie bei lymphoproliferativen Erkrankungen eine Sensitivität, Spezifität, positive und negative Korrektheit von jeweils 84% angegeben.

3. Lymphangiographie (LAG)

Mit der bipedalen LAG werden die inguinalen, iliakalexternen und die unteren paraaortalen Lymphknoten dargestellt. Die oberen paraaortalen Stationen werden nur ungenügend erfaßt. Die diagnostische Genauigkeit des LAG bezüglich der Erfassung retroperitonealen Lymphknotenbefalls liegt bei etwa 70% (s. Tabelle 9) mit einer Frequenz falsch-negativer Befunde von etwa 10% und falsch-positiver Befunde zwischen 20 und 30%. Die Frequenz falsch-negativer Befunde könnte noch etwas höher liegen als in den Angaben der Tabelle 10: es ist nicht immer angegeben, ob nur die kontrastmittelgefärbten Lymphknoten in die statistische Auswertung einbezogen wurden, auch die Frequenz nicht eindeutig beurteilbarer LAG ist nicht regelmäßig angegeben. In einer Untersuchung von ZAUNBAUER (ZAUNBAUER et al. 1978) hatten von 44 Patienten mit negativer LAG sieben befallene Lymphknoten, das sind 16%. Bei sechs von diesen war der Befall im Gebiet des Truncus coeliacus lokalisiert. In einer Untersuchung von CASTELLINO (1982) wurde hingegen nur in etwa 2% der LAG-negativen im paraaortalen oder iliakalen Bereich histologisch positive Lymphknoten gefunden, während pathologische Befunde in der LAG in 74% histologisch bestätigt wurden (unter Ausschluß einiger Fälle, die im LAG-positiven Bereich nicht biopsiert wurden. Diese guten Ergebnisse von Stanford (Sensitivität 93%, Spezifität 92%, Genauigkeit 92%) werden jedoch von den meisten andern Untersuchern nicht erreicht (Tabelle 11). Eine besonders hohe Rate an falsch positiven Befunden wurde von FUKS et al. 1981 und SUTCLIFFE et al. (1982) bei Patienten nach Chemotherapie gefunden (Tabelle 10). Über 70% der im LAG als tumorverdächtig bezeichneten Befunde konnten histologisch bei der Laparotomie nicht bestätigt werden.

Von DESSER et al. (1973) wurde darauf aufmerksam gemacht, daß bei Patienten mit negativem LAG die histologisch nachgewiesenen Manifestationen praktisch immer innerhalb eines Volumens lagen, das bei der Bestrahlung der üblichen Paraaortalfelder mit Einschluß der Milz mit kurativer Dosis belegt wird, was von andern Autoren aber angezweifelt wird (FERGUSON et al. 1973).

Bei Einteilung der Fälle mit negativem LAG in die Gruppe I/II oder III_1 (nach STEIN et al. 1980) bzw. der Fälle mit positivem LAG in die Gruppe III_2 werden über 30% falsch eingestuft (Tabelle 12).

4. Tumorszintigraphie mit Galliumzitrat

Sensitivität und Spezifität der Galliumszintigraphie im Nachweis abdominaler Lymphommanifestationen sind in der Tabelle 13 angeführt. Die Häufigkeit falsch-positiver Befunde ist geringer als beim LAG, während die Frequenz falsch-negativer Befunde wesentlich höher

Tabelle 12. Lymphangiogramm und Unterteilung des PS III in III_1 (Milz/Milzhilus/Truncus coeliacus-Region) sowie III_2 (kaudal vom Truncus coeliacus). (Nach STEIN et al. 1980)

Stadium	Lymphangiogramm-Befunde[a]
PS III_1	38/56 negativ
PS III_2	31/44 positiv
	„overall accuracy“: 69/100: 69%

(Fälle mit III_1 sollten ein negatives Lymphangiogramm, Fälle mit III_2 ein positives Lymphangiogramm aufweisen)

Zusätzlich: kein signifikanter Unterschied der Rezidivfreiheit zwischen PS III_2 LAG+ und PS III_2 LAG-Fällen)

[a] Fälle mit „equivocal“-Lymphangiogramm ausgeschlossen!

Tabelle 13. Ergebnisse der Galliumszintigraphie bei HL

Serie	Nachweiswahrscheinlichkeit				
	Hals	Thorax	Axilla	Abdominal	Inguinal
JOHNSTON et al. (1974)	142/175	125/145	27/46	96/67	16/37
MCCAFFREY et al. (1976) (HL+NHL)	26/54	44/60	12/36	31/67	10/19
(ohne signifikante Unterschiede bei verschiedenen Histologien)					
zervikale Knoten unter 3 cm: 6/20 zervikale Knoten über 3 cm: 6/12					
	Sensitivität	Spezifität		Genauigkeit	
JOHNSTON et al. (1977) (abdomino/pelvin)	62% 37/60	89% 57/64		76% 94/124	
RUDDERS et al. (1976)	50% 7/14	100% 24/24		82% 31/38	
	Thorax	Abdomen	Oberflächlich	Leber	Milz
TURNER et al. (1978) (Sammelstatistik)					
Sensitivität	0,67–0,96	0,58	0,83	0,38	0,49
Spezifität	0,80	0,80–0,96	0,94	0,93	0,82
(Mittelwert oder Bereich)					

ist. Bei Anwendung höherer Aktivitätsmengen und neuerer Aufnahmetechnik mit Tomographie wird auch im Abdominalraum eine höhere Sensitivität für die Tumorszintigraphie mit Gallium angegeben, die in der Größenordnung der LAG liegt (ANDERSON et al. 1983) und die speziell in der Verlaufsbeurteilung besser sein soll, da sie eine Unterscheidung zwischen Fibrose und aktivem Tumor ermöglichen soll. Die oben genannte Untersuchung weist jedoch eine kleine Patientenzahl auf und bedarf noch der Bestätigung. In einer Untersuchung von HERMAN et al. (1978) war die Gallium-Szintigraphie nach dem Röntgen-Thorax und dem LAG jene Methode, mit der die häufigsten Rezidiv-Manifestationen entdeckt wurden.

5. Leber-Milz-Szintigraphie, Leberbeurteilung

Die Leber-Milz-Szintigraphie ist eine sehr unzuverlässige Methode zur Beurteilung eines Befalls durch HL: die Häufigkeit falsch-positiver Befunde beträgt über 40%, die Häufigkeit falsch-negativer Befunde liegt ebenfalls bei etwa 30 bis 40% (ELL et al. 1975; LIPTON et al. 1972). In einer Sammelstatistik über 443 laparotomierte Patienten mit HL waren nur 81 von 125 klinisch als befallen eingestuften Milzen histologisch positiv und 100 von 380 klinisch als unauffällig beurteilten Milzen waren histologisch befallen (DESSER et al. 1973). Auch mittels computerisierter Tomographie sowie Sonographie ist Milzbefall bei kleinen Manifestationen oft nicht erfaßbar, so daß nach dem heutigen Stand als einzige Methode zur sicheren Klassifikation der Milz die Splenektomie mit histologischer Untersuchung verbleibt. Bei restriktiver Handhabung der Laparotomie ist die klinische Erfassung der Milz mit Sonographie, Computertomographie und/oder Szintigraphie wichtig und kann auch Entscheidungshilfen für oder gegen eine Laparotomie bieten (zum Beispiel Splenektomie bei stark vergrößerter Milz therapeutisch oder falls Schonung der linken Niere erforderlich). Die Palpa-

Tabelle 14. Milzgewicht und Milzbefall. Nach HOPPE et al. (1982) bei 201 Patienten mit PS IIIA, sowie COLBY et al. (1982)

Ausmaß des Befalls	Milzgewicht (g)		
	Bereich	Median	Mittelwert
Kein Befall	50–400	142	161
Minimal[a]	65–450	153	172
„Extensive"	60–450 (bei einem: 750)	180	197

COLBY et al.	Kein Befall	1+ Befall	2+ Befall	3+ Befall
n Fälle	336	46	46	120
Milzgewicht				
Mittelwert	170	180	170	205
Bereich	40–1400	65–450	83–170	60–2000

[a] Nur mikroskopischer Befall oder weniger als 5 Herde auf der Schnittfläche sichtbar

Tabelle 15. Häufiger positiver Befund der Knochenbiopsie bei Morbus Hodgkin z.Z. der Primärdiagnose (Sammelstatistik nach HEIM et al. 1985)

Untergruppe	%Befall durch Morbus Hodgkin
Stadium	
I	4,5 (0–8)
II	6 (0–21)
III	23,2 (8–43)
IV	24,7 (19–36)
(Stadium vor Knochenbiopsie)	
Histologie:	
LP	nur 1 Autor :8/27
	übrige 4 Autoren: 0/43
NS	4,8 (0–14)
MC	15 (0–37)
LP	35 (20–67)

tion ist noch weniger zuverlässig (s. Tabellen 14 u. 15 zur Korrelation von Milzgewicht und Befall sowie Milzgröße und Palpationsbefund).

Die Beurteilung der Leber aufgrund der klinischen Daten ist ebenfalls recht unzuverlässig (LIPTON et al. 1972). Nach den Ann Arbor-Kriterien wird bei Vorliegen einer vergrößerten Leber und mindestens eines pathologischen Laborbefundes oder zweier pathologischer Laborbefunde oder eines pathologischen Scans und eines pathologischen Laborbefundes die Leber als befallen eingestuft: In einer Sammelstatistik (SWEET et al. 1978) hatte nur 35% von 83 Patienten mit klinisch als befallen beurteilter Leber auch histologisch nachweisbaren Befall. Unter 323 Patienten mit klinisch unauffälliger Leber hatten nur 6 (=2%) histologisch nachgewiesenen Leberbefall. Auch die CT ist eine ungenaue Methode zur Beurteilung der Leber (s. Tabelle 6), so daß als sichere Methode die offene Biopsie bei der Laparotomie verbleibt. Nicht viel weniger treffsicher soll die laparoskopische Leberbiopsie sein, so daß die alleinige Frage nach einer Leberbeteiligung im allgemeinen nicht ausschlaggebend für die Indikation zu einer explorativen Laparotomie sein soll.

Bei einem klinischen Stadium I-II A mit negativen klinischen Leberparametern ist darüber hinaus die Wahrscheinlichkeit einer Leberbeteiligung <0,5%, das heißt in der Größenordnung der Mortalität der explorativen Laparotomie (BERETTA et al. 1976; COLEMAN et al. 1976).

6. Skelettstatus

In den Ann Arbor-Empfehlungen (ROSENBERG et al. 1971) findet sich unter den erforderlichen Untersuchungen noch eine Röntgenaufnahme der Wirbelsäule und des Beckens. Zur Erfassung einer Skelettbeteiligung ist die Szintigraphie als Suchmethode wegen höherer Empfindlichkeit besser geeignet; im positiven Fall muß sie wegen der mangelnden Spezifität durch gezielte Röntgenaufnahmen ergänzt werden. In frühen Stadien dürfte die Ausbeute allerdings recht gering sein (KAPLAN 1980, S. 220). Bei disseminierten Stadien ist Skelettbefall jedoch häufig (autoptisch bis über 70% (HIGGINS 1968)). Radiologisch nachweisbare Skelettmanifestationen bei unbehandelten Patienten werden in bis etwa 15% angegeben (SCHECHTER et al. 1976), szintigraphische Befunde etwas häufiger (SCHECHTER et al. 1976; FERRANT et al. 1975): von 38 nicht vorbehandelten Patienten (nicht ausgewählt) hatten 14 einen pathologischen Befund im Skelett-Scan. Am häufigsten werden diese Befunde durch das per continuitatem Wachstum des Tumorgewebes von benachbarten Lymphknotenherden aus hervorgerufen. Falls ein radiologischer und/oder szintigraphischer Befund der einzige Hinweis auf eine Skelettmanifestation ist und sonst kein Herd auffindbar ist, muß vor einer Therapie eine histologische Verifikation angestrebt werden. Alleiniger Skelettbefall als Ausdruck eines disseminierten Stadiums IV dürfte bei unbehandelten Patienten sehr selten sein.

7. Knochenbiopsie

Die Aspirationspunktion des Knochenmarks ergibt bei HL zu häufig falsch-negative Befunde. Zur Untersuchung des Knochenmarks auf Beteiligung bei HL ist deshalb eine Biopsie erforderlich, die im Falle einer Laparotomie intraoperativ durchgeführt wird, bei einer Beschränkung auf die klinische Stadienabklärung im allgemeinen mit der Jamshidi-Nadel von den Beckenkämmen. Die Häufigkeit von Knochenmarksbefall im nicht vorbehandelten Patientengut liegt zwischen 2 und 29% (HENN 1975; BERETTA et al. 1976; O'CAROLL et al. 1976; MYERS 1974; ROSENBERG 1971; Tabelle 15).

Bei einem klinischen Stadium I/II A (inklusive fehlende klinische und radiologische Hinweise für Skelettbefall) mit der Histologie LP/NS fällt die Knochenbiopsie so gut wie immer negativ aus (HEIM et al. 1985).

8. Intravenöse Urographie

Das intravenöse Pyelogramm diente früher unter anderem zur Untersuchung hinsichtlich retroperitonealer Tumormanifestationen und wurde deshalb von der Ann Arbor-Konferenz 1971 wieder in die Liste der zur Stadienabklärung erforderlichen Untersuchungen aufgenommen. Bei unbehandelten Patienten ergibt es allerdings nur sehr selten pathologische Befunde, insbesondere bei negativer Lymphangiographie und bei negativem CT. Bei pathologischem Befund im Lymphangiogramm oder Sonogramm oder CT oder im Gallium-Scan ist die Erfassung von Abflußbehinderungen wichtig, die einer baldigen Therapie bedürfen. Hierfür ist das Sonogramm eine empfindliche Methode.

Tabelle 16. Milzgewicht und Milzbefall. (Nach FISCHER et al 1981)

Milzgewicht	% Befall
Unter 200 g (n = 538)	26
200–400 g (n = 234)	49
Über 400 g (n = 61)	85

(Palpation: ca. 50% der Milzen mit szintigraphisch geschätztem Gewicht von 600–750 g nicht palpiert, FISCHER 1970)

9. Lungentomographie

Eine tomographische Untersuchung der Lungen ist nur erforderlich, falls das Übersichtsbild fragliche Befunde zeigt, bei erheblichem Mediastinalbefall oder eingeschränkter Beurteilbarkeit des Übersichtsbildes (CASTELLINO et al. 1976).

10. Explorative Laparotomie mit Splenektomie

Die explorative Laparotomie mit Splenektomie ist z. Zt. die einzige Methode zur sicheren Beurteilung der Milz. Durch die explorative Laparotomie werden etwa 35% der Patienten mit CS I-II in ein PS III sowie etwa 25% der CS III in ein PS I-II sowie etwa 5–10% in ein PS IV umklassifiziert (nach präoperativer Beckenkammbiopsie und laparoskopischer Leberbiopsie dürfte der Anteil der nur durch Laparotomie erkennbaren Disseminationen wesentlich kleiner sein). Die Indikation zur Laparotomie hängt eher vom Gesamtkonzept der Behandlung ab und wird weiter unten in diesem Zusammenhang diskutiert.

11. Serumkupfer- und andere unspezifische Aktivitätsparameter

Von verschiedenen Autoren wird neben der BSG das Serumkupfer als Verlaufsparameter für die Beurteilung der Aktivität des HL benutzt. Das Serumkupfer ist ein unspezifischer Parameter und wird nicht als routinemäßig zu bestimmender Wert bei der HL aufgeführt. Ähnliches gilt auch für eine Reihe anderer im Zusammenhang mit weiteren Tumorleiden untersuchter Serum-Parameter (RAY et al. 1973; JELIFFE et al. 1973; WILLIAMS et al. 1978; THORLING u. THORLING 1976). Von TUBIANA et al. (1984) wurde die BSG zusammen mit dem Vorliegen von Allgemeinsymptomen als Kriterium betont: Kombination von fehlenden Allgemeinsymptomen und einer Senkung unter 50 mm in der ersten Stunde oder das Vorhandensein von Allgemeinsymptomen und eine Senkung von unter 30 gelten als prognostisch günstige Parameter, während das Vorhandensein von Allgemeinsymptomen zusammen mit einer Senkung über 30 oder das Fehlen von Allgemeinsymptomen und eine Senkung über 50 als prognostisch ungünstige Parameter gelten (siehe im Ergebnisteil die EORTC-Studie H 5).

VII. Stadienverteilung und befallene Regionen bei Diagnose

1. Verteilung der klinischen und pathologisch-anatomischen Stadien

In den Tabellen 17–19 ist die Verteilung der klinischen und pathologisch-anatomischen Stadien bei über 800 Fällen der Stanford University aufgeführt. Eine Übersicht zur Befallshäufigkeit verschiedener Lymphknotenregionen ist in Tabelle 1 b aufgeführt. Die Tabelle

Tabelle 17. Verteilung der klinischen und anatomischen Stadien bei unbehandelten Patienten mit HL. (Nach KAPLAN 1980, Table 8.4, S. 354). Alle ohne ausgewählte Fälle mit CS IV 1968–1977, Stanford University, Medical Center

Klinisches Stadium	Pathologisch-anatomisches Stadium				Stadien-änderung	
	I	II	III	IV	änd./total	%
I A	63	–	17	–	17/80	21
I B	5	–	1	–	1/6	16
II A	2	203	77	8	87/290	30
II_E A	–	41	9	2	11/52	21
Alle II A	2	244	86	10	98/342	29
II B	–	62	16	4	20/82	24
II_E B	–	16	7	2	9/25	36
Alle II B	–	78	23	6	29/107	27
Alle II (A+B)	2	322	109	16	127/449	28
III A (±E, S)	6	40	71	14	60/131	46
III B (±E, S)	1	20	70	22	43/113	38
Alle III (A+B)	7	60	141	36	105/244	43
IV A	–	1	2	9	3/12	25
IV B	–	2	4	17	6/23	25
Alle IV (A+B)	–	3	6	26	9/35	26
Alle A	–	–	–	–	178/565	32
Alle B	–	–	–	–	79/249	32
Total	77	385	274	78	257/814	32

Tabelle 18. Stadienverteilung bei 1075 unbehandelten Patienten mit Morbus Hodgkin aus dem Zeitraum 1961–1977. (Nach KAPLAN 1980, Tabelle 8.8, S. 362/372) der Stanford University. (Klinische und pathologisch-anatomische Stadien.) (Ergänzung zur Tabelle 17, die eine Selektion durch Laparotomie darstellt)

Histologie Anzahl	%	I: 12,2%		II: 46,5%		III: 30,5%		IV: 10,7%	
	n:	I A	I B	II A	II B	III A	III B	IV A	IV B
77 LP	6	36	0	26	3	11	0	1	0
818 NS	67	61	4	162	117	135	101	29	59
223 MC	18	25	2	55	20	52	39	8	22
22 LD	2	2	0	1	2	1	8	3	6
85 U+C[a]	7	16	4	24	10	15	12	0	4

[a] Composite HL und NHL

20 zeigt eine Zusammenstellung in der Literatur publizierter Resultate von FISCHER et al. (1981). Die Verteilung enthält insofern eine Selektion, da Patienten, die bereits vor der Laparotomie ein Stadium IV aufwiesen, nicht mehr enthalten sind.

Etwa 80% der Patienten mit der lymphozytenreichen Form der HL weisen zur Zeit der Diagnose ein Stadium I A/II A auf, während ein Stadium IV fast nicht vorkommt.

Von den Patienten mit NS weisen knapp 30% ein Stadium I A/II A auf, etwa 15% ein Stadium I B/II B, etwa 17% ein Stadium III A und etwa 23% ein Stadium III B/IV.

Von den Patienten mit MC weisen etwa 35% ein Stadium I A/II A auf, etwa 10% ein Stadium I B/II B, etwa 23% ein Stadium III A und etwa 31% ein Stadium III B/IV.

Von den Patienten mit LD weisen etwa 13% ein Stadium I A/II A auf, mehr als 75% ein Stadium III B/IV (Tabelle 21).

Tabelle 19. Verteilung der anatomischen Stadien und extralymphatischer Befall in Abhängigkeit von der Histologie bei Morbus Hodgkin. 659 unvorbehandelte Patienten, Stanford 1968–1976. (Nach COLBY et al. 1982)

Histologie	Anzahl	♂	♀	Mittleres Alter	Symptome		PS (Ann Arbor)				Milzbefall			
					A	B	I	II	III	IV	0	1+	2+	3+
LP	34	26	8	30,9 (9–64)	31	3	11	13	8	2	24	0	3	3
NS	397	203	194	27,9 (2–73)	255	142	29	196	120	52	236	26	32	64
NSCP	63	43	20	34,4 (8–69)	41	22	5	34	21	3	38	3	5	9
MC	146	106	40	32,1 (4–71)	97	49	21	43	56	26	63	17	10	41
LD	9	7	2	33,9 (13–61)	5	4	0	5	1	3	6	0	0	1
Unklassifiziert	10	8	2	31,6 (13–51)	6	4	2	4	3	1	7	0	0	3
Total	659	393	266	29,7 (2–73)	435	224	68	295	209	87	374	46	50	121

Histologie	Extralymphatischer Befall							Mittleres Milzgewicht	Rezidive (%)
	Lunge	Pleura	Leber	Mark	Knochen	Haut	Andere		
LP	1	0	2	1	0	0	0	195 (50–365)	5 (15%)
NS	73	3	13	11	19	3	19	195 (40–2000)	121 (30%)
NSCP	4	0	1	1	1	0	4	175 (75–675)	21 (33%)
MC	6	2	18	10	3	0	1	230 (45–1500)	35 (24%)
LD	4	0	0	0	0	0	0	270 (90–530)	4 (44%)
Unklassifiziert	1	0	0	0	1	0	0	205 (110–375)	3 (30%)
Total	89	5	34	23	24	3	24	205 (40–2000)	189 (29%)

Etwa 30% der Patienten mit einem CS IA/IIA weisen bei Laparotomie ein PS IIIA auf. Hierfür ist im wesentlichen der klinisch zu selten nachweisbare Milzbefall, daneben auch der Lymphknotenbefall im Bereich des truncus coeliacus verantwortlich. Auch im Stadium CS IA findet sich in über 20% abdominaler Befall i.S. eines PS IIIA.

Lediglich bei Patienten mit LP CS IA hoch zervikal ist Abdominalbefall sehr selten (siehe Abschnitt 5, S. 272).

Nur 2–3% der Patienten mit CS IA/IIA mußten durch den Laparotomiebefund in ein Stadium IV umklassifiziert werden. Dabei ist aber nicht immer klar, ob bereits vor der

Tabelle 20. Klinisches Stadium versus pathologisches Stadium nach primärer explorativer Laparotomie und Splenektomie (Zusammenstellung der Ergebnisse von KAPLAN et al. 1973; COHEN 1977; SWEET 1978; HERMRECK et al. 1975; ELIAS et al. 1972; FISCHER et al. 1981)

Klinisches Stadium	Pathologisches Stadium			Summe
	I+II	III	IV	
I+II	394 (71%)	144 (26%)	18 (3%)	556 (100%)
III	43 (14%)	235 (76%)	32 (10%)	310 (100%)
IV	1 (2%)	9 (23%)	29 (74%)	39 (100%)
Summe	438	488	79	905

Tabelle 21. Der lymphozytenarme Typ ist zur Zeit der Diagnose meist in fortgeschrittenen Stadien. In der Tabelle sind entsprechende Daten von BEARMEN et al. (1978) angegeben (39 Fälle)

Allgemeinsymptome	82%
Milzbefall (PS)	71%
Leberbefall (PS)	47%
Knochenmarksbefall	44%

Tabelle 22. Dänische Studie über den Morbus Hodgkin (1971–1979) (NORDENTOFFT et al. 1980). Laparotomiebefunde bei 437 Patienten (unter 70 Jahre, CS I, II, III A) aus einem nicht selektionierten Krankengut von 802 Fällen aus Dänemark

	Anzahl	%
Kein Abdominalbefall	279	63,8
Befall von:		
Milz allein	57	13,0
Lymphknoten allein	20	4,6
Milz + Lymphknoten	56	12,9
Leber allein	1	0,2
Leber + Lymphknoten	2	0,5
Milz + Leber + Lymphknoten	15	3,4
total mit Leber	18	4,1

Laparotomie eine Knochenbiopsie durchgeführt wurde. Die Häufigkeit eines nur per Laparotomie aufdeckbaren Leberbefalls bei einem CS IA/IIA inkl. Beckenkammbiopsie dürfte unter 1% liegen.

Von den Patienten mit CS IIB weisen etwa 30% ein Stadium IIIB und etwa 5% ein Stadium IVB auf.

Von den Patienten mit CS IIIA wiesen in der Statistik von STANFORD etwa 35% ein Stadium PS IA/IIA auf, während in der Sammelstatistik nach FISCHER et al. (1981) etwa 14% der CS IIIA in ein PS IA/IIA umklassifiziert wurden. Diese Unterschiede hängen sehr wahrscheinlich mit einer unterschiedlichen Beurteilung der LAG zusammen (vergleiche die sehr niedrige Rate falsch negativer LAG bei CASTELLINO in Tabelle 9). Etwas mehr als 10% der Patienten mit CS IIIA werden durch die Laparotomiebefunde in ein Stadium IV umgestuft.

Von den Patienten mit CS IIIB werden etwas weniger als 20% durch die Laparotomie in ein Stadium IB/IIB zurückgestuft, während bei etwa 20% ein PS IVB aufgedeckt wird.

In der Tabelle 23 ist die klinische Stadienverteilung aufgetrennt nach histologischen Untergruppen im Kölner Patientengut aufgeführt (GROSS et al. 1981).

Die durch Laparotomie aufgedeckte Befallsrate verschiedener abdominaler Regionen ist in den Tabellen 24–26 nach FERGUSON et al. (1973) sowie FERGUSON et al. in LARSON u. ULTMANN (1982) aufgeführt. Zu den am häufigsten betroffenen Regionen gehört die Milz,

Tabelle 23. Zusammenhang zwischen den verschiedenen histologischen Formen und den klinischen Stadien (n = 364) (GROSS et al. 1981)

Stadium	I	II	III	IV	Total (%)
Lymphozytenreich	3,8	3,0	5,5	1,6	14,0
Nodulär-sklerosierend	2,7	15,1	11,5	5,8	35,1
Gemischte Zellularität	3,8	12,4	15,1	6,0	37,4
Lymphozytenarm	0,3	2,7	6,3	4,1	13,5
Total	10,7	33,2	38,5	17,6	100,0

Tabelle 24. Lokalisation befallener abdominaler Lymphknoten bei 24 Patienten, bei denen nur **eine** abdominale Lymphknotenregion befallen war[a] (total Laparotomien: 229). (Nach FERGUSON et al. 1982, zit. nach LARSON u. ULTMAN et al. 1982)

Region	Anzahl Patienten mit Befall
Portal	7
Milzhilus	7
Paraaortal	4
Iliakal	4
Truncus coeliacus	2
Total	24

[a] Ohne Milz

Tabelle 25. Häufigkeit des Befalls verschiedener abdominaler Lymphknotenregionen bei Morbus Hodgkin. (FERGUSON et al. 1973) (81 Laparotomien)

Lokalisation	N befallen/ N biopsiert	Befall (%)
Portal	20/68	29
Truncus coeliacus	7/16	43
Milzhilus	15/70	21
Mesenterial	8/68	12
Rechts paraaortal	19/77	25
Links paraaortal	14/79	18
Rechts iliakal	11/76	14
Links iliakal	9/76	12

die in etwa 15% einzige Region mit nachweisbarem Befall ist. Zu den am häufigsten betroffenen nodalen Regionen gehören die Lymphknoten im Bereich des Truncus coeliacus, zu denen auch die portalen Knoten bei FERGUSON et al. (1973) gehören (= Anfangsstrecke der a. hepatica). Auch nach IRVING (1975) findet sich in 43% Befall im Bereich der Truncus coeliacus-Region. Sehr selten ist mesenterialer Lymphknotenbefall (Tabelle 26).

Für die Ausblendungen bei pelviner Radiotherapie ist noch zu berücksichtigen, daß bei fehlendem makroskopischem Befund im Bereich der iliaka externa-Region das Befallsrisiko im Bereich der iliaka interna-Gruppe sehr gering ist.

2. Milzbefall – Risiko für Leberbefall bei Milzbefall

Zur Häufigkeit des Milzbefalles siehe Tabellen 15, 22, 26–28, 34.

Die Häufigkeit des Milzbefalls in der Gruppe mit explorativer Laparotomie liegt bei knapp 40%. Bei Fällen mit LP beträgt sie etwa 15%, bei der NS etwa 35%, bei dem MC etwa 60% und beim LD etwa 80%. Auch die Autopsie von Patienten, die am HL gestorben sind, zeigt die Milz als ein sehr häufig befallenes Organ. Die Lymphknoten der Region des Milzhilus sind in etwa 20% befallen.

Wie im Abschnitt über die Therapie der HL im Stadium III noch näher ausgeführt, wird als Parameter für die Entscheidung ob Radiotherapie oder Chemotherapie bzw. kombi-

Tabelle 26. Befallene Regionen bei explorativer Laparotomie bei unvorbehandelten Patienten mit HL. Nach KAPLAN (1979) zit. nach CROWTHER et al. (1979) und KAPLAN (1980, Legende zu Tabelle 7.4, S. 284)

Region	n+	n−	n?	%+
Milz	314	490	11	38
Milzhilus	175	561	64	23
Mesenterialknoten	19	331	465	5
A. coeliaca, Porta hep.[a]	15	10	729	60
Leber	43	772	0	5
Knochenmark	23	791	4	3

[a] Im Bereich des Truncus coeliacus nach FERGUSON et al. (1973) in 43% Befall; IRVIN (1975) in 42% Befall. Im Bereich der Iliaca interna-Region sowie im Bereich der medialen präsakralen Lymphknoten nur selten Befall (keine routinemäßige Biopsie dieser Region in Stanford)

Tabelle 27. Häufigkeit des Milzbefalls bei Morbus Hodgkin bei Patienten mit explorativer Laparotomie plus Splenektomie

a) Sammelstatistik 17 Autoren (nach KAPLAN 1980, Tabelle 7,2, S. 283) (Bereich: 28–67%) 281/1755 = 37%

b) 814 Patienten mit Laparotomie in Stanford (KAPLAN 1980, Tabelle 7.3, S. 283)

Histologie	Anzahl	Milzbefall	
LP	45	7	15,6%
NS	599	211	35,2%
MC	136	80	58,8%
LD	6	5	83,3%
U	26	8	30,8%
Total	812	311	38,3%

Tabelle 28. Korrelation zwischen klinischem Stadium und Milzbefall. (Nach HOPPE et al. (1982), bei Fällen mit Stadium PS III A)

Milzbefall	Klinisches Stadium (Anzahl Fälle)	
	CS I/II	CS III
Kein	6	22
Minimal	69	23
Extensiv	39	42

nierte Therapie u.a. auch das Ausmaß des Milzbefalls bewertet. An dieser Stelle ist festzuhalten, daß eine Unterscheidung zwischen minimalem und extensivem Milzbefall auf Grund klinischer Stadieneinteilung nicht mit hinreichender Sicherheit möglich ist (Tabelle 28).

In der Tabelle 30 ist die Korrelation zwischen Befall der Milz und weiteren Tumorherden im Patientengut der Stanford Universität aufgeführt: In der Gruppe mit negativer Milz fand sich nur in wenigen Prozent abdominaler Lymphknotenbefall und nie Leber oder Knochenmarkbefall. Dieses Befallsmuster spielt in der Diskussion um die Bestimmung des zu bestrahlenden Volumens in Fällen mit PS I A/II A eine Bedeutung.

Die Milz gilt bei der Stadieneinteilung der HL als Lymphregion. Von einigen Autoren (SHIPLEY et al. 1974) wird beim Milzbefall das Risiko einer extranodalen Dissemination höher als ohne Milzbefall beurteilt. Bei etwa 10–20% der laparotomierten Patienten wird ein Stadium III aufgrund isolierten Milzbefalls festgestellt, während isolierter Befall abdominaler Lymphknoten ohne Milzbefall seltener ist. Befall der Leber ohne gleichzeitigen Milzbefall wird nur sehr selten gefunden (SIALK et al. 1979; Tabelle 29, 30).

Nach KAPLAN (1980, S. 323 u. 333) besteht bei Milzbefall ein erhöhtes Risiko für Leberbefall: das Risiko für Leberbefall bei einer auf über 400 g vergrößerten Milz wird mit über

Tabelle 29. Korrelation zwischen Befall der Milz und der Leber nach DESSER et al. (1973) (Sammelstatistik)

	Milz +		Milz −	
	Leber +	Leber −	Leber +	Leber −
Anzahl der Fälle	55	136	0	235

Tabelle 30. Korrelation zwischen Befall der Milz und einigen anderen Organen im Abdomen bei Morbus Hodgkin. (Nach KAPLAN 1981, Tabelle 7.4, S. 284). 814 Laparotomien

Befallene Region	Milz			Total befallen	
	Positiv	Negativ	?	Anzahl	%
Leber	43	0	0	43	5
Knochenmark	23	0	0	23	3
Paraaortale Lymphknoten	150	24	3	177	22
Milzhilus-Lymphknoten	150	8	0	158	19
Milz	314	488	12	315	39

80% angegeben. Das kumulative Risiko für extranodalen Befall bei Vorliegen von erheblichem Milzbefall wird von KAPLAN (1980, S. 333) auf etwa 50%, von anderen Autoren auf etwa 15% geschätzt (SCHIPLEY et al. 1974).

3. Unterteilung des Stadiums III

Eine weitere Unterteilung der Gruppe PS III wurde von LEVI u. WIERNEK (1977), DESSER et al. (1977) sowie STEIN et al. (1978, 1983) durchgeführt.

Als III_1 wird ein Befall bezeichnet, der auf Milz und/oder Lymphknoten in Höhe des Milzhilus und des truncus coeliacus beschränkt ist, während der Befall weiter kaudal gelegener paraaortaler oder pelviner Lymphknoten als Stadium III_2 bezeichnet wird. Von FULLER et al. (1980) wird bei Befall pelviner Lymphknoten (mit oder ohne Befall paraaortaler Lymphknoten) als Stadium III_3 bezeichnet. Auf Seite 126 wurde bereits betont, daß die klinische Stadieneinteilung keine sichere Unterscheidung des Stadiums III_2 von den Stadien I oder II oder III_1 ermöglicht (Tabelle 12).

Bei alleinigem Befall von Milz oder von Lymphknoten im Bereich des Truncus coeliacus war die Prognose nach alleiniger Radiotherapie etwa der im Stadium II vergleichbar und besser als bei Befall der unteren abdominalen Lymphknoten mit Milzbefall. Ein ungünstiger Effekt des Milzbefalls per se konnte in diesen Statistiken nicht nachgewiesen werden.

4. Risiko okkulten pelvinen Lymphknotenbefalls

Aufgrund der geringen Frequenz falsch-negativer Lymphangiogramme im iliakalen Bereich sowie der Verteilung der befallenen Regionen zur Zeit der Diagnose wird bei einem klinischen Stadium I–II A supradiaphragmal mit lymphozytenreicher oder nodulär-sklerosierender Histologie das Risiko okkulten pelvinen Befalls als sehr gering erachtet, so daß auch ohne explorative Laparotomie eine Strahlentherapie ohne Einschluß des pelvinen Volumens vertreten wurde (JOHNSON et al. 1977; GRIFFIN 1977) (Tabelle 31, 32). Von der letztgenannten

Tabelle 31. Risiko okkulten Lymphknotenbefalls im kleinen Becken auf Grund von Rezidiven nach Radiotherapie ohne Einschluß des Beckens

	PS I A		PS II A
a) PS-Stadien			
Timothy et al. (1978)	0/17	Miller et al. (1978)	0/18
Wiernick et al. (1979)	0/16		
	PS I+II A		PS I+II
Levi et al. (1977)	0/11	Miller et al. (1976)	0/18
Shipley et al. (1974)	0/37	Prosnitz u. Montalvo (1978)	3/87
Marks et al. (1974)	0/23	Levi et al. (1977)	1/31
Goodmann et al. (1976)	0/111	Fuller u. Hutchinson (1982)	1/84
Weller et al. (1977)	4/86[b]	Hoppe et al. (1982)	4/53
Hellman u. Mauch (1982)	7/216	Tubiana et al. (1981) (PS I/II Arm der H2-Studie EORTC)	1/106
b) Teils PS, teils CS I/II			
Saxe u. Mandel (1978)	0/58 (fast alle A)		
	CS I/II A		CS I/II
c) CS-Stadien			
Griffin et al. (1977)	0/39[d]	Johnson et al. (1977) (alle NS)	1/46
		Berkovic et al. (1978)	3/51[c]
Alle PS I/II	8/478	Stoffel u. Cox (1977)	4/27[a]
Alle CS I/II	14/287	Mathe et al. (1977)	
Untergruppen NS/LP I/II A:	unter 5%	CS I/II Ps III S+	6/36
		CS I/II PS II	0/88
		Tubiana et al. (1981) CS I/II (EORTC H2) n = 156	6%

[a] Alle mit MC
[b] Bei 2 Patienten gleichzeitig paraaortale Rezidive
[c] Zwei der Patienten mit Rezidiven hatten ein PS I/II
[d] Eine spätere Analyse (Taylor et al. 1982) ergibt für diese Gruppe jedoch eine Rezidivrate von 45%!

Gruppe ist allerdings von diesem Verfahren abgerückt worden, da nach zehn Jahren in dieser Patientengruppe nur noch 55% rezidivfrei waren (Taylor u. Griffin 1982). Vergleiche hiermit auch die Rezidivrate im nicht bestrahlten pelvinen Lymphknotengebiet bei der EORTC H2 Studie in Tabelle 121. Das okkulte pelvine Befallsrisiko bei einem PS I A/II A liegt zwischen 0 und weniger als 5% (Tabelle 31).

5. Vorhersagbarkeit des abdominalen Lymphknotenbefalls aufgrund des Musters des supradiaphragmalen Befalls

Die Vorhersagbarkeit des Abdominalbefalls aufgrund des supradiaphragmalen Befallsmusters ist in den meisten Fällen nicht ausreichend, um bei einem vom Abdominalbefund abhängigen Therapiekonzept die explorative Laparotomie zu erübrigen (Tabelle 33). Eine

Tabelle 32. Risiko okkulten Abdominalbefalls beim lymphozytenreichen Morbus Hodgkin CS I A supradiaphragmal

Risiko okkulten pelvinen Befalls beim HL LP CS I A supradiaphragmal	~1%
Risiko okkulten Abdominalbefalls beim HL LP CS I A obere Zervikalregion	<5%

Aufgrund folgender Angaben:

Positive Laparotomiebefunde:

0/5 (KAPLAN 1973)
0/5 (WAYNE et al. 1975)
0/15 (FILLER et al. 1975)
1/2 (ZAREMBOCK et al. 1972, axilläre Lokalisation)
0/3 (AISENBERG u. QAZI 1974)
0/5 (GAMBLE et al. 1977)

Abdominale Rezidive nach IF:

0/12 (CS I/II, MILL et al. 1976)
0/4 (CS+PS, MILLER et al. 1976)

Pelvine Rezidive nach EF:

0/12 (SAXE u. MANDEL 1978, CS ein extralymphatisches Rezidiv)
1/7 (SAXE u. MANDEL 1978, CS I PS III A, inguinales Rezidiv)
0/3 (PS, MINTZ et al. 1979)
0/3 (CS, GRIFFIN et al. 1977)
0/11 (CS, BOTNIK et al. 1977)

Tabelle 33. Korrelation zwischen diversen supradiaphragmalen Befallsmustern und histologisch nachgewiesenem Abdominalbefall

a) Abdominalbefall bei CS I axillär	
GAMBLE et al. (1975)	2/7
LEE et al. (1978)	1/2
AISENBERG u. QAZI (1979)	3/7
SUTCLIFFE et al. (1976)	0/1
ZAREMBOCK et al. (1972)	1/1
KAPLAN et al. (1973)	0/5
Total	7/23

c) Der früher von KAPLAN 1972 beschriebene Zusammenhang zwischen supraklavikulärem Lymphknotenbefall (besonders linksseitig) und abdominalem Befall hat sich in späteren Untersuchungen (KAPLAN 1980, S. 300) wie auch bei anderen Untersuchern nicht bestätigt (BNLI 1975; NORDENTOFT et al. 1973)

b) Serie von PETERS et al. (1973) „single peripheral" (nicht supraklavikulär und nicht NS)	0/21
Mediastinum und eine periphere Region	13/31
Mindestens zwei periphere Regionen ohne Mediastinum	12/12

d) Mediastinales CS I siehe Seite 822, Tabelle 142

Ausnahme macht der lymphozytenreiche Typ im Stadium CS IA mit Befall in der oberen Zervikalregion, bei dem auch ohne Durchführung einer explorativen Laparotomie eine Radiotherapie der befallenen Regionen mit der angrenzenden Nachbarstation vertreten wird. PETERS et al. (1973) haben auf einige typische Verteilungsmuster hingewiesen (Tabelle 33): Befall einer einzelnen peripheren Lymphknotengruppe (nicht supraklavikulär) mit LP oder MC, wobei meist die mittlere und obere Zervikalregion betroffen sei. Diese Gruppe soll ein sehr geringes Risiko abdominalen Befalls aufweisen (im eigenen Krankengut in keinem Fall). Im Gegensatz hierzu sollen beim Typ NS keine peripheren Stadien I vorkommen.

Eine weitere Gruppe zeigt Befall mehrerer supradiaphragmaler Regionen ohne Mediastinalbefall: in dieser Gruppe soll fast immer Abdominalbefall vorliegen. In diesem Zusammenhang ist erwähnenswert, daß in der EORTC-Studie H5 (TUBIANA et al. 1984) ebenfalls Patienten mit CS II supradiaphragmal ohne Mediastinalbefall in eine prognostisch ungünstigere Gruppe eingeordnet werden. Bei CS I NS mit mediastinalem Herd liegt nur selten Abdominalbefall vor.

6. Thymusbefall, „granulomatöses Thymom"

Als mediastinaler Morbus Hodgkin gilt auch der Thymusbefall, der früher als granulomatöses Thymom als eigenständige Erkrankung geführt wurde (KATZ u. LATTES 1969; KELLER u. CASTLEMANN 1974; VAETH et al. 1976). Nach der Ann Arbor-Einteilung rechnet der Thymus zu den Lymphknotenregionen. Weiteres zu dieser Sonderform siehe im Abschnitt zur Therapie bei mediastinalem CS I (Seite 279, Tabelle 141).

7. Lungenbefall, Leberbefall, Knochenmarkbefall

Eine primär sich in der Lunge manifestierende HL kommt praktisch nicht vor. Die Lunge wird relativ häufig per continuitatem von mediastinalen und hilären Lymphknoten oder auf dem Wege der bronchovaskulären Lymphspalten vom befallenen Lungenhilus aus befallen. Diese Form des Lungenbefalls ist speziell häufig bei der NS mit ihrer häufigen mediastinalen Lokalisation. Ferner kann die Lunge über die Pleura und subpleurale Lymphspalten von Tumorherden im Bereich der Thoraxwand befallen werden.

Etwas seltener ist der Lungenbefall als Manifestation einer hämatogenen Dissemination. Die Häufigkeit des Lungenbefalls bei Autopsie (siehe Tabelle 34) beträgt je nach Histologie zwischen 20% (LP) und über 70% (NS). Im unbehandelten Krankengut beträgt die Häufigkeit von Lungenbefall etwa 14% (Tabelle 19). Die röntgenologischen Bilder dieses Befalls können ganz verschieden sein und sind vom Röntgenbild allein her nicht immer eindeutig von entzündlichen und anderen Veränderungen abgrenzbar. Bei der differentialdiagnostischen Bewertung diverser Hautteste und serologischer Veränderungen ist die mögliche Anergie bei diesen Patienten zu berücksichtigen. Falls die Lungenmanifestationen die einzigen Herde sind oder eine entscheidende Änderung des Therapiekonzeptes induzieren, muß vor der Therapie eine histologische Verifikation erfolgen.

Tabelle 34. Häufigkeit von Lymphogranulom-Manifestationen in diversen Organen bei der Autopsie. (Nach THOMAS 1973)

Organ	Histologie			
	LP (%)	NS (%)	MC (%)	LD (%)
Lymphknoten	81	88	90	89
Milz	81	74	84	63
Leber	65	57	61	63
Knochen	78	61	76	58
Lunge/Pleura	20	71	48	53
Herz/Perikard	10	21	10	21
Magen	11	17	13	16
Pankreas	16	17	26	16
Nieren	16	17	19	21
Nebennieren	24	30	22	16
Dura und ZNS	19	25	17	0
Haut	0	0	13	5

Die Häufigkeit des Nachweises von Leberbefall zur Zeit der Diagnose liegt zwischen 5 und 15% (Tabellen 19, 21, 26, 29). Für die Gruppe mit LD wird von Bearman et al. (1978) in fast 50% Leberbefall zur Zeit der Diagnose gefunden (Tabelle 20a). Während die Gruppe mit NS/LP nur in etwa 3% Leberbefall zur Zeit der Diagnose aufweist, findet sich dieser in der Gruppe mit MC bei etwas über 12% (Tabelle 19). Nordentoft et al. (1980) findet in den Gruppen CS I/II/III A in knapp 4% Leberbefall bei der Laparotomie. In den Gruppen mit Milzbefall wird in etwa 10–30% Leberbefall gefunden (siehe auch Abschnitt 2, Seite 271). Bei der Autopsie von an HL verstorbener Patienten findet sich in etwa 60% Leberbefall (Tabelle 34).

Befall des Knochenmarks bei unvorbehandelten Patienten findet sich für die Gruppen NS/LP in knapp 3%, für die Gruppe MC in etwa 7% (Tabelle 19). In den Gruppen CS I A/II A NS/LP mit normalem Blutbild ist das Risiko des Knochenmarksbefalls vernachlässigbar klein. Bei LD ist Knochenmarkbefall sehr häufig (Tabelle 20a). Auch autoptisch findet man Knochenmarksbefall häufig.

8. Pleurabefall, Pleuraerguß

Die Invasion der Pleura erfolgt meist per continuitatem von mediastinalen Lymphknotenherden aus mit oder ohne gleichzeitigen Befall von Lungenhilus und Lunge sowie von Thoraxwandbefall aus. Gelegentlich wird die Pleura auch über bronchovaskuläre Lymphwege von Hilusmanifestation aus befallen (diese Lymphwege kommunizieren mit der Pleura).

Ein Pleuraerguß ist nicht mit einem Pleurabefall gleichzusetzen: mediastinale Lymphknotenherde mit Kompression von Venen und Lymphwegen, lokalisierter – natürlich auch generalisierter – Lungenbefall können ebenfalls einen Pleuraerguß hervorrufen. Daneben müssen natürlich auch alle nicht tumorbedingten Pleuraergüsse berücksichtigt werden. Bei Pleurabefall findet man meist Eiweißwerte über 5 g%. Dieses Kriterium ist aber nicht ausreichend zuverlässig, ebenso nicht der zytologische Nachweis suspekter Zellen. Falls vom Pleurabefall therapeutische Konsequenzen abhängen, soll eine histologische Verifikation mittels Biopsie angestrebt werden.

Bei Carmel u. Kaplan (1976) sind bei 12 von 13 Patienten mit Pleuraergüssen diese während der Mantelfeldbestrahlung verschwunden.

9. Perikarderguß

Gelegentlich ist ein Perikardbefall Ursache eines Perikardergusses. Perikardbefall entsteht in der Regel durch per continuitatem Befall von mediastinalen Herden aus und ist, nach neueren CT-Befunden, häufiger als früher angenommen beim mediastinaler HL (s. Abschnitt A.VI.1.a u. Tabelle 12). Bei einem nach Therapie auftretenden Perikarderguß wird man zunächst an eine radiogene Perikarditis denken.

10. Lokalisierter extranodaler Befall als Primärmanifestation

Eine primär extranodal auftretende Manifestation einer HL ist sehr selten: von Wood u. Coltman (Tabelle 35) wurden in einer Literatursuche etwa 40 Fälle zusammengetragen, die als primär extranodale HL eingestuft werden konnten, wobei sie in ihrem eigenen Patientengut 2 Fälle unter 713 Patienten beobachteten.

Am häufigsten in dieser Übersicht (Tabelle 35) waren die gastrointestinalen Manifestationen. Von den Patienten mit Magen- oder Dünndarmläsionen hatten nach Resektion mit oder ohne zusätzliche Radiotherapie von den Patienten ohne Lymphknotenmetastasen im Mesenterium alle, von den Patienten mit Lymphknotenmetastasen die Hälfte überlebt.

Tabelle 35. Primär extranodaler Morbus Hodgkin. Ergebnisse einer Literaturzusammenstellung von WOOD u. COLTMANN (1973)

Lokalisation	Anzahl berichtet	Anzahl mit adäquater Dokumentation als IE	Lokalisation	Anzahl berichtet	Anzahl mit Adäquater Dokumentation als IE
Magen	86	11	Zunge	4	–
Dünndarm	83	5	Zervix	4	0
Kolon	66	–	Niere	2	0
Lunge	28	6	Parotis	2	0
Schilddrüse	18	4	Ovar	3	1
Haut	17	6	Gaumen/Wangen/	je 1	0
Zerebrum	11	0	Auge/Blase/		
epidural	11	1	Nasenseptum/		
Mamma	8	0	Glandula		
Ösophagus	5	–	submandibularis		

Die Prognosen bei den Fällen mit ZNS- und Nierenmanifestationen waren ungünstig, was dafür spricht, daß es sich in diesen Fällen wohl doch um extranodale Manifestationen eines disseminierten Stadiums handelte. Bei den übrigen Lokalisationen war die Fallzahl für eine Aussage zur Prognose zu gering.

11. Hautbefall

Hautbefall tritt in weniger als 10% der Patienten mit HL auf und ist meist eine Manifestation des disseminierten Leidens (KAPLAN 1980, S. 289–290). Daneben existieren in der Literatur einige Fallmitteilungen mit isoliertem Hautbefall und langen Überlebenszeiten nach lokaler Radiotherapie, in manchen Fällen auch Chemotherapie (s. RUBINS 1978). Diese Form der HL ist aber umstritten und entsprechende Fälle sind von anderen Autoren als Verwechslungen mit gewissen benignen lymphomatoiden Hautinfiltrationen angesehen worden (wie zum Beispiel die benigne lymphomatoide Papulose Maculay mit rezidivierenden eruptiven Veränderungen und Ulzera, die spontan abheilen) (SMITH et al. 1978). SMITH et al. (1978) haben unter 1810 Fällen mit HL aus dem Zeitraum 1944 bis 1977 neun Fälle mit Hautbefall beobachtet (etwa 1:200 Fälle). Bei 7 befand sich der Hautbefall in unmittelbarer Nähe befallener Lymphknoten. Sechs dieser Fälle sind innerhalb fünf Monaten verstorben und nur ein Fall war sechs Jahre symptomfrei.

12. ZNS-Befall

Die Häufigkeit neurologischer Symptome bei Patienten mit HL liegt zwischen 11,7 und 36% (HAINAL u. REGLI 1964). Die Inzidenz zerebraler Läsionen durch die HL liegt nach TODD 1967 zwischen 0,25 und 0,5% (s. auch Abschnitt XVII).

Zerebrale Symptome sind viel häufiger auf nicht lymphomatöse Ursachen zurückzuführen (TODD 1967). Im Patientengut des Christie Hospitals in Manchester konnten bei 1339 Patienten des Zeitraums 1945 bis 1963 nur zwei Fälle mit zerebralem Befall beobachtet werden. Unter 1992 Patienten wurde von WILLIAMS (1959) vier Fälle mit zerebraler HL berichtet. Unter 2185 Fällen in Stanford wurden 12 Fälle mit intrakraniellem HL beobachtet, in keinem Fall jedoch primär bei Diagnose (SAPOZINK u. KAPLAN 1983). Bei autopsierten, an HL verstorbenen Fällen (ab 1965) im NCI wurde in 0% Kortexbefall, in 8,1% Meningealbefall gefunden (GROGAN et al. 1982).

Einige Infektionen, wie z.B. die Toxoplasmose des ZNS können unter dem Bild eines raumfordernden Prozesses ablaufen (SLAVICK u. LIPMAN 1977).

Einige häufigere neurologische Störungen bei Patienten mit HL (nach HAINAL u. REGLI 1964; GRECO et al. 1976):

Zerebral: Herpes zoster, Herpes simplex, Toxoplasmose und andere Infekte, granulomatöse Angiitis, multifokale Leukoenzephalopathie und andere Nebenwirkungen der Chemotherapie, paraneoplastische Syndrome, metabolische Störungen (Hyperkalzämie), thrombozytopenische Blutungen und natürlich alle möglichen von der HL unabhängigen Zweiterkrankungen.

Häufiger als ein intrazerebraler Befall wird eine Rückenmarkskompression beobachtet durch per continuitatem Wachstum von paravertebralen Lymphknoten aus.

Im Bereich der peripheren Nerven ist noch an die Vincristin-Neuropathie, paraneoplastische Neuropathie und Polymyopathie, den Herpes zoster und Tumorinfiltration per continuitatem zu denken.

13. Tonsillen und Waldeyerscher Rachenring

Diese lymphatischen Regionen sind im Gegensatz zu den malignen Non-Hodgkin-Lymphomen bei der HL nur selten befallen und werden deshalb nicht in die üblichen Bestrahlungsfelder eingeschlossen (TODD u. MICHAELIS 1974: unter 2%).

Lediglich bei Befall der oberen Zervikalregion ist der Waldeyersche Rachenring mit der üblichen Herddosis zu bestrahlen.

14. Befall des Gastrointestinaltraktes (siehe auch Abschnitt 10)

Im Gegensatz zu den Non-Hodgkin-Lymphomen ist primärer Befall des Gastrointestinaltraktes bei der HL außerordentlich selten (kein Fall unter 340 unbehandelten Patienten bei KAPLAN (1980, S. 293). CORNES (1967) hat in einer Literaturübersicht 43 Fälle zusammengetragen, und von KOBLER et al. (1976) wurden aus der Literatur 10 Fälle mit HL des Dünndarms zusammengetragen. Maligne Lymphome machen etwa 3% der malignen Tumoren des Magens und 40–50% der malignen Tumoren des Dünndarms aus, wobei es sich fast immer um maligne Non-Hodgkin-Lymphome handelt. Etwas häufiger ist der sekundäre

Tabelle 36. Histologische Befunde der Leberbiopsien bei explorativer Laparotomie bei Morbus Hodgkin. (Nach ABT et al. 1976) (128 Fälle mit explorativer Laparotomie, 25 vorbehandelt)

Histologischer Leberbefund	Anzahl
Befall durch HL	8
Unspezifische epitheloidzellige Granulome	10 (bei 1 auch HL)
Unspezifische lymphozytäre Infiltrate in den Periportalfeldern ohne Beziehung zu HL, Hepatitis oder Granulomen	33
Chronische aktive Hepatitis	2
Hämosiderose	9 (bei unvorbehandelten)
Steatose	11

Bei 21 Patienten war die alkalische Phosphatase erhöht. Unter diesen hatten: Hodgkin-Befall 2; epitheloidzellige Granulome 2 (1 mit HL); Hämosiderose 2; Steatose 2; keine histologische Veränderungen 7.

Tabelle 37. Aufschlüsselung der Ikterusursachen bei Patienten mit HL in verschiedenen Patientengruppen

LEVITAN et al. (1961) 101 Fälle mit Ikterus		BROUONDE u. VACQUEZ (1962) 83 Fälle mit Ikterus	
Klinisch Leberbefall	10	Intrahepatische HL	42
Hepatitiden	13	Intra- plus extrahepatische Obstruktion durch HL	12
Steinleiden	4	Nur extrahepatische Obstruktion durch HL	9
Kardiale Stauung	2	Hämolytische Anämie	11
Amöben	1	Intrahepatische HL plus hämolytische Anämie	3
Metastasierendes Karzinom	1	Intrahepatische Cholestase	2
Keine sichere Diagnose	57	Diverse Hepatitiden	9
		Fettleber/Zirrhose/Steinleiden	je 1

LEVITAN et al., Autoptische Befunde bei 57 Patienten, die mit einem Ikterus an HL verstorben waren

3,5% (2) durch Kompression des Ductus choledochus durch Tumor ohne Leberbefall
24,6% Befall von Lymphknoten der Leberpforte plus diffuser Leberbefall
45,6% diffuser Leberbefall ohne extrahepatische Kompression
26,3% nicht tumorbedingte Ursachen

Befall des Gastrointestinaltraktes beim fortgeschrittenen HL: so fanden EHRLICH et al. (1968) bei etwa 30% der an HL verstorbenen Patienten Manifestationen im Gastrointestinalbereich. Gastrointestinale Symptome bei Patienten mit HL werden häufiger durch nicht unmittelbar tumorbedingte Ursachen hervorgerufen (SHERLOK et al. 1976; KLEIN et al. 1973). Unter den oben genannten Patienten von EHRLICH et al. (1968) hatten fast 50% pathologische Befunde im Bereich des Gastrointestinaltraktes: bei 20% waren es lediglich Tumormanifestationen, bei 10% waren Tumormanifestationen und nicht tumorbedingte Veränderungen und bei 18% lediglich nicht tumorbedingte Veränderungen auffindbar. Bei Ösophagusstörungen handelt es sich in weniger als 5% um tumorbedingte Veränderungen, die dann meist im Zusammenhang mit massiven mediastinalen Manifestationen stehen.

Hodgkin-Befall des Magens tritt meist unter dem klinischen Bild eines Ulkus auf und nur selten als raumfordernder Prozess.

Bei Darmbefall ist meist das Ileum betroffen mit Intussusception, Obstruktion, Blutung, Perforation, seltener mit Malabsorptionssyndrom, wie es bei den Non-Hodgkin-Lymphomen häufiger vorkommt. In diesen Fällen besteht dann meist eine ausgedehnte Infiltration der mesenterialen Lymphknoten.

Relativ häufig findet man histologisch in Leberbiopsien nicht unmittelbar tumorbedingte Veränderungen, wie sie in der Tabelle 36 aufgeführt sind. Von LEVITAN et al. (1960) sowie von BROUONDE u. VACQUEZ (1962) wurde die Genese eines Ikterus bei Patienten mit HL untersucht (Tabelle 37).

15. Befall des Harntraktes

Ein Befall der Harnwege durch HL ist sehr selten. Gelegentlich kann es durch retroperitoneale Manifestationen zu obstruktiver Uropathie kommen, die einer raschen Therapie bedarf. ABELOFF et al. (1974) fand im Patientengut des Johns Hopkins Hospitals unter 145 Fällen mit HL 1965 bis 1971 in acht Fällen (5,5%) eine Hydronephrose durch Ureterobstruktion. Nur bei einem Patienten bestand eine Infiltration der Blase durch Tumor. Da nicht immer ein intravenöses Pyelogramm durchgeführt wurde, könnte die tatsächliche Frequenz von Ureterobstruktionen etwas höher sein. Da hierbei häufig keine klinischen Symptome vorliegen (auch labormäßig nicht) ist bei Fällen mit retroperitonealen Herden eine entsprechende

Tabelle 38. Ureterobstruktion bei Lymphompatienten. Krankengut der Johns Hopkins Klinik 1965–1971. (Nach ABELOFF et al. 1974)

	Morbus Hodgkin	Lympho-sarkom	Retikulo-sarkom
Patientenzahl	n = 145	138	101
Häufigkeit einer Ureterobstruktion mit Hydronephrose	8 (5,5%)	11 (8,0%)	8 (7,9%)

15 hatten normale Harnstoffwerte, 13 hatten normale Sedimentbefunde. Bei 13 bestand eine doppelseitige Obstruktion

Untersuchung (Pyelographie, Sonographie, Radionephrographie) wichtig. In der Tabelle 38 sind die Daten von ABELOFF et al. zusammengestellt.

16. Zusammenfassende Betrachtung der Stadienverteilung

Unter Berücksichtigung einer Stadienabklärung inklusive explorativer Laparotomie befinden sich etwa 12% der Patienten mit Morbus Hodgkin zur Zeit der Diagnose im Stadium I, etwa 45% im Stadium II, etwa 30–35% im Stadium III und etwa 12% im Stadium IV. Die weitere Unterteilung der Patienten mit Stadium PS III A ergibt 55–60% PS III_1 bzw. 40–45% PS III_2 (vgl. Tabelle 162–164). Etwa 40–45% der Patienten mit einem Stadium PS III haben Allgemeinsymptome, d.h. ein Stadium PS III B.

Für die Änderung der Stadienverteilung auf Grund einer explorativen Laparotomie lassen sich folgende Werte angeben. Etwa 30% der Patienten mit klinischem Stadium I/IIA müssen in ein Stadium PS IIIA umklassifiziert werden, etwa 3% in ein Stadium IV. Etwa 35% der Patienten mit einem klinischen Stadium III A haben ein PS II A (falsch positive LAG), etwa 10% ein PS IV A. 15–20% der Patienten mit klinischem Stadium IIIB haben ein Stadium PS I/IIB und etwa 10–20% ein Stadium IV B.

In etwa 15% der positiven Laparotomien ist der Befall auf die Milz beschränkt, in etwa 5–7% auf nur eine Lymphknotenstation (ohne Berücksichtigung des Milzhilus). Unter den Lymphknotenstationen sind in den positiven Fällen in etwas mehr als der Hälfte die Lymphknoten in der Region des truncus coeliacus betroffen (inklusive derjenigen im Bereich der Anfangstrecke der A. hepatica = portale Lymphknoten), in etwa 10–15% die Lymphknoten der iliaca externa-Region. Nur selten sind die mesenterialen Lymphknoten betroffen, ebenso die Lymphknoten des iliaka interna-Bereiches im Falle nicht befallener Lymphknoten des iliaka externa-Bereiches.

Die therapeutisch sehr wichtige Unterscheidung eines Stadiums IV von den übrigen Stadien gelingt meist ohne explorative Laparotomie auf Grund der klinischen Stadieneinteilung inklusive Knochenbiopsie, evtl. auch laparoskopischer Leberbiopsie oder anderer Biopsien.

Für die Entscheidung zwischen alleiniger Radiotherapie und deren Methodik oder Chemotherapie oder kombinierter Therapie innerhalb der Stadien I bis III A sind wichtig:

Anzahl befallener Regionen, Ausmaß des intrathorakalen Befalls (Breite des Mediastinaltumors, Lungenhilusbefund, per continuitatem Befall der Lungen und/oder der Thoraxwand, besonders über den Lungen, Perikardbefall, Befall von Lymphknoten im unteren Mediastinum bzw. der Perikardregion, Ausdehnung des Mediastinaltumors unterhalb der Karina): neben der konventionellen Röntgendiagnostik ist hierfür vor allem die Computertomographie bedeutend. Falls auf Grund dieser Untersuchungen die Therapieentscheidung im Sinne einer kombinierten Therapie gefällt wird, ist eine explorative Laparotomie meist zu umgehen.

In anderen Fällen ist die Kenntnis der Ausdehnung des abdominalen Befalls (abgesehen von der Unterscheidung I und II versus III) wichtig: minimaler oder ausgedehnter Milzbefall (Tabelle 165) oder PS III_1 vs PS III_2 (Tabelle 162–164) sowie für die Entscheidung über eine Leberbestrahlung im Falle einer Radiotherapie. Für diese Unterteilung ist eine explorative Laparotomie entscheidend: Milzbefall ist nur durch Laparotomie mit Splenektomie ausreichend sicher zu erfassen, die LAG hat zu häufig falsch positive Befunde und auch die Zuordnung der LAG-negativen Fälle in die Gruppen I–III_1A für alleinige Radiotherapie ist zu unsicher.

VIII. Dosierung der Radiotherapie bei Morbus Hodgkin

Die Kurabilität eines lokalisierten HL durch Radiotherapie ist schon lange bekannt (GILBERT 1933; CRAFT 1940; PETERS 1950). Bereits von den genannten Autoren wurde auf die Notwendigkeit der Behandlung größerer Volumina auch ohne klinisch faßbare Manifestationen hingewiesen.

1. Dosis-Effekt-Beziehung nach Kaplan (1966) – Bedeutung einer maximalen Tumorvernichtungswahrscheinlichkeit pro Herd

Auf der Grundlage eigener und publizierter Erfahrungen wurde von KAPLAN (1966) eine Dosis-Effekt-Beziehung ermittelt, die in der Abb. 5 wiedergegeben ist. Das in der Abbildung aufgezeichnete Rezidivrisiko gilt jeweils für eine Lymphknotenregion. Für Manifestationen in mehreren Regionen wird das gesamte Rezidivrisiko als Komplement zum Produkt der Rezidivfreiheitschancen der befallenen Regionen berechnet, da man das Verhalten der einzelnen Regionen als voneinander unabhängige Ereignisse betrachten könne (KAPLAN 1966). Unter dieser Annahme ergeben sich die in der Tabelle 39 aufgeführten theoretischen Heilungsraten in Abhängigkeit von Dosis und Anzahl befallener Regionen. Aus diesen Gründen wird auch in neueren Arbeiten von KAPLAN (1980, S. 370–374) auf einer Herddosis von 44 Gy im befallenen Volumen beharrt.

Die klinische Beobachtung bestätigt diese theoretische Analyse im Prinzip: Tabelle 40 und die Abb. 6 zeigen in einigen Statistiken die erhöhte Rezidivrate bei wachsender Anzahl befallener Regionen. Weitere ältere Untersuchungen über die Dosis-Effekt-Beziehung sowie

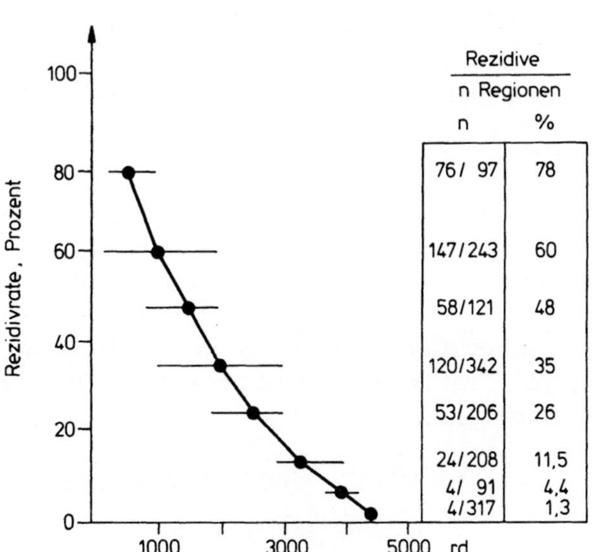

Abb. 5. Abhängigkeit der lokalen Rezidivrate von der Herddosis. (Nach KAPLAN 1966, 1980, Abb. 9.3, S. 371)

Tabelle 39. Wahrscheinlichkeit der Tumorvernichtung in allen Herden in Abhängigkeit von der Zahl der Herde. (Nach KAPLAN 1966)

Anzahl befallene Lymphknoten	% theoretische Heilungsrate, falls jeder betroffene Lymphknoten die angegebene Dosis erhält (=Produkt der jeweiligen Rezidivfreiheitsraten gemäß Abb. 5)			
	10,00 Gy	20,00 Gy	30,00 Gy	44,00 Gy
1	40	65	83	98,7
2	16	42	69	97,4
3	6	27	57	96,1
4	3	18	48	94,9
5	1	11	39	93,7

Tabelle 40. Rezidivrate und Anzahl befallener Regionen (Radiotherapie meist mit EF oder TNI)

Autor	Fallzahl	Staging	Anzahl befallener Regionen	Anzahl Rezidive bzw. %
HELLMAN et al. (1978)	38	PS (A)	1	1
LEE et al. (1979)	11	PS (A)	1	0
NISSEN u. NORDENTOFF (1979)	37	PS (A)	1	2
LEVI et al. (1977)	8	PS (A)	1	0
BOTNIK et al. (1977)	5	PS (A)	1	0
FULLER et al. (1977)	5	PS (A) (nur EF)	1	0
CARMEL u. KAPLAN (1976)	57	PS (A+B)	1	0
THAR et al. (1979)	22	PS+CS (A+B)	1	0
SAXE u. MANDEL (1978)	30	PS+CS (A+B)	1	3
GRIFFIN et al. (1977)	11	CS (A)	1	0
Total für I	224			6=2,7%
CARMEL u. KAPLAN (1976) (nach Abb. 5)	220	PS II A+B	2	ca. 8%
			4	ca. 25%
			6	ca. 35%
			7–9	ca. 50%
THAR et al. (1979)	14	CS+PS A+B	2	14%
	15	CS+PS A+B	3–4	33%
	6	CS+PS A+B	5+	66%
PECKHAM et al. (1975)	18	PS IIA	2–3	0
	7	PS IIA	3+	5/7

auch den Zeitfaktor bei der Radiotherapie der HL wurden von FRIEDMAN et al. (1967), SCOTT u. BRIZEL (1964) sowie FULLER et al. (1971) durchgeführt. Diese Untersuchungen zeigen alle eine hohe Kontrollrate bei Dosen zwischen 30 und 40 Gy. Diese Untersuchungen zeigen auch im Gegensatz zu den Verhältnissen beim Pflasterzellkarzinom einen nur sehr flachen Anstieg der für eine bestimmte Tumorvernichtungsrate erforderlichen Dosis mit der Applikationszeit.

2. Weitere Dosis-Effekt-Relationen

Neuere Analysen (MILLION 1980 in FLETCHER 1980; HANKS et al. 1982, 1983; REAVIS et al. 1983) (Patterns of Care Study)) ergeben, daß für Kontrollraten um 95% etwas geringere

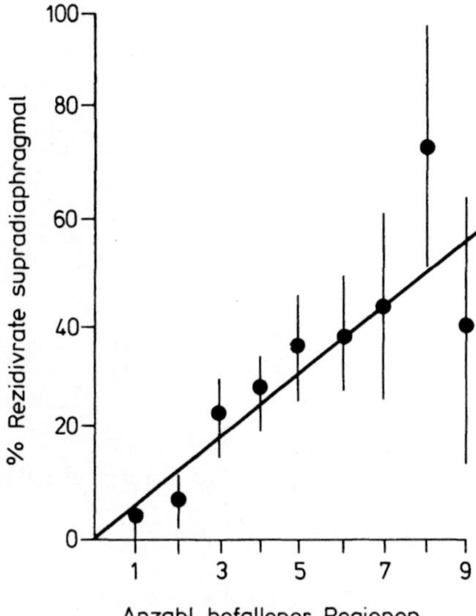

Abb. 6. Abhängigkeit der supradiaphragmalen Rezidivrate von der Herdzahl nach Mantelfeldbestrahlung. (Nach CARMEL u. KAPLAN 1976)

Tabelle 41. Strahlendosis und lokale Tumorkontrolle bei Morbus Hodgkin. Daten der Patterns of Care Study (nach HANKS et al. 1982) zur Rezidivrate „in field". Beobachtungszeit? (in den anderen Tabellen bei HANKS et al. sind die symptomfreien Überlebensraten über 3 Jahre angegeben)

Dosis Gy	Anzahl Lymphknoten-regionen	Anzahl „in field" Rezidive	Tumor-kontrolle (%)
Unter 25	9	1	89
25.01–30.00	16	1	94
30.01–35.00	78	1	99
35.01–40.00	317	13	96
40.01–45.00	402	18	96
Über 50.00	37	6	84

Tabelle 42. Dosis und Tumorkontrolle beim Hodgkin-Lymphom nach MILLION (1980). Die Daten sind auf Grund verschiedener publizierter Zahlen ermittelt und zeigen eine niedrigere Herddosis für über 95% lokale Tumorkontrolle als die Relation bei KAPLAN (Abb. 7)

Dosis Gy	Tumorkontrolle (Feldzahl)	%
31.01–40.00	239/247	97
30.00+/−1.00	48/52	93
25.00+/−1.00	45/61	74
20.00+/−1.00	51/88	58
15.00+/−1.00	12/56	21
Unter 10.00	2/90	2

Tabelle 43. Dosis und Rezidivrisiko in klinisch nicht befallenen supradiaphragmalen Lymphknotenregionen bei Morbus Hodgkin I/II. (Nach THAR u. MILLION 1978)

Dosis (Gy)	n Rezidive/n Fälle
15–25	0/2
26–30	1/18
31–33	0/16
34–37	0/25
38–39	0/31
40+	0/21

Dosen als die von KAPLAN angegebenen ausreichen könnten (Tabelle 41–44, Abb. 7). Die Tabelle 43 zeigt, daß für die Kontrolle klinisch okkulter Herde noch niedrigere Dosen ausreichen. Während KAPLAN (1980, S. 370–374) und ROSENBERG (1984a) auf den etwas höheren Dosen zur Erzielung einer maximalen Tumorkontrollrate beharren, werden auch von MIL-

Tabelle 44. Dosisempfehlung von MILLION (1980) (in FLETCHER 1980) für die Bestrahlung des Morbus Hodgkin. Einzeldosis 1.7–1.8 Gy/Sitzung, 5 Sitzungen pro Woche

Alter	Klinisch befallene Region	Klinisch nicht befallene Region
1–6 Jahre	25 Gy	20 Gy
7–13 Jahre	30 Gy	25 Gy
Erwachsene	35 Gy	30 Gy
Erwachsene + 6 × MOPP	25 Gy	20 Gy

Für Herde mit Durchmesser über 6 cm: plus 5 Gy (kontinuierliche Bestrahlung oder Split-Course)

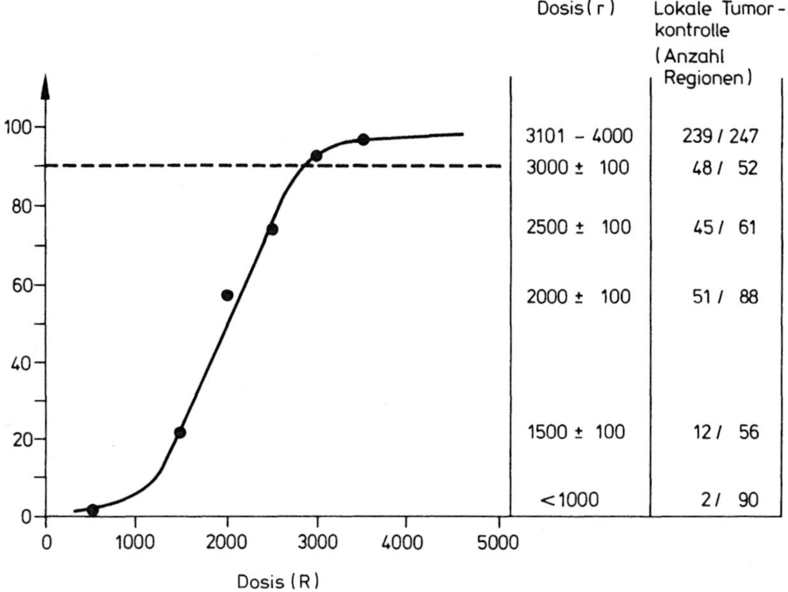

Abb. 7. Dosis und lokale Tumorkontrolle bei Morbus Hodgkin. (Nach FLETCHER u. SHUKOVSKY 1975, auf Grund von Daten von FRIEDMAN et al. 1967; JELIFFE 1965; KAPLAN 1966; SCOTT u. BRIZEL 1964 sowie VAETH 1962.) (Quelle MILLION 1980)

LION (1980) etwas niedrigere Dosen empfohlen (s. Tabelle 44). Nach den Analysen der Patterns of Care Study sowie von MILLION 1980 ist im klinisch befallenen Volumen eine Dosis von etwa 36 Gy ausreichend, im klinisch nicht befallenen Herdvolumen eine solche um 30 Gy.

3. Zeitfaktor, Fraktionierung, Split

Aufgrund des flachen Verlaufs der Relation zwischen tumorizider Dosis und Applikationszeit ist zu erwarten, daß eine längerdauernde Fraktionierung nur einen geringen Zuwachs an Gesamtdosis erfordert. Der im Vergleich zu vielen anderen Tumorarten kürzere Schulterteil der Überlebenskurven der Zellen maligner Lymphome ermöglicht auch eine Bestrahlung mit relativ niedrigen Einzeldosen von ca. 1,5 bis 1,8 Gy ohne Erhöhung der Gesamtdosis (FRIEDMAN et al. 1967).

a) Split-Course

Über die Notwendigkeit einer Dosiserhöhung nach Einschalten einer Bestrahlungspause herrschen verschiedene Ansichten: von CARMEL u. KAPLAN (1976) wird im allgemeinen eine

Tabelle 45. Lokalrezidivrate in Abhängigkeit von der Herdmasse und der Bestrahlungsdauer. (Nach CARMEL u. KAPLAN 1976)

	„bulky disease“		„minimal disease“	
Behandlungsdauer	>34 d	<34 d	>34 d	<34 d
Rezidivrate	18/61 (29,5%)	7/45 (15,6%)	7/32 (9,7%)	11/199 (5,5%)

Tabelle 46. Lokalrezidivrate nach Bestrahlung mit und ohne Split. (Nach THAR et al. 1978 sowie JOHNSON et al. 1976)

	Kontinuierliche Bestrahlung	Split
a) THAR et al. (1978)		
Median der Totaldosis	36 Gy	39 Gy
Patientenzahl	28	29
Behandlungszeit	32–36 Tage	50–53 Tage
Einzeldosis	1.5–1.6 Gy	1.7 Gy
Rezidivrate	2 (7%)	2 (7%)
b) JOHNSON et al. (1976)	n=82	n=54
40 Gy/4 Wochen oder 6 Wochen		
Lokalrezidivrate	5%	2%
Marginalrezidive	5%	2%
Extension	30%	37%
c) SLANINA et al. (1980)		
40–46 Gy (1.5–2.0 Gy Einzeldosis)	n=26	n=16
Rezidive total	39,4%	40,4%
Rezidive im primär befallenen Bereich	16,2%	16,5%
Rezidive im prophylaktisch bestrahlten Volumen	2,3%	2,3%

Erhöhung der Enddosis nach Einschalten eines etwa zweiwöchigen Splits empfohlen, da nach seinen Erfahrungen Patienten mit Split bei gleicher Enddosis eine höhere Rezidivrate aufweisen als die Patienten ohne Split (Tabelle 45). Allerdings bestanden bei den Patienten mit Split auch häufiger massive Manifestationen, speziell im Bereich des Mediastinums, für die einige Statistiken eine erhöhte Rezidivrate nach alleiniger Radiotherapie zeigen. Nach anderen Autoren jedoch ist nach Einschalten eines etwa zweiwöchigen Splits keine Dosiserhöhung zur Erzielung der gleichen Kontrollrate wie ohne Split erforderlich (JOHNSON et al. 1976; THAR et al. 1978; SLANINA et al. 1980). Die Ergebnisse der genannten Autoren mit kontinuierlicher bzw. Split course Bestrahlung sind in der Tabelle 46 aufgeführt. Für die Split course Bestrahlung wird von JOHNSON et al. (1976) sowie von SLANINA et al. (1980) eine deutlich bessere Toleranz im Vergleich zur Gruppe mit kontinuierlicher Bestrahlung gefunden. So waren in der Gruppe mit Split zum Beispiel keine Fälle mit klinisch oder radiologisch erkennbarer Perikardreaktion aufgetreten. Von SLANINA et al. (1980) wird noch betont, daß es aus hämatologischen Gründen öfters zu überlangen Split-Pausen gekommen sei, ohne daß jedoch das Rezidivrisiko nachweisbar angestiegen sei. Bei dieser Technik wird eine sogenannte überlappende Split course Bestrahlung angewendet: im Falle einer Bestrahlung von Mantelfeld und Paraaortalfeld wird zum Beispiel primär das Mantelvolumen mit der halben Herddosis bestrahlt. Anschließend wird das Paraaortalvolumen ebenfalls mit

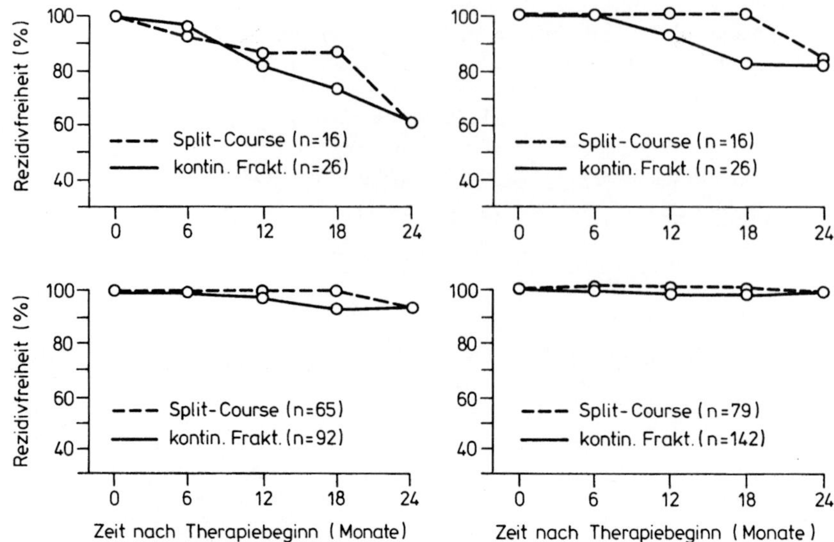

Abb. 8. Vergleich der Rezidivfreiheit nach Anwendung des Split-Course-Verfahrens und der kontinuierlich fraktionierten Serienbestrahlung (nach SLANINA et al. 1980). *Oben links:* Krankheitsrezidive pro Patient. *Oben rechts:* Herdrezidive pro Patient. *Unten links:* Herdrezidive pro befallene und bestrahlte Lymphknotenregion. *Unten rechts:* Herdrezidive in nicht befallenen „prophylaktisch" bestrahlten Lymphknotenregionen

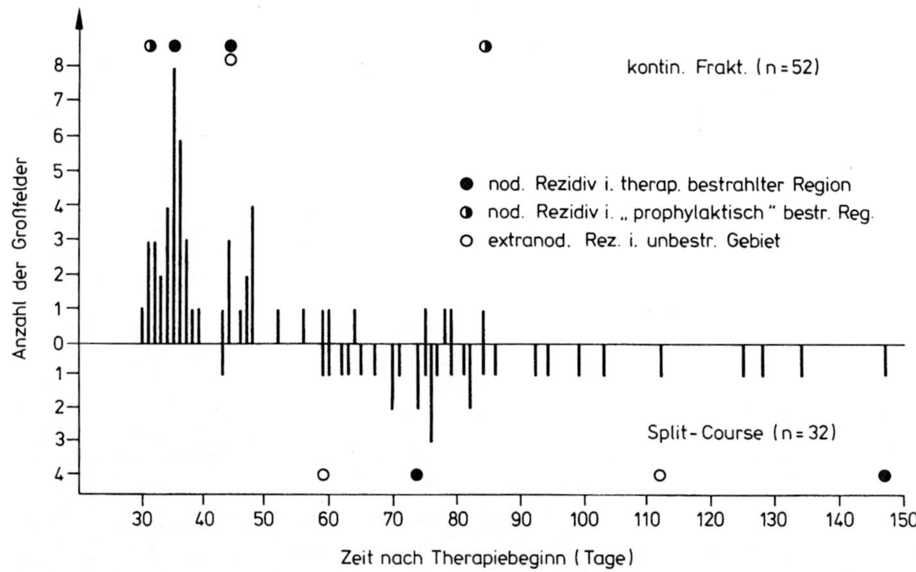

Abb. 9. Vergleich der Bestrahlungsdauer (Mantelfeld bzw. Ypsilonfeld + Milzstiel) beim Split-Course-Verfahren (n = 32) und bei kontinuierlich fraktionierter Serienbestrahlung (n = 52). Kreissymbole: Rezidiv im Feldbereich. (Nach SLANINA et al. 1980)

der halben Herddosis bestrahlt. Danach erfolgt die Aufsättigung des Mantelvolumens auf die Herddosis und anschließend wiederum diejenige des Paraaortalvolumens, wobei die Grenzen gegenüber dem ersten Zyklus verschoben werden. Im Falle einer totalen nodalen Bestrahlung wird im allgemeinen das Volumen in drei Segmente aufgegliedert: Mantelfeld, Paraaortalvolumen mit Milz und pelvines Volumen. In der von NISCE u. D'ANGIO (1973) angegebenen „Drei-Zwei"-Technik wird zunächst das Mantelfeld oder eines der infradiaphragmalen Abschnitte mit achtmal 2,5 Gy fünfmal pro Woche belegt. Anschließend erfolgt das zweite sowie das dritte Segment. Im zweiten Zyklus wird das Volumen lediglich noch in ein Mantel-

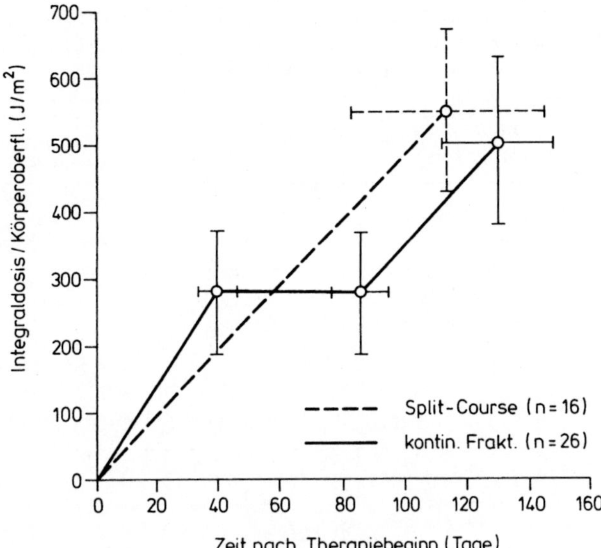

Abb. 10. Vergleich von Größe und Zeitdauer bis zum Erreichen der Integraldosis pro Körperoberfläche (mit Standardabweichungen) der total-nodalen Systembestrahlung beim Split-Course-Verfahren (n = 16) und der kontinuierlich fraktionierten Serienbestrahlung. (Nach SLANINA et al. 1980)

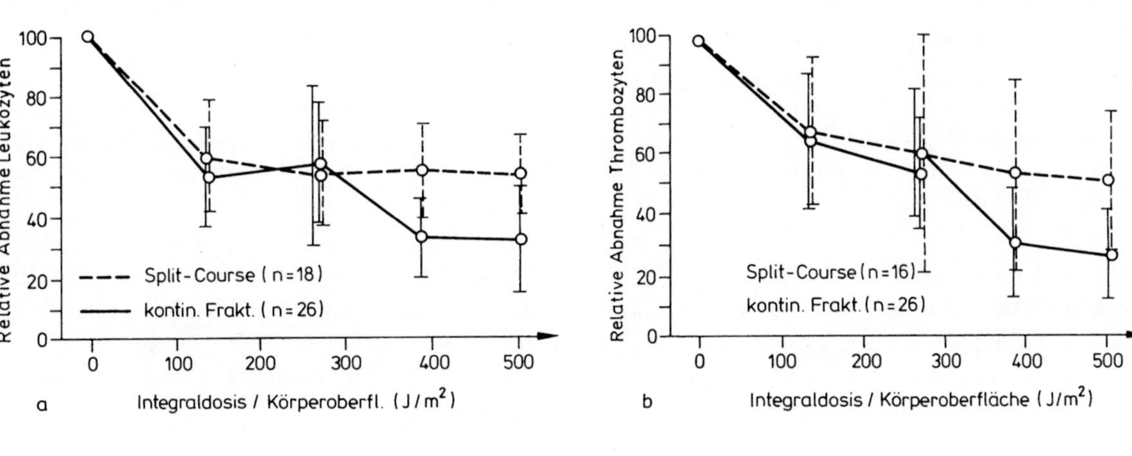

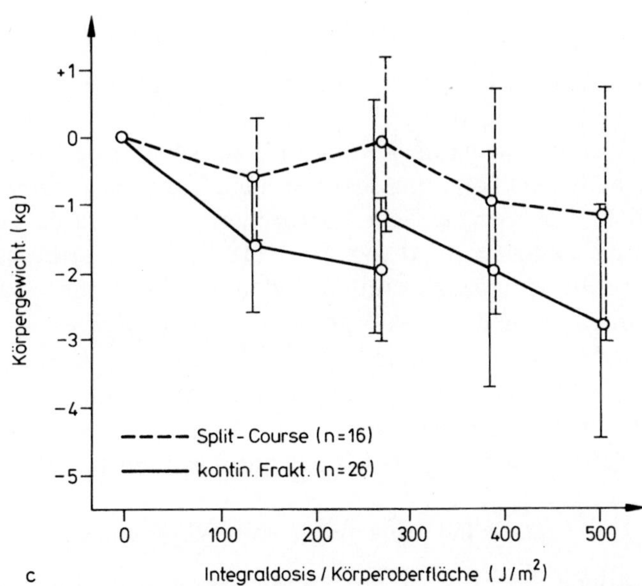

Abb. 11 a–c. Relative Abnahme der Leukozyten und der Thrombozyten sowie Abnahme des Körpergewichtes mit zunehmender Integraldosis pro Körperoberfläche (mit Standardabweichungen) (Blutzellwerte bezogen auf die Ausgangswerte bei Therapiebeginn). Vergleich von Split-Course-Verfahren (n = 16) mit kontinuierlich fraktionierter Serienbestrahlung (n = 26). (Nach SLANINA et al. 1980)

Tabelle 47. Lokalrezidivrate und restlicher Tastbefund am Ende der anfänglich geplanten Dosis Radiotherapie. (Nach THAR et al. 1978)

Palpation am Ende der Radiotherapie	Anzahl Patienten	Anzahl Lokalrezidive
No "tumor" present	43	4
"tumor" present	14	0

Tabelle 48. Dosis, Tumorgröße und Lokalrezidivrisiko. (Nach THAR et al. 1978)

Dosis	Tumorgröße (Lokalrezidive)	
	Unter 6 cm	Über 6 cm
15.00–30.00 Gy	0/16	–
32.00–37.00 Gy	0/49	4/7
38.00–39.00 Gy	0/39	1/12
40.00 Gy	0/41	2/10

Tabelle 49. Lokale Tumorfreiheit und Herddosis bei FULLER et al. (1971)

	Dosis[a]					
	30.0 Gy	35.0 Gy	40.0 Gy	45.0 Gy	50.0 Gy	50.0 Gy
Lokal tumorfrei	15/18	10/12	32/37	10/14	9/10	2/2
Nur Halsmanifestationen: 30.0–35.0 Gy: 13/19; 40.0 Gy: 10/12						
35.0 Gy + Boost auf restlichen Tastbefund: 25/27						

[a] Mehr individuell gewählte Dosis nach Herdgröße und Verlauf unter Bestrahlung. In dem interessierenden Bereich einer lokalen Aufsättigung zwischen 40.0 und 50.0 Gy jedoch relativ wenig Daten, wie auch bei THAR et al. (1978)

feld und einen infradiaphragmalen Abschnitt aufgeteilt mit gegenüber dem ersten Zyklus verschobener Grenze. Aufsättigung sodann mit acht- bis zehnmal 2,0 Gy. Im Falle einer total nodalen Bestrahlung wird so die Integraldosis trotz längerer Splitpausen oft etwas schneller erreicht als bei der kontinuierlichen Bestrahlung, die ebenfalls Pausen zwischen den einzelnen Abschnitten erfordert (SLANINA et al. 1980) (Abb. 9–11).

b) Dosis und Tumordurchmesser

Unterschiedlich beurteilt wird auch der Nutzen einer lokalen Dosiserhöhung an der Stelle massiver Manifestationen oder restlicher Palpationsbefunde nach Applikation der üblichen Herddosis um 40 Gy. Nach CARMEL u. KAPLAN (1976) sollte eine lokale Dosisaufsättigung erfolgen, wenn sie gemäß der Toleranz des gesunden Gewebes vertretbar ist, auch wenn dabei in manchen Fällen nur noch restliche Fibroseherde ohne viable Tumorzellen bestrahlt werden sollten. Auch die Daten von FULLER et al. (1971) sowie THAR et al. (1979) sprechen für eine lokale Dosiserhöhung in ausgewählten Fällen: die Dosierung wurde in dieser Untersuchung mehr individuell nach der Tumorgröße und dem Verlauf unter der Bestrahlung gewählt und zeigt sinngemäß die Abhängigkeit der erforderlichen Dosis von der Tumormasse (Tabellen 48, 49). Auch MILLION (1980) (in FLETCHER 1980) empfiehlt bei einer „Routinedosis" von 35 Gy im befallenen Bereich eine Dosiserhöhung auf etwa 40 Gy bei massiven Herden. Eine weitere Erhöhung der Dosis wird allerdings nicht für notwendig erachtet.

4. Dosis bei prophylaktischer Bestrahlung

Für die prophylaktische Bestrahlung wird die Dosis meist geringer gewählt, etwa 30 Gy. Dabei muß man die durchgeführten diagnostischen Maßnahmen berücksichtigen: Im Falle einer klinischen Stadieneinteilung ohne Laparotomie sollte das paraaortale und Milzvolumen mit therapeutischer Dosis wie im befallenen Bereich bestrahlt werden, da die vorliegenden Tumormassen oft makroskopische Herde sind, wie im supradiaphragmalen Volumen.

Tabelle 50. Strahlendosen bei kombinierter Therapie des Morbus Hodgkin in neueren Publikationen

Autor	Patienten	Therapie	Radiotherapie
Prosnitz et al. (1982)	IIB, IIIB, IV Rezidive nach RT	6–10 Monate ChT	alle befallenen Regionen (ohne Knochenmark): nodal ca. bis 25 Gy. Leber/Lunge 10 × 1.5 Gy
Young et al. (1982)	IIB, IIIA MC/LD oder älter als 35 Jahre	MOPP/ABVD mind. 8 Zyklen	20 Gy/2 Wochen auf Bulk[a]) (ab 5 cm)
Million et al. (in Fletcher 1980)	?	6 × MOPP: 25 Gy im befallenen Gebiet, 20 Gy im nicht befallenen Gebiet, ED: 1.7–1.8 Gy, für Herde ab 6 cm boost 5 Gy	
Strauss et al. (1984)	IIB, IIIB, IV Rezidive nach RT	CAD/MOPP/ABV 9 Zyklen	nach dem 7. Zyklus: falls II: Mantel, falls III/IV TNI, 4 × 2,5 Gy/Woche bis 20 Gy, im bulk bis 30 Gy
	(Dosen gegenüber früher – Cade et al. 1976, Strauss et al. 1980 und 1982 – erhöht und Volumen vergrößert)		
Jenkin et al. (1982)	Kinder, CS II–IV	6 MOPP	Mantel + paraaortal, 20 Gy
Kaplan (1980), Russel et al. (1984)	Kinder	6 MOPP	I/II "modified involved" field (s. Tabelle 55) III EF, Knochenalter unter 6 Jahre: 15 Gy, 6–9 Jahre: 20 Gy, 10–14 Jahre: 25 Gy. Bei massivem Befall bis 30 Gy (reduziertes Feld)

[a]) Dosis später erhöht u. Volumen vergrößert (Strauss et al. 1984)

5. Dosis bei kombinierter Therapie

In den letzten Jahren sind im Rahmen kombinierter Behandlung mit Radiotherapie plus Chemotherapie die Dosen (wie auch die bestrahlten Volumina) reduziert worden auf Werte um 20 Gy, bei Einzeldosen um 1,5 Gy/5mal pro Woche bis 2,5 Gy/4mal pro Woche für den Fall einer kompletten Remission nach voller Chemotherapie. Bei einzelnen Autoren wird hierbei im Bereich massiver Primärmanifestationen (mehr als 5 cm Durchmesser, meist handelt es sich hierbei um mediastinale Herde) eine Dosis bis 30 Gy angewandt (Strauss et al. 1984). In der Tabelle 50 sind einige Strahlendosen sowie Volumina angegeben, wie sie im Rahmen der Kombinationstherapie in den letzten Jahren benutzt wurden.

IX. Dosierung der Radiotherapie bei Non-Hodgkin-Lymphomen

1. Nicht diffus histiozytäre, zentrozytisch-zentroblastische Lymphome, zentrozytische Lymphome, LP-Immunozytom

Für die Gruppen der nodulären Lymphome (Cox 1976; Cox et al. 1981) bzw. für die Gruppen aller lymphozytären bzw. die Gruppen NLPD, NM, NH, DLPD, DLWD, DLID (Bush et al. 1977 sowie Bush u. Gospodarovicz 1982) bzw. für die Gruppen zentroblastisch-zentrozytisch (Musshoff 1980 und Slanina et al. 1981) werden für Dosen von 25–30 Gy in 15–20 Fraktionen lokale Tumorkontrollraten von über 90% angegeben (Tabelle 51, 52).

Tabelle 51. Dosis und lokale Tumorkontrolle bei malignen, lymphozytären Non-Hodgkin-Lymphomen. Patienten mit CS I/II. (Nach BUSH et al. 1977)

Dosis (Gy)	Lymphozytär lokale Tumorkontrolle	MC	NH
Unter 20.00	0/1	–	–
20.00–24.99	11/13	2/2	2/3
25.00–29.99	17/18	3/3	9/9
30.00–34.99	24/26	7/8	15/16
35.00–39.99	17/18	6/7	7/10
40.00–49.99	7/8	–	–

Dosisempfehlung	
DLWD, DLID kleine, mittlere und große Herde:	25–30 Gy in 15–20 Fraktionen
NLPD, MC, NH, DLPD[a] kleine Herde:	25–30 Gy in 15–20 Fraktionen
Mittlere/große Herde:	35–40 Gy in 20–25 Fraktionen

[a] In dieser Gruppe ist wegen der niedrigen Rezidiv-Frequenz keine Dosis/Effekt-Relation erkennbar. Lediglich bei über 60jährigen mit mittleren und großen Herden findet man nach Dosen unter 34 Gy eine höhere Rezidivrate (BUSH u. GOSPODAROWICZ 1982)

Tabelle 52. Dosis und lokale Tumorkontrolle bei malignen Non-Hodgkin-Lymphomen (ohne DH) (s. noch Tabelle 53 und Abb. 12)

Autor	Gruppe	Dosis (Gy)	Lokale Kontrolle	
COX (1976), COX et al. (1981)	PS III, nodulär	20	3/6	
	n=22	25–30	100%	
PECKHAM et al. (1975)	CS I/II			
	NPDL+NM, n=13	30–40	100%	
	DPDL+DM, n=32	30–40	82%	
		40–50	88%	
			nodulär	diff. nicht hist.
WONG et al. (1976)	CS I/II	unter 35	6/6	1/1
	Kopf/Hals	40–45	11/14	5/5
		50	9/11	3/3
		ab 55	6/9	1/1
SLANINA et al. (1981)	zentrozytisch-zentroblastisch follikulär oder großfollikuläres Lymphom Brill-Symmers			
	36 Regionen	30–46	100%	
	68 Regionen	25		
	(kurativ und prophylaktisch)			

Dosisempfehlung von MUSSHOFF (1980):	
LP-Immunozytom	36–44 Gy
Zentroblastisch-zentrozytisch	25 Gy
Zentrozytisch	36–44 Gy
Zentroblastisch, immunoblastisch	40–50 Gy

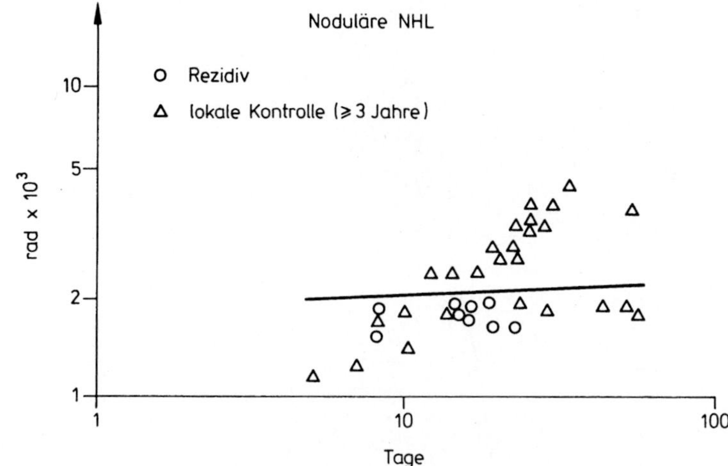

Abb. 12. Nur geringer Anstieg der lokalen Kurativdosis bei malignen Non-Hodgkin Lymphomen vom nodulären Typ bei stärkerer Fraktionierung (Nach Cox 1974)

Tabelle 53. Dosis und lokale Tumorkontrolle bei Non-Hodgkin-Lymphomen, ohne die Gruppe DH. (Nach Fuks u. Kaplan 1973)

Gruppe	Dosis (Gy)	Lokale Tumor-kontrolle[a] (%)	Gruppe	Dosis (Gy)	Lokale Tumor-kontrolle (%)
NPDL	15.0–27.5	37	DPDL	12.0–32.0	42
n = 38 (Pat.)	30.0–35.0	73	n = 22 (Pat.)	40.0	73
174 Regionen	40.0	88	86 Regionen	44.0	85
	44.0	94			
NM	12.0–27.5	88	DM	15.0–35.0	62,5
n = 49 (Pat.)	30.0–35.0	80	n = 17 (Pat.)	40.0	85
259 Regionen	40.0	77	87 Regionen	44.0	88
	44.0	97			
			NH	20.0–35.0	55
			n = 16 (Pat.)	40.0	77
			58 Regionen	44.0–50.0	100

[a] Alle Stadien, falls mindestens 12 Monate follow up nach Bestrahlung und Radiotherapie als einzige primäre Therapie sowie alle bekannten Herde umfassend

Von Cox (1974) (Abb. 12) wird noch der geringe Einfluß der Fraktionierung betont, so daß zur Optimierung der Toleranz niedrige Einzeldosen (1,5–1,8 Gy) angewendet werden sollten. Von Bush u. Gospodarovicz (1982) wird für Tumorherde mit einem Durchmesser über 2,5 cm bzw. lymphographisch eindeutig befallene Lymphknoten bzw. „extensive local disease“ eine Dosissteigerung auf 30 bis 40 Gy in 20–25 Fraktionen empfohlen, da nach ihrer Erfahrung bei den Patienten mit über 60 Jahren und großen Herden die lokale Kontrollrate bei niedrigen Dosen kleiner war und bei Vorwiegen mehrerer Herde die Kontrollrate des Einzelherdes maximiert werden soll. Diese Dosen liegen tiefer als die von Fuks u. Kaplan (1973) empfohlenen (Tabelle 53). Bei den zentrozytischen Lymphomen sowie beim LP-Immunozytom werden 45 Gy empfohlen (Schaadt et al. 1984 in Anlehnung an Musshoff 1980; Tabelle 52).

2. Diffus histiozytäre NHL, zentroblastische und immunoblastische NHL

Für die Gruppe der diffus-histiozytären Lymphome wurde von verschiedenen Autoren nach Dosen ab etwa 40 Gy ein Plateau der lokalen Tumorkontrollrate zwischen 75 und

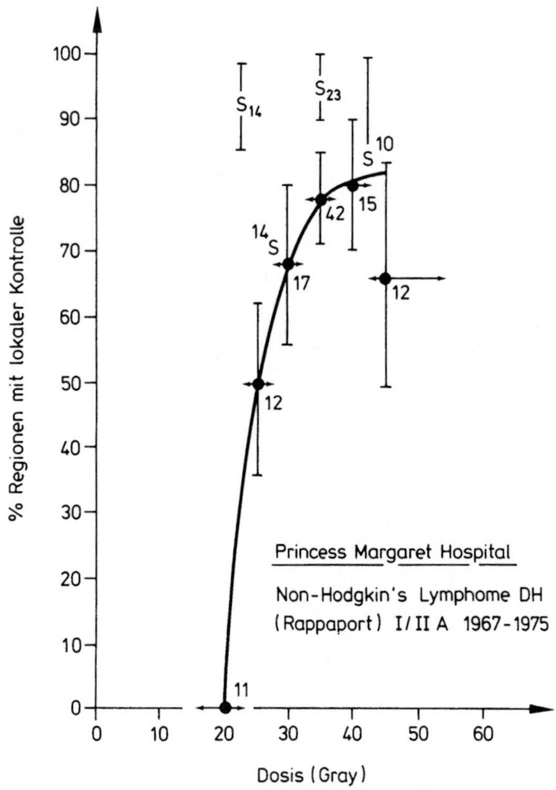

Abb. 13. Lokale Tumorkontrolle beim NHL DH nach RAPPAPORT. (BUSH u. GOSPODAROWICZ 1982.) S: Small = bis 2.5 cm größter Herddurchmesser. Kurve mit den schwarzen Kreisen bezieht sich auf Fälle mit größtem Herddurchmesser über 2.5 cm

Tabelle 53a. Dosis und lokale Tumorkontrolle bei diffusen aggressiven NHL (grade 2 der BNLI-Klassifikation) (LAMB et al. 1984)

Dosis (Gy)	Anzahl Patienten	% lokale Tumorkontrolle
unter 35,00	16	69
35,00–39,99	16	69
40,00–44,99	39	87
≧45,00	11	100

85% beobachtet. Bei einer Auftrennung nach der Herdgröße (BUSH u. GOSPODAROVICZ 1982; Abb. 13) wurde für die Gruppe kleiner Herde (bis 2,5 cm) auch bei niedrigen Dosen (ca. 20 Gy) eine Kontrollrate von über 90% beobachtet. Bei größeren Tumorherden hingegen war die Kontrollrate bei Dosen von 20 Gy sehr niedrig, mit raschem Anstieg auf ein Plateau von 75–80% bei 40 Gy. Für zentroblastische und immunoblastische maligne Lymphome (Kiel-Klassifikation) werden von MUSSHOFF 1980 40–50 Gy empfohlen.

Im Rahmen der kombinierten Therapie von NHL mit prognostisch ungünstiger Histologie mit intensiver Chemotherapie und lokaler Bestrahlung nodaler oder massiver Herde werden oft Dosen zwischen 30 und 36 Gy angewandt (siehe Ergebnisteil).

3. Solitäres Myelom (Abb. 14)

Bei Dosen um 40 Gy liegt die lokale Kontrollrate um 80% und zeigt noch einen weiteren flachen Anstieg mit höheren Dosen, wobei in einzelnen Publikationen aber auch nach niedri-

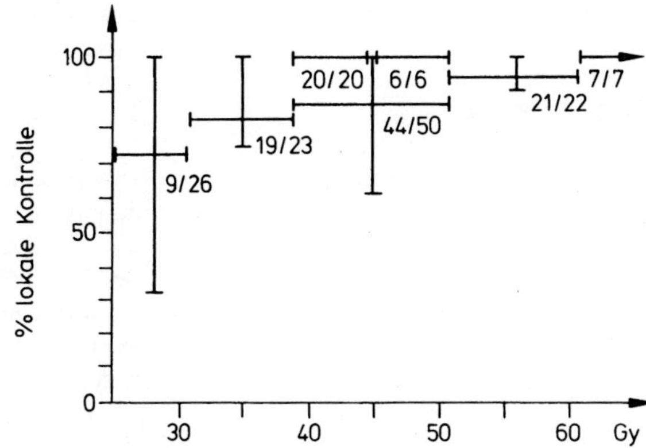

Abb. 14. Dosis und lokale Tumorkontrolle beim solitären Myelom. (Nach Daten von GROMER u. DUVAL 1973; KOTNER u. WANG 1972; MEYER u. SCHULZ 1974; CORWIN u. LINDBERG 1979; MILL u. GRIFFITH 1980; TONG et al. 1980; MEDINI et al. 1980; HARWOOD et al. 1981)

Tabelle 54. Dosierung bei der niedrig dosierten, fraktionierten Ganzkörperbestrahlung[a]

Autor	Fraktionierung	Enddosis	Bemerkungen
CHAFFEY et al. (1976)	2mal 0.15 Gy/W	1.00–2.00 Gy bei nicht Vorbehandelten	
CANELLOS et al. (1975)	3–5mal 0.10 Gy/W	1.00–1.50 Gy	
GARRETT u. DAS (1976)	5mal 0.20 Gy/W	2.00 Gy	zu toxisch
THAR u. MILLION (1978)	5mal 0.10 Gy/W	1.50 Gy plus Wiederholung nach 4–6 W	zu toxisch
QUASIM (1977)	3mal 0.10 Gy/W	1.00–3.00 Gy	
JOHNSON (1972)	3–5mal 0.05 Gy/W	1.00–4.00 Gy	

[a] z.T. zusätzlich lokaler boost

geren Dosen bereits Kontrollraten gegen 100% angegeben werden. Der Einfluß der Tumorgröße ist umstritten.

4. Dosis bei niedrig dosierter fraktionierter Ganzkörperbestrahlung und Elektronen-Ganzhautbestrahlung

(Siehe Tabelle 54, Tabelle 303 und Abbildung 54).

Mit akzeptabler Verträglichkeit lassen sich ambulant – auch bei chemotherapeutisch oder radiotherapeutisch vorbehandelten Patienten – Gesamtdosen um 15 Gy mit einer Fraktionierung von zweimal 0,15 Gy/Woche (CHAFFEY et al. 1976), 3-bis 5mal 0,1 Gy/Woche (CANELLOS et al. 1975; QUASIM 1977; JOHNSON 1975) applizieren, während Dosen von 5mal 0,2 Gy/Woche bis zu Gesamtdosen von 2 Gy (GARETT u. DAS 1976) oder 5mal 0,1 Gy/Woche bis 1,5 Gy plus Wiederholung dieses Schemas nach vier bis sechs Wochen (THAR u. MILLION 1978) hämatologisch zu toxisch sind.

X. Bestrahlungsplanung

1. Bezeichnung der verschiedenen Felder

In der Tabelle 55 ist die Nomenklatur der in der Lymphombestrahlung üblichen Zielvolumina erläutert (Auswahl in Abb. 15–17) wie sie im weiteren Text benutzt wird. Im folgenden wird die Planung der Großfeldbestrahlung besprochen.

Tabelle 55. Übersicht über häufig angewandte Feldbezeichnungen und deren Volumina in der Bestrahlung maligner Lymphome. (Siehe auch Abb. 15–17)

Feldbezeichnung	Volumen
1. Involved field (IF)	Lymphatische Region mit nachgewiesenem Befall (z.B. bei zervikalem Befall: ipsilateral zervikal vom Mastoid bis infraklavikulär ohne axillär. Zur Vermeidung von Überschneidungsproblemen bei Rezidivbestrahlung meist etwas größer als befallene Region im strengen Sinne: z.B. "modified involved field" (RUSSEL et al. 1984) für zervikal und/oder supraklavikulär und/oder axillär: Minimantel (= Mantel ohne Mediastinum), für infradiaphragmalen Befall: paraaortale bzw. pelvine Felder bilateral, seltener nur ipsilateral, falls zervikal oder axillär plus intrathorakaler Befall: Mantelfeld
	Gelegentlich auch als Herd plus Sicherheitsrand von 3 bis höchstens 7 cm definiert (z.B. CHAM et al. 1976)
2. Mantelfeld	Zervikale, supraklavikuläre, infraklavikuläre, axilläre, mediastinale und pulmonal hiläre Lymphregionen
Mantelfeld mit dünnem Lungenblock	Zusätzliche Mitbelastung der Lunge(n) bis etwa 16 Gy in ca. 20 F
3. Minimantel/supramediastinaler Mantel	Mantel abzüglich mediastinaler Teil
Extendiertes Mantelfeld	Mantelfeld plus obere paraaortale Lymphknoten ca. bis auf Höhe L 2 plus Milz(-stiel) in einem Volumen
4. Paraaortalfeld mit Milz oder Milzstiel	Paraaortale Lymphknoten plus Milz bzw. Gefäßstiel der Milz nach Splenektomie bis auf Höhe Unterrand L4 oder L5
	Erfaßt auch die als portale Knoten bezeichnete Region in Höhe der Anfangsstrecke der A. hepatica
Spaten-(spade-)Feld	Paraaortale Lymphknoten plus Milz bzw. Milzstiel plus Lymphregion der Ilica communis
5. Pelvines Feld	Pelvine Lymphknoten bilateral (mit variablem nach Befall sich richtendem Einschluß der Iliaca interna-Region) plus variablem Einschluß der inguinalen und femoralen Region
6. Extendiertes Feld (EF)	Meist: Mantel plus Paraaortalfeld + Milz/-stiel
7. Umgekehrtes Ypsilon	Mantel + Paraaortal (+ Milz/Milzstiel) + pelvin
8. Abdominale Bestrahlung	Paraaortal + pelvin + Milz + Mesenterial + Leber (+ Zwerchfell)
9. Totale lymphatische Bestrahlung (TLI)	2 + 8, evtl. zusätzlich popliteale und epitrochleare plus Waldeyersche Region
10. Total nodale Bestrahlung (TNI)	Mantel plus umgekehrtes Ypsilon
11. Ganzkörper (total body irradiation)	Ganzer Körper

2. Apparative Ausstattung

Planung und Realisation der in der Behandlung maligner Lymphome angewandten Großfeldbestrahlungen stellt besondere Anforderungen an die apparative Ausstattung und die Bestrahlungsplanung:

Die erforderlichen Feldgrößen machen oft größere Fokus-Haut-Abstände als bei den Standardbestrahlungen nötig. Die Änderung der relativen Tiefendosis gegenüber jener bei Standardabstand ist zu berücksichtigen. Bei der üblichen Gegenfeldtechnik muß der Patient

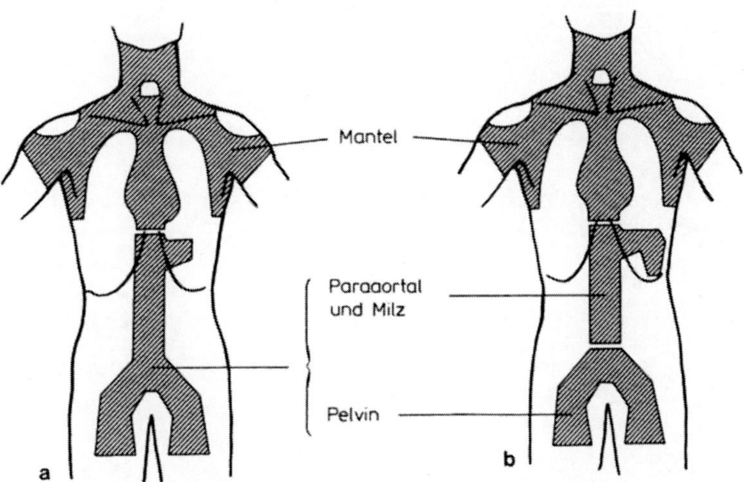

Abb. 15a, b. Mantelfeld und umgekehrtes Ypsilon mit Milzstiel bzw. Milzfeld. (Nach KAPLAN 1980, Abb. 6.9, S. 376)

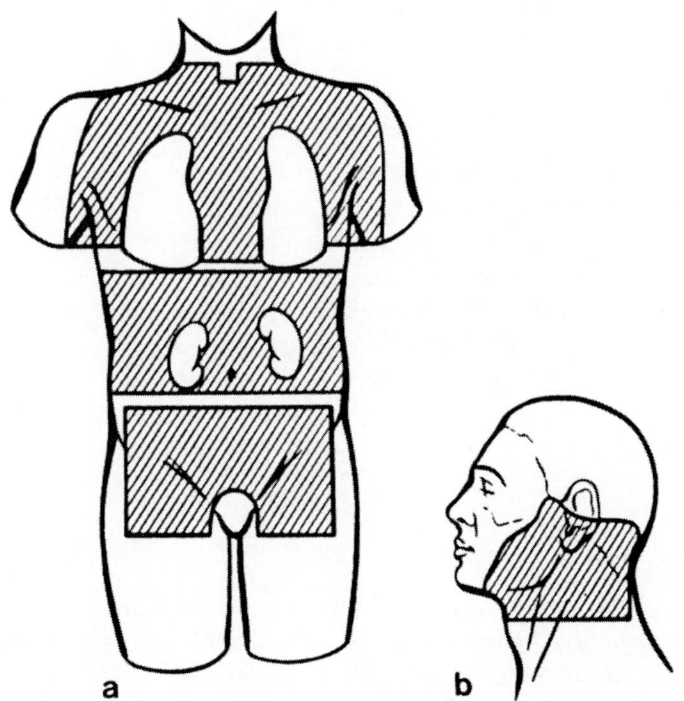

Abb. 16a, b. „Central lymphatic Irradiation" für noduläre NHL im Stadium III. (Nach Cox et al. 1981)

für das posteriore Feld oft in Bauchlage, d.h. umgelagert werden. Der Verlauf der Körperkontur über die Felddimensionen führt zu Variationen in den Fokus-Haut-Abständen und den Körperdurchmessern, die berücksichtigt werden müssen. Zur Ausblendung einiger kritischer Organe ist die Herstellung individueller fokussierter Blöcke erforderlich. Der Einfluß der feldausblendenden Elemente auf die Dosisverteilung muß berücksichtigt werden.

Bei Planung einer adjuvanten oder additiven Radiotherapie nach primärer Chemotherapie ist die erste Simulation zur Lokalisation des Volumens der 1. Serie vor der Chemotherapie durchzuführen. Dies gilt besonders für thorakale Befunde, deren Lokalisation in Bestrahlungslage bekannt sein muß.

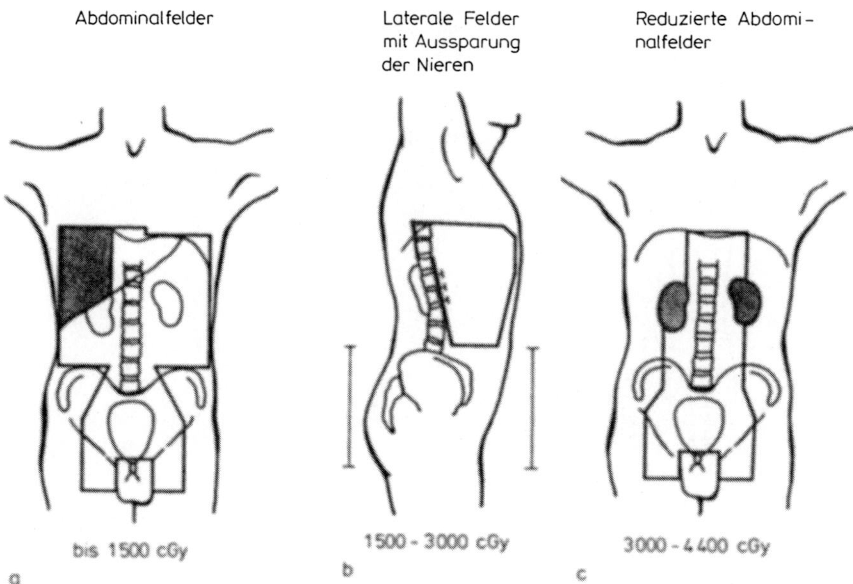

Abb. 17a–c. Technik der Abdominalbestrahlung bei Non-Hodgkin-Lymphomen. (Nach GOFFINET et al. 1976)

a) Strahlenquelle bzw. Energie

Am besten geeignet sind Röntgenstrahlen von Beschleunigern mit Maximalenergien um 6 MEV: scharfe Begrenzung des Nutzstrahlenbündels durch den fast fehlenden Halbschatten, Feldgrößen und Tiefendosisverlauf, der auch bei umfangreichen Patienten die Applikation der üblichen Herddosen ohne Probleme gestattet, verschaffen diesen Geräten eine eindeutige Überlegenheit über 60 Co-Quellen. Die Energie sollte nicht höher als 8 MEV sein (im zervikalen/supraklavikulären Bereich finden sich Lymphknoten bereits in etwa 5 mm Tiefe, inguinal ab etwa 1 cm). Für lokalisierte Aufsättigungen bestimmter Regionen können schnelle Elektronen geeignet sein (z.B. inguinal und infraklavikulär; s. weiter unten).

3. Mantelfeld

a) Lagerung, Armhaltung, Lage der axillären Lymphknoten

Arme etwa 45° abgespreizt, mit den Händen am Beckenkamm. Falls die Arme stärker gehoben werden, besteht die Gefahr, daß bei der Ausblockung der Humerusköpfe auch axilläre Lymphknoten abgedeckt werden (Abb. 18–20). Bei der Umlagerung in Bauchlage für das posteriore Feld können axilläre Lymphknoten nach anterior und medial verlagert werden, so daß sie unter die Lungenblöcke geraten (GRANT et al. 1973 und NISCE et al. 1971). In den Abb. 18–20 ist die Position der axillären Lymphknoten und deren Verlagerung beim Positionswechsel wiedergegeben. Bei Unterstützung der Schultern in Bauchlage soll sich dieses Problem vermeiden lassen. Es ist empfehlenswert, für die Lagerung spezielle Fixationshilfen zu benutzen, wobei sich uns eine von WALBOM et al. (1972) und LANDBERG et al. (1977) angegebene Methode bewährt hat: hierbei wird in einen Styroporblock ein der Patientenkontur in Bestrahlungsposition entsprechendes Stück mit einem Heizdraht herausgeschnitten. Auf der Unterseite wird der Block wieder mit einer Styroporplatte verschlossen. In die der Patientenkontur entsprechende Vertiefung gibt man ein rasch erstarrendes Polyurethan-Gemisch und lagert unmittelbar danach den Patienten in die Vertiefung, wobei eine dünne Gummifolie zwischen das Polyurethangemisch und den Patienten gelegt wird. Die Lagerung des Patienten wird durch die neueren Laser-Lokalisationsysteme, mit denen

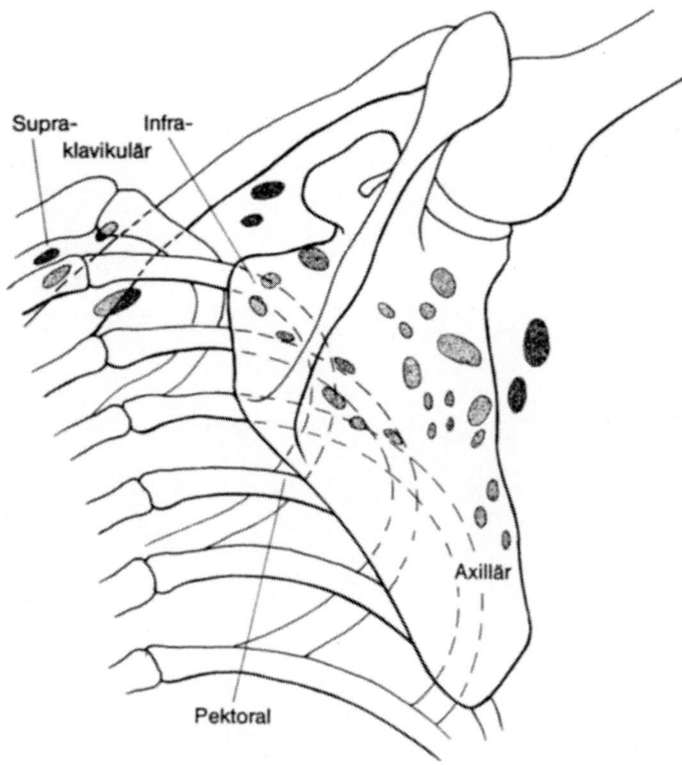

Abb. 18. Lymphknoten der Axillarregion. Nachgezeichnet nach Armlymphographie. (Aus WICKE et al. 1977.) Bei weiterer Elevation des Armes verlagern sich Lymphknoten in die Region des Humeruskopfes und können unter die Abdeckung des Humeruskopfes gelangen. Im oberen axillären Volumen müssen 2–4 cm Lunge, im unteren etwa 1 cm Lunge eingeschlossen werden. Die untersten axillären Lymphknoten sind z.T. nicht dargestellt. Untere Feldgrenze des axillären Volumens: Auf Höhe einer horizontalen Linie in Höhe des 4. ICR anterior

auch Linien projiziert werden, erheblich erleichtert. Das Kinn ist möglichst gestreckt zu halten.

Der Einfluß der Atemlage bei der Erstellung der Röntgenaufnahmen für die Herstellung der Lungenblöcke wurde von GRANT et al. (1973) untersucht: Falls der Patient während der Belichtung am Ende der Inspiration ist, geraten die medialen Teile des axillären Volumens und auch ein Teil des Mediastinums während eines Teils der Bestrahlungszeit unter die Satelliten. Die Autoren empfehlen deshalb, die Röntgenbilder in leichter Expirationslage zu exponieren.

b) Feldgrenzen

α) Untergrenze: Unterrand T 10. Falls sie wesentlich tiefer gelegt wird, besteht das Risiko, daß sie in die Region der oft befallenen truncus coeliacus Lymphknoten gerät. Auch die Lage des Milz- bzw. Milzstielfeldes wird dann komplizierter als bei weiter kranial gelegener Feldgrenze. Falls kein Befall im unteren Mediastinum nachgewiesen wird, ist die genaue Lage der unteren Feldgrenze weniger kritisch. Lateral von der Wirbelsäule soll die untere Feldgrenze in Höhe der Zwerchfellkuppe links liegen. Bei der Anwendung der alternierenden Split-course-Bestrahlung wird während der ersten Phase ein Standard-Mantelfeld appliziert. Während der zweiten Phase soll die Grenzlinie auf Höhe L1/L2 liegen, bzw. so, daß die Region des Truncus coeliacus inklusive Milzstiel bzw. Milzfeld in das Mantelfeld eingeschlossen wird (NISCE u. D'ANGIO 1973; Abb. 37).

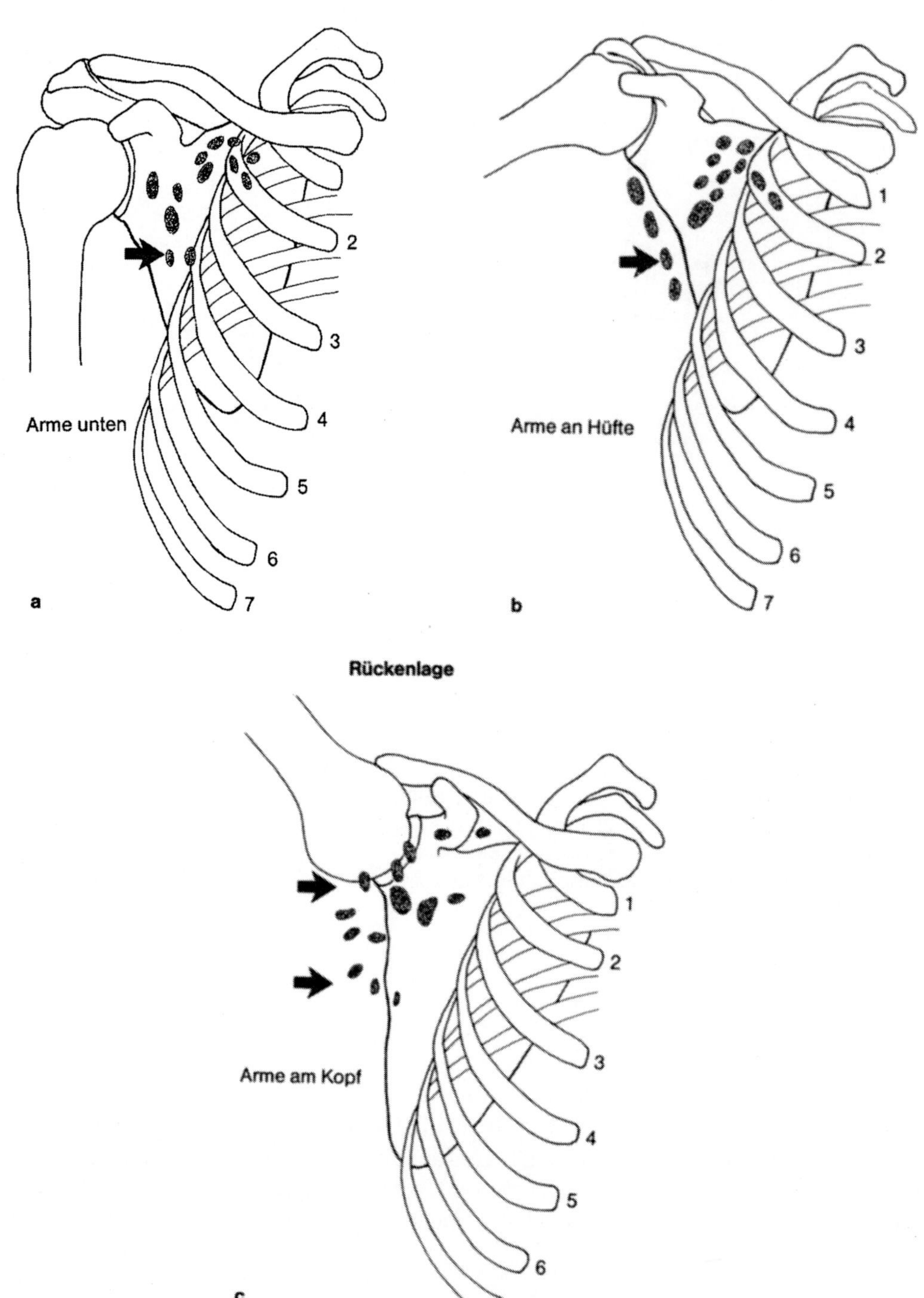

Abb. 19a–c. Lage der axillären Lymphknoten in Abhängigkeit von der Armhaltung. Beachte: Abrücken der Lymphknoten von der Thoraxwand bei Elevation des Armes sowie teilweise Verlagerung unter den Humeruskopf bei Elevation des Armes über 45 Grad. Nachgezeichnet nach Untersuchungen von GRANT et al. (1973) u. NISCE et al. (1971)

β) Obergrenze: Falls kein Befall kranial vom Oberrand des Schildknorpels vorliegt, läuft die obere Feldgrenze entlang einer Linie, die von der Mitte des Kinns auf einen Punkt 2 cm oberhalb der Mastoidspitze läuft und knapp am Unterrand des äußeren Gehörgangs passiert.

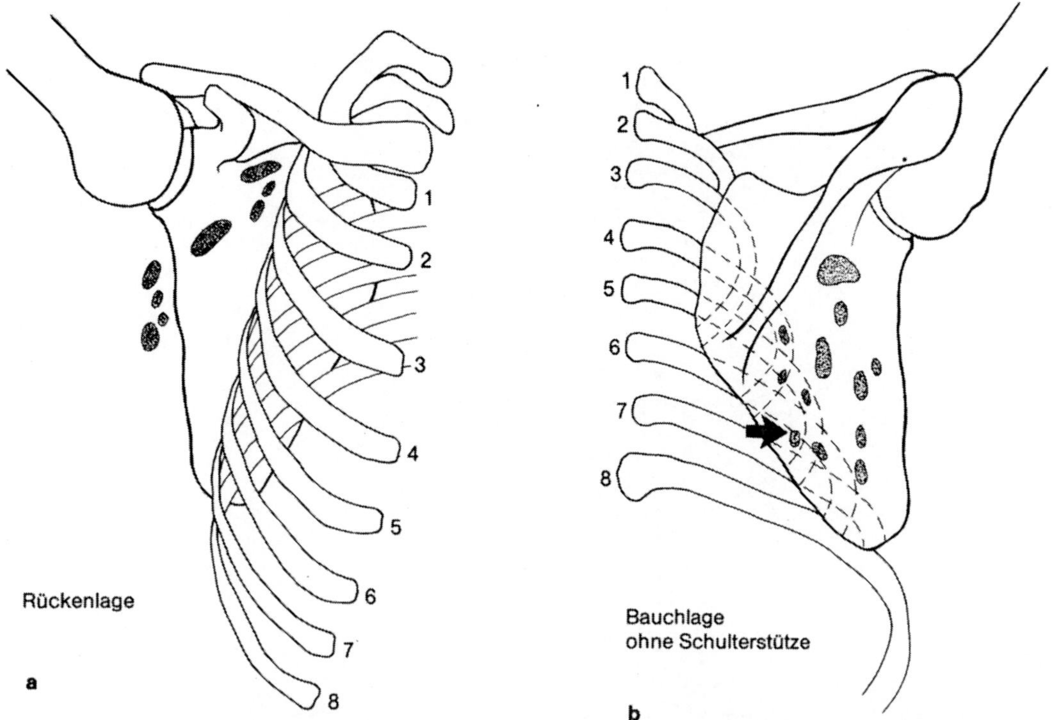

Abb. 20a, b. Verlagerung der axillären Lymphknoten Richtung Thoraxwand bei Wechsel von Rücken- zu Bauchlage ohne Schulterstütze. (Nach GRANT et al. 1973 und NISCE et al. 1971)

Falls Befall kranial vom oberen Rand des Schildknorpels vorliegt, sind der Waldeyersche Rachenring sowie die nuchalen bzw. okzipitalen retro- und präaurikulären sowie submentalen Lymphknoten mit einzuschließen. Hierfür ist die Anwendung zweier vom übrigen Mantelfeld abgetrennter seitlich opponierender Felder am geeignetsten. Aufgrund des dorsalen zervikalen Myelon- und Okzipitalblockes kann die Waldeyer- bzw. obere Zervikalregion nicht über die ap/pa-Felder mit Herddosis belegt werden. Von HOPPE et al. (1978) wurde eine Methode für die seitlichen Zervikalfelder angegeben: die Felder umfassen Oropharynx, Nasopharynx, angrenzende Schädelbasis, präaurikuläre obere zervikale sowie postaurikuläre und submentale Lymphknoten. Zunächst wird das übliche anteriore Mantelfeld aufgesetzt. Sodann wird mit einem Satelliten von oben jener Teil des Mantelfeldes ausgeblendet, der über seitliche Felder bestrahlt wird. Auf diese Weise bleibt die Zentrierung des Mantelfeldes konstant und es besteht eine geringere Divergenz. Auf der rechten Halsseite wird sodann die obere Lichtfeldgrenze markiert. Das gleiche erfolgt sodann mit dem dorsalen Mantelfeld mit Markierung der oberen Lichtfeldgrenze auf der linken Halsseite. Danach werden die seitlichen Waldeyer-Felder an die markierten Linien angesetzt, so daß eine Distanz von etwa 4 mm, d.h. etwa Strichbreite, zur Obergrenze des Mantelfeldes besteht. Zur Vermeidung der kranial-kaudalen Divergenz der seitlichen Felder ist noch eine Tischdrehung erforderlich. Nach einer Herddosis von 15–20 Gy werden die Feldgrenzen verlagert.

γ) Laterale Grenzen: Die lateralen Feldgrenzen verlaufen durch das Collum chirurgicum humeri, so daß die axillären Lymphknoten eingeschlossen sind.

δ) Mediastinale Grenzen, Lungenblöcke (Abb. 22): Die obere Begrenzung der Lungenblöcke im anterioren Feld liegt medial auf Höhe des Unterrandes des Klavikula-Köpfchens. Von dort verläuft sie zunächst etwa 2 cm unterhalb des Unterrandes der Klavikula nach lateral, sodann nach kaudal, und zwar so, daß im oberen Axillargebiet 5 bis 2 cm Lunge

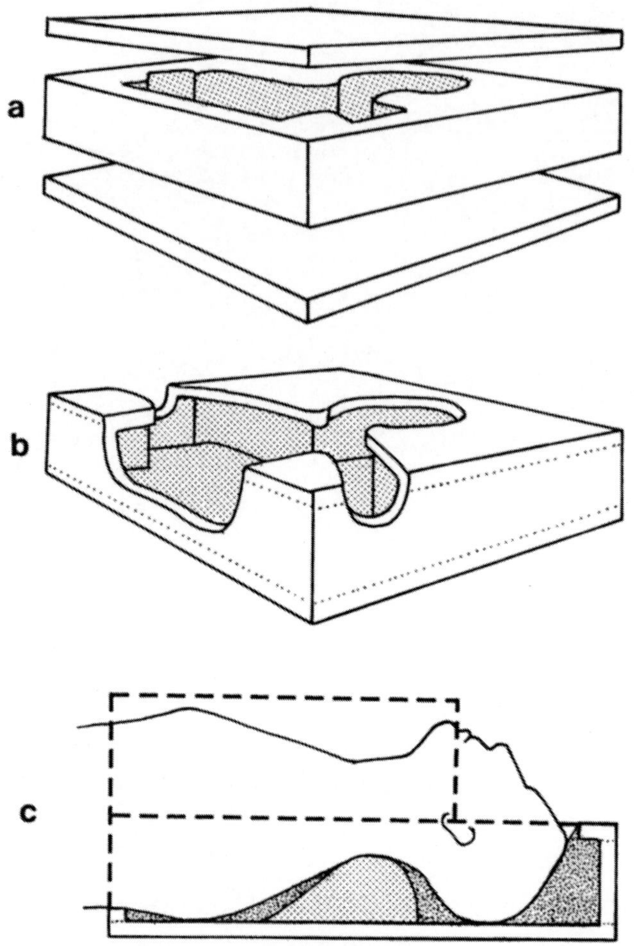

Abb. 21 a–c. Fixationshilfe aus Styroporblock und Polyurethangemisch. (Nach WALBOM-JÖRGENSEN et al. 1972)

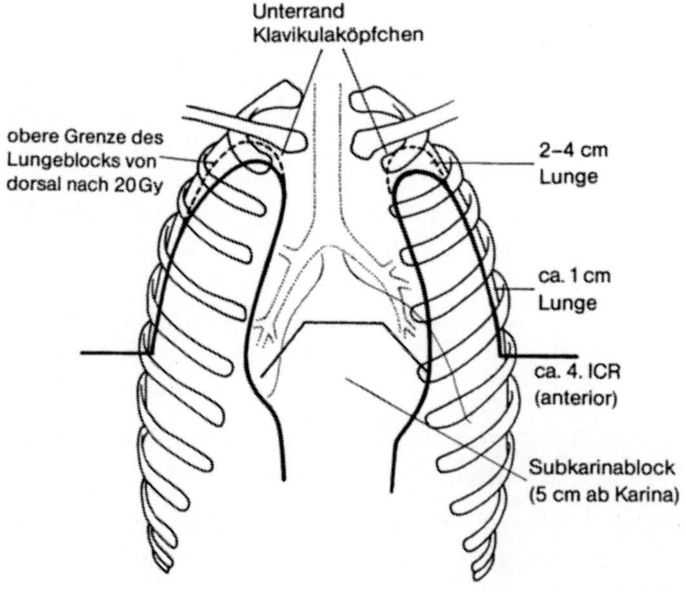

Abb. 22. Schema der Lungenblöcke und des Infrakarinalblockes beim Mantelfeld

eingeschlossen werden, im unteren Axillargebiet 1 cm. Ab Höhe des 4. ICR anterior wird zusätzlich die Thoraxwand ausgeblockt. Zur Verbesserung der Lungenschonung wird nach KAPLAN (CARMEL u. KAPLAN 1976) die Infraklavikularregion teilweise nur vom ventralen Feld belegt, in dem die kranialen Grenzen der Lungenblöcke im dorsalen Feld bis an den Unterrand der Klavikula geführt werden (je nach Befall ab Beginn oder ab etwa 20 Gy). Je nach Befall empfiehlt sich die Aufsättigung der Infraklavikularregion mit einem direkten Feld mit Elektronen.

Die medialen Grenzen der Lungenblöcke befinden sich 1,5 cm lateral vom nachgewiesenen Befall bzw. vom Mediastinalschatten im oberen Bereich. Bei stark verbreitertem Mediastinum (Verhältnis Mediastinal/Thoraxbreite auf Höhe Th 5/Th 6 mehr als $^1/_3$) wird nach 15–20 Gy Herddosis ein Split von etwa 10 Tagen eingelegt, um die mediastinale Feldbreite an den Rückgang des Tumorbefundes anzupassen. Im Lungenhilusbereich liegen die Feldgrenzen etwa 1 cm lateral vom Abgang der Segmentbronchien und schließen auch den Ramus descendens der jeweiligen Lungenarterie mit ein, bei Befall ist ein Abstand von 1–2 cm einzuhalten mit Anpassung an den Rückgang des Befundes.

Falls kein nachgewiesener Befall unterhalb der Karina vorliegt, laufen die Feldgrenzen im unteren Mediastinum 2–2,5 cm lateral vom Seitenrand der Wirbelkörper.

ε) Perikardregion: Nach der Stanford-Technik wird bei nachgewiesenem Mediastinalbefall bis zu einer Dosis von 15 Gy fast das gesamte Perikard mit eingeschlossen und die Grenzen der Lungenblöcke verlaufen knapp lateral von der Grenze des Herzschattens im Röntgenbild (basale Anteile sind bei der üblichen Lage der unteren Feldgrenze nicht eingeschlossen (KAPLAN 1980, S. 384), in dieser Region finden sich auch diaphragmale sowie perikardiale Lymphknoten die zum größten Teil im Routinefeld nicht eingeschlossen sind. Bei Patienten ohne stark verbreitertes Mediastinum und ohne infrakarinalen Mediastinalbefall dürften diese Lymphknoten nur selten befallen sein (aufgrund des Rezidivmusters: s. weiter unten).

c) Ausblendungen

α) Infrakarinalblock: Nach Applikation von 30 Gy wird die Region 5 cm unterhalb der Karina ausgeblendet. Hierbei verbleiben jedoch die Lungenhili im Zielvolumen.

β) Lungenblöcke: Für die Ausblendung der Lungen sowie meistens auch für den Block zur Ausblendung des zervikalen Myelons und Zerebellums im posterioren Feld sind individuelle fokalisierte Blöcke zu erstellen. Am häufigsten wird hierfür folgendes Verfahren benützt: Die Blockkonturen werden auf eine in definiertem Fokus/Film-Abstand erstellte Röntgenaufnahme (am Simulator oder auch am Beschleuniger) eingezeichnet. Mittels Heizdraht wird aus einem Styroporblock eine den Blöcken entsprechende Form herausgeschnitten, die danach mit geschmolzenem Lipowiz-Metall aufgefüllt wird. Der Styroporblock ist im gleichen Abstand vom Zentrierpunkt des Heizdrahtes angebracht wie der Satellitenträger am Bestrahlungsgerät. Die Distanz des Röntgenfilms mit den eingezeichneten Blockkonturen vom Zentrierpunkt ist gleich der Fokus/Film-Distanz bei der Aufnahme.

γ) Larynxblock: der Block reicht vom kranialen Rand des Schildknorpels bis zum Unterrand des Ringknorpels mit nach kaudal abnehmender Breite, so daß kranial die Partien seitlich vom Schildknorpel im Zielvolumen verbleiben. Die mittleren und unteren jugulären Lymphknoten liegen z.T. unmittelbar seitlich vom Schildknorpel und lateral von der Tracheaseitenwand. Bei Befall dieser Region soll auf den Larynxblock für die gesamte Herddosis oder wenigstens bis 20 Gy verzichtet werden.

δ) Zervikaler Myelonblock: Dieser Block wird im posterioren Feld von Beginn an gelegt. Untergrenze: Unterrand des Wirbelkörpers C7. Blockbreite auf Höhe der Wirbelsäule: der

Block deckt die Region zwischen den Bogenwurzeln ab. Blockbreite kranial etwa 1 cm innerhalb der Schädelkalotte.

ε) Blöcke für die Humerusköpfe: Diese Blöcke werden im anterioren und im posterioren Feld gelegt und bedecken die distalen zwei Drittel der Humerusköpfe und das lateral daran angrenzende Schultergebiet.

ζ) Thorakaler Myelonblock: In der Stanford-Technik wird nach einer Herddosis von 20 Gy im posterioren Feld das thorakale Rückenmark ausgeblendet (CARMEL u. KAPLAN 1976). Nach PAGE et al. (1970a) beträgt die Dosis in der Mitte des Mediastinaldurchmessers unter dem abgeblendeten Teil etwa 80% der Dosis ohne Block, falls die Hälfte der Behandlung mit und die andere Hälfte ohne Abdeckung durchgeführt wird. Bei einer Enddosis von 44 Gy bedeutet dies im abgedeckten Teil eine Dosis von etwa 34–35 Gy. Auch bei einer Enddosis von 40 Gy beträgt die Dosis im abgedeckten Anteil noch etwa 32 Gy, bei einer Herddosis von 36 Gy liegt sie jedoch nur noch bei 28 Gy. Zusätzlich ist zu berücksichtigen, daß bei der Stanford-Technik der alternierenden Felder auch bei der Abdeckung die Hälfte der Dosis noch mit Einzeldosen wie ohne Abdeckung appliziert werden, während bei einer täglichen Bestrahlung beider Felder die Einzeldosen im Bereich des abgedeckten Volumens noch etwa 60% jener ohne Abdeckung betragen (vgl. Abb. 27 u. 33). Im Bereich des thorakalen Myelons befindet man sich mit einer Gesamtdosis von etwa 40 Gy bei Einzeldosen nicht über 2,0 Gy noch innerhalb der Toleranz. Durch den Infracarina-Block wird nach 30 Gy die bestrahlte Myelonstrecke verkürzt. Bei Anwendung von 6–8 MV Bremsstrahlen und Herddosen zwischen 36 und 40 Gy kommt man meist ohne thorakalen Myelonblock aus. Bei 4 MV Bremsstrahlen und speziell bei 60 Co-Gamma-Strahlen kann während der letzten Sitzungen ein Myelonblock erforderlich werden, der im Einzelfall aufgrund des Dosisverlaufs zu bestimmen ist. Die Dosis im Zielvolumen mit nachgewiesenem Befall soll jedoch nicht unter 34 Gy unter Berücksichtigung der Abschirmung betragen.

η) Axillärer Hautblock: Von KAPLAN (1980, S. 384 u. Fig. 9.15) werden noch Blöcke zur Abschirmung der tangential in der Axillarregion getroffenen Haut empfohlen. Bei erheblichem Axillarbefall werden diese Blöcke jedoch erst ab 20 Gy Herddosis gelegt.

ϑ) Dünner Lungenblock: Bei nachgewiesenem Lungenhilusbefall, bei E-Befall der Lunge bzw. bei massivem Mediastinalbefall wird nach der Stanford-Technik (CARMEL u. KAPLAN 1976; PALOS et al. 1971) der Lungenblock auf der befallenen Seite bzw. bilateral mit einer reduzierten Dicke erstellt, so daß die Dosis in der Mitte des Durchmessers in der Lunge unter dem abgeschirmten Teil etwa 37% der Dosis im Referenzpunkt beträgt. Hierbei ist die verstärkte Transmission im Lungengewebe berücksichtigt, nicht jedoch der Streuanteil aus dem nicht abgeschirmten Volumen. Bei einer Dosis im Referenzpunkt von 44 Gy beträgt die Dosis im abgeschirmten Lungenanteil unter dem dünnen Block etwa 16,5 Gy (ohne Berücksichtigung des Streuanteils).

d) Hautmarkierungen

Als Minimum sollen auf der Haut markiert werden: Eintrittspunkt des Zentralstrahls, untere Feldgrenzen und je ein Punkt lateral vom Zentralstrahl in der Infraklavikular- oder Schulterregion. Die hierdurch definierten Geraden erleichtern die exakte tägliche Lagerung des Patienten. Diese Punkte werden tätowiert, so daß auch längere Zeit später eine Reproduktion der Feldeinstellung möglich ist. Darüber hinaus empfiehlt sich die Markierung der Lungenblöcke, der Humeruskopfblöcke und des Rückenmarksblockes auf die Haut. Wesentlich für die tägliche Reproduktion des Feldes inklusive der komplizierten Abdeckungen ist auch die Benutzung einer transparenten Plastikfolie mit dem eingezeichneten Feld sowie den Blockkonturen, die von der auf den Satellitenträger angebrachten Plastikfolie auf die Haut des Patienten projiziert werden.

e) Berechnung des Mantelfeldes

Die heute kommerziell verfügbaren Bestrahlungsplanungscomputer gestatten die Isodosenberechnung auch für die unregelmäßigen Großfelder unter Berücksichtigung der unregelmäßigen Blockformen sowie der Gewebeinhomogenitäten mit Darstellung der Isodosen in verschiedenen Ebenen. Demgegenüber ist die manuelle Berechnung der Mantelfelder zeitraubend und weniger genau. Beim manuellen Verfahren werden die Bestrahlungszeit bzw. die Anzahl Monitoreinheiten für eine Herddosis in einem Referenzpunkt berechnet, der meist auf dem Zentralstrahl in der Mitte des Körperdurchmessers liegt. Falls anteriores und posteriores Feld in verschiedenen Positionen bestrahlt werden, wird der Mittelwert der (etwas verschiedenen) Durchmesser benutzt. Bei Anwendung neuerer Bestrahlungsplanungscomputer wird meist eine geeignete Isodose gewählt, auf die die Herddosis bezogen wird. Anteriore und posteriore Felder werden gleichmäßig bewichtet.

α) Manuelle Berechnung. Bei der manuellen Berechnung muß mindestens folgendes berücksichtigt werden:

α1) Effektive Feldgröße: Dies kann zum Beispiel dadurch erfolgen, daß man die ausgeblendete Fläche durch äquivalente Quadrate nähert und deren Summe vom äquivalenten Quadrat des offenen Feldes abzieht (AGARVAL et al. 1977). Die Unterschiede des Streubeitrags in den verschiedenen Regionen des Feldes bleiben dabei unberücksichtigt.

α2) Änderung der Tiefendosis: Bei höheren Fokus/Haut-Abständen von den für die Standardabstände tabellierten Werten: Hierfür kann zum Beispiel folgende Formel verwendet werden (PAGE et al. 1970a*):

$$P(d,f,s) = P(d,f',s) \times F^2 \qquad f = \text{FHA},\ d = \text{Tiefe}$$

$$F = \left(\frac{f+d}{f+s}\right)\left(\frac{f'+s}{f'+d}\right) \qquad s = \text{Tiefe des Maximums}$$

α3) Berücksichtigung der unterschiedlichen Körperdurchmesser und Fokus/Haut-Abstände. Hierfür kann nach WANNENMACHER et al. (1978) folgende Näherungsformel eingesetzt werden:

$$D = D_R \cdot (1 + a\Delta)$$

D_R = Dosis am Referenzpunkt; Δ = Körperdickendifferenz; a = linearer Schwächungskoeffizient.

Der Ausgleich der unterschiedlichen Dosen bei den verschiedenen Körperregionen erfolgt meistens durch Anpassung der Anzahl Bestrahlungssitzungen, d.h. durch Ausblenden der Regionen mit höherer Dosis als die Referenzdosis für eine bestimmte Anzahl Sitzungen bzw. durch zusätzliche Sitzungen in jenen Regionen, in denen bei Erreichen der Referenzdosis die Dosis noch unterhalb der beabsichtigten Herddosis liegt (s. auch Abschnitt A.X.g). Die Anwendung individueller Kompensationsfilter ergibt zwar befriedigendere Dosisverteilungen (QUAST et al. 1978) ist jedoch aufwendig und bei den vorliegenden Einzel- wie Gesamtdosen meist nicht erforderlich.

α4) Punkte zur Angabe der off-axix Dosen bei manueller Berechnung. Außer am Referenzpunkt sollten für mindestens folgende Punkte die Dosen berechnet werden: Halsregion (auf Höhe des Vorderrandes des M. sternocleidomastoideus) in Höhe der Submandibularregion,

* Nach Brit. J. Radiol. Suppl. 10, 1969, S. 84

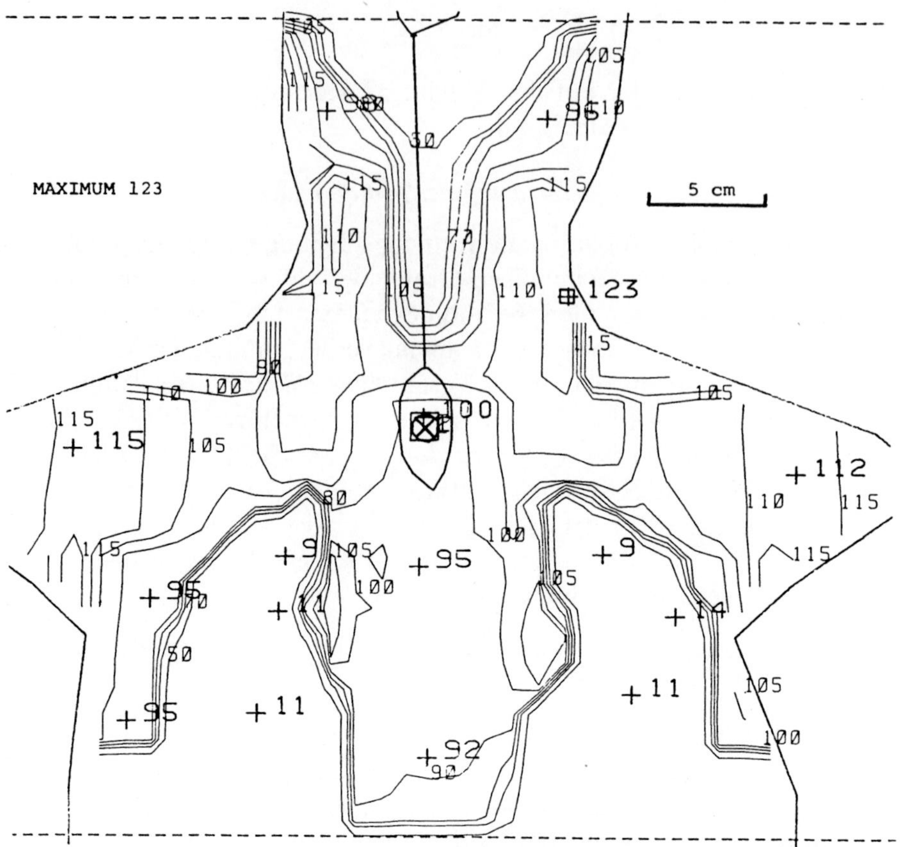

Abb. 23. Mantelfeld mit 4 MV Bremsstrahlen (Mevatron 60) mit gleichmäßig bewichteten ap-pa-Feldern bei 100 cm FHA. Lungenblöcke mit 4 HWS. Lungeneinzeichnung auf Grund von Röntgenaufnahmen. Genauere Verhältnisse für den Lungenhilusbereich ergeben sich durch direkte Berücksichtigung von CT-Schnitten mit „pixel by Pixel“-Korrektur der Dichte. Koronalschnitt in der Ebene des Referenzpunktes. Relative Dosisverteilung mit 100 = Dosis im Referenzpunkt. Ohne Humerusblöcke. Beachte auch Effekt des Okzipitalblockes

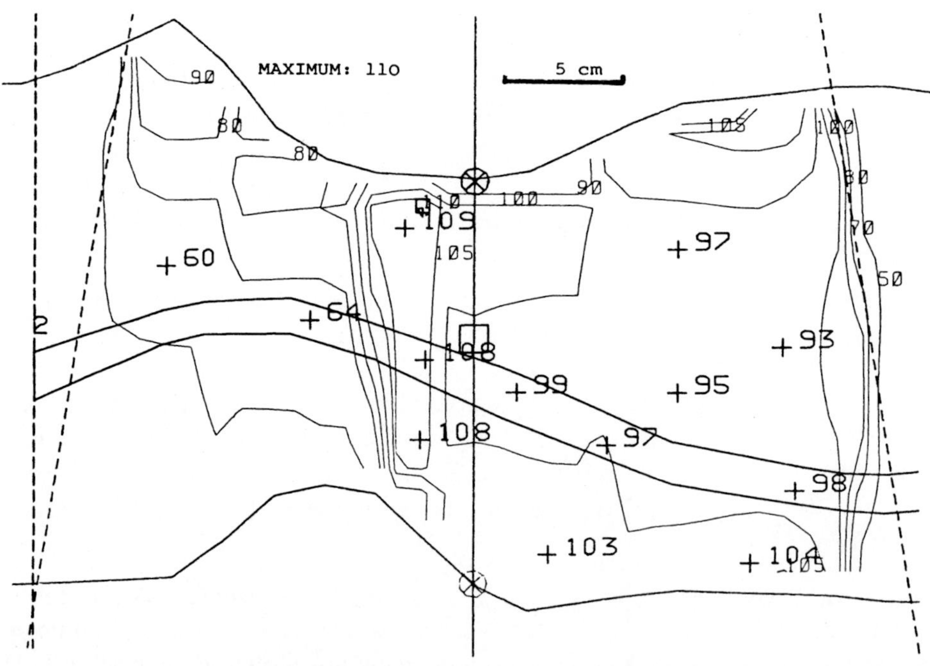

Abb. 24. Mantelfeld mit 4 MV Bremsstrahlen bei 100 cm FHA (Mevatron 60). AP-PA-Felder gleichmäßig bewichtet. Zervikaler Myelonblock im posterioren Feld (4 HWS). Relative Dosisverteilung im sagittalen Schnitt in Körpermitte. 100 = Dosis im Referenzpunkt

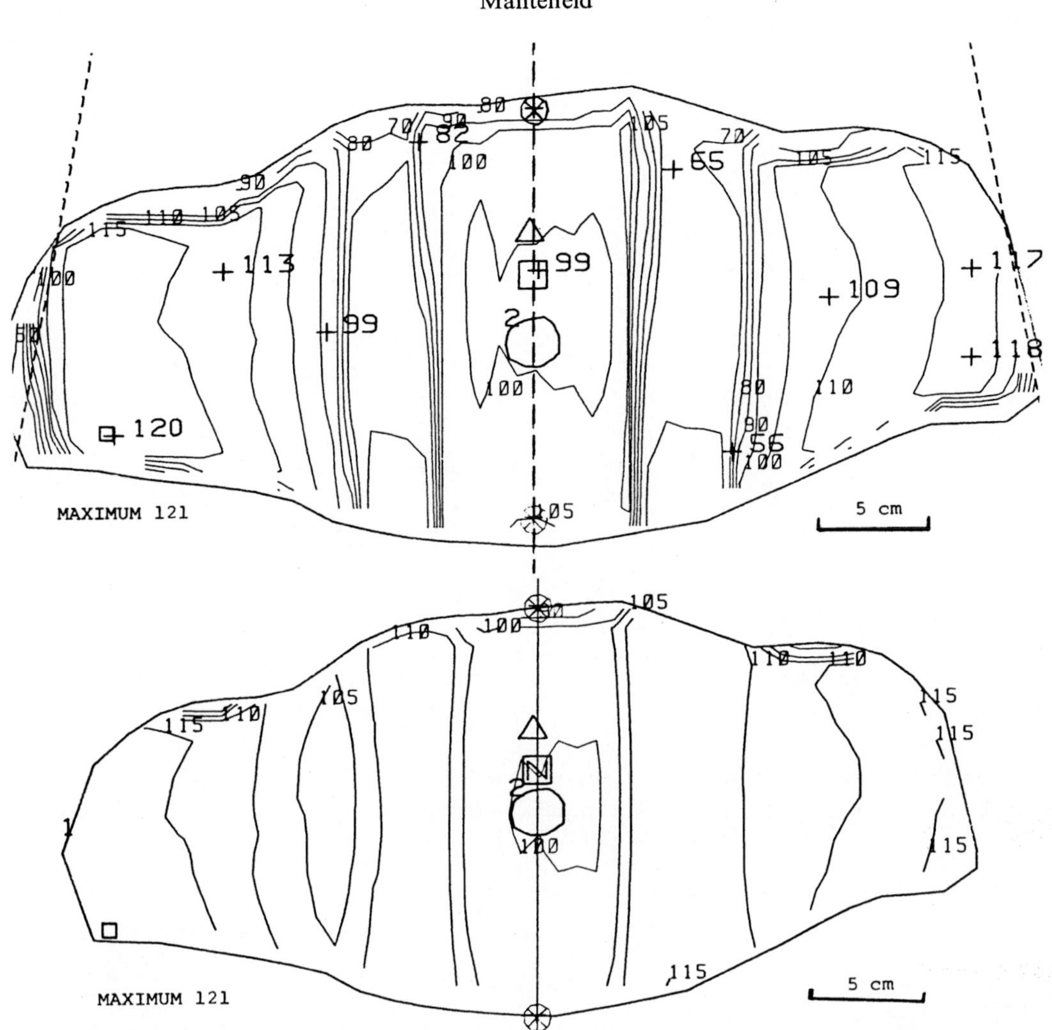

Abb. 25. Mantelfeld mit 4 MV Bremsstrahlen (Mevatron 60) bei 100 cm FHA, ap-pa-Felder gleichmäßig bewichtet. Relative Dosisverteilung im Transaxialschnitt in Höhe des Referenzpunktes (*untere* Abb.) und knapp oberhalb des Oberrandes der Lungenblöcke. 100 = Dosis im Referenzpunkt

mittlere und untere Halsregion, Supraklavikularregion (Mitte der Klavikula an deren Oberrand in 3 cm Tiefe), Mitte Axilla und inferiore Axilla (2 cm oberhalb der unteren Feldgrenze), in der Mitte des Durchmessers 2 cm oberhalb der unteren Feldgrenze sowie in der Mitte des Durchmessers in der Mitte zwischen Referenzpunkt und unterer Feldgrenze und die maximale Rückenmarksdosis. Außerdem sollen die Dosismaxima protokolliert werden: im Bereich des Jugulums kann hierfür die Summe aus Eintritts- und Austrittsdosis verwendet werden, als Abschätzung der Maxima im Bereich der seitlichen Halspartien und der Supraklavikularregionen kann man die Meßwerte oberflächlich plazierter Dosimeter verwenden.

α5) Vergleich Messung – manuelle Berechnung. Von PAGE et al. (1970a) wurden die Ergebnisse der manuellen Berechnung des Mantelfelds mit den Werten der Dosimetrie am Alderson-Phantom verglichen (Bestrahlungsgerät: Linearbeschleuniger ~6 MV): es zeigte sich, daß die gemessenen Dosen innerhalb ±5% mit der berechneten Dosis im Referenzpunkt übereinstimmten, mit Ausnahme im unteren Axillarbereich, wo die Dosis etwas tiefer war (dieses Gebiet wird nur durch einen schmalen Streifen zwischen dem lateralen Feldrand und dem lateralen Rand des Lungensatelliten belegt). Es handelte sich hierbei um Dosen in der Mittelebene, so daß die Inhomogenität nicht voll zur Darstellung kommt. Bei Anwendung von 4 MV-Beschleunigern oder gar von 60 Co sind die Abweichungen größer. Außerdem wurde

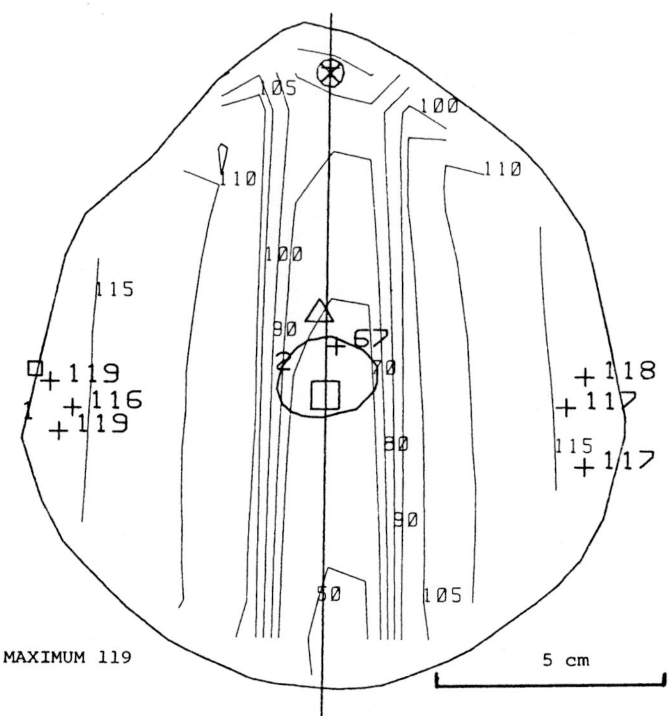

Abb. 26. Mantelfeld mit 4 MV Bremsstrahlen (Mevatron 60) bei 100 cm FHA, ap-pa-Felder mit gleichmäßiger Bewichtung. Relative Dosisverteilung im Transaxialschnitt in Halsmitte. 100 = Dosis im Referenzpunkt. Myelonblock (4 HWS) im posterioren Feld

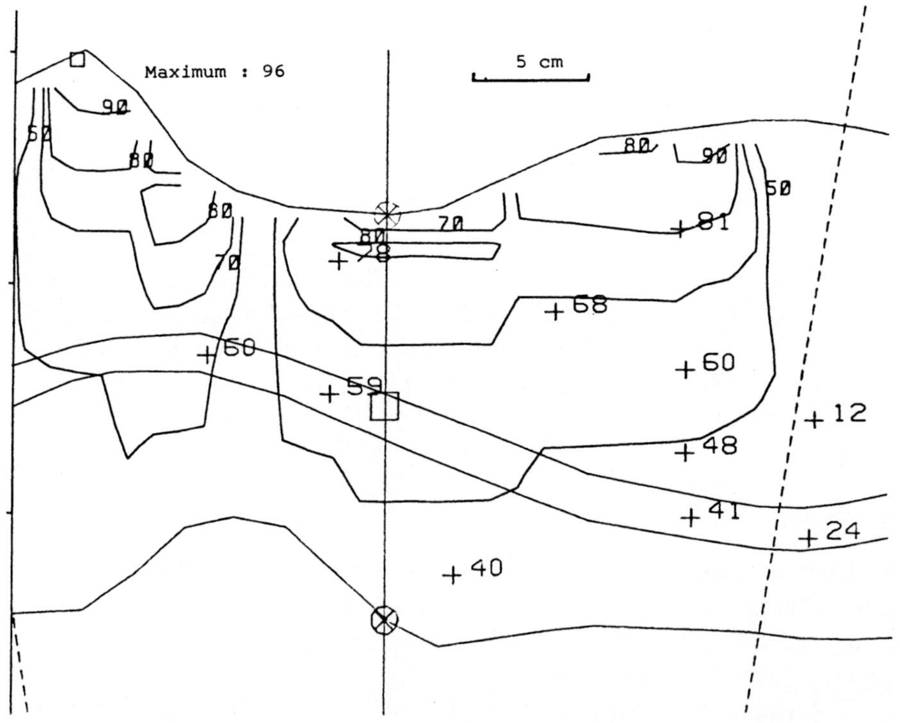

Abb. 27. Mantelfeld mit 4 MV Bremsstrahlen (Mevatron 60) bei 100 cm FHA. Sagittalschnitt in Körpermitte. Einfluß des thorakalen Myelonblockes (4 HWS) im posterioren Feld auf die relative Dosisverteilung. 100 = Dosis im Referenzpunkt ohne Block

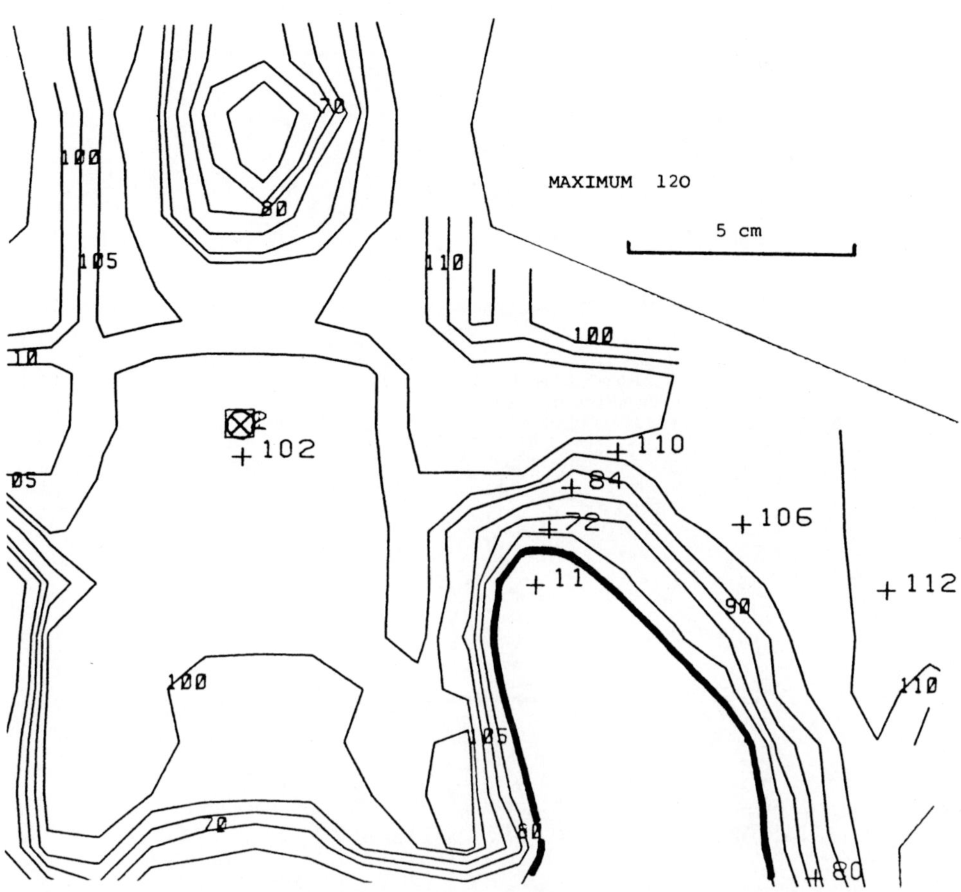

Abb. 28. Mantelfeld mit 4 MV Bremsstrahlen (Mevatron 60) bei 100 cm FHA und ap-pa-Feldern mit gleichmäßiger Bewichtung. Relative Dosisverteilung in einem koronalen Schnitt 2,5 cm unterhalb der anterioren Oberfläche in Höhe des Unterrandes der Klavikula. Oberrand des Lungenblockes nachgezogen. Oberrand des Lungenblockes im posterioren Feld bis zum Unterrand der Klavikula hochgezogen, im anterioren Feld nicht höher als Unterrand des Klavikulaköpfchens, so daß die Infraklavikularregion nur von ventral bestrahlt wird. Relative Dosisverteilung mit 100 = Dosis im Referenzpunkt

nicht der Einfluß der zusätzlich plazierten Rückenmarkssatelliten berücksichtigt (siehe weiter unten).

β) Berechnung mit Planungscomputer. Zur Ermittlung der Isodosen werden heute mehrheitlich Rechner eingesetzt, die auch den Einfluß unregelmäßig geformter Satelliten berücksichtigen und eine dreidimensionale Isodosenermittlung gestatten.

Die Abb. 24–29 zeigen die vom Rechner ermittelten Isodosen eines Mantelfeldes in verschiedenen transaxialen, sagittalen und koronalen Ebenen für 4 MV. Weitere Angaben zur Dosimetrie des Mantelfeldes wie auch des umgekehrten Ypsilon finden sich bei Gray u. Prosnitz (1975a, b) (4 MV und Vergleich mit 60 Co), Svahn Tapper 1970 sowie Svahn Tapper u. Landberg (1971) (60 Co), sowie Nemec u. Walter (1978) (8 MV Bremsstrahlen) (siehe Abb. 30–37, Tabelle 56).

f) Isodosenverteilungen, Homogenität und Belastung kritischer Organe

(Ausgleich der unterschiedlichen Dosen in verschiedenen Regionen des Mantelfeldes, Dosis in der Lunge, am Rückenmark, in der Haut, am Auge, an den Gonaden)

Abbildungen 23–31 zeigen Isodosenverteilungen von Mantelfeldern mit 60 Co und Bremsstrahlen von 4, 6 und 8 MV. Die Abb. 24–29 zeigen die Isodosenverteilung in verschiedenen

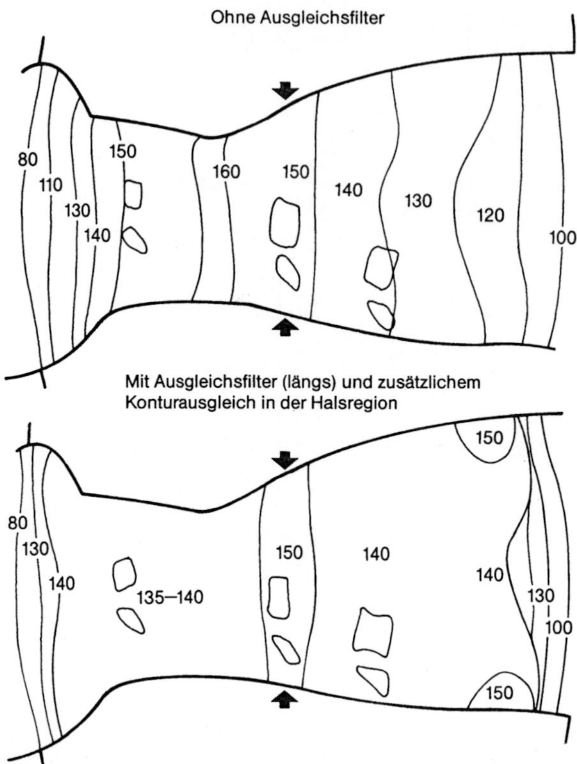

Abb. 29. Dosisverteilung im Sagittalschnitt beim Mantelfeld mit ^{60}Co. Quellendurchmesser 1,5 cm, QHA 130 cm Feldgröße 40 × 40 cm. (Nach SVAHN-TAPPER u. LANDBERG 1971)

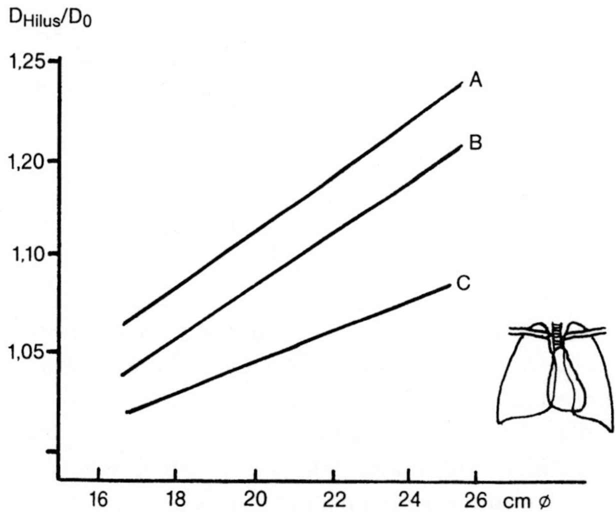

Abb. 30. Mantelfeld mit ^{60}Co, QHA 130 cm, Feldgröße 40 × 40 cm. Quotient der Dosis in der Mitte des Durchmessers in der Region des Lungenhilus und im Mediastinum (Nach SVAHN-TAPPER u. LANDBERG 1971)

Ebenen für ein Mantelfeld bei Anwendung von Bremsstrahlen eines 4 MV Linearbeschleunigers (Patientendurchmesser 19 cm im Zentralstrahlbereich, 22–23 cm im unteren Mediastinalbereich) bei Anwendung gleichmäßig bewichteter dorsoventraler Gegenfelder. Die maximalen Dosen finden sich im Bereich der seitlichen Halspartien mit einer im Vergleich zur Dosis im Referenzpunkt betragenden Überhöhung von knapp 20% (wobei es sich um einen bezüg-

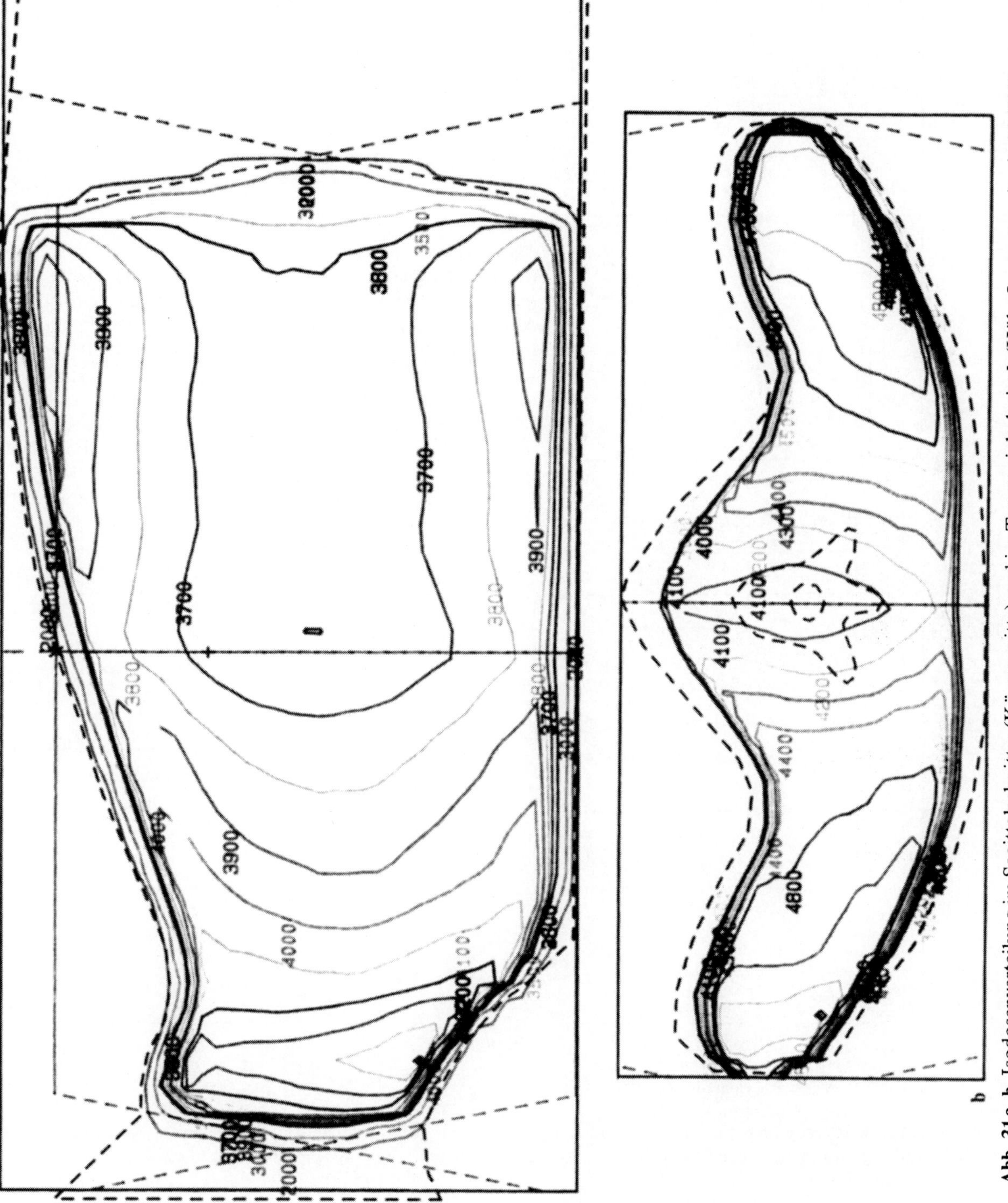

Abb. 31 a, b. Isodosenverteilung im Sagittalschnitt **a** (Körpermitte) und im Transaxialschnitt **b** (Höhe Isozentrum) mit 6 MV Bremsstrahlen. 40 Gy in der Mitte des Zentralstrahles. (UM Lütolf u. H Seelentag, Klinik für Radio-Onkologie, Kantonsspital Sankt Gallen)

lich der Durchmesserunterschiede und des Gesamtdurchmessers günstigen Fall handelt). Bei einer Einzeldosis von 1,8 Gy im Referenzpunkt ergeben sich in den seitlichen Halspartien Einzeldosen von 2,14 Gy. Falls kein Ausgleichsfilter verwendet wird, kann für die Berechnung der Anzahl Sitzungen, nach denen der Hals abgedeckt wird, die Isodose 105 benutzt werden. Bei einer Gesamtherddosis von 22mal 1,8 Gy (=39,6 Gy) beträgt nach 21 Sitzungen die Dosis in der Isodose 105 39,9 Gy. Die Dosis in den seitlichen Halspartien läge dann bei

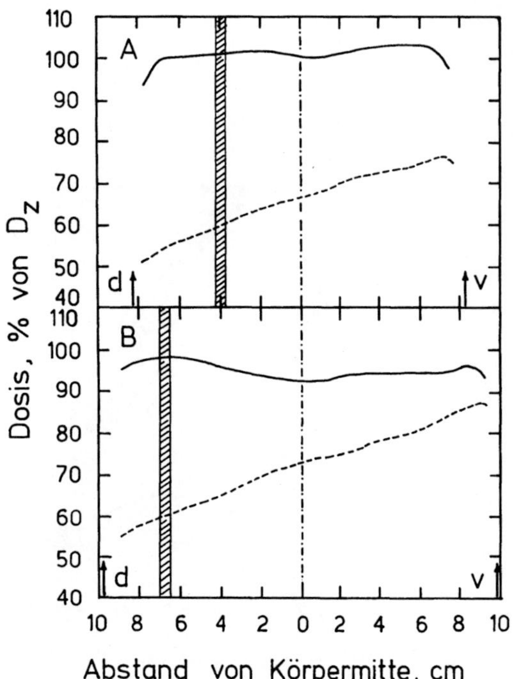

Abb. 32. Dosisverteilung entlang einer dorsoventralen (sagittalen Linie) in Körpermitte auf Höhe des oberen (*obere* Abb.) und des mittleren Mediastinums (*untere* Abb.) im Aldersonphantom bei Mantelfeldbestrahlung mit 8 MV Bremsstrahlen (Linac SL 75/10) mit 145 cm FHA. Ap-pa-Felder gleichmäßig bewichtet. 100 = Dosis im Referenzpunkt in der Mitte des Zentralstrahls. Das schraffierte Gebiet kennzeichnet die Lage des Rückenmarkes. d = dorsal, v = ventral. Durchgezogene Linie bzw. gestrichelte Linie bedeutet Dosisverteilung ohne bzw. mit dorsalem Rückenmarksblock. (Nach NEMEC u. WALTER 1979)

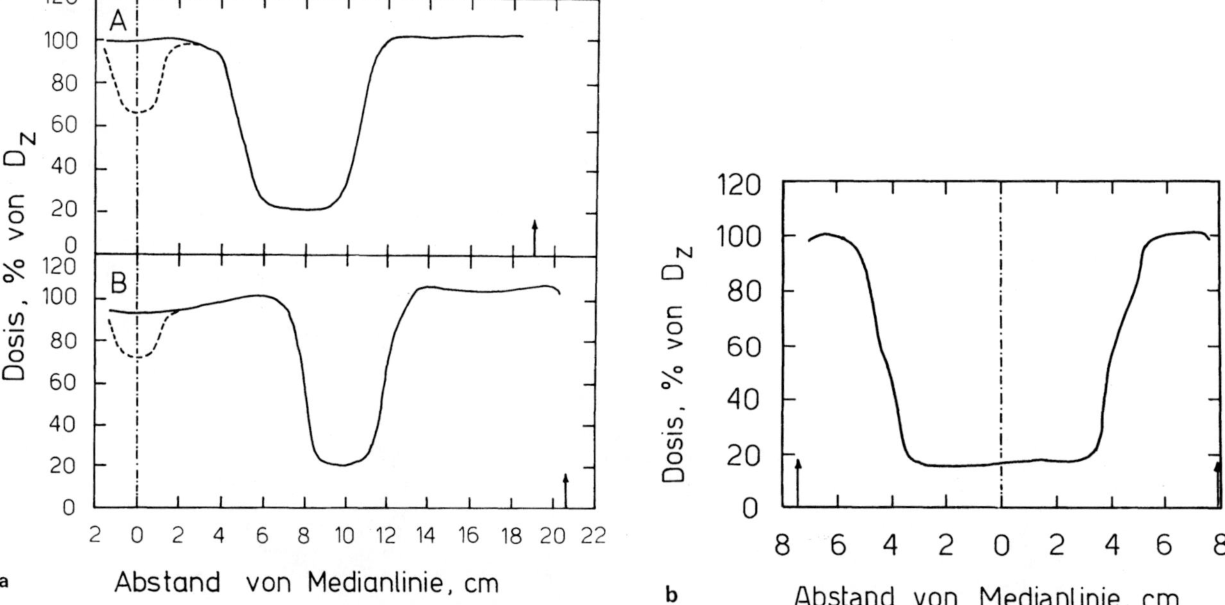

Abb. 33a, b. Dosisverteilung im Alderson-Phantom in mediolateraler Richtung in Körpermitte bei Mantelfeldbestrahlung mit 8 MV Bremsstrahlen (Linac SL 75/10) mit gleichmäßig bewichteten ap-pa-Feldern FHA = 145 cm, 100 = Dosis in Zentralstrahlmitte. *Rechts:* Höhe Kieferwinkel; *links oben:* Höhe Jugulum; *links unten:* mittleres Mediastinum; *durchgezogene* bzw. *gestrichelte* Linie: ohne bzw. mit dorsalem Myelonblock. (Nach NEMEC u. WALTHER 1979)

44 bis 45 Gy [mit einem TDF-Wert (ORTON u. ELLIS 1973) von etwa 82–84]. Falls nicht Tumor in diesem Bereich palpabel ist, sollte deshalb ein etwa 1,5 cm breiter Streifen der lateralen Halspartie bereits nach etwa 19 Sitzungen abgedeckt werden. Gemäß dem Verlauf der Isodosen im koronalen Schnitt wie im sagittalen Schnitt in Höhe der Supraklavikularregion ist diese bei der oben genannten Dosierung nach 21 Sitzungen auszublocken. Im Bereich des unteren Mediastinums liegt die Dosis bis etwa 10% unterhalb derjenigen im Referenz-

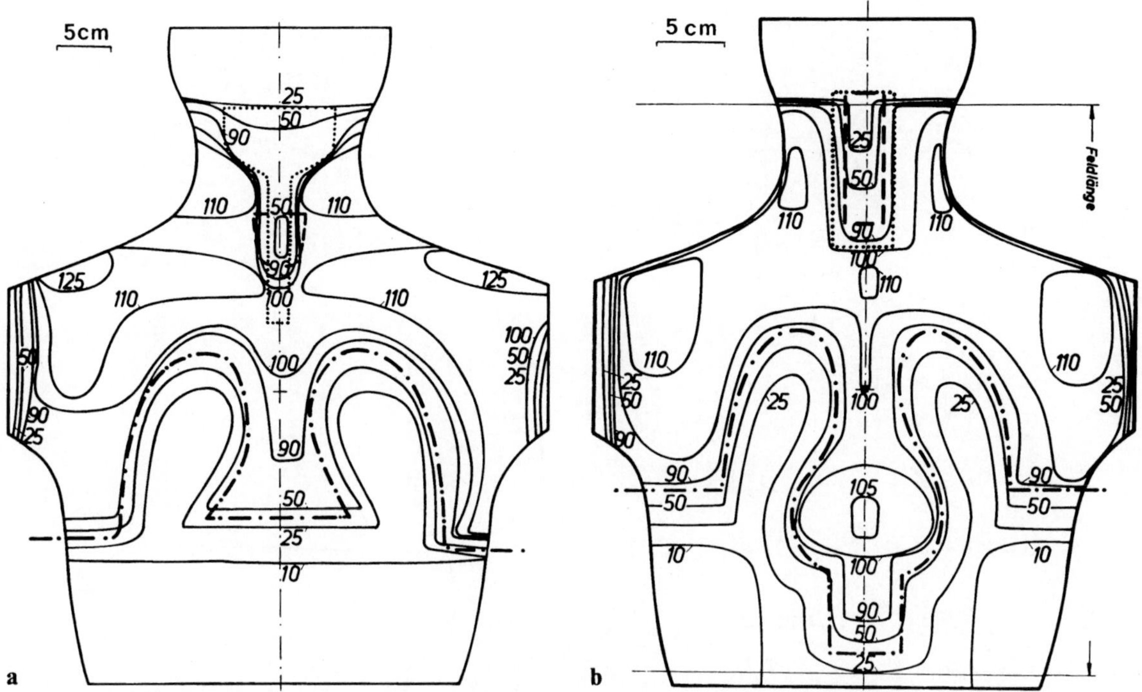

Abb. 34a, b. Mantelfeld 5,7 MV Linearbeschleuniger. Obere Abschnittsbestrahlung mit Herzblock, Kehlkopf- und Halsmarkabschirmung (··· dorsal, -·-·-· ventral); Linac X 5,7 MeV, Gegenfeld 34 × 36/100 cm, FHerdA 110,5 cm. (Nach MAKOSKI et al. 1982)

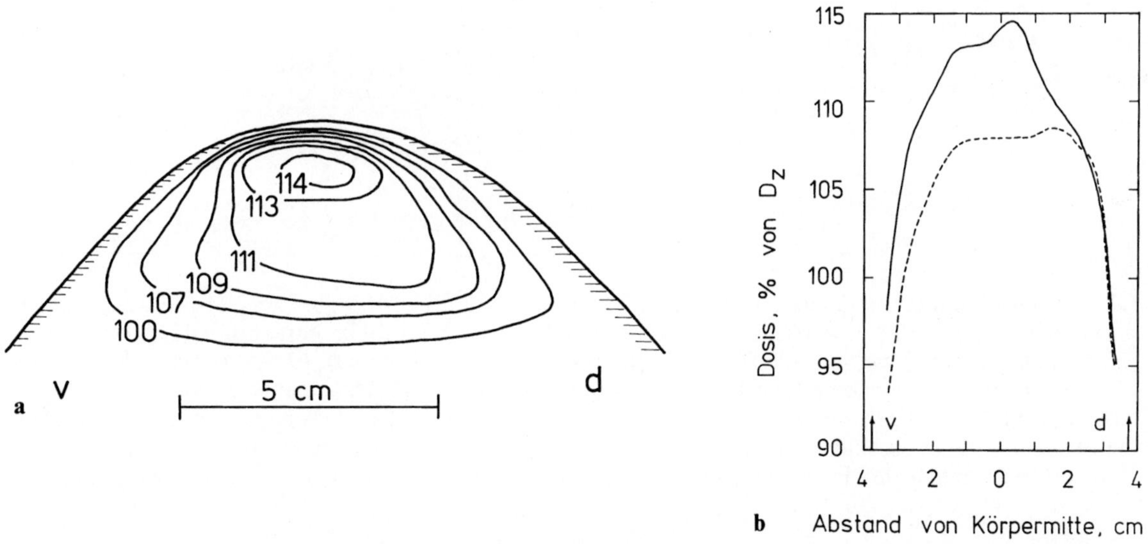

Abb. 35a, b. Isodosen im Sagittalschnitt bzw. Dosisverteilung entlang einer sagittalen Linie in der Supraklavikularregion (*durchgezogene* Linie bzw. *gestrichelte* Linie: mediale bzw. laterale Supraklavikularregion); *v* = ventral; *d* = dorsal. 8 MV Bremsstrahlen (Linac SL 75/10), FHA = 145 cm, ap-pa Felder gleichmäßig bewichtet. 100 = Dosis im Referenzpunkt in der Mitte des Zentralstrahles. Bereits in 5 mm Tiefe beträgt die Dosis 100. (Nach NEMEC u. WALTHER 1979)

punkt. Dies bedeutet, daß der Infrakarina-Block nach 18 Sitzungen zu legen ist. Die Dosis im Bereich des zervikalen Rückenmarks liegt unter 70% der Dosis im Referenzpunkt, während die maximals Dosis im Bereich des nicht abgedeckten Rückenmarks bis etwa 110% der Referenzdosis beträgt. Dies bedeutet eine Einzeldosis von knapp 2 Gy. Falls nach 17 Sitzungen der thorakale Myelonblock gelegt wird, ergibt sich für 22 Sitzungen zu 1,8 Gy

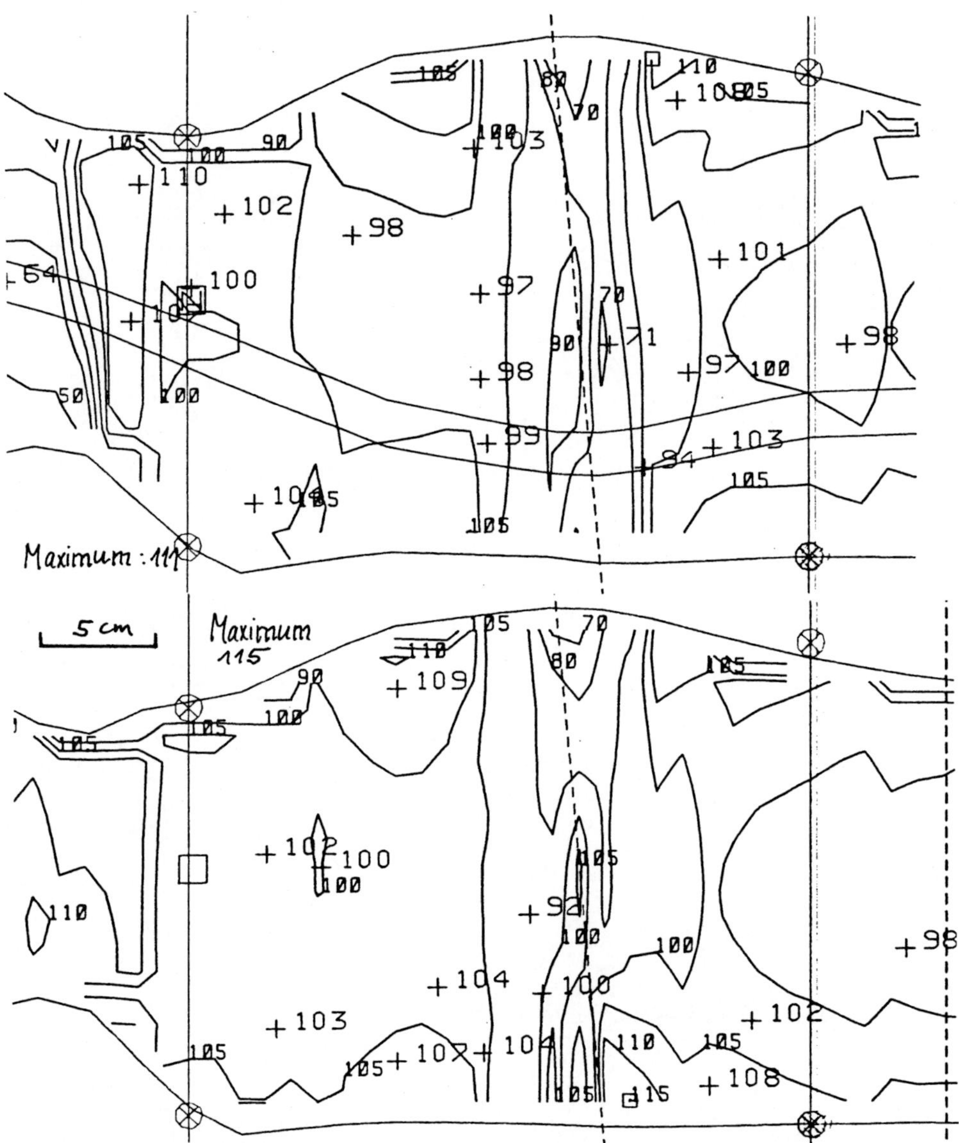

Abb. 36. Summation von Mantel- und Paraaortalfeld mit verschobenen Feldgrenzen (entsprechend alternierendem Split-Course mit 2- und 3-Technik) und Sicherheitsblock von dorsal im Paraaortalfeld für das Myelon (ca. 2 cm lang auf der Haut) mit 4 HWS. 4 MV Bremsstrahlen (Mevatron 60), FHA = 100 cm, gleichmäßige Bewichtung ap-pa. Bei der Ermittlung der Gesamtbelastung des unteren Rückenmarkes ist noch der Infrakarinablock zu berücksichtigen, der nach etwa 30 Gray gelegt wird. *Oben:* Sagittalschnitt in Körpermitte. (Ausschnitt); *unten:* Sagittalschnitt etwa 1,5 cm seitlich vom Myelonblock (Ausschnitt). 100 = Dosis im Referenzpunkt des Mantelfeldes. Berechnung des Feldanschlusses mit Gap-Technik auf Höhe der Wirbelsäule

im Referenzpunkt eine maximale Dosis im Myelon von etwa 39 Gy. Die Dosis im oberen und mittleren Mediastinum im Bereich dieses Blockes beträgt dann 37 bis 38 Gy bei einer Dosis von etwa 40 Gy im Bereich außerhalb des Blockes. Die Dosis in den Lungen unterhalb der Lungenblöcke, Transmission ca. 4% plus Streustrahlung, beträgt 10–14% der Dosis im Referenzpunkt. Zusätzlich soll der Bereich der Lungenhilis, der wegen der erhöhten Transmission der Lunge eine höhere Dosis erhält, während der letzten zwei Sitzungen ausgeblockt werden (Abb. 30). Für eine genaue Ermittlung der Isodosen in diesem Bereich sind CT-Schnitte erforderlich. Im Bereich der unteren axillären Lymphknoten kann es zu Unterdosierung kommen, da hier nur der schmale Streifen des Feldes zwischen dem seitlichen Feld-

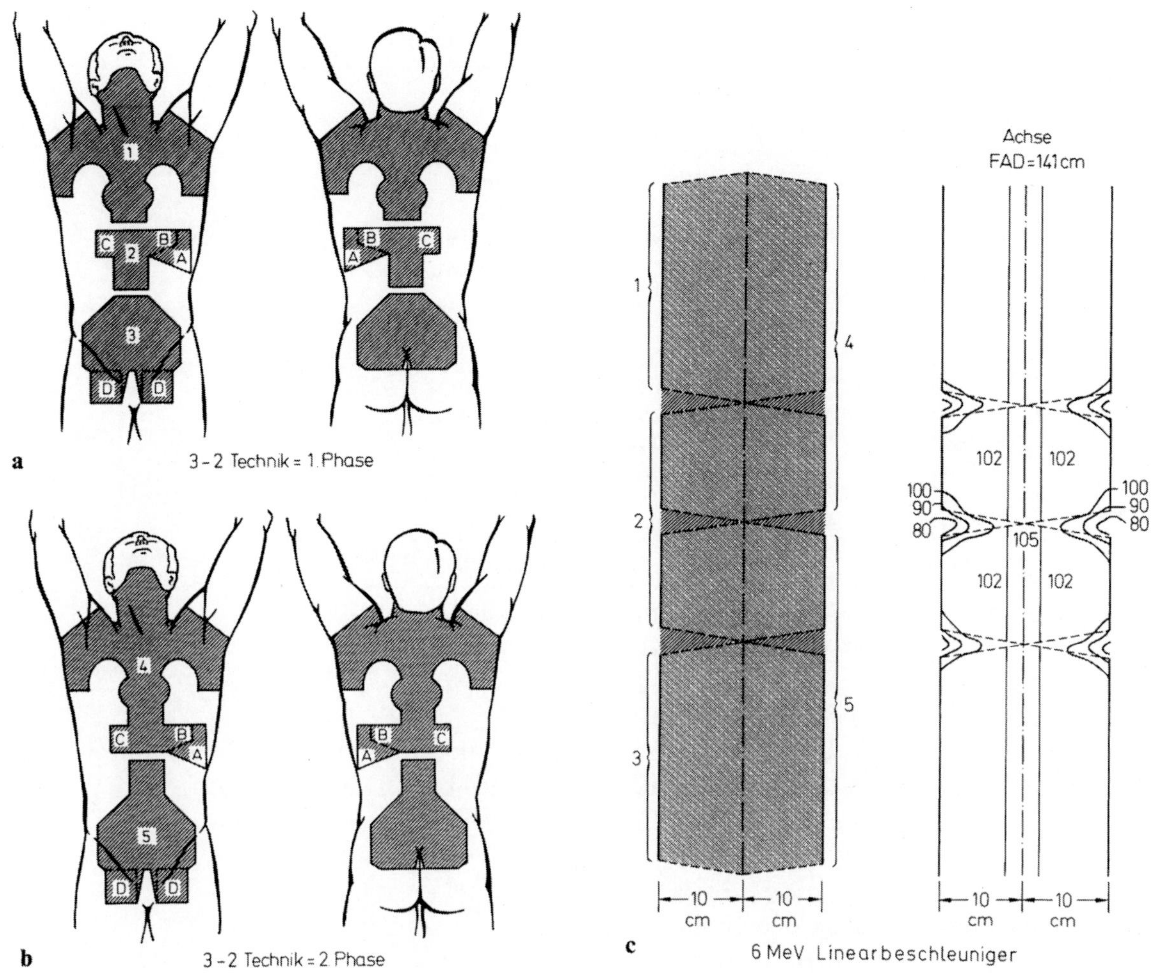

Abb. 37a–c. 3- und 2-Technik. (Nach NISCE u. D'ANGIO 1973)

rand und dem Lungensatelliten wirksam wird, wobei die genauen Verhältnisse sehr vom Feldausgleich abhängen. Bei großen Feldern wird durch den Ausgleichsfilter bei manchen Geräten eine Dosisüberhöhung gegen die Feldränder bewirkt. Dies kann die dosisreduzierenden Faktoren im Axiallargebiet kompensieren, bewirkt aber auch in den oberen Halspartien eine Dosisüberhöhung und muß besonders auch im Bereich der unteren Feldgrenze berücksichtigt werden, wo die kritische Region des Anschlusses des infradiaphragmalen Feldes liegt (Rückenmark!).

Die Einzeldosen sollten in Regionen über 2×2 cm^2 nicht über 2,25 Gy liegen, die minimalen Einzeldosen innerhalb des Zielvolumens nicht unter 1,5 Gy. Bezüglich der Gesamtdosis siehe Abschnitt A.VIII.ff. Von GOLDEN (1970) sind die Dosen am Rückenmark für verschiedene Techniken bestimmt worden.

Die Dosis am Auge bei der Mantelfeldbestrahlung beträgt etwa 3% der Herddosis (GRAY u. PROSNITZ 1975a; GRANT et al. 1973). Die Gonadendosis bei Männern liegt unter 0,2% der Herddosis (GRAY u. PROSNITZ 1975a; CUNIFF et al. 1973) (Abb. 45a). Dosis durch Streustrahlung infradiaphragmal siehe Abb. 45b.

Bremsstrahlen von Beschleunigern mit Maximalenergien zwischen 4 und 6 MeV sind nach den gezeigten Dosisverteilungen ideal für die Großfeldbestrahlungen maligner Lymphome. Nach den Messungen von NEMEC und WALTER (1979) (Abb. 33) ist auch bei Maxi-

Tabelle 56. Mantelfeldbestrahlung mit 8 MV Bremsstrahlen. FHA = 145 cm. Siehe noch Abb. 32, 33 u. 35. (Nach NEMEC u. WALTER 1979)

Meßort Nr.	Alderson-Schicht Nr.	Körperregion	Dosis (%)
1	5/6	Kieferwinkel, zentral	17
2	5/6	Kieferwinkel, lateral	101
3	6/7	Kieferwinkel, zentral	23–28
4	6/7	Kieferwinkel, lateral	115
5	M/12	Carina, zentral	100 [a]
5	M/12	Carina, zentral	66 [b]
6	M/12	Carina, Lunge	21
7	13/14	Mediastinum, zentral	93 [a]
7	13/14	Mediastinum, zentral	73 [b]
8	13/14	Mediastinum, Lunge	21–23
9	M/12	Axilla	102
10	13/14	Axilla	107
11	S_M	Supraklavikular, medial	114
12	S_L	Supraklavikular, lateral	108

[a] Mit Rückenmarksblock RB 1 bei dv-Bestrahlung.
[b] Mit Rückenmarksblock RB 2 bei dv-Bestrahlung.

malenergien von 8 MeV bei opponierenden Feldern die Dosis im Bereich der nur wenige mm unter der Haut gelegenen supraklavikulären Lymphknoten ausreichend.

g) Hautdosis

Mit zunehmender Feldgröße nimmt die Hautdosis, besonders bei 60 Co-Gammastrahlen zu, durch den größeren Anteil gestreuter Elektronen innerhalb des Nutzstrahlenbündels (Kollimatormaterial, Satellitenträger). Die Distanz Oberfläche-Satellitenträger soll mindestens 20 cm betragen. Durch Anwendung von Satellitenträgern mit Beimischung hochatomiger Materialien läßt sich die Hautdosis weiter reduzieren (Tabellen mit Hautdosen finden sich z.B. in SAYLER u. AMES 1979, Tabellen 1.5–1.10).

h) Bedeutung der Qualitätskontrollen, Feldkontrollaufnahmen

Im Rahmen der Qualitätskontrolle ist die Durchführung häufiger Feldkontrollaufnahmen sehr wichtig. Von MILLION (1980) wird sogar die tägliche Durchführung einer Feldkontrollaufnahme empfohlen. Von MARKS et al. (1976, 1974a) wurden Analysen der Einstellgenauigkeit mit Hilfe von Feldkontrollaufnahmen durchgeführt, wobei diese Aufnahmen während der gesamten Bestrahlung exponiert wurden. Der häufigste Fehler bestand in der ungewollten Abdeckung von Lymphknotenregionen an der lateralen axillären Thoraxwand. Dieser Fehler wurde durch die Vorschrift reduziert, zwischen der knöchernen Thoraxwand und dem lateralen Rand des Lungensatelliten einen 1 cm breiten Streifen im Volumen zu belassen. Relativ häufig waren auch mediastinale Lokalisationsfehler (Tabelle 57). Die Hälfte der supradiaphragmalen nodalen Rezidive lagen in dieser Statistik im axillären Bereich. Auch bei CARMEL u. KAPLAN (1976) ist neben dem Mediastinum und den Lungenhili die Axilla ein relativ häufiger Rezidivort (Tabelle 58). Die Bedeutung einer Kontrolle der exakten Feldeinstellung geht auch aus der Untersuchung der Patterns of Care Study-Gruppe hervor (KINZEE et al. 1983; s. Tabelle 59).

Tabelle 57. Korrekturbedürftige Lokalisationsfehler beim extendierten Mantelfeld in den Feldkontrollaufnahmen bei MARKS et al. (1976)

Lokalisation	Zeitraum			
	1963–1973		1973–1974[a]	
	n	%	n	%
Axilla	164	50	15	22
Obere abdominale Lymphknoten	62	19	34	51
Mediastinum	76	23	26	24
Hals	8	2	2	3
Supraklavikulär	20	6	0	0

(Gezählt sind die Einstellkontrollaufnahmen, 100% = alle Einstellkontrollaufnahmen mit korrekturbedürftigen Fehlern)

[a] 99 Patienten mit 10 Lokalrezidiven, 5 davon axillär

Tabelle 58. Ort der Lokalrezidive nach Bestrahlung des Mantelfeldes. (Nach CARMEL u. KAPLAN 1976)

Lokalisation n bestrahlt = 377	Anzahl Rezidive	Relative Häufigkeit in % der Rezidive	Lokalisation	Anzahl Rezidive	Relative Häufigkeit in % der Rezidive
Mediastinum und Lungenhili	23	14	Pleura	7	4,2
Lunge	25	15	Mamma	6	?
Perikardregion	9	5,5	Sternumregion	2	1,2
Axillarregion	34	20,5	Thoraxwand	3	0,8
Klavikularregion und Hals	26	15,5	Retrosternal	1	0,2
Infraklavikularregion	11	7	Okziput	2	0,4
Präaurikulär/parotideal	7	4,2	Zwerchfell	4	0,4
Jugulodigastrisch	2	1,2	Epitrochlear	3	0,4

Tabelle 59. Qualität der Radiotherapie und Rezidivrate bei Morbus Hodgkin. Ergebnisse der Pattern of Care Study. (Nach KINZIE et al. 1983)

Feldrand	Rezidivrate n (%)			
	ja		nein	n total
a) "In field or marginal" Rezidive				
Adäquat	7 (7%)	p = 0.001	91 (93%)	98
Inadäquat	19 (33%)		38 (67%)	57
Total	26		129	155
b) Gesamtzahl Rezidive				
Adäquat	14 (14%)	p = 0.001	84 (86%)	98
Inadäquat	31 (54%)		26 (46%)	57
Total	45		110	155

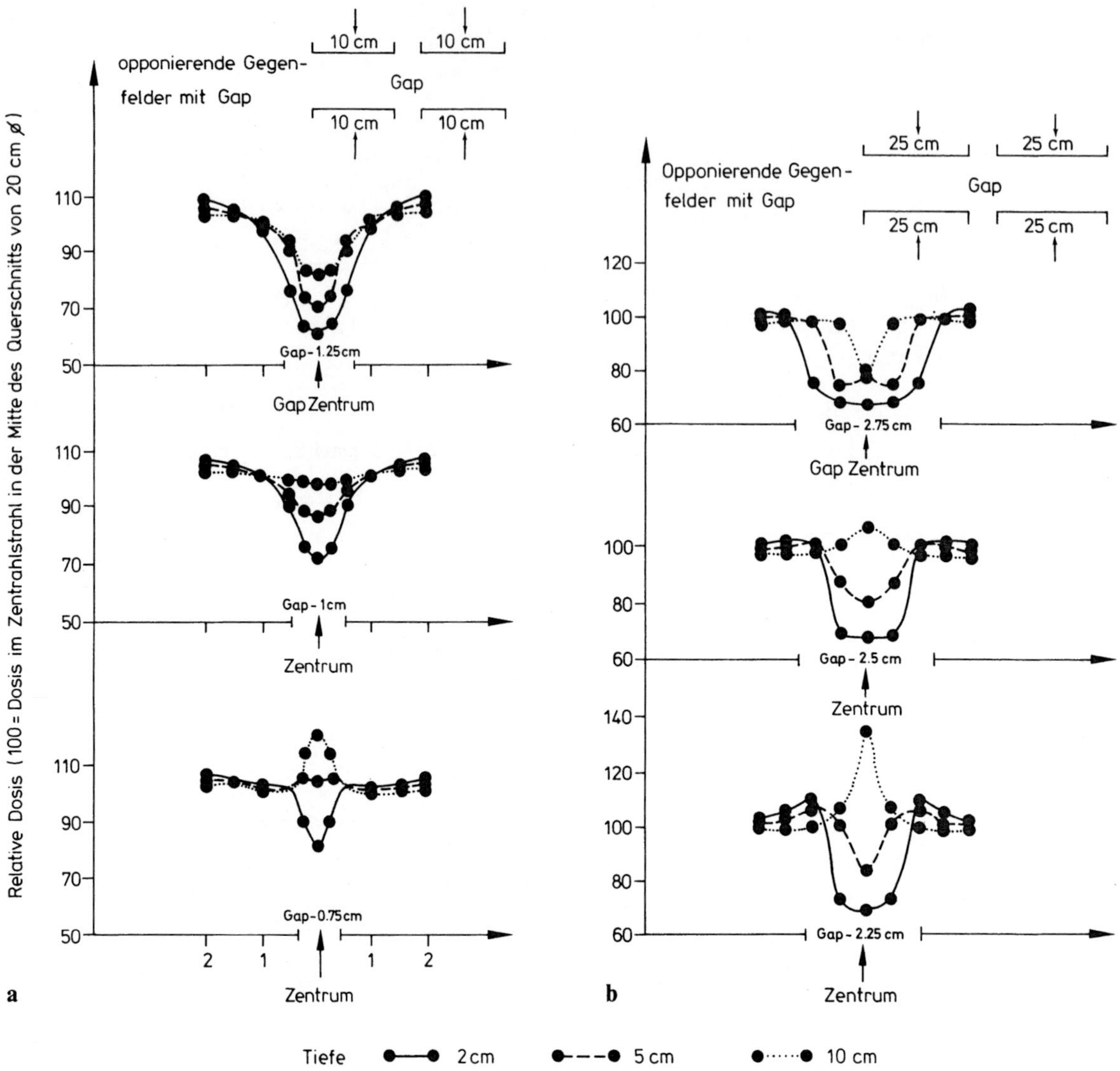

Abb. 38a, b. Messungen der Dosisverteilung in der Grenzregion zweier jeweils opponierender Felder. Wasserphantom von 20 cm Durchmesser. Die Abbildung zeigt die starke Variation der Dosisverteilung bei kleinen Änderungen des Gap. Um eine akzeptable Dosisverteilung zu erhalten, müßte die Einstellgenauigkeit +/− 0,25 cm betragen (100 = Dosis in Feldmitte in der Mitte des Durchmessers). (Nach AGARWAL et al. 1972) (8 MV Bremsstrahlen)

i) Extendiertes Mantelfeld nach Marks et al. (1974a)

Beim extendierten Mantelfeld (MARKS et al. 1974b) werden zum üblichen Mantelfeldvolumen noch die Milz und die oberen paraaortalen Lymphknoten miteinbezogen. Damit soll die Feldgrenze aus dem kritischen Bereich des Rückenmarks herausgeholt und die häufig befallenen Lymphregionen in der Umgebung des Truncus coeliacus in einem einzigen Volumen mit den supradiaphragmalen Regionen bestrahlt werden. Die akuten Nebenwirkungen sind jedoch deutlich stärker als die des klassischen Mantelfeldes (s. Abschnitt A.XII.2.–4.). Durch Anwendung der alternierenden Split-course-Technik wird das Problem der Feldgrenzen ebenfalls reduziert. Die vom Computer berechnete Isodosenverteilung für die alternierende Split-course-Technik für einen Linearbeschleuniger von 4 MV findet sich in der Abb. 38.

4. Ansetzen der infradiaphragmalen Felder

Ein besonders kritischer Punkt ist das Aneinandersetzen der infra- und supradiaphragmalen Felder mit dem Rückenmark als kritischem Organ.

a) Gap-Technik

Am häufigsten wird die Gap-Technik benutzt, die zwischen den Hautfeldern einen so berechneten Abstand läßt, daß sich die 50%-Isodosen in der Mitte des Durchmessers oder besser auf Höhe der Wirbelsäule (WANNENMACHER et al. 1978) überschneiden bei senkrechtem Einfall der Zentralstrahlen. Die 50%-Isodose des Strahlenfeldes stimmt meist – aber nicht immer – mit der Lichtfeldgrenze überein. Die Dosis am Rande des Lichtfeldes muß deshalb für verschiedene Feldgrößen gemessen werden. So fanden zum Beispiel PAGE et al. (1970b), daß bei dem von ihnen benutzten Gerät bei den großen Feldern eine Lichtfeldgrenze, die mit der 80 bzw. 85%-Isodose übereinstimmte. Dies wird durch zusätzliche Lücken ausgeglichen, die der Länge des Abstandes der 50%-Isodose vom Lichtfeldrand entsprechen. Bei unterschiedlichen Feldlängen ergeben sich bei dieser Technik Überlappungen, die aber meist erst bei größeren Differenzen bedeutend werden, als dies bei Mantel- und Ypsilonfeldern der Fall ist (z.B. Verhältnis über 1:1,4) (s. Abb. 39). Bei unterschiedlichem Fokus-Haut-Abstand tritt eine Dosisüberhöhung am Rand des Feldes mit kleinerem Abstand auf. Die keilförmigen Volumina zwischen dem Punkt in der Tiefe, in der sich die 50%-Isodosen überschneiden und der Oberfläche im Bereich des Gaps werden etwas unterdosiert, da sie zwar zweimal die Austrittsdosis, aber keine Eintrittsdosis erhalten, falls FHA und Feldlängen bzw. Divergenzwinkel gleich sind. Unterschiedliche Feldlängen bewirken bei der „GAP-Technik" im Volumen der kürzeren Feldlängen eine Region mit Überlagerung dreier Felder (2× Austrittsdosis + 1× Eintrittsdosis) und im Volumen der längeren Felder eine Region, in der nur eine Austrittsdosis deponiert wird (Abb. 39).

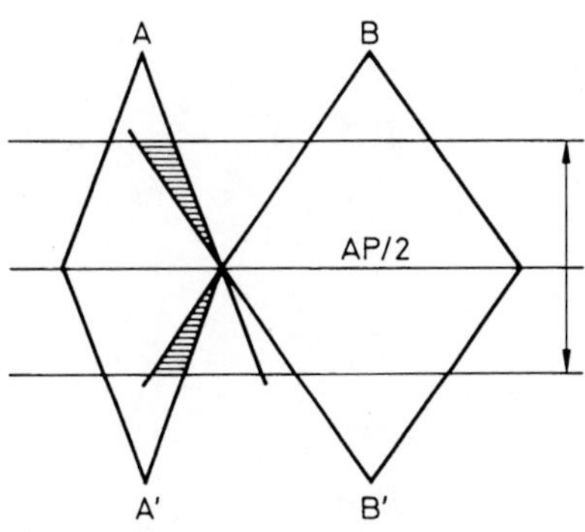

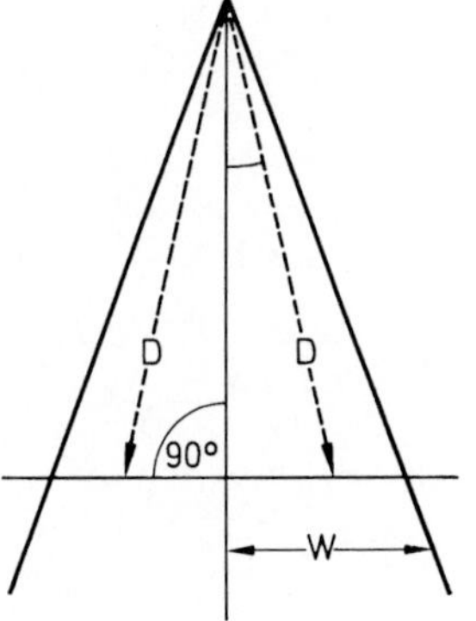

Abb. 39. Schemazeichnung zur Kippung des Strahlerkopfes zum Divergenzausgleich und des Effektes unterschiedlicher Feldlängen bei der Gap-Technik. (Nach LANCE u. MORGAN 1962)

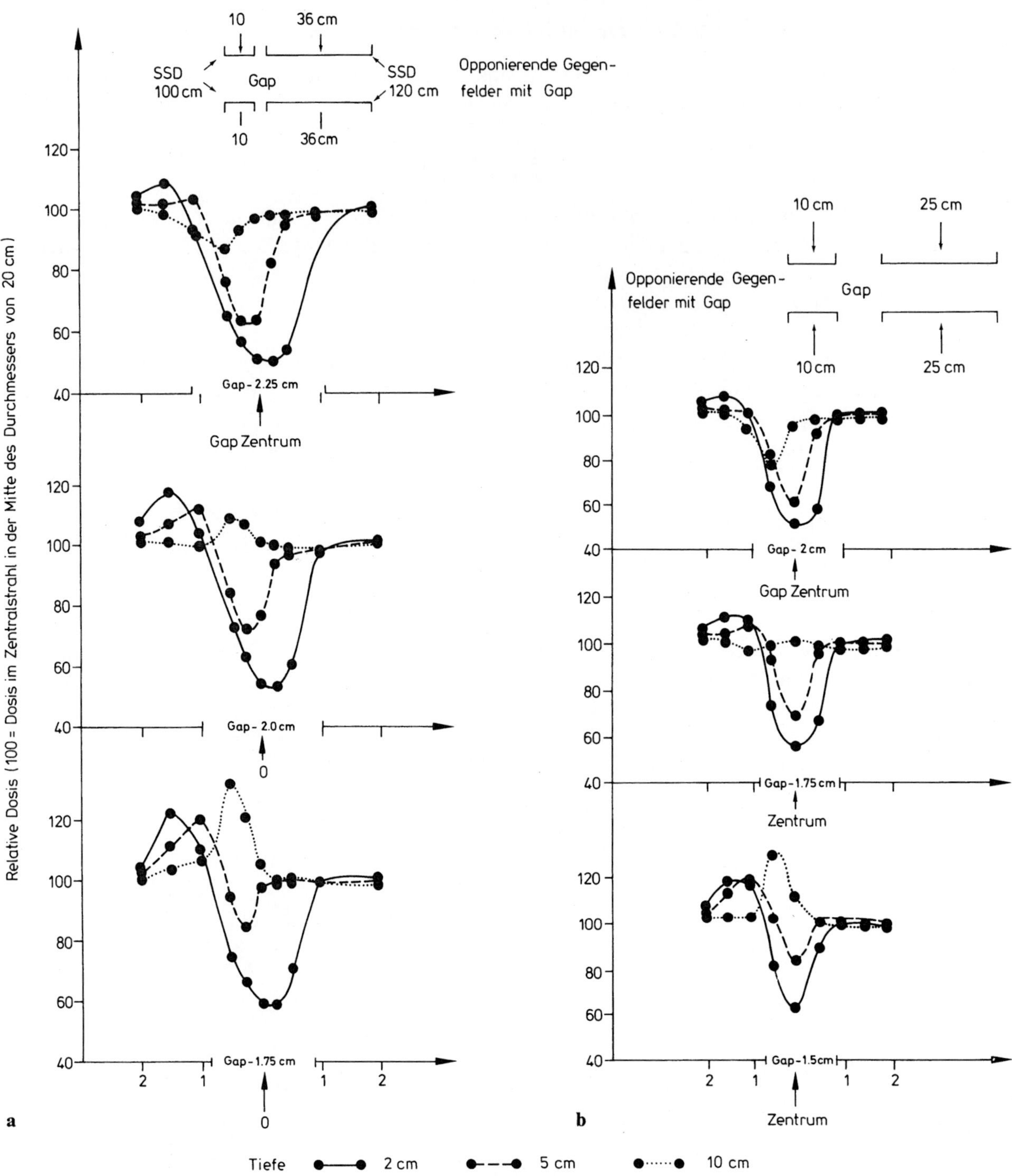

Abb. 40a, b. Relative Dosisverteilung im Grenzbereich zweier opponierender Felder. 8 MV Bremsstrahlen. Normalisierung auf 100 als Midline Dosis opponierender Felder. Einfluß unterschiedlicher Feldlängen und unterschiedlicher FHA. (Nach AGARWAL et al. 1972.) Feldlängen: 10 bzw 36 cm, FHA 100 und 120 cm. Feldlängen: 10 und 25 cm, FHA jeweils 100 cm

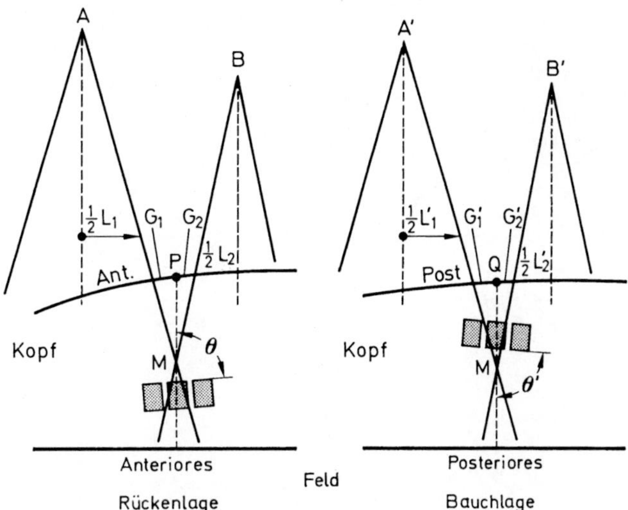

Abb. 41. (Nach LUTZ u. LARSEN 1983) (siehe Text)

b) Erforderliche Genauigkeit der Feldeinstellung bei Gap-Technik

Die in den Abbildungen 38 und 40 aufgeführten Messungen von AGARWAL et al. (1974) zeigen, wie bereits kleine Änderungen des Feldabstandes gegenüber dem berechneten Wert zu erheblichen Abweichungen der Dosisverteilung im Grenzgebiet zur Folge haben. Aus diesem Grund wird zur zusätzlichen Sicherheit im Bereich des Rückenmarks ein Block in das posteriore infradiaphragmale Feld gelegt (etwa 2cm lang), entweder von Beginn an oder nach 20 Gy im Referenzpunkt (KAPLAN 1980 S. 390, Fig. 9.29; WANNENMACHER et al. 1978; MAKOSKI 1982; LUTZ u. LARSON 1983).

Für den Fall, daß der Patient für das posteriore Mantelfeld umgelagert werden muß, wird von LUTZ u. LARSEN (1983) folgendes Vorgehen empfohlen:

Einstellung des anterioren Mantelfeldes und Berechnung des Teilgaps Gl (s. Abb. 41). Daraus ergibt sich der Punkt M auf der Haut. Einstellung des Zentralstrahles durch Verschieben des Tisches auf M und Erstellen einer Röntgenaufnahme. Die Kreuzung des Zentralstrahles mit der Wirbelsäule gilt als Referenzpunkt zum Aufsuchen des dem Punkt M gegenüberliegenden Hautpunktes Q nach Umlagern des Patienten. Danach Einstellung der Feldlänge für den infradiapragmalen Abschnitt und Berechnung des Teilgaps G2 (s. Abb. 41). Danach Umlagern des Patienten und Aufsuchen des dem Punkte M gegenüberliegenden Punktes Q mit Hilfe der Zentralstrahlaufnahme durch M.

Zur Vermeidung von Überdosierungen müßte die Feldeinstellung auf 3–4 mm genau sein, was in der Praxis meist nicht erreicht wird. Hinzu kommt die unterschiedliche Kurvatur der Wirbelsäule in Rücken bzw. Bauchlage, evtl. auch der Effekt unterschiedlicher Feldlängen (s. Abb. 39, 41), die dazu führen können, daß ein Teil des Rückenmarkes von 3 Feldern getroffen wird. Deshalb wird zur Sicherheit ein Rückenmarksblock im Feldgrenzbereich gelegt (auf der Haut etwa 1.5 cm breit und 2 cm lang im posterioren Feld).

c) Vorteile der überlappenden Split-Course-Technik

Durch die verschiedenen Lagen der Feldgrenzen bei der Anwendung einer alternierenden Split-course-Technik wird das Problem der Dosisverteilung im Grenzgebiet weiter reduziert (s. Abb. 22, 38). Bei dem in Abb. 36 aufgeführten Beispiel liegen die Feldgrenzen nicht so weit auseinander wie bei der „Drei-Zwei-Technik" von NISCE u. D'ANGIO (1973) (Abb. 37),

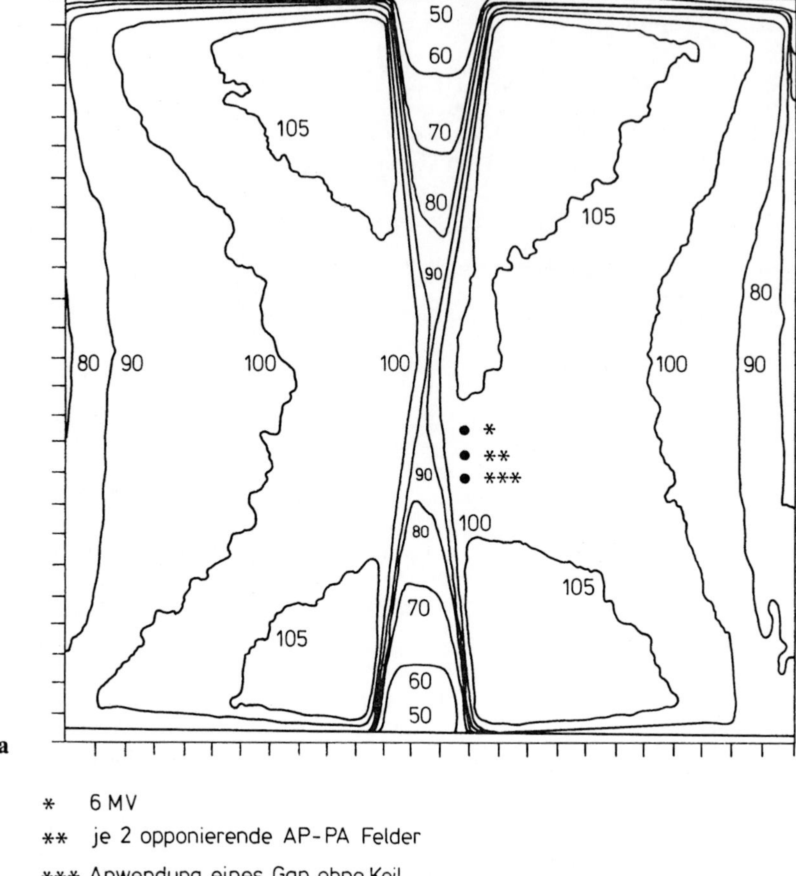

Abb. 42a, b. Vergleich der Dosisverteilung im Grenzbereich Mantelfeld und Paraaortalfeld. **a** Gap-Methode mit Berechnung des Gaps zum Feldanschluß auf Höhe der Mittelebene. **b** Anwendung eines speziellen Keils. (Nach KINSELLA et al. 1982)

bei der in der zweiten Phase die Region um den Truncus coeliacus inklusive Milz bzw. Milzstiel mit in das Mantelfeld einbezogen wird. Von MARKS et al. (1974b) wird das Volumen des Truncus coeliacus ebenfalls in das Mantelfeld miteinbezogen (untere Feldgrenze etwa auf Höhe L3). Wie in Abschnitt A.XII 2.–4. geschildert, sind die akuten Nebenwirkungen jedoch erheblich.

d) Spezieller Keilfilter für die Feldgrenze, Strahlerkopfkippung

Von KINSELLA et al. (1982) wird eine Verbesserung der Dosisverteilung im Grenzgebiet durch Anwendung eines Keilfilters angegeben (s. Abb. 42). Eine weniger benutzte Methode ist die Kippung des Strahlerkopfes bzw. Tischdrehung und Pendelung um den halben Divergenzwinkel, so daß der Randstrahl zum Senkrechtstrahl wird. Bei Benutzung eines Kobalt-Gerätes ist der breite Halbschatten dabei mit zu berücksichtigen, entweder durch zusätzliche Kippung oder feldnahe Satelittenausblendung (HALE et al. 1972; GLENN et al. 1968; FAW u. GLENN 1970).

5. Infradiaphragmale Lymphstationen

Die Bestrahlung der infradiaphragmalen Lymphstationen bei HL umfaßt je nach Ausdehnung der Erkrankung und Behandlungskonzept nur die paraortalen Lymphknoten inkl. Milz bzw. Milzstiel nach Splenektomie (untere Feldgrenze Höhe Unterrand L4 oder Unter-

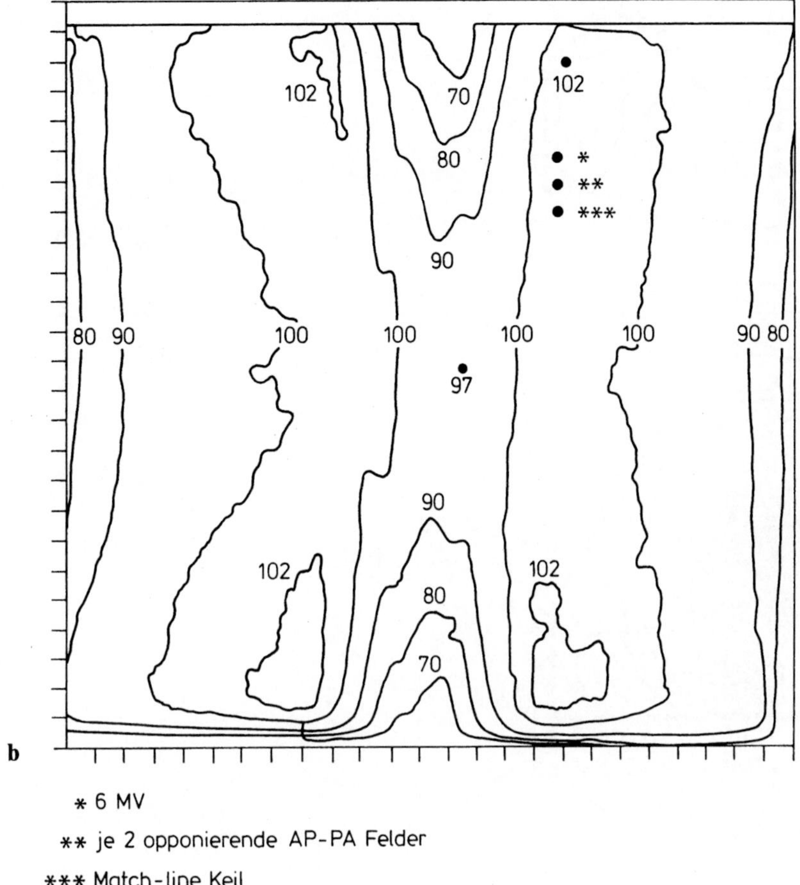

b

* 6 MV

** je 2 opponierende AP-PA Felder

*** Match-line Keil

rand L5, gelegentlich auch Einbezug der beiden Aa. iliacae communes: „Spade"-Feld) oder zusätzlich die pelvinen und inguino-femoralen Lymphstationen (umgekehrtes Ypsilon, Abb. 43). Gelegentlich werden die portalen Lymphknoten gesondert aufgeführt: diese Lymphknoten werden durch ein Feld erfaßt, welches von der Höhe Th11 bis L1 6 cm nach rechts beim Durchschnittspatienten läuft (CALGB-Protokoll 7451). Die meisten der bei der Laparotomie als portale Lymphknoten bezeichneten Gruppen liegen bereits in der Nähe des Abgangs der A. hepatica von der A. coeliaca und sind in den üblichen Paraaortalfeldern eingeschlossen.

Die Variation des Durchmessers über den infradiaphragmalen Abschnitt ist meist so gering (weniger als 5 cm), daß keine Ausgleichsfilter oder unterschiedliche Anzahl von Bestrahlungen in verschiedenen Abschnitten erforderlich sind, um die Dosis in Körpermitte (der Längsachse) innerhalb ±5 Prozent derjenigen im Referenzpunkt zu halten (Abb. 44).

a) Feldgrenzen – Paraaortalvolumen

Paraaortalbereich: die obere Feldgrenze richtet sich nach der unteren Feldgrenze des Mantelfeldes. Die lateralen Feldgrenzen im Paraaortalbereich werden unter Berücksichtigung der Befunde durch Lymphographie, Sonographie, des CT, gegebenenfalls auch der explorativen Laparotomie, definiert. Falls die Befunde oben genannter Untersuchungen keine anderen Grenzen verlangen, verlaufen diese am lateralen Ende der Querfortsätze. Bezüglich des Einschlusses der portalen Lymphknoten siehe im oberen Abschnitt. Die untere Grenze des Paraaortalfeldes wird unterschiedlich und in Abhängigkeit von der jeweiligen Situation defi-

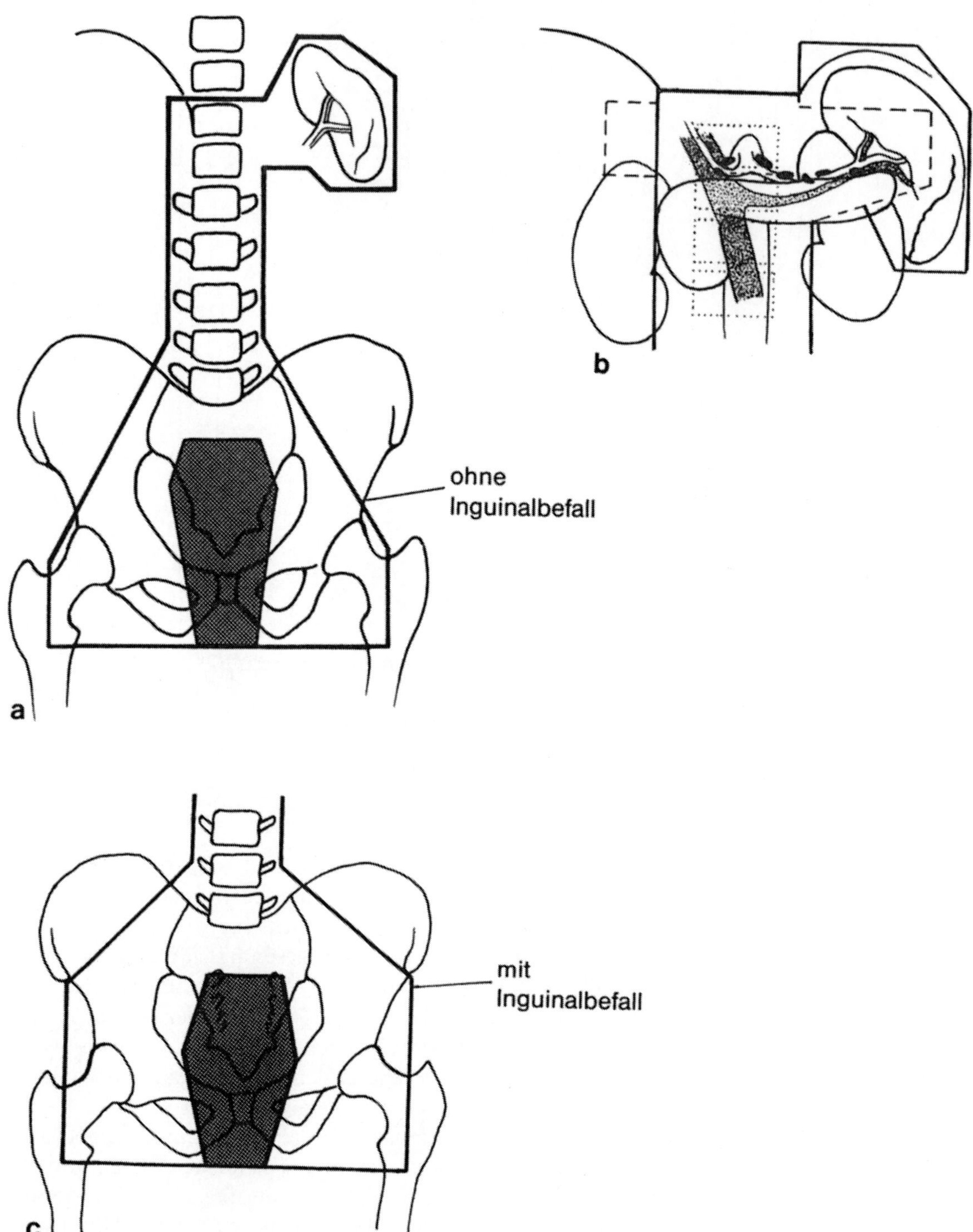

Abb. 43a–c. Umgekehrtes Ypsilon mit Milzfeld bzw. Milzstiel. Die *gestrichelt* gezeichnete Ausbuchtung nach rechts im oberen paraaortalen Teil ist das sog. portale Feld (z.B. im CALGB-Protokoll 7451: 6 cm von der Mittellinie nach rechts, kranial: T 11, kaudal: L 1). Breite des Mittelblockes im Becken richtet sich nach dem Befall: bei prophylaktischer pelviner Radiotherapie kann der größte Teil der Lymphregion der Iliaca interna ausgeblockt werden. Bei massivem Befall der Region der iliaca externa soll auf den Mittelblock verzichtet werden. Bei inguinalem Befall laterale Grenze im pelvinen Teil bis zur spina iliaca ant. sup. führen. Der kraniale Rand des Feldes reicht im Milzteil oft weiter nach kranial als im mittleren Teil. Nicht eingezeichnet: Sicherheitsblock im Myelonbereich für das posteriore Feld!

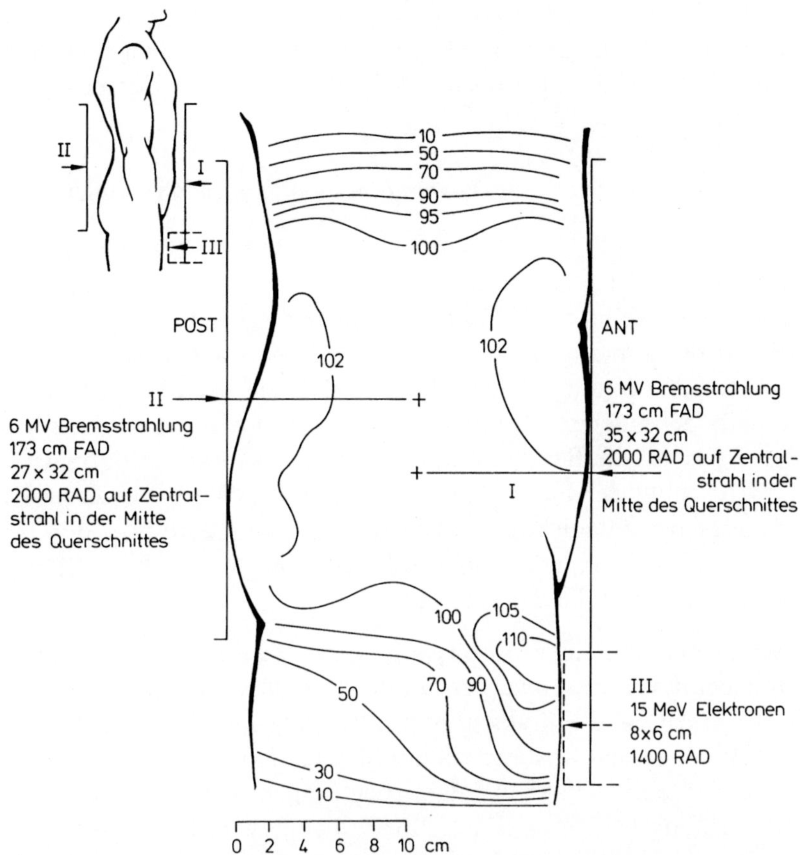

Abb. 44. Dosisverteilung im Sagittalschnitt bei ap-pa-Bestrahlung der infradiaphragmalen Lymphknotenstationen. Inguinale und femorale Lymphknoten nur im ap-Photonenfeld eingeschlossen mit zusätzlicher Aufsättigung mit 15 MeV Elektronen. (Reduktion der Hodenbelastung (vgl. Tabelle 62) und der Knochenbelastung im Bereich der Femurköpfe/-hälse.) (Nach NISCE u. D'ANGIO 1977)

niert, am Unterrand von L4 oder am Unterrand von L5, gelegentlich wird das Feld auch nach unten verbreitert zum Einschluß der Region der A. iliaca communis beidseits.

b) Feldgrenzen – Milz bzw. Milzstiel

Die Position der Milz ist variabel. Im Fall einer Splenektomie ist das Ende des Gefäßstiels mit einem röntgendichten Material zu markieren und das sog. Milzstielfeld schließt danach die Lymphknoten entlang den Milzgefäßen zwischen dem Marker und deren Abgang aus der A. coeliaca auf Höhe von L1 ein. Falls die Milz mitzubestrahlen ist, ist neben der Sonographie, dem CT und der intravenösen Urographie auch die Szintigraphie mit Einzeichnung der Milz auf der Haut sehr nützlich. Die postero-superiore Oberfläche der Milz liegt dem Zwerchfell an. Da das Mantelfeld oft bis etwas unter die Zwerchfellkuppe reicht (wobei sich dieser Teil unter den Lungenblöcken befindet), muß das Milzfeld in diesen Fällen weiter nach kranial reichen als das Paraaortalfeld. Abbildung 43 zeigt die Grenzen eines Milzfeldes, wobei zu ersehen ist, daß auch ohne Milzvergrößerung neben dem oberen Nierenpol auch laterale Anteile bis auf etwa die Höhe der Nierenmitte eingeschlossen sind (siehe auch Abschnitt A. XII.12.).

Bei der Simulation ist die Darstellung der Nieren mittels i.v. Urographie wichtig.

Bei massivem Befall, für dessen Einschluß die oben genannten Feldgrenzen erweitert werden müssen, wird – ähnlich wie dem Vorgehen bei massivem Mediastinalbefall – aufgrund wöchentlicher Befundkontrollen eine Anpassung der Feldgrenzen vorgenommen. Falls im Rahmen einer kombinierten Therapie eine Remission durch vorhergegangene Chemotherapie eingetreten ist, wird der prätherapeutische Befund lediglich in der ersten Serie bis etwa 20 Gy eingeschlossen.

c) Feldgrenzen – Pelvines und inguinofemorales Volumen

Laterale und kaudale Grenze: Vom seitlichen Rand des Paraaortalvolumens etwa auf Höhe Ober- oder Unterrand L 4 läuft die laterale Grenze nach laterokaudal unter Einschluß der Iliosakralgelenke zur spina iliaka anterior superior. Im Falle einer prophylaktischen Bestrahlung ist auch der laterale Rand des Acetabulums als am weitesten lateral gelegene Begrenzung ausreichend. Von da läuft die laterale Grenze nach kaudal bis auf Höhe einer etwa 3 cm unterhalb der kleinen Rollhügel gelegenen horizontalen Linie, die die untere Feldgrenze bildet. Falls auf die Bestrahlung des inguinofemoralen Volumens verzichtet werden soll, ist zum Einschluß der iliaka-externa-Region als untere Feldgrenze eine Linie auf Höhe des Oberrandes der Femurköpfe ausreichend. Zur Reduktion der Hodenbelastung kann das inguinofemorale Volumen auch lediglich von ventral belastet werden und das dorsale Feld endet dann auf Höhe der Acetabula.

Mediale Grenze: Im Falle einer prophylaktischen Bestrahlung kann auf den Einbezug der iliaka-interna-Region verzichtet werden und die Beckenmitte großzügig ausgeblockt werden: im kranialen Anteil ist die iliaka-communis-Region und der Anfangsteil der iliaka-interna mit etwa 2 cm Sicherheitsabstand einzuschließen. Kaudal ist die iliaka-externa-Region mit etwa 2 cm Abstand einzuschließen unter sorgfältiger Abdeckung der Symphysen bzw. Dammregion. Bestrahlung bei leerer Blase. Im Falle eines nachgewiesenen pelvinen Befalls kann nur ein schmaler Satellit in Beckenmitte-Symphysenregion gelegt werden. Eine Schonung der Ovarien ist dann nur durch deren Lateralverlagerung möglich.

Die oberflächlichen inguinalen Lymphknoten liegen teilweise lateral von der A. femoralis in 1–2 cm Tiefe, die tiefen inguinalen Lymphknoten liegen auf Höhe und medial der V. femoralis und können 4–5 cm unterhalb der Oberfläche liegen.

d) Gonadenbelastung

Neben einem relativ hohen Anteil des blutbildenden Knochenmarkes im pelvinen Volumen bereitet vor allem die Gonadendosis bei den zumeist jungen Patienten Probleme. Angaben zur Gonadendosis finden sich in den Tabellen 60–63:

Ovarien: bei großzügiger Ausblendung der Beckenmitte und medial verlagerten Ovarien soll die Ovarialfunktion nach den Erfahrungen in Stanford in etwa zwei drittel der Patientinnen erhalten bleiben. Demgegenüber beträgt die Frequenz der permanenten Amenorrhoe nach der Erfahrung im Royal Marsden Hospital (THOMAS et al. 1976) etwa 75%. Ein Vergleich der Feldkontroll- bzw. Simulatoraufnahmen in den Publikationen zeigt eine deutlich breitere Ausblendung der Beckenmitte in Stanford. Bei Verlagerung der Ovarien nach lateral finden NISCE und D'ANGIO (1977b) je nach Technik Ovarialdosen zwischen 1 und 6% der Herddosis (Tabelle 60). Während für die meisten feldausblendenden Blöcke 4–5 HWS verwendet werden, sind für die Ovarialabdeckung mindestens 8 HWS zu empfehlen.

Hoden (siehe Tabelle 62, 63): Die Hodenbelastung ergibt sich aus Streustrahlung (Körperstamm und evtl. seitlich von den Oberschenkeln), Leckstrahlung und Transmission durch Abdeckungen. Leck- und Transmissionsstrahlung ist durch geeignete Abdeckung auf unter 0,3% der Herddosis zu reduzieren. Die vom Körper einfallende Streustrahlung hat eine

Tabelle 60. Ovarialdosis bei infradiaphragmaler Lymphombestrahlung. Unter 2% Transmission durch den Ovarialsatelliten

Autor	Technik		Dosis am Ovar % der Herddosis
PAGE et al. (1970) (Stanford)	6 MV, Ovarien medial verlagert, Bestrahlung des umgekehrten Ypsilon		
	Durchmesser in Feldmitte	16 cm	7,5–8,5 (je nach Blockbreite)
	[bei etwa 60% später wieder normale Menstruation (RAY et al. 1970;	24 cm	9,5–10,5
	LEFLOCH et al. 1976)]	30 cm	10–11
	(Die mit Hilfe der Lokalisationsaufnahmen am Phantom gemessenen Dosen ergaben Mindestdosen um 350–400 rd bei etwa 4400 rd HD (LEFLOCH et al. 1976)		
NISCE u. D'ANGIO (1977b)	6 MV, Ovarien lateral verlagert:		
	Umgekehrtes Ypsilon		4–6%
	Getrennte RT des pelvinen Volumens		3–4%
	Mit gedrehter Blende, so daß die seitliche Feldbegrenzung mit der Primärblende erfolgt		1–2,5%
THOMAS et al.[a] (1976) (Royal Marsden)	8 MV, Ovarien medial verlagert:		
	Paraaortalfelder		ca. 150 rd bei 3500 rd HD
	Umgekehrtes Ypsilon (in ca. 75% permanente Amenorrhoe)		600–3500 rd bei 3500 rd HD

[a] Bei Vergleich der Feldzeichnungen in der Arbeit von THOMAS et al. (1976) und der von PAGE et al. (1970) bzw. LEFLOCH et al. (1976) ergibt sich, daß der Satellit in der Royal-Marsden-Technik wesentlich schmäler ist als bei der Stanfordtechnik. Falls kein massiver Iliakalbefall vorliegt, kann man die Breite des Ovarialblockes „großzügig" wählen.

Tabelle 61. Dosisabfall im halben Durchmesser beim umgekehrten Ypsilon unter dem Ovarialblock mit ca. 8 HWS, 6 MV. (Nach LEFLOCH et al. 1976)

	Distanz vom Satellitenrand mm	Dosis in der Körpermitte in % der Referenzdosis
Nach außerhalb	6,7	95
	3,6	90
	1,5	80
	0,8	70
	0,5	60
Nach innerhalb	0,6	40
	1,0	30
	2,7	20
	11,1	10
	15,7	9
	20	8

Tabelle 62. Hodenbelastung bei infradiaphragmaler Lymphregionbestrahlung mit 4 bzw. 8 MV Bremsstrahlen

Feldanordnung	Hodendosis in % der Dosis in der Mitte des Zentralstrahles ("midplane" Dosis)
4 MV 100 cm FHA[a]	
Paraaortalfeld bis Unterrand L5 opponierend ap-pa mit gleicher Bewichtung	ca. 1%
Paraaortal und pelvin bis Oberrand Acetabula, ap-pa opponierend mit gleicher Bewichtung (bei Applikation der inguino-femoralen Elektronenfelder. Hodenabdeckung eventuell gegen die von kranial aus dem Gerät stammende und gegen die seitlich vom Oberschenkel stammende Bremsstrahlung erforderlich)	ca. 2.5%
ap-Feld paraaortal und pelvin und inguinofemoral, pa-Feld nur bis Oberrand Acetabula, gleiche Bewichtung, Hodenabdeckung nur von oben	ca. 4%
ap-pa-Felder paraaortal-pelvin-inguinofemoral (Untergrenze 3 cm unterhalb trochenater minor), gleiche Bewichtung, Hodenabdeckung nur von oben	ca. 7%
8 MV (NISCE u. D'ANGIO 1977b)	
Ohne femoroinguinale Bestrahlung	unter 1%
Mit femoroinguinaler Bestrahlung	
und Block lediglich von kranial	6–9%
mit zusätzlicher Abschirmung gegen seitlich vom Oberschenkel einfallende Streustrahlung	ca. 3%
pa-Photonenfeld nur bis pelvines Volumen, ap-Feld bis inguinofemoral mit Aufsättigung mit Elektronen	deutlich unter 3%
(Belastung durch seitlich vom Oberschenkel einfallende Bremsstrahlung ohne besondere Abschirmung bei 10–15 MeV Elektronen 0.7–0.8%)	

[a] Messungen von Dr. G. GARAVAGLIA (Ospedale San Giovanni Bellinzona)

Tabelle 63. Hodenbelastung bei Radiotherapie (TLD-Dosimetrieergebnisse). Effekt einer speziellen Abschirmung (s. Text und Abbildung). (Nach FRAAS et al. 1983)

Bestrahlungsfeld	6 MV Bremsstrahlen Hodenbelastung für 45 Gy HD	
	ohne	mit
	Abschirmung (% der Herddosis)	
Mantelfeld	0.10 (0.2–0.5)	0,02
Paraaortalfeld	0.30 (0.25–1.0)	0,05
Pelvines Feld	2.0 (5–10)	0,25

mittlere Energie von 200–300 keV und läßt sich durch „Einpacken" des Skrotums in 2 Halbkugeln aus 1–2 cm dickem Bleich erheblich reduzieren (ca. 1,5% der Herddosis entsprechend etwa 0,6 Gy für 40 GyHD). Falls die unteren Feldgrenzen nur bis auf Höhe der Acetabula geführt werden, liegt die Hodenbelastung bei 4 MV Bremsstrahlen und gleichmäßi-

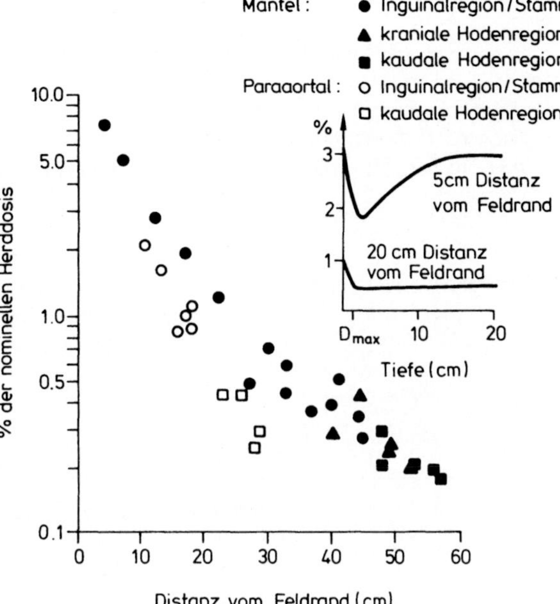

Abb. 45a. Messungen zur Strahlenbelastung des Hodens durch Streustrahlung. (Nach KINSELLA et al. 1982.) 6 MV Bremsstrahlen. Belastung durch Mantelfeld 0,2–0,5%, durch Paraaortalfeld 0,25–1,0% durch Beckenfeld 5–10% der Dosis am Referenzpunkt

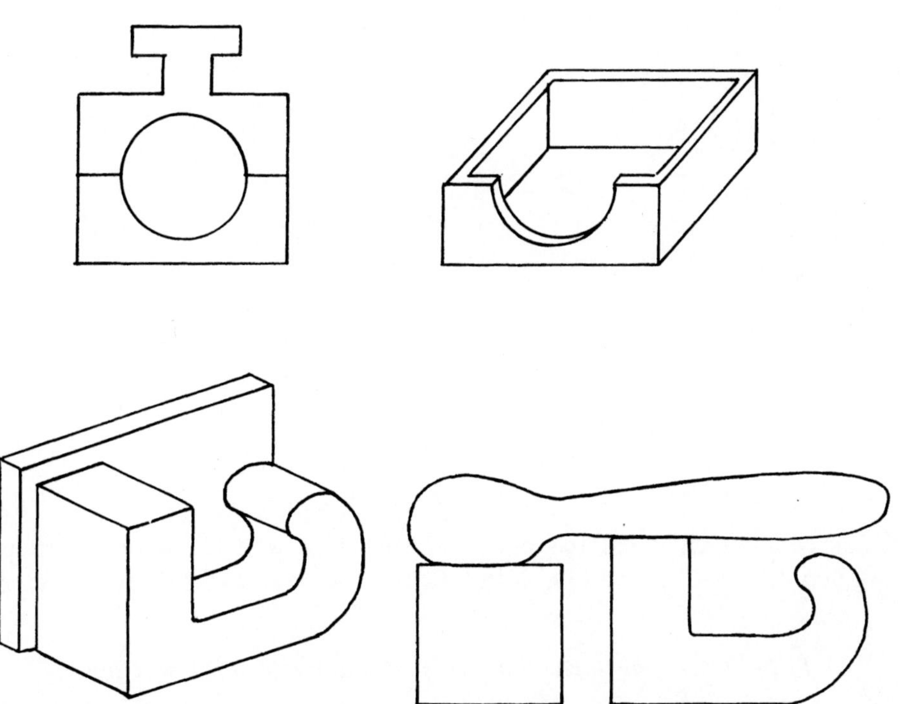

Abb. 45b. Vorrichtungen zur Reduktion der Belastung des Hodens mit Streustrahlung. *Oben:* zwei Halbkugeln; *unten:* Modell nach MILLION (1980) in FLETCHER (1980).
Nach FRAAS et al. (1983) sind 1–2 cm Blei bzw. Aequivalent ausreichend, da die Streustrahlung bei 4–6 MV Bremsstrahlung in der Penetration etwa 250 kV-Strahlung entspricht (Messungen der Hodenbelastung mit TLD (s. Tabelle 63)

ger Bewichtung der ap-pa-Felder noch bei etwa 2,4% der Herddosis. Bei zusätzlicher Bestrahlung der inguinofemoralen Felder mit 15–18 MeV Elektronen kommt noch eine Belastung durch seitlich gestreute Bremsstrahlung von 0,5–1% der Dosis im Referenzpunkt hinzu. Je nach Gerät ist dabei noch mit zusätzlicher Bremsstrahlung aus dem Gerät zu rechnen, die durch geeignete Blöcke abzuschirmen ist.

Tabelle 64. Dosismessungen zur fetalen Strahlenbelastung bei supradiaphragmaler Radiotherapie einer HL während der Gravidität (s. auch Abb. 45c)

Autor	Methodik	Abdominale/pelvine Dosis
COVINGTON u. BAKER (1969) (Fallbericht bei IIB im 3. Monat)	Messungen am Alderson-Phantom 6 MV, ^{60}Co und 250 kV für ein Mantelfeld bis zum Xiphoid	Nabel 0,9–1,4% HD Beckenmitte 0,1–0,4% HD Symphyse 0,1–0,2% HD
CONLEY u. JACOBSEN (1977) (Fallbericht bei IIA im 6. Monat)	4 MV, verkürztes Mantelfeld bis etwa 30 cm oberhalb des Fundus. Dosis am Fundusoberrand (Simulation am Phantom)	ca. 6 rd bei 2200 rd HD

		Fetaldosis	
		Fundus	Zervix
THOMAS u. PECKHAM (1976)	Gravidität 10 W, Hals und rechte Axilla, 250 kV, 2550 rd HD	2,5 R	
	Gravidität 25 W, 6 MV, Mantel, 3600 rd HD	30	8 rd
	Gravidität 15 W, linke Axilla, ^{60}Co, 4000 rd	4,4 rd	
	Gravidität 16 W, Mantel, 6 MV, 3600 rd HD	10,4	3,9 rd
	Gravidität 30 W, rechter Hilus, 6 MV, 3100 rd	100 rd	

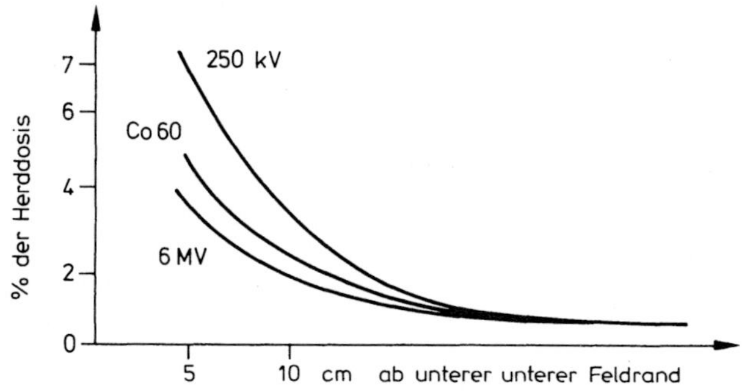

Abb. 45c. Fetale Strahlendosis bei Mantelfeldbestrahlung bis Xiphoid. Messungen am Alderson-Phantom. (Nach COVINGTON u. BAKER 1969)

e) Nierenbelastung

Nach den Messungen von PAGE et al. (1970) beträgt die Dosis der Nieren unter einer Abdeckung von 4 HWS rechts 5 Gy, links 7 Gy bei 44 GyHD (6 MV Bremsstrahlen).

f) Fetale Strahlenbelastung bei supradiaphragmaler Bestrahlung

Tabellen 64, 65 und 172 zeigen Messungen zur fetalen Strahlenbelastung bei diversen Feldanordnungen.

6. Leberbestrahlung

Die Leber wird von verschiedenen Autoren in bestimmten Situationen mitbestrahlt (LEVITT et al. 1984; HOPPE et al. 1982b).

Bei der Technik der Stanford-Gruppe erfolgt die Leberbestrahlung bei M. Hodgkin im Rahmen der ap-pa-Bestrahlung der infradiaphragmalen Lymphstationen durch einen Block mit einer Halbwertschicht (SHULTZ et al. 1976), wobei die Leber eine maximale Dosis von 23 Gy bei 44 Gy Herddosis erhält. Die frühere Technik der Applikation von kolloidalem

Gold in Stanford ist ganz zugunsten der perkutanen Bestrahlung verlassen worden, da die Radiogoldbehandlung ein relativ hohes Risiko für das Knochenmark beinhaltet und außerdem die Dosisverteilung wegen der kurzen Reichweite der Beta-Strahlung nicht geeignet ist (SHULTZ et al. 1976).

7. **Abdominalbestrahlung** (GOFFINET et al. 1976)

Diese Technik kommt vor allem bei der Radiotherapie nodulärer NHL in Frage, da hierbei die mesenterialen Lymphknoten häufig betroffen sind (s. Abb. 17, 46, 47). Zunächst werden über dorso-ventrale Felder 15 Gy (auf die Mitte des Durchmessers im Zentralstrahl) bei Einzeldosen von 1–1,5 Gy fünfmal pro Woche appliziert unter Abdeckung des rechten

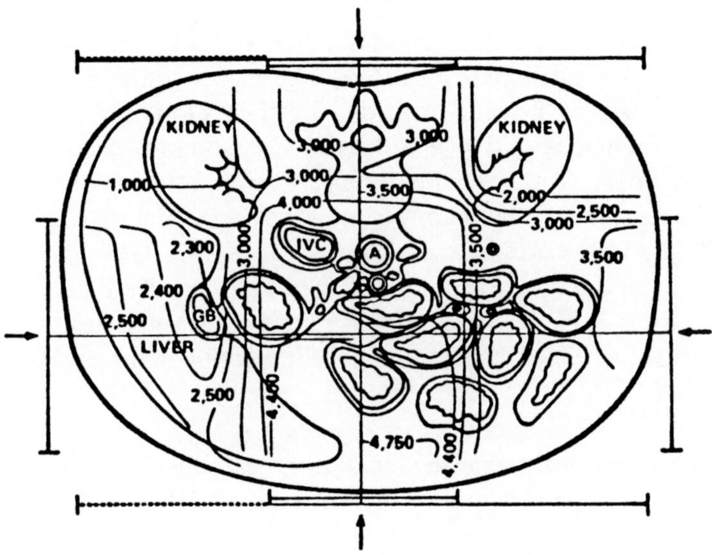

Abb. 46. Technik der Abdominalbestrahlung nach GOFFINET et al. (1976). Hier mit 50% Transmissionsblock über der Leber während der ersten Phase mit ap-pa-Feldern. Dosis in der Leber höher als in Abb. 47, in der die Leber nur durch die seitlichen Felder bestrahlt wird

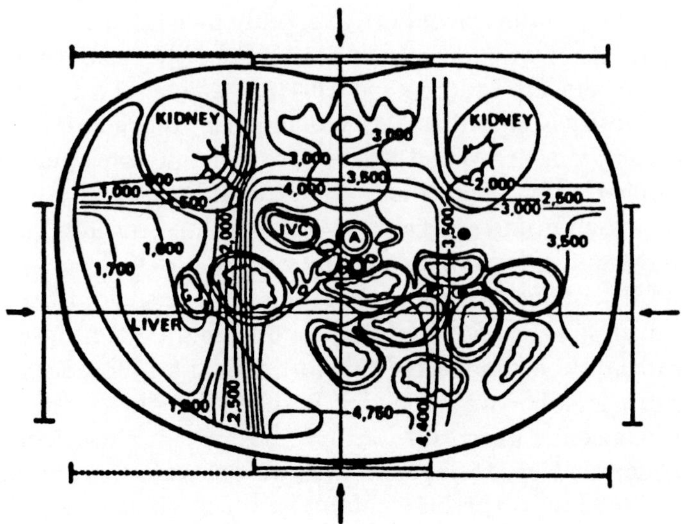

Abb. 47. Ganzabdominalbestrahlung nach GOFFINET et al. (1976). Siehe noch Abb. 17 und 46

Leberlappens. Obergrenze des Feldes ist die Zwerchfellkuppe. Sodann wird über seitlich anterior der Nieren verlaufende Felder unter Mitbelastung der Leber die Dosis auf 30 Gy im oben genannten Referenzpunkt erhöht und anschließend wird über ein umgekehrtes Ypsilon die Dosis auf 44 Gy aufgesättigt. Falls wegen der dorsalen Tumorausdehnung keine seitlichen, anterior der Nieren verlaufende Felder möglich sind, wird nur dorsoventral bestrahlt mit einem 50% – Leberblock und Abdeckung der Nieren von dorsal und ventral nach 15 Gy (oder nur von dorsal während der ganzen Therapie). Nach 30 Gy wird dieses Feld dann auf ein umgekehrtes Ypsilon reduziert. Bei den nodulären lymphozytären NHL sind 30 Gy Gesamtdosis ausreichend, die auch allein über dorsoventrale Felder appliziert werden können.

8. „Drei-Zwei"-Technik
(NISCE u. D'ANGIO 1973) (Abb. 37)

Bei dieser Technik wird zunächst das Mantelfeld (oder eines der anderen Segmente) mit 8mal 2,5 Gy in acht Tagen bestrahlt. Sodann wird – ohne Pause – das paraaortale und anschließend das pelvine Volumen mit der gleichen Dosis belegt. Hiernach erfolgt die Aufsättigung des Mantelfeldes mit 9 bis 10mal 2 Gy, sodann die des infradiaphragmalen Volumens (in einem Feld), wobei die Feldgrenzen etwas anders lokalisiert werden als bei der ersten Phase. (Einbezug der Region des truncus coeliacus und der Milz bzw. des Milzstieles in das Mantelfeld). Der Vorteil ist die Reduktion der Problematik im Feldgrenzgebiet und eine schnellere Behandlung der Manifestationen beidseits des Zwerchfells mit gleichzeitiger Anwendung der Split-Technik. Andererseits wird ein Großteil des roten Knochenmarkes in sehr kurzer Zeit mit einer Dosis belegt, die die Blutbildung in diesen Bereichen ausschaltet.

9. Niedrig dosierte fraktionierte Ganzkörperbestrahlung in der Behandlung indolenter fortgeschrittener NHL

Wie weiter unten noch aufgeführt, handelt es sich trotz hoher Remissionsraten nur um eine palliative Therapie, für die aus Gründen der Verfügbarkeit meist eine Chemotherapie eingesetzt wird. Die niedrig dosierte, fraktionierte Ganzkörperbestrahlung wird mit Quellen-Haut-Abständen meist über 2 m durchgeführt. Die großen Abstände sind, abgesehen von der erforderlichen Feldgröße, auch zur Reduktion der Auswirkung des Abstands-Quadrat-Gesetzes über die Feldlänge wünschenswert. Der Patient wird meist im Sitzen mit auf den Händen aufgestütztem Kopf von der Seite bestrahlt, wobei nach der halben Dosis eine Drehung auf die andere Seite erfolgt (bei Quellen-Haut-Abständen ab 3 m ist die abstandsbedingte Variation der Dosisleistung über die Feldlänge bei üblichen Dimensionen unter 5%). Durch die Rückstreuung von der Wand ist die Dosisleistung meist ein paar Prozent höher als nach dem Abstands-Quadrat berechnet. Die Berechnung der Bestrahlungszeit bzw. der Monitoreinheiten erfolgt aufgrund der Dosis in der Durchmessermitte in Feldmitte, die meist zwischen Nabel und Symphyse liegt. Bei Anwendung von 4 MV-Bremsstrahlen fanden CHAFFEY et al. (1976) eine Dosisüberhöhung von 40% in der Halsregion bei einem Fokus-Haut-Abstand von etwas über 3 m. Bei den niedrigen Einzel- und Gesamtdosen der fraktionierten, niedrig dosierten Ganzkörperbestrahlung braucht man diese Inhomogenität nicht zu berücksichtigen. Die Dosimetrie sollte während der Bestrahlung durch Messung der Dosis zum Beispiel mit einer Rektalsonde überprüft werden (diese Dosis entspricht recht gut der Dosis in Beckenmitte, die auch als Herddosis genommen werden kann). Während oder im Anschluß an diese niedrig dosierte Ganzkörperbestrahlung ist die zusätzliche Applikation lokaler Felder von 15–20 Gy möglich.

10. Ganz-Haut-Elektronenbestrahlung der Mycosis fungoides

a) Energie

Für die Ganz-Haut-Bestrahlung bei der Mycosis fungoides werden Elektronen von 2,5 bis etwa 6 MEV angewendet mit dem Maximum der Dosis in den ersten 5 mm, der 50% Isodose in 5–10 mm und 20 bis weniger als 5% in einer Tiefe von etwa 2 cm (HOPPE et al. 1979; EDELSTEIN et al. 1973; SEWCHAND et al. 1979; NISCE u. SAFAI 1979; SPITTLE 1979; MEYLER et al. 1978; LO 1979; SHULTZ et al. 1983; TADROS et al. 1983; HERBST u. MÜLLER 1984) (Abbildung 48).

Die erforderliche Elektronenenergie, die meist niedriger ist als die niedrigste der am Gerät frei wählbaren, wird meist durch Zwischenschaltung eines Absorbers zwischen der Patientenoberfläche und der Strahlenquelle erreicht. Die Distanz vom virtuellen Fokus zur Oberfläche beträgt meist 3 m oder mehr. Wegen der über den Querschnitt des Nutzstrahlenbündels variierenden Dosisrate wird nicht ein einziges, die ganze Längsachse einschließendes Feld, sondern meistens zwei Felder angewendet, die etwa 20° aus der Horizontalen nach kaudal bzw. nach kranial gekippt sind (Abb. 49). Von SEWCHAND et al. (1979) wird die Feldausdehnung in der Längsachse durch eine Pendelbewegung erreicht.

b) Einfallswinkel, Tiefendosis und Feldzahl

Durch die Anwendung zweier oder mehrerer Felder lassen sich auch die Unterschiede der Einfallswinkel der Strahlen reduzieren. Diese Unterschiede in den Einfallswinkeln bedeu-

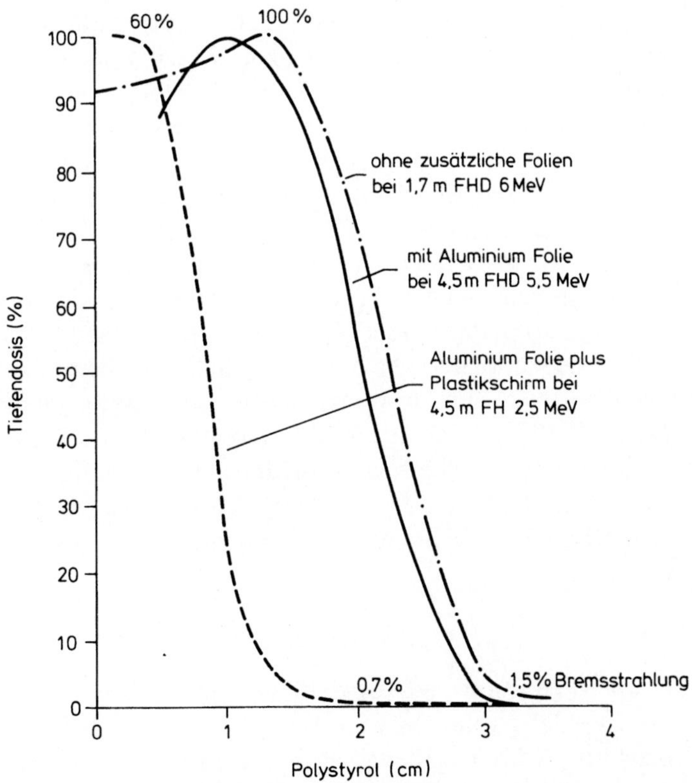

Abb. 48. Tiefendosiskurven von Elektronenstrahlen verschiedener Energie. Elektronen von 2,5 MeV werden durch Zwischenschalten einer Kunststoffplatte erhalten aus 6 MeV. Aluminium liner: Bedeckung des Tungsten-Primärkollimators mit Aluminium zur Reduktion der Bremsstrahlung. (Nach EDELSTEIN et al. 1973)

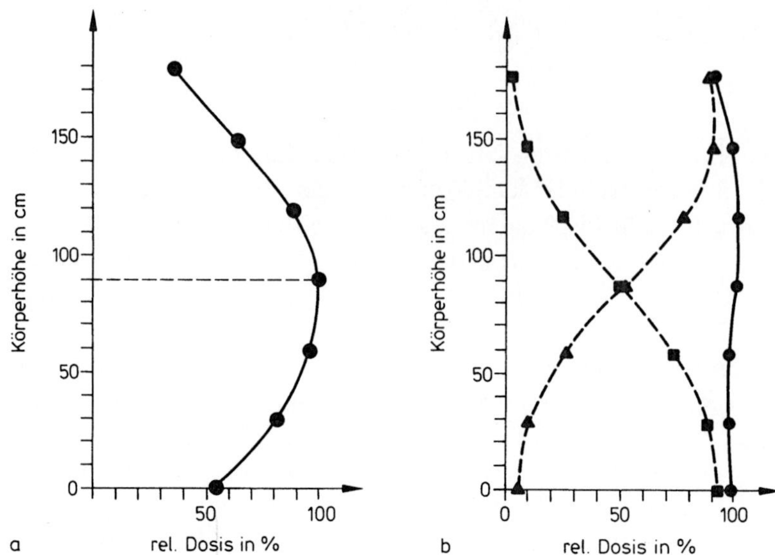

Abb. 49. a Dosisleistung quer zum Zentralstrahl eines Elektronenstehfeldes zur Ganz-Haut-Bestrahlung. **b** Dasselbe für zwei sich überlappende Stehfelder mit einem nach kranial sowie einem nach kaudal gerichteten Feld. (Nach HERBST u. MÜLLER 1984)

ten eine Verschiebung des Dosismaximums zur Oberfläche hin, da die Elektronen nicht mehr senkrecht zur Oberfläche verlaufen (Abb. 51, 52).

Zur Behandlung der gesamten Oberfläche wird der Patient nach der Stanford-Technik (HOPPE et al. 1979) aus sechs verschiedenen Richtungen bestrahlt, wobei drei Richtungen pro Behandlungstag appliziert werden (z.B. anterior und rechts posterior schräg sowie links posterior schräg, am folgenden Tag dann posterior sowie anterior rechts schräg und anterior links schräg) (Abb. 50). Es erfolgen vier Behandlungstage pro Woche. Von BJÄRNGARD et al. (1977) wurde die Dosisverteilung in Abhängigkeit von der Anzahl Felder analysiert (Abb. 51). Wie zu erwarten, ergibt sich bei der Einstrahlung von nur zwei Feldern (anterior und posterior) eine starke Unterdosierung in den seitlichen Hautpartien. Bei der Einstrahlung von vier Feldern (anterior posterior sowie beidseits lateral) ergibt sich eine starke Überdosierung in den Regionen zwischen diesen Feldern. In diesen Regionen ist der Überlappungsbeitrag erheblich größer als in den Zentren der Felder. Außerdem ist in diesen Regionen das Dosismaximum zur Oberfläche hin verschoben wegen des schrägen Strahleneinfalls. Auch die klinische Beobachtung stärkerer Hautreaktionen in diesen Regionen bestätigt diese Phantommessungen (SPITTLE 1979; LO et al. 1979). Eine akzeptable Dosisverteilung ergibt sich erst ab sechs Einstrahlrichtungen. Eine weitere Verbesserung bringt die Anwendung eines Drehschemels. Da hierbei ein größerer Anteil der Strahlung im Vergleich zur Anwendung von sechs Feldern nicht senkrecht auf die Oberfläche trifft, wird das Maximum der Dosis noch etwas weiter zur Oberfläche hin verlagert.

c) Angabe der Herddosis

Applizierte Dosis im Maximum eines Einzelfeldes multipliziert mit einem Faktor, der den Beitrag der übrigen Felder zu diesem Punkt angibt und durch Phantommessungen bestimmt wird. Als Einzeldosis wird von der Gruppe in Stanford (HOPPE et al. 1979) 2,0 Gy appliziert (ergibt sich aus drei Einstrahlrichtungen – s. oben – die an einem Tag appliziert werden).

Die zusätzliche Belastung mit Bremsstrahlen im Bereich der Oberfläche liegt unter 1% der Elektronendosis, meist sogar unter 0,5%.

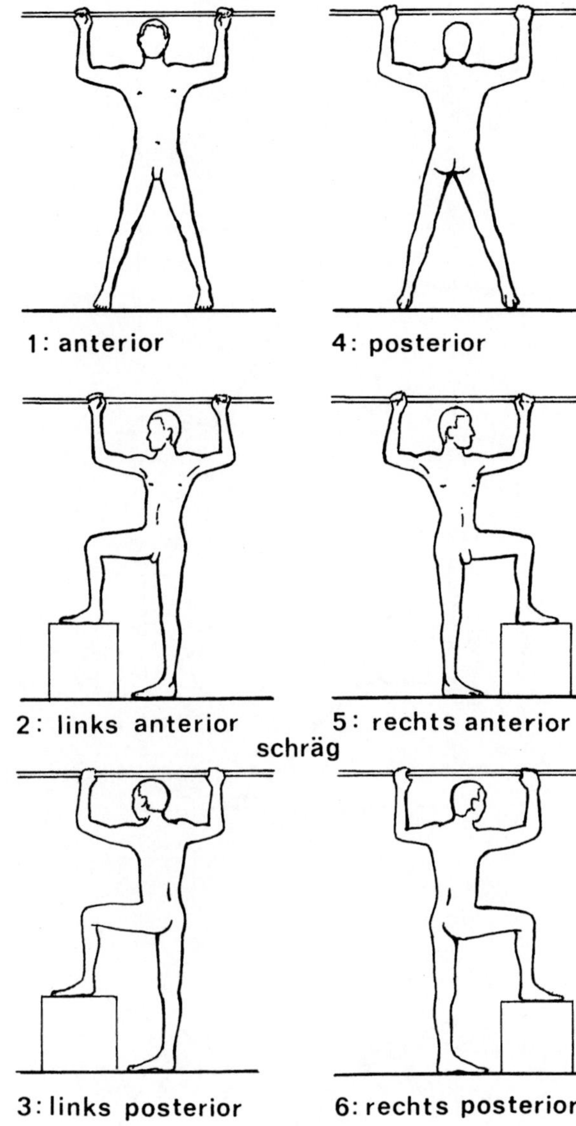

Abb. 50. Stellung des Patienten bei Ganzhaut-Elektronenbestrahlung mit 6 Feldern (z.B. 1+3+6 am Tag 1, 4+2+5 am Tag 2 ergibt einen Zyklus). (Nach HERBST u. MÜLLER 1984)

d) Inhomogenität

Unterschiedliche Einfallswinkel, Oberflächenunregelmäßigkeiten, besonders im Gesicht und die Abschirmung einzelner Hautregionen bewirken größere Inhomogenitäten (Abb. 52, 53).

Eine Unterdosierung findet sich speziell im Bereich des Perineums und der oberen inneren Oberschenkelregionen, den Inframammärregionen, besonders bei großer Brust, den Axillarfalten, an den Fußsohlen und der Kopfhaut. Für diese Regionen ist eine besondere Aufsättigung vorzusehen. Im Bereich des Halses und des Gesichtes finden sich eher Überdosierungen mit Verschiebung des Dosismaximums zur Oberfläche durch die stärkere Krümmung (s. Abb. 52). Eine zusätzliche Dosisüberhöhung soll noch im Bereich der Wangen und Oberlippenregion durch Streueffekte von der Nase verursacht werden (s. Abb. 53).

e) Abschirmungen

Falls kein Befall im Bereich der Augenlider vorliegt, wird von den meisten Autoren diese Region vollständig abgedeckt. Bei Befall der Augenlider wird die Cornea und Linse

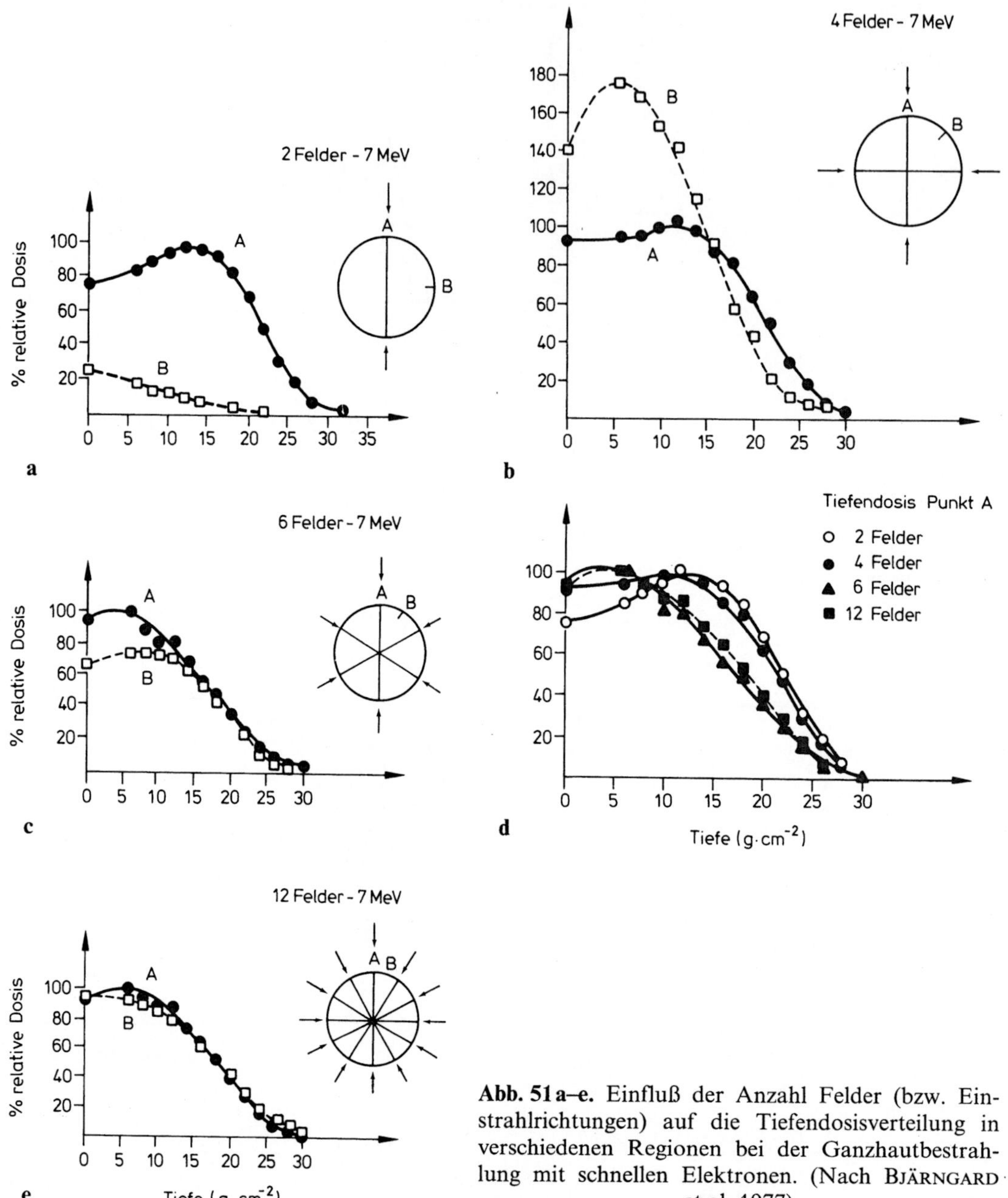

Abb. 51 a–e. Einfluß der Anzahl Felder (bzw. Einstrahlrichtungen) auf die Tiefendosisverteilung in verschiedenen Regionen bei der Ganzhautbestrahlung mit schnellen Elektronen. (Nach BJÄRNGARD et al. 1977)

geschont durch entsprechende Augenschalen aus Edelstahl. Dabei kommt es zu einer geringeren Überhöhung der Dosis an der Innenseite der Augenlider durch Streueffekte als bei Verwendung von Bleischalen.

Um eine irreversible Onycholyse zu vermeiden, wird bei fehlendem Befall der Regionen distal der Ellenbogen sowie der Knie die Nagelregion zumindest für einen Teil der Dosis abgedeckt.

Eine weitere Modifikation zur Reduktion der Dosis an der Innenseite der Finger und der Hand besteht im Faustschluß während der zweiten Hälfte der Bestrahlungsserie.

Bezüglich der Dosis/Effekt-Relation s. Abb. 54: Bei Einzeldosen um 2,0 Gy soll die Gesamtdosis 30–35 Gy betragen (HOPPE et al. 1979).

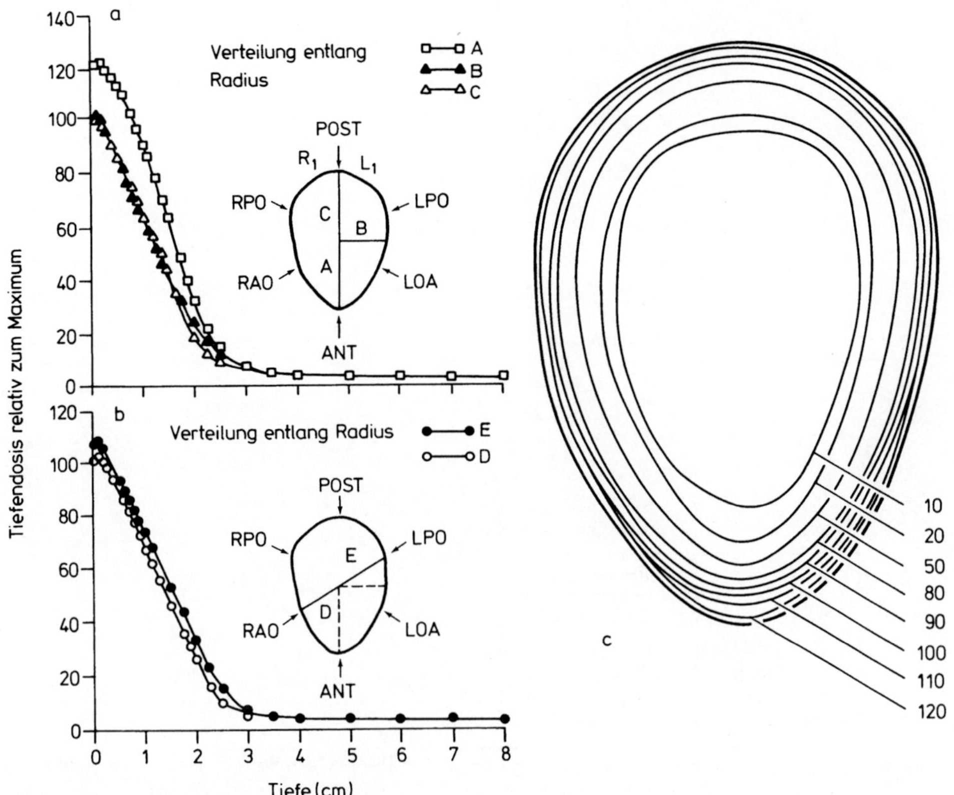

Abb. 52a–c. Einfluß unterschiedlicher Oberflächenkrümmung auf die Tiefendosisverteilung bei Ganzhaut-Elektronenbestrahlung. Querschnitt in Höhe des harten Gaumens. 100 = Maximum im Zentralstrahl. (Nach SEWCHAND et al. 1979)

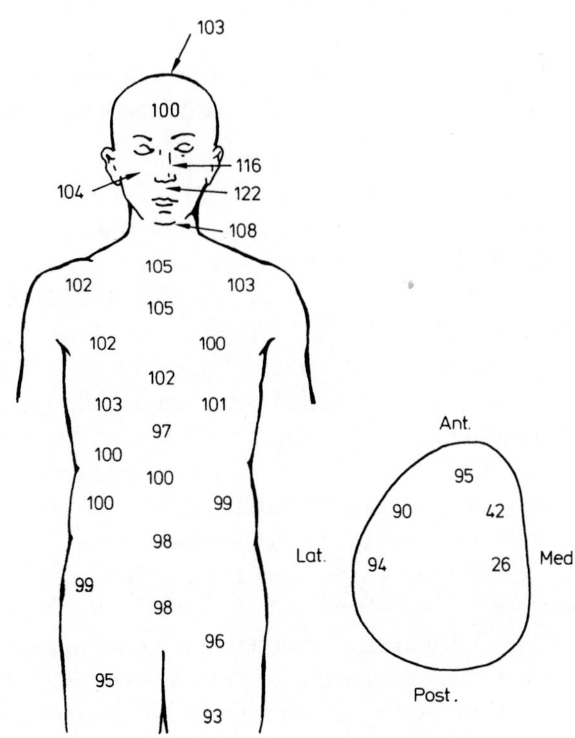

Abb. 53a, b. Einfluß der unregelmäßigen Oberflächenbeschaffenheit (z.B. Nase) sowie der Abschirmung der oberen medialen Oberschenkelregion auf die Dosisverteilung bei Ganzhaut-Elektronenbestrahlung (5,1 MeV Energie des Elektronenstrahls beim Auftreffen auf die Haut). (Nach SEWCHAND et al. 1979)

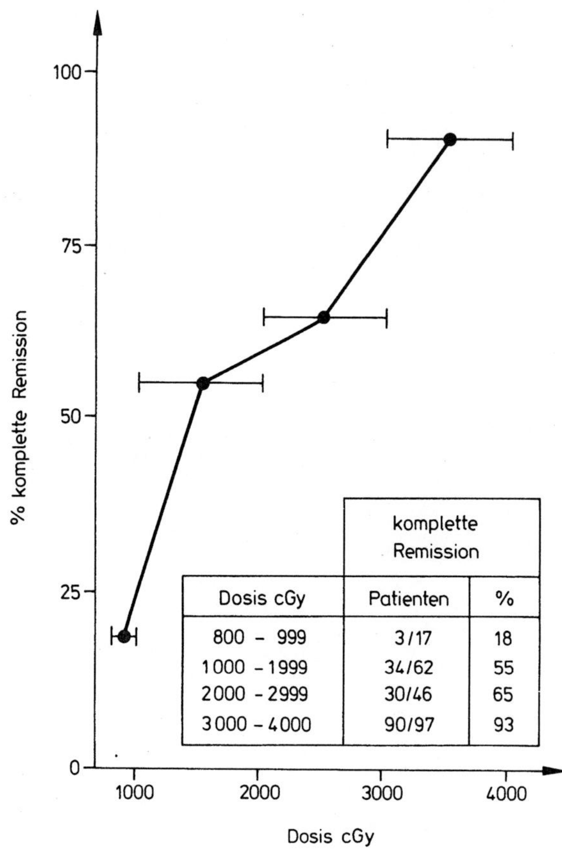

Dosis cGy	komplette Remission Patienten	%
800 - 999	3/17	18
1000 - 1999	34/62	55
2000 - 2999	30/46	65
3000 - 4000	90/97	93

Abb. 54. Dosis-Effekt-Relation bei Ganzhautbestrahlung mit Elektronen bei Mycosis fungoides. (Nach HOPPE et al. 1979)

XI. Akute Nebenwirkungen der Großfeldbestrahlungen

1. Hämatologische Nebenwirkungen, Verhalten des Blutbildes während und nach der Bestrahlung

Hämatologisch: Reduktion der Leukozyten und Thrombozyten.

Gastrointestinal: besonders bei Radiotherapie der Abdominalvolumina Nausea.

Allgemein: Müdigkeit, die 1–2 Stunden nach Therapie einsetzen kann und einige Stunden andauert bei großen individuellen Unterschieden.

Speziell beim Mantelfeld: Reduktion der Speichelsekretion mit erhöhter Viskosität, Reduktion der Geschmacksempfindung, Tracheitis, Pharyngitis, Oesophagitis, die aber selten so schwer sind, daß sie eine Unterbrechung der Therapie erfordern. Diese Nebenwirkungen klingen kurze Zeit nach Therapieende spontan ab. Lediglich die Erholung der Speichelsekretion kann einige Monate erfordern.

In Abschnitt A.X.4.c wurde schon erwähnt, daß die Verträglichkeit der Split course Bestrahlung bei der Behandlung extendierter Felder bzw. total nodaler Bestrahlung besser war als bei kontinuierlich fraktionierter Serienbestrahlung. Unter anderem zeigten die hämatologische Werte eine Tendenz zur besseren Toleranz, ebenso das Verhalten des Körpergewichtes (Abb. 7–10).

Die Verteilung des roten Knochenmarks auf die verschiedenen Skelettabschnitte beim Erwachsenen sowie die Anteile des roten Knochenmarks, die bei diversen Großfeldern in das Volumen der Herddosis eingeschlossen werden, sind in den Tabellen 65 und 66 aufgeführt: Das Mantelfeld erfaßt etwa 30% des blutbildenden Knochenmarkes, das Paraaortalfeld 10–15% und das pelvine Feld mit Einschluß der Inguinofemoralregion etwa 35% (für

Tabelle 65. Verteilung des roten Knochenmarkes beim Erwachsenen (ICRP 1975)

Lokalisation	Anteil des roten Knochenmarkes (%)
Kopf	13,1
Schultergürtel	8,3
Brustbein	2,3
Rippen	7,9
HWS	3,4
BWS	14,1
LWS	10,9
Sacrum	13,9
Beckengürtel	16,1

Tabelle 66. % Anteil des roten Knochenmarkes, der bei der Großfeldbestrahlung eingeschlossen wird. Nach Angaben der ICRP (1975) sowie nach RUBIN u. SCARANTINO über die Verteilung des roten Knochenmarkes im Schnitt über alle Altersstufen

Bestrahlungsfeld	Anteil des roten Knochenmarkes im bestrahlten Volumen (%)
Mantelfeld	ca. 30
Paraaortalfeld	ca. 12
Pelvin + femoral	ca. 35

Bei Kindern sind die Werte etwas kleiner, bei Erwachsenen wegen der stärkeren Konzentrierung des roten Knochenmarkes auf das stammnahe Skelett werden sie größer mit zunehmendem Alter.

RUBIN und SCARANTINO (1978)	
TNI	60
EF	40–50
Segment-Felder	20–25

das gesamte umgekehrte Ypsilon ergeben sich somit 45–50%. Bei Patienten ohne Splenektomie wird das umgekehrte Ypsilon meist in zwei Segmente aufgeteilt).

Bei unvorbehandelten Patienten ist die Knochenmarksdepression auch bei der totalen nodalen Bestrahlung (aufgeteilt in zwei bis drei Segmente mit etwa drei bis vier Wochen Pause zwischen den einzelnen Abschnitten) selten so stark, daß eine zusätzliche Bestrahlungspause erforderlich wird. Anfänglich sind zweimal pro Woche durchgeführte Blutbildkontrollen ausreichend, bei Leukozytenwerten unter 4000 oder Thrombozytenzahlen unter 100000 sind zwei bis dreimal pro Woche Blutbildkontrollen erforderlich, bei Leukozytenzahlen gegen 2000 oder weniger oder Thrombozytenzahlen gegen 50000 sind die Blutwerte vor jeder Radiotherapie erforderlich und bei den Leukozyten ist eine Differenzierung durchzuführen. Todesfälle durch thrombozytopenische Blutungen oder granulozytopenische Sepsisfälle sind bei unvorbehandelten Patienten ohne hämatologische Zusatzerkrankungen praktisch nicht zu befürchten. Am Ende des Mantelfeldes findet man oft einen Abfall der Leukozyten und Thrombozyten bis auf etwa die Hälfte der Ausgangswerte bei unverändertem Hb. Bei direktem Anschluß des Paraaortalfeldes ohne Pause kommt es meist nur zu einer geringen weiteren Reduktion der Blutzellzahl, während bei direktem Anschluß des gesamten umgekehrten Ypsilon (insbesondere bei vorhandener Milz) meist ein abrupter Abfall der Blutzellzahlen wiederum auf die Hälfte der Ausgangswerte, d.h. auf einen Viertel der Werte zu Beginn der Therapie erfolgt und häufige Unterbrechungen notwendig werden. Aus diesem Grund sollte vor der Bestrahlung des infradiaphragmalen Abschnittes eine Pause von etwa vier Wochen eingelegt werden, danach kann die weitere Bestrahlung bei unvorbehandelten Patienten meist ohne Unterbrechung durchgeführt werden (Abbildung 57). Bei einer totalen nodalen Bestrahlung ohne vorausgegangene Chemotherapie halten sich die Leukozytenwerte meist zwischen 2000 und 3000 und die Thrombozyten gegen 100000. Nach beendigter Radiotherapie kommt es im Laufe von etwa sechs Monaten wieder zur Normalisierung der peripheren Blutzellzahlen (zur Regeneration der Knochenmarkstätigkeit siehe Abschnitt 11, S. 316, Abb. 57, Tabelle 67).

Tabelle 67. Periphere Blutzellzahlen bei Patienten mit Morbus Hodgkin vor, während und nach total-nodaler Radiotherapie. (Nach KAPLAN 1980, S. 414)

	Mittelwert und Bereich			
	n Leukozyten mm^3 10^{-3}	Plättchen	Erythrozyten-volumen	Hb g%
Vor Behandlung	10.5 (4.6–40.0)	350[a] (184–890)	40.5 (33–50.5)	14.0
Niedrigster Wert während Behandlung	2.2 (1.0–5.0)	101[a] (15–217)	32.9 (26–43.5)	11.4
4–8 Monate nach Behandlung	6.1 (3.7–12.6)	269 (123–859)	39.6 (32–46)	13.3

[a] Status nach Splenektomie

a) Einfluß der Splenektomie

Patienten mit Splenektomie zeigten bei verschiedenen Autoren eine Tendenz zu höheren Leukozyten- und Thrombozytenzahlen im peripheren Blut während der Großfeldbestrahlung im Vergleich zu nicht splenektomierten Patienten (SALZMANN u. KAPLAN 1971; ROYSTER et al. 1974; DI BELLA; BLOM u. SLAWSON 1973). Nach anderen Berichten wurden bei splenektomierten Patienten durchschnittlich höhere Dosen Chemotherapie in etwas kürzerer Zeit im Vergleich zu nicht splenektomierten Patienten appliziert (PANETTIER et al. 1977). Ein therapeutischer Vorteil hinsichtlich Überlebensrate hat sich jedoch nicht gezeigt, so daß hieraus keine Indikation zur Splenektomie folgt (PANETTIER et al. 1977; NEWCOME et al. 1982). Nach einer neueren Untersuchung aus Stanford könnten besonders Patienten mit Splenomegalie profitieren (SCHREIBER et al. 1984) (s. Tabelle 67a). Die Abb. 55 und 56 zeigen das Verhalten der Thrombozyten und Leukozyten in der Studie von SALZMAN u. KAPLAN (1971).

Von SCHREIBER et al. (1985) wurde eine retrospektive Analyse bei 34 Patienten mit Hodgkin- und Non-Hodgkin Lymphomen durchgeführt, die wegen schlechter hämatologischer Toleranz Verzögerung der geplanten Chemotherapie eine Splenektomie erhielten: 15 Fälle mit Non-Hodgkin Lymphomen, Splenomegalie und Knochenmarkbefall zeigten nach Splenektomie eine signifikante Besserung der Plättchen- und Leukozytenzahlen sowie der Dosisrate der Chemotherapie. Patienten mit Hodgkin-Lymphomon ohne Splenomegalie oder mit einer weniger als 6 Monaten zurückliegenden Radiotherapie oder ohne Knochenmarksbefall hatten keinen signifikanten Nutzen von der Splenektomie bezüglich der Dosisrate der Chemotherapie, jedoch einen signifikanten Anstieg der Plättchenzahl.

In der Abb. 11 ist das Verhalten des Körpergewichtes und der Blutzellzahlen in der Studie von SLANINA et al. (1980) angegeben. In der Abb. 57 sind die Beobachtungen zur Blutzellzahl im Patientengut von JOHNSON et al. (1969) aufgeführt. In einer Untersuchung von JOHNSON et al. (1974) ist bei sieben von 180 Patienten, die nach Großfeldbestrahlung symptomfrei waren, eine Verschlechterung der Blutzellwerte aufgetreten: bei sechs dieser Fälle war nach einiger Zeit histologisch ein Rezidiv nachweisbar, und beim siebten wurde ein hyperplastisches Knochenmark gefunden ohne nachweisbare Hodgkin-Zellen.

b) Toleranz bei älteren Patienten

Bei älteren Patienten ohne limitierende Zweiterkrankungen und Frühstadien der HL ist eine adäquate Stadienabklärung und Radiotherapie praktikabel. Bei den fortgeschrittenen

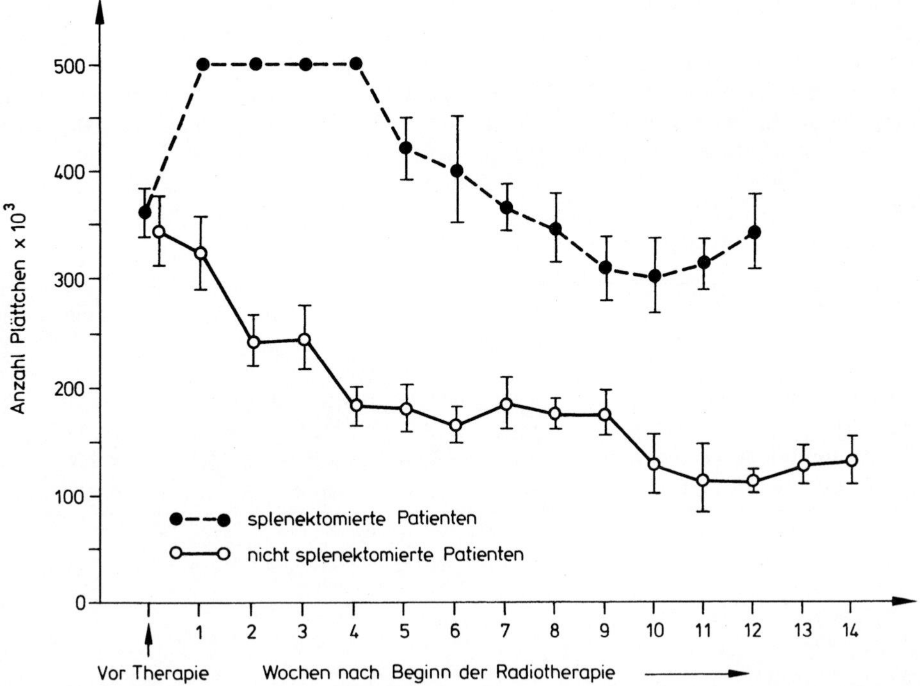

Abb. 55. Verhalten der Mittelwerte der Plättchenzahlen bei 50 Patienten ohne und 50 Patienten mit Splenektomie vor, während und nach totaler nodaler Radiotherapie wegen Morbus Hodgkin. (Nach KAPLAN 1980, Abb. 9.50, S. 415)

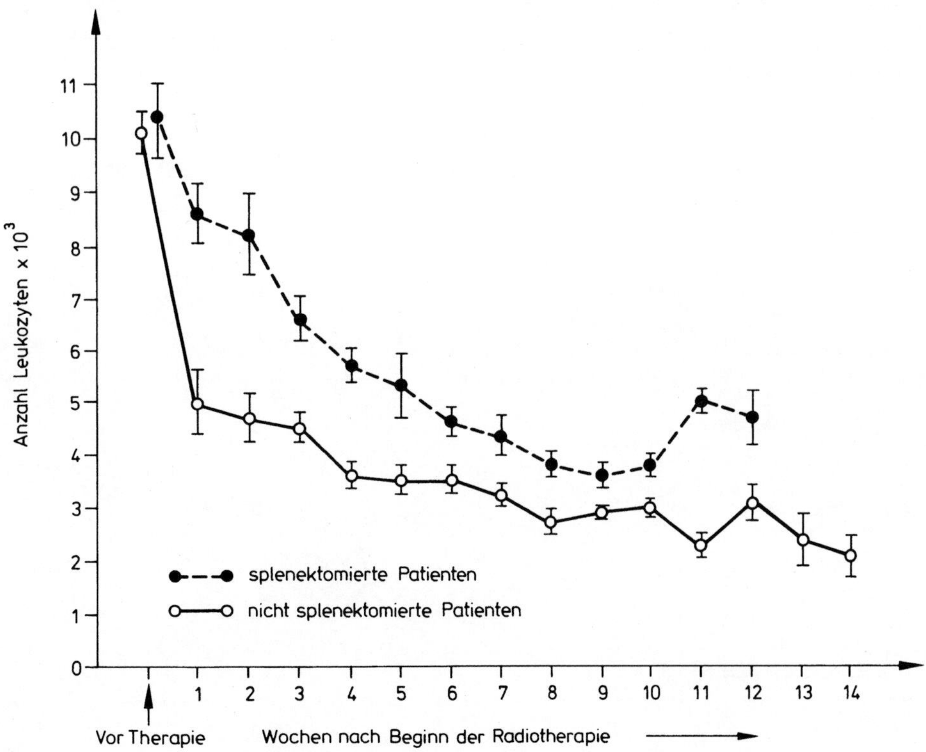

Abb. 56. Mittelwerte der Leukozytenzahlen bei 50 Patienten mit und 50 Patienten ohne Splenektomie vor, während und nach totaler nodaler Bestrahlung wegen Morbus Hodgkin. (Nach KAPLAN 1980, Abb. 9.49, S. 415)

Tabelle 67a. Verhalten der Leukozyten, Thrombozyten und Dosisrate der Chemotherapie bei Patienten mit malignen Lymphomen vor und nach Splenektomie. Daten von SCHREIBER et al. (1984, Stanford) bei 34 Patienten, die zur Verbesserung der hämatologischen Toleranz bei Chemotherapie splenektomiert wurden. Patienten mit Hodgkinscher Erkrankung hatten hiernach einen signifikanten Nutzen hinsichtlich der Thrombozytenwerte, der durchschnittlichen zeitlichen Verzögerung der Chemotherapie und der maximalen Dosisrate (= tatsächliche Dosisrate/geplante Dosisrate mal 100).

$$\text{Durchschnittliche Verzögerung} = \frac{\text{Gesamtzahl der Wochen benötigt}}{\text{Wochen geplant/Gesamtzahl Wochen}}$$

	Präsplen-ektomie	Postsplen-ektomie	p-Wert
Leukozyten (× 100/mm³)	4,3 +/− 0,04	6,2 +/− 0,6	<0,02
Plättchen (× 1000/mm³)	156 +/− 18	354 +/− 35	<0,001
Durchschnittliche Verzögerung	0,33 +/− 0,04	0,13 +/− 0,02	<0,001
% maximale Dosisrate	45 +/− 4	64 +/− 4	<0,001

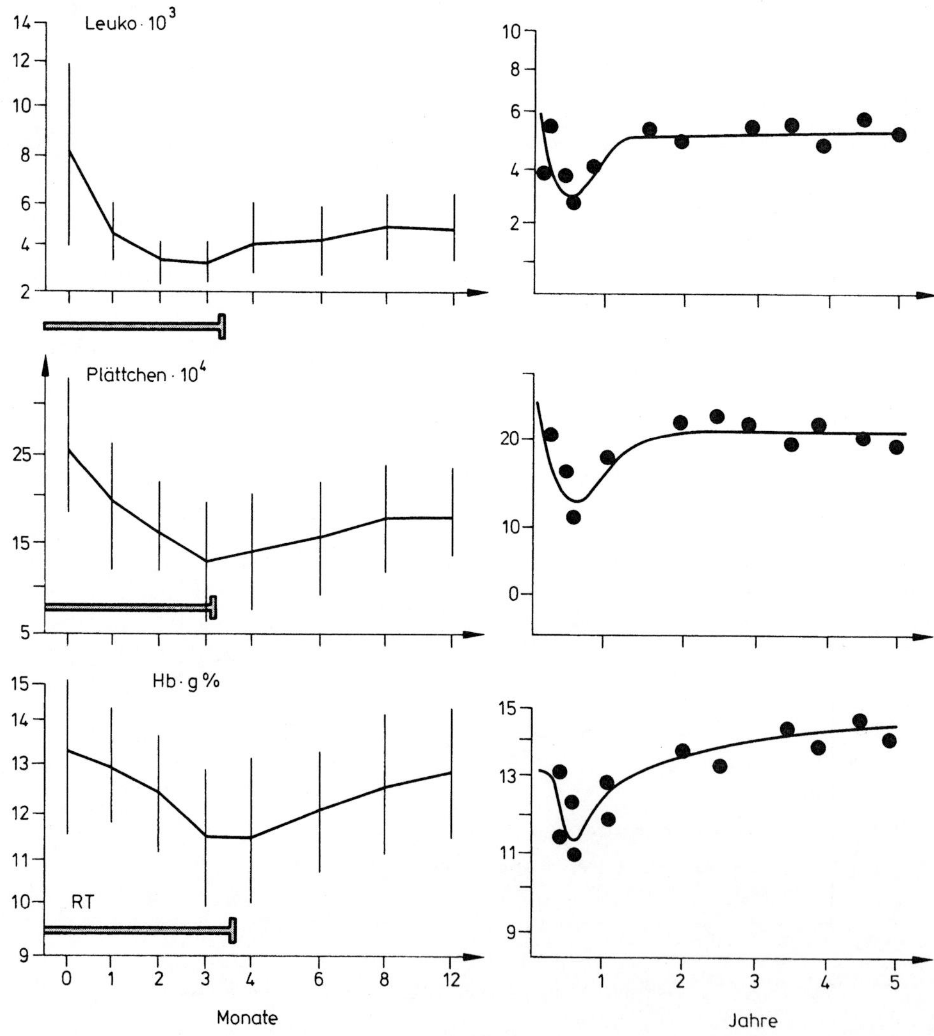

Abb. 57. Verhalten des Blutbildes während und nach totaler nodaler Radiotherapie bei Morbus Hodgkin. (Nach JOHNSON et al. 1969)

Stadien und bei Vorliegen von Zweiterkrankungen ist die Toleranz gegenüber einer aggressiven Therapie (meist unter Einschluß der Chemotherapie) im Vergleich zu jüngeren Patienten deutlich reduziert (AUSTIN-SEYMOUR et al. 1984).

2. Verträglichkeit des extendierten Mantelfeldes

Die Bestrahlung des extendierten Mantelfeldes (MARKS et al. 1974b) wird schlechter toleriert als die des Mantelfeldes mit anschließender infradiaphragmaler Bestrahlung mit einer Pause bzw. diejenige des Split course. Bei 12 von 95 Patienten mit Bestrahlung eines extendierten Mantelfeldes war eine Unterbrechung wegen hämatologischer und anderer Komplikationen nötig (Ösophagitis, Dehydratation mit Thrombophlebitis und einer tödlichen Lungenembolie) und bei über 50% trat Übelkeit und Erbrechen auf.

3. Thrombopenie bei Leberbestrahlung

Bei einer Mitbestrahlung der Leber ist die Thrombopenie eine wesentliche Nebenwirkung (SHULTZ et al. 1976). In dieser Statistik ist ein Teil der Thrombopenien allerdings auf die Mitbelastung des Knochenmarkes nach Applikation radioaktiv markierten Kolloids zurückzuführen.

4. Akute Nebenwirkungen bei kombinierter Therapie

a) Kombination von 6 Zyklen Chemotherapie und großvolumige Bestrahlung mit hoher Dosis

Nach einer Vorbehandlung mit sechs oder mehr Zyklen Chemotherapie wird eine total nodale Bestrahlung deutlich schlechter toleriert als ohne Vorbehandlung. Insbesondere die überlappende Split course Technik, bei der ein großes Knochenmarksvolumen in kurzer Zeit bestrahlt wird, führt zu erheblicher hämatologischer Toxizität. In einer Serie von KUN et al. (1976) (28 Fälle mit subtotal nodaler in zwei Abschnitten oder total nodaler Bestrahlung in drei Abschnitten mit 2,0 Gy Einzeldosis bis 40 Gy, später reduziert auf 32 Gy wegen Toxizität, nach vorausgegangener Behandlung mit sechs Zyklen MOPP) führte zu schweren Komplikationen bei 15 (54%) der Patienten mit vier (14%) toxizitätsbedingten Todesfällen (u.a. Pneumonitiden, Perikarditiden, gastrointestinale Toxizität, daneben auch starke Hautreaktionen), die Leukozyten fielen bei 21% auf Werte unter 2000 ab, die Thrombozyten bei 43% auf Werte unter 50000 und bei 29% auf Werte unter 30000 mit erheblichen Verzögerungen des Ablaufs der Therapie. Zwölf Patienten (über 40%) hatten Wochen bis Monate andauernde Reduktionen der Thrombozytenzahl auf Werte unter 50000, acht Patienten darunter auf Werte unter 30000. Wegen der prohibitiven Toxizität wurde diese Studie abgebrochen. Etwas besser verträglich war die Kombination von drei bis sechs MOPP-Zyklen und anschließender total nodaler Bestrahlung in der Studie von COLTMAN et al. (1977). Die Bestrahlung erfolgte 4–10 Wochen nach Ende der Chemotherapie; je nach Verträglichkeit der Chemotherapie bzw. des ersten Abschnittes der Radiotherapie erfolgte eine Aufteilung des Herdvolumens in 2–3 Abschnitte mit sequentieller Bestrahlung bis etwa 40 Gy mit Pausen von 6–8 Wochen zwischen den einzelnen Abschnitten. Dieses Schema erscheint besser steuerbar als die alternierende Split-Technik von seiten der Hämatologie: Bei 21 von 144 evaluierbaren Fällen konnte das Abdominalvolumen nur verzögert bestrahlt werden und bei 32 (23%) mußte die pelvine Radiotherapie vor Erreichen der geplanten Herddosis abgebrochen werden. Unter den 144 Fällen sind zehn schwere hämatologische Komplikationen und drei Todesfälle aufgetreten. Die Toleranz gegenüber der Radiotherapie wird nach der Vorbehandlung mit drei oder sechs Zyklen Chemotherapie als gleich geschildert.

Tabelle 68. Dosis Chemotherapie nach vorausgegangener Radiotherapie

Autor	Vorbehandlung	Appliziert in % der berechneten Dosis	
		Alkylans	Procarbazine
DEVITA et al. (1980)	∅	82	76
LOWENBRAUN et al. (1970)	diverse	70	64
MOORE et al. (1972)	TNI	71	48
O'CONNEL et al. (1975)	IF	68	71
HOPPE et al. (1979)	alternierend Chemotherapie – Bestrahlung	78	75
(2 Zyklen ChT-Mantel, 2 Zyklen-paraaortal, 2 Zyklen-pelvin)			
GOODMAN et al. (1977)	TNI Mantel/EF	75 je 90	75 je 90
BENDER et al. (1977)	unter 15% des Knochenmarkes bestrahlt	83	
	über 15% des Knochenmarkes bestrahlt	77	

Eine etwas bessere Verträglichkeit fand sich in einigen Studien für die Reihenfolge zunächst Bestrahlung und anschließend Chemotherapie oder für die alternierende Abfolge. Jedoch muß die Chemotherapie nach vorausgegangener großvolumiger Radiotherapie oft reduziert werden (siehe Tabelle 68), so mußte z.B. in den Studien der Stanford-Gruppe mit total nodaler Bestrahlung und anschließender Chemotherapie bei einem Teil („some patients") eine signifikante Dosis-Reduktion, besonders nach dem ersten MOPP-Zyklus und bei einem erheblichen („appreciable") Prozentsatz konnten die späteren MOPP-Zyklen nur verzögert appliziert werden (KAPLAN 1980, S. 503). Hingegen wird die Toleranz gegenüber der alternierenden Technik (zunächst etwa zwei Zyklen Chemotherapie, sodann Bestrahlung des ersten Segmentes, dann wiederum zwei Zyklen Chemotherapie, sodann Bestrahlung des zweiten Segmentes, dann wieder zwei Zyklen Chemotherapie, worauf das dritte Segment bestrahlt wird, HOPPE et al. 1979c) als gut geschildert.

Tabelle 69 zeigt einen Vergleich zwischen alleiniger Radiotherapie (EF oder TNI 44 Gy HD) mit Radiotherapie plus 6 Zyklen Chemotherapie bei PS I/II. In der Gruppe mit kombinierter Behandlung beträgt die Frequenz ernster Komplikationen etwa das dreifache derjenigen nach alleiniger Radiotherapie (bei gleichen Überlebenszahlen!).

Eine Studie der CALGB (HOOGSTRATEN et al. 1973; STUTZMAN 1970) zeigte eine größere Toxizität bei primärer Chemotherapie und anschließender total nodaler Bestrahlung als bei der umgekehrten Reihenfolge: tödliche Komplikationen sind in der Gruppe mit primärer Chemotherapie in 6 von 33 (20%) aufgetreten (fünf hämatologische Komplikationen und eine tödliche Infektion mit Varizellazoster) und nur in weniger als 50% der Fälle konnte die geplante Radiotherapie voll durchgeführt werden. In der Gruppe mit primärer Radiotherapie ist kein Todesfall durch akute Behandlungstoxizität aufgetreten. Bei der nachfolgenden Chemotherapie wurde 80% der geplanten Dosis appliziert, und 27% der Patienten erhielten weniger als 70% der geplanten Dosis (vgl. auch Abb. 58).

Die applizierten Dosen der Alkylantien in der Studie mit alternierender Chemotherapie und Bestrahlung betrug 78% der geplanten Dosis, diejenige des PCB 75% (HOPPE et al. 1979a).

Tabelle 69. Vergleich der Frequenz ernster Komplikationen nach Chemotherapie und Radiotherapie bzw. Radiotherapie allein bei Patienten mit Hodgkin-Lymphom PS I/II (Stanford, HOPPE et al. 1982)

	Radio-therapie n=109	Radio- und Chemotherapie n=121
Strahlenpneumonitis (therapiebedürftig)	0	2
Strahlenperikarditis (therapiebedürftig)	1	5
Tödliche Sepsis	0	2
Duodenalulzera	1	2
Hämolytische Anämie	1	0
Idiopathische thrombozytopenische Purpura	0	1
Aseptische Femurkopfnekrose	0	2
Herpes-Enzephalitis	0	1
Zweittumoren:		
Leukämie	0	1
Melanom	0	1
Sarkom	0	1
Uteruskarzinom	1	0
Hautlymphom (Non-Hodgkin)	1	0

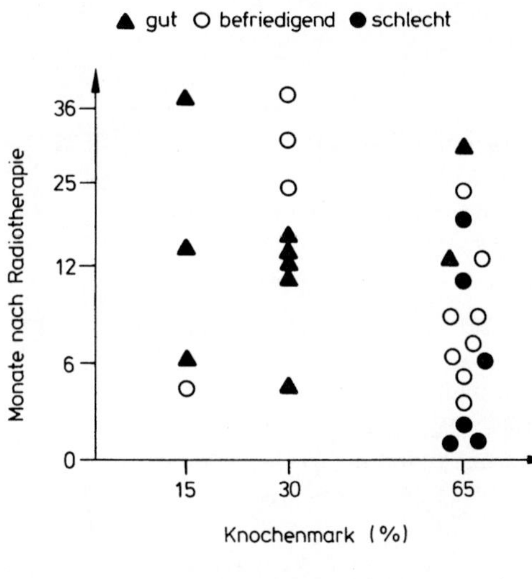

Abb. 58. Toleranz der Chemotherapie nach vorausgegangener Radiotherapie bei Morbus Hodgkin. (Nach JOHNSON et al. 1969)

Das bedeutendste Problem bei der Kombination hochdosierter großvolumiger Radiotherapie sind jedoch die Langzeitfolgen, insbesondere die Zweittumoren. Aus diesem Grund und wegen der guten Erfolge einer Rezidivtherapie nach vorausgegangener weniger eingreifender Therapie wird die Indikation für die Kombination einer Chemotherapie und hochdosierten großvolumigen Bestrahlung in der Primärbehandlung heute sehr zurückhaltend gestellt.

b) Chemotherapie und reduzierte Bestrahlung

Die Kombination einer Radiotherapie auf ein reduziertes Volumen mit üblichen Herddosen um 40 Gy (IF, Mantel, Mantel und paraaortal) mit vorausgegangener und/oder nachfolgender Chemotherapie ist hinsichtlich akuter Toleranz ebenso verträglich wie großvolumige Radiotherapie mit üblicher Herddosis allein. Auch die Chemotherapie benötigt keine Reduk-

Tabelle 70a. Vergleich der kurz/mittelfristigen Toxizität von MOPP/ABVD mit oder ohne Radiotherapie (BONADONNA 1982)

Toxische Zeichen	Frequenz (%)		Toxische Zeichen	Frequenz (%)	
	ABVD	MOPP		ABVD	MOPP
Erbrechen	+++	++	Abnorme Werte bei Spirometrie nach ChT+RT[a]		
Haarausfall	60–65	30–35	≦35 Gy	21	12
			>35 Gy	52	25
Myelosuppression			Amenorrhoe >6 Monate	5	25
Leukozyten (<1500 mm³)	25–30	35–40	Azoospermie	12–15	90–100
Thrombozyten (<50000 mm³)	15–20	35–40			
Neurotoxizität	15–20	50–60			
Hautveränderungen	18–20	–			
Kardiomyopathie	0	–			
"Lung fibrosis"	0	–			

[a] Mediastinalbestrahlung

Tabelle 70b. Toxizität der Behandlung fortgeschrittener Stadien des Morbus Hodgkin mit intensiver Chemotherapie plus niedrig dosierter "bulk"-Bestrahlung (YOUNG et al. 1982)

Toxischer Effekt	Anzahl Patienten (%)	Toxischer Effekt	Anzahl Patienten (%)
Nausea und Erbrechen	118 (100)	Pulmonal:	
Hämatologisch		Bleomycin-bezogen	6 (5)
WBC (<2000/mm³)	18 (15)	Lungenfibrose RT-bezogen	4 (3)
Thrombozyten (<50000/mm³)	7 (6)	Pneumocystis carinii	3 (3)
Erworbene sideroblastische Anämie	2 (2)	Kardiomyopathie	1 (1)
Zweitmalignome		Perikarditis	1 (1)
Akute Leukämie	3 (3)	Aseptische Knochennekrose	2 (2)
Lungenkarzinom	1 (1)	Guillain-Barré-Syndrom	1 (1)
		Herpes zostler (lokal)	7 (6)
		Zerebrovaskulärer Insult	2 (2)
		Raynauds Phänomen	2 (2)
		Schwere Neuropathie	2 (2)
		Graft v/s host-Reaktion	2 (2)

tion der Dosierung (NISSEN u. NORDENTOFT 1980; HAGEMEISTER et al. 1982; KAPLAN 1980: für Mantel plus 6 MOPP, IF plus 6 MOPP, übliche Herddosis; ANDRIEU et al. 1979: EF plus 6 MOPP; BLOOMFIELD et al. 1982: IF plus 6 bis 8 Zyklen CVPP). Bei kleinen IF-Volumina kann je nach Lokalisation auch simultan mit der Chemotherapie bestrahlt werden. Bei einer Reduktion der Herddosis (um 20 Gy) ist nach den Untersuchungen von PROSNITZ et al. (1982), JENKINS et al. (1982), STRAUSS et al. (1982, 1984) auch die Bestrahlung größerer Volumina gut tolerabel (inklusive Bestrahlung parenchymatöser Organe wie z.B. Leber mit 10 × 1,5 Gy, oder Lungen mit 10 × 1,5 Gy bei PROSNITZ et al. 1982) (Tabelle 70b, c).

Tabelle 70c. Toxizität der Kombination intensiver Chemotherapie plus niedrig dosierte IF-Bestrahlung bei fortgeschrittenem Morbus Hodgkin (kurz/mittelfristige Toxizität) (STRAUSS et al. 1984; PROSNITZ et al. 1982)

STRAUSS et al. (1984) (s. Tabelle 50)	ABVD/MOPP/ ABV/Radiotherapie[a] (total = 34) Patienten (%)	MOPP/ABVD/ Radiotherapie[b] (total = 37) Patienten (%)
Hämatologisch		
WBC < $2000/mm^2$	19 (56)	11 (30)
Thrombozyten < $80000/mm^3$	20 (59)	5 (14)
Persistierende Panzytopenie	2 (6)	1 (3)
Sepsis	2 (6)	1 (3)
Hämorrhagie	2 (6)	1 (3)
Neurologisch		
Parästhesien	6 (18)	8 (22)
Kieferschmerzen	1 (3)	1 (3)
Myalgien	2 (6)	2 (6)
Orthostatische Hypotonie	2 (6)	0
Obstipation	7 (21)	6 (16)
Haarausfall	5 (15)	3 (8)
Orale Mukositis	4 (12)	3 (8)
Zweittumoren	0	1[c] (3)
Schwere Übelkeit und Erbrechen	9 (26)	37 (100)

PROSNITZ et al. (1982) (n = 155) "addition of radiotherapy did nod cause significant short term problems" — MOPP oder MVPP + niedrig dosierte Radiotherapie aller befallenen Regionen (außer Knochenmark)

Auch mediastinale Radiotherapie tolerabel:

Strahlenpneumonitis	5/30 mit Lungenbestrahlung (alle folgenlos abgeheilt)
Strahlenhepatitis	1/10 (mit Leberbestrahlung; abgeheilt)

Todesfälle durch Chemotherapie: Während Induktion 2;
akute Leukämie 2; Non-Hodgkin Lymphom 2; Schilddrüsenkarzinom 1; avaskuläre Knochennekrose 9.

[a] ca. 20 Gy Mantel (II), TNI (III) mit 30 Gy im "bulk"-Bereich
[b] 20 Gy im "bulk"-Bereich
[c] Diffuse histiocytic Lymphoma

Von GOMEZ et al. (1984) wurde eine simultane Bestrahlung der befallenen Regionen (inkl. Leber und Lunge, ohne Knochenmark) mit Chemotherapie in reduzierter Dosis durchgeführt: die Behandlung begann mit Bestrahlung (5 × 2,0 Gy/Woche bis 20 Gy plus BCNU 40 mg/m^2, PCB 50 mg/m^2 und üblichen Dosen Vincristin und Prednison. Nach Abschluß der Radiotherapie Steigerung der BCNU und PCB-Dosis auf das doppelte, d.h. die übliche Dosierung. Dies wurde aber bei etwa einem Drittel der Patienten aus „Versehen" vergessen). Zum Teil waren die Patienten mit Radiotherapie und/oder Chemotherapie vorbehandelt. Unter 66 Zyklen kombinierter Behandlung mit Chemotherapie und Radiotherapie wurden

Tabelle 70d. Todesursache in zwei Studien der SWOG zur Therapie der HL im Stadium III/IV (TRAUT et al. 1979; COLTMAN et al. 1982)

Stadium	Therapie (Zeitraum)	Anzahl Fälle	Verstorben	Todesursachen
TRAUT, III/IV	MOPP/MOPP-Bleomycin (1971/1974)	223	78 (35%)	Alle
			60 (77%)	Am Tumor
			18 (23%)	Tumorfrei
				Zweittumoren: 10
				Infektionen: 6
				Herzinfarkt: 1
				Apoplexie: 1
COLTMAN, IIB, IIIA und IIIB	2–6 × MOPP + TNI (1971/1978)	143	15 interkurrent verstorben	
			7 Leukämie[a]	
			2 Panzytopenie	
			2 Sepsis	
			1 Herpes zoster	
			1 Brustkrebs	
			1 Ileus	
			1 Tuberkulose	

[a] 4/72 mit 3mal MOPP, 3/62 mit 4mal MOPP

nur zwei Episoden lebensbedrohender hämatologischer Toxizität beobachtet. Eine Reduktion der Chemotherapie in dieser Phase war nur bei 16% erforderlich. Sechs der 12 Patienten mit Lungenbestrahlung zeigten klinisch eine Pneumonitis, an der zwei verstarben (bei beiden Bestrahlung beider Lungen). (Bei drei dieser 6 Patienten war bereits früher eine Mediastinalbestrahlung vorausgegangen). Bei 13 Patienten wurde die Leber mitbestrahlt. Bei zwei dieser Patienten kam es zum Exitus im Leberversagen, das jedoch auf den ausgedehnten Tumorbefall der Leber zurückgeführt wurde (keine Autopsie). Abgesehen von der pulmonalen Bestrahlung wird diese Kombinationsbehandlung von den Autoren als gut tolerabel beurteilt. Einzeldosis und Gesamtdosis einer Lungenbestrahlung müßten deutlich reduziert werden, insbesondere bei Patienten mit vorausgegangener Mediastinalbestrahlung.

5. Verträglichkeit der niedrig dosierten fraktionierten Ganzkörperbestrahlung

Subjektiv kommt es gelegentlich zu einer gering verstärkten Ermüdbarkeit, ansonsten sind keine subjektiven Symptome zu verzeichnen (JOHNSON et al. 1970, 1972; CHAFFEY et al. 1976, 1977; THAR u. MILLION 1978; QUASIM 1977). Die wesentliche Nebenwirkung ist die Blutzelldepression, wobei die Thrombozyten am stärksten betroffen sind. Der Thrombozytenabfall beginnt etwa ab Ende der ersten Woche und erfolgt bis etwa zwei Wochen nach Ende der Bestrahlung mit Erholung im Verlaufe von etwa vier Wochen. Bei vorbehandelten Patienten verhält sich das Blutbild ähnlich wie bei nicht vorbehandelten. Die hämatologisch bedingte Hospitalisationsrate liegt bei etwa 10%, und in 30–40% ist eine Unterbrechung bzw. Dosisreduktion aus hämatologischen Gründen erforderlich. 5–10% der Patienten zeigen einen Thrombozytenabfall auf Werte unter 30000. Die Leukopenie ist meistens nur mäßig und selten dosislimitierend. Die Anämie ist ebenfalls nur gering und praktisch nie limitierender Faktor.

Bei Wiederholung der Ganzkörperbestrahlung ist die hämatologische Toxizität wesentlich ausgeprägter und in einem Teil der Fälle muß mit permanenter Blutzelldepression gerechnet werden.

XII. Subakute und chronische Morbidität der Therapie

1. Allgemeiner Gesundheitszustand

Slanina et al. (1977) haben eine ausführliche Studie über die Langzeit-Nebenwirkungen der Radiotherapie bei der HL durchgeführt. Nach dieser Untersuchung ist der Allgemeinzustand in etwas über 20% reduziert (Tabelle 71).

Auch die allgemeine Leistungsfähigkeit, die Infektanfälligkeit und die Spontanaktivität zeigen häufig Störungen. Diese Veränderungen werden z.T. auch als Folge der psychischen Einstellung des Patienten zu seiner Erkrankung erklärt. Was den Anteil der durch Therapie bedingte Organschäden verursachter Störungen des Allgemeinzustandes betrifft, dürfte dieser aufgrund der in den siebziger Jahren erfolgten Modifikationen der Bestrahlungstechnik geringer sein. So wird z.B. für Patienten mit einem Stadium I bis III A, die im Jahre 1973 bis 1974 allein eine Radiotherapie hatten und im Rahmen der Patterns of Care Study nachuntersucht wurden, in 92% eine drei Jahre symptomfreie Überlebensrate ohne größere Komplikationen („no major complications", Hanks et al. 1982) angegeben, für die Frequenz dieser Komplikationen in Gesamtkollektiv der nur bestrahlten Patienten wird $6 \pm 4\%$ angegeben (Hanks et al. 1983).

2. Pulmonale Strahlenreaktionen

Die Lungen zeigen bereits bei Dosen, die noch unter der tumoriziden Dosis beim Morbus Hodgkin liegen Spätveränderungen im Sinne einer Fibrose, deren klinische Relevanz sich aus dem Anteil der bestrahlten funktionsfähigen Lunge ergibt. Bei fehlender oder geringer Mediastinalverbreiterung besteht praktisch kein Risiko einer symptomatischen Lungenreaktion nach üblicher Mantelfeldbestrahlung. Am höchsten ist das Risiko symptomatischer Lungenreaktionen bei stark verbreitertem Mediastinum (Mediastinalschatten gleich oder breiter als der halbe Thoraxdurchmesser auf Höhe Diskus Th5/Th6). In dieser Situation läßt sich durch eine Split course Radiotherapie bzw. durch präradiotherapeutische Chemotherapie zur Verkleinerung der mediastinalen Masse eine Erhöhung der Toleranz bewirken.

a) Frequenz symptomatischer pulmonaler Strahlenreaktionen

In den Tabellen 72 und 73 ist die Frequenz symptomatischer pulmonaler Strahlenreaktionen nach Mantelfeld bzw. Mediastinalbestrahlung angeführt, in Tabelle 74 ist eine Übersicht der Symptome, die die Patienten der Stanford University mit symptomatischer pulmonaler Strahlenreaktion zeigten. Bei Bestrahlung eines üblichen Mantelfeldes ohne Vorliegen eines stark verbreiterten Mediastinums und Anwendung von Einzeldosen von 1,5–2,0 Gy fünfmal die Woche und Gesamtdosen von 35–40 Gy kommt es nur selten zu einer symptomatischen

Tabelle 71. Erhebung über den allgemeinen Gesundheitszustand bei symptomfreien Patienten nach Radiotherapie wegen HL. Untersuchung von Slanina et al. (1977)

Allgemeiner Zustand	Relative Häufigkeit (%)		
	Gruppe mit TN (n = 52)	Gruppe mit EF (n = 13)	Alle (n = 132)
Reduzierter Allgemeinzustand	17	8	23
Reduziertes Leistungsvermögen	29	15	28
Spontane Reduktion der üblichen Aktivität	48	31	45
Erhöhte Infektanfälligkeit	15	15	15

Tabelle 72. Frequenz symptomatischer pulmonaler Strahlenreaktionen (SPSR) nach Mantelfeldbestrahlung bei Morbus Hodgkin. ED = Einzeldosis am „Herd“, falls keine weiteren Angaben: gleichmäßig bewichtete ap-pa-Felder mit Bestrahlung beider Felder bei jeder Sitzung

Autor	Bestrahlungstechnik	Frequenz von SPSR
Stanford (KAPLAN 1980, S. 425/27; CARMEL u. KAPLAN 1976; HOPPE et al. 1982)	1964/1969: 2.6–2.7 Gy/4 × Wo. bis 44 Gy, nur 1 Feld/Sitzung ohne Mitbestrahlung der Lunge	16/248 6% (1 tödlich)
	Lunge durch Weglassen des Blockes ca. 16.5 Gy in ca. 8 Tagen	23/69 33% (4 tödlich)
	1968/1978 Untergruppe PS I/II 2.2 Gy ED/4 × Wo., alternierende Felder ap-pa, dünner Lungenblock falls Mitbestrahlung der Lunge (ca. 0.75 Gy/Sitzung bis ca. 15.0 Gy[a]	0/109
	Gesamtgruppe mit Mantelfeld ab 1970	3,7%/2,2% mit bzw. ohne Mitbelastung der Lunge (keine schwerwiegende SPSR)
POUSSIN-ROSILLO et al. (1978)	2.5 GY ED/5 × WO. BIS 20 GY, DANN 2 Wo. Split, dann 2.0 Gy ED/5 × Wo. bis 38–40 Gy	0/101
	dito ohne Split	2/16 (1 tödlich; bei beiden Lungenbestrahlung 15 Gy in 5–8 d)
HELLMAN et al. (1978)	1.5–2.0 Gy ED 5 × Wo., 40 Gy	4/209 ca. 2% (1 tödlich, 2 permanente Symptomatik)
LESLIE et al. (1983)	Aufdatierung der Fälle von HELLMAN et al. (1978) n = 307	3,1%
NISSEN et al. (1980)	1.75 Gy ED, 5 × Wo., 37 Gy PS I/II	keine erwähnt (117 Fälle)
JOHNSON et al. (1976)	2.0 Gy ED, 4–5 × Wo., 40 Gy, kein Split	11/82 24%
	mit Split nach 20 Gy[b]	2/54 4%
SAXE u. MANDEL (1978)	40–44 Gy Herddosis in 4,5–7 Wo.	0/78
LEE et al. (1982)	19 mit Lungenbestrahlung (dünner Lungenblock)	1
TIMOTHY et al. (1978)	1.75 Gy ED, 5 × Wo., alternierende Felder, 35 Gy	1/87 1,2%
WIERNIK et al. (1979)	40 Gy/4 Wo., Split mit Feldreduktion bei breitem Mediastinum, z.T. zusätzlich MOPP	0/78
BOTNIK et al. (1977)	Kinder 1.5–2.0 Gy ED, 36–40 Gy	2/50 4%
MARKS et al. (1974)	1.5–2.0 Gy ED, 40–50 Gy	5/95 5% ("severe")

[a] Sowie Split-course mit sukzessiver Feldreduktion bei stark verbreitetem Mediastinum
[b] evtl. auch Reduktion der mediastinalen Feldbreite nach dem Split

Tabelle 73. Symptomatische pulmonale Strahlenreaktionen nach Mantelfeldbestrahlung plus Chemotherapie bei Morbus Hodgkin

Autor	Fälle	Therapie	Frequenz von SPSR
FULLER et al. (1980)	100	2mal MOPP-RT	1 (verstorben an Myokard-infarkt)
HOPPE et al. (1982)	121	PS I/II 6mal MOPP-RT	2 behandlungsbedürftige SPSR
	109	PS I/II nur RT	0
ANDRIEU et al. (1979/1980)	32	3mal MOPP-RT	keine erwähnt
	81	6mal MOPP-RT	keine erwähnt
	95	3mal MOPP-RT, mit Mediastinal-befall	keine erwähnt
NISSEN et al. (1980)	120	6mal MOPP Mantel	keine erwähnt
	117	nur TNI	keine erwähnt
BONNADONNA et al. (1977)	29	6mal MOPP-RT, bei 2 Fällen mit Lungenbestrahlung	keine erwähnt
	27	6mal ABVD-RT, bei 2 Fällen mit Lungenbestrahlung	1 tödliche (hatte Lungen-bestrahlung mit 20 Gy)
WIERNIK et al. (1979)	33	6mal MOPP-RT	0
KUN et al. (1976)	28	6mal MOPP-RT	5 (1 tödlich)
COLTMAN et al. (1977)	144	3–6mal MOPP-RT	keine erwähnt
YOUNG et al. (1982)	91	4mal MOPP/ABVD-20 Gy auf bulk-4mal MOPP/ABVD. n mit Mediastinalbestrahlung? Bleomycineffekt?	4 3% "pulmonary fibrosis related toxic effects, non fatal"
PROSNITZ et al. (1982)	155	15–25 Gy wenige bis 30 Gy auf befallene nodale Regionen, 10 × 1.5 Gy auf parenchymatöse Organe bei Befall nach ChT (6 MOPP oder MVPP oder MOPP/ABVD). 30 Fälle mit Lungenbestrahlung	5 (all recovered fully after brief course of cortico-steroids)

pulmonalen Reaktion, die spontan mit oder ohne Kortison abheilt. Als Rest verbleibt lediglich eine paramediastinale schmale Fibrose ohne funktionelle Beeinträchtigung. Bei stärkerer Mediastinalverbreiterung wird das Risiko einer symptomatischen pulmonalen Reaktion, insbesondere bei einer Mitbelastung der ganzen Lunge mit hohen Einzeldosen durch Weglassen des Blockes bis auf eine Dosis von etwa 15 Gy (CARMEL u. KAPLAN 1976) bedeutend: in dieser Patientengruppe ist es in 33% zu einer symptomatischen Reaktion gekommen, die in vier Fällen (etwa 7% der so bestrahlten Patienten) tödlich war. In der ab 1970 bestrahlten Patientengruppe ist es nur in 3,7% bzw. 2,2% (mit bzw. ohne Mitbestrahlung der Lunge durch dünnen Lungenblock) zu einer symptomatischen Reaktion gekommen, die aber in keinem Fall schwerwiegend war. Eine Reihe anderer Autoren hat keine symptomatischen pulmonalen Strahlenreaktionen beobachtet oder erwähnt sie gar nicht (Tabelle 72).

b) Abhängigkeit von Ausmaß des intrathorakalen Befalls, Split-Course mit Feldverkleinerung

Bei nur wenig verbreitertem Mediastinum ist das Risiko einer pulmonalen Strahlenreaktion bei üblichen Herddosen und Einzeldosen um 1,5–2,0 Gy kein limitierender Faktor. Bei stark verbreitertem Mediastinum, insbesondere bei einem Verhältnis Mediastinalbreite

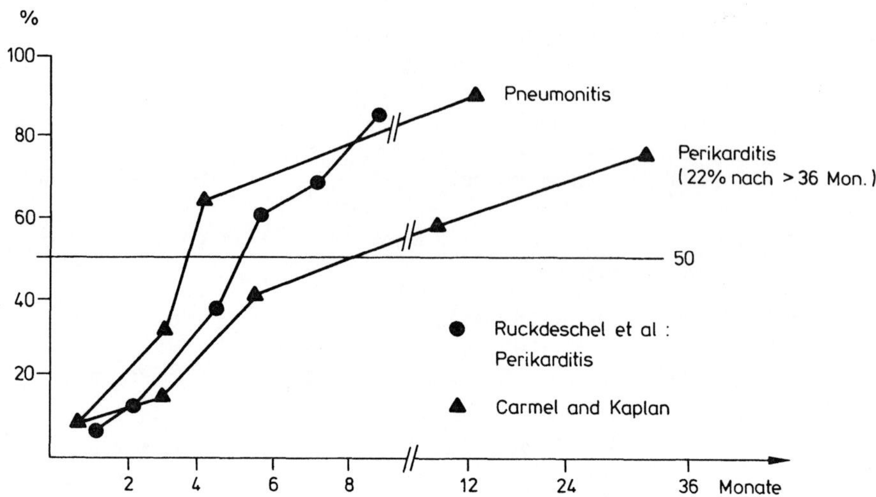

Abb. 59. Zeitliches Auftreten der pulmonalen und perikardialen Strahlenreaktion nach CARMEL u. KAPLAN (1976) sowie RUCKDESCHEL et al. (1975)

zu Thoraxbreite über 0,3 hingegen liegt ein nennenswertes Risiko pulmonaler Reaktionen auch mit Spätveränderungen vor, das nur durch die Anwendung einer Split-course Technik mit fortschreitender Feldverkleinerung in akzeptable Bereiche gesenkt werden kann, falls eine reine Radiotherapie als Behandlung angewendet wird. Wie weiter unten noch ausgeführt, ist bei einem Verhältnis Mediastinalbreite zu Thoraxbreite über 0,5 eine kombinierte Behandlung mit primärer Chemotherapie u.a. auch aus Gründen der Lungentoleranz vorzuziehen. Dies gilt auch für eine mittlere Gruppe mit Verhältnis Mediastinalbreite zu Thoraxbreite von 0,3–0,5, falls nach dem ersten Zyklus der Radiotherapie (ca. 15–20 Gy mit anschließend 14tägigem Split) kein nennenswerter Rückgang der Mediastinalbreite erfolgt. Bei Anwendung niedriger Einzeldosen wird auch die Mitbestrahlung der gesamten Lungen bis zu einer Gesamtdosis von ca. 16 Gy gut toleriert (CARMEL u. KAPLAN 1976).

c) Kombinierte Therapie

Die niedrig dosierte Lungenradiotherapie wird auch im Rahmen kombinierter Behandlungskonzepte gut toleriert (s. Tabelle 73). Lediglich bei BONADONNA (1977) ist ein Todesfall nach Lungenradiotherapie nach vorausgegangener Applikation einer u.a. auch Bleomycin und Adriamycin enthaltenden Chemotherapie beschrieben. Die mediastinale Radiotherapie nach einer vorausgegangenen Behandlung mit MOPP ist bei den meisten Autoren gut toleriert worden (Tabelle 73, vgl. Tabelle 75).

d) Klinik und zeitlicher Ablauf

In der Abb. 59 ist der zeitliche Ablauf der symptomatischen pulmonalen Strahlenreaktion im Patientengut der Stanford University aufgeführt. Etwa 20% dieser Fälle hatten nur leichte Symptome und klinische Zeichen meist mit spontaner Resolution im Verlauf von vier bis sechs Monaten ohne spezielle Behandlung (unproduktiver Husten, niedriges Fieber, sehr variable Dyspnoe). Radiologisch bestehen perihiläre und paramediastinale unscharfe streifige Verdichtungen gemäß den Strahlenfeldern. In weniger als 5% handelte es sich um schwerere Pneumonitiden mit diffusen Infiltrationen.

Der zeitliche Verlauf der radiologisch sichtbaren Veränderungen in den Lungen wurde von SLANINA et al. (1982) untersucht: Die Zeichen einer beginnenden Reaktion finden sich im Mittel 12 Wochen nach Beginn der Radiotherapie, Schrumpfungszeichen im Mittel nach

Tabelle 74. Symptome bei radiogener pulmonaler Reaktion nach Mantelfeld-Bestrahlung im Patientengut von Stanford (KAPLAN 1980, Tabelle 9.9, S. 423) n = 75

Symptome	Häufigkeit (%)
Kurzatmigkeit, Anstrengungsdyspnoe	76
Husten	67
Pleuritis	8
Zyanose	0
Fieber	ca. 1
Hämoptoe	ca. 1
Pleurareihen	ca. 1
Vermindertes Atemgeräusch	ca. 3
Rasselgeräusche	ca. 3
Röntgenologische Pneumonitiszeichen	ca. 90

Tabelle 75. Studie von WATCHIE et al. (1983) über chronische pulmonale Veränderungen nach Mediastinalbestrahlung bei Morbus Hodgkin

<table>
<tr><th rowspan="4">Parameter</th><th colspan="2">Patienten mit massivem intrathorakalem Befall</th><th colspan="2">Kein intrathorakaler Befall</th></tr>
<tr><th rowspan="3">Radiotherapie (a)
n = 20</th><th rowspan="3">Radiotherapie + Chemotherapie (b)
n = 20</th><th>prophylaktische (c)</th><th>keine (d)</th></tr>
<tr><th colspan="2">mediastinale Bestrahlung</th></tr>
<tr><th>n = 10</th><th>n = 7</th></tr>
<tr><td>Lungenfunktion in Ruhe</td><td colspan="2">bei über 50% erhöhtes Residualvolumen</td><td>normal</td><td>normal</td></tr>
<tr><td>Unter Belastung:</td><td></td><td></td><td></td><td></td></tr>
<tr><td>Maximale O_2-Aufnahme</td><td colspan="2">b signifikant geringer als a</td><td colspan="2">c signifikant besser als b</td></tr>
<tr><td>Reduzierte Belastungstoleranz (mehr als 20% unter dem Erwartungswert)</td><td>in 20%</td><td>in 35%</td><td>in 10%</td><td>0</td></tr>
<tr><td>Minimale Symptome</td><td>40%</td><td>65%</td><td>40%</td><td>1/7</td></tr>
<tr><td colspan="5">(Patienten mit Lungenbestrahlung durch „dünnen“ Lungenblock hatten signifikant stärkere Reduktion der Belastungstoleranz als Patienten mit „dickem“ Lungenblock)</td></tr>
</table>

20 Wochen. 5–9 Monate, im Mittel 34 Wochen nach Beginn der Radiotherapie ist die pulmonale Reaktion abgeschlossen mit stationärer-paramediastinaler Fibrose sowie Spitzenschwielen, evtl. auch narbigen Veränderungen im Bereich der lateralen Thoraxwand.

e) Einfluß von Prednison während der Chemotherapie

Eine spezielle Form der pulmonalen Reaktion wurde von CASTELLINO et al. (1974) als Aktivierung einer latenten pulmonalen Strahlenreaktion auf das Absetzen von Steroiden gedeutet: sieben Patienten, bei denen früher die Lunge mitbestrahlt worden war, zeigten nach erfolgter Behandlung mit MOPP pulmonale Reaktionen, die im Zusammenhang mit dem Absetzen der Steroide aufgetreten waren (z.T. nach mehrjährigem Intervall zwischen Radiotherapie und Chemotherapie). Die Autoren lassen deshalb nach vorausgehender Lungenbestrahlung bzw. auch Mediastinalbestrahlung das Prednison aus der Chemotherapie weg. Nach anderen Autoren (zum Beispiel die Untersuchungen des BNLI (1975)) ergibt sich jedoch eine verminderte Effizienz der Chemotherapie bei Weglassen des Prednisons im Gegensatz zu einer Untersuchung aus Stanford (JACOBS et al. 1976). Falls die von CASTELLINO et al. 1974 beschriebene Reaktion auftritt, ist das Kortison wieder einzusetzen und langsam auszuschleichen.

f) Lungenfunktion nach Mediastinalbestrahlung

Tabelle 75 zeigt Ergebnisse einer Langzeituntersuchung nach Mediastinalbestrahlung mit oder ohne zusätzliche Chemotherapie (WATCHIE et al. 1983): während bei Patienten mit prophylaktischer Mediastinalbestrahlung keine nennenswerte Langzeitmorbidität gefunden wurde, fand sich bei Patienten mit Bestrahlung eines massiven intrathorakalen Befalls – insbesondere bei zusätzlicher Chemotherapie – häufig eine nennenswerte Reduktion der pulmonalen Leistung.

3. Reaktionen im Bereich des Herzens

Nachdem in früheren Jahren das Herz als relativ strahlenresistent angesehen wurde, sind in den letzten 10 Jahren häufigere Beobachtungen über Spätreaktionen im Bereich des Herzens nach mediastinaler Radiotherapie mitgeteilt worden. Im Vordergrund steht hierbei die Perkarditis, seltener wurden Myokard- und Endokardfibrosen sowie Veränderungen der Koronararterien in Zusammenhang mit der Radiotherapie gebracht (STEWART u. FAJARDO 1971a). Nimmt man als Kriterium der Diagnose subjektive Symptome und/oder physikalische Zeichen u.a. im Thorax-Röntgenbild oder im EKG, so liegt die Häufigkeit der mitgeteilten Frequenzen vornehmlich einer Perikarditis zwischen null und über 30% (s. Tabellen 76–78).

a) Einfluß der Bestrahlungstechnik und Dosis auf die Frequenz kardialer Reaktionen

Ein mit Werten bis über 30% sehr hohes Risiko kardialer Nebenwirkungen der Mediastinalbestrahlung findet sich nur nach Techniken, die im Bereich großer Herzanteile wesentlich höhere Einzel- sowie Gesamtdosen deponieren als für die Behandlung der HL erforderlich sind (Tabellen 76–77a): bei der älteren Technik der Stanford University (KAPLAN 1980, S. 426, CARMEL und KAPLAN 1976) wurden über dorsoventrale, gleichmäßig bewichtete aber alternierend applizierte Felder 2,2–2,5 Gy pro Sitzung im Referenzpunkt (Mitte des Durchmessers im Zentralstrahl) (6 MV Bremsstrahlen) und eine Gesamtdosis um 44 Gy appliziert, wobei in einem Teil der Fälle (siehe unteren Teile der Tabelle 76) (fast) das gesamte Herzvolumen mitbestrahlt wurde. Die höchste Frequenz kardialer Reaktionen wurde von Gruppen berichtet, die eine sehr ungünstige Technik mit starker Gewichtung der anterioren Felder angewandt hatten, die zu starker Überhöhung der Einzel- und Gesamtdosen im Bereich der anterioren Herzanteile führt (Tabelle 77, GOTTDIENER et al. 1983, BROSIUS et al. 1981, BYHARDT et al. 1975, RUCKDESCHEL et al. 1975, APPLEFIELD et al. 1981, APPLEFIELD und WIERNIK 1983). Die Dosen im Herzbereich sind in der Tabelle 77 angeführt. Hinzu kommt, daß auch bei diesen Gruppen mit 60–70% ein (meist unnötig) großer Anteil des Herzvolumens mitbestrahlt wurde. In den Abbildungen 60 und 61 ist die Dosisabhängigkeit der Perikardreaktion nach den Untersuchungen der Stanford Universität wiedergegeben.

Nach Modifikation der Technik (Subkarinablock ab 30–35 Gy, leichter Reduktion der Einzeldosen: 2,2 anstatt 2,5 Gy, aber weiterer Anwendung alternierender dorsoventraler gleich bewichteter Felder) sind in Stanford nur noch zwei Fälle radiogener Perikardiopathie aufgetreten (symptomatische Vergrößerung des Herzschattens im Röntgenbild). In Tabelle 78 sind Angaben zur Frequenz kardialer Nebenwirkungen bei Mediastinalbestrahlung wegen HL mit modernen Techniken (dv-Felder mit gleicher Bewichtung und täglicher Applikation beider Felder sowie Einzeldosen von 1,5–2,0 Gy und Gesamtdosen von 35–40 Gy) aufge-

Tabelle 76. Radiogene Perikardreaktion nach Mantelfeldbestrahlung. Patientengruppe aus Stanford (KAPLAN 1980, S. 427/430; KAPLAN u. STEWART 1973; CARMEL u. KAPLAN 1976; STEWART u. FAJARDO 1971)

Technik: bis 1970 40–44 Gy in 16–17 Fraktionen ap/pa gleich bewichtet, 1 Feld pro Sitzung 4mal/Woche; ab 1970 Übergang auf 20–21 Fraktionen 5mal Woche und Einführung eines Subkarinablockes nach etwa 20 Gy (keine Lungenkorrektur) (6 MV Röntgenstrahlen)

KAPLAN u. STEWART (1973) (ohne Fälle mit Rezidivbestrahlung):

Diagnostik: Verbreiterung der Herzsilhouette im Röntgenbild
Fallzahl: 592 Perikarditisfrequenz: 5,4%

[10 ohne klinische Symptome, alle normalisiert; 9 mit leichter bis mittelschwerer Symptomatik, reversibel; 7 schwerwiegende Symptomatik; 4 chronisch konstriktive Perikarditis und operiert; 1 fatal (0,3%)]

CARMEL u. KAPLAN (1976):

Diagnostik: Herzschatten im Röntgenbild, Auskultation, z.T. Echokardiographie und Herzkatheter
Fallzahl: 377 Perikardiopathie: 49 (13%)

(31 keine Behandlung; 16 medikamentöse Behandlung; 8 Perikardektomie; 5 verstorben)

Risiko in Untergruppe ohne Bestrahlung des gesamten Herzens: 7%

Risiko in Untergruppe mit Subkarinablock: 2/79 = 2,5%

Risiko in Abhängigkeit von der Dosis, mit der das gesamte Herzvolumen belastet wurde:

	Unter 6.0 Gy (198)	6.0–30.0 Gy (165)	Über 30.0 Gy (14)
	7%	17%	50%
Behandlungsbedürftig:	1,5%	7%	36%

Pankarditis-Risiko: Erstbestrahlung: 1/318
Rezidivbestrahlung mit 50 Gy und mehr: 4/21

Tabelle 77. Radiogene Perikardreaktionen im Patientengut des Baltimore Cancer Research Center (RUCKDESCHEL et al. 1975; BYHARDT et al. 1975; GOTTDIENER et al. 1983; APPLEFIELD u. WIERNIK 1983)

Technik:

30–35 Gy Herddosis durch anteriores Kobaltfeld; 4–10 Gy durch dorsales Feld. 60–70% des Herzens im RT-Volumen

Perikard anterior	53.15 Gy (ca. 102 TDF)[a]
Mittelebene Herz	47.27 Gy (ca. 81 TDF)
Mitte Mediastinum	40.00 Gy (ca. 65 TDF) (ED 2.0–2.5 Gy)

Perikarditisfrequenz: 30,9%

44 der so bestrahlten (vor 1977) Fälle wurden im Mittel 97 Monate später noch einmal kardial untersucht, dabei fand sich

Konstriktive Perikarditis	11 (23%)
Okkulte konstriktive Perikarditis	13 (27%)
Abnorme hämodynamische Tests	14 (29%)
Koronare Herzkrankheit	6 (12%)
Verminderung der Funktion des linken Ventrikels	2 (4%)

Bemerkung:

Die angewandte Radiotherapietechnik bewirkt im Bereich der anterior gelegenen Perikard-(und Myokard-) Anteile eine Dosis, die die für den Morbus Hodgkin tumorizide Dosis erheblich übersteigt.

Das bestrahlte Herzvolumen ist groß: mit 60–70%. Falls kein infrakarinaler Bulk oder Perikardbefall vorliegt: Einschluß von ca. 25% des Herzvolumens. Zusätzliche Reduktion der Dosis durch infrakarinalen Block nach 30 Gy.

[a] TDF nach ORTON u. ELLIS (1973)

Tabelle 77a. Beziehung zwischen Bestrahlungstechnik und Frequenz der symptomatischen Perikarditis nach Mantelfeldbestrahlung (Mill et al. 1984). Bestrahltes Herzvolumen meist 65% und mehr

Dosis (Gy)	in Tiefe	
	2 cm	5 cm
	n mit sympt. Perikarditis (%)	
unter 35	0/18	0/32
35–39,99	1/53 (1,9)	3/87 (3,4)
40–44,99	5/58 (8,6)	5/58 (8,6)
45–49,99	7/52 (13,5)	5/16 (31,3)
Bewichtung des ap-Feldes	**mittlere Dosis in 5 cm Tiefe**	**Perikarditisfrequenz**
4 und mehr	45,60	5/58 (8,6%)
1,3–4	43,72	8/101 (7,9%)
unter 1,3	41,06	0/34

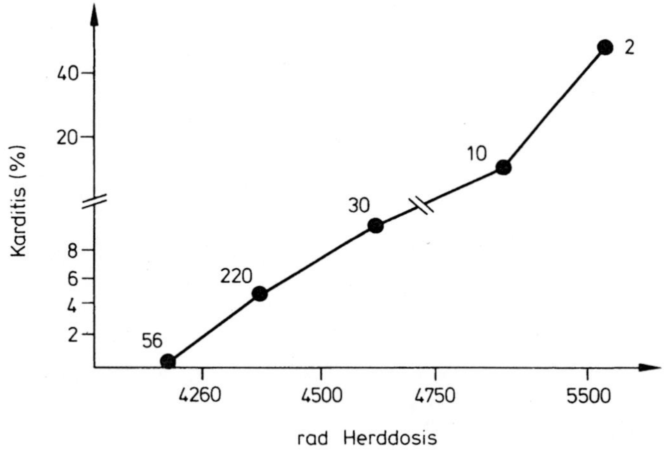

Abb. 60. Abhängigkeit der Frequenz radiogener Kardiopathien von der Dosis im Patientengut von Stanford. (Nach Steward u. Fajardo 1971)

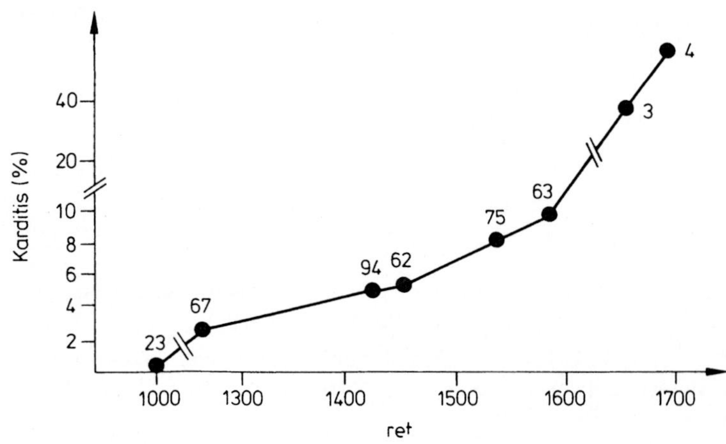

Abb. 61. Abhängigkeit der Frequenz radiogener Kardiopathien von der Dosis unter Berücksichtigung der Fraktionierung nach Ellis. (Nach Steward u. Fajardo 1971)

Tabelle 78. Weitere Angaben zur Frequenz radiogener Perikardreaktionen (RPR). In den unten aufgeführten Patientengruppen wurden gleichmäßig bewichtete ap-pa-Felder appliziert mit Einzeldosen von 1.5 bis 2.0 Gy

Autor	Fälle	Frequenz RPR
MARKS et al. (1974)	87, mit Ersttherapie 8, Zweitbestrahlung	0 1 (Perikardektomie)
JOHNSON u. RÜHL (1976)	57, Split	0
POUSSIN-ROSILLO et al. (1978)	101, Split 26, ohne Split Einzeldosis: 2.5 Gy 8 ×, in der 2. Serie 2.0 Gy 8–10 ×	2 (2%) 1 (4%)
PROSNITZ u. MONTALVO (1978)	?	2% (meist asymptomatisch)
SAXE u. MANDEL (1978)	78, z.T. nur ein Feld pro Sitzung	0
HELLMAN et al. (1978)	209, 3 Herzinfarkte	0
LESLIE et al. (1983)	307 (Aufdatierung der Fälle von HELLMAN et al. (1978)	3,6% (keine konstruktive Perikarditis)
NORDENTOFT et al. (1980)	486, 2 Herzinfarkte bei jungen Patienten, ca. 50% hatten zusätzlich MOPP	keine erwähnt

Tabelle 79. Langzeitstudie von GOMEZ et al. (1983) zum kardialen Risiko der Mantelfeldbestrahlung. Nachfolgezeit 36 bis 128 Monate, Median 86 Monate

97 Fälle mit Mediastinalbestrahlung:

ap-pa-Felder, gleich bewichtet, beide Felder bei jeder Sitzung 1.5 bis 2.0 Gy ED, "mid-cardiac dose" 32.4 bis 36.0 Gy (ein Teil hatte auch Chemotherapie)

Befunde:

Abnahme des transversalen Herzdurchmessers im Röntgenbild bei etwa der Hälfte der Fälle im Vergleich zu Patienten ohne Mediastinalbestrahlung

Abnahme der nuklearmedizinisch bestimmten Auswurffraktion bei etwa der Hälfte der Patienten

2 Autopsien:

Beide erhebliche Arteriosklerose in den bestrahlten Koronargefäßen, 1 schwere Myokardfibrose

führt: diese wie auch die neueren Erfahrungen aus Stanford zeigen, daß bei dieser Technik und zusätzlicher Limitierung einer Ganz-Perikardbestrahlung auf etwa 15 Gy ein nur sehr geringes Risiko einer kardialen Reaktion besteht. Zur exakteren Beurteilung des Langzeitrisikos sind jedoch noch weitere Studien der in den siebziger Jahren bestrahlten Patienten erforderlich (HANDCOCK 1983).

b) Chronische Veränderungen im Bereich des Herzens

Die Gruppe im NCI (GOTTDIENER et al. 1983) und im Maryland Cancer Center (APPLEFIELD u. WIERNIK 1983) haben einen Teil der Fälle mit modernen kardiologischen Methoden nachuntersucht (Tabelle 77) und dabei in über 90% diverse Abweichungen von der Norm festgestellt, deren klinische Relevanz nicht immer beurteilbar war. Das gleiche gilt auch für die von GOMEZ et al. (1983) (Tabelle 79) festgestellte geringe Abnahme des transversalen Herzdurchmessers im Thoraxröntgen und der nuklearmedizinisch bestimmten Ejektionsfrak-

Tabelle 80. Symptomatik der radiogenen Perikardreaktion im Patientengut von Stanford (CARMEL u. KAPLAN 1976)

Symptom	Häufigkeit (49 Fälle mit Perikardiopathie) (%)
Klinisch stumm	43
Herzvergrößerung	86
Stauungsinsuffizienz	35
Perikardreiben	27
Thoraxschmerzen	27
Pathologisches EKG	18
Pathologisches Sonogramm	8
Bioptisch Fibrose	4
Fieber	4
Pulsus paradoxus	2

Tabelle 81. Symptomatik der radiogenen Perikardreaktion (RUCKDESCHEL et al. 1975)

Symptom	Häufigkeit (25 Fälle) (%)	Symptom	Häufigkeit (25 Fälle) (%)	Symptom	Häufigkeit (25 Fälle) (%)
Tachykardie	48	Ruhedyspnoe	12	Hepatomegalie	12
Anstrengungsdyspnoe	40	Husten	12	Pulsus paradoxus	8
Müdigkeit	24	Leise Herztöne	12	Orthopnoe	4
Pleuraerguß	24	S4-Galopp	12	Schwindel	4
Thoraxschmerzen	16	Periphere Ödeme	12	Kussmaulsche Atmung	4
Reibegeräusch	16	Fieber	12		

tion, deren Zusammenhang mit der Radiotherapie auch offen ist (Lebensweise, Training etc.).

In Tabelle 84 sind die Befunde einer Autopsiestudie über radiogene kardiale Befunde nach Mediastinalbestrahlung wiedergegeben (BROSIUS et al. 1981). Hiernach ist davon auszugehen, daß bereits ab Dosen von 40 Gy mit üblicher Fraktionierung ein nicht genau quantifizierbares Risiko kardialer Veränderungen (Perikardfibrose, interstitielle Fibrose im Bereich des Myo- und Endokard sowie Koronarstenosen) vorliegt.

c) Pathologie, Klinik, zeitlicher Ablauf

Pathologisch-anatomisch findet man im Bereich des Perikards eine akute Entzündung mit Ergußbildung, die in einigen Fällen in eine chronisch-konstriktive Perikardiopathie übergehen kann. Oft verläuft die Erkrankung klinisch unauffällig und wird lediglich zufällig aufgrund eines vergrößerten Herzschattens entdeckt. Selten präsentiert sie sich unter dem Bild einer chronischen konstriktiven Perikardiopathie oder als Herzbeuteltamponade. Neben der akuten Perikarditis sowie der chronischen konstriktiven Perikardiopathie sind auch radiogene Endo- und Myokardiopathien möglich (Pankarditis) mit Endo- und Myokardfibrose im chronischen Stadium.

Der zeitliche Ablauf und die Symptomatik der Perikarditis ist in den Tabellen 78, 79, 80–82 und Abb. 59 aufgeführt: Wenige Fälle sind bereits im ersten Monat nach Mantelfeld-

Tabelle 82. Zeitliches Auftreten der radiogenen Perikardreaktion im Patientengut von CARMEL u. KAPLAN (1976) und RUCKDESCHEL et al. (1975)

Kumulative Häufigkeit (%) CARMEL u. KAPLAN: 49 Fälle	Zeit nach Radiotherapie	Kumulative Häufigkeit (%) RUCKDESCHEL et al.: 25 Fälle
6	bis 1 Monat	–
16	3 Monate	12
38	5 Monate	36
46	7 Monate	64
64	12 Monate	88
74	24 Monate	(4% erst später als 500 Tage
78	36 Monate	nach Bestrahlung)
(22% später als 36 Monate nach Bestrahlung)		

Spätere Analyse (APPLEFIELD et al. 1981) zusätzlich 9 Fälle mit Diagnose erst mehr als 48 Monate nach Bestrahlung (=11% von 81 behandelten)

Tabelle 83. Angaben zu radiogenen Perikard/Herz-Störungen nach Kombination von Mediastinalbestrahlung und Chemotherapie bei Morbus Hodgkin

Autor	Fälle	Frequenz von radiogenen Herzreaktionen
HAGEMEISTER et al. (1982)	n? 6 MOPP nach RT	"no significant chronic cardiovascular problems"
KUN et al. (1976)	n=23, 6 MOPP und TNI	1 Todesfall durch Herzversagen bei Pleuroperikarditis 1 temporäre Perikarditis
ANDRIEU et al. (1979)	n=106, 3 oder 6 MOPP plus Radiotherapie	keine erwähnt
NORDENTOFT et al. (1980)	s. Tabelle 75	
STRAUSS et al. (1984)	n=71, z.T. MOPP/ABVD, z.T. CAD/MOPP/ABV+RT 20 Gy (30 Gy im bulk) n? mit Mediastinal-RT	keine signifikanten Störungen. Nuklearmedizinische Auswurffraktion: "cardiac function well preserved"
HOPPE et al. (1982)	n=121, 6 MOPP plus Radiotherapie	5 therapiebedürftige Perikarditiden (im Vergleich zu 1 Fall nach alleiniger Radiotherapie in randomisierten Studien)

therapie aufgetreten, etwa zwei Drittel bis drei Viertel manifestierten sich im ersten Jahr, einige Fälle jedoch erst wesentlich später (etwa 22% der Perikarditiden später als 36 Monate bei CARMEL u. KAPLAN 1976, 11% später als 48 Monate bei APPLEFIELD et al. 1981). Etwas weniger als die Hälfte der Patienten war ohne subjektive Symptomatik und zeigte lediglich radiologische und/oder sonographische und/oder elektrokardiographische Zeichen einer Perikardiopathie. Bei über 63% der Patienten bei CARMEL u. KAPLAN (1976) war keine spezielle Therapie erforderlich, etwa 16% benötigten eine Perikardektomie (etwa 13% bei APPLEFIELD u. WIERNIK 1983), etwa 10% sind verstorben.

Bei den übrigen Fällen in der Tabelle 78 handelte es sich meist um asymptomatische passagere Perikardreaktionen.

Tabelle 84. Klinische und autoptische Befunde bei 16 Patienten nach Mediastinalbestrahlung (z.T. zusätzlich Chemotherapie) (BROSIUS et al. 1981)

Patient	Alter	Alter bei Diagnose	Kalk. Herzdosis (rad)		Monate zwischen Bestrahlung und Tod	CT	TC	Hct (%)	HW (g)
			anterior	posterior					
1	15	12	5,202	3,000	34	0	129	43	170
2	19	16	5,648	3,600	35	0	139	20	270
3	24	23	5,842	3,500	22	+	140	39	245
4	24	20	5,295	3,600	42	+	120	29	190
5	25	22	5,186	3,092	39	0	172	30	290
6	25	23	4,100	4,000	11	0	176	37	250
7	26	19	4,185	3,000	78	0	146	21	250
8	26	24	3,987	3,600	5	0	250	34	290
9	27	20	7,047	4,000	53	+	198	..	370
10	29	27	4,932	4,200	20	0	168	31	155
11	29	17	4,054	4,000	144	0	168	27	240
12	29	21	4,341	4,025	84/62§	+	...	27	225
13	30	25	5,419	4,495	44	0	187	35	170
14	30	27	8,769	4,800	27/2§	+	130	31	...
15	33	20	6,600	5,000	137	0	170	45	230
16	33	24	8,866	5,000	104	0	308	48	350

+	vorhanden	–	nicht vorhanden	...	nicht evaluiert
CA	Koronararterie	CT	Herztamponade	Hct	Hämatokrit, Wert ca. 1 Monat vor Tod
IMF	interstitielle Fibrose des Myokards	LV	Linker Ventrikel		
PE	Perikarderguß (in ml)	RV	rechter Ventrikel	M	mural
TE	stark verdicktes Endocard	TICA	verdickte intramurale Koronararterie	TC	Serumgesamtcholesterin (höchster registrierter Wert)
VS	Ventrikelseptum				
§	2 Serien Radiotherapie	XSA	Querschnittsfläche	V	Klappe

S Segment (eine Reihe von Koronararterien wurde in 5 mm-Schnitte aufgeteilt), angegeben ist die Anzahl der so untersuchten Segmente sowie die Anzahl der im Querschnitt um mehr als 75% eingeengten Segmente.

[a] Keiner der Patienten hatte bekannte Risikofaktoren für frühzeitige Arteriosklerose

Tabelle 83 zeigt Angaben zum Perikard/Herzrisiko bei kombinierter Therapie. Bei Dosisreduktion $\leqq 30$ Gy und Einschränkung des bestrahlten Volumens ($\leqq {}^{1}/_{4}$) ist das Risiko symptomatischer Reaktionen sehr gering. Es fehlen jedoch detaillierte Spätuntersuchungen. Tabelle 84 zeigt Resultate einer detaillierten autoptischen Untersuchung bei Fällen mit Mediastinalbestrahlung in der Anamnese mit auffallend häufigen Veränderungen im Bereich der Gefäße, des Perikards und Myokards bzw. Interstitiums auch nach relativ geringen Dosen.

d) Therapie

Zur Behandlung der symptomatischen Perikardreaktion wird üblicherweise Kortison eingesetzt. Je nach Symptomatik und Verlauf sind Punktion bzw. Drainagemaßnahmen und Operationen erforderlich. Über einen günstigen Effekt des Kortisons haben zum Beispiel KEELAN et al. (1974) und COLOMBEL et al. (1978) berichtet.

4. Läsionen größerer Gefäße

a) Arterienstenosen

Tierexperimentell lassen sich mit ionisierenden Strahlen meist in Kombination mit atherogenen Noxen Gefäßläsionen erzeugen, die denen der Atherosklerose ähneln. Das Risiko symptomatischer Läsionen der großen Gefäße in der klinischen Radiotherapie wird allgemein

Tabelle 84 (Fortsetzung)

TE			IMF			Anzahl 5-mm S		TICA	
PE	M	V	RV	VS	LV	CAs	>75%[a] XSA	RV	LV
300	+	+	+	0	0	...	...	+	0
0	+	+	+	0	0	...	...	0	0
100	0	+	+	+	+	50	0	+	0
260	+	+	+	0	0	54	0	+	0
75	0	+	0	...	0	44	2	0	0
0	+	+	+	+	...	55	0	+	0
200	+	+	+	0	+	...	...	0	0
0	+	+	0	0	0	50	80	0	0
0	+	+	0	...	0	44	0	0	0
0	0	+	+	+	0	42	0	0	0
0	0	0	0	...	0	37	1	0	0
0	+	+	0	0	0	43	12	0	0
0	+	+	0	0	0	...	...	0	0
375	+	0	0	0	0	...	...	0	0
0	0	0	0	0	0	50	5	0	0
0	+	+	+	=	+	13	5	+	+

als gering eingestuft und gilt nicht als limitierender Faktor bei einer Tumorbestrahlung, insbesondere bei Dosen, wie sie in der Therapie des Morbus Hodgkin appliziert werden. Es ist allerdings schwierig, eine geringe Erhöhung des Risikos einer häufigen Erkrankung nachzuweisen. Berichte über Schädigungen großer Gefäße im Zusammenhang mit einer Bestrahlung sind in vereinzelten Fallberichten erschienen, in denen meist Angaben zur Größe der dem Risiko unterworfenen Population fehlen. Aufgrund der geringen Anzahl publizierter Fälle im Verhältnis zur großen Anzahl überlebender Fälle wird vermutet, daß das Risiko in der Tat sehr klein ist, wobei an einen synergistischen Effekt zusätzlicher Risikofaktoren zu denken ist. Nach den Angaben der Stanford-Gruppe wurden unter 1206 Patienten mit Mantelfeldbestrahlung aus der Zeit von 1960–1973 drei Fälle mit Stenosen der Karotisgefäße beobachtet (SILVERBERG et al. 1978) (weitere Fallberichte: BUDIN et al. 1976; STAAB et al. 1976; DARMODY et al. 1976; PAINTER et al. 1975; LOEFFLER 1975; CONOMY u. KELLERMEYER 1975; NYLANDER et al. 1978; HAYWARD 1972; LOUIS et al. 1974).

b) Koronarstenosen/Herzinfarkt

Sehr umstritten ist das Risiko von radiogenen Koronarstenosen. Wegen des erheblichen Krankheitswertes hat in den letzten Jahren das Risiko eines Herzinfarktes bzw. radiogener Koronarstenosen großes Interesse beansprucht, insbesondere im Zusammenhang mit der Bestrahlung von Lymphompatienten. FAYARDO hat hierzu in einem Editorial 1977 berichtet, daß in der diesbezüglichen Literatur in den Jahren ab 1957 weniger als 20 Fälle mitgeteilt wurden, wobei nur bei einem Teil ein Zusammenhang mit einer Bestrahlung wahrscheinlich gemacht werden konnte. Nach FAYARDO (1977) sowie STEWARD u. FAJARDO (1978) und STEWART (1981) ist ein kausaler Zusammenhang zwischen Herzinfarkt bzw. Koronarstenose und der Bestrahlung in vielen der publizierten Fälle fraglich. In einer neueren Zusammenstellung der Literatur (YAHALOM et al. 1983) wurden zwölf Fälle von Myokardinfarkten zusammengetragen, die in eindeutigem Zusammenhang mit mediastinaler Bestrahlung standen (Tabelle 85). Von den oben genannten Autoren wird auch die Möglichkeit diskutiert, daß durch die Perikarditis ein Koronarspasmus hervorgerufen werden kann. Die stärkeren Veränderun-

Tabelle 85. Angaben zur Koronarsklerose bzw. zum Myokardinfarkt nach Mediastinalbestrahlung bei Morbus Hodgkin

Autor	Patienten	Fälle mit Herzinfarkt
CARMEL u. KAPLAN (1976)	377 Fälle	1 Myokardinfarkt
APPLEFIELD et al. (1983)	48 nachuntersucht von 83 mit Mantelfeld, Dosisüberhöhung durch starke anteriore Bewichtung, z.T. zusätzlich Chemotherapie	6 = 12% coronary artery disease
NISSEN et al. (1980)	237, z.T. zusätzlich Chemotherapie	4 an kardialen Ursachen verstorben
PROSNITZ et al. (1982)	131 PS I/II	1 Todesfall durch Myokardinfarkt
HAGEMEISTER et al. (1982)	196 PS + CS I/II	"no significant chronic pulmonary or cardiac problems"
HELLMAN et al. (1978)	209	3 Herzinfarkt
YAHALOM et al. (1983)	Fallbericht und Literaturzusammenstellung mit 12 gut belegten Fällen von Herzinfarkt, die auf die Mediastinalbestrahlung zurückgeführt werden konnten	

gen der epikardialen Koronarabschnitte (im Vergleich zu den intramuralen Abschnitten) weisen ebenfalls auf einen Zusammenhang mit der Perkarditis hin. Veränderungen dieser Arterien wurden von BROSIUS et al. (1981) (Tabelle 84) auch in einigen Fällen mit Dosen um 40 Gy (im Bereich des anterioren Perikard) (Intimaverdickung durch fibröse Plaques, Adventitiafibrose) in Serienschnitten der Koronargefäße bei Personen unter 35 Jahren beschrieben. Nach dieser Untersuchung ist nicht auszuschließen, daß das Koronarrisiko (insbesondere nach vielen Jahren) größer ist als nach STEWART u. FAYARDO (1977) angenommen wird, jedenfalls nach Dosen von 40 Gy und mehr. Für die Beurteilung dieses Risikos bei Patienten, die in den siebziger Jahren mit modifizierten Radiotherapietechniken (geringere Dosen im Bereich des Herzvolumens und Reduktion des bestrahlten Herzvolumens) bestrahlt worden sind, existieren noch keine genügenden Beobachtungen.

In der Literatur finden sich lediglich vereinzelte Fallberichte mit Herzinfarkt oder plötzlichen kardialen Todesfällen bei jüngeren Patienten mit Mediastinalbestrahlung in der Anamnese, die sonst keine Risikofaktoren kardiovaskulärer Erkrankungen aufweisen. In der Tabelle 85 ist eine Literaturzusammenstellung solcher Fälle wiedergegeben. Diese zeigt, daß das Risiko, wenn auch noch nicht genau bekannt, nach den bisherigen Beobachtungen jedenfalls sehr klein ist.

5. Hypothyreose, Schilddrüsenkarzinom

a) Hypothyreose

Nachdem gezielte Untersuchungen in Stanford eine unerwartet hohe Frequenz an Schilddrüsen-Unterfunktionen ergeben hatten (GLATSTEIN et al. 1971), wurde auch von anderen Untersuchern mit gezielter Abklärung eine hohe Frequenz von Hypothyreosen gefunden, die der klinischen Beobachtung entgangen waren (s. Tabelle 86). Zur Routineuntersuchung bei diesen Patienten muß somit die Bestimmung von T4 und TSH, eventuell ergänzt durch einen Stimulationstest mit TRF, gerechnet werden, da die rein klinische Beobachtung für die Erfassung leichter Hypothyreosen zu wenig empfindlich ist. Das höchste Risiko wurde bei Patienten gefunden, die eine Lymphographie vor der Bestrahlung hatten.

Tabelle 86. Häufigkeit thyreoidaler Minderfunktion nach Radiotherapie von Lymphomen

Autor	Anzahl Fälle	Schilddrüsenfunktion
Carmel u. Kaplan (1976)	377	13% Hypothyreose (T4/T3/TSH)
Glatstein et al. (1971) (z.T. Patientengut wie bei Carmel u. Kaplan 1976)	174	44% erhöhtes TSH 13% hypothyreot aufgrund von Klinik + T4
Wiernik et al. (1979)	74	16% hypothyreot nach Klinik und T4 57% pathologisch erhöhtes TSH und vermindertes T4 ohne klinische Symptome
Nelson et al. (1978)	50	18% hypothyreot nach Klinik, T4 und TSH
Kim et al. (1980)	70	33% TSH erhöht 20% T4 vermindert 30% T3 vermindert
Slanina et al. (1977)	78	3,8% manifeste Hypothyreose (T4 und TSH eindeutig pathologisch) 12,8% latent hypothyreot (T4 oder TSH nach TRH pathologisch)

(Demgegenüber beträgt in Untersuchungen, in denen nur auf klinischen Verdacht schilddrüsengerichtete Untersuchungen durchgeführt wurden, die Hypothyreosefrequenz lediglich etwa 2 bis 4%. Hellman et al. 1978; Saxe u. Mandel 1978; Poussin-Rosillo et al. 1978; Botnik et al. 1977)

Das Hypothyreoserisiko zeigt einen Anstieg mit der Zeit über die gesamte Lebensdauer. Während in Statistiken ohne gezielte Untersuchungen die Hypothyreosefrequenz aufgrund klinischer Symptomatik bei wenigen Prozent liegt, lassen sich mit gezielten empfindlichen Untersuchungen in über 50% Zeichen der thyreoidalen Minderfunktion nachweisen (mindestens 30% zeigen erhöhtes TSH mit normalem Wert des T3 und des T4, etwa 20% haben erniedrigte T3- und T4-Spiegel). Die Frequenz der als behandlungsbedürftig beurteilten Hypothyreosen wird mit 10–20% angegeben.

Nach Nelson et al. (1978) bestehen keine Unterschiede im Hypothyreose-Risiko in den verschiedenen Altersstufen, während Glatstein et al. (1971) sowie Shalet et al. (1977) bei Kindern häufiger ein erhöhtes TSH fanden als bei Erwachsenen. In einer Untersuchung von Fuks et al. (1976a) hatten Patienten mit Bestrahlung von Hals-Nasen-Ohren-Tumoren (60–66 Gy) ohne Lymphangiographie in etwa 25% (13/52) ein erhöhtes TSH gegenüber 44% (103/535) der Lymphompatienten nach Lymphographie und niedrigeren Bestrahlungsdosen. In den Untersuchungen von Nelson et al. (1978) sowie Shalet et al. (1977) bestand kein Unterschied im Hypothyreoserisiko zwischen Patienten mit und ohne Lymphographie.

b) Schilddrüsentumoren

Zum Risiko der Induktion von Schilddrüsentumoren existieren nur wenige Fallberichte: von Castro et al. (1983) wurde unter 1080 Patienten mit Morbus Hodgkin nach diversen Therapien kein Fall beobachtet, ebenso nicht von Coltman u. Dixon (1982) unter 659 Patienten aus verschiedenen SWOG-Studien. In Stanford wurden unter 544 nachuntersuchten Patienten drei Fälle mit Schilddrüsentumoren beobachtet, im NCI zwei Fälle unter 150 (McDougall et al. 1980; Pretorius et al. 1981; Bakri et al. 1983). Für die Beurteilung dieses Risikos ist die Beobachtungszeit noch zu kurz, da die Latenzzeiten nach Jahrzehnten zu messen sind (DeGroot et al. 1983). Das Risiko dürfte jedoch niedriger sein als auf Grund einer Extrapolation der nach niedrigeren Dosen (einige Gray) ermittelten Inzidenzen zwischen 3 und 8 Fällen pro 0,01 Gy auf 10^6 Personen und Jahr (DeGroot et al. 1983, Kohn und Fry 1984), da bei Dosen über 10–20 Gy der Zellkill-Effekt nennenswert wird. Da eine Summation des karzinogenen Potentials von ionisierenden Strahlen und wachstumsstimulierenden Faktoren bekannt ist (Doniach 1963), ist eine Indikation zur Hormonmedikation bereits bei verstärkter TSH-Sekretion gegeben auch bei normalen Werten des T3/T4 im Serum.

6. Läsionen im Bereich des Nervensystems

a) Myelopathie

Klinisch relevante permanente Läsionen des Nervensystems nach Radiotherapie von Lymphomen sind sehr selten. Am schwerwiegendsten ist die Querschnittsmyelopathie, die in größeren Serien vereinzelt beobachtet wurde. Die vereinzelten Fälle von radiogener Querschnittsmyelopathie sind am wahrscheinlichsten auf technische Fehler (Feldüberschneidungen) zurückzuführen, da sich die Strahlentoleranz des Rückenmarks mit der üblichen Dosierung und Bestrahlungstechnik ohne weiteres einhalten läßt. Bei Einzeldosen um 1,8 Gy ist ein Risiko bis zu Gesamtdosen von etwa 44 Gy nicht erkennbar. Im Bereich zwischen 45 und 50 Gy bei kurzen Feldlängen (unter 10 cm) könnte ein geringes Risiko bestehen. Dies ist aber nicht genauer bekannt, und von einzelnen Autoren wurde auch nach Dosen von 50 Gy keine Myelopathie beobachtet. Wegen der kleinen Zahl beobachteter Patienten nach diesen Dosen ist der Erkenntnisstand zum Myelopathierisiko in diesem Bereich beschränkt. Höhere Dosen als 50 Gy haben jedoch ein rasch zunehmendes Myelopathierisiko zur Folge (Lambert 1978; Glanzmann et al. 1976; Holdorf 1980; Cohen u. Creditor 1981). Die Radiosensibilität des zervikalen Myelons wird etwas höher als die des thorakalen Myelons angesetzt, wobei die Beobachtungen von Myelopathien in diesem Bereich noch spärlicher sind als im thorakalen Bereich. Bei der guten Prognose der HL, der Rückenmarkstrecke im Herddosisvolumen und der Strahlenempfindlichkeit des Tumorgewebes sind die Rückenmarksdosen deutlich unterhalb der Toleranzgrenze zu halten (s. Abschnitt A.X.).

b) Lhermitte-Syndrom

Eine temporäre Störung ist das Lhermitte-Syndrom, das bei über 10% der bestrahlten Patienten auftritt und als temporäre Myelinisierungsstörung gedeutet wird (Kaplan u. Stewart 1973; Carmel u. Kaplan 1976). Es äußert sich in einschießenden elektrisierenden Mißempfindungen, besonders im Bereich der oberen Extremitäten und wird speziell durch Beugung provoziert. Es tritt 4–6 Monate nach der Radiotherapie auf und verschwindet ohne Therapie. Lokalisierte radiogene Neuropathien (durch starke Fibrose) treten lediglich nach hohen Dosen im Rahmen von Rezidivbestrahlungen auf.

Eine Übersicht über neurologische Komplikationen nach großvolumiger Radiotherapie der HL findet sich in Tabelle 87.

Tabelle 87. Neurologische Komplikationen nach großvolumiger Radiotherapie bei HL

Autor	Komplikation	Häufigkeit (%)
Carmel u. Kaplan (1976)	Lhermitte-Syndrom bei Mantelfeld-RT	15
Kaplan u. Stewart (1973)	lokalisierte periphere Neuropathie	0,9
	chronisches Guillan-Barre-Syndrom	0,5
	zerebelläre Dysfunktion	0,15

7. Infektionen

a) Herpes-Zoster/Varizella

Patienten mit malignen Lymphomen zeigen eine verstärkte Empfindlichkeit gegen Infektionen mit dem Varizella-Zoster-Virus. Die Inzidenz des Zosters bei Patienten mit HL wird meistens zwischen 10 und 30% angegeben, wenngleich in einigen neueren Arbeiten, insbesondere nach aggressiver Therapie, Inzidenzen von 40% und höher angegeben wurden (Tabelle 88–90; SCHIMPFF et al. 1972; GOFFINET et al. 1972, 1973). Von RUCKDESCHEL et al. (1977) wurde bei Patienten mit unbehandeltem HL sowie kurz nach der Behandlung eine gestörte Immunantwort auf membrangebundene Antigene von Varizella-Zoster-Viren beschrieben. Patienten, die über ein Jahr nach alleiniger Radiotherapie symptomfrei waren, zeigten in diesem Test meist eine normale Immunantwort, während nach kombinierter Therapie mit Chemotherapie und Bestrahlung häufiger noch eine reduzierte Immunantwort vorlag. Im Vergleich zu älteren Statistiken hat die Frequenz der Varizella-Zoster-Infektionen bei Patienten mit Lymphomen zugenommen, was zum Teil auf die aggressivere Therapie, die besseren Überlebensraten und wohl auch auf die Konzentration dieser Patienten in spezialisierten Zentren mit dadurch bedingter vermehrter Exposition zurückgeführt wird. (MONFARDINI et al. 1975; GOFFINET et al. 1973). Auch die schwereren Verlaufsformen mit kutaner wie viszeraler Dissemination findet man häufiger bei intensiv behandelten Patienten (die natürlich meist auch fortgeschrittenere Stadien der Lymphomerkrankungen aufweisen). Der Einfluß der Splenektomie auf die Inzidenz von Infektionen mit Varizella Zoster ist umstritten. Nach den Erfahrungen am Patientengut in Stanford (REBULL et al. 1978) hat die Splenekto-

Tabelle 88. Häufigkeit von Varizella zoster-Infektionen bei Patienten mit Morbus Hodgkin

Autor	Herpes zoster (%)	Disseminiert (%)	Verstorben (%)
WILLIAMS et al. (1959) (1926/56)	4,2	8	?
GOFFINET et al. (1972) (1959/69) alle Lymphome, n = 129	11,4	13,6	1,6
SOKAL u. FIRAT (1965) (1920/63) n = 49	8	18,5	0
SCHIMPFF et al. (1975) n = 37	25	16,5	0
MONFARDINI et al. (1975) (1970/73) alle Lymphome, n = 52	17	28	6
MAZUR u. DOLIN (1978) (1953/74) n = ?	4,7	15	ca. 3
CUNNINGHAM et al. (1982) (1969/78) n = 239 91% mit Splenektomie	kumulatives Risiko über 6 Jahre		
MOPP	14	1,7 (nach single modality)	
TNI	18		
EF	23	8,8 (nach bimodaler Therapie)	
TNI + MOPP	57		
EF + MOPP	50		2 Fälle (beide TNI + MOPP)

Tabelle 89. Häufigkeit von Varizella zoster-Infektionen im Patientengut von Stanford (GOFFINET et al. 1973) aus verschiedenen Zeiträumen

Zeitraum		
1959–1964	1965–1967	1968–1969
Häufigkeit der Varizella zoster-Infekte		
13/166	28/222	50/204
8%	13%	24%
---------------- zunehmend TNI ------------		
--- meist Splenektomie ----------		
--- MOPP ---------------		

Tabelle 90. Häufigkeit von Varizella zoster-Infektionen im Patientengut von MONFARDINI et al. (1975)

	Häufigkeit von Varizella zoster Infekten (%)			
	Ohne Chemotherapie	Mit Chemotherapie	Ohne Chemotherapie	Mit Chemotherapie
	Ohne Splenektomie		Mit Splenektomie	
HL	2/18 (11%)	3/27 (11%)	5/62 (8%)	21/77 (27%)
NHL	4/32 (12,5%)	6/98 (6%)	2/32 (6%)	9/61 (15%)

mie keinen sicheren Einfluß auf die Infektgefährdung, während nach den Beobachtungen von MONFARDINI et al. (1975) nach Splenektomie ein erhöhtes Infektrisiko besteht, und zwar besonders bei jenen Patienten, die eine intensive Chemotherapie erhalten. Im Patientengut von MONFARDINI et al. (1975) mit Varizella-Zoster-Infektion war die Erkrankung bei 90% primär lokalisiert, bei 10% bereits zu Beginn disseminiert, und bei 20% entwickelte sich eine sekundäre Dissemination. Ein Drittel der Zoster-Infekte trat während der aktiven Erkrankung auf, die übrigen bei symptomfreien Patienten. In der Gruppe mit Splenektomie und Chemotherapie war die Infektrate signifikant höher als in der Gruppe mit Splenektomie und mit alleiniger Radiotherapie. Die Patienten mit Dissemination hatten fast alle eine Splenektomie. Die Mortalität betrug etwa 6% (3/52). Die höchste Frequenz der Infektionen mit Varizella Zoster fanden REBULL et al. (1978) bei Kindern mit Splenektomie und kombinierter Therapie mit großvolumiger Bestrahlung und Polychemotherapie (56%). Etwa 80% der Infektionen treten im ersten Jahr nach Ende der Therapie auf, ein Viertel der Fälle ist primär oder sekundär disseminiert (nach klein- bis mittelvolumiger Radiotherapie nur etwa 10% Dissemination). Die Inzidenz dieser Erkrankung in der Allgemeinbevölkerung liegt bei unter 0,5% und ist bei Kindern geringer als bei Erwachsenen. Die Mortalität ist zwar gering, doch ist die Morbidität beträchtlich (Therapieunterbrüche, Hospitalisationen, postherpetische Neuralgien, bakterielle Superinfekte und erhebliche subjektive Symptomatik). Auf die Prognose der HL hat die Varizella-Zoster-Infektion keinen nachweisbaren Einfluß (REBULL et al. 1978).

Am häufigsten tritt der Herpes Zoster im Bereich von Hals und Thorax auf, in dem die meisten dieser Patienten auch bestrahlt worden sind.

b) Andere Infektionen, Einfluß von Splenektomie, Therapie und Tumorstadium

Patienten mit malignen Lymphomen haben bereits im Rahmen der Grunderkrankung eine erhöhte Infektanfälligkeit, die z.T. mit einer mit der Erkrankung verbundenen Störung des Immunsystems erklärt wird [LONG 1979, reduzierte Reaktion in diversen Hauttesten, Lymphopenie mit Reduktion der T-Zellen bei Reduktion der Helper/Inducer-Zellen mit normalem bis leicht erhöhtem Verhältnis Suppressor/zytotoxische Zellen auch bei Patienten, die mehr als fünf Jahre symptomfrei waren (FISCHER et al. 1980; Tabelle 94; LAURIA et al. 1983; BJÖRKHOLM et al. 1982)]. BIEBER et al. (1982) fanden auch inhibitorische Substanzen im Serum, die die E-Rosettenbildung und mitogene Reaktion reduzieren. Dies wird z.T. als Nebeneffekt einer erhöhten Zahl an Suppressorzellen gedeutet. FUKS et al. (1976a) fanden bei symptomfreien Patienten auch noch viele Jahre nach Radiotherapie eine Reduktion der T-Lymphozyten mit einer relativen und absoluten B-Lymphozytose. Auch die Stimulierbarkeit der Lymphozyten mit Phytohämagglutinin und Concanvallin war reduziert. Von FISCHER et al. (1979, 1980) und FISHER (1982) wurden auch bei Patienten, die nach Chemotherapie in Remission waren, anhaltende Defekte der zellgebundenen Immunvorgänge nachgewiesen (Tabelle 94), die auf Veränderungen im Rahmen der Grunderkrankung zurückgeführt und nicht als therapiebedingt beurteilt wurden. BALASEM und BARKER (1984) fanden in einer Untersuchung mit Anwendung monoklonaler Antikörper bei Patienten mit unbehandeltem Morbus Hodgkin sowie bei symptomfreien Patienten bis 17 Jahre nach Radiotherapie einen Anstieg der Zahl der B-Lymphozyten bei normaler Gesamtzahl an T-Lymphozyten bei verminderter Anzahl der Helfer-Zellen. Der Anstieg der B-Lymphozyten wird in Zusammenhang mit der Splenektomie gebracht, während der reduzierte Quotient von Helfer- und Suppressorzellen entweder durch einen irreversiblen Defekt durch die Erkrankung oder die Radiotherapie verursacht sein könnte.

Unterschiedlich beurteilt wird der Beitrag der Splenektomie zum Infektionsrisiko erwachsener Patienten mit Morbus Hodgkin (EDITORIAL 1976; VON ROEMELING 1978; HEIER 1980; SVOBODA et al. 1982; WEIZMANN 1977). Es besteht speziell ein Risiko gegen Meningokokken, Pneumokokken und Haemophilus influenzae. SINGER (1973) gibt ein sepsisbedingtes Mortalitätsrisiko der Splenektomie von 2,52% an (bei einer Morbidität von 4,25%), wobei das Risiko bei traumatischen Splenektomien etwa um den Faktor 50–60 gegenüber der Normalbevölkerung erhöht sein soll, während nach Splenektomie aus hämatologischer Indikation das relative Sepsisrisiko einen Faktor von etwa 800 habe. Nach GOPAL (1977) soll die sepsisbedingte Mortalität nach Splenektomie wegen Trauma bei etwa 0,6% liegen. Bei Splenektomie im Alter zwischen 1 und 16 Jahren wird von CHILCOTT et al. (1976) und ERTL et al. (1977) ein Sepsisrisiko zwischen 9 und 20% angegeben. Da die Milz ein wichtiges primäres Abwehrorgan für Keime darstellt, die direkt in die Blutbahn gelangen, wie z.B. auch gewisse Protozoonosen, die durch Insektenstiche übertragen werden (z.B. Malaria), sollen splenektomierte Patienten als nicht tropentauglich eingestuft werden (BEGEMANN 1975; EDITORIAL 1976; SCHUTE 1975).

In Tabelle 92 ist die Häufigkeit ernster Infektionen im Patientengut von Stanford angegeben. Der größte Teil dieser Patienten hatte eine Splenektomie. Die Häufigkeit ernster Infektionen betrug 21%, die Häufigkeit einer Sepsis mit Streptococcus pneumoniae 3% (zwei davon tödlich). Der wichtigste Risikofaktor für ernste Infektionen war wiederholte intensive Therapie wegen Rezidiv-Erkrankung. Auch nach dieser Untersuchung ist das Risiko der Splenektomie per se wahrscheinlich sehr gering. Kommt jedoch eine aggressive Behandlung hinzu, wird das Infektrisiko erhöht. Auch in der Untersuchung von WEIZMANN et al. (1977) besteht ein erhöhtes Infektrisiko nur bei jenen Patienten, die nach Splenektomie die maximale Behandlung mit total nodaler Bestrahlung und MOPP hatten. Auch in der Studie von DONALDSON et al. (1978) bzw. DONALDSON u. KAPLAN (1982) war bei Patienten im Kindesalter die Aggressivität der Therapie der wichtigste Risikofaktor hinsichtlich ernster Infektionen, nicht hingegen die Splenektomie. In einigen neueren Übersichten finden sich Angaben, die ein erhöhtes Infektionsrisiko nach Splenektomie bei Trauma auch für Erwachsene belegen (NEILAN 1980; EDITORIAL 1980; PEARSON 1980). Eine Häufigkeitszunahme unspezifischer

Tabelle 91. Angaben zur Frequenz ernster Infektionen bei Patienten mit Morbus Hodgkin

Autor	Patienten	Infektionen
Wiernik et al. (1979)	PS I-III A, 33 EF-RT + 6 × MOPP, 41 EF-RT	keine ernsten Infektionen
Weizman et al. (1977)	160 Fälle	3 Sepsisfälle: 1,9% im Gesamtkollektiv. Die 3 Sepsisfälle sind in der Gruppe mit Splenektomie + TNI + MOPP aufgetreten, in der das Risiko dann 3/14 = 21% beträgt.
Traut et al. (1979)	III/IV ChT, Patienten in Remission	6 Todesfälle durch Infektion: ca. 2,5%
Hellman et al. (1979)	216 Fälle mit Splenektomie.	
	nur RT	0
	RT + MOPP primär n = 35	2 tödlich
	MOPP bei Rezidiv n = 39	3 tödlich
Jeliffe (1979)	CS I/IIA IF/Mantel n = 171	Infektionen nicht erwähnt
	PS I/IIA IF/Mantel n = 140	pro Gruppe 1 interkurrenter Todesfall
Nissen et al. (1980)	PS I/II EF/TNI n = 117	0 tödliche Infektionen
	Mantel + 6 MOPP n = 120	2 tödliche Infektionen
Lester (1978)	fast alle mit Splenektomie	
	I/II limitierte RT	0/67
	III TNI	2/37 nicht tödlich
	III TNI + COPP	0/17
	III COPP	1/4 nicht tödlich
	IV COPP	1/38 tödlich
Andrieu[a] et al. (1979)	CS I/II, randomisiert in primär Laparotomie + ChT, gefolgt von RT, und primär ChT gefolgt von Laparotomie + RT	3 tödliche Infekte in der primär laparotomierten Gruppe[b]
Andrieu et al. (1980)	CS IA/IIA$_2$, 3 × MOPP + limit. RT 166 Fälle	2 tödliche Infekte bei Patienten in kompletter Remission
Hoppe[a] et al. (1980)	PS IIIA TNI n = 86	2 tödlich
	TNI + MOPP n = 85	1 tödlich
Hoppe[a] et al. (1982)	PS I/II EF/TNI n = 109	0
	RT + ChT n = 121	2 tödlich
Fuller et al. (1980)	PS I/II limit. RT n = 90	1 tödlich
Jenkin et al. (1982)	CS I-IV, Kinder, MOPP + low dose EF n = 57	2 tödlich
Prosnitz et al. (1982)	ChT + low dose IF-RT n = 155	2 tödlich
Cunningham et al. (1982)	263 Patienten, > 1 Jahr nach Therapiebeginn. Ohne Berücksichtigung von Varizella/Zoster	
	MOPP n = 70	7,1%, keine tödlich
	EF − RT n = 127	2,4%, keine tödlich
	TNI n = 32	3,1%, keine tödlich
	TNI + MOPP n = 34	21%, keine tödlich
Donaldson u. Kaplan (1982)	179 Kinder	
	34 ohne Splenektomie	7 tödlich (20%)
	145 mit Splenektomie	16 (11%)
Crocker et al. (1983)	210 Fälle gesamt, 178 am Ende der Studie am Leben, Berücksichtigung auch der postoperativen Infektionen (alle Patienten hatten Laparotomie mit Splenektomie)	59 Patienten mit 82 ernsten Infektionen (= 28%), davon etwa ein Drittel tödlich

[a] randomisierte Serien
[b] während ChT-Phase

Tabelle 92. Frequenz ernster mikrobiologisch oder histologisch dokumentierter Infektionen bei Patienten mit Morbus Hodgkin, Patientengut von Stanford. 300 Patienten (273 mit Laparotomie, Behandlungszeit 1968/1974; NOTTER et al. 1980)

Häufigkeit ernster Infektionen insgesamt: 21%
(Sepsis mit Str. pneumonieae 3% = 9 Fälle, 2 davon tödlich)

Keine Unterschiede in der Frequenz zwischen Gruppen mit und ohne Laparotomie. In der Gruppe, die nach Primärtherapie rezidivfrei überlebte, ist die Häufigkeit der ernsten Infektionen in den Gruppen mit alleiniger Radiotherapie gleich wie nach kombinierter Therapie (meist randomisierte Serien). Wichtigster Risikofaktor für ernste Infektionen: Rezidiv mit intensiver wiederholter Therapie.

Häufigkeit ernster Infektionen in verschiedenen Behandlungskategorien

		Ohne Berücksichtigung bei Rezidiv aufgetretener Infektionen	Inklusive der bei Rezidiv aufgetretener Infektionen
Limitierte Radiotherapie (PS I/II)	n=26	4%	8%
Limitierte Radiotherapie + Chemotherapie (PS I/II)	n=10	36%	40%
Großvolumige Radiotherapie (I–IV)	n=134	6%	11%
Großvolumige Radiotherapie + Chemotherapie (I–IV)	n=114	9%	26%
Chemotherapie allein	n=16	26%	27%

23 Patienten mit 30 Infektionen vor Rezidiv: 23/207 = ca. 10% (enthält Fälle, die später Rezidive machten)
31 Patienten mit 48 Infektionen nach Rezidiv: 31/93 = ca. 33%

Pneumonien wurde auch von ROBINETTE u. FRAUMENI (1977) bei 740 nachuntersuchten Soldaten beschrieben, die eine traumatisch bedingte Splenektomie hatten.

In diesem Zusammenhang sind auch die Beobachtungen von ANDRIEU et al. (1979) erwähnenswert, wonach unter 58 Fällen während oder kurz nach der Behandlung mit MOPP nach vorausgegangener Splenektomie drei Fälle mit tödlichen Infekten aufgetreten waren, während bei keinem der 58 Fälle mit primärer Chemotherapie und anschließender Splenektomie ein schwerer Infekt aufgetreten war (auch nicht bei der nachfolgenden Bestrahlung).

Mittels einer Fragebogenerhebung haben SLANINA et al. (1982) das Infektionsrisiko im Freiburger Patientengut der Jahre 1964–1977 untersucht: Von 592 behandelten waren 185 Patienten mit Vollremission evaluierbar. Bei den splenektomierten Patienten war bezüglich Tbc, Angina tonsillaris, Pyodermien, Wundinfekte, Darm- und Blaseninfektionen keine Häufigkeitszunahme zu erkennen. Häufiger waren bei den splenektomierten Patienten der Herpes Zoster (35%), und unspezifische Pneumonien. Außerdem zeigten die Erkältungskrankheiten eine Tendenz zu längerdauernden und schwereren Verläufen. In 7 Fällen ist eine tödliche Sepsis aufgetreten, in 4 Fällen davon ohne Rezidiv des Hodgkin-Lymphoms. Bezogen auf 164 splenektomierte Patienten wäre dies ein tödliches Sepsisrisiko von mehr als 2%.

Tabelle 91 und 92 zeigen einer Übersicht über die Frequenz ernster Infektionen nach Therapie wegen HL, Tabelle 93 zeigt das nachgewiesene Erregerspektrum im Patientenkollektiv der Stanford University: Ein Rückschluß von der Infektionsrate auf einen Einfluß der jeweiligen Therapie oder der Splenektomie ist natürlich nicht statthaft, da es sich um sehr unterschiedliche Patientengruppen handelt (mehr Frühstadien und jüngere Patienten bei Gruppen mit Splenektomie und Radiotherapie, Selektion rezidivfreier Patienten in Gruppen mit alleiniger Radiotherapie, spätere Stadien und ältere Patienten in Gruppen mit Chemotherapie und kombinierter Therapie sowie Selektion von Patienten mit Rezidivtherapie). Nach

Tabelle 93. Nachgewiesene Infektionserreger bei ernsten Infektionen bei 300 Patienten mit Morbus Hodgkin, Stanford 1968–1974. 273 hatten Laparotomie mit Splenektomie (NOTTER et al. 1980)

Erreger	Anzahl Infektionen (Anzahl unter Berücksichtigung polymikrobieller Infektionen)
Bakterien	
Gram-positive Kokken	
Streptococcus pneumoniae	14
Gruppe A	4
non-A	2
Staphylococcus aureus	6 (7)
Gram-positive Bazillen	
Listeria monocytogenes	1 (2)
Clostridium-Arten	1
anaerobe Diphtheroide	1
Gram-negative Bazillen	
Escherichia coli	6 (8)
Haemophilus influenzae	4
anaerobe gram-negative Stäbchen	3
Pseudomonas aeruginosa	2
aerobe gram-negative Stäbchen	2
Citrobacter freundii	1
Pasteurella multocida	1
Serratia marcescens	1
Enterobacter	0 (1)
Mischinfektionen	7
Myobacterium tuberculosis	1
Pilze	
Candida	2
Aspergillus	1
Protozoen	
Pneumocystis carinii	2
Viren	
Varizella	2
Herpes zoster	1
Herpes simplex	1
Agens der progressiven multifokalen Leukencephalopathie	1
Total	68

der Frequenz interkurrenter Todesfälle in der randomisierten EORTC-H2 Studie (TUBIANA et al. 1981) und der nicht randomisierten Untersuchung des BNLI (JELIFFE 1979) besteht ein nachweisbarer Unterschied im Risiko an tödlichen Infektionen zwischen den Gruppen mit und ohne Laparotomie + Splenektomie und alleiniger Radiotherapie bei CS I/II A nicht. Auch nach NOTTER et al. (1980) ist der unabhängige Einfluß der Splenektomie bei erwachsenen Patienten sehr gering. Ein Vergleich der randomisierten Serien bei Patienten mit PS I/II zeigt nach alleiniger Radiotherapie (Mantel/EF/TNI) nur sehr selten tödliche oder ernste Infektionen (siehe insbesondere NISSEN et al. 1980 und HOPPE et al. 1982 in Tabelle 91), während nach kombinierter Therapie in wenigen Prozent tödliche Infektionen aufgetreten waren. In einer getrennten Analyse am Patientenkollektiv von Stanford wird allerdings von

Tabelle 94. Veränderungen von T-Lymphozyten bei symptomfreien Patienten nach MOPP (FISCHER et al. 1980)

Parameter	Patienten in Remission (bis 12 Jahre)	Normale	Signifikanz
Lymphozyten total	2440 ± 247	2729	NS
% E-Rosettenbildner	45,2 ± 1,4	60,4 ± 1,5	0,001
PAH Stimulation (Countrate nach Einbau von 3H-Thymidin)	225000 ± 12500	309000 ± 19500	0,003
Concanavallin A Stimulation	145000 ± 9800	217000 ± 15500	0,001
	MOPP	MOPP + Radiotherapie	
% E-Rosettenbildner	45,0 ± 1,5	45,4 ± 2,7	
PHA-Stimulation	245700 ± 17600	198500 ± 15300	
Concanavallin A	156800 ± 14700	128700 ± 10200	

NOTTER et al. (1980) festgestellt, daß in den Gruppen mit Rezidivfreiheit keine Unterschiede im Infektionsrisiko zwischen alleiniger Radiotherapie und kombinierter Therapie bestehen. Eine nähere Untersuchung der Risikofaktoren für ernste Infektionen wurde von NOTTER et al. (1980) durchgeführt. 90% der 300 Patienten hatten eine Splenektomie. Die Frequenz ernster mikrobiologisch oder histologisch dokumentierter Infektionsepisoden betrug 113 bei 63 Patienten (=21%). Es zeigte sich, daß bei Patienten, die nach Primärtherapie rezidivfrei blieben und die keine ernsteren Zusatzerkrankungen hatten, nur sehr selten ernste Infektionen auftraten. 62% der ernsten Infektionsepisoden waren nach Eintritt eines Rezidives aufgetreten (Rezidive machten aber nur 19% der Nachfolgeperiode in Monate × Patienten) aus. Mehr als die Hälfte der Infektionen war mit aktiver HL verbunden.

c) Erreger und prädisponierende Faktoren

In der Tabelle 93 ist eine Übersicht über die Erreger gegeben, die im Patientengut von Stanford bei ernsten Infektionen nachgewiesen wurden. Etwa 57% der mikrobiologisch dokumentierten ernsten Infekte waren durch gram-positive Kokken, etwa 43% durch gram-negative Stäbchen verursacht. Die ersteren traten häufig als nicht fatale Pneumonien und Wundinfektionen auch bei Patienten ohne Rezidiv auf, während die letzteren sich oft als fatale Sepsis und Pneumonie bei Patienten mit Rezidiven manifestierte. Etwa 76% der mikrobiologisch dokumentierten Infektionen waren mit prädisponierenden Faktoren verknüpft (Steroidmedikation, postoperativer Status, Leukopenie, schwere Neuropathie). Von den 11 Infekten mit Leukopenie bei Patienten ohne bzw. vor einem Rezidiv waren zwei (18%) tödlich, von den 44 Infektionen ohne Leukopenie der Patienten ohne Rezidiv waren 3 (7%) tödlich. Im Gegensatz hierzu waren ernste Infektionen mit Leukopenie bei Patienten nach einem Rezidiv in 85% tödlich. Insgesamt waren bei den Patienten ohne bzw. vor einem Rezidiv 14% der mikrobiologisch dokumentierten ernsten Infekte tödlich, bei den Patienten nach einem Rezidiv hingegen 77%.

d) Einfluß der Bestrahlung auf die Milzfunktion

Nach neueren Untersuchungen (DAILY et al. 1980; COLEMAN et al. 1981) wird auch durch die Bestrahlung Funktion und Anatomie der Milz gestört: bei autopsierten Patienten fanden sie häufig untergewichtige Milzen (Medianwert von 75 g genüber 210 g ohne Milzbestrah-

Tabelle 95. Effekt einer Bestrahlung mit mindestens 40 Gy auf die Milz. (Nach COLEMAN et al. 1981)

Meßwert	Nach Radiotherapie	Kontrollen
Maximaler Längsdurchmesser (cm ± Standardabweichung) der Milz im Szintigramm	6.2 ± 1.52	9.7 ± 1.79
Erythrozyten mit Oberflächenveränderungen, die für eine funktionelle Hyposplenie sprechen (% der Eryth. im peripheren Blut)	12.97 ± 8.4	0.94 ± 1.03
(Patienten mit Splenektomie 33.7 ± 12.0)		

lung). Tabelle 95 zeigt, daß auch funktionelle Parameter eine Veränderung erleiden. Chemotherapie war nach dieser Untersuchung ohne Einfluß und die Kombination von Radiotherapie und Chemotherapie hatte keinen stärkeren Einfluß als die Bestrahlung allein. Histologisch wurden Gefäßwandverdickungen, Verarmung an lymphatischem Gewebe und Strukturkollaps durch Verlust an roter Pulpa gefunden.

8. Leberbestrahlung

Bei der Bestrahlung der Paraaortalfelder ist ein Anteil des linken Leberlappens im Herddosisvolumen. Nach 40 Gy kann es zur Atrophie kommen, die aber wegen des geringen Anteils am Gesamtlebervolumen klinisch keine Bedeutung hat.

a) Toleranz bei alleiniger Bestrahlung

Von einigen Autoren wird in gewissen Situationen die gesamte Leber mit etwa 15 bis 20 Gy bestrahlt (HOPPE et al. 1982b; PROSNITZ et al. 1982; LEVITT et al. 1984). In der Tabelle 96 sind Angaben zur Toleranz der Leber bei Bestrahlung des ganzen Organs aufgeführt. Ohne Chemotherapie sind Dosen bis etwa 30 Gy bei kleinen Einzeldosen gut verträglich und bedeuten lediglich einen vorübergehenden Anstieg der alkalischen Phosphatase, weniger der Transaminasen ohne klinisch relevante Störung der Leberfunktionen (POUSSIN-ROSILLO et al. 1976; SHULTZ et al. 1976).

b) Toleranz bei kombinierter Therapie

Bei zusätzlicher Chemotherapie vor der Bestrahlung wird eine reduzierte Toleranz mitgeteilt (FULLER et al. 1980; HADDAD et al. 1983). Die Dosis bei einer Leber-Ganzbestrahlung in einer kombinierten Behandlung (falls man in dieser Situation überhaupt die Indikation hierzu stellt), sollte deshalb nicht über 15–20 Gy betragen und mit niedrigen Einzeldosen appliziert werden.

9. Zweittumoren

Die Häufigkeit multipler Primärtumoren beim Erwachsenen wird auf 2–11% geschätzt (SCHOTTENFELD et al. 1969; MOERTEL et al. 1961; BERG 1967).

a) Endogene Disposition oder Therapie als Ursache

Die Frage, wie weit Patienten mit Morbus Hodgkin bereits eine erhöhte endogene bzw. durch die Grundkrankheit bedingte Disposition zur Entstehung von Tumoren aufweisen,

Tabelle 96. Angaben zum Risiko bei Bestrahlung der ganzen Leber mit und ohne zusätzliche Chemotherapie

Autor	Gy	20–30	30–32	35	38–40	41–42	45–51
Ingold et al. (1965	1.4–2.0 Gy 5×/Wo	0/5	1/7	2/7	7/17	1/2	2/2
	Frequenz Strahlenhepatitis						
		leichter Verlauf, reversibel			1+		2+
					schwere Verläufe, chronische Veränderungen		
Wharton et al. (1972)	moving strip, 26–28 Gy in 12 Tagen entsprechend ca. 1350 ret (Ellis 1970 bzw. 38 Gy in 2.0 Gy 5×/Wo): 14/65, 11+ (Strahlenhepatitis)						
Poussin-Rosillo et al. (1976)	8×2,5 Gy/8 Tage plus 8–10×2,0 Gy in 14 Tagen auf den linken Lappen. Strahlenhepatitis: 0/28. Enzymanstieg einige Wochen nach Radiotherapie bis 23 Monate anhaltend: starker Anstieg der alkalischen Phosphatase (bis 10faches der oberen Norm), weniger starker Anstieg der Transaminasen						
Shultz et al. (1976) und Kaplan (1980, S. 433)	18,0–24,6 Gy rechter Lappen in 4–5 Wochen (mit „dünnem" Leberblock) plus 40–44 Gy in 4–4,5 Wochen auf den linken Lappen 0/31 Strahlenhepatitis. Bei Limitierung der Dosis im rechten Lappen auf etwa 22 Gy[a] lediglich vorübergehender leichter Anstieg der alkalischen Phosphatase ohne klinische Strahlenhepatitis. Auch gute Toleranz gegen nachfolgende Chemotherapie.						
Prosnitz et al. (1982)	10×1,5 Gy vorher und nachfolgend Chemotherapie (MOPP, MVPP, MOPP/ABVD) Strahlenhepatitis: 1/10 mit guter Abheilung ohne spezielle Therapie						
Fuller et al. (1980)	100 Fälle total nur RT mit 30 Gray/4 Wochen: 0 30 Gy nach Vorbehandlung mit MOPP: 6 Strahlenhepatitiden 32 Gy mit oder ohne Vorbehandlung mit MOOP: 0						
Haddad et al. (1983)	Chemotherapie mit nachfolgender Bestrahlung oberes Abdomen, Leber, rechter Lappen zunächst nicht abgedeckt, nach 20 Gy rechts abgedeckt. Gesamtdosis rechts 25 Gy 13 Fälle/22 Tage links 25 Gy 13 Fälle, und 30–40 Gy in 7 Fällen Alle 7 mit 30–40 Gy links zusätzlich zu 25 Gy hatten klinisch symptomatische Komplikationen (Zeichen der portalen Stauung und reduzierte Leberfunktion. Erholung in 3–4 Wochen). Bei 25 Gy ohne Aufsättigung links in 40% Komplikationen. Empfehlen Abschirmung des rechten Leberlappens nach vorausgegangener Chemotherapie bereits nach 10 Gy.						

[a] Einzeldosis ca. 1,0 Gy durch dünnen Block

läßt sich nicht definitiv beantworten und die frühere Literatur hierzu ist widersprüchlich (D'Angio 1978; Raich et al. 1975; Rosner u. Grünwald 1975; Brody et al. 1977; Arseneau et al. 1977; Razis et al. 1959; Moertel et al. 1961; Brody u. Schottenfeld 1980). Mit der Ausnahme von Hautkarzinomen und dem Kaposi-Sarkom findet man in den früheren Statistiken nach einer HL nur selten Zweittumoren. In den Publikationen der letzten 15 Jahre wird häufiger auf eine steigende Inzidenz von Zweittumoren bei symptomfreien Patienten mit behandeltem Morbus Hodgkin aufmerksam gemacht (Tabellen 97–104, Abb. 62). Es ist nicht geklärt, welcher Anteil der Zweittumoren lediglich auf die aggressivere Therapie oder auf die häufigere Manifestation eines erhöhten endogenen Risikos bei besseren Überlebensraten speziell bei Gruppen mit früher sehr schlechter Prognose zurückzuführen ist. So hatten Raich et al. (1975) in ihrem Patientengut aus dem Zeitraum 1924–1971 nur einen einzigen Fall mit akuter myeloischer Leukämie (AML) nach Radiotherapie und einen Fall mit AML nach Radiotherapie und Endoxan beobachtet. Gettaz et al. (1978) haben in ihrem Patientengut aus der Zeit von 1910–1960 unter 520 Fällen keinen Fall von AML beobachtet, während nach 1961 vier Fälle von AML aufgetreten sind. In der Serie

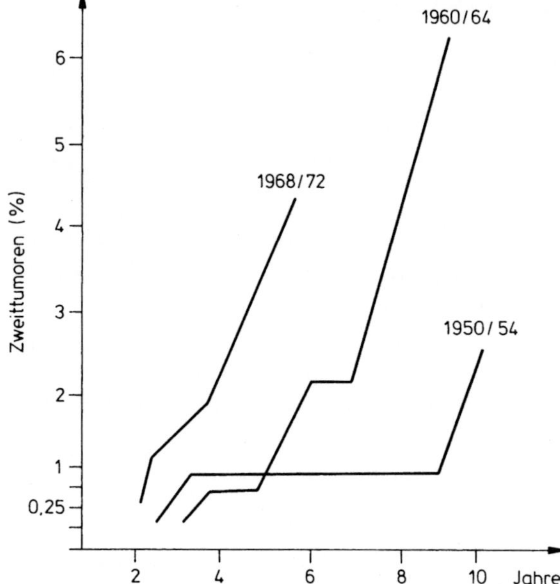

Abb. 62. Häufigkeit von malignen Zweittumoren bei Patienten mit erfolgreicher Therapie eines Morbus Hodgkin. (Nach BRODY et al. 1977)

Tabelle 97. Frequenz von Zweittumoren und Leukämien nach Therapie von Patienten mit Morbus Hodgkin in diversen Studien der SWOG. (COLTMAN et al. 1982, zum Teil Erhaltungstherapie)

Therapie	Anzahl	Leukämie	Solide Tumoren	Kumulatives Risiko 7 Jahre	
				Leukämie (%)	Solide Tumoren (%)
Nur RT (I/II)	95	0	1	0	1,5
Nur Chemotherpie	102	3	2	6,2	0,92
Kombiniert	283	11	5	6,4	3,0
Rezidivtherapie	179	7	3	7,7	
Alle unter 20 Jahre	127			2,7	
Über 40 Jahre	153			20,7	
Über 40 Jahre und:					
nur RT	16			0	
Chemotherapie	52			10,2	
kombiniert	41			32,5	
Rezidivtherapie	44			19,4	

des NCI (ARSENEAU et al. 1977) findet sich das höchste Risiko für Zweittumoren in der Gruppe mit großvolumiger Radiotherapie plus Polychemotherapie. Innerhalb dieser Gruppe findet sich das höchste Risiko bei jenen Fällen, die wegen Rezidiven mehrfache intensive Therapie erhalten hatten. In einer randomisierten Studie bei 335 Patienten mit CS IA+B, CS IIA+B und CS IIIA (1976–1981) mit IF-versus EF-Bestrahlung plus 3 oder 6 Zyklen Chemotherapie mit MOPP sind 2 Leukämiefälle in der Gruppe IF (einmal 3× MOPP, einmal 6× MOPP) aufgetreten (ZITTOUN et al. 1985).

b) Leukämierisiko – Quantitative Angaben, Einfluß der Chemotherapie, Einfluß des Alters, Non-Hodgkin-Lymphome, solide Tumoren

Besonderes Interesse unter den Zweittumoren beansprucht die akute myeloische Leukämie. Für die AML wird ein kumulatives Risiko nach 5–10 Jahren innerhalb der mit Chemo-

Tabelle 98. Zweittumoren in CALGB-Studien 1966 bis 1974 bei Patienten mit Morbus Hodgkin. (GLICKSMAN et al. 1982)

O/E: Verhältnis beobachteter Fälle zur erwarteten Anzahl
Kumulatives Risiko: Schätzwert für das kumulative prozentuale Risiko bis zur Zeit der letzten Nachkontrolle
AML: akute myeloische Leukämie
Andere: maligne Tumoren ohne AML

Alle hatten Chemotherapie mit/oder ohne Radiotherapie

Therapie	n	Mittlere Nachbeobachtung (Mo)	O/E		Kumulatives Risiko	
			AML	Andere	AML (%)	Andere (%)
MOP, MVPP	292	44,0	255	3,1	9,9	5,2
BOPP, COPP CVPP	260	50,4	82	2,6	9,9	13,7
andere	230	43,5	45	2,8	1,5	24,6
Erhaltung mit CLB±VCR+Pred.	155	63,8	463	2,9	14,9	10,8
„late intensification“						
Nein	96	89,6	269	4,2	7,4	11,0
Ja	45	61,9	320	1,9	21,3	11,7
Radiotherapie:						
Keine	369	44,5	147	1,3	7,5	7,5
IF	180	45,1	130	1,6	2,7	9,5
EF	67	49,5	183	3,5	4,2	7,1
TNI	133	46,9	0	3,5	0	6,6
Volumen ?	49	49,1	273	9,1	50,0	42,0
Alter bei Behandlung und Leukämierisiko:						
Unter 40	499	49,1	122	4,87	2,9	4,3
40–59	216	42,1	214	2,62	11,8	58,3
Ab 60	82	38,2	75	0,87	6,4	29,0

Signifikante Erhöhung des Leukämierisikos durch Chemotherapie und besonders Erhaltungstherapie mit CLB. Radiotherapie in dieser Analyse kein zusätzlicher Risikofaktor für Leukämie. Radiotherapie jedoch signifikanter Faktor für sekundäre solide Tumoren (relatives Risiko etwa dreifach). Zur vollen Abschätzung dieses Risikos noch mindestens zehn Jahre weitere Nachbeobachtung erforderlich.

therapie oder kombinierter Therapie behandelten Gruppe mit Werten von wenigen Prozenten bis über zehn Prozent angegeben. In einzelnen Untergruppen, insbesondere bei Patienten über 40 Jahre, beträgt das kumulative Leukämierisiko nach sieben Jahren 32,5% (COLTMAN et al. 1982) bis über 50% (GLICKSMAN et al. 1982). Innerhalb der Untergruppen liegen allerdings nur noch kleine Fallzahlen vor. Für das ABVD-Schema von Bonnadonna (BONADONNA u. SANTORO 1982) hat sich bislang ein erhöhtes Leukämierisiko nicht nachweisen lassen (VALAGUSSA 1982; Tabelle 99, 104). Neben der Leukämie wurde von KRIKORIAN (1977) und neuerdings wieder von JACQUILLAT et al. (1984) auch auf das Risiko sekundärer Non-Hodgkin-Lymphome betont. Nach KRIKORIAN beträgt das Risiko in der Gesamtgruppe knapp 5% nach 10 Jahren, bei der Untergruppe mit kombinierter Therapie dagegen etwa 15%. Meist handelt es sich um diffuse NHL mit mittlerem oder hohem Malignitätsgrad und häufiger gastrointestinaler Beteiligung. Nach Radiotherapie alleine läßt sich ein erhöhtes Leukämierisiko nicht nachweisen. [Viele der in den Tabellen 97–102 gezeigten Statistiken

Tabelle 99. Leukämieraten nach MOPP bzw. ABVD bei Patienten mit Morbus Hodgkin (BONADONNA u. SANTORO 1982)

Behandlung	Patienten	Leukämie (%)
ABVD ± Radiotherapie	104	0
MOPP oder ähnliche	50	2,2
MOPP und Radiotherapie[a]	249	6,5
Erstbehandlung	191	2,4
Rezidivtherapie	58	8,5

Von 656 mit Procarbazin oder Alkylantien ± Radiotherapie traten bei 12 verschiedene solide Tumoren auf

[a] Bei zusätzlichem Einsatz der Radiotherapie in der Primärtherapie keine Erhöhung der Leukämierate gegenüber MOPP allein.
Bei Kombination im Rahmen der Rezidivtherapie auch mehr Chemotherapie und möglicherweise erhöhtes „endogenes" Risiko dieser Patienten.

Tabelle 100. Zweittumoren nach Therapie der HL in der Serie des NIC. (CANELLOS et al. 1975 und CANELLOS 1975, ARSENEAU 1977)

Therapie	Anzahl Personen × Jahre	Anzahl Tumoren beobachtet	Verhältnis beobachtet/erwartet
EF/TNI	562	4	3,8 (s)
MOPP/COPP	371	3	3,2 (ns)
EF/TNI + MOPP	171	5	23,0 (s)
Weniger intensive Therapie	543	2	1,6 (ns)

Eine weitere Untersuchung bei 65 Patienten, die mit intensiver Chemotherapie und großvolumiger Radiotherapie behandelt waren, ergab 8 Zweittumoren mit folgender Verteilung (Zeit des Auftretens des Zweittumors in Monaten nach Ende Therapie).

Solide Karzinome	3 (38/26/42)
Fibrosarkom	1 (36)
AML	3 (12/48/84)
CML	1 (40)

zeigen keinen Leukämiefall nach alleiniger Radiotherapie, ebenso zeigt die nicht aufgeführte Statistik des Royal Marsden Hospitals keinen Leukämiefall nach alleiniger Radiotherapie (COLEMAN et al. 1983)]. Auch in einer großen, randomisierten Studie bei CS + PS I/II mit Vergleich von IF und EF-Radiotherapie sind die 6 Leukämiefälle alle in jener Gruppe von 167 Patienten aufgetreten, die wegen Rezidiven eine Chemotherapie erhalten hatten (relatives Risiko über 200), während unter den 293 Fällen mit alleiniger Radiotherapie kein Leukämiefall aufgetreten war (Collaborative Study 1984). In diesem Zusammenhang ist auch erwähnenswert, daß eine Nachuntersuchung an 9170 Kindern, die nach Tumortherapie mindestens zwei Jahre symptomfrei überlebt hatten, als wichtigsten therapiebedingten Risikofaktor für die akute Leukämie die Alkylantientherapie zeigte. Zusätzliche Radiotherapie war hingegen ohne Einfluß auf die Leukämierate (TUCKER et al. 1984). Zusätzliche Radiotherapie zur Chemotherapie im Rahmen der Primärbehandlung hat in einigen Statistiken eine Erhöhung des Leukämierisikos im Vergleich zur Gruppe mit Chemotherapie allein bewirkt, während in anderen Statistiken zusätzliche Radiotherapie kein erhöhtes Risiko als Chemotherapie

Tabelle 101. Zweittumoren nach Behandlung des Morbus Hodgkin. Daten des NCI. Behandlungszeit 1974–1981. (TESTER et al. 1984)

E: Anzahl erwartet; O: Anzahl beobachtet; R: Risikoabschätzung für 10 Jahre ± 1 Standardabweichung

Gruppe	n Patienten	Leukämie			Solide Tumoren		
		E	O	R	E	O	R
RT primär	146	4,1	0	0	11,5	10	0,07 (0,026)
ChT primär	144	2,0	1	0,02 (0,02)	5,4	6	0,07 (0,033)
Primär kombiniert RT + ChT	76	1,2	2	0,06 (0,045)	2,8	3	0,07 (0,04)
Kombiniert bei Rezidivtherapie	107	1,7	6	0,09 (0,05)	4,4	5	0,09 (0,05)
Total	473	–	9	–	–	24	–

Signifikant ist, bezüglich Leukämiefrequenz: RT allein versus kombinierte Therapie, RT allein und sekundär kombinierte Therapie sowie zwischen ChT allein und sekundär kombinierter Therapie.
Bezüglich der soliden Tumoren: keine Unterschiede zwischen den 4 Gruppen.

Tabelle 102. Vergleich der Leukämie- und Tumorrisikos nach Radiotherapie, primär kombinierter Therapie und nach Rezidivtherapie bei Morbus Hodgkin. COLEMAN (1984) zitiert nach TESTER et al. (1984). Prozentzahlen: Aktuarielles Risiko nach 10 Jahren

Autor	Anzahl Patienten	Leukämie				Solide Tumoren				Beobachtungszeit (Jahre)
		RT allein	ChT + RT primär	ChT + RT sekundär	ChT allein	RT allein	ChT + RT primär	ChT + RT sekundär	ChT allein	
COLEMAN (1984)	1222	1/441 0,6%	16/525 6,1%	1/147 1,6%	2/44 15,6%	13/44 6,4%	9/525 5,6%	2/147 2,9%	0/44 0	10
VALAGUSSA et al. (1982)	1032	0/272 0	3/499 1,2%	6/191 5,2%	1/70 2,3%	9/272 9,9%	13/499 1,7%	0/191 0	0/70 0	10
COLTMAN et al. (1982)	659	0/95 0	11/283 6,4%	7/179 7,7%	3/102 6,2%	1/95 1,5%	5/283 3,0%	3/179 2,6%	2/102 2,9%	7
TESTER et al. (1984)	473	0/146	2/76	6/107	1/144	10/146	3/76	5/107	6/144	10

allein bewirkt (siehe oben genannte Tabellen), insbesondere bei getrennter Analyse jener Gruppe, bei der die Kombination als Primärtherapie eingesetzt wurde und nicht als Rezidivtherapie zustande kam. Die Radiotherapie dürfte jedoch ein Faktor für die häufigere Entstehung anderer Zweittumoren sein. Da die soliden Zweittumoren oft erst nach einer längeren Latenz auftreten, sind für eine fundiertere Abschätzung dieses Risikos noch mindestens zehn Jahre weitere Nachbeobachtung erforderlich. Das Leukämierisiko durch die Chemotherapie läßt sich derzeit nicht genau quantifizieren. Die bis jetzt vorliegenden Beobachtungen haben jedoch in der Behandlung erwachsener Patienten mit Morbus Hodgkin zu einer stärkeren Zurückhaltung in der Anwendung einer Chemotherapie oder einer kombinierten Therapie für die Behandlung früher Stadien geführt.

Das erhöhte Risiko für solide Zweittumoren und die erforderliche lange Beobachtungszeit zur Quantifizierung desselben wird auch durch die Beobachtung von Mammakarzinomen bei Patientinnen betont, die wegen einer HL bestrahlt worden waren: so berichten CAREY et al. (1984) über 4 Fälle mit Brustkrebs 11 bis 17 Jahre nach Radiotherapie. Weitere Beob-

Tabelle 103. Frequenz akuter myeloischer Leukämien und von non-Hodgkin-Lymphomen nach Therapie von Hodgkin-Lymphomen im Patientengut von Stanford (COLEMAN et al. 1977 und KRIKORIAN et al. 1979)

Therapie	Fallzahl	Anzahl Fälle mit	
		AML	NHL
Radiotherapie (RT)	221	–	–
Chemotherapie (ChT)	30	–	–
Primär kombinierte Therapie	230	3	2
RT und ChT als Sekundärtherapie bei Rezidiv	115	3	3

Kumulatives Risiko für das Auftreten einer AML oder eines NHL in der Gruppe mit kombinierter Therapie (Mittelwert und Standardabweichung):

	Nach 7 Jahren	Nach 10 Jahren
NHL	1,3% (0,18–9,5)	15,2% (4,4–52)
AML	2,3% (0,5–10,1)	3,9% (0,24–61,5)
AML oder NHL	3,6% (1,1–11,6)	18,5% (6,3–54)

Tabelle 103a. Zweittumoren nach Therapie des/HL CS I/II. Daten der EORTC-Studie HI (1964/1971) (HENRY-AMAR 1983)

Gruppe	Tumorart	n beobachtet	erwartet	relatives Risiko 95% Bereich		kumulatives Risiko nach 15 Jahren (SE)
Mantel+/−VBL, rezidivfrei n=176	Leukämie	1	0,07	14 (0,04–80)	NS	0,7 (0,7)
	solide T.	6	3,17	1,89 (0,69–4,12)	NS	4,9 (2,9)
Mantel+/−VBL, Rezidiv mit Radiotherapie+/−VBL, n=104	Leukämie	0	0,02			
	solide T.	4	1,09	3,67 (1,00–9,39)	0,05	11,6 (5,8)
Mantel+/−VBL+Polychemotherapie für Rezidiv, n=54	Leukämie	3	0,01	300 (62–877)	0,001	13,7 (8,1)
	solide T.	7	0,27	26 (10,4–53)	0,001	29,1 (11,9)
Mantel+/−VBL, rezidivfrei	alle T.	7				5,5 (2,9)
Mantel+/−VBL, Rezidiv mit Radiotherapie+/−VBL	alle T.	4				11,6 (5,8)
Mantel+/−VBL plus Polychemotherapie für Rezidiv	alle T.	10				38,3 (11,7)

achtungen sind von MERTENS et al. (1978), FREDERICK et al. (1981) und NELSON et al. (1981). Eine quantitative Abschätzung durch CAREY et al. (1984) ergibt eine Steigerung des relativen Risikos für Brustkrebs um das 5 bis 6fache im Vergleich zur Normalbevölkerung. Die Abschätzung von NELSON et al. (1981) ergibt ein relatives Risiko von 4.2 für Patientinnen mit weniger als 5 Jahren Nachbeobachtung und 16.1 für mehr als 10 Jahre Nachbeobachtung. Streu- und Transmissionbestrahlung bei einer Mantelfeldbestrahlung dürfte in den nicht im direkten Strahlengang befindlichen Brustregion eine Dosis um einige 100 zentigray bewir-

Tabelle 104. Weitere Angaben zur Frequenz von Zweittumoren nach Behandlung des Morbus Hodgkin

Autor			Akute Leukämien	Solide Tumoren
In ChT-Gruppe oft Erhaltungstherapie mit Alkylans				
BJERGARD u. LARSEN (1982)	RT	n=77	0 Fälle (erwartet: 4,6)	
Patienten in 1. Remission	ChT	n=56	2 Fälle (erwartet 2)	
	RT+ChT	n=151	8 Fälle (erwartet 5,6)	
	Alle mit ChT unter 40 Jahren		8,6%	kumulatives Risiko 9 Jahre
	Alle mit ChT ab 40 Jahre		39,5%	
VALAGUSSA et al. (1982)			aktuarielles Risiko nach 10 Jahren	
	RT	n=272	0%	0,9%
	RT+ChT	n=690	3,7%	6,4%
	RT+ChT primär	n=499	1,2%	11,7%
	Rezidivtherapie	n=191	5,2%	–
	ChT	n= 70	2,3%	–
	MOPP+RT		6,5%	
	ABVD+RT		0%	
BARTOLUCCI et al. (1983)	South Eastern Group		Kumulatives Risiko bis zur letzten Nachkontrolle	
	ChT fortgeschrittene Stadien	n=209	5,3% (relat. Risiko 185)	
	falls Erhaltungs-ChT		8,3%	
BACCARINI et al. (1980)	5 italienische Zentren		Aktuarielles Risiko 7 Jahre	
	nur RT	n=117	0%	0%
	nur ChT	n=152	2%	1,3%
	ChT+RT	n=344	2.04%	2,26%
GETAZ et al. (1978) 1910–1960	520 Fälle		1	11
			Nicht über Erwartungswert	

ken, mithin einen Dosisbereich, für den ein Risiko von 3 auf 1000 pro Jahr und cGy nach einer Latenzperiode von 5–10 Jahren ermittelt wurde (UPTON et al. 1977). Dabei ist noch zu berücksichtigen, daß die Empfindlichkeit gegen die tumorinduzierende Wirkung ionisierender Strahlen bei jugendlichen Patienten höher ist als im Durchschnitt der Altersgruppen (MOLE 1978).

LIST et al. (1985) haben die Häufigkeit von Bronchialkarzinomen im eigenen Patientengut und verschiedenen publizierten Statistiken nach Behandlung von Patienten mit Morbus Hodgkin analysiert. Dabei wurde ein relatives Risiko von 4,6 bis 5,6 im Vergleich zur Allgemeinbevölkerung gefunden. 30% der mitgeteilten Fälle hatten eine alleinige Radiotherapie, 2% eine alleinige Chemotherapie und 68% eine Radiotherapie plus Chemotherapie wegen Rezidiv. Nur etwa 50% hatten Tabak als zusätzlichen Risikofaktor in der Anamnese. Fast die Hälfte dieser Bronchialkarzinome waren kleinzellige Typen. Die mittlere Latenzzeit zwischen Radiotherapie und Diagnose des Bronchialkarzinoms war 7 Jahre (1,5–24 Jahre).

Bei geheilten Patienten mit Morbus Hodgkin gehören Leukämien und Infektionen, weniger jedoch solide Tumoren zu den wichtigsten interkurrenten Todesursachen, für die ein Zusammenhang mit der intensiven Therapie für wahrscheinlich gehalten wird.

10. Gonadenfunktion

a) Männer

Die Strahlenbelastung der Hoden bei Bestrahlung der diversen Felder ist im Abschnitt A.X. abgehandelt (s. auch Tabelle 62, 63). In der Tabelle 105 finden sich zusammenfassende Angaben zur Auswirkung einer fraktionierten Strahlenbelastung des Hodens in Abhängigkeit von der Dosis. Im Gegensatz zu älteren Angaben einer Hodentoleranz um 3 Gy oder mehr bei fraktionierter Bestrahlung (RUBIN u. CASARETT 1972; SANDEMAN 1966; HOPE-STONE 1969) muß neueren Angaben zufolge bereits nach 1,5 Gy in einem nennenswerten Teil der Fälle mit permanenter Aspermie bzw. Infertilität gerechnet werden (SPEISER et al. 1973; MANN 1976; GREINER 1982), und nach Dosen ab etwa 2 Gy tritt nur noch selten eine Erholung der Spermatogenese ein.

Nach Dosen unter 0,6 Gy kann mit einer Erholung in 21–41 Wochen gerechnet werden. Nach Dosen unter 1.0 Gy Erholung in 9–18 Monaten, teilweise auch nach längerer Zeit, nach Dosen zwischen 0,6 und 1,48 Gy wird eine Erholungszeit von einem bis mehrerer Jahre angegeben (KINSELLA et al. 1982; HAHN et al. 1982). Nach Radiotherapie des umgekehrten Ypsilons inkl. der inguinalen und femoralen Lymphknotenregion mittels opponierender Photonenfelder ohne speziellen Hodenschutz (siehe Seite 190) ist in praktisch allen Fällen mit einer permanenten Aspermie zu rechnen (SLANINA et al. 1977; SPEISER 1973). Von NISCE u. D'ANGIO (1976) in LACHER (1976) wurde eine modifizierte Bestrahlungstechnik angegeben, bei der kein nennenswertes Risiko einer permanenten Aspermie zu erwarten ist: die Bestrahlung der inguino-femoralen Felder erfolgt hier nur von ap mit Photonenfeldern unter Anwendung einer Hodenkapsel und zusätzlicher Dosisapplikation mittels schneller Elektronen.

Nach Chemotherapie mit MOPP kommt es in fast allen Fällen zu einer permanenten Aspermie bzw. Infertilität (DEVITA et al. 1973, 1980; VAN THIEL 1972; ZIEGLER et al. 1977; ASBJÖRNSEN et al. 1976; DELBRÜCK et al. 1978). Nach Behandlung mit ABVD soll das Risiko einer permanenten Aspermie nur etwa 12–15% betragen (BONNADONNA u. SANTORO 1983). Nach Untersuchungen von DA CUNHA et al. (1984) kommt es nach höchstens 3 Zyklen MOPP nur selten zu A- oder Oligospermie (2 von 5 Fällen Oligospermie).

Nach Chemotherapie im Adoleszentenalter besteht wahrscheinlich zusätzlich ein Risiko einer Schädigung der endokrinen Hodenfunktion (SHERINS et al. 1978).

Tabelle 105. Zusammenfassung publizierter Daten zur Radiosensibilität der Spermatogenese. Nach ASH (1980) und den im Text zitierten Autoren. Nach KINSELLA et al. (1983) Schwellendosis für langdauernde Schäden bei 0,50 Gy (6/6 nach 0,5–1,5 Gy FSH und LH erhöht und Testeron reduziert; stärker ausgeprägt bei >40jährigen)

Dosis Gy (fraktioniert)	Effekt auf Spermatogenese
0,1–0,3	Temporäre Oligospermie
0,3–0,5	100% temporäre Aspermie mit Erholung in 1–2 Jahren
0,5–1,0	100% temporäre Aspermie mit Erholung in etwa 1–3 Jahren
1,0–2,0	100% temporäre Aspermie (bei einem kleinen Teil permanent) mit Erholung in etwa 1 bis >3 Jahren
2,0–3,0[a]	100% Aspermie nach etwa 2 Monaten, nur selten noch Erholung nach mehr als 4 Jahren
Mehr als 3	Meist permanente Aspermie

[a] Vereinzelt sind auch nach Dosen von über 3 Gy Vaterschaften beobachtet worden (SANDEMAN 1966). Nach ROWLEY et al. (1974) kann es auch noch nach 4,0–6,0 Gy zu einer Erholung nach einer Zeit von 5 oder mehr Jahren kommen.

Tabelle 106. Zusammenfassung publizierter Daten zur Radiosensibilität des Ovars. (Zitiert nach Ash 1980) F = Anzahl Fraktionen, W = Wochen, T = Tage

Ovarialdosis (Gy)	Effekt auf die Ovarialfunktion	Literaturquelle
0,60 in 3 F in 2 W	keine erkennbaren Effekte	Kaplan (1958)
1,50 in 28 T	keine erkennbaren Effekte bei jungen Frauen, geringes Risiko für Sterilität bei über 40 Jahren	Thomas et al. (1976), ICRP (1969)
2,50–5,00[a] 12–45 T	15–40jährige: in ca. 60% permanente Amenorrhoe	Ray et al. (1970)
4,00–7,00 in 1–4 F	bei über 40jährigen in 100% Amenorrhoe	Doll u. Smith (1976), Smith u. Doll (1976), Alderson u. Jackson (1971), Brinkley u. Haybittle (1969)
5,30–6,60 in 12–45 T	bei 15–40jährigen in ca. 60% permanente Amenorrhoe	Ray et al. (1970)
5,00–8,00 in 28 T	bei 15–40jährigen in ca. 70% permanente Amenorrhoe	Ray et al. (1970)
Über 8: 9,00–35,00 in 28 T	100% permanente Amenorrhoe[b]	Thomas et al. (1976), Doll u. Smith (1968)
7,00–15,00	100% permanente Amenorrhoe	Smith u. Doll (1976), Alderson u. Jackson (1971), Brinkley u. Haybittle (1969)

[a] 1 Fall mit Amenorrhoe bei weniger als 3,00 Gy
[b] 1 Fall mit Amenorrhoe bei 5,00 Gy

Tabelle 107. Amenorrhoe nach Chemotherapie und oder Radiotherapie bei Morbus Hodgkin (bezüglich Amenorrhoe nach alleiniger Bestrahlung s. Tabelle 60)

Autor	Therapie	Alter	Amenorrhoe		
Andrieu et al. (1983), Andrieu u. Ochoa-Molina (1983)	3 oder 6 MOPP (keine Unterschiede)	bei Therapie:			
		unter 30 Jahre	2/42	ca.	5%
		über 30 Jahre	16/26	über	60%
Horning et al. (1981)	TNI allein ($n = 19$)	unter 20 Jahre		unter	30%
		über 30 Jahre		über	80%
	ChT allein	unter 20 Jahre		unter	15%
		über 30 Jahre		über	70%
	ChT + TNI	unter 20 Jahre		ca.	50%
		über 30 Jahre		fast	100%
Santoro et al (1983)	ABVD + RT (meist nur im „bulk“)		0/23		

b) *Frauen*

Nach Dosen unter 4 Gy an einem Ovar kann bei jüngeren Frauen meistens mit Erholung bzw. Erhaltung der Ovarialfunktion gerechnet werden (Tabelle 106). In einer Untersuchung von Ray et al. (1970) hatte nur eine Patientin aus der Gruppe mit Amenorrhoe eine Dosis von unter 3 Gy an beiden Ovarien, und die niedrigste Dosis in der Gruppe mit Amenorrhoe in der Untersuchung von Thomas et al. (1976) lag bei 5 Gy. Bei Kindern wurde mit einer Toleranzdosis von 3 Gy gerechnet (D'Angio 1978). Das Risiko einer permanenten Amenorrhoe zeigt einen steilen Anstieg mit dem Alter zur Zeit der Bestrahlung (Tabelle 106, 107). Die Frequenz der Amenorrhoe nach pelviner Radiotherapie hängt – außer vom Alter – wesentlich von der Bestrahlungstechnik ab (s. Tabelle 60). Etwa zwei Drittel der Patienten in Stanford zeigten später eine Menstruation, während Patienten des Royal Marsden in 75% eine permanente Amenorrhoe aufwiesen PAGE et al. (1970b); THOMAS et al. (1976).

Auch die Chemotherapie mit MOPP hat ein altersabhängiges Risiko einer Amenorrhoe bzw. für irreguläre Menstruationen (SHERINS et al. 1975; ANDRIEU et al. 1983; ANDRIEU u. OCHOA-MOLINA 1983). Bei ANDRIEU et al. (1983) erleiden Patientinnen, die unter 30 Jahre bei Therapie sind, nur in ca. 5% eine permanente Amenorrhoe, während über 30jährige in über 60% eine Amenorrhoe erleiden. Unter den in Stanford behandelten Patienten hatten in der Gruppe unter 20 Jahre nach Chemotherapie allein weniger als 15% eine permanente Amenorrhoe, von den über 30jährigen Patientinnen jedoch etwa 70% (Tabelle 107). Nach Chemotherapie mit ABVD soll nur selten eine permanente Amenorrhoe eintreten (SANTORO et al. 1983).

11. Verhalten des roten Knochenmarkes nach großvolumiger Bestrahlung – Messungen des Radioeisenumsatzes und Szintigraphie

Bei der Radiotherapie der HL wird häufig mehr als 50% des roten Knochenmarkes mit Strahlendosen belegt, die eine völlige Suppression der Hämatopoese im betroffenen Bereich bewirken (Tabelle 65, 66). Das Verhalten des Knochenmarkes hängt aber nicht nur von der Dosis, sondern auch vom Volumen bzw. dem bestrahlten Knochenmarksanteil ab: bei Bestrahlung kleinerer Anteile (bis etwa 10%) ist eine begrenzte loco-regionale Aktivitätssteigerung ausreichend. Bei Radiotherapie bis etwa 50% kommt es in der nicht exponierten Knochenmarksregion zu einer lang anhaltenden Stimulation, die z.B. in einem erhöhten Radioeisenumsatz über Jahre meßbar ist. Daneben kommt es zur Ausdehnung des aktiven Knochenmarks in normalerweise inaktive Regionen der distalen Femora, der Humeri und der Tibiae. Eine Regeneration im bestrahlten Feld wird aber erst durch noch stärkere Stimulation bei einer Bestrahlung von mehr als 50% des Knochenmarks hervorgerufen (PARMENTIER et al. 1983). Damit hängt auch der zunächst paradoxe Befund zusammen, daß nach Bestrahlung eines kleinen Knochenmarksgebietes (z.B. sternale RT bei Mammakarzinom) mit etwa 30 Gy keine Regeneration mehr festzustellen ist (SYKES et al. 1964), während nach etwa 40 Gy großvolumiger Lymphombestrahlung eine Regeneration nachweisbar ist (s. Tabelle 108). Nach neueren Untersuchungen ist jedoch der wichtigste Kompensationsmechanismus bei der großvolumigen Radiotherapie die Aktivitätszunahme in nicht bestrahlten Knochenmarksregionen sowie die Extension. Das Ausmaß der Regeneration in der bestrahlten Knochenmarksregion wird mit verschiedenen Methoden unterschiedlich beurteilt: die szintigraphische Methode mittels der externen Messung der Radioeisenaufnahme hat eine zu geringe räumliche Auflösung und zeigt deshalb nicht die sehr inhomogene, oft spärliche und auf die Knochenmarksrandgebiete beschränkte Regeneration wie man sie in Knochenbiopsien oder in Tierversuchen mit histologischen Methoden findet (PARMENTIER et al. 1983; RUBIN u. SCARRANTINO 1978). Wie Tabelle 108 zeigt, sind die szintigraphischen Bilder in bis 85% etwa 2 Jahre nach Radiotherapie nahezu normal, während die Studie von PARMENTIER et al. (1983) nur eine sehr geringe hämatopoetische Aktivität beschreibt, gemessen an der Radioeisenaufnahme, und zwar auch bei einer Untersuchung bis 13 Jahre nach Ende der Radiotherapie (Tabelle 109). In diesem Zeitraum findet sich auch nur eine geringe Abnahme der gesteigerten Aktivität in nicht bestrahlten Knochenmarksregionen sowie im Bereich des ausgewanderten Knochenmarkes und in einem relativ großen Teil sogar extramedullär (Leber und Milz), während die Eisen-59-Aufnahme im bestrahlten Gebiet nur einen

Tabelle 108. Ergebnisse szintigraphischer Untersuchungsmethoden zur Regeneration des roten Knochenmarkes nach großvolumiger Radiotherapie (mehr als 2 Jahre nach Therapie)[a]

Autor	Methode und Beurteilungskriterien	Ergebnis		
Rubin et al. (1973) Rubin et al. (1977) Rubin u. Scarrantino (1978)	Szintigraphie nach Technetium-Kolloid, deskriptive Beurteilung der Anreicherung, 40,00–45,00 Gy HD	1 Jahr nach RT ca. 27% der bestrahlten Regionen wieder normal, nach 1–2 Jahren ca. 36% und nach über 2 Jahren ca. 85% normal		
Sacks et al. (1978b)	Scan nach ^{111}Indium. Deskriptive Beurteilung. 35,00–44,00 Gy HD	in ca. 85% normale Anreicherung		
		Anzahl Patienten	Zeit nach RT (Monate)	Grad
Knospe et al.(1976)	^{52}F-Scan:	5	0–12	−2
	0: Normal	2		−3
	−1: minimale Abnahme	3		−4
	−2: moderate Abnahme			
	−3/−4: starke Abnahme bzw.	2	12–24	−1
	fehlende Aktivitäts-	1		−2
	aufnahme	5		−3
	20–50 Gy, meist 40–44 Gy			
		1	>24	0
		3		−1
		4		−2
Steere et al. (1979)	Aufnahmemessung nach ^{52}Fe. Bewertung der Meßwerte anhand Untersuchung von Normalen. Dosen 1032–1233 ret (NSD)	8/15: Aufnahme mehr als 60% der Norm 4/15: Aufnahme 40–60% der Norm 3/15: Aufnahme weniger als 60% der Norm		
Parmentier et al. (1983)	^{52}Fe Zählrate Oberflächenzählung. 32 Fälle: siehe Tab. 109			

[a] Szintigraphische Bilder auch ziemlich homogener Radioeisenaufnahme werden aber bereits durch sehr spärliche Knochenmarkserholung hervorgerufen (siehe Text)

Tabelle 109. Zählraten an der Oberfläche nach Gabe von Radioeisen (Parmentier et al. 1983)

Bestrahlte Region		Nichtbestrahlte Region		Zeit nach Ende
nach Mantel	nach TNI	nach Mantel	nach TNI	RT
39,6	93	269	188	0– 1 Jahr
59,4	90,5	224	219	3–13 Jahre

sehr geringen Anstieg in diesem Zeitraum zeigt (Tabelle 109). Bis zu Dosen von 20 Gy findet man noch eine vollständige Regeneration im Bestrahlungsfeld. Nach tierexperimentellen Befunden von Rubin et al. (1977/1978) entspricht den szintigraphischen Bildern einer nahezu normalen Aktivität histologisch ein stark von der Norm abweichendes Bild: die Regeneration beginnt in Reservezellen im Kortexgebiet, von wo aus es zu einer fleckweisen Besiedelung

Tabelle 110. Blutbild bei symptomfreien Patienten nach Radiotherapie wegen Morbus Hodgkin

Autor	Leukozyten/µl		Lymphozyten/µl		Thrombozyten/µl	
	<3000	<2000	<2000	<1000	unter 100000	
SLANINA et al. (1977)						
TNI	12/58	2/58	14/58	0/58	0/45	
alle	21/114	4/114	41/112⁺	0/112	0/90	
	(18,5%)	(3,5%)	(37%)	(0)	(0)	
	(nur ein Fall mit Hb unter 12,0 g%)					
KUN u. JOHNSON (1975)	Patienten, die 5 Jahre nach EF oder TNI symptomfrei waren					
		Hb:	14,2±1,4 g%		(unbehandelt: 13,2±1,6)	
		WBC:	6740±1180		(unbehandelt: 7610±3490)	
		Lymphozyten:	1700± 890		(unbehandelt: 1880± 820)	
		Thrombozyten:	140000±83000		(unbehandelt: 270000±74000)	
FUKS et al. (1976)			Lymphozyten		T-Lymphozyten	B-Lymphozyten
		Normal:	2038± 73		1600± 70	407±35
		Unbehandelt, I/II:	1634±132		1271± 98	237±37
		Unbehandelt, III/IV:	1647±200		1355±170	285±40
		Behandelt, symptomfrei	1985±152		793± 66	725±66
		+: 15/41 mit zusätzlicher Chemotherapie				

der Randregion der Markhöhle kommt, während ein normaler Knochenmarkszellgehalt nach Dosen von 40 Gy nicht mehr erreicht wird. Tabelle 110 zeigt die peripheren Blutzellwerte bei symptomfreien Patienten nach Behandlung wegen eines Morbus Hodgkins.

12. Nierenfunktion nach Milzbestrahlung

Bei Patienten ohne Splenektomie beträgt der mit Herddosis bestrahlte Anteil der linken Niere durch Milzbestrahlung je nach Größe derselben zwischen 30 und über 80% bei stark vergrößerten Milzen. Bei nicht wesentlich vergrößerten Milzen (unter 300 g) beträgt der mit Herddosis bestrahlte Nierenanteil etwa 30%. Eine Auswirkung auf die globale Nierenfunktion ist danach nicht beobachtet worden (was bei nierengesunden Personen bei einem Ausfall von etwa einem Sechstel bis einem Viertel der globalen Nierenleistung auch nicht zu erwarten ist). Auch renale Hypertonien sind nicht berichtet worden. Mit nuklearmedizinischen Methoden, die die konventionellen nichtinvasiven Methoden der Messung der Nierenleistung übertreffen, haben BIRKHEAD et al. (1979) und LEBOURGEOIS (1979) die Nierenfunktion nach Milz-paraaortal-Bestrahlung bei Lymphompatienten untersucht: etwa acht Monate nach Bestrahlung läßt sich mit tubulär gespeicherten Substanzen ein Speicherdefekt im Oberpol der linken Niere nachweisen (im Nierentomogramm nach etwa eineinhalb Jahren). Die Untersuchung der vaskulären Perfusion für die Gesamtniere ergibt normale Verhältnisse, ebenso wie die Untersuchung der seitengetrennten Hippurat-Clearance. Lediglich in der Untersuchung von LEBOURGEOIS et al. (1979) ist bei jenen Patienten, bei denen der mitbestrahlte Anteil der Niere deutlich über 30% liegt, die linksseitige Nierenfunktion eingeschränkt. In solchen Fällen kann auch eine renale Hypertonie auftreten (KIM et al. 1984). Von LEBOURGEOIS et al. (1979) wurde in einigen Fällen auch Renin im Nierenvenenblut bestimmt, wobei sich normale Werte ergaben. Selten findet man eine diskrete Leukozyturie und Mikrohämaturie einige Monate nach Bestrahlung.

Tabelle 111. Angaben zur Frequenz von Osteonekrosen nach Chemotherapie oder kombinierter Therapie bei Morbus Hodgkin

Autor		Osteonekrosen		Nicht spezifiziert
		Humeruskopf	Femurkopf	
SWEET et al. (1976)	122 Fälle Chemotherapie		3,3%	
IHDE u. DEVITA (1975)	Chemotherapie		1,3%	
PROSNITZ et al. (1982)	102 Fälle kombiniert	2%	7%	10% (total)
YOUNG et al. (1982)	kombiniert			2%

Tabelle 112. Mortalität und Morbidität der explorativen Laparotomie plus Splenektomie bei Morbus Hodgkin

Autor	Fallzahl	Todesfälle	Wesentliche kompli-kationen
AISENBERG u. QAZI (1974)	100	0	2
ANDRASSY u. HAFF (1977)	76	0	1
BERETTA et al. (1976)	110	0	1
BROGADIR et al. (1978)	90	0	16
BRUNTSCH et al. (1977)	275	0	28
CANNON et al. (1975)	400	1	15
COLEMAN et al. (1976)	31	0	7
FERGUSON et al. (1976)	31	1	1
FILLER et al. (1975)	50	0	?
GAMBLE et al. (1975)	135	1	10
GARCIA et al. (1971)	20	0	0
GAZET (1973)	65	1	4
JELIFFE et al. (1970)	22	0	0
LEE et al. (1978)	50	0	?
LOWENBRAUN et al. (1970)	12	0	0
MARSTON (1972)	60	2	4
MITCHELL et al. (1972)	45	1	3
PIRO u. HELLMAN (1873)	114	1	6
POULSEN et al. (1977)	91	0	5
PROSNITZ et al. (1972)	40	0	4
ROBERTS et al. (1976)	82	0	3
ROZMAN et al. (1973)	56	1	2
SAUER et al. (1977)	58	0	11
SMITH et al. (1977)	70	0	2
SUTCLIFFE et al. (1976)	98	0	19
WITTAKER et al. (1978)	60	0	11
VAN DONGEN et al. (1979)	200	2	?
ZAREMBOCK et al. (1972)	30	0	0
FISCHER et al. (1981)	239	0	0
KLAUE et al. (1979)	106	1	5
URLAUB u. MACH (1979)	105	0	6
SANDURSKY et al. (1977)	111	0	6
Total	3469	18 (ca. 0,5%)	184 (ca. 5%)

13. Knochen

(Effekte auf den wachsenden Knochen sind im Beitrag über die Therapie maligner Systemerkrankungen im Kindesalter aufgeführt).

Bei alleiniger Bestrahlung mit Hochvoltstrahlen und üblicher Technik und der beim Morbus Hodgkin angewandten Dosierung sind keine klinisch relevanten Effekte auf den Knochen von Erwachsenen zu erwarten. Von IHDE u. DE VITA (1975) sowie TIMOTHY et al. (1978) wurde auf Osteonekrosen im Bereich der Femurköpfe und seltener auch der Humerusköpfe nach Chemotherapie bzw. kombinierter Therapie bei Patienten mit HL aufmerksam gemacht. Diese Veränderungen wurden in Zusammenhang mit der Kortison-Medikation gebracht (EDITORIAL 1982; ENGEL 1981). TIMOTHY et al. (1978b) haben 100 zufallsmäßig ausgewählte Abdominalaufnahmen (Verlaufsaufnahmen nach Lymphographie) analysiert und bei 6 Patienten Frühveränderungen im Sinne von Femurkopf-Osteonekrosen entdeckt. Auch in einer dänischen Studie (802 Fälle, Risikogruppe etwas mehr als die Hälfte, NORDENTOFT et al. 1980) wurden zwei therapiebedingte Osteolysen nach Bestrahlung und Chemotherapie beobachtet. Eine Zusammenstellung dieser Fälle findet sich in der Tabelle 111. Das Risiko für Osteonekrosen beträgt hiernach etwa 2–3% für alleinige Chemotherapie, während es für die kombinierte Therapie 5–10% betragen könnte.

14. Risiko der explorativen Laparotomie (ohne Splenektomie-Sepsis)

Die Mortalität der explorativen Laparotomie liegt bei etwa 0,5% (Tabelle 112). Mit schwerwiegenden Komplikationen ist in 5–10% zu rechnen, mit leichteren in 15–20%. Besonders erwähnt seien in diesem Zusammenhang intestinale Obstruktionen, die Zweitoperationen erforderlich machen können, und die das Risiko der abdominalen Bestrahlung deutlich erhöhen. Das Risiko der Splenektomie ist im Abschnitt über Infektionen besprochen.

15. Dentale Prophylaxe

Die Bestrahlung der Speicheldrüsen mit den üblichen Dosen bewirkt eine temporäre Xerostomie, besonders bei Bestrahlung der Waldeyerschen Region und der oberen zervikalen Lymphknotenregion. Aus diesem Grund wird eine dentale Prophylaxe mit Fluorid empfohlen (LESLIE et al. 1983; CARMEL u. KAPLAN 1976; SONIS et al. 1978; SONIS u. LOCKHART 1979).

XIII. Kurabilität der HL

1. Rezidivfreie Überlebenszeit, zeitliches Verhalten der Rezidive und Beurteilung der Heilungsrate

Ein häufig benutztes Kriterium für die Tumorheilung ist der gleiche Verlauf der Überlebenskurve wie die einer altersmäßig und auch sonst gleichartig zusammengesetzten Kontrollgruppe. Dabei sollen auch bei gleichem Kurvenverlauf keine lymphom- oder behandlungsbedingte Todesfälle mehr auftreten. In älteren Statistiken (FREI u. GEHAN 1971) war meist nach einer Überlebenszeit von 15 Jahren keine nennenswerte Mortalität durch den Morbus Hodgkin mehr feststellbar. Um aber früher Aussagen über einen Therapie-Effekt zu erhalten, werden oft die rezidivfreien Überlebensraten bewertet. Nach älteren Statistiken ist nach einer rezidivfreien Überlebenszeit von etwa 10 Jahren mit einer Heilungschance von 90% zu rechnen, während sie nach einer fünfjährigen Rezidivfreiheit bei etwa 80% liegen soll (FREI u. GEHAN 1971; HUTCHINSON 1973).

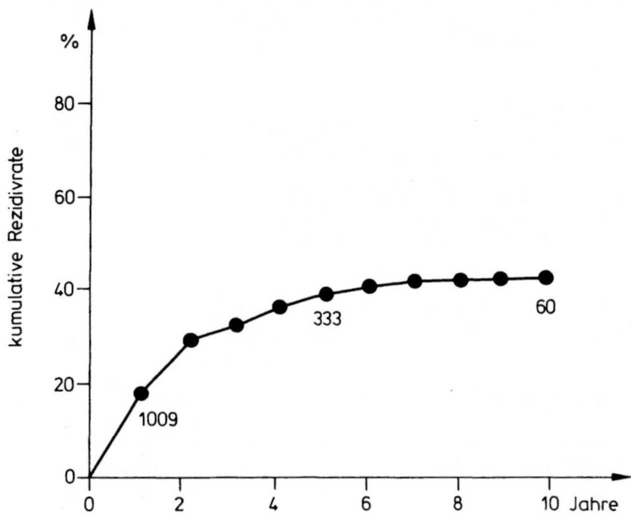

Abb. 63. Zeitliches Auftreten der Rezidive nach Radiotherapie des Morbus Hodgkin. (Nach KAPLAN 1968 u. 1977)

Tabelle 113. Langzeitverlauf bei einer Gruppe von 24 Patienten mit CS I/II Hodgkin Typ LP. Therapie vor 1960, Beobachtungszeit über 20 Jahre (WRIGHT 1977)

Verlauf	Anzahl	Überlebenszeit (Jahre)
Immer symptomfrei, am Leben	8	20–44,2
Immer symptomfrei, interkurrent verstorben	4	8,3–43
Spätes Lokalrezidiv, interkurrent verstorben	1	15
Spätes oberflächliches Lymphknotenrezidiv, am Leben	1 (nach 15 und 20 Jahren)	27,8
Früh generalisiert, verstorben	2	1,6/5,8
Spät generalisiert, verstorben	6	7,3/11,1/11,8/ 15,8/14/18,6
Spät generalisiert, am Leben	1	21,8
Früh generalisiert	1	

Tabelle 114. Zeitliches Verhalten der Rezidive. Aus den Publikationen von SAXE u. MANDEL (1978), BOTNIK et al. (1977), WIERNIK et al. (1979), GRIFFIN et al. (1977), GOODMAN et al. (1977) und MAUCH et al. (1978, 1979) wurden 79 Rezidive ermittelt, die zu folgenden Zeiten nach der Therapie aufgetreten waren

Zeit nach Therapie (Monate)	Anzahl Rezidive	Kumulativ (%)
0–12	26	ca. 46
13–24	17	ca. 67
25–36	13	ca. 84
37–48	9	ca. 95
48–60	3	ca. 99
61–96	1	100

Tabelle 115. Angaben zum zeitlichen Auftreten von Rezidiven

Autor	Fälle	Zeitliches Verhalten der Rezidive
KAPLAN (1976, 1977)	über 1000 alle Stadien ab 1961	weniger als 5% der Rezidive später als nach 5 Jahren
HERMAN et al. (1984) (Fälle von Stanford)	1360 Fälle, 1964–1979 424 mit Rezidiv	13% der Rezidive nach 3 und mehr Jahren (36–180 Monate, im Mittel 75 Monate)
GRIFFIN et al. (1977)	39 CS I/IIA (1968/75)	kein Rezidiv mehr nach 4 Jahren
HELLMAN et al. (1978)	PS I-IIIA (1969/74)	Überlebenskurve nach 4 Jahren horizontal
MILL et al (1977)	116 CS/PS I-IIIA (1968/72)	zwischen 60 und 80 Monaten ca. 5% der Rezidive
GOODMAN et al. (1977)	49 PS IIB/IIIB (1969/74)	Überlebenskurve nach 4 Jahren horizontal
GLATSTEIN (1977)	22 IV_H (1965/74)	Überlebenskurve nach 2,5 Jahren horizontal
WIERNIK et al. (1979)	74 PS I/IIA+B+IIIA (1970/74)	Überlebenskurve nach ca. 4 Jahren horizontal
SAXE u. MANDEL (1978)	78 PS/CS I-III (1966/76)	Überlebenskurve nach 5 Jahren horizontal
PROSNITZ u. MONTALVO (1978)	87 PS I/IIA (ab 1968)	ca. 5% der Rezidive später als 5 Jahre
DEVITA et al. (1980)	159 (meist) III+IV mit kompletter Remission nach ChT	die meisten Rezidive in den ersten 2 Jahren, 2 Rezidive nach 6,5 und 7,5 Jahren

In älteren Statistiken ist im Gegensatz zu neueren Arbeiten auch im Intervall 5–10 Jahre nach Therapie ein höheres Rezidivrisiko zu beobachten, insbesondere bei Kollektiven mit unzureichender Stadienabklärung. In einer Analyse des Patientengutes aus Stanford ab 1961 (KAPLAN 1968, 1977; HERMAN et al. 1984) wurde gefunden, daß die meisten Rezidive in den ersten 3 Jahren nach Therapie auftreten: etwa 80% aller Rezidive sind in den ersten 2 Jahren nach Therapie aufgetreten und nach fünfjähriger Symptomfreiheit betrug die Rezidivrate nur noch etwa 5% (Abb. 63). Die Tabellen 114 und 115 zeigen weitere Daten zum zeitlichen Auftreten der Rezidive in neueren Publikationen, die die oben genannten Angaben von KAPLAN bestätigen. Bei langsam wachsenden und sich ausbreitenden Tumoren kann – insbesondere bei unzureichender Primärdiagnostik – auch noch viele Jahre nach Diagnose und einem symptomfreien Intervall (dessen Definition ja auch von der Trefferrate der Diagnose abhängt) ein Rezidiv auftreten. Dies wird z.B. in einer Langzeitbeobachtung von WRIGHT (1977) an 24 Fällen mit primär lokalisiertem Befall durch den Typ LP des HL gezeigt, die vor 1960 diagnostiziert wurden und fast alle mehr als 20 Jahre beobachtet wurden (siehe Tabelle 113).

2. Überlebensraten 1950 bis heute

Die Überlebensraten sind in den letzten 25 Jahren deutlich angestiegen (Abb. 3, 64, 65, Tabelle 116). Dies wird im wesentlichen auf drei Faktoren zurückgeführt

1. Einführung einer wirksamen Chemotherapie
2. Verbesserung der Diagnostik
3. Verbesserung der Radiotherapie

Tabelle 116. Dänische Studie zum Morbus Hodgkin (1971–1979) (NORDENTOFT et al. 1980): 802 nicht selektionierte Patienten aller Stadien aus Dänemark

Überlebensrate nach 8 Jahren	66%
Vergleich mit früheren Untersuchungen, ebenfalls an nicht selektionierten Gruppen aller Stadien:	
1930–1945	15%
1946–1955	24%
1956–1964	20%

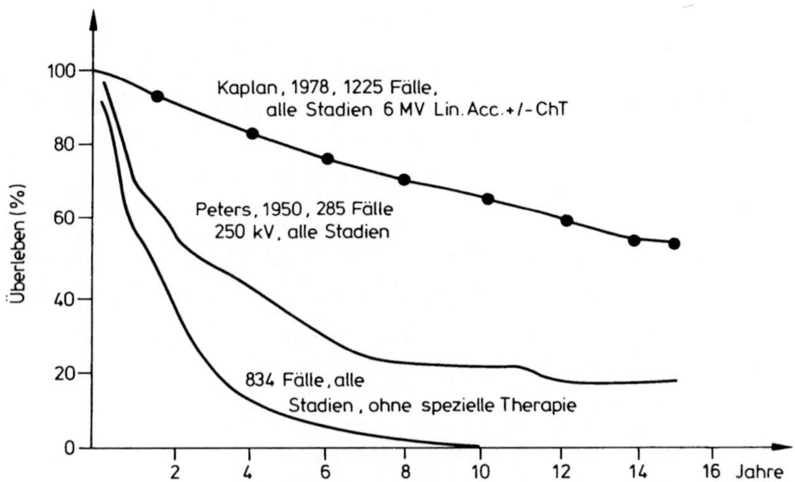

Abb. 64. Überlebensraten von Patienten mit Morbus Hodgkin aus verschiedenen Zeiträumen. (Nach KAPLAN 1980, Abb. 12.5, S. 556)

Ohne spezifische Behandlung leben 5 Jahre nach Diagnose weniger als 10% und 10 Jahre nach Diagnose sind fast keine unbehandelten Patienten mehr am Leben (Abb. 62). Nach limitierter Radiotherapie mit konventioneller Röntgenbestrahlung betrug die Überlebensrate nach 15 Jahren etwa 10–20%. Im Patientengut von Stanford 1968–1974 lag die Überlebensrate nach 5 Jahren, alle Stadien zusammengenommen, bei 85,8% bei einer symptomfreien Überlebensrate von etwa 65% (KAPLAN 1977). Diese Überlebensrate ohne Rezidive kann nach den Daten aus Stanford mit einer Wahrscheinlichkeit von 90% mit einer Heilung gleichgesetzt werden. In einer Untersuchung von KENNEDY et al. (1984) wurden die Überlebensraten auf nationaler Ebene durch eine Umfrage untersucht: 471 Spitäler berichteten über 5-Jahresüberlebensraten aller Patienten mit Morbus Hodgkin, die sie kurz vor dem 31.12.1975 behandelt hatten. Von 6314 Patienten haben von den unter 34 Jahre alten 82,5% von den über 34jährigen 44% 5 Jahre überlebt. Für die einzelnen Stadien betrugen die Überlebensraten über 5 Jahre: PS I 81%, PSII 78%, PSIII 62%, IV 38.5%. Nur 3% aller Patienten wurden im Rahmen wissenschaftlicher klinischer Studien behandelt. Die Überlebensraten für die Stadien III und IV sind niedriger als viele von einzelnen Zentren publizierten Zahlen im Rahmen diverser Studien, in denen meist nur ein sehr kleiner Teil der Patienten enthalten ist. Die 10-Jahres-Überlebensrate aller Patienten der Stanford University aus dem Zeitraum 1971–1975 (491 Fälle, alle Stadien) beträgt 66,1% (KAPLAN 1980, S. 556). Die zugehörige rezidivfreie Überlebensrate dieser Fälle liegt bei 57,3% nach 10 Jahren.

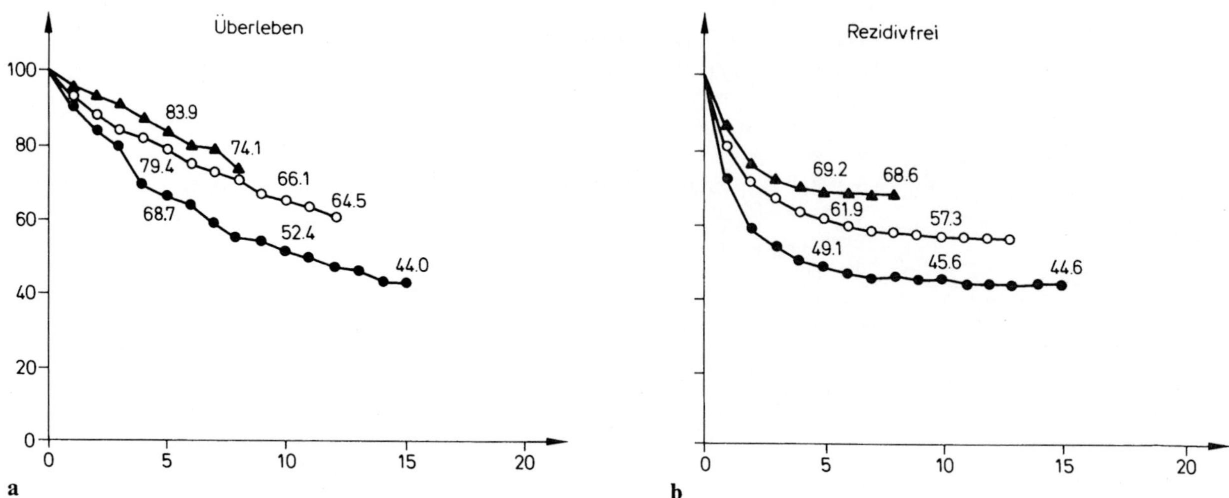

Abb. 65a, b. Überlebensraten und Rezidivfreiheit bei Patienten der Stanford University (alle Stadien) aus verschiedenen Zeiträumen der Jahre ab 1961. (Nach KAPLAN 1980, Abb. 12.6, S. 556).

Jahr	n unter Beobachtung		
	0	5	10
● 1961–1965	126	88	68
○ 1968–1970	388	318	124
▲ 1971–1975	481	248	

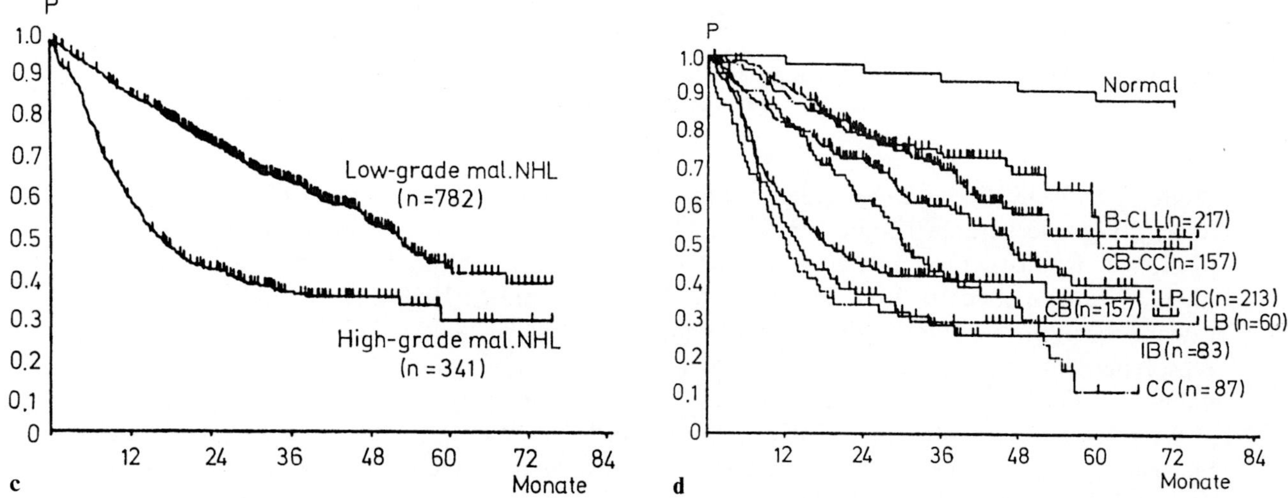

Abb. 65. c Absolute Überlebensrate von 1123 Patienten mit Non-Hodgkin-Lymphomen unterteilt nach der Kieler Klassifikation. (BRITTINGER et al. 1984). **d** Absolute Überlebensraten von 978 Patienten mit Non-Hodgkin-Lymphomen, unterteilt nach der Kieler Klassifikation. B-CLL = chronische lymphatische Leukämie vom B-Zelltyp, LP-IC = LP immunozytom, CC = zentrozytisches Lymphom, CB-CC = zentrozytisch-zentroblastisches Lymphom, IB = immunoblastisches Lymphom, LB = lymphoblastisches Lymphom. Normal: Nach Alter und Geschlecht gleichartig zusammengesetzte Normalgruppe. (BRITTINGER et al. 1984)

Von 503 nicht vorbehandelten Patienten des St. Bartholomews Hospital in London aus der Zeit 1968–1973 sind 70% nach 10 Jahren am Leben (LISTER 1985). Von den verstorbenen Patienten bei LISTER (1985) sind etwa 68% mit aktiver Hodgkinerkrankung verstorben, 16% an einer Infektion ohne aktive Erkrankung, 8% an einem Zweittumor, 8% an sontigen Ursachen.

3. Diskrepanz zwischen krankheitsspezifischer und absoluter Überlebensrate

Die krankheitsspezifische Überlebenskurve (in der nur Morbus Hodgkin-bedingte Todesfälle gezählt werden) liegt etwa 15% höher als die absolute Überlebenskurve. Da es sich um eine Population mit niedrigem mittlerem Alter handelt, beträgt die Lebenserwartung einer Kontrollgruppe über 90%. Dies läßt vermuten, daß der Unterschied zwischen der krankheitsspezifischen und der absoluten Überlebenskurve im wesentlichen durch behandlungsbedingte Mortalität verursacht wird (ROSENBERG 1984b). Dies zeigt eines der zwei Hauptprobleme in der Weiterentwicklung der Therapie des Morbus Hodgkin: aggressive Primärtherapie begrenzter Stadien hat zwar eine sehr hohe Rezidivfreiheit zur Folge, die Überlebenskurven sind aber nicht höher als bei einer mehr begrenzten Primärtherapie, nach der uns noch eine gute Rezidivtherapie zur Verfügung steht. Im Einzelfall wissen wir noch nicht, welche Rezidivquote wir zugunsten einer limitierten Primärtherapie in Kauf nehmen dürfen, ohne daß die tumorbedingte Mortalität des Rezidivs die Mortalität einer primär aggressiveren Therapie übersteigt. Das zweite Problem ist jener kleine Prozentsatz von Patienten mit fortgeschrittenem Stadium III B und IV B mit multiplen, extranodalen Manifestationen, von denen auch heute 60% und mehr am Tumorleiden sterben.

XIV. Therapie der HL in den einzelnen Stadien

Im folgenden werden die Therapieergebnisse der HL in den einzelnen Stadien diskutiert. Am Schluß dieses Abschnittes findet sich dann eine zusammenfassende Diskussion zur Therapie des HL. Ausgangspunkt für die Therapiebesprechung in den einzelnen Stadien ist jeweils das klinische Stadium, von dem aus die verschiedenen Alternativen besprochen werden und aus denen sich die Notwendigkeit einer weiteren Diagnostik mittels explorativer Laparotomie ergibt.

1. Therapie bei Morbus Hodgkin CS und PS I/II

a) Übersicht über Überlebensraten und Rezidivfreiheit bei PS I/II und CS I/II nach Radiotherapie diverser Volumina

Tabelle 117 zeigt die Überlebensraten und die symptomfreien Überlebensraten nach großvolumiger (meist EF) Bestrahlung von Patienten mit Morbus Hodgkin PS I/II. Die symptomfreien Überlebensraten über 10 Jahre für Fälle ohne Allgemeinsymptome liegen bei etwa 80%, bei Überlebensraten zwischen 85 und 95%. Nach klein- bis mittelvolumiger (IF) Bestrahlung liegen die symptomfreien Überlebensraten auch in Gruppen mit explorativer Laparotomie tiefer als nach großvolumiger Bestrahlung (32–75%) (Tabelle 118). Die Überlebensraten hingegen liegen im gleichen Bereich wie nach primär großvolumiger Bestrahlung mit 87 bis über 95%. Nach großvolumiger Bestrahlung der Stadien CS I/II (meist A) ohne explorative Laparotomie sowie meist ohne Bestrahlung des pelvinen Volumens beträgt die Rezidivrate bis 45% (TAYLOR u. GRIFFIN 1982) (siehe Tabelle 119). Auch hier liegen wiederum die Überlebensraten bei rund 90% und höher. Tabelle 120 zeigt die Ergebnisse nach kleinvolumiger Radiotherapie von Patienten mit CS I/II Hodgkin-Lymphom. Auch hier sind wiederum die Überlebensraten trotz hoher Rezidivraten gleich hoch wie bei primär großvolu-

Tabelle 117. Überlebensraten nach großvolumiger (TNI oder EF) Bestrahlung von Patienten mit PS I/II Hodgkin-Lymphom

Autor	Patienten	Überleben (%)	Symptom-frei (%)	Zeit (Jahre)
HOPPE et al. (1982)	A+B, 109	84	77	10
	A		75	10
	B		85	10
ROSENBERG u. KAPLAN (1985)	A, 35	80	80	17
NISSEN u. NORDENTOFT (1982)	A+B 128	93	72	7
HELLMAN u. MAUCH (1982)	A 209	95	80	10
LESLIE et al. (1983)	307 PS I A–II B			
Pat. v. HELLMAN u.	PS I A nur RT	95	88	10
MAUCH (1982)	PS II A nur RT	93	76	10
	PS I B/II B nur RT	77 nicht		
	PS I B/II B RT+ChT	85 signifikant		
KAPP et al. (1982)	total 336; n PS I/II? (PROSNITZ et al. 1980, n=131)	95	78	10
JONES et al. (1982) diverse Studien der SWOG	A+B 115	ca. 85	ca. 70	8
HANKS et al. (1983)	102 PS I A	87	80	4
(Patterns of Care Study)	133 PS II A	90	75	4
MINTZ et al. (1979)	A+B 67	91	81	5
LEE et al. (1979)	11 PS I A	100	100	3–8
	72 PS II A	?	80	3–8

miger Bestrahlung und Stadienabklärung mittels Laparotomie. Lediglich in der älteren Statistik, die die Zeit vor der Chemotherapie repräsentiert, ist die Überlebensrate nach kleinvolumiger Radiotherapie eines CS I/II mit 30% wesentlich geringer. In der Studie des BNLI (JELIFFE 1979), die Patienten mit CS I/II A supradiaphragmal mit oder ohne explorative Laparotomie behandelt und regionale bis Mantelfeldbestrahlung anwendet, sind die Überlebensraten zwar statistisch nicht signifikant verschieden, trotzdem die Zahlen der am Tumor verstorbenen Patienten in der nicht laparotomierten Gruppe etwa doppelt so hoch sind wie in der laparotomierten Gruppe, und etwa 30% der nicht laparotomierten Patienten ein infradiaphragmales Rezidiv entwickelten, an dem wiederum etwa ein Drittel verstorben ist (Tabelle 121).

b) Übersicht über Überlebensraten und Rezidivfreiheit nach voller Chemotherapie plus großvolumiger hochdosierter Bestrahlung PS I/II A

In den siebziger Jahren wurde eine Reihe von Studien unternommen zur Verbesserung der rezidivfreien Überlebensrate, die die Kombination von Radiotherapie und Chemotherapie in Frühstadien untersuchten. Ein Teil dieser Studien hat volle Radiotherapie und Chemotherapie, wie bei alleiniger Anwendung einer der beiden Modalitäten appliziert, während andere Studien die Radiotherapie nach Dosis und Volumen reduziert haben, wieder andere Autoren haben zusätzlich die Chemotherapie auf weniger als sechs Zyklen reduziert:

Tabelle 118. Überlebensraten bei Patienten mit PS I/II Hodgkin-Lymphom nach Bestrahlung mit klein- bis mittelvolumigen Feldern

Autor	Patienten	Überleben (%)	Symptom-frei (%)	Zeit (Jahre)
KAPLAN (1980[a], S. 483, Fig. 11.4)	PS+CS I/II, IF n=28	90	32	10
DONALDSON (1984)	Patienten von KAPLAN, IF	79	29	16
	Gruppe mit EF/TNI	80	80	16
CARDE 1984	197 PS I/II_2 mit Mediastinalbefall und NS/LP und A und BSG unter 70			
	Randomisation: Mantel vs.	96	78	4
	Mantel und paraaortale RT	97	83	4
HAGEMEISTER u. FULLER (1982)	A+B n=90 IF+Mantel	94	72	5
	A+B n=84 IF	87	52	10
JELLIFFE (1979)	PS I/II A IF/Mantel n=140	ca. 90	?	6
TIMOTHY et al. (1978)	n? I A Mantel		100	5
	II A Mantel		70	5
MINTZ et al. (1979)	n=67 PS I/II IF	92	63	5
TAN et al. (1983)	Kinder, PS I/II A n=34 IF	95	70	1->10
JEREB et al. (1984)	Patienten von TAN, n=51 Rezidivrate 29%	90		10
SULLIVAN (1984)	div. POG-Studien IF	?	30	5

[a] Auch nach 18 Jahren keine signifikanten Unterschiede der Überlebensraten zwischen Gruppe mit IF und TNI. (ROSENBERG 1984, International Conference on Malignant Lymphomas, Lugano 1984 sowie ROSENBERG und KAPLAN 1985)

Tabelle 119. Überlebensraten nach großvolumiger Bestrahlung von CS oder CS+PS I/II bei Morbus Hodgkin

Autor	Patienten	Überleben (%)	Symptom-frei (%)	Zeit (Jahre)
JOHNSON (1973)	125 CS I/II A+B TNI/EF z.T. ohne Milzbestrahlung	ca. 90	?	6
JOHNSON et al. (1977)	58 CS I/II, NS EF	91	ca. 70	10
GRIFFIN et al. (1977)	39 CS I/II A+B	100	91	5
TAYLOR et al. (1982)	Patienten von GRIFFIN et al. 1977 s. oben		CS 55 [PS 80]	10
BERGSAGEL et al. (1982, 1984) (Gruppe 1973–1977)	CS I/II A+B	ca. 90	ca. 75	5
TUBIANA et al. (1981)	CS I/II A NS/LP EF	ca. 90	ca. 65	5
STOFFEL u. COX (1977)	CS+PS I/II A+B EF/TNI	90	ca. 85	7
SAXE u. MANDEL (1978)	30 CS, 28 PS I/II A+B EF			
	I	100	90	10
	II	89	86	10

Tabelle 120. Überlebensraten nach kleinvolumiger Radiotherapie von Patienten mit Morbus Hodgkin CS I/II. Trotz hoher Rezidivraten sind die Überlebensraten im gleichen Bereich wie diejenigen nach großvolumiger Bestrahlung (Tabelle 118, 119). [Effekt der Rezidivtherapie!]

Autor	Patienten	Überleben (%)	Symptom-frei (%)	Zeit (Jahre)
JELLIFFE et al. (1979)	171 CS I/II A locoregionale RT	75	60	6
BERGSAGEL et al. (1982)	164 CS I/II „meist kleinvolumige RT"	ca. 80	ca. 45	10
ABRAHAMSON u. HOST (1981)	63 CS I/II A, Mantelfeld	84	68	?
Hingegen bei einem Patientenkollektiv vor der Zeit der Chemotherapie mit MOPP:				
RUBIN et al. (1974)	83 CS I/II, Mantelfeld	30	?	10

Tabelle 121. Ergebnisse der Studie der BNLI (JELLIFFE 1979). Patienten mit Morbus Hodgkin CS I/II A supradiaphragmal mit oder ohne explorative Laparotomie. Radiotherapie bei CS I/II A: IF regional bis Mantelfeldbestrahlung. Radiotherapie bei PS I/II A: wie CS I/II A. Radiotherapie bei PS III A: zusätzlich noch infradiaphragmale Radiotherapie. (Behandlungszeit: 1970–1976; ns = nicht signifikant)

Patientengruppe	n total	Am Leben	Verstorben	
			am Tumor	inter-kurrent
CS I/II A + PS I/II A	140	134 (ca. 96%)	5 (4%)	1
CS I/II A PS III/IV	56	50 (ca. 89%)	6 (ca. 11%)	
Total laparotomiert	196	184 (94%)	11 (ca. 6%)	ns
Nicht laparotomiert		ns		
CS I/II A	171	148 (ca. 87%)	22[a] (ca. 15%)	

[a] 21 der 22 Todesfälle unter 60 Patienten sind bei solchen aufgetreten, die infradiaphragmale Rezidive entwickelten.

Die Ergebnisse der Studien aus Stanford bei PS I/II ist in der Tabelle 122 und 123 aufgeführt. Bezüglich der Überlebensraten im Gesamtkollektiv und auch bezüglich der Symptomfreiheit bestanden keine Unterschiede zwischen der Gruppe die nur mit EF, teilweise TNI behandelt wurde und der Gruppe mit der Kombination aus sechs Chemotherapiezyklen und der gleichen Bestrahlung. Lediglich in einzelnen Untergruppen zeigt sich eine Tendenz zu einer besseren Rezidivfreiheit bei kombinierter Behandlung (s. Tabelle 122).

c) Mantelfeldbestrahlung bei supradiaphragmalem PS I/II

Die Überlebensraten sind die gleichen wie nach Radiotherapie größerer Volumina, während die Rezidivfreiheit etwas geringer ist (Tabelle 118): So beträgt die Rezidivfreiheit in der Serie von HAGEMEISTER u. FULLER (1982) in den Gruppen mit IF oder Mantel 72% nach 5 Jahren, bei TIMOTHY et al. (1978) für das PS II A 70%. JELLIFFE (1979) gibt für die Gruppe PS I/II A mit Mantelfeld eine Überlebensrate von 90% nach sechs Jahren, bei einer

Tabelle 122. Ergebnisse randomisierter Serien in Stanford bei Patienten mit Hodgkin-Lymphom I/II mit Radiotherapie (EF/TNI 40–44 Gy) v/s Radiotherapie plus Chemotherapie (6 Zyklen) (HOPPE et al. 1982)

Untergruppe	n Patienten	5 Jahre Überleben (%)			5 Jahre Rezidivfreiheit (%)		
		RT	RT+ChT	p	RT	RT+ChT	p
Alle PS I–II	230	96	92	0,39	79	87	0,09
PS I	42	100	100	0,47	100	90	0,91
PS II	188	95	90	0,25	75	86	0,07
A	166	97	95	0,75	77	89	0,07
B	64	92	85	0,59	84	84	0,97
Frauen	111	97	90	0,05	79	84	0,46
Männer	119	94	94	0,47	78	90	0,15
Alter <40	197	95	94	0,47	77	88	0,07
Alter ≧40	33	93	81	0,66	93	80	0,58
LP, NS	197	95	92	0,54	78	86	0,71
MC, UN	33	100	93	0,52	83	94	0,52
Supradiaphragmatisch	218	96	92	0,47	78	88	0,08
Subdiaphragmatisch	12	100	88	0,24	100	66	0,43
Non-E	190	95	93	0,75	79	86	0,18
E	40	100	88	0,24	78	90	0,33
Mediastinum befallen	156	93	91	0,37	73	86	0,05
Mediastinum nicht befallen	74	100	93	0,91	89	87	0,87
Befallene Regionen<4	155	97	95	0,99	84	87	0,53
Befallene Regionen>4	75	92	87	0,38	61	86	0,04
DNCB positiv	76	100	97	0,26	88	85	0,76
DNCB negativ	130	92	90	0,97	73	86	0,08

infradiaphragmalen Rezidivrate von 4% an. In der R1A-Studie in Stanford (KAPLAN 1980, S. 498) wurde bei einer günstigen Untergruppe des PS I/IIA eine Mantelfeldbestrahlung appliziert: die Symptomfreiheit 5 Jahre nach Therapie betrug 64% (allerdings nur 11 Fälle total). Nach den Ergebnissen der H5-Studie der EORTC (TUBIANA et al. 1984) ist die Symptomfreiheit bei PS I/II innerhalb günstiger Untergruppen nach alleiniger Mantelfeldbestrahlung gleich wie nach EF-Bestrahlung (Tabelle 124, 125). Die günstige Untergruppe hat entweder keine Allgemeinsymptome bei einer BSG unter 50 in der ersten Stunde oder Allgemeinsymptome und eine BSG unter 30, sowie nicht mehr als zwei befallene Regionen sowie histologische Untergruppen NS/LP und kein Stadium II ohne Mediastinalbefall.

d) Involved field bei PS/CS I/II

Nach Bestrahlung eines IF bei Patienten mit PS I/II (meist A) finden sich in den meisten Statistiken erheblich höhere Rezidivraten als nach Bestrahlung eines EF (Tabelle 118). In der H1-Studie von Stanford zeigt die Gruppe mit IF nach 16 Jahren eine Rezidivrate von 71%! Die Überlebensraten zeigen jedoch keine signifikanten Unterschiede und liegen in der gleichen Größenordnung um 90% wie nach EF/TNI. Auch nach 16 bzw. 18 Jahren Nachbeobachtung der Patienten der H1-Studie aus Stanford zeigen sich gleiche Überlebensraten bei den Gruppen IF und EF/TNI (ROSENBERG 1984b, DONALDSON 1984).

JEREB et al. (1984) findet nach IF bei PS I/IIA (Kinder) nur 29% Rezidive bei einer Überlebensrate über 90% (Nachbeobachtung 12–146 Monate, Median 65 Monate). Es ist

Tabelle 123a. Kombination von Radiotherapie und Chemotherapie bei Patienten mit Frühstadien des Morbus Hodgkin

Autor	Patienten	Therapie	Über-leben (%)	Sym-ptom-frei (%)	Zeit (Jahre)
ROSENBERG et al.[a] und KAPLAN (1985)	PS I/II A n=71	IF+6×MOPP EF	84 91	83 66	10 10
KAPLAN (1980[a], Abb. 11.23, S. 498 u. Abb. 11.22, S. 498)	PS I/II A „favourable", n=20; PS I/II B, n=54	Mantel-RT IF+6×MOPP TNI TNI+6×MOPP	85,7 100 87 84	63,6 77,8 81 76	5 5
ROSENBERG u. KAPLAN (1985)[a]		PS I/II A n=39 großvol. RT+6×MOPP RT allein n=39	80 79	85 (p 0.01) 65	13 13
		PS IB/II B RT allein n=28 RT+ 6×MOPP	 79 78	 73 ns 76	 15 15
(s. auch HOPPE et al. 1982, Tabelle 122					
JONES et al.[a] (1982)	PS I/II A+B n=235	EF IF+6×MOPP	ca. 85 ca. 85	ca. 70 ca. 80	5 5
NISSEN u. NORDENTOFT (1982)[a]	PS I/II A+B n=261	TNI Mantel+6×MOPP	93 93	72 92	7 7
FULLER u. HAGEMEISTER[a] (1983)	PS I/II A+B n=196	Mediastinum ⊕ Mantel EF IF+6×MOPP	 88 84 97	 62 55 97	 5 5 5
	Mediastinum ⊖	Mantel EF IF+6×MOPP	98 100 100	77 83 86	5 5 5
ANDRIEU et al. (1980)	CS I/II_2A (2 befallene Regionen), n=166	3×MOPP+Mantel/Mantel ohne Mediastinum oder umgekehrtes Ypsilon bei infradiaphragmalem Befall	93,5	89,9	7
CHISESI et al. (1983)	I/II A+B, III A, 19 CS, 65 PS	EF (TNI)+3×MOPP	82	82	8
ANDRIEU et al. (1979)	133 CS II_3, IB, II B: primäre Laparotomie+3×MOPP (PS I/II oder 6×MOPP (PS III)+Mantel oder EF v/s primäre 6×MOPP und sekundäre Laparotomie+Mantel oder EF: In beiden Gruppen Überlebensrate und Symptomfreiheit gleich (ca. 95% nach drei Jahren) (n=113)				
KOZINER et al. (1979)	I/II n=66	IF+MOPP	90	90	5

[a] Randomisierte Studien

aber unklar, welche Selektion an Patienten vorliegt, da diese Gruppe nicht alle Patienten mit Stadium PS I/II A aus dem gleichen Zeitraum enthält.

e) Splenektomie oder Milzbestrahlung (EORTC H2-Studie)

In den Tabellen 124 und 126 sind einige Ergebnisse der EORTC-Studie H2 dargestellt (TUBIANA et al. 1981, 1984). Es handelt sich um Patienten mit Morbus Hodgkin CS I/II. Es wurde eine Randomisation durchgeführt mit Laparotomie v/s keine Laparotomie. Die

Tabelle 123b. Nicht randomisierte Studien zur Kombination von Radiotherapie und Chemotherapie in Frühstadien des Morbus Hodgkin (randomisierte Studien s. Tabelle 123a)

Studie			
Andrieu et al. (1979)	CS II_{3+}, CS I B/II B, n=113		
	Randomisation:		
	Laparotomie	3×MOPP+Mantel	bei PS I/II und
		6×MOPP+EF	bei PS III
	6×MOPP–Laparotomie+Manntel oder EF		
	Frequenz abdominaler Lymphomherde:		
	Primäre Laparotomie	CS I/II A: 44%,	CS I/II B: 45,5%
	Sekundäre Laparotomie bei kompletter Remission	CS I/II A: 0/14,	CS I/II B: 3/25
	Überlebensrate und Symptomfreiheit in beiden Gruppen gleich (95%, 3 Jahre)		
Andrieu et al. (1982)	Studie zu 3×MOPP v/s 3×CVPP bei 74 Fällen CS II_{3+}, CS I B/II B:		
	3×ChT–Laparotomie+Mantel/Mantel ohne Mediastinum oder EF. Überlebensrate und Symptomfreiheit nach 4,5 Jahren ca. 85% und ohne Unterschied zur früheren Serie mit 6 Zyklen Chemotherapie.		
	6 Rezidive in nicht bestrahlten Lymphknoten.		
Andrieu et al. (1980) (s. auch Tabelle 128)	166 Fälle mit CS I A/II_2A: 3×MOPP–Mantel/Mantel ohne Mediastinum bzw. umgekehrtes Ypsilon bei infradiaphragmalem Befall. Überleben nach 7 Jahren: 93,5%, Symptomfreiheit 89,9%		
Andrieu et al. (1983)	CS I A–III B, 3 oder 6 Zyklen MOPP+RT: Für I+II Mantel/Mantel ohne Mediastinum, übrige EF		

	Stadium	10 Jahre Überleben (%)	Symptomfrei (%)
n= 92	CS I A	ca. 95	ca.95
n=123	CS II A	92	85
n= 12	CS III A	100	83
n= 74	CS III B	89	81

Studie				
Jenkins et al. (1982) (Kinder)	CS I–IV (ohne „favourable"): 3×MOPP low dose-EF-3×MOPP, 57 Fälle			
	Überleben nach 5 Jahren		92	92
	für CS	I	100	89
	für CS	II+III	92	88
	für CS	IV	85	65

Behandlung bestand in EF-Radiotherapie auch bei der Gruppe PS III. Die Patienten mit der Histologie MC/LD erhielten nach der Radiotherapie noch eine Chemotherapie, wobei wiederum randomisiert wurde in einen Arm mit Vinblastin allein und einen zweiten Arm mit Vinblastin plus Procarbazin. Die Überlebensraten und die Rezidivraten sind nicht signifikant verschieden. Die Studie zeigt die therapeutische Gleichwertigkeit der Splenektomie mit der Milzbestrahlung. Die Untergruppe der Patienten mit Milzbefall zeigt nach EF-Bestrahlung allein eine hohe Rezidivrate (42%!).

f) Chemotherapie allein bei Frühstadien

Die Tabelle 125 zeigt Ergebnisse der Chemotherapie allein in frühen Stadien des Morbus Hodgkin: Nach Chemotherapie allein findet man meist gleiche Resultate bezüglich Rezidiv-

Tabelle 124. Bedeutung von Allgemeinsymptomen, BSG und Anzahl befallener Regionen für die Rezidivfreiheit in der H2- und H5-Studie der EORTC bei Morbus Hodgkin (TUBIANA et al. 1981 und 1984)

H2: Randomisation von CS I/II in EF sowie Laparotomie plus EF. Falls MC/LD noch Chemotherapie mit VBL oder VBL + PCZ.

H5: CS I/II A und BSG unter 70 mm/1.h und unter 40 Jahre und LP/NS; falls CS I oder CS II supradiaphragmal mit Mediastinalbefall: Laparotomie und falls PS I/II Randomisation in Mantel oder EF. Übrige Fälle sowie PS III: Randomisation in TNI sowie 3 × MOPP-TNI-3 × MOPP. Im TNI Arm wurde bei 20 Fällen auf die pelvine RT verzichtet (meist junge Frauen)

α: A und BSG unter 50 oder B und BSG unter 30 mm/1. h

β: B und BSG über 30 oder A und BSG über 50 mm/1. h

H2: Häufigkeit von Abdominalbefall in der Laparotomiegruppe:

CS I A: 9/51 }
CS II_2A: 5/25 } 18%: davon mit nur 1 befallener Region: 11/14: 78%

CS I + II_2B: 15/43 }
CS II_3: 9/23 } 36%: davon mit nur 1 befallener Region: 13/24: 54%

	Relatives Risiko bezüglich		
	Rezidiv	Mortalität	
CS I/II_2A	1,0	1,0	n = 91
CS I/II_2B	2,51	1,51	n = 32
CS II_3A	3,46	2,72	n = 28
CS II_3B	8,68	4,11	n = 34

H5:		PS I/II_2/IIIα NS/LP			PS I/II_{2+}/IIIβ MC/LD	
		Überleben (%)	Rezidivfrei (3–5 Jahre) (%)		Überleben (%)	Rezidivfrei (3–5 Jahre) (%)
Mantel/EF	(121)[a]	99	87	(65)	91	80
TNI	(52)	92	80	(46)	86	78
TNI geplant ohne pelvine RT	(20)	100	86	(20)	89	58

[a] In der Gruppe PS I/II A und NS/LP kein Unterschied zwischen EF/Mantel (Überleben wie Rezidivfreiheit)

Tabelle 125. Prognostisch günstige Untergruppe aus der EORTC-H5-Studie (TUBIANA et al. 1984)

Unter 40 Jahre alt und NS/LP und CS I oder CS II_2 mit Mediastinalbefall (ohne „bulky“) und A und BSG unter 50/1. h oder B und BSG unter 30/1. h.

Frequenz positiver Befunde bei explorativer Laparotomie: 14/76: ca. 18%

Davon mit mehr als einer befallenen Region abdominal: 3; ca. 4% des Gesamtkollektivs

→ d.h. mit EF-RT unter Verzicht auf Laparotomie wird über 95% adäquat behandelt!

freiheit und Überleben wie nach großvolumiger Radiotherapie. In einer randomisierten Studie (COLTMAN et al. 1982) wurde bei PS II A und II B eine Behandlung mit 10 Chemotherapiezyklen mit der Kombination aus 3 Chemotherapiezyklen und TNI verglichen, wobei sich bisher keine Unterschiede zeigten. In einer weiteren Studie (YOUNG et al. 1984) wurde ein randomisierter Vergleich zwischen Radiotherapie und Chemotherapie allein bei den Stadien

Tabelle 126. EORTC-Studie zum Vergleich Milzbestrahlung und Splenektomie bei Patienten mit Morbus Hodgkin CS I/II A + B (TUBIANA et al. 1981)

CS I + II A + B
300 Fälle,
1964–1970

Randomisation → Laparotomie + Splenektomie
Randomisation → keine Laparotomie + Splenektomie

Radiotherapie in beiden Fällen EF (auch bei PS III) [Fälle mit MC/LD wurden noch chemotherapiert: 2 Jahre VBL v/s VBL + PCZ]

	Rezidive (%)		n verstorben (%)
Laparotomie	23		16
Keine Laparotomie	28	ns	15
Laparotomie Gruppe	PS I/II	PS III nur N +	PS III S + oder S + und N +
Anzahl	106	4	33
Rezidive total	17%	1	42%
Rezidive in nicht bestrahlter Region[a]	1%	0	13%
Verstorben	10%	0	12%

[a] im wesentlichen pelvine Lymphknoten

Tabelle 127. Ergebnisse primärer Chemotherapie in frühen/mittleren Stadien der HL

Autor	Fallzahl	Stadium	Vollständige Remission	Überlebensrate
LAURIA et al. (1979)	14	CS + PS I/II	13/14	93%, 5 Jahre
YOUNG et al. (1978)	9	CS + PS II A + III A	9/9	8/9, 10 Jahre
OLWENY et al. (1978)	11	CS + PS I/II	9/11	ca. 75%, 5 Jahre
OLWENY et al. (1978)	7	CS + PS III A	5/7	ca. 60%, 5 Jahre
BNLI (1976)	39	PS III A	29/39[a]	ca. 85%, 4 Jahre
WIERNIK et al. (1979)		PS II + III A	12 von 13[b]	evaluierbaren symptomfrei 1–21 Monate
COLTMAN et al. (1982) SWOG	113	PS II A + B 10 × MOPP – Bleo 3 × MOPP + Bleo + TNI		kein Unterschied (kurze Nachbeobachtung)
ECKERT (1983)	10	6PS I/II 4CS I/II	10/10	1 Todesfall (symptomfrei, Cytomegalie bei PSI) 1 cervikales Rezidiv → RT + ChT überleben 5 Jahre, 90% symptomfrei 5 Jahre, 80%
YOUNG et al. (1984)	69	PS I/II A + B, PS III,1,A Randomisiert RT v/s MOPP. Median der Nachbeobachtung: 32 Monate. Symptomfreiheit in MOPP-Gruppe besser, Überlebensraten gleich		

[a] Signifikant geringere Remissionsrate im Vergleich zur Gruppe mit primärer TNI (bei gleicher Überlebensrate nach 3–4 Jahren)
[b] Keine Unterschiede hinsichtlich Remissionsrate und Überlebensrate zur Gruppe mit primärer Kombination von Radiotherapie und Chemotherapie

Tabelle 127a. Rezidivfreie Überlebensraten nach 6 Jahren nach 3 oder 6 Zyklen MOPP und IF oder EF-Bestrahlung (Randomisation von IF versus EF) bei CS I/II A+B und CS III A Morbus Hodgkin (ZITTOUN et al. 1985)

Patienten	DFS	Involved Fields			Extended Fields			*P*
		n	R (%)	SF	n	R (%)	SF	
Alle	88	169	18 (11)	86	166	11 (7)	90	0,15
Sex								
M	86	98	13 (13)	82	102	5 (5)	90	<0,05
F	91	71	5 (7)	92	64	6 (9)	90	0,7
<40 yr	89	128	12 (9)	88	129	9 (7)	90	0,45
≧40 yr	86	41	6 (15)	79	37	2 (5)	93	0,15
CS								
CS I A	93	42	1 (2)	91	40	2 (5)	95	0,15
CS II A	87	71	8 (11)	87	79	5 (6)	87	0,45
CS III A (γ)	74	17	4 (23)	64	10	1 (10)	90	0,35
CS II, III E	51	13	3 (23)	34	7	2 (28)	71	0,1
CS I, II infradiaphragmatisch	70	5	1 (20)	80	9	2 (22)	66	0,9
Histologie								
1+2	89	91	7 (8)	87	98	6 (6)	90	0,55
3	87	73	11 (15)	81	63	3 (5)	93	<0,05
3 MOPP	83	43	5 (12)	82	47	4 (8)	84	0,65
6 MOPP	90	126	13 (10)	87	119	7 (6)	93	0,15

SF = symptomfreie Überlebensrate 6 Jahre (%). R = Anzahl (%) Rezidive. 1+2: NS/LP; 3: MC

PS I/II A mit stammnahem Befall sowie PS I/II B und PS III A,1 durchgeführt. Die Überlebensraten waren nach einem Median der Nachbeobachtung von mehr als 32 Monaten in beiden Gruppen gleich. Die Rezidivfreiheit war in der Gruppe mit Chemotherapie allein höher: 40% Rezidive in der Gruppe mit alleiniger Radiotherapie v/s 10% Rezidive in der Gruppe mit alleiniger Chemotherapie.

g) Studien mit Chemotherapie und reduzierter Radiotherapie

Weitere Studien haben verschiedenste Kombinationen von Radiotherapie und Chemotherapie (darunter auch IF plus 6 Zyklen Chemotherapie, Mantel oder EF plus 3 Zyklen Chemotherapie, EF mit reduzierter Dosis plus 6 Zyklen Chemotherapie) untersucht mit dem Ziel einer besseren Toleranz und dem Verzicht auf eine Laparotomie (Tabellen 123, 128, 129). Die Überlebensraten in diesen Studien lagen immer im gleichen Bereich wie nach großvolumiger Radiotherapie allein sowie nach großvolumiger Radiotherapie und voll dosierter Chemotherapie. Die Beobachtungen über die Leukämierate nach Chemotherapie (vgl. Abschnitt XI, 9) haben jedoch die alleinige Radiotherapie wieder vermehrt in den Vordergrund für die Behandlung früher Stadien gerückt. In einer randomisierten Studie wurde von ZITTOUN et al. (1985) bei Patienten mit Morbus Hodgkin im Stadium CS I A+B, CS II A+B und CS III A eine Radiotherapie mit IF versus EF (Mantel+Paraaortal ohne Milz) mit 40 Gy nach 3 Zyklen MOPP verglichen. Patienten mit B-Symptomen, über 40 Jahre alt, CS III, CS I/II ohne Mediastinalbefall und E-Befall hatten anschließend an die Radiotherapie weitere 3 Zyklen MOPP (Tabelle 127a): Die rezidivfreien Überlebensraten nach 6 Jahren

Tabelle 128. Studien von ANDRIEU et al. (1980, 1981, 1983, 1984) mit reduzierter Bestrahlung plus Chemotherapie bei Morbus Hodgkin

1972–1976: 3 oder 6 Zyklen MOPP+40 Gy Mantel bei CS I/II supradiaphragmal (umgekehrtes Ypsilon bei CS I/II infradiaphragmal), Mantel plus paraaortal bei CS III

		10 Jahre Überleben (%)	Symptomfrei (%)
I A	n = 92	94	95
II A	n = 123	85	92
III A	n = 12	83	100
I/II B	n = 74	81	89
III B	n = 25	68	73

1972–1976: CS I/II$_2$A:
3 × MOPP + Mantel oder Mantel ohne Mediastinum

1977–1980: CS I/II$_2$A:
3 × MOPP + Randomisation: Mantel (Mantel ohne Mediastinum) v/s IF

	Überlebt (%)	Symptomfrei (%)	5 Jahre (Gruppe 1972–1976)
CS I A	97	90	total 166 Fälle
CS II$_2$A	89	91	

7 infradiaphragmale Rezidive in der Gruppe 1972–1976. In der neueren Studie 1977–1980 kein Unterschied zwischen den Gruppen mit Mantelfeld und IF

Bei 71 Fällen ohne Mediastinalbestrahlung kein Mediastinalrezidiv. 2 verstorben an Leukämie, 1 verstorben an Panzytopenie nach 3 × MOPP (aus Gruppe 1972–1976)

1977–1980: CS II$_{3+}$A, I B/II B, III A + B:
3 × MOPP oder CVPP plus Laparotomie bei PR und CR. Anschließend Bestrahlung: Mantel falls negative Laparotomie bei CS I/II. Subtotal oder total nodal bei positiver Laparotomie sowie bei CS III

	Überlebt (%)	Symptomfrei (%)	5 Jahre
CS II$_{3+}$, I B/II B	85 (n = 74)	85	
CS III A + B	95 (n = 20)	88	

Eine spätere Nachkontrolle ergab 7% infradiaphragmale Rezidive in der Gruppe ohne infradiaphragmale Bestrahlung. Die Autoren haben deshalb die infradiaphragmale Bestrahlung bei CS I/II nach 3 Zyklen Chemotherapie wieder eingeführt (ANDRIEU et al. 1984)

sind in den Gesamtgruppen nicht signifikant verschieden bei etwas mehr Rezidiven in der Gruppe mit IF. Bei männlichen Patienten und der Gruppe mit der Histologie MC waren die Rezidivraten nach IF signifikant höher als nach EF. Hohe Rezidivraten in der Gruppe mit IF findet sich auch bei CS III und CS II E/III E. In der Untergruppe mit klinisch kompletter Remission nach 3 Zyklen MOPP betrug die Rezidivrate nur 6%.

Tabelle 129. Kombinierte Behandlung von Patienten mit Hodgkin-Lymphom mit reduzierter Chemotherapie plus reduzierter Radiotherapie. Untersuchung von TEILLET et al. (1981) bei CS II A + B und CS III A + B

Patienten	Therapie	Komplette Remission (%)
1972–1976: 62 Fälle	6 × MOPP – Laparotomie – Radiotherapie (Mantel/EF bei PS II/III)	81
1977–1979: 46 Fälle	3 × MOPP – Laparotomie – Radiotherapie CS II A (3 oder mehr Regionen befallen) II B, III A + B	83
		% mit Tumorbefund bei Laparotomie
	Komplette Remission nach 6 × MOPP, n = 50	4[a]
	Komplette Remission nach 3 × MOPP, n = 38	3
	Partielle Remission nach 6 × MOPP, n = 9	44,4
	Partielle Remission nach 3 × MOPP, n = 6	33

[a] Vergleiche Tabelle 128, ANDRIEU et al. 1984

h) Studien von ANDRIEU *et al. mit reduzierter Chemotherapie plus Radiotherapie*

Von ANDRIEU et al. (1980, 1983, 1984) sowie TEILLET et al. (1981) wurden Studien mit reduzierter Chemotherapie in Kombination mit Radiotherapie reduzierter Volumina durchgeführt (Tabellen 123, 128, 129). In einer Studie wurden Fälle mit CS I A und CS II A mit höchstens zwei befallenen Regionen (d.h. eine prognostisch sehr günstige Gruppe) mit drei MOPP-Zyklen plus Bestrahlung eines Mantelfeldes oder Mantelfeld ohne Mediastinum (falls nur Zervikalbefall vorlag) durchgeführt. Die symptomfreie Überlebensrate 5 Jahre nach Therapie lag um 90%. Auch in den Stadien CS II A mit drei und mehr befallenen Regionen überlebten nach dieser Therapie mehr als 80% symptomfrei über 4 Jahre. Dieses Ergebnis war gleich wie bei einer historischen Kontrollgruppe, die 6 MOPP-Zyklen plus Radiotherapie erhalten hatte. Die infradiaphragmale Rezidivrate bei den 166 Fällen mit CS I A und CS II A betrug 4%. In einer anderen Studie hingegen (ANDRIEU et al. 1984; Tabelle 128) wurde bei CS I/II eine Studie mit 3 Zyklen Chemotherapie, anschließend Laparotomie und Bestrahlung durchgeführt. Patienten mit negativer Laparotomie erhielten lediglich Mantelfeld oder Mantelfeld ohne Mediastinum. Für die Gruppe mit negativer Laparotomie nach 3 Zyklen MOPP und folglich Verzicht auf infradiaphragmale Radiotherapie wurde eine infradiaphragmale Rezidivquote von 7% angegeben (ANDRIEU et al. 1984). Dies hat die Autoren dazu veranlaßt, die infradiaphragmale Bestrahlung bei diesen Gruppen wieder einzuführen.

i) Vergleich der Komplikationen in der Stanford-Studie zu Radiotherapie versus Radiotherapie plus Chemotherapie bei PS I/II

In der Studie aus Stanford (Tabellen 69, 122) sind schwerwiegende Komplikationen in der kombiniert behandelten Gruppe etwa 3mal häufiger aufgetreten als in der Gruppe, die allein Radiotherapie hatte. Nach den bisherigen Resultaten der EORTC-H5-Studie (TUBIANA et al. 1984; Tabelle 124) sind die rezidivfreien Überlebensraten bei bestimmten Untergruppen der PS I/II nach Mantelfeldbestrahlung gleich wie nach Bestrahlung eines EF.

Tabelle 130. Häufigkeit abdominalen Befalls bei sekundärer Laparotomie nach vorausgegangener Chemotherapie

Autor	Patienten	Abdominalbefall
a) Nach 6 Zyklen Chemotherapie:		
ANDRIEU et al. (1979)	CS I/II B, III_{3+}, Untergruppe mit kompletter Remission nach Chemotherapie CS II_{3+}A CS I/II B	 0/14 3/25 (12%)
SUTCLIFFE et al. (1982)	1 IA_r, 3 IIA, 7 IIB, 4 IIIA, 2 IIIB, 10 IV 27 mit kompletter Remission	3/27 (alle in Milz)
BARR et al. (1982)	6 CS IIA + B, 2 CS IIIA, 9 CS III B + IV 16 mit kompletter Remission	1/16 (Milz + Lymphknoten art. hepatica)
b) Nach 3 Zyklen Chemotherapie		
FERME et al. (1982)	CS IB/CS II_{3+}/CS III A + B mit kompletter Remission nach 3 Zyklen MOPP	1/44 (ca. 2%) (in der gleichen Studie nach 6 Zyklen: 2/54 (3,5%)
ANDRIEU et al. (1980)	CS I/II A_2: Frequenz infradiaphragmaler nodaler Rezidive nach 3 × MOPP + Mantel	7/166

α) Ergebnisse explorativer Laparotomien nach Chemotherapie klinisch begrenzter Stadien

In der Tabelle 130 finden sich Ergebnisse explorativer Laparotomien, die nach vorausgegangener Chemotherapie begrenzter Stadien durchgeführt wurden: die Häufigkeit positiver Tumorbefunde in Gruppen mit klinisch kompletter Remission nach vorausgegangener Chemotherapie liegt zwischen null und etwas weniger als 20%, wobei für die Untergruppen ohne Allgemeinsymptome bei ANDRIEU et al. (1979, 1980) die Frequenz positiver abdominaler Befunde zwischen null und 4% lag. Bei diesen positiven Befunden nach vorausgegangener Chemotherapie handelte es sich meistens um Tumorherde in der Milz. Aufgrund der bei längerer Nachkontrolle noch ansteigenden Frequenz infradiaphragmaler Rezidive in den Gruppen mit negativer Laparotomie und Verzicht auf infradiaphragmale Bestrahlung (ANDRIEU et al. 1984) muß man aber davon ausgehen, daß die explorative Laparotomie klinisch okkulten infradiaphragmalen Befall nach vorausgegangener Chemotherapie in einem nennenswerten Prozentsatz nicht aufzudecken vermag.

j) Standardtherapie bei PS I/II

Als Standardtherapie beim supradiaphragmalen CS I A und CS II A ohne zusätzliche Risikofaktoren (stark verbreitertes Mediastinum, Histologie LD, evtl. mehr als 3 befallene Regionen) ist derzeit folgendes Prozedere anerkannt: Laparotomie und, falls PS I A/II A, eine Radiotherapie eines EF. Der Verzicht auf die Radiotherapie des pelvinen Volumens ist gut begründet (pelvine Rezidivrate nach EF, z.B. bei HOPPE et al. 1982 8%, bei LESLIE et al. 1983 1.8% [266 Fälle], bei TUBIANA et al. 1984 in der Gruppe PS I/II 1%). Auf die Radiotherapie des paraaortalen Volumens wird nur von wenigen Autoren verzichtet (z.B. von FULLER u. HAGEMEISTER 1983; JELLIFFE et al. 1979; TIMOTHY 1978). Der Verzicht auf eine Laparotomie und Bestrahlung eines EF bei CS I/II A bedeutet eine Unterbehandlung der Gruppe mit PS III [Rezidivrate in der PS III-Untergruppe mit Milzbefall in der EORTC

H2-Studie bei TUBIANA et al. (1981) 42%, Rezidivquote 10 Jahre nach EF-Radiotherapie bei CS I/II A 45% bei TAYLOR u. GRIFFIN 1982].

In der derzeit laufenden EORTC H6-Studie (TUBIANA et al. 1984) wird unter anderem untersucht, ob bei ausgewählten Untergruppen der Patienten mit CS I/II eine Radiotherapie des EF ohne Laparotomie die gleichen Ergebnisse bringt wie das Prozedere mit Laparotomie.

α) CS I/II mit der Histologie MC

Da dieser Typ häufiger eine weniger systematische Ausbreitung aufweist als der Typ NS, ist für den Fall des Verzichtes auf eine explorative Laparotomie einer total nodalen Radiotherapie oder einem kombinierten Vorgehen der Vorzug zu geben. Vorzuziehen ist allerdings eine explorative Laparotomie. Für die Gruppen PS I/II A ist danach die Radiotherapie eines EF die Therapie der Wahl. Danach gleicht die Prognose bezüglich Überleben wie Symptomfreiheit derjenigen der Gruppen NS/LP (FULLER et al. 1977).

β) CS II 3+ mit mehr als drei befallenen Regionen
(in der EORTC H5/H6-Studie auch Fälle mit CS II ohne Mediastinalbefall)

In den EORTC-Studien wie auch in den Studien von ANDRIEU et al. (1979, 1980, 1981) werden solche Fälle Gruppen mit höherem Rezidivrisiko zugeteilt. TUBIANA et al. (1981, 1984) benutzen zusätzlich die BSG in Kombination mit Allgemeinsymptomatik zusätzlich zur Anzahl befallener Regionen zur Unterteilung in prognostisch verschiedene Untergruppen. Tabelle 131 zeigt die Rezidivraten innerhalb der Gruppen CS I/II, aufgeteilt nach der Anzahl befallener Regionen sowie dem Vorhandensein von Allgemeinsymptomen sowie bestimmter Werte der Blutsenkung. Während für die Gruppe PS I/II mit höchstens zwei befallenen Regionen und einer günstigen Kombination von Blutsenkung bzw. Fehlen von Allgemeinsymptomen die rezidivfreie Überlebensrate bei 93% nach mindestens siebenjähriger Beobachtungsdauer liegt, beträgt sie für die Gruppe PS II mit mehr als zwei befallenen Regionen und einer ungünstigen Kombination von Allgemeinsymptomen sowie Blutsenkung lediglich 42% (wobei die Zahlen in diesen Untergruppen allerdings klein sind). Die gemäß diesen Kriterien als prognostisch weniger günstig klassifizierten Gruppen werden in den neueren Studien der EORTC H5 und H6 primär einer kombinierten Therapie zugeteilt. Vergleiche hierzu auch die auf den Seiten 146 und Tabelle 131 besprochene Abhängigkeit des Rezidivrisikos von der Herdzahl.

Tabelle 131. Einfluß der Anzahl befallener Regionen auf die Rezidivfreiheit unter Berücksichtigung von Allgemeinsymptomen und BSG in der EORTC H2-Studie (TUBIANA et al. 1984)

CS I/II; EF; falls MC/LD: zusätzlich VBL/VBL+PCZ

Gruppe	n	% Rezidivfrei	% Überleben
CS I + II_2, negative Laparotomie			
A und BSG < 50 oder B und BSG < 30	62	93 ± 3	90 ± 5
A und BSG > 50 oder B und BSG > 30	14	79 ± 11	78 ± 11
CS II_3, negative Laparotomie			
A und BSG < 50 oder B und BSG < 30	17	67 ± 12	85 ± 10
A und BSG > 50 oder B und BSG > 30	11	42 ± 16	82 ± 12
A/B und BSG nach Korrektur auf Anzahl befallener Regionen	P:	0,03	NS
Anzahl befallener Regionen nach Korrektur bei A/B und BSG	P:	0,005	NS

k) PS IB/IIB

Tabelle 132 zeigt die Überlebensraten und Symptomfreiheiten bei Patienten mit Morbus Hodgkin PS I/II B nach Radiotherapie bzw. kombinierter Therapie. Der randomisierte Vergleich zwischen totaler nodaler Radiotherapie und der Kombination aus totaler nodaler Radiotherapie und sechs Zyklen Chemotherapie zeigt sowohl hinsichtlich Überlebensrate wie auch hinsichtlich Symptomfreiheit keine statistisch signifikaten Unterschiede (ROSENBERG et al. 1981). In dem randomisierten Vergleich zwischen Mantelfeldbestrahlung plus 6 MOPP-Zyklen v/s total nodaler Bestrahlung in der dänischen Studie (NISSEN u. NORDENTOFT 1982) ist die Rezidivrate mit 30% in der Gruppe mit alleiniger Bestrahlung etwas größer als in der Gruppe mit kombinierter Therapie mit 10% (Überlebensrate jedoch gleich). In dieser Studie wurde jedoch nicht in allen Fällen eine total nodale Bestrahlung durchgeführt, weil bei jungen Frauen auf die pelvine Radiotherapie meist verzichtet wurde. Weitere in Tabelle 132 aufgeführte Statistiken mit alleiniger Bestrahlung kleinerer Volumina bei PS I B/II B zeigen allerdings eine wesentlich höhere Rezidivquote als die oben erwähnten Statistiken.

Tabelle 132. Ergebnisse der Radiotherapie oder Radiotherapie plus Chemotherapie beim Stadium PS I/II B des Hodgkin-Lymphoms

Autor	Patienten	Therapie	% Überleben	Symptom-frei	Zeit (J)
ROSENBERG u. KAPLAN (1985)	28 PS I B/II B[a]	TNI	79	73	15
	35 PS I B/II B	TNI + 6 × MOPP	78	76	15
(vgl. auch Therapieempfehlungen ROSENBERG et al. (1981): PS I/II B wie PS I/II A, d.h. in den meisten Fällen alleinige Radiotherapie)					
HOPPE et al. (1982)	siehe ROSENBERG et al. (1981), 64 Fälle	RT allein		83	10
		RT + ChT		82	10
HELLMAN u. MAUCH (1982)	21 PS II B	EF/TNI	84	70	8
	28 Fälle	RT + ChT	86	86	8
(Behandlungsempfehlung: wie PS I/II A)					
NISSEN u. NORDENTOFT (1982)	30 PS I/II B[a]	TNI/STNI[b]	30% Rezidive, Überleben wie bei A bzw. bei kombinierter Therapie		
		6 × MOPP + Mantel	10% Rezidive		
FULLER u. HUTCHINSON (1982)	22 PS I/II B	EF	86	36	10
PROSNITZ u. MONTALVO (1978)	20 PS II B	TNI	?	70	1–10
JOHNSON et al. (1973/1977)	125 CS I/II A + B	TNI/EF	ca. 90	?	10
	ohne Unterschied zwischen Patienten mit oder ohne Allgemeinsymptome	NS:		ca. 70	5
MILLER et al. (1976)	15 PS II B	EF	9 = 60%	Rezidive	

[a] randomisierte Studie. [b] STNI = Mantelfeld und paraaortale Bestrahlung

Tabelle 133. Lokalisation der Rezidive nach großvolumiger Bestrahlung von Patienten mit Morbus Hodgkin PS I/II

Autor	Patienten	Anzahl Rezidive		
		Nodal ipsilateral vom Diaphragma	Nodal kontralateral	Extranodal
NISSEN u. NORDENTOFT (1982	128 TNI	20	7	10
	133 Mantel + 6 × MOPP	3	0	2
HOPPE et al. (1982)	109 EF/TNI	in field: 18 out of field: 5		10
	121 RT + ChT	in field: 7 out of field: 6		6
FULLER u. HUTCHINSON (1982)	84 EF	8	8	9
PROSNITZ et al. (1980)	131 EF	8	5	13
HELLMAN u. MAUCH (1982)	216 EF	17	7	9
FULLER et al. (1977)	56 IF	10	3	5
	25 EF	1	0	4
RUBIN (1974)	83 CS I/II Mantel	12	33	8

Summe: (ohne RUBIN 1974): $^2/_3$ nodal, $^1/_3$ extranodal

l) Rezidivmuster im Stadium I/II

Die Lokalisation der Rezidive ist abhängig von den zur Stadieneinteilung benutzten Methoden und der Therapie. In den früheren Statistiken vor der großvolumigen Bestrahlung und vor allgemeiner Verbreitung der Lymphographie (RUBIN 1974) waren lediglich etwa 10% der häufigen Rezidive zunächst extranodal, die übrigen nodal. In Statistiken mit explorativer Laparotomie und großvolumiger Radiotherapie sind 30 bis über 50% der im Vergleich zu früher viel selteneren Rezidive extranodal (HELLMAN u. MAUCH 1982; PROSNITZ et al. 1980; FULLER u. HUTCHINSON 1982; NISSEN u. NORDENTOFT 1982; HOPPE et al. 1982a; Tabellen 133–135 und Tabelle 58). Hinsichtlich der Diskussion der Radiotherapiefelder interessiert speziell auch die Frage der paraaortalen Rezidive nach Mantelfeldern sowie der pelvinen Rezidive nach EF. Der Verzicht auf die Bestrahlung des pelvinen Volumens ist gut begründet, da sich hier nur wenige Prozent Rezidive einstellen nach EF-Bestrahlung beim PS I/II A. Weniger einheitlich wird das Rezidivrisiko im paraaortalen Volumen nach alleiniger Mantelfeldbestrahlung beurteilt. Mehrheitlich wird ein EF bestrahlt (s. Abschnitt c und h, S. 256ff).

Die Lokalisation der extranodalen Rezidive (s. Tabelle 135) zeigt über 50% derselben im Bereich der Lunge. Dies dürfte damit zusammenhängen, daß Fälle mit stark verbreitertem Mediastinum in der Rezidivgruppe übervertreten sind.

α) Prognose des Rezidivs bei begrenztem Primärstadium

Eine wichtige Frage ist diejenige nach der prognostischen Bedeutung eines Tumorrezidives. Im Gegensatz zu den meisten anderen Tumorleiden steht uns für die Behandlung des Morbus Hodgkin auch im Falle eines Rezidivs eine kurative Therapie zur Verfügung, insbesondere wenn es sich um Rezidive handelt, die nach limitierter Therapie primär begrenzter

Tabelle 134. Lokalisation der nodalen Rezidive nach Radiotherapie von Patienten mit Morbus Hodgkin im Stadium PS (meist) I/II

Autor	Patienten	Anzahl Rezidive			
		Ipsilateral diaphragmal	Paraaortal	Pelvin	Inguinal
NISSEN u. NORDENTOFT (1982)	128 PS I/II TNI (z.T. ohne Becken)	20	2	–	5
FULLER u. HUTCHINSON (1982)	84 PS I/II EF	8	7	1	
PROSNITZ et al. (1980)	PS I/II A EF	8		5	
HELLMAN u. MAUCH (1982)	216 PS I/II A, EF	17	2	7 (bei 2 zusätzlich Knochenbefall)	
FULLER et al. (1977)	25 PS I/II, EF	1	0	0	
JOHNSON et al. (1977)	46 CS I/II NS; EF	?		1	
JELLIFFE (1979)	PS I/II, Mantel	?	„4% lower half relapse"		
TUBIANA et al. (1981)	106 PS I/II EF (aus H 2)	?		1	
HOPPE et al. (1982)	109 PS I/II EF/TNI	bestrahlte Region: unbestrahlte Region: pelvin in EF-Gruppe:		18 5 4/53 = 8%	

Tabelle 135. Lokalisation der extranodalen Rezidive nach großvolumiger Radiotherapie von Patienten mit Morbus Hodgkin im Stadium PS I/II

Autor	Anzahl Rezidive			
	Lunge	Leber	Knochen/ Knochenmark	Sonst
NISSEN u. NORDENTOFT (1982)	5	2	2	1
HOPPE et al. (1982)	6	0	2	2
FULLER u. HUTCHINSON (1982)	5			4

! Über 50% im Bereich der Lunge. ? Bewichtung durch Rezidivrisiko bei Mediastinalbefall besonders mit stark verbreitertem Mediastinum

Stadien aufgetreten sind. Damit hängt es auch zusammen, daß trotz unterschiedlicher Rezidivquoten nach unterschiedlicher Primärtherapie die Überlebensraten statistisch signifikante Unterschiede nicht zeigen. Ein primär kombinierter Einsatz großvolumiger Bestrahlung plus Polychemotherapie ist wegen der Toxizität nicht generell vertretbar, insbesondere nicht in den Frühstadien. In den Tabellen 136–138 sind Angaben zur Überlebensrate und Symptomfreiheit nach Rezidivtherapie aufgeführt. Für die Gruppe PS + CS I/II A ohne zusätzliche prognostisch wichtige Parameter wie stark verbreitertes Mediastinum darf aufgrund dieser Angaben mit einer rezidivfreien Überlebensrate über 5–10 Jahre nach Rezidivtherapie bei primär limitierter Radiotherapie von gut 50% gerechnet werden. Aus den Angaben ragt die Statistik von CADMAN et al. (1983) heraus mit einer symptomfreien Überlebensrate über 10 Jahre von fast 80% nach einer Rezidivtherapie nach dem Schema von PROSNITZ et al.

Tabelle 136. Prognose bei Rezidivtherapie des Morbus Hodgkin mit frühen Primärstadien (CS I/II)

Autor	Patientengruppe mit Rezidiv Primärstadium	Verlauf (nach Rezidiv)
BANFI et al. (1982)	Primär PS I/II, Mantel oder EF: 54 Rezidive (multiple Einzelfelder)	ca. 50% 5 Jahre symptomfrei
BERGSAGEL et al. (1982)	Primär CS IA-III (B) diverse Radiotherapie n mit Rezidiv ca. 260	53% 10 Jahre überlebt nach 1. Rezidiv ~40% symptomfrei
CADMAN et al. (1983)	61 primär Radiotherapie (5 I, 33 II, 21 III, 2 IV)	81% 10 Jahre überlebt 79,8% 10 Jahre symptomfrei
PORTLOCK et al. (1978)	64 IF-TNI	
	nodale Rezidive	58% 5 Jahre überlebt
	nodal und extranodal (Lunge)	50% 5 Jahre überlebt
	andere extranodale	40% 5 Jahre überlebt
	Knochenmark	0
CARDE et al. (1983)	94, primär Radiotherapie (fast 10% an Toxizität der Rezidivtherapie verstorben)	39% 12 Jahre überlebt
FULLER et al. (1982)	16 bei Patienten mit initialem Mediastinalbefall PS I/II	In beiden Gruppen ca. 40% nach 3 Jahren symptomfrei
	12 mit initial negativem Mediastinum	
STEIN et al. (1980/82)	22 PS III_1 EF/TNI	44% überleben 5 Jahre
	32 PS III_2 EF/TNI	32% überleben 5 Jahre
	23 nur nodales Rezidiv	58% überleben 5 Jahre
	31 viszerales Rezidiv	27% überleben 5 Jahre

Tabelle 137. Zur Prognose des Rezidivs (siehe noch Tabelle 136 + 138a) bei Patienten mit primärer alleiniger (meist) Radiotherapie. (Modifiziert nach BONADONNA 1982)

Autor	Therapie	Komplette Remission (%)	% Überleben	Symptomfrei	Zeit (J)
DEVITA et al. (1980)	n=32 MOPP	91	?	66[a]	10
PORTLOCK et al. (1978)	n=46 MOPP	78	58	45	5
MAUCH et al. (1980)	n=58 MOPP		60	55	4
BONADONNA (1982)	n=48 MOPP	75	64	54	5
	n=48 Adriamycinhaltige Kombination	92	84	77	5
CADMAN et al. (1983)	n=61 MVPP+RT	87	87	80	10

[a] Ohne Hodgkin-bedingte Mortalität

(1982), die aus Chemotherapie und zusätzlicher niedrig dosierter Bestrahlung sämtlicher befallener Volumina mit Ausnahme des Knochenmarks besteht. Die meisten anderen Autoren berichten rezidivfreie Überlebensraten um 50%. Nach TUBIANA et al. (1984) ist die Rezidivtherapie bei über 40jährigen Patienten sehr viel weniger wirksam. Eine neuere Analyse der Resultate einer Studie der CALGB (COOPER et al. 1984a) zeigt für die Gruppe mit Rezidiven nach primär alleiniger Radiotherapie eine komplette Remissionsrate nach Chemotherapie von 76% mit einer Überlebensrate über 8 Jahre von ca. 60% (ca. 70% für unter 40jährige, ca. 30% für über 40jährige, Stadien III A, B und IV). Diese Resultate waren

Tabelle 138a. Ergebnisse der Rezidivtherapie ab etwa 1968

Autor	Primärstadium/Therapie	n symptomfrei z.Z. der Analyse oder angegebenen Zeit
MILLER et al. (1976)	CS I/II IF+EF	6/7
MILL et al. (1977)	CS+PS I-III A IF-TNI	12/27
WIERNIK et al. (1979)	PS I-III A	3/12
JOHNSON et al. (1977)	CS I/II NS EF/TNI	13/17
SUTCLIFFE et al. (1978)	CS/PS I-III Radiotherapie (42 Fälle)	75% 5 Jahre
DURANT et al. (1978)	77 Rezidive nach "major radiotherapy", davon 4 Jahre symptomfrei	36%
MCELWAIN et al. (1973)	62 Rezidive; Überlebensrate über 3 Jahre: Rezidivstadium I/II A Frequenz komplette Remission II B III A (n=27)	71,9% 7/7 4/6 85,2%
GIBBS et al.[a] (1979)	21 Rezidive nach Radiotherapie in einer Gruppe mit CVPP behandelter fortgeschrittener Fälle: 16/28 (=57%) symptomfrei über 53 Monate ohne Unterschied zwischen vorbehandelten und nicht vorbehandelten.	
BAKEMEIER et al.[a] (1979)	Studie über Chemoimmunotherapie bei fortgeschrittenen Fällen: kein Unterschied zwischen vorbehandelten und nicht vorbehandelten: 275 Fälle total, 2 Jahre symptomfrei: 69–77%	
TIMOTHY et al.[a] (1979)	27 mit MVPP nach primärer Radiotherapie: 23 (=85%) komplette Remission, ca. 80% 5 Jahre. (Komplette Remission bei Rezidivstadium I/II: 8/9; III: 9/9; IV: 6/9). 6 Rezidive mit Radiotherapie behandelt, alle machten zweites Rezidiv, 3 davon nach MVPP über 5 Jahre symptomfrei.	
CARDE et al.[a] (1983)	94 Rezidive nach RT. Rezidivstadien: 9 I/14 II/15 III/56 IV komplette Remission nach MOPP: 74% 12 Jahre überlebt (aktuariell): 39% Remissionsraten und Überleben gleich wie in der primär mit MOPP behandelten Gruppe.	
COOPER et al.[a] (1984)	n=137 nach primär alleiniger RT (46% IF, 36% TNI, 18% EF)	Komplette Remission 76% 8 Jahre überlebt: ca. 75% für unter 34jährige ca. 30% für über 34jährige

[a] Der Vergleich mit den unvorbehandelten, primär mit Chemotherapie behandelten Gruppen ist nicht ohne weiteres statthaft, da dies prognostisch meist eine ungünstiger zusammengesetzte Gruppe ist (höheres Alter, mehr fortgeschrittene Stadien)

besser als für die Gruppe mit primärer Chemotherapie in fortgeschrittenen Stadien, wobei die beiden Gruppen aber hinsichtlich der Stadien- wie der Altersverteilung nicht vergleichbar sind. Es darf hierbei nicht vergessen werden, daß eine Reihe von Publikationen (s. Abschnitt Zweittumoren und Infektionsrisiko) die höchste Behandlungstoxizität gerade in den Gruppen zeigen, die eine Rezidivtherapie erhalten hatten. In diesen Gruppen sind aber wiederum häufiger Fälle mit primär fortgeschrittenen Stadien und Nichtansprechen auf eine bereits etwas aggressivere Therapie vorhanden, die dann auch eine längerfristige bzw. wiederholte Chemotherapie erhalten hatten, so daß die totale Therapie dieser Gruppen noch wesentlich

Tabelle 138b. Prognostische Bedeutung des Rezidives in älteren Statistiken vor Etablierung der Behandlung mit MOPP (vor etwa 1968)

Autor	Angaben zum Patientengut	Verlauf bei Rezidiv
RUBIN (1974)	53 Rezidive unter 83 kurativ mit Mantelfeld bestrahlten CS I/II	90% der Rezidive zeigten schließlich eine Dissemination, die immer tödlich war
	10-Jahres-Überlebensrate (ab Primärdiagnose) bei	
	primär lokal nodalem Rezidiv	ca. 18%
	primär transdiaphragmalem nodalem Rezidiv	ca. 15%
	disseminiertem Rezidiv	0

Erwartungsgemäß ist nach Mantelfeldbestrahlung bei CS I/II das transdiaphragmale Rezidiv das häufigste. Dessen ungünstige Prognose bei alleiniger Radiotherapie geht auch aus anderen Daten hervor:

Autor	n transdiaphragmale Rezidive	Symptomfrei nach	
		Radiotherapie	Zusätzlicher Chemotherapie
JOHNSON (1973)	43	7	18
FULLER et al. (1971)	20	8	
SMITHERS, nach RUBIN	41	6	23
Total mit RUBIN		22/137 (16%)	

Autor	Angaben zum Patientengut	Verlauf bei Rezidiv
SEYDEL et al. (1969)	13 lokalisierte Rezidive nach bestrahlten CS I/II	24% am Leben 8 Jahre nach Primärdiagnose
	10 generalisierte Rezidive	0 überlebt
WELLER et al. (1977)	83 Rezidive aus der Zeit 1961–1968	
	5-Jahres-Überlebensrate	
	ab Rezidiv	ca. 40%
	symptomfrei	ca. 14%

aggressiver ist als die Summe aus primär limitierter Radiotherapie plus Chemotherapie eines begrenzten Rezidivs.

m) CS I/II mit stark verbreitertem Mediastinum

α) Beurteilungskriterien des Mediastinums bzw. des intrathorakalen Befalls. Etwa 10% der Patienten mit CS I/II weisen einen erheblichen Mediastinalbefall auf. Zur Einstufung einer Mediastinalverbreiterung als „erheblich" wird meist das von LEE et al. (1980) angegebene Kriterium des Quotienten aus größter Mediastinalbreite und Breite des knöchernen Thorax auf Höhe der Zwischenwirbelscheibe Th5/Th6 angegeben mit einem Wert von einem Drittel (Thoraxübersicht in üblicher Technik im Stehen). Unter Berücksichtigung des im Zielvolumen einer Radiotherapie eingeschlossenen Lungenvolumens wird von anderen Autoren auch ein Quotient von 0,5 als Entscheidungshilfe für oder gegen eine Radiotherapie als primäre Behandlung benutzt (HELLMAN und MAUCH 1982; CORSET et al. 1984). Weitere Kriterien zur Beurteilung des mediastinalen bzw. thorakalen Befalls ergeben sich aus dem CT (Tabelle 11): in der Untersuchung von ROSTOK et al. (1983) zeigt sich in der Hälfte der Fälle mit unauffälligem Thoraxröntgenbild ein Mediastinalbefall im CT. Mehr als 25% der Patienten mit einem Mediastinal/Thorax-Quotienten über 0,3 zeigten im CT bereits eine

Tabelle 139. Rezidivrisiko/Überlebensrate nach Radiotherapie bei Patienten mit Morbus Hodgkin I/II bei stark verbreitertem Mediastinum (s. auch Tabelle 144)

Autor	Patienten	Überleben (%)	Symptomfrei (%)	Zeit (Jahre)
Hagemeister et al. (1980)	PS I/II A, Mediastinum ⊕			
	unter 7,5 cm		82	5
	über 7,5 cm, aber unter 0,3 MTR		60	
	über 7,5 cm, Hilus negativ		71	
	über 7,5 cm, Hilus positiv		42	
	alle über 7,5 cm (n=39)		49	
Hoppe et al. (1980)	PS I/II, MTR ab 0,3 (n=14)	80	39	5
	("borderline worse survival" im Vergleich zur Gruppe mit negativem oder "small" Mediastinum)			
Velentjas et al. (1981)	CS+PS I-III, Planimetriewert im Thorax-Röntgen:			
	über 100 cm^2 (n=19)	10/19:	mediastinale	
	unter 100 cm^2 (n=35)	5/35:	Rezidive	
Levi u. Wiernik (1982)	PS I/II MTR über 0,3	74	45	10
Fuller u. Hutchinson (1982)	PS I/II mit Befall des Mediastinums (aus der "National Collab. Study") n=62 (EF)	84	57	10
Prosnitz et al. (1980)	PS I/II A, total n=169			
	n=69 Mediastinum negativ	94	81	10
	n=38 Mediastinum positiv <0,3	100	72	10
	n=24 Mediastinum positiv >0,3	90	55	10
	n=38 Mediastinum positiv <0,5	97	69	10
Mauch et al. (1982)	27 PS I/II A mit MTR >0,3	89	48	8
Leslie et al. (1983)	z.T. Fälle von Mauch et al. (1982) PS I A-II B	83	49	10
Nissen u. Nordentoft (1982)	PS I/II MTR<0,31 n=30	[a]	80	5
	MTR>0,31 n=28	[a]	61	5
	$\emptyset \geq 10$ cm n=12	[a]	50	5
Levitt et al. (1984)	PS I-III A (1 III B): je 20 Fälle mit MTR über 0,3			
	RT mit Lungenbestrahlung (ab 1974)	ca. 85	ca. 84	6
	RT ohne Lungenbestrahlung (1970–1974)	ca. 75	ca. 20	6
Schomberg et al. (1984)	n? (Untergruppe von 30) PS I/II MTR über 0,33	ca. 90	ca. 33	5
Corset et al. (1984)	Aus der H 2 und H 5 Studie der EORTC, z.T. VBL oder VBL+PCZ zusätzlich zur RT (28% der Fälle)			
		Rezidivrate (%)		
		total	intrathorakal	
	n=74 Mediastinum −	18	0	
	n=60 Mediastinum +MTR <0,35	30	10	
	n=20 Mediastinum +MTR ab 0,35	40	25	
Roskos et al. (1982)	Kinder, PS II A "large med."	4/8	Rezidive in	
	"no/small med."	0/11	field/adjacent	

[a] Keine signifikanten Unterschiede vom Gesamtkollektiv

MTR=Quotient Breite des Mediastinums zur Thoraxbreite auf Höhe der Intervertebralscheibe Th 5/6

Tabelle 140. Rezidivrisiko beim Stadium I/II in Abhängigkeit vom Mediastinalbefall. Untersuchung von VELENTJAS et al. (1980) (1963–1977)

large: über 100 cm^2 Befall im Mediastinum im Röntgenbild oder ein Quotient Tumorfläche/Thoraxdurchmesser über 3
small: unter 100 cm^2 Befall im Mediastinum im Röntgenbild oder ein Quotient Tumorfläche/Thoraxdurchmesser unter 3

Mediastinalbefall	Symptomfreie Überlebensrate (%)	Rezidivrate	
		mediastinal (%)	total (%)
small (35): Radiotherapie allein	ca. 55	14	40
large (19): Radiotherapie allein	0	53	100
1974–1978: 16 Fälle mit "large" Mediastinalbefall ChT (primär)+RT	1 Rezidiv und 3 primäre Therapieversager		

Tabelle 141. Rezidivrisiko nach Radiotherapie von PS I/II A in Abhängigkeit vom Mediastinalbefall nach MAUCH et al. (1978). Diese Aufschlüsselung zeigt, daß bei Patienten mit erheblichem Mediastinalbefall neben den vermehrten Mediastinalrezidiven auch die extramediastinale Rezidivrate erhöht ist

Befallene Region	Anzahl	Rezidivrisiko pro Region (%)
Alle mit negativem Mediastinum	95	1,1
Mediastinum befallen, unter $^1/_3$ des Thoraxdurchmessers	124	3,2
gleiche Fälle, aber ohne Mediastinalregionen	74	4,1
nur für die Mediastinalregionen	50	2,0
Mediastinum befallen, über $^1/_3$ des Thoraxdurchmessers	92	17,4
ohne die Mediastinalregionen	67	9,0
nur für die Mediastinalregionen	25	40,0

Tabelle 142. Erfahrungen von LEVITT et al. (1984) mit unterschiedlichen Bestrahlungsmethoden bei Patienten mit Morbus Hodgkin II A+B und III A mit stark verbreitertem Mediastinum

Serie 1970–1974		Serie 1975–1980	
„Konventionelle Mantelfeldtechnik ohne Ganzlungenbestrahlung"		Mantelfeld nach Kaplan inklusive Ganzlungenbestrahlung	
n=20		n=20	
komplette Remissionen:	19	komplette Remissionen:	19
Rezidive:	15 =79%	Rezidive:	3 =16%
Symptomfreiheit über 5 Jahre	ca. 20%	Symptomfreiheit über 5 Jahre	ca. 85%

Ausdehnung des Befalls auf die Thoraxwand. Von den Patienten mit röntgenologisch stark verbreitertem Mediastinum zeigten etwa 20% Perikardbefall. Die Befunde der Untersuchungen mit dem CT waren in dieser Untersuchung wichtige Entscheidungshilfen für die Therapie, sowohl für die Entscheidung zwischen alleiniger Radiotherapie wie kombinierter Therapie wie auch für die Wahl der Radiotherapiefelder.

Tabelle 143. Rezidive in der Lunge nach Mantelfeldbestrahlung bei Patienten mit und ohne prophylaktische Mitbestrahlung der ganzen Lunge (CARMEL u. KAPLAN 1976)

	Hilus befallen		Hilus nicht befallen	
	Mit prophylaktischer Lungenbestrahlung	Ohne prophylaktische Lungenbestrahlung	Mit prophylaktischer Lungenbestrahlung	Ohne prophylaktische Lungenbestrahlung
Anzahl Fälle	84	38	24	579
Anzahl Rezidive	4	3	1	13
% Rezidive	4,8	7,9	4,2	2,2

Tabelle 144. Vergleich von Radiotherapie v/s Radiotherapie plus Chemotherapie bei Morbus Hodgkin mit stark verbreitertem Mediastinum und PS I/II

Autor	Patienten	Überleben (%)	Symptomfrei	Zeit (Jahre)
HOPPE et al. (1982, 1980)	PS I/II (randomisierte St.)			
	Radiotherapie n=14	80	39	5
	Radiotherapie plus	ns	s	
	Chemotherapie n=27	88	80	5
MAUCH et al. (1982)	PS I/II A (nicht randomisierte St.)			
	nur Radiotherapie n=27	89	48	5
	PS I/II A+B Radiotherapie+ Chemotherapie n=13	82	85	5
LESLIE et al. (1983) [Aufdatierung der Fälle von MAUCH et al. (1982)]	PS I/II A+B Radiotherapie	83	49	10
	kombiniert	kein	s	
		Unterschied	84	10
WIERNIK u. SLAWSON (1982)	PS I/II			
	nur Radiotherapie n=14	74	45	10
	Radiotherapie+Chemotherapie	84	s	
			74	10
FULLER et al. (1984)	57 PS I/II mit Mediastinalbefall, 38% davon mit starkem Mediastinalbefall und/oder Hilusbefall			
	2×MOPP+Mantelfeld inkl. Ganzlungenbestrahlung		83	3
SCHOMBERG et al. (1984)	30 PS I/III nur RT	90	44	5
	13 PS I/III ChT+RT	92	s	
			92	5

s=signifikant
ns=nicht signifikant

β) Rezidivrisiko nach Radiotherapie und nach kombinierter Therapie. Von den meisten Autoren wird für die Patientengruppe mit stark verbreitertem Mediastinum nach alleiniger Radiotherapie ein höheres Rezidivrisiko angegeben im Vergleich zu Patienten ohne stark verbreitertes Mediastinum (Tabellen 139–144). Auch erfahrene Gruppen mit großen Patientenzahlen beobachten Rezidivraten in dieser Gruppe von 50% und mehr (z.B. MAUCH et al.

Tabelle 145. Einfluß von E-Befall auf das Rezidivrisiko im Patientengut von Stanford (TORTI et al. 1981; HOPPE et al. 1982)

Gruppe	Rezidivrate	
	Mit E-Befall	Ohne E-Befall
PS I A, II A, II_SA	3/28	14/114
PS I B, II B, II_SB	0/13	11/56
PS III A, III_SA	2/13	12/94
Total	5/54 (9%)	37/264 (14%)

(Aus Studien mit Radiotherapie v/s Radiotherapie plus Chemotherapie)

	Überleben[a] %		Symptomfrei[a] %	
	E	Nicht E	E	Nicht E
PS I/II und III A				
Radiotherapie n = 14	66	79	71	75
Radiotherapie plus Chemotherapie n = 40	96	84	97	90
PS I/II				
Radiotherapie n = 10	ca. 80 in beiden Gruppen		ca. 80 in beiden Gruppen	
Radiotherapie plus Chemotherapie n = 31	ca. 95	ca. 80	ca. 95	ca. 85

(Keine signifikanten Unterschiede bezüglich Symptomfreiheit oder Überleben zwischen E und nicht-E; keine Verbesserung der Symptomfreiheit in der E-Gruppe durch adjuvante Chemotherapie)

[a] $\geqq$100 Monate

1982; HOPPE et al. 1980; PROSNITZ et al. 1980). Lediglich in der Statistik von LEVITT et al. (1984) wird für die ab 1974 behandelte Patientengruppe mit Anwendung der niedrig dosierten und fraktionierten Ganzlungenbestrahlung eine Rezidivquote angegeben, die sich nicht von dem Durchschnitt der Gruppe PS I/II unterscheidet (Tabelle 135a). Im Gegensatz hierzu zeigt auch die in Stanford mit Ganzlungenbestrahlung behandelte Gruppe (Mediastinum/Thorax-Quotient über 0,33) nach 10 Jahren eine Rezidivrate von einundsechzig Prozent (HOPPE et al. 1980). HOPPE (1985) betont jedoch die Möglichkeit einer alleinigen Radiotherapie mit hoher Dosis (bis 50 Gy im Gebiet des massiven Befalls) nach detaillierter Abklärung unter Einsatz des CT: von 23 1980–1983 zugewiesenen Patienten mit Morbus Hodgkin CS II und stark verbreitertem Mediastinum hatten zwei bereits eine operative subtotale Resektion. Von den 21 übrigen Patienten wurden 13 nicht in die derzeit üblichen Studien mit kombinierter Therapie genommen sondern mit alleiniger Radiotherapie behandelt. Bei einem Patienten wurde aber sekundär wegen zu starker Ausdehnung des Tumors in die Lunge eine Chemotherapie appliziert. Die Radiotherapie wurde nach der in Stanford üblichen Technik durchgeführt mit Ganzlungenbestrahlung bei Hilusbefall, E-Befall der Lunge oder ausgeprägt einseitiger Mediastinalverbreiterung (dünner Lungenblock) und Enddosen bis 50 Gy mit Einzeldosen von 1,5 Gy für die ersten 10 Sitzungen, dann ca. 10 Tage Pause mit Anpassung der Felder an die Reduktion der Mediastinalbreite. In der zweiten Serie meist Einzeldosen von 1,8–2,0 Gy. Von den 12 nur bestrahlten Patienten hat nur einer ein Rezidiv (in einer Rippe) erlitten und wurde durch eine sekundäre Chemotherapie wieder in komplette Remission gebracht (2 Jahre Symptomfreiheit 86%). Diese Resultate sollen denen entsprechen, die die kombinierte Therapie im gleichen Zeitraum erzielte (85% 2 Jahre symptomfrei 8 Patienten).

Bei primärer Anwendung einer kombinierten Therapie sind die Rezidivraten statistisch signifikant niedriger als in den Gruppen mit alleiniger Radiotherapie (Tabelle 144). Bezüglich

Tabelle 146. Rezidivlokalisation bei Morbus Hodgkin PS I/II mit stark verbreitertem Mediastinum nach alleiniger Radiotherapie (EF)

Autor		Rezidivlokalisation
MAUCH et al. (1982)	Gruppe mit ≧MTR 0,35	0 infradiaphragmal
		3 Mediastinum
		1 Mediastinum und axillär
		2 Mediastinum und Lunge
		1 Lunge
		2 apikal kardial und axillär
		2 axillär
		1 supraklavikulär
		1 Thoraxwand
PROSNITZ et al. (1980)	Alle mit befallenem Mediastinum	1 Mediastinum
		8 Lunge (=50%!)
		4 pelvine Lymphknoten
		2 axillär
		1 zervikal
		1 ZNS
		1 Haut
LEVITT et al. (1984)	Gruppe mit klassischem Mantelfeld ohne Lungenbestrahlung und MTR ≧0,3	5 infradiaphragmal
		27 supradiaphragmal
		5 Lunge
		2 Lungenhilus
		3 Mediastinum
		2 Perikard
		3 Thoraxwand
		3 supraklavikulär
		3 axillär
		2 zervikal
		1 Waldeyer

Siehe noch VELENTJAS et al. (1981) in Tabelle 140 und ROSKOS et al. (1982), sowie CORSET et al. (1984) in Tabelle 139

der Überlebensrate nach 5–10 Jahren finden sich jedoch zwischen den Gruppen mit kombinierter Therapie und jenen mit primär alleiniger Radiotherapie keine statistisch signifikanten Unterschiede. Dies zeigt wiederum die Wirksamkeit der Rezidivtherapie.

Neben der starken Mediastinalverbreiterung gilt als Risikofaktor für das Rezidiv auch der per continuitatem Befall der Lungen, der häufig mit stark verbreitertem Mediastinum und/oder Hilusbefall verknüpft ist. Während von LEVI und WIERNIK 1977b, 1982) für diese Gruppe ein erhöhtes Rezidivrisiko angegeben wird, findet sich in der Statistik von TORTI et al. (1981) bzw. HOPPE et al. (1982) im Patientengut aus Stanford für die Gruppen mit E-Befall keine höhere Rezidivrate als bei Patienten ohne E-Befall (Tabelle 138). Die Lokalisation der Rezidive in dieser Gruppe betrifft besonders die thorakale Region (Tabelle 146).

Hervorzuheben unter diesen Rezidivlokalisationen sind besonders Regionen, die der üblichen Thoraxröntgenuntersuchung entgehen: Befall der Thoraxwand mit konsekutivem Lungenbefall (Befall subpleuraler Lymphwege von der Thoraxwand aus), per continuitatem Lungenbefall von Mediastinum und Lungenhilus, Pericardbefall, Lymphknoten im unteren Mediastinum bzw. diaphragmal.

Wegen der unterschiedlichen Auffassungen zur optimalen Primärtherapie in dieser Gruppe ist in Tabelle 147 eine Übersicht über die Behandlungsschemata verschiedener erfahrener Gruppen angegeben.

Tabelle 147. Empfehlungen zum Prozedere bei Morbus Hodgkin I/II mit stark verbreitertem Mediastinum

Autoren	Empfehlung
DEVITA et al. (1982), ROSENBERG et al. (1981), ROSENBERG (1984), FULLER et al. (1982), FULLER u. HAGEMEISTER (1984), NISSEN u. NORDENTOFT (1982), PROSNITZ et al. (1980), WIERNIK et al. (1982), TIMOTHY et al. (1978), VELENTJAS et al. (1981), LIEW et al. (1984), ZUCALI et al. (1984), CROWTHER (1984)	Primär kombinierte Therapie
MAUCH u. HELLMAN (1982/1984a+b)	Falls suprakarinal bzw. bestrahlbar ohne Schwierigkeiten für Herzabschirmung: nur Radiotherapie
JOHNSON et al. (1983)	Beginn mit Radiotherapie; falls nach 15 Gy keine deutliche Schrumpfung: Chemotherapie
ROSTOK et al. (1984)	Je nach CAT-Befund (falls Thoraxwandbefall und Perikardbefall, der über das routinemäßig im Mantelfeld eingeschlossene Volumen hinausgeht: kombiniert)
CORSET et al. (1984)	Bis MTR <0,5 und bei Fehlen prognostisch ungünstiger Kriterien (3 Regionen befallen, MC/ LD, >40 J. alt, A und BSG >50 oder B und BSG >30): nur Radiotherapie.
LEE et al. (1982), bzw. LEVITT et al. (1984)	Radiotherapie mit Ganzlungenbestrahlung

Tabelle 148. Mediastinales Stadium CS I bei unbehandelten Patienten mit HL mit CS I-III

Serie	CS I mediastinal Anzahl	(%)	Alle CS I-III
SMITHERS (1973)	6	3	203
VAETH et al. (1976)	5	10	55
ZAREMBOCK et al. (1972)	3	10	30
AISENBERG u. QUAZI (1974)	3	3	100
BNLI (1975)	7	1,5	309
SUTCLIFFE et al. (1976)	3	3	98
GAMBLE et al. (1975)	2	1	139
LEE et al. (1978)	3	6	50
JOHNSON et al. (1983)	44	3	1470

γ) Risiko der Intubationsnarkose bei stark verbreitertem Mediastinum. Zu erwähnen ist noch, daß vor Durchführung einer Laparotomie mit Intubationsnarkose eine Reduktion des mediastinalen Herdes anzustreben ist, da sonst das Narkoserisiko erhöht ist (PIRO et al. 1976).

Tabelle 149. Häufigkeit von Abdominalbefall bei Morbus Hodgkin im Stadium CS I mediastinal (z.T. wohl CS II durch Befall von Mediastinum und Lungenhilus)

Autor		Histologie	
Aisenberg u. Quasi (1974)	A/B	NS	2/2
Whittaker et al. (1978)	A	NS	0/1
Gamble et al. (1975)	A	NS	1/1
	B	NS	1/1
BNLI, Jeliffe (1979)	A	NS	2/3
	B	NS	3/4
Sutcliffe et al. (1976)	A	?	0/2
Zarembock et al. (1972)	?	MC/LD	2/3
Filler et al. (1975)	?	?	0/2
Johnson et al. (1983)	A	?	0/18
	B	?	2/12
Mauch et al. (1982)	A	?	1/21
	B	?	2/4
Infradiaphragmale Rezidive nach supradiaphragmaler Radiotherapie:			
Vaeth et al. (1976)	A	NS ohne Lungenhilus-befall	0/5
Johnson et al. (1983)	?	?	0/10

n) Mediastinales CS I

Wenige Prozent der Patienten mit Morbus Hodgkin im klinischen Stadium I zeigen einen auf das Mediastinum beschränkten Befall (Tabelle 148). Meistens handelt es sich um die histologische Untergruppe NS.

Im Gegensatz zum Gesamtpatientengut mit klinischem Stadium I und II – jedenfalls bei Fehlen von Allgemeinsymptomen – soll bei diesen Patienten sehr selten Abdominalbefall vorliegen. In Tabelle 149 sind Ergebnisse explorativer Laparotomien bei diesen Fällen angegeben. Zum Teil handelte es sich um Stadien klinisch II mit Vorliegen von Mediastinal- und Lungenhilusbefall, die als zwei verschiedene Regionen zählen. Tabelle 142 zeigt, daß Abdominalbefall auch in dieser Gruppe vorkommt. Als Therapie für diese CS I A mediastinal wird von Johnson et al. (1983) (Stanford) die Bestrahlung eines EF bei Limitierung auf klinische Stadienabklärung empfohlen (Tabelle 150). Überlebensrate und Symptomfreiheit unterscheiden sich nicht von denen der Gesamtgruppe im Stadium I/II.

o) Infradiaphragmales CS I/II

Etwa 7% der Patienten mit CS I/II (Mauch et al. 1983a; Krikorian et al. 1979a) zeigen ein infradiaphragmales Stadium CS I/II. Nach Krikorian soll es sich dabei häufiger um ältere Patienten handeln, und häufiger um den Typ MC im Vergleich zu Patienten mit supradiaphragmalem I/II: das mittlere Alter der Patienten mit infradiaphragmalem I/II bei Krikorian war 40 Jahre gegenüber 27 Jahre bei Patienten mit supradiaphragmalem I/II, und die Häufigkeit des MC-Typs betrug 32% gegenüber 12% beim supradiaphragmalen I/II. Mauch hat die Daten weiter aufgetrennt: bei Patienten mit intraabdominalem Befall

Tabelle 150. Serie von Stanford (JOHNSON et al. 1983) über 44 Patienten mit Morbus Hodgkin, auf intrathorakale Manifestationen beschränkt

Therapie	Rezidive
IF	3/3
Mantel	3/7
EF	2/12
TLI	0/4
IF + ChT	0/3
Mantel/EF + ChT	1/10
TLI + ChT	1/5

Alle 10 Rezidive waren supradiaphragmal

	Überleben (%)	Symptomfrei (%)	Zeit (Jahre)
RT	96	71	10
MTR >, 0,3		67	10
RT + ChT (18)	89	88	10
Alle	81	78	10

EF als Therapie (für A) empfohlen

Tabelle 151. Serie von MAUCH et al. (1983) über Patienten mit Morbus Hodgkin CS I/II infradiaphragmal

Total Fälle mit Morbus Hodgkin PS I/II A + B: 329

1. Fälle mit CS I/II inguinal/femoral/tief iliacal: 25 (7,6%)

   davon 17 CS I/II A: Laparotomie zeigte bei 4 Fällen Befall (2 × Milz, 2 × paraaortal, 2 × iliakal)

   8 CS II B: Laparotomie zeigte immer Befall (4 × Milz, 6 × paraaortal)

   Therapie: falls kein Paraaortalbefall und kein Milzbefall
   bei A: Radiotherapie pelvin und paraaortal; sonst
   bei A: TNI
   falls B: MOPP + pelvin/aortale RT oder TNI

   91% überleben; 80 symptomfrei; 9 Jahre

   Lokalisation der 4 Rezidive: 1 Leber, 1 axillär, 1 Mediastinum, 1 supraklavikulär (immer im unbehandelten Volumen)

2. Fälle mit primär intraabdominalem Befall ohne periphere Lymphknotenherde: 11

   Meist kein adäquates chirurgisches Staging, da definitive Diagnose oft erst postoperativ bekannt. Histologie überwiegend LD (bei peripheren Manifestationen LP/NS) und meist über 47 Jahre alt (bei pheripheren Herden Median 28 Jahre).

   8 „PS" I/II A + B: 6 rezidivierten und sind verstorben
   3 „PS" IV: alle verstorben

   (von diesen 3 nur RT, 4 nur MOPP, 4 RT + MOPP)

betrug der Altersmedian 47 Jahre, und es handelte sich häufig um den Typ LD, während Patienten mit inguino-femoralem Befall einen Altersmedian von 28 Jahren hatten und am häufigsten LP oder NS (Tabelle 151).

Eine Auftrennung von Fällen mit inguino-femoralen Herden und solchen mit allein intraabdominalen Herden ist wichtig (Tabelle 151, 152). Wie beim supradiaphragmalen Sta-

Tabelle 152. Serie von KRIKORIAN et al. (1979) über Patienten mit Morbus Hodgkin mit infradiaphragmalem Befall bei Diagnose

15 Fälle mit inguinalen/femoralen Lymphknotenherden
1 Fall mit epiduralem Herd
Laparotomie: 1 PS IV (Leber)
2/13 A mit Milzbefall
1/3 B mit Milzbefall

7 Fälle mit intraabdominalem Befall und Diagnose erst bei Laparotomie: 3 von diesen Fällen PS IV

Gruppe mit alleiniger Radiotherapie:

Rezidivfrei nach TNI	6/6
Rezidivfrei nach umgekehrtem Ypsilon oder Ganzabdomenbestrahlung	1/2 (1 axill. Rezidiv)
IF	1/1

Tabelle 153. Überlebensraten von Patienten mit Morbus Hodgkin PS I/II infradiaphragmal

Autor	Patienten	Überleben (%)	Symptomfrei (%)	Zeit (Jahre)
KRIKORIAN et al. (1979)	Nur RT (10)	100	90	Gesamte Beobachtungszeit
	Alle Therapien	ca. 90	77	
MAUCH et al. (1983)	Nur A und RT (15)	91	80	9
CIONINI et al. (1982)	Nur RT	70		Gesamte Beobachtungszeit

Tabelle 154. Supradiaphragmale nodale Rezidive nach infradiaphragmaler Radiotherapie für Patienten mit Morbus Hodgkin PS I/II infradiaphragmal (günstige Selektion: inguino/femorale Herde am Beginn, oft kein paraaortaler/Milz-Befall, A)

Autor	Rezidive
CIONINI et al. (1982)	2/6
KRIKORIAN et al. (1979)	1/3
MAUCH et al. (1983)	2/12
Alle	5/21

dium ist auch bei diesen Patienten das LAG zu wenig zuverlässig. Generell wird eine explorative Laparatomie mit Splenektomie auch bei diesen Patienten empfohlen. Falls es sich um ein Stadium PS I A/II A handelt mit Befall auf inguino-femorale und/oder pelvine Lymphknoten beschränkt kann man sich auf die Radiotherapie des umgekehrten Ypsilons beschränken. Bei paraaortalem Befall wird eine total nodale Bestrahlung oder eine kombinierte Behandlung empfohlen. Für die Fälle mit Allgemeinsymptomatik wird von MAUCH et al. (1983a) eine kombinierte Therapie mit Chemotherapie und pelvin-paraaortaler Bestrahlung empfohlen. Die Prognose für Fälle, die sich nicht als intraabdominale Manifestation präsentieren, ist gleich gut wie für supradiaphragmale Stadien PS I und II (Tabelle 151, 152, 153). Die Frequenz der supradiaphragmalen nodalen Rezidive nach einer infradiaphragmalen Bestrahlung beträgt etwa 25% (Tabelle 154).

2. Ergebnisse der Therapie beim Stadium PS III A

a) Übersicht über Überlebensraten und Rezidivfreiheit nach Radiotherapie des PS III A

In der Tabelle 155 sind die Überlebensraten und die symptomfreien Überlebensraten nach alleiniger total nodaler Bestrahlung bei Patienten mit Morbus Hodgkin im Stadium PS III A aufgeführt. Die Überlebensraten 10 Jahre nach Therapie werden mit 67–90% nach 5–10 Jahren angegeben, während die symptomfreien Überlebensraten zwischen 35 und 78% liegen. Auch die in der Radiotherapie sehr erfahrene Gruppe aus Stanford beobachtet eine Rezidivrate von 42% bei etwas über 100 Fällen im Stadium PS III A (HOPPE et al. 1982). Die Ursache für die starken Unterschiede der Rezidivfreiheit nach total nodaler Bestrahlung sind nicht ganz geklärt und werden nur teilweise auf unterschiedliche Bestrahlungstechniken zurückgeführt. So betont beispielsweise HOPPE et al. (1982) die Bedeutung der Leberbestrahlung bei Fällen mit Milzbefall. Dieses Argument wurde von LEVITT et al. (1984) aufgenommen:

Während er in einer früheren Serie ohne Mitbestrahlung der Leber bei PS III A eine Rezidivquote von 59% beobachtete, ist diese auf 22% zurückgegangen nach Einführung der Leberbestrahlung ab 1975. Es handelt sich hierbei jedoch um einen retrospektiven Vergleich mit historischen Daten, bei denen auch eine Reihe anderer Selektionsfaktoren mit ins Spiel kommen.

b) Kombinierte Therapie mit voller Chemotherapie plus Radiotherapie mit unterschiedlicher Technik, Unterteilung des PS III A

Nach kombinierter Therapie mit voller Chemotherapie plus Radiotherapie mit unterschiedlicher Technik finden wir eine Rezidivfreiheit zwischen 60 und über 80% nach 10 Jahren in den verschiedenen Gruppen des Stadiums PS III A (Tabelle 157, 159, 163, 164), die meist signifikant besser ist als die nach alleiniger Radiotherapie. Die Überlebensraten sind jedoch meist nicht signifikant höher als nach alleiniger Radiotherapie. Lediglich bei Auftren-

Tabelle 155. Morbus Hodgkin Stadium PS III A: Verlauf nach Radiotherapie (TNI)

Autor	Fälle		Überleben (%)	Symptomfrei (%)	Zeit (Jahre)
HOPPE et al. (1982)	102		71	57	10
HELLMAN u. MAUCH (1982)	45		67	40	10
HANKS et al. (1982)	100	(Patterns of care study. Behandlungsjahr 1973)	82	57	3
LISTER et al. (1983)	21		ca. 85	ca. 55	10
PROSNITZ u. MONTALVO (1983)	47		80	35	5
LEVITT et al. (1984)	16	ohne Mitbestrahlung der Leber (1970/74)	80	41	5
	17	mit Mitbestrahlung der Leber (ab 1975)	90	78	5

Tabelle 156. Einfluß der Radiotherapietechnik auf die Rezidivfreiheit bei Morbus Hodgkin PS IIIA (ohne Mitbestrahlung der Leber 1970–1974; mit Mitbestrahlung der Leber ab 1975) (LEVITT et al. 1984, matched pair Analyse). LK = Lymphknoten

a) Matched pair Vergleich

	n Rezidiv/n total	(Rezidive %)	P bezüglich Rezidive
	Bestrahlung ohne Leber	Bestrahlung mit Leber	
Anzahl Patienten	16	17	
Alter: <40 Jahre	10/13 (77)	4/16 (25)	0,007
≧40 Jahre	2/3 (67)	0/1 (0)	0,500
Geschlecht: Männer	7/8 (88)	4/13 (31)	0,017
Frauen	5/8 (63)	0/4 (0)	0,071
Histopathologie: NS	8/9 (89)	2/11 (18)	0,003
MC	2/5 (40)	2/6 (33)	0,652
LP	2/2 (100)	0 (0)	–
Stadium: $III A_1$	9/13 (69)	3/14 (21)	0,035
$III A_2$	3/3 (100)	1/3 (33)	0,20
Herdzahl: <5	6/9 (67)	2/7 (29)	0,157
≧5	6/7 (86)	1/10 (10)	0,0134
Herdzahl: subdiaphragmal			
nur Milz	4/7 (57)	1/5 (20)	0,247
Milz und Hilus-LK	5/6 (83)	2/10 (20)	0,024
>2 Herde	3/3 (100)	1/2 (50)	0,40
Milzbefall: S+ „extensive"	5/8 (63)	4/12 (33)	0,200
S+ „minimal"	7/8 (86)	0/5 (0)	0,005
Total	12/16 (75)	3/17 (18)	0,004

b) Primäre Rezidivorte

	Bestrahlung			
	ohne Leber		mit Leber	
	III A1	III A2	III A1	III A2
Intraobdominale LK (retroperitoneal)	2	0	1	1
Leber	2	0	0	0
periphere Lymphknoten	4[a]	3	2	0
Lunge und Hilus	2[b]	1	0	0
Perikard	1	0	0	0
Knochenmark	1	0	0	0
Knochen	0	0	1	0
pathologische Leberwerte[c]	4	0	0	0

[a] Zwei Patienten hatten Rezidive in peripheren Lymphknoten und extradonal

[b] Ein Patient mit stark verbreitertem Mediastinum

[c] Pathologische Leberwerte bei Patienten mit Leberbefall und bei 2 Patienten mit peripherem Lymphknotenbefall

Tabelle 157. Studien zur Kombination von Radiotherapie plus Chemotherapie bei PS IIIA des Morbus Hodgkin. ns = nicht signifikant, s = signifikant

Autor	Patienten		Überleben (%)	Symptomfrei (%)	Zeit (Jahre)
HOPPE et al. (1982)	201 PS	IIIA TNI	71 ns	57 s	10
		TNI + ChT	83 ns	79 s	10
		„extensive" Milzbefall			
		TNI	62 ns	32 s	10
		TNI + ChT	88 ns	74 s	10
ROSENBERG und KAPLAN[a] 1985	35 PS	IIIA TNI	68	70	15
	24 PS	IIIA TNI + ChT	92	86	15
			(p: 0,05; 0,07)		
MAUCH et al. (1983)	130 PS	IIIA + B			
		III_1 TNI (EF)	73	47	10
		III_1 RT + ChT	96	91	10
		III_2 TNI (EF)	44	11	10
		III_2 RT + ChT	71	60	10
		III_1A RT + ChT	94		10
		III_1B RT + ChT	100		10
JONES et al. (1982/SWOG)	77 PS	IIIA[b]	bezüglich Überleben wie Rezidivfreiheit keine signifikanten Unterschiede zwischen alleiniger Chemotherapie und Kombination mit Radiotherapie		
	(nur Untergruppe mit NS hatte mehr Rezidive in der Gruppe mit alleiniger Chemotherapie)				
BLOOMFIELD et al. (1982) CALGB 7451	64 PS + CS IIIA				
		TNI		ca. 40	4
		ChT-TNI		ca. 45	4
		TNI-ChT		ca. 85	4
		ChT		ca. 25[b]	4
STEIN et al. (1982)	siehe Tabelle 162				
COOPER et al. (1984)	24 PS	IIIA/CS IIIA und/oder erheblicher Milzbefall oder PS IIIA mit erheblichem Mediastinalbefall, oder PS IIIA, 2 6 × ChT + 20 Gy IF-RT	96	96	5

[a] Randomisierte Studie
[b] Hohe Rezidivrate in der Gruppe mit NS und alleiniger Chemotherapie

nung in Untergruppen zeigen sich auch hinsichtlich der Überlebensrate signifikante Unterschiede zwischen kombinierter Behandlung und alleiniger Bestrahlung. Eine Reihe von Autoren hat auch primär allein Chemotherapie appliziert (Tabellen 158, 159). Bezüglich Überlebensraten entsprechen die Resultate denen nach primärer Radiotherapie, bezüglich Rezidivfreiheit sind die Ergebnisse meist besser (mit Ausnahme jener des BNLI 1975). Die Untergruppe mit NS weist nach alleiniger Chemotherapie eine hohe nodale Rezidivrate auf (vgl. DEVITA et al. 1980, Studie der SWOG und der CALGB in Tabelle 157).

Tabelle 158. Verlauf nach primärer Chemotherapie beim PS III A des Morbus Hodgkin

Autor	Patienten	Verlauf
DeVita et al. (1980)	23 III A + IV A	100% komplette Remission, 1 Rezidiv (94% symptomfrei über 10 Jahre)
Timothy et al. (1980) Lister et al. (1983)	32 PS III A	ca. 85% symptomfrei über 10 Jahre
Manchester Lymphoma Group (Crowther 1981)	44 PS III A	über 80% symptomfrei, 4 Jahre
Bloomfield et al. (1982) CALGB 7451 Arm mit BOPP allein, 1974–1981	PS + CS III A (bis 1979 auch III B)	ca. 25% symptomfrei nach 35 Monaten medianer Nachbeobachtung (hohe Rezidivrate bei NS)
BLNI 1976	39 PS III A	ca. 46% symptomfrei nach 4 Jahren (Überlebensrate ca. 75%)

Tabelle 159. Randomisierte Studie der Manchester Lymphoma Group 1975–1982 (Crowther et al. 1984) bei Morbus Hodgkin PS III A

Gruppe	Komplette Remission	Rezidive	Frei von Tumor-progression
MVPP, n = 26	23	2	21
MVPP + IF-RT (30 Gy) n = 30	30	3	27
Total 56	52 (95%)	5	48 (86%)

Symptomfreie Überlebensrate 5 Jahre ca. 80%

Interkurrente Todesfälle 5 (1 AML nach MVPP, 1 AML nach MVPP + RT, 1 Virus-Pneumonie während MVPP, 1 Herzinfarkt nach MVPP + RT, 1 Ösophagus-Ca 5 Monate nach MVPP + RT)

Tabelle 160. Randomisierte Studie des BNLI (BNLI 1976) zur Primärtherapie des PS III mit Radiotherapie (TNI) v/s Chemotherapie (MOPP)

Therapie	Komplette Remission (CR)	Partielle Remission (PR)	Rezidive nach CR		Gruppe mit PR	
			am Leben	verstorben	am Leben	verstorben
TNI	40 (95%)	2 (5%)	6	3	2	0
MOPP	29 (74%)	10 (26%)	10	1	7	3

(Die Überlebensrate nach 4 Jahren ist in beiden Gruppen mit ca. 75% gleich, während die Unterschiede hinsichtlich der primären kompletten Remissionsrate in der Gruppe mit TNI besser als in der MOPP-Gruppe sind)

	Therapie	10 Jahre symptomfrei
Untergruppe von Lister et al. (1983) (z.T. in o.g. Studie enthalten)	32 MVPP 21 TNI	ca. 85% ca. 60%

Tabelle 161. Unterteilung des Stadiums PS III in prognostisch verschiedene Untergruppen

Ausdehnung des abdominalen Befalls:
PS III_1: Befall nur im oberen Abdomen (Milz/Milzhilus/Gebiet des Truncus coeliacus inkl. portale Lymphknoten
PS III_2: unteres Abdomen (paraaortal/pelvin/mesenterial mit oder ohne oberes Abdomen)

Autor	Fallzahl	Stadium	Therapie	Überlebensrate	Symptomfrei	Beobachtungszeit (Jahre)
DESSER et al. (1977, 1978)	11	PS III_1	TNI+COPP	93	78	5
	11	PS III_1	TNI			
	In beiden Gruppen je 3 Rezidive, kein Unterschied RT v/s ChT					
	10	PS III_2	TNI+COPP		90	5
	30	PS III_2	TNI		25	5
	Gesamtgruppe PS III_2 (III_1: 18 A, 4 B; III_2: 16 A, 13 B)			57	41	5
PROSNITZ et al. (1978)	18	PS III_1A	TNI		55	5
		PS III_2A	TNI		33	5
	(Überlebensrate in beiden Gruppen gleich; ca. 80%)					
STEIN et al. (1979)	49	PS III_1	TNI	92	63	5
	26	PS III_1	TNI+MOPP	100	96	5
	41	PS III_2	TNI	59	34	5
	19	PS III_2	TNI+MOPP	84	76	5
	(Kein Unterschied hinsichtlich Überleben und Symptomfreiheit zwischen A und B oder S+ und S− falls Vergleich von Patienten mit gleicher Anzahl befallener Regionen)					
LEVI u. WIERNIK (1977)	6	PS III_{S+N-} A	TNI	83	83	3
	7	PS III_{S+N-} A	RT+MOPP	100	100	3
	(Ergebnisse gleich wie bei PS II A)					
	8	PS III_{S+N+} A	TNI	60	35	3
	9	PS III_{S+N+} A	RT+MOPP	100	100	3
HELLMAN u. MAUCH (1982)	45	PS III_1A	TNI	80	53	8
		PS III_2A	TNI	43	14	8

Eine neuere randomisierte Studie mit MVPP versus MVPP+IF (CROWTHER et al. 1984) ergab bezüglich Überleben wie Rezidivfreiheit keine Unterschiede zwischen alleiniger Chemotherapie und kombinierter Therapie (Tabelle 159).

Eine Aufteilung des PS III A in verschiedene Untergruppen wurde von DESSER et al. (1977) bzw. STEIN et al. (1979) vorgenommen (Tabelle 161). Bei Beschränkung des abdominalen Befalls auf Milz und/oder Lymphknoten in der Region des truncus coeliacus (Stadium PS III 1) findet sich in der retrospektiven Analyse der Resultate von 4 Zentren für die Gruppe mit primärer Radiotherapie eine geringere Symptomenfreiheit im Vergleich zur kombinierten Therapie (60 versus 92% nach 8 Jahren) während die Überlebensraten keine statistisch signifikanten Unterschiede zeigen (76 versus 88% nach 8 Jahren). Lediglich in der weiteren Untergruppe mit PS III A1 und höchstens 4 befallenen Regionen war nach alleiniger Radiotherapie die Rezidivfreiheit nach 8 Jahren mit 86% derjenigen nach kombinierter Therapie vergleichbar. In der Gruppe PS III A1 und mindestens 5 befallenen Regionen lag nach alleiniger

Tabelle 162a. Zusammengefaßte Daten der in Tabelle 161 zitierten Gruppe. Überleben und Rezidivfreiheit beim Stadium PS III A nach Radiotherapie (RT), sowie nach Kombination von Radiotherapie und Chemotherapie (ChT). (STEIN et al. 1982)

Stadium	Therapie	n Patienten	8 Jahre rezidivfrei		Überleben	
a) Total der Rezidive						
III$_1$	RT, RT+ChT	74	71%	P<0,001	80%	P<0,01
III$_2$	RT, RT+ChT	56	40%		54%	
III$_1$	RT	48	60%	P<0,002	76%	P=0,20
III$_1$	RT+ChT	26	92%		88%	
		P<0,001		P<0,001		
III$_2$	RT	37	19%	P<0,001	41%	P<0,01
III$_2$	RT+ChT	19	84%		84%	
III$_1$ und III$_2$	RT	85	43%	P<0,001	61%	P<0,01
III$_1$ und III$_2$	RT+ChT	45	88%		86%	

Stadium	Therapie	n Patienten	n total	Rezidive[a]	
				1	2
b) Rezidivlokalisation					
III$_1$	RT	48	20	9	11
III$_1$	RT+ChT	26	2	2	–
III$_2$	RT	37	29	10	19
III$_2$	RT+ChT	19	3	2	1

[a] 1=nur nodal, 2=nodal +/− extranodal

Tabelle 162b. Morbus Hodgkin III A. Zusammengefaßte Daten der in Tabelle 159 zitierten Gruppen. Überlebensraten und Rezidivfreiheit nach Radiotherapie in Abhängigkeit von der Ausdehnung des abdominalen Befalls und des Ausmaßes vom Milzbefall (STEIN et al. 1982)

Stadium	Anzahl Milzknoten	n Patienten	8 Jahre rezidivfrei		8 Jahre Überleben	
III$_1$	$\leqq 4$	22	86%	P=0,004	91%	P=0,22
III$_1$	$\geqq 5$	19	41%		72%	
III$_2$	$\leqq 4$	19	32%	P=0,07	37%	P>0,30
III$_2$	$\geqq 5$	14	7%		43%	
III$_1$ und III$_2$	$\leqq 4$	41	62%	P=0,004	66%	P>0,30
III$_1$ und III$_2$	$\geqq 5$	31	27%		60%	

Radiotherapie hingegen die Rezidivrate bei fast 60% nach 8 Jahren. In der Gruppe mit paraaortalem Befall unterhalb des truncus coeliacus und/oder pelvinem Lymphknotenbefall (PS III 2) betrug nach alleiniger Radiotherapie die Rezidivfreiheit nur 19% gegenüber 84% nach kombinierter Therapie. In dieser Gruppe war auch die Überlebensrate nach 8 Jahren nach kombinierter Therapie signifikant besser als nach alleiniger Bestrahlung (84 versus 41%). Bei ausgedehntem Milzbefall plus Lymphknotenbefall unterhalb des truncus coeliacus betrug die Rezidivrate nach alleiniger Radiotherapie sogar über 90%. Etwa zwei Drittel der Rezidive nach alleiniger Bestrahlung für PS III A2 waren viszerale Disseminationen mit oder ohne zusätzliches nodales Rezidiv (Tabelle 165).

Tabelle 163. Resultate der Behandlung von Patienten mit Morbus Hodkin PS III A + B mit Radiotherapie (TNI/EF) oder kombinierter Therapie (MOPP-RT im Split-Course). (Nach MAUCH et al. 1983)

Patientengruppe	Therapie	Überlebensrate (%)		Symptomfrei (10 Jahre) (%)
Alle	RT n=67	65	P=0,05	36
	ChT+RT n=63	83		73
(Nicht randomisiert)				
PS III_1	RT	73	P=0,08	
	ChT+RT	96		91
PS III_2	RT	44	P=0,045	
	ChT+RT	71		
(Unabhängig von A/B)				
Über 40jährig Gruppe MC	RT	56	P=0,01	
	ChT+RT	93		
Gruppe NS	RT	75	ns	
	ChT+RT	80		
Mindestens 5 Milzknoten	RT	50		
	ChT+RT	85		
1–4 Milzknoten	RT	100		57

Zu ähnlichen Ergebnissen kommt MAUCH et al. 1983 auf Grund einer retrospektiven Analyse (Tabelle 157+163). Für das Stadium PS III 2 bestanden auch in der Überlebensrate signifikante Unterschiede (44% nach Radiotherapie versus 71% nach kombinierter Therapie, unabhängig vom Vorliegen von Allgemeinsymptomen).

Eine hohe Rezidivfreiheit von über 95% nach 5 Jahren fanden COOPER et al. 1984 nach einer Behandlung von CS III A/PS III A und/oder PS III AS mit erheblichem Milzbefall oder mit stark verbreitertem Mediastinum oder PS III A2 mit 6 Zyklen Chemotherapie plus 20 Gy IF-Bestrahlung. Von 24 behandelten Patienten sind 23 nach 5 Jahren noch rezidivfrei am Leben. Ein Patient ist an einer Leukämie verstorben.

Demgegenüber fand HOPPE et al. 1980+82 in einer Analyse des Patientenkollektivs der Stanford University (die zum Teil im Rahmen randomisierter Studien behandelt waren), bei PS III A1 und PS III A2 eine rezidivfreie Überlebensrate nach alleiniger Radiotherapie von 64 bzw. 69% und Überlebensraten von 90 bzw. 88% nach 5 Jahren. Die Symptomfreiheit war in den meisten Untergruppen nach kombinierter Therapie signifikant besser als nach alleiniger Radiotherapie während die Überlebensraten lediglich in der Untergruppe mit ausgedehntem Milzbefall eine Tendenz zu schlechteren Werten nach alleiniger Radiotherapie zeigte (62% versus 88% nach 10 Jahren) (Tabelle 164). Die Gruppe mit ausgedehntem Milzbefall zeigte nach 10 Jahren in 68% Rezidive.

Auch LEVITT et al. 1984 finden keine Unterschiede zwischen PS III 1/2 bezüglich Symptomfreiheit nach alleiniger Radiotherapie (Tabelle 156).

c) Rezidivverhalten

In der Tabelle 165 sind Angaben zur Lokalisation der Rezidive beim PS III A angegeben: in den Stadien PS III A_1, meist nach alleiniger Radiotherapie finden wir jeweils in der Hälfte

Tabelle 164. Analyse des Verlaufs beim PS III A im Patientengut aus Stanford (HOPPE et al. 1982). 171 Fälle, 1968–1977. 98 davon im Rahmen randomisierter Studien behandelt. Zu den Unterschieden in der Radiotherapie gegenüber anderen Gruppen gehören u.a.: höhere Herddosis, Mitbestrahlung der Lunge und der Leber in bestimmten Gruppen

s/ns: signifikanter bzw. nicht signifikanter Unterschied mit P < 0,005

Gruppe	Anzahl	Überlebensrate (5 Jahre)		Symptomfrei	
		TNI (%)	TNI + ChT (%)	TNI (%)	TNI + ChT (%)
Alle III A	171	86[a]	89 ns	66	86 s
≦5 befallene Regionen	71	90	93 ns	74	97 ns
>5 befallene Regionen	100	81	89 ns	61	81 (P = 0,0052)
III_1	92	90	88 ns	64	96 s
III_2	79	88	91 ns	69	75 ns
S + „extensive“[b]	67	76	92 ns	50	88 s
S + „minimal“[c]	68	93	86 ns	78	86 ns
		10 Jahre Nachbeobachtung			
Alle		71 ns	83	57 s	79
„extensive splenic disease“		62 (P = 0,1)	88	32	74

[a] Die Überlebenskurven laufen allerdings weiter auseinander nach 5 Jahren (horizontaler Verlauf der kombinierten Gruppe und weiteres Absinken der Gruppe mit alleiniger Radiotherapie)
[b] 5 und mehr makroskopisch sichtbare Knoten
[c] weniger als 5 makroskopisch sichtbare Knoten/mikroskopischer Befall

Tabelle 165. Lokalisation der Rezidive nach Radiotherapie der HL im Stadium PS III A

Patientengruppe	Rezidive	
	nodale	extranodale
Alle PS III A	45 (45%)	56 (55%)
(LEVI et al. 1979; STEIN et al. 1978; SHIPLEY et al. 1974; SAXE u. MANDEL 1978; PECKHAM et al. 1975)		
PS III_{S+N+} oder III_2	14 (40%)	21 (60%)
(DESSER et al. 1977; STEIN et al. 1978; SHIPLEY 1974)		
PS III_1	10 (77%)	3 (23%)

der Rezidive erneute nodale Manifestationen, während im Stadium III A2 etwa zwei Drittel der Rezidive als extranodale Dissemination auftreten. Bezüglich Therapieempfehlungen: siehe Abschnitt XVIII.

3. Therapie fortgeschrittener Stadien III B und IV

a) Übersicht über Ergebnisse der Chemotherapie

Die Behandlung fortgeschrittener Stadien des Morbus Hodgkin ist eine Domäne der Chemotherapie, die von DEVITA ursprünglich in der Form der MOPP-Behandlung eingeführt wurde (Tabelle 166). In der Zwischenzeit sind zahlreiche Varianten des MOPP-Schemas ent-

Tabelle 166. Häufigkeit und Lokalisation von Rezidiven nach Chemotherapie des Morbus Hodgkin (Serie von DEVITA et al. 1978/1980; YOUNG u. DEVITA 1979 und YOUNG et al. 1978)

Fallzahl: 198 2 PS II A; 1 PS II A_E; 7 PS III A; 13 PS IV A übrige III B/IV B

	Komplette Remission (%)	Davon nach 5 Jahren noch symptomfrei (%)	Ohne tumor-bedingte Mortalität (%)
Alle	80,3	68	58
A	100	94	94
B	78	63	53
MOPP + TNI (28 CSIII B)		76	67

Total der Rezidive: (Anzahl Rezidive/Anzahl Fälle)

II A	0/3	III A 1/7	IV A 0/13	alle A: 2/24 (8%)
IIB	2/7	III B 22/57	IV B 26/73	alle B: 50/127 (36%)

Lokalisation der Rezidive: (total der Rezidive: 52 (=100%)

In primär befallenen Lymphknoten: 75% aller Rezidive
Insgesamt in primär befallenen Regionen: 92%

Rezidivhäufigkeit einzelner primär befallener Regionen:

Mediastinalregion	17/28 (61%)	Paraaortalregion	17/33 (52%)
Iliakalregion	29/52 (58%)	Links zervikal	16/36 (44%)
Rechts axillär	4/19 (21%)	Links axillär	1/27 (4%)
Lunge	5/9	Milz	4/9
Leber	2/9	Knochen	2/9
Darm	1/1		

15 Rezidive in primär nicht befallenen Regionen:

Rechts zervikal	47%	Paraaortal-axillär-Leber	je 13%
Knochenmark	20%	Iliakal-Lunge-Muskel-Milz	je 1%

Rezidivrate und Histologie

NS	27/63 = 43% Rezidive	MC	19/62 = 31% Rezidive
LP	0/4	LD	6/32 = 19% Rezidive

Tabelle 167. Ergebnisse der Chemotherapie des Morbus Hodgkin, modifiziert nach LÖFFLER et al. (1982)

Therapie		Auswertbare Patienten (n)	Vollremissionen (%)	Rezidive (%)	Beobachtungszeit (Jahre)	Literatur
MOPP		81	74	28	2–5	(42)
MOPP	+ (Erh.)	55	84			(10)
MOPP	+ (Erh.)	52	85	30	1–6	(47)
MOPP	+ (Erh.)	164	65	16–40	2	(39)
MOPP	+ (Erh.) + (RT)	17	24/47[a]	0	3–6	(56)
MOPP	+ (Erh.) + (RT)	198	80	36	10	(15)
MOPP	+ (Erh.) + (RT)	35	51	14	2–14	(2)
CCVPP	+ (Erh.) + (RT)	4	75			
MOPP	+ (Erh.) + (RT)	37	41			(21)
MOPP		49	80			(8)
MOP	(kein Prednison)	41	44			
MOPP		157	82	40	4	(28)
MOP	(kein Prednison)	54	78	40	4	

Tabelle 167 (Fortsetzung)

Therapie		Auswertbare Patienten (n)	Vollremissionen (%)	Rezidive (%)	Beobachtungszeit (Jahre)	Literatur
MVPP	+ (Erh.)	33	79	8	3–10	(54)
MVPP	+ (Erh.)	133	69	41	6–10	(52)
MVPP	+ (Erh.)	175	77	70	4	(40)
MVPP		52	58			(45)
CVPP	+ (Erh.)	50	62	50	3	(16)
CVPP		13	31			(57)
COPP	+ (Erh.)	58	40			(25)
COPP		71 [b]	45			(35)
COP	(ohne Procarbazin) + (Erh.)	107	36	>50	1	(38)
COPP	+ (Erh.)	138	66	49	$1^{1}/_{2}$–6	(43)
C-MOPP-Tübingen + (Erh.)		80	64			(53)
ChIVPP	70	76				(41)
VMPP	50	40				(19)
SCAB	17	77	15			(17)
ABCD	0	50				(1)
MABOP	+ RT + (Erh.)	56	63			(5)
MOPP	Bleomycin	123	64	32	4	(29)
MOPP	+ B + A	165	76			(29)
CVPP	+ BCNU	324	61	30	4	(18)
CVPP	+ (CCNU) + (Erh.)	264	72	35	2	(44)
CVPP	+ Erh.	38	74	25	1–5	(4)
MOPP		104	62	35	3	(46)
BOPP		103	67	35	3	
OPP		112	42	35	3	
BOP		107	40	65	3	
OPC		89	61			(51)
OPC	sequentiell	77	49			
MOPP		81	61			
MOPP		61	48	60	3	(27)
N-Lost		47	13	75	3	
BVPP		12	83	35	3	
BCNU		11	64	44	3	(26)
MOPP		138	57			(11)
MVPP		125	66			
CCOPP		132	65			
CCVPP		137	69			
MOPP	(12 Zyklen)	61	63	35	3	(49)
ABVD	+ MOPP		87	4		
MVVPP	+ RT	124	84	12	2–10	(20)
MOPP	+ AABVD + RT	66	76	12	2	(50)*
MOPP	+ (Erh.) + RT	29	72	12	2	(6)
ABVD	+ (Erh.) + RT	27	74	6		

[a] 24% Vollremissionen nach sechs MOPP-Zyklen, 47% Vollremissionen nach weiterer Chemotherapie (MOPP, ABVD u.a.) und (oder) Strahlentherapie

[b] 15 Patienten über 60 Jahre wurden von der Auswertung ausgeschlossen

wickelt worden, die im großen und ganzen das gleiche Ergebnis zeigen (GASSMANN et al. 1982a, b; siehe Tabelle 167). Unter den Varianten finden neuerdings alternierende Kombinationen nicht kreuzresistenter Schemata großes Interesse (BONNADONNA et al. 1982; STRAUSS et al. 1982, 1984). Die in der Literatur mitgeteilten Remissionsraten und rezidivfreien Überlebensraten sind sehr unterschiedlich (siehe Editorial GASSMANN et al. 1982a sowie GASSMANN et al. 1982b und GALLMEIER et al. 1981). Der Anteil der Langzeitremissionen, die mit der Heilungsrate gleichgesetzt wird, liegt bei etwa 40%, selten höher (GASSMANN et al. 1982b). GASSMANN et al. (1982) haben auf eine mögliche Selektion von Patienten in vielen Chemotherapiestudien aus USA aufmerksam gemacht: der Altersmedian der Patienten, die unter dem Morbus Hodgkin im National Cancer Survey 1971/1979 registriert sind, beträgt 43 Jahre, in den meisten Chemotherapiestudien jedoch um oder unter 30 Jahre. 41% der Patienten des 3rd National Cancer Survey haben ein Alter von über 50 Jahren und 28% von über 60 Jahren. Der Anteil der über 60jährigen in den verschiedensten Studien beträgt meist 0–12%. Wie weiter unten noch ausgeführt, ist das Alter auch heute noch einer der wichtigsten prognostischen Faktoren. Dies zeigt unter anderem auch die Bedeutung randomisierter Studien für den Vergleich mehrerer Therapien. In einer vorläufigen Bilanz läßt sich derzeit sagen, daß das MOPP-Schema nicht sicher übertroffen ist, möglicherweise ist bei Risikogruppen das alternierende MOPP/ABVD oder ein anderes alternierendes Schema nicht kreuzresistenter Mischungen besser.

b) Bedeutung der adjuvanten Radiotherapie – Rezidivverhalten nach Chemotherapie

Zahlreiche Untersuchungen beschäftigen sich mit dem Wert einer adjuvanten Radiotherapie. Es gibt jedoch bis heute noch keinen Beweis für eine Verbesserung der Heilungsrate dieser Stadien durch adjuvante Radiotherapie:

Wie Tabelle 166 zeigt, treten Rezidive nach kompletter Remission mit Chemotherapie am häufigsten an Stellen primären Befalls und hier wiederum an solchen nodalen primären Befalls (etwa 75% der Rezidive bei DEVITA et al. 1980). So beträgt die Rezidivrate im Bereich primär befallener nodaler Regionen meist um 50% oder mehr (lediglich in den Axillargebieten war die Rezidivrate geringer). Die Untersuchung verschiedener Untergruppen ergibt eine besonders hohe Rezidivrate bei dem Typ NS, bei der unter anderem auch die Mediastinalrezidive mit über 60% sehr häufig sind. Die Rezidivrate in diesen Regionen läßt sich durch eine adjuvante Radiotherapie reduzieren. In Tabelle 168 sind einige Studien mit Kombinationstherapie fortgeschrittener Stadien aufgeführt. In Stanford (ROSENBERG et al. 1982) ist eine randomisierte Studie unterwegs, deren vorläufige Auswertung keine Unterschiede der Überlebensdauer trotz höherer Symptomfreiheit in der kombiniert behandelten Gruppe zeigt, und zwar aufgrund behandlungsbedingter Todesfälle (ROSENBERG 1983). Weitere Studien zu diesem Thema sind unterwegs (unter anderen CALGB 75 51, SWOG CAR-2, sowie EST 40/76). Die bisherigen Auswertungen zeigen bezüglich der Überlebensrate keine Unterschiede (JONES et al. 1982; BLOOMFIELD et al. 1982; COLTMAN et al. 1982b). Auch die randomisierte Studie von BERGSAGEL et al. (1980) mit alleiniger Chemotherapie versus Chemotherapie plus großvolumige Radiotherapie (Abdomen + Mantel, 20–30 Gy) sowie diejenige von GLICK et al. (1984) mit 6mal MOPP-Bleo + IF-RT versus 6mal MOPP-Bleo + 3mal ABVD hat trotz Reduktion der nodalen Rezidivrate keine bessere Überlebensrate für die kombiniert behandelte Gruppe gezeigt.

Sehr gute Resultate zeigt bislang die alternierende Behandlung mit Chemotherapie und Radiotherapie bei fortgeschrittenen Stadien (ROSENBERG et al. 1982; HALBERG et al. 1984; Tabelle 168) mit 78% Überlebensrate nach 5 Jahren bei einer Symptomfreiheit von 88% sowie die Studie von PROSNITZ et al. (1982) mit Chemotherapie nach diversen Schemata plus niedrig dosierter Radiotherapie praktisch fast aller befallener Regionen (ohne Knochenmark), inkl. parenchymatöser Organe: Überlebensrate 10 Jahre 78%, mit Symptomfreiheit 67% (Tabelle 168). Tabelle 168a zeigt eine aufdatierte Statistik der Behandlungsergebnisse der Stanford University bei Patienten mit fortgeschrittenen Stadien der HL. Von den Autoren wird vermutet, daß die Dosierung sowohl der Chemotherapie wie der Radiotherapie bei der alternierenden Abfolge von Radiotherapie und Chemotherapie optimaler sei als bei sequentieller oder Split course Folge. Die alternierende Behandlung mit Radiotherapie und

Tabelle 168. Chemotherapie sowie Kombination von Chemotherapie und Radiotherapie/Verlauf bei fortgeschrittenen Stadien des Morbus Hodgkin. TNI = total nodale Bestrahlung, ChT = Chemotherapie

Autor	Patienten	Überleben (%)	Symptomfrei (%)	Zeit (Jahre)
ROSENBERG	PS III B, 23 TNI	28	8	15
et al. (1982),	23 ChT + RT (TNI ca. 40 Gy)	52	51	15
ROSENBERG u.	18 TNI + Leberbestrahlung	48	18	5
KAPLAN (1985)	21 TNI + Leberbestrahlung + ChT	56	52	5
	42 ChT alternierend mit RT	78	88	5
	(siehe noch Tabelle 168 a)			
ROSENBERG	PS III B, alternierend ChT + RT n = 42	ca. 70	ca. 80	
	PS IV MOPP, n = 15	35	47	14
	PS IV MOPP + RT, n = 18	44 (ns)	58 (ns)	14
ANDRIEU et al. (1983)	25 III B_3 6 × MOPP + RT (EF/TNI ca. 40 Gy)	74	68	10
PROSNITZ[a] et al. (1982)	155 III B und IV ChT + niedrig dosierte RT (IF)	78	67	10
(5 Jahre symptomfrei: alle A: 80%; alle B: 65%, alle unter 40 Jahre: 76%, alle über 40 Jahre: 51%; multiple E-Herde; 51%; nur 1 E-Herd: 67%)				
HELLMAN u. MAUCH (1982)	47 III B, RT + ChT (IF/EF/TNI ca. 40 Gy)	79	66	8
RODGERS et al. (1981)	33 III B, ChT + RT (TNI ca. 35 Gy)	80	73	5
YOUNG[a] et al. (1982)	84 II B, III A + B, IV ChT + niedrig dosierte RT d. „bulk"	70	58	3
BONADONNA et al. (1982)	II B, III + IV, ChT + RT (diverse Methoden) über 200 Fälle	77–90	77–86	4
	Nur IV, MOPP allein	61	47	4
	MOPP/ABVD	83	77	4
BERGSAGEL[b] et al. (1980)	224 III B + IV, 6 × MOPP + RT (20–30 Gy Mantel + Abdomen) versus 10 × MOPP	keine Unterschiede der Überlebensraten		
GLICK et al.[b] (1984)	232 III B + IV, 6 × MOPP-Bleo + IF-RT (15–25 Gy) versus 6 × MOPP-Bleo + 3 × ABVD			
	ChT + RT		66	5
	ChT allein		68	5
(Laufende Studien der SWOG (JONES et al. 1982), ECOG (GLICK et al. 1982) und CALGB (BLOOMFIELD et al. 1982) ohne signifikante Unterschiede zwischen Chemotherapie und Chemotherapie plus Radiotherapie. Bei allen aber noch zu kurze Beobachtungsperiode)				

[a] Therapieschema s. Tabelle 169, Toxizität s. Tabelle 70 b und c
[b] randomisierte Studie

Chemotherapie ist deshalb von den Autoren zur Standardtherapie bei III B und IV ohne Knochenmarksbefall erhoben worden und wird zur Zeit mit der alternierenden Chemotherapie MOPP/ABVD verglichen. Eine intensive Chemotherapie plus niedrig dosierte Radiotherapie großer Volumina wird auch von STRAUSS et al. (1984) bzw. YOUNG et al. (1982) bzw. CASE et al. (1976) angegeben mit 8 Zyklen Chemotherapie plus Bestrahlung (zunächst nur 20 Gy im Bereich von Herden mit mehr als 5 cm primär, später erweitert auf EF bzw. TNI mit 20 Gy und 30 Gy im Bereich massiver Primärmanifestationen). Die Tabellen 70 a–c

Tabelle 168a. Verlauf bei Patienten mit fortgeschrittenen Stadien einer HL unter Chemotherapie und kombinierter Therapie (HALBERG et al. 1984, Stanford University)

Therapie	PS III B			PS IV (A+B)				
	n Patienten	% 5 Jahre überlebt	% symptomfrei 5 Jahre	n Patienten	n >40 Jahre	n mit Knochenmarkbefall	% 5 Jahre überlebt	% symptomfrei 5 Jahre
Chemotherapie allein	10	60	60	53	20	23	62	39
Chemotherapie + Radiotherapie (post ChT)	4	100	76	20	4	5	77	70
Chemotherapie + Radiotherapie Split course	6	83	83	12	4	4	75	65
Chemotherapie + Radiotherapie alternierend	49	89	85	23	3	9	93	82

Tabelle 169. Behandlungsschema von STRAUSS et al. (1984) und PROSNITZ et al. (1982) für Patienten mit fortgeschrittenem Stadium eines Morbus Hodgkin

STRAUSS et al. (1984): CAD/MOPP je 3 Zyklen (total 9 Zyklen)
Zwischen dem 6. und 7. Zyklus Radiotherapie:

Für CS II supradiaphragmal: Mantelfeld
CS II infradiaphragmal: umgekehrtes Ypsilon (in 2 Abschnitten)

Für CS III/IV total nodale RT: 2,5 Gy/Sitzung, 4 × pro Woche bis 20 Gy, im bulk bis 30 Gy ohne Ganzlungenbehandlung und ohne Leberbestrahlung
PROSNITZ et al. (1982): MOPP oder MOPP/ABVD für 6 Monate

Radiotherapie aller befallenen Regionen (außer Knochenmark) mit ca. 20 Gy (1,5–1,75 Gy Einzeldosis), im Bereich parenchymatöser Organe (Leber/Lunge) 10 × 1,50 Gy

Anschließend 4–6 weitere Zyklen MOPP oder MOPP/AVD

zeigen, daß diese aggressiven Therapien ihren Preis fordern. Über die Langzeitfolgen ist zu wenig bekannt.

Von GOMEZ et al. (1984) wurden 28 Patienten mit fortgeschrittenen Stadien einer HL mit simultaner Chemotherapie und niedrig dosierter Radiotherapie der befallenen Regionen (außer Knochenmark) behandelt. Während der Radiotherapiephase wurde nur 50% der Normaldosis von BCNU und PCB verabfolgt. Unter den 10 mit Chemotherapie vorbehandelten Patienten wurden nur 2 komplette und dauerhafte Remissionen beobachtet, während von den 17 unvorbehandelten oder nur mit Radiotherapie vorbehandelten 9 (53%) in dauerhafter kompletter Remission sind (42–89 + Monate, Median 81 + Monate). Die Rate an Rezidiven innerhalb der bestrahlten Regionen betrug nur 2/107 (unter 2%).

XV. Alter und Prognose

Zu den prognostisch wichtigsten Faktoren im Gesamtpatientengut gehören das Alter, bei den jüngeren Patienten das Stadium, das Vorhandensein von Allgemeinsymptomen, die Anzahl befallener Regionen, evtl. die Blutsenkungsgeschwindigkeit (COLBY et al. 1982; WEDELIN et al. 1984; KUSE et al. 1981; AUSTIN-SEYMOUR et al. 1984; COOPER et al. 1984a; KENNEDY

Tabelle 170. Alter und Prognose bei Morbus Hodgkin. TNI: totale nodale Bestrahlung, ChT: Chemotherapie

Autor	Patientengruppe			Überleben (%)	Symptomfrei (%)	Zeit (Jahre)
HOPPE et al. (1980/1982)[a]	197 PS I/II	unter	40 Jahre TNI	96	77	5
	PS I/II	unter	40 Jahre TNI + ChT	94	88	5
	33 PS I/II	ab	40 Jahre TNI	93	80	5
	PS I/II	ab	40 Jahre TNI + ChT	81	80	5
	171 PS III A	unter	40 Jahre TNI	86	66	5
	PS III A	unter	40 Jahre TNI + ChT	89	88	5
	PS III A	ab	40 Jahre TNI	72	69	5
	PS III A	ab	40 Jahre TNI + ChT	86	89	5
NISSEN u. NORDENTOFT[b] (1982)	PS I/II	Rezidivraten:				
		unter	40 Jahre TNI: 24/96, Mantel + MOPP: 2/104			
		ab	40 Jahre TNI: 4/32, Mantel + MOPP: 2/29			
WEDELIN et al. (1984)	Alle	bis	50 Jahre	75	relative Überlebensrate 5 Jahre	
	Alle	über	50 Jahre	36		
	CS I/II	über	50 Jahre	über 90		
	CS I/II	über	50 Jahre	ca. 49		
BERSAGEL et al. (1984)	CS I/II	unter	50 Jahre	ca. 90	ca. 75	7
	CS I/II	ab	50 Jahre	ca. 55	ca. 45	5
	CS III/IV	unter	50 Jahre	ca. 80	ca. 55	7
	CS III/IV	ab	50 Jahre	ca. 45	ca. 35	5
KUSE[c] et al. (1981)	Alle Fälle 1966/1979 (Gruppe 1966/1971)					
		unter	30 Jahre	95	76	5
			30–60 Jahre	75	60	5
		über	60 Jahre	47	40	5

[a] Fallselektion durch Laparotomie
[b] Ungünstiger Einfluß des Alters nicht durch Stadienverteilung oder Häufung von Fällen mit Allgemeinsymptomen erklärbar
[c] Die älteren Patientengruppen haben weniger von den Fortschritten der Therapie profitiert

Tabelle 170a. Alter und Prognose bei Morbus Hodgkin. Aktuarielle 10-Jahres-Überlebensraten in einer Sammelstatistik aus verchiedenen Studien des BNLI (HUDSON et al. 1983)

Gruppe	10-Jahres-Überlebensrate aktuariell %		Gruppe	10-Jahres-Überlebensrate aktuariell %	
	17–49jährige (in Klammer Anzahl Patienten)	50–79jährige		17–49jährige (in Klammer Anzahl Patienten)	50–79jährige
Alle	71,8 (1174)	33,2 (321)	NS	71,3 (890)	36,2 (175)
alterskorrigiert	73,8	46,7	MC	71,9 (174)	25,4 (75)
A	80,1 (794)	51,6 (194)	LP	79,0 (70)	42,5 (45)
B	53,9 (380)	7,5 (127)	LD	66,6 (34)	27,4 (19)
PS I	95,9 (165)	74,8 (29)			
PS II	81,4 (251)	31,3 (29)			
PS III	68,6 (271)	52,9 (38)			
PS IV	47,6 (216)	8,7 (106)			

Tabelle 171. Morbus Hodgkin bei Patienten über 60 Jahre. Analyse des Patientengutes aus Stanford (AUSTIN-SEYMOUR et al. 1984)

Total Fälle: 52

1. Symptomfreiheit über 5 Jahre und Alter bei Diagnose:
   unter 17 Jahre (n=174): 81%, 17–49 Jahre (n=874): 80%
   50–59 Jahre (n= 69): 63%, ab 60 Jahre (n= 52): 38%
2. Analyse von Rezidiv-Risiko – Alter – Allgemeinsymptome – Stadium – Anzahl befallener Regionen – Histologie und Geschlecht:
   Alter als wichtigster Faktor (an 2. Stelle: Anzahl Regionen 3. Stadium)
3. Stadium: 46% der Patienten ab 60 Jahre im Stadium III B/IV
4. Interkurrente Zusatzerkrankungen: 42%
   Nur 75% hatten ausführliche Stadienabklärung.
   Falls PS I/II A/III A: Prognose mit adäquater Therapie vergleichbar bei jüngeren Patienten
5. Verlauf: 52 Fälle

	6 inadäquate/pallative Behandlung: alle verstorben	Übrige: 13 CSI/III A	33 komplette Stadienabklärung und adäquate Therapie	
			18 PS III B/IV	15 PS I–III A
5 Jahre überlebt:		35%	32%	86%
Symptomfrei:		34%	18%	79%

et al. 1984; TUBIANA et al. 1984). Mit zunehmendem Alter nimmt die Überlebensrate ab und die Rezidivrate zu (Tabelle 170, 170a, 171). Insbesondere bei den über 60jährigen ist die rezidivfreie Überlebensrate über fünf Jahre (38%) und die Überlebensrate (KUSE et al. 1981; HUDSON et al. 1983) nur etwa halb so groß wie bei jüngeren Patienten. Die ungünstigere Prognose bei älteren Patienten ist nur z.T. durch eine ungünstigere Verteilung der Stadien, Zusatzerkrankungen und reduzierter Toleranz gegenüber der Therapie zu erklären.

1. Erfahrungen bei älteren Patienten

Im Patientengut von Stanford (SEYMOUR-AUSTIN et al. 1984) (Tabelle 171) hatten nur 75% eine adäquate Stadienabklärung und etwa 63% eine adäquate Therapie. Lediglich bei jener Selektion von Patienten, die intensive Stadienabklärung inklusive Laparotomie tolerieren und danach noch ein begrenztes Stadium aufweist, ist die Prognose nicht wesentlich ungünstiger als bei den jüngeren (HOPPE et al. für PS I/II und PS III A, NISSEN u. NORDENTOFT 1982 für PS I/II sowie AUSTIN-SEYMOUR et al. 1984) bei knapp 30% aller Patienten (Tabellen 170, 171) dieser Altersgruppe: Demgegenüber finden HUDSON et al. (1983) auch bei Vergleich der einzelnen Stadien geringere Remissions- und Überlebensraten in der Gruppe der über 50jährigen (Tabelle 170a).

So hatten Patienten mit PS I/II über 40 Jahre nach EF/TNI Überlebensraten über 5 Jahre von über 90% mit einer Rezidivfreiheit von 80%, Patienten mit PS III A ab 40 Jahren nach TNI eine Überlebensrate von 72% mit einer Rezidivfreiheit von 69%. Diese Zahlen sind nicht verschieden von denen für Patienten unter 40 Jahren. Auch Patienten ab 60 Jahre mit einem durch Laparotomie und Splenektomie gesichertem Stadium I/II/III A überlebten in fast 80% symptomfrei 5 Jahre (AUSTIN-SEYMOUR et al. 1984). Im Unterschied hierzu zeigen Patienten ab 50 Jahren mit einem klinischen Stadium I/II eine Überlebensrate über 5 Jahre um 50% gegenüber um 90% bei jüngeren Patienten (WEDELIN et al. 1984; BERGSAGEL et al. 1984). Im Gesamtkollektiv unter 30 Jahre liegt die Überlebensrate über 5 Jahre bei KUSE et al. 1981 bei 95%, bei Patienten über 60 Jahre nur bei 47%.

Nach den Untersuchungen von KUSE et al. (1981) und BERGSAGEL et al. (1982) hat sich die Verbesserung der Prognose in den vergangenen 20 Jahren im wesentlichen auf die jüngeren Patienten beschränkt. Im Vergleich zu jüngeren Patienten zeigten die älteren Patienten auch ein schlechteres Ansprechen auf die Chemotherapie (AUSTIN-SEYMOUR et al. 1984).

Im Zusammenhang mit der Verschlechterung der Prognose mit zunehmendem Alter werden Veränderungen im Immunsystem diskutiert, insbesondere ein zunehmender T-Zell-Defekt, besonders bei Patienten mit Morbus Hodgkin (WEDELIN et al. 1982; WEDELIN et al. 1984). Nach der Hypothese von MACMAHON (1966) wird die Erkrankung bei jüngeren durch einen infektiösen Prozeß verursacht, bei den älteren hingegen durch eine spontane maligne Umwandlung von Zellen (ähnlich auch GUTENSOHN 1982).

Eine unterschiedliche Altersverteilung wird von GASSMANN et al. (1982a) als wichtige Ursache der unterschiedlichen Überlebensraten in verschiedenen publizierten Statistiken diskutiert.

XVI. Morbus Hodgkin in der Schwangerschaft

Auf Grund der Altersverteilung der Hodgkinschen Erkrankung ist ein Zusammentreffen derselben mit einer Schwangerschaft nicht außergewöhnlich. Im Gegensatz zu früheren Auffassungen wird der Verlauf der Erkrankung durch die Gravidität per se nicht verschlechtert. Bei der langen Behandlungsdauer der jüngeren Patienten ist auf die sorgfältige Einhaltung antikonzeptiver Maßnahmen zu achten. Falls die Diagnose eines Morbus Hodgkin in den ersten 20 Wochen einer Gravidität festgestellt wird, ist i.allg. eine Interruptio indiziert: aus Strahlenschutzgründen ist sowohl die wichtige radiologische Abklärung wie auch Therapie zu stark behindert und die Wartezeit bis zur möglichen Einleitung einer Geburt zu lang. Auch eine Chemotherapie hat in der Phase der Organogenese ein zu hohes Risiko. Falls ein Morbus Hodgkin erst später in der Schwangerschaft festgestellt wird, ist u.U. eine Fortsetzung derselben bis zur Lebensfähigkeit des Kindes möglich. Bis dahin reicht eine reduzierte

Tabelle 172. Normale Schwangerschaften nach Radiotherapie eines Morbus Hodgkin in der Schwangerschaft (JACOBS et al. 1981)

Autor	Gestationsalter	Felder	Herddosis	Energie	Schätzdosis, Fetus
SMITH	1 Woche	Mantel + paraaortal	4000 rad	–	–
BECKER	1 Monat	oberes Abdomen	600 R	200 kV	4 R
THOMAS	10 Wochen	Hals, Axilla	2500 R	220 kV	2,5 R
BECKER	3 Monate	Mediastinum	4000 R	22,5 MV	<0,1 R
THOMAS	16 Wochen	Mantel	3600 rad	6 MV	10,4 rad
THOMAS	24 Wochen	Hals rechts, oberes Mediastinum	3500 rad	Co–60	–
CONLEY	6 Monate	Mantel	1000 rad	4 MV	6 rad
BECKER	6 Monate	Axilla	2500 R	220 kV	3 R
RIVA	6 Monate	Schilddrüse, supraklavikulär, Mediastinum	2400 R	–	–
THOMAS	25 Wochen	Mantel	3660 rad	6 MV	30 rad
BECKER	7 Monate	Mediastinum	2000 R	22,5 MV	<0,1 R
THOMAS	30 Wochen	rechter Lungenhilus	3100 rad	6 MV	100 rad

Tabelle 173. Stanford University, Erfahrungen bei Patientinnen mit Morbus Hodgkin während Gravidität (JACOBS et al. 1981)

Gestationsalter bei Beginn der Therapie	CS	Befallene Regionen	Interruptio	Therapie in Gravidität	Verlauf der Gravidität	Verlauf des M. Hodgkin
8 Wochen	III B	rechts parasternal, Mediastinum, paraaortal	ja	–	–	TNI, symptomfrei, 13 Jahre
Hodgkin während Gravidität manifestiert						
20 Wochen	II A	zervikal, Mediastinum	ja	–	–	PS II A, TNI, symptomfrei, 11 Jahre
16 Wochen	III B	Hals, Thoraxwand, Axilla, pelvin	ja	–	–	TNI, symptomfrei, 12 Jahre, + an Sepsis
16 Wochen	II A	Hals	nein	Mantel 33 Gy	normal	symptomfrei, 12 Jahre
22 Wochen	II A	Hals, Axilla, Mediastinum	nein	Mantel 15 Gy	normal	PS II A, Mantel + paraaortal, symptomfrei, 3,5 Jahre
24 Wochen	II A	Hals, Axilla	nein	keine	Geburt nach 7 Monaten, normal	PS II B, TNI, symptomfrei, 10 Jahre
28 Wochen	II A	Hals, Mediastinum	nein	Mantel 15 Gy	normal	PS III A, TNI, symptomfrei, 2 Jahre
33 Wochen	II B	Hals, Mediastinum	nein	Hals + Mediastinum, 10 Gy	normal	PS II B, TNI, symptomfrei, 2,5 Jahre
32 Wochen	I A	Hals	nein	Hals 16 Gy	normal	PS I A, IF-RT, Rezidiv, MOPP, symptomfrei, 3,5 Jahre
–	Rezidiv	paraaortal	nein	–	normal	+ postpartale Sepsis
Während Therapie gravid geworden						
Bei Konzeption	II EA	Lunge, Mediastinum	ja	MOPP + Mantel 20 Gy	–	symptomfrei, 4,5 Jahre
12 Wochen	II A	supraklavikuläres Mediastinum	ja	Mantel 44 Gy Paraaortal + 11,5 Gy, Milz 12 Gy	–	TNI, am Leben, 12 Jahre
Bei Konzeption	II B	supraklavikuläres Mediastinum	ja	Mantel 40 Gy	–	TNI, symptomfrei, 13 Jahre
Bei Konzeption	Rezidiv	linke Brust	nein	linke Brust 44, 35 Gy	Spontanabort	Rezidiv: ChT, symptomfrei, 5 Jahre
Bei Konzeption	Rezidiv	Lunge	nein	Chlorambucil 9 Monate, 2 mg/d	normal	MOPP, symptomfrei, 8 Jahre

Diagnostik (abdominal mit Ultraschall) evtl. aus und im Falle lokalisierter Herde supradiaphragmal ist eine lokalisierte Strahlentherapie mit Dosen von 15–20 Gy möglich, die die Erkrankung zumindest temporär aufhalten. Die fetale Strahlenbelastung soll dabei unter 10 rem betragen. Nach Strahlenbelastungen von 10–20 rem ist eine Interruptio zu empfehlen, nach mehr als 20 rem ist eine Interruptio dringend anzuraten (STIEVE 1978). Bei disseminierten Stadien oder bei abdominalem Befall kann eine Monochemotherapie z.B. mit Vinblastin erfolgen (JACOBS et al. 1981).

Nach Therapie eines Morbus Hodgkin sollen etwa 2 symptomfreie Jahre vor Eintritt einer Schwangerschaft abgewartet werden.

Abbildung 45c zeigt die Streustrahlung infradiaphragmal durch supradiaphragmale Mantelfeldbestrahlung: Tabelle 172 und 173 zeigt die Erfahrungen aus Stanford und Literaturangaben zum Verlauf bei Patienten mit Morbus Hodgkin während der Schwangerschaft.

XVII. Intrakranieller Hodgkin-Befall

Intrakranielle Manifestationen eines Hodgkin-Lymphoms sind sehr selten: SAPOZINK u. KAPLAN (1983) haben in Stanford 1961–1981 unter über 2000 Fällen mit Morbus Hodgkin in 12 Fällen intrakranielle Herde nachgewiesen und etwa 30 Fälle aus der Literatur zusammengestellt (Tabellen 174–176). Die Lokalisation der intrakraniellen Herde betraf praktisch alle Regionen, unter Bevorzugung der kortikalen und meningealen Regionen (Tabelle 174). Bei den meisten Fällen lagen zusätzlich meist multiple – sowohl nodale wie viszerale – extrakraniale Manifestationen vor, so daß als Mechanismus der ZNS-Befalls eine hämatogene Ausbreitung für wahrscheinlich gehalten wird. Unter den Symptomen befanden sich unter anderem Hirnnervenstörungen, Kopfschmerzen, motorische Defizite und Krampfanfälle.

Therapeutisch wird von SAPOZINK u. KAPLAN (1983) eine Ganzhirnbestrahlung mit 20–30 Gy empfohlen mit anschließender lokaler Aufsättigung. Da es sich meist um disseminierte Stadien handelt, soll simultan oder nach der Radiotherapie eine systemische Chemothe-

Tabelle 174. Lokalisation intrakranieller Herde des Morbus Hodgkin (Zusammenstellung von SAPOZINK u. KAPLAN 1983)

Lokalisation	Anzahl Patienten
Meningen	19
Hirnstamm, Pons, Hypophyse, Kleinhirn, Orbita, Dienzephalon	je 3
Mittelhirn	2
multipel	2

Tabelle 175. Überleben von Patienten mit intrakranieller Manifestation eines Morbus Hodgkin (SAPOZINK und KAPLAN 1983)

	n Patienten	Median des Intervalles von der Diagnose Morbus Hodgkin bis intrakranieller Manifestation (Monate)	Median der Überlebenszeit ab intrakraniellem Befall (Monate)	≧2 Jahre überlebt, frei von Symptomen des intrakraniellen Befalls (%)
Literatur	18	36	2,0	16
Stanford	12	57	10,0	42
Total	30	47	4,5	24

Tabelle 176. Serie der Stanford University über Patienten mit intrakraniellen Herden eines Morbus Hodgkin (SAPOZINK u. KAPLAN)

Anzahl Fälle mit intrakraniellem Morbus Hodgkin: 12
Bei 10 Fällen zusätzlich extrakranielle Herde

Therapie:
Meist Ganzhirnbestrahlung ca. 20–30 Gy plus lokale Aufsättigung, bei 9 Fällen zusätzlich Chemotherapie

Anzahl komplette Remissionen: 5
1 verstorben an Sepsis 3 Jahre nach intrakraniellem Befall.
1 verstorben an Dissemination nach 30 Monaten.
3 am Leben (20, 28, 180 Monate nach intrakraniellem Befall)

Anzahl partielle Remissionen: 4

Anzahl ohne Besserung: 3

Behandlungsempfehlung:
20–30 Gy Ganzhirnbestrahlung, lokale Aufsättigung bis 40–50 Gy[a] gleichzeitig und/oder danach Chemotherapie systemisch. Intrathekale Therapie nur bei positivem Liquor- oder Myelographiebefund.

[a] Wahrscheinlich auch geringere Dosen (~36–40 Gy) ausreichend

rapie appliziert werden, während eine intrathekale Chemotherapie für Fälle mit nachgewiesenem meningealen Befall oder pathologischen myelographischen Befunden in Frage kommt. Die Überlebensraten in den früher publizierten Fällen sind gering, da es sich hierbei zum großen Teil um nur palliativ behandelte Fälle handelt. Mit den heutigen Methoden sollte immer eine kurative Therapie angestrebt werden und im Patientengut von Stanford haben etwas über 40% mehr als zwei Jahre frei von Symptomen des intrakraniellen Befalls überlebt (Tabelle 176). Die meisten dieser Patienten waren mit üblichen Mantelfeldern vorbehandelt.

XVIII. Zusammenfassende Diskussion der Behandlungsergebnisse und Behandlungsempfehlungen

Für die Vernichtung eines Herdes einer HL stehen uns zwei etwa gleich wirksame Waffen mit unterschiedlichem, nur z.T. sich überschneidendem Wirkungsbereich und verschiedenen Nebenwirkungen zur Verfügung, die sich bei Anwendung beider Methoden zum Teil verstärken können. Vom Nebenwirkungsprofil her und der hohen Sicherheit in der Herdvernichtung ist dann eine Radiotherapie vorzuziehen, wenn es sich um eine durch ausreichende Diagnostik und Erfahrungswerte gesicherte Ausbreitung mit begrenzter Herdzahl in einem mit tumorizider Dosis bestrahlbaren Volumen handelt. Im Falle eines Krankheitsrezidivs besteht eine zweite Heilungschance durch Chemotherapie mit oder ohne wiederholte Radiotherapie. Eine primäre Anwendung beider Modalitäten in diesem Stadium bei erwachsenen Patienten ist wegen der Nebenwirkungen – speziell Leukämie, Sterilität, Immunologie – nicht indiziert. Abgesehen von der Beeinträchtigung der Lebensqualität durch die akuten Nebenwirkungen besteht das Risiko, daß die behandlungsindizierte Mortalität die tumorbedingte übertrifft. Die derzeit vorliegenden Daten und Schätzungen gestatten keine ganz sichere Angabe jener Grenze der Tumorausbreitung, ab der die krankheitsbedingte Mortalität durch das Risiko des Rezidivs nach limitierter Therapie die behandlungsbedingte Mortalität einer aggressiven Primärtherapie übersteigt.

1. Theoretische Abschätzung der komplikationsfreien Heilungsraten nach unterschiedlich aggressiven Primärtherapien zur Abschätzung einer noch akzeptablen Rezidivrate nach Primärbehandlung

In der Tabelle 177 sind theoretische Abschätzungen zur Anzahl geheilter Patienten nach unterschiedlicher Anfangstherapie angeführt: folgende Werte werden zugrunde gelegt: für die behandlungsbedingte Mortalität ein Wert von 0 für die limitierte Radiotherapie, und 10 oder 20% für eine aggressive kombinierte Therapie, für die Symptomfreiheit nach primärer Therapie ein Wert von 80, 60 oder 40% für die primär limitierte Therapie, bzw. 95, 85 und 80% für die primär aggressive Therapie, für die Heilungschance der Rezidivtherapie nach primär limitierter Therapie wird ein Wert von 40% zugrunde gelegt, nach primär aggressiver Therapie ein Wert von 20%. Einer der Schwachpunkte dieser Abschätzung liegt in einer Unsicherheit der Zahlen zur Heilungschance der Rezidivtherapie. Jedoch können wir hier eine Reihe von Studien aus Stanford zu den Stadien PS I/II anführen, bei denen trotz starker Unterschiede in der primären Symptomfreiheit nach unterschiedlicher Anfangstherapie die Überlebensraten keinen Unterschied zeigen, auch bei Beobachtungszeiten, die jetzt bis gegen 20 Jahre nach Primärdiagnose reichen (ROSENBERG et al. 1984; DONALDSON 1984). Aus den Zahlen dieser Abschätzung ergibt sich auch ein wichtiger Gesichtspunkt zur Beurteilung der Statistiken vieler Studien über diese relativ seltene Erkrankung. Diese Studien erreichen oft nicht jene Patientenzahlen, die nach den Angaben von BOAG et al. (1971) erforderlich sind, um mit einer Wahrscheinlichkeit von 75% Unterschiede der Überlebensraten in einem Bereich nachzuweisen, wie er oft zu erwarten ist.

Nach den Abschätzen der Tabelle 177 ist in der Behandlung begrenzter Stadien des Morbus Hodgkin ein Rezidivrisiko von etwa 25% vertretbar. Andererseits soll ein Rezidivrisiko von 50% und mehr bei einer alleinigen Radiotherapie Indikation für eine primäre Chemotherapie bzw. primär kombinierte Therapie sein (ROSENBERG 1984). Nach den Abschätzungen von JENKINS u. BERRY (1980) ist eine Kombinationstherapie im Stadium I bis III A bereits bei jenen Untergruppen vertretbar, bei denen die Rezidivrate nach Radiotherapie allein 20% übersteigt.

Tabelle 177. Theoretische Heilungsraten nach konservativer oder aggressiver Primärtherapie des Morbus Hodgkin in den Stadien I–III A

n1 = Heilungsrate nach Radiotherapie allein
n2 = Heilungsrate bei Rezidivtherapie nach konservativer Primärtherapie
n3 = Heilungsrate nach aggressiver Kombination von Chemotherapie + Radiotherapie
n4 = Heilungsrate bei Rezidivtherapie nach aggresiver Primärtherapie (s. Text zu den Zahlenwerten)

n1	n2	n3	n4	Behandlungsbedingte Mortalität		
				0%	10%	20%
				für konservative Primärtherapie	für aggressive Primär/Sekundärtherapie	
				Heilungsraten (%)		
80	40	95	20	87	86	76
60	40	85	20	73	80	70
40	40	80	20	59	75	67

2. Aufteilung der Patienten mit CS I/II in Untergruppen mit unterschiedlichem Rezidivrisiko

Die Gruppe mit einem Morbus Hodgkin CS I/II läßt sich in etliche Untergruppen aufgliedern, die ein unterschiedliches Rezidivrisiko aufweisen. Gemäß obiger Abschätzung zur akzeptablen Rezidivrate sind diese Untergruppen unterschiedlichen Therapien zuzuweisen. Für die Aufteilung der Patienten mit CS I/II in diese verschiedenen Untergruppen sind teilweise klinisch bzw. ohne Laparotomie erfaßbare Parameter maßgeblich, teilweise aber auch nur durch Laparotomie zugängliche Kriterien (s. Tabelle 178). Über einzelne dieser Kriterien bestehen aber z.T. unterschiedliche Auffassungen.

a) Günstige Gruppen (begrenzte Herdzahl, A, kein stark verbreitertes Mediastinum)

Falls es sich um einen jüngeren Patienten mit der Histologie LP/NS oder MC handelt, keine Allgemeinsymptome vorliegen (evtl. auch eine Blutsenkungsgeschwindigkeit unter 50 mm/1. Stunde) ohne ein stark verbreitertes Mediastinum und ohne eine drei Regionen übersteigende Herdzahl supradiaphragmal, ist zur weiteren Aufgliederung eine explorative Laparotomie indiziert. Hiermit werden jene Fälle eines Stadiums PS I/II A abgegrenzt, die nach praktisch einhelliger Auffassung mit einer alleinigen Radiotherapie in Form eines EF zu behandeln sind. Etwa 30% der Patienten mit CS I/II A werden durch die Laparotomie in ein Stadium PS III A vorgerückt. Zusätzlich ergibt die Laparotomie Daten für die Entscheidung primär alleinige Radiotherapie oder Chemotherapie bzw. kombinierte Therapie und für die Wahl der Bestrahlungsfelder: nach mehrheitlicher Auffassung ist für die Gruppe PS III A_1, ohne ausgedehnten Milzbefall eine alleinige Radiotherapie in Form der TNR indiziert, wobei beim Vorliegen von Milzbefall die Leber z.B. nach der Technik von Stanford (SCHULTZ et al. 1976) mitbestrahlt werden soll. Eine negative Laparotomie gestattet so den Verzicht auf die Bestrahlung des pelvinen Volumens, in gewissen Fällen vielleicht auch des paraaortalen Volumens. Andererseits ist die Behandlung aller Patienten im CS I/II A mittels EF-Bestrahlung eine weniger gute Behandlung (Rezidivrate bei TAYLOR et al. 1982 45% nach 10 Jahren). Zur Zeit wird in der EORTC-H6-Studie (TUBIANA et al. 1984) untersucht, ob bei günstigen Untergruppen des CS I/II (A und BSG unter 50 oder B und BSG unter 30, sowie Patienten unter 40 Jahren, sowie Histologie LP/NS und höchstens zwei befallene Regionen (eine davon im Mediastinum) die Bestrahlung eines EF auch ohne Laparotomie als primäre Therapie in Frage kommt.

α) Einfluß der Anzahl befallener Regionen

Ob der Befall einer bestimmten Anzahl von Regionen im Stadium II A bereits eine Chemotherapie oder kombinierte Therapie rechtfertigt, wird unterschiedlich beurteilt: TUBIANA et al. (1984) rechnet bereits Fälle mit mehr als 2 befallenen Regionen zu der Gruppe „ungünstig", das gleiche gilt für die Studien von ANDRIEU et al. (1979) bzw. TEILLET et al. (1981). Dagegen berichtet HOPPE et al. (1982) bei Patienten mit PS I/II und mit weniger als 4 befallenen Regionen die gleiche Symptomfreiheit nach alleiniger Radiotherapie wie nach kombinierter Therapie, während bei mehr als 4 befallenen Regionen die Symptomfreiheit nach alleiniger Radiotherapie 61% beträgt, gegenüber 86% nach kombinierter Therapie (bei gleicher Überlebensrate). Bei LIEV et al. (1984) liegt die Rezidivquote beim PS I/II mit positivem Mediastinum und einer befallenen Region bei 25%, bei 2 und 3 befallenen Regionen 30,7%, bei mehr als 3 befallenen Regionen dagegen 63,6%. Bei Überschreiten von 4 befallenen Regionen erreicht die Rezidivrate somit Werte, die eine primär kombinierte Therapie vorziehen lassen. Falls im Rahmen dieser kombinierten Therapie eine volle Chemotherapie appliziert wird, sollte sie vor der Radiotherapie erfolgen. Die Radiotherapie sollte danach in der Dosis und im Volumen reduziert werden: 20 Gy bzw. bis 30 Gy am Ort massiver Primär-

Tabelle 178

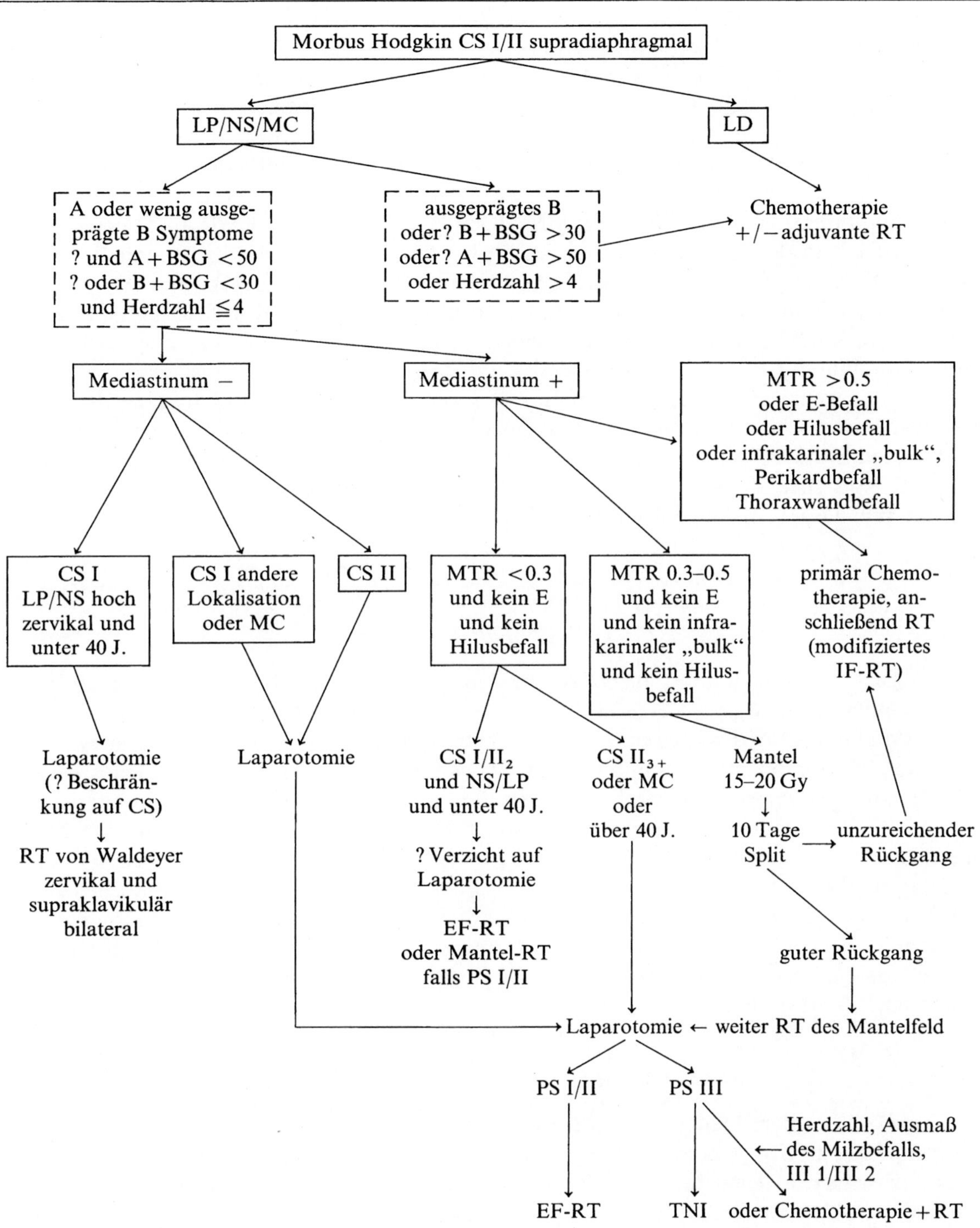

manifestationen (Herddurchmesser ≥ 5 cm) und Bestrahlung eines modifizierten involvierten Feldes: falls PS I/II mit mediastinalem und extrathorakalem Befall ein Mantelfeld, falls PS I/II ohne Mediastinalbefall ein „supramediastinales Mantelfeld", falls CS II zusätzlich paraaortale Region plus Milzregion. Die Frage alleinige Chemotherapie oder kombinierte Therapie in diesen Stadien ist noch einmal im Abschnitt *e* angeschnitten.

b) CS IB/IIB

Über das Vorgehen CS IB/IIB gehen die Meinungen auseinander. In einer Studie aus Stanford (HOPPE et al. 1982) sind die Resultate sowohl bezüglich Symptomfreiheit wie auch Überlebensrate beim PS IB/IIB nach total nodaler Radiotherapie gleich wie nach kombinierter Behandlung. Demgemäß empfehlen diese Autoren das gleiche Vorgehen wie für das CS IA/IIA. Ebenso empfehlen HELLMAN u. MAUCH (1982) beim CS IIB das gleiche Vorgehen wie beim IIA, d.h. Laparotomie und, falls PS IIB, alleinige Radiotherapie eines EF. Demgegenüber behandeln FULLER u. HAGEMEISTER (1984) beim CS IB/IIB mit positivem Mediastinum kombiniert und die Fälle ohne Mediastinalbefall wie bei IA/IIA. TUBIANA et al. (1984) schließt in den EORTC-Studien bei B plus BSG über 30 oder bei A und BSG über 50 die Fälle in die Gruppe ungünstig ein und behandelt primär kombiniert. Die Gruppe im Memorial Sloan-Kettering Cancer Center Hospital (STRAUSS et al. 1982, 1984; CASE et al. 1976) behandelt Fälle mit CS IIB nach dem gleichen Schema wie die Gruppe „advanced“ primär kombiniert.

Falls nur wenig ausgeprägte B-Symptomatik ohne stärkere Beeinträchtigung des Allgemeinzustandes vorliegt und für eine zusätzliche Therapie bedeutsame Faktoren fehlen (z.B. breites Mediastinum, pulmonaler E-Befall, große Anzahl befallener Regionen, Alter über 40 Jahre, BSG über 50, MC?) ist ein Vorgehen wie beim CS IIA vorzuziehen, d.h. Laparotomie und falls PS I/II alleinige Radiotherapie eines EF.

c) Generelle Behandlung mit Chemotherapie und reduzierter Radiotherapie unter Verzicht auf Laparotomie?

Die generelle Behandlung aller Patienten mit CS I/II mit voller Chemotherapie und großvolumiger niedrig dosierter Bestrahlung eines PS gemäß dem Schema von JENKIN et al. (1979, 1982) unter Verzicht auf eine Stadienabklärung mittels Laparotomie ist meines Erachtens nicht zu empfehlen: sie induziert unnötigerweise ein Leukämierisiko, welches bei den PS I/II sowie IIIA_1 nach Bestrahlung eines EF oder TNI in wesentlich gerigerem Maß oder überhaupt nicht nachweisbar ist. Darüber hinaus ist auch die Sterilität eine häufig unerwünschte Nebenwirkung, da es sich meist um jüngere Patienten handelt. Hinzu kommt, daß das Risiko von Zweittumoren eventuell höher ist als nach Bestrahlung eines EF mit üblicher Dosis: die Dosiswirkungskurve hinsichtlich der Tumorinduktion durch ionisierende Strahlen geht nicht linear mit der Dosis nach oben, sondern weist ein Optimum auf, welches bei niedrigeren Dosen liegen kann (vgl. z.B. die Daten über die Induktion von Schilddrüsentumoren nach Bestrahlung).

d) CS I/II mit stark verbreitertem Mediastinum

Trotz zahlreicher Analysen ist die Meinung über die Behandlung von Patienten mit Morbus Hodgkin CS I/IIA mit stark verbreitertem Mediastinum sehr unterschiedlich (FORUM 1984). Die verschiedenen in Abschnitt 14 n), S. 272 erwähnten Statistiken zeigen Rezidivraten, die größtenteils in einem Bereich liegen, der nach der oben aufgeführten Abschätzung eine primär kombinierte Therapie wünschenswert macht. Auch die Statistik aus Stanford (HOPPE et al. 1980), in der bei solchen Patienten eine niedrig dosierte Ganzlungenbestrahlung durchgeführt wurde, zeigt nach 10 Jahren eine rezidivfreie Überlebensrate von lediglich 39%. Die Überlebensrate nach alleiniger Radiotherapie zeigt zwar keinen Unterschied zu jener nach primär kombinierter Therapie, doch bedeutet diese hohe Rezidivquote, daß mehr als die Hälfte der primär nur radiotherapierten Patienten dem Risiko einer meist intensiven Rezidivtherapie unterworfen ist, abgesehen von der erheblichen Beeinträchtigung der Lebensqualität durch das Rezidiv und die hierbei erforderliche erneute Stadienabklärung sowie Therapie. Dies spricht dafür, eine Therapie anzuwenden, deren Rezidivfreiheit mindestens 60% beträgt. Neuere Erkenntnisse zur mediastinalen bzw. intrathorakalen Tumorausbreitung aufgrund von Untersuchungen mit dem CT sowie die Beobachtungen über kardiale bzw. perikardiale Reaktionen auf die Radiotherapie lassen folgende differenziertere Betrachtung bzw. Therapievorschläge empfehlen, wie sie vor allen Dingen von HELLMAN u. MAUCH (FORUM 1984), CORSET et al. (1984) ROSTOK et al. (1983) vertreten werden:

Falls: massive Mediastinalverbreiterung auf suprakarinales Volumen beschränkt, ohne per continuitatem Befall von Lunge und Thoraxwand über den Lungen, Befall in Feldern einschließbar, die nicht mehr vom Herzvolumen mitbelasten als bei Fällen ohne massive mediastinale Manifestationen; kein Befall des Perikards bzw. von Lymphknoten in der Region des Perikards und Quotient Mediastinalbreite zur Thoraxbreite unter 0,5: Beginn mit alleiniger Radiotherapie, zunächst bis etwa 15–20 Gy, dann etwa 10 Tage Pause und Beobachtung der Abnahme der Mediastinalbreite falls Reduktion des Herdvolumens möglich: weiter mit Radiotherapie und Laparotomie.

Primär kombinierte Therapie und Beginn mit Chemotherapie: Fälle aus obiger Gruppe, die nach der ersten Bestrahlungsserie keinen deutlichen Rückgang der Mediastinalverbreiterung zeigen, Verhältnis Mediastinalbreite zur Thoraxbreite primär bereits mehr als 0,5, Perikardbefall bzw. Befall von Lymphknoten in der Region des Perikards bzw. subkranial; Befall von Thoraxwand per continuitatem sowie Lungenbefall per continuitatem; Kombination von massivem Mediastinalbefall und Befall eines oder beider Lungenhili. Für diese Fälle wird eine primär kombinierte Therapie empfohlen: Beginn mit Chemotherapie sechs Zyklen und anschließend Bestrahlung eines EF mit 20 Gy bzw. 30 Gy im Bereich des Mediastinums bzw. im Bereich anderer massiver Primärmanifestationen. Auf eine explorative Laparotomie kann in diesen Fällen verzichtet werden (vgl. auch Tabelle 147).

e) Indikationen für Chemotherapie in frühen Stadien

Von ROSENBERG (1984) wurden die Indikationen für eine Chemotherapie in den frühen Stadien des Morbus Hodgkin wie folgt zusammengefaßt:

1. Falls eine Bestrahlung nicht in tumorizider Dosis auf die üblichen Volumina (gewöhnlich subtotale nodale Felder) appliziert werden kann:
   Die wichtigste Untergruppe diesbezüglich sind Kinder und Adoleszenten, bei denen die reine Radiotherapie in nicht mehr akzeptierten Wachstumsstörungen resultiert. Reduzierte Bestrahlung plus Chemotherapie hat sehr gute Überlebensresultate und Rezidivfreiheiten ohne Wachstumsstörungen erzielt (DONALDSON u. KAPLAN 1983; JENKIN et al. 1982).
   Eine weitere Untergruppe sind Patienten, bei denen die Erkrankung so ausgedehnt ist (gewöhnlich Richtung Lunge, Thoraxwand und Perikard), daß es von der Strahlentoleranz her nicht mehr in das Herddosisvolumen eingeschlossen werden kann. Eine begrenzte extralymphatische Ausdehnung kann meist ohne weiteres in das Volumen mit tumorizider Dosis eingeschlossen werden (TORTI et al. 1981).
2. Falls keine adäquate Stadienabklärung möglich ist:
   Dies betrifft vor allem die explorative Laparotomie.
   In prognostisch günstigen Untergruppen kann man auch eine EF-Bestrahlung allein bei CS I A/II A vertreten.
3. Falls auch nach adäquater Stadienabklärung weniger als die Hälfte der Patienten nach alleiniger Radiotherapie rezidivfrei bleibt.
   Hierzu gehören Patienten mit sehr massiver Mediastinalmanifestation, eventuell auch Patienten mit zahlreichen befallenen Regionen.

4. Falls akute und Langzeitverträglichkeit der Chemotherapie nennenswert verbessert werden kann:
   Der Hauptgrund für die Zurückhaltung der Chemotherapie bei Patienten mit Frühstadium des Morbus Hodgkin ist die chronische Toxizität der Chemotherapie im Vergleich zur subtotalen nodalen Bestrahlung. Dies betrifft besonders die akute Leukämie und die Sterilität. Zwar wird über das ABVD-Schema praktisch kein Leukämierisiko und sehr viel weniger Sterilität berichtet (Santoro et al. 1983). Es besteht jedoch ein Risiko für späte kardiale und pulmonale Nebenwirkungen.

α) Chemotherapie allein oder kombinierte Therapie in „Frühstadien" in denen Chemotherapie appliziert wird?

Falls die Indikation zur primären Chemotherapie ein massiver intrathorakaler Befall war, ist die Indikation zur nachfolgenden Radiotherapie gut begründet, da Chemotherapie allein in weniger als 40% diese Manifestationen beherrscht. Analog wird man auch bei massiven extrathorakalen Herden (z.B. Herddurchmesser ab 5 cm) die Indikation für eine zusätzliche Radiotherapie stellen. Falls dieses Kriterium der Herdgröße jedoch nicht gegeben ist und die Chemotherapie als Primärbehandlung wegen der Herdzahl oder des Vorliegens von Allgemeinsymptomen durchgeführt wurde, ist die Indikation zur zusätzlichen Radiotherapie umstritten. Nach einigen Untersuchungen (Crowther et al. 1984; Young et al. 1984; Coltman et al. 1982, Tabelle 127, S. 261 f) ist die Überlebensrate nach kombinierter Therapie in Stadien I–III nicht besser als nach alleiniger Radiotherapie, in der randomisierten Studie von Crowther et al. 1984 bei PS III A ist auch die Rezidivfreiheit nach Kombination nicht besser als nach alleiniger Chemotherapie. Zusätzlich wird betont, daß das höchste Risiko für Leukämien in den kombiniert behandelten Gruppen vorläge. Andererseits finden sich in den primär befallenen nodalen Regionen in der Statistik von DeVita hohe Rezidivraten nach alleiniger Chemotherapie. Das Leukämierisiko ist besonders hoch in jenen Gruppen, bei denen eine kombinierte Therapie im Rahmen der Rezidivbehandlung zustande kam während in den Gruppen mit kombinierter Therapie als Primärbehandlung meist keine Erhöhung der Leukämierate durch Radiotherapie über das bereits durch Chemotherapie bewirkte Ausmaß hinaus gefunden wurde. Es dürfte jedoch ein erhöhtes, noch zu wenig bekanntes Risiko für solide Zweittumoren bestehen. Die Erfahrungen mit alleiniger Chemotherapie basieren derzeit auf kleinen Patientengruppen während für das kombinierte Vorgehen in den hier zur Diskussion stehenden Stadien mehrere Studien mit großen Zahlen und Beobachtungsdauern von über 10 Jahren vorliegen. Aus diesen Gründen wird vom Autor eine zusätzliche Radiotherapie für jene Fälle vorgezogen.

β) Bestrahlungsvolumina und Dosen bei kombinierter Therapie von Frühstadien

Nach den weiter oben zitierten Studien ist beim PS I/II A die Rezidivfreiheit nach Bestrahlung eines IF und voller Chemotherapie gleich oder besser wie nach alleiniger Bestrahlung eines EF oder TN-Volumens, so daß auf die Bestrahlung von Volumina ohne erkennbaren Befall verzichtet werden kann. Eine genauere Betrachtung der applizierten sowie empfohlenen Felder zeigt, daß die sogenannten IF-Volumina an bestimmte Befallsmuster bzw. Rezidivrisiken aufgrund retrospektiver Daten angepaßt sind und ferner auch zur Reduktion von Überschneidungsproblemen mit zukünftigen Feldern modifiziert waren: so wird z.B. im Rahmen der kombinierten Behandlung von Kindern mit Morbus Hodgkin in Stanford (Russel et al. 1984; Donaldson u. Kaplan 1982) bei PS I A und PS II A ein sog. „modified IF" für das PS II A_E/PS I A_E ein EF und bei PS III A ein TNI unter der Bezeichnung eines IF appliziert. Das modifizierte IF für das PS I A und II A besteht z.B. aus einem Mantelfeld für die Lokalisationen Mediastinalbefall plus Extramediastinalbefall, für Lokalisationen ohne das Mediastinum aus einem supramediastinalen Mantel, gelegentlich wird auch nur die ipsilaterale Hälfte dieses supramediastinalen Mantels appliziert. Als Herddosen im Rahmen dieser Kombination werden 20 Gy bzw. 30 Gy für massive Primärmanifestation (z.B. mehr als 5 cm Breite) empfohlen (DONALDSON u. KAPLAN 1982; STRAUSS et al. 1984; PROSNITZ et al. 1982).

f) CS I A LP/NS zervikal

Für diese Fälle wird von KAPLAN (1980, S. 528) auch eine explorative Laparotomie empfohlen und falls PS I A zervikal supraklavikuläre Radiotherapie inklusive der Waldeyer-Region.

g) CS I/II A infradiaphragmal

Entsprechend den in Abschnitt A.XIV.1.p besprochenen Ergebnissen von KRIKORIAN et al. (1979) sowie MAUCH et al. (1982) ist eine Stadieneinteilung unter Einschluß einer explorativen Laparotomie anzustreben. Falls es sich um Fälle handelt, die unter dem Bilde inguinaler-femoraler Lymphknotenvergrößerungen zur Diagnose kamen, ist als Therapie für den Fall eines PS I/II ohne paraaortalen Lymphknotenbefall die Bestrahlung eines umgekehrten Ypsilons zu empfehlen. Die supradiaphragmale Rezidivrate beträgt dann etwa 25%. Falls zusätzlich zum inguino-femoralen Befall auch paraaortaler Befall vorliegt, sollte eine total nodale Bestrahlung oder eine kombinierte Therapie appliziert werden. Falls der Patient nicht unter dem Bild vergrößerter inguinaler bzw. femoraler Lymphknoten zur Diagnose gekommen ist, sondern die Diagnose erst aufgrund abdominalen Lymphknotenbefalls intraoperativ festgestellt wurde, ist eine primär kombinierte Therapie zu empfehlen.

3. CS III A

Falls nicht durch die klinische Diagnostik erfaßbare Kriterien vorliegen, die eine kombinierte Therapie vorziehen lassen, ist eine explorative Laparotomie indiziert: etwa 30% falsch-positiver Lymphographien sowie weitere Unterteilung eines Stadium PS III nach Herdzahl und Herdlokalisation: so wird ein Teil der Patienten vom Stadium CS III A in ein PS I oder II A zurückgestuft, für das eine alleinige Radiotherapie eines EF eine ausreichende Primärbehandlung darstellt. Ferner werden Patienten mit einem PS III A in therapeutisch verschiedene Untergruppen aufgeteilt: falls der Befall auf Milz oder Milzhilus oder Lymphknoten auf Höhe des Truncus coeliacus beschränkt ist und falls ein ausgedehnter Milzbefall (z.B. mehr als 5 Herde) nicht vorliegt, ist als Therapie eine alleinige Radiotherapie vertretbar. Als Radiotherapie wird eine total nodale Bestrahlung durchgeführt. Falls Milzbefall vorliegt, soll bei der total nodalen Therapie die Leber miteinbezogen werden.

Im Falle eines CS III A mit stark verbreitertem Mediastinum, einer supradiaphragmalen Herdzahl über 4 oder eines PS III A_2 oder eines PS III A mit ausgedehntem Milzbefall oder einer großen Herdzahl wird ein primär kombiniertes Vorgehen empfohlen mit Chemotherapie und niedrig dosierter Radiotherapie. Bei der Ausdehnung des Befalls in diesem Stadium ist als Volumen des IF ein subtotal nodales oder total nodales Volumen vorzuziehen. Dosis: 20 Gy bzw. 30 Gy am Ort massiver Primärherde. Gegenüber dem primär kombinierten Vorgehen in diesem Stadium wird auch die alleinige Chemotherapie als Primärbehandlung diskutiert. Eine Überlegenheit hinsichtlich Überlebensrate einer primär kombinierten Therapie im Vergleich zur alleinigen Chemotherapie hat sich bisher nicht beweisen lassen. In den primär nur mit Chemotherapie behandelten Stadien III A und IV A ist in der Statistik von DEVITA et al. (1980) die Rezidivrate gering. Nach anderen Statistiken ist aber insbesondere für den Typ der NS die Rezidivrate nach alleiniger Chemotherapie sehr hoch (JONES et al. 1982; BLOOMFIELD et al. 1982). Zusätzlich zu bewerten sind die guten Erfahrungen, die mit verschiedenen Kombinationstherapien bei diesen Stadien gemacht worden sind (PROSNITZ et al. 1982; STRAUSS et al. 1982, 1984; ROSENBERG et al. 1984).

4. Fortgeschrittene Stadien

Neben einem Stadium III B und IV kann man hierzu rechnen: Ein CS oder PS I/II B mit der Histologie MC/LD oder mehr als 4 befallenen Regionen oder stark verbreitertem Mediastinum, ein PS III A_2 oder ein PS III A mit ausgedehntem Milzbefall oder mehr als 4 befallenen Regionen.

In der Behandlung fortgeschrittener Stadien des Morbus Hodgkin steht eine primäre Chemotherapie im Vordergrund. Bezüglich der Indikation für eine zusätzliche Radiotherapie trifft das für die Behandlung der prognostisch ungünstigeren Untergruppen des Stadiums PS III Gesagte zu: Aufgrund der guten Erfahrungen mit der Kombinationstherapie bei PROSNITZ et al. (1982) oder der alternierenden Sequenz Chemotherapie/Radiotherapie bei ROSENBERG et al. (1983) sowie der hohen nodalen Rezidivrate, insbesondere beim Typ NS nach alleiniger Chemotherapie (DEVITA et al. 1980) ist eine kombinierte Therapie mit Chemotherapie und großvolumiger, aber niedrig dosierter Radiotherapie vorzuziehen. Auf Seite 293 wurde bereits erwähnt, daß die alternierende Behandlung mit Chemotherapie und Bestrahlung von der Stanford-Gruppe (HALBERG et al. 1984) als Standardtherapie beim III B und IV ohne Knochenmarksbefall appliziert wird und zur Zeit ein randomisierter Vergleich gegen MOPP/ABVD durchgeführt wird.

B. Non-Hodgkin-Lymphome

I. Einteilung der malignen Non-Hodgkin-Lymphome (NHL)

Über eine gut reproduzierbare klinisch relevante und wissenschaftlich-biologisch richtige Einteilung herrschen unterschiedliche Auffassungen, die sich in zahlreichen Klassifikationen widerspiegeln, wie sie zur Zeit gebraucht und in Anpassung an die Entwicklungen des Erkenntnisstandes ständig modifiziert werden (RAPPAPORT 1966; NATHWANI 1979; MANN 1979; (LUKES u. COLLINS 1975, 1977; LUKES 1978); O'CONNOR u. SOBIN 1978; KRÜGER u. FISCHER 1980; LENNERT u. MORI 1978; GARVIN et al. 1980; MOLENAAR et al. 1984; the non Hodgkins Lymphoma Pathologic Classification Project 1982; DORFMAN et al. 1982; HOPPE 1982). Eine Diskussion der Grundlagen sowie der Vor- und Nachteile der verschiedenen Klassifikationen ist außerhalb des Rahmens dieses Beitrags. Die Einteilung der NHL wird nur soweit besprochen, als sie zum Verständnis der klinischen Verläufe und für die Therapieentscheidung auf der Basis der bisherigen Erfahrungen notwendig ist. In Europa wird neuerdings viel die Kieler Klassifikation als Standard benutzt (KRÜGER u. FISCHER 1980). Da die wichtigsten klinischen Statistiken aus den letzten 15 Jahren überwiegend die Rappaport-Klassifikation und neuerdings die Working-Formulation benutzen und zu wenig vergleichbares Zahlenmaterial auf der Grundlage der Kieler Klassifikation vorliegt (BRITTINGER et al. 1980), wird in diesem Beitrag im wesentlichen die Rappaport-Klassifikation benutzt. Wo entsprechende klinische Statistiken vorliegen, wird auch die Kieler Klassifikation benutzt.

1. Klassifikation nach Rappaport (Tabelle 178)

Die Klassifikation nach RAPPAPORT (RAPPAPORT 1966; NATHWANI 1979; GARVIN et al. 1980) unterteilt die NHL zunächst nach der histologischen Struktur in noduläre und diffuse

Tabelle 178a. Einteilung der Non-Hodgkin-Lymphome nach RAPPAPORT, relative Häufigkeit nach NATHWANI et al. (1978) (Erwachsene) (relative Häufigkeit nur bezogen auf solche mit Zahlenangaben)

Nodulär		
Lymphozytär wenig differenziert	(NLPD)	49%
Gemischt lymphozytär + histiozytär	(NM)	ca. 3%
Histiozytär	(NH)	ca. 7%
Diffus		
Lymphozytär intermediate differentiated		?
Lymphozytär wenig differenziert	(DLPD)	6%
Histiozytär	(DH)	27%
Gemischt lymphozytär + histiozytär	(DM)	?
Lymphoblastär		9%
Lymphozytär gut differenziert	(DLWD)	ca. 3%
Lymphozytär gut differenziert mit plasmazytoiden Merkmalen		?
Diffus undifferenziert Burkitt	DU	unter 1%
Diffus undifferenziert Non-Burkitt	DU	unter 1%
Immunoblastär		?
Plasmozytom		?

Tabelle 179. Häufigkeit verschiedener NHL nach der Einteilung von RAPPAPORT. 473 Fälle des NCI 1953–1975. GARVIN et al. 1980; Median der Überlebensraten nach GARVIN et al. 1979)

Lymphomtyp	Häufigkeit (%)	Median der Überlebensrate (Monate)	Lymphomtyp	Häufigkeit (%)	Median der Überlebensrate (Monate)
NPDL	19	78	DM	7	20
NM	16	55	DH	19	10
NH	3		DU, Non-Burkitt	6	10
DLWD	8	67	DU, Burkitt	8	10
DLPD	14	20			

Formen. Als zweiter Parameter dient das zytologische Bild unter spezieller Bewertung von Größe, Form und Gleichmäßigkeit der Kerne im Vergleich mit normalen Histiozyten, Endothelzellen und Lymphozyten: sind die Tumorzellen kleiner als die Histiozyten und Endothelzellen, werden sie zu den gut oder wenig differenzierten (Kerne klein rund und regelmäßig, bzw. unregelmäßig gekerbt) lymphozytären Lymphomen gerechnet. Sind die Kerne so groß wie oder noch größer als die der Histiozyten oder Endothelzellen, werden die Lymphome als histiozytär oder undifferenziert vom Burkitt oder non-Burkitt-Typ gerechnet. Bei einem gemischten Bild mit großen und kleinen Zellen bzw. Kernen werden die Lymphome als gemischtzellig lymphozytär-histiozytär bezeichnet. Das gut differenzierte lymphozytäre Lymphom kommt praktisch nur in der diffusen Form vor (ebenso wie das undifferenzierte), während die übrigen in nodulärer und diffuser Form vorkommen.

In neueren Modifikationen der RAPPAPORT-Einteilung (NATHWANI et al. 1976, NATHWANI 1979 und NATHWANI et al. 1978) wurden aus der Gruppe diffus histiozytär die Gruppe immunoblastär abgetrennt und aus der Gruppe diffus wenig differenziert lymphozytär wurde die Gruppe lymphoblastär abgetrennt sowie eine weitere Unterteilung in eine Gruppe wenig differenziert und eine Gruppe intermediär differenziert eingeführt. Tabelle 178 und 179 zeigen die Einteilung nach RAPPAPORT mit einer relativen Häufigkeitsverteilung und dem Median der Überlebensraten der verschiedenen Untergruppen.

Zu den niedrig malignen Lymphomen mit einem Median der Überlebenszeit von 5 Jahren und höher rechnen die Gruppen DLWD, NLPD und NM, die etwas weniger als die Hälfte aller NHL ausmachen mit NLPD als häufigster Einzelgruppe. Für diese Gruppen ist ein permanentes, auch im Laufe einer langjährigen Beobachtung nicht abnehmendes Rezidivrisiko typisch, so daß die Kurven der Überlebensraten kein Plateau zeigen, wie es für Gruppen mit Tumorheilung typisch ist (McKELVEY u. MOON 1977). Auch für die Gruppe NM hat die langjährige Beobachtung (LONGO et al. 1981, 1984) das Auftreten von Rezidiven nach 7 Jahren und mehr gezeigt, nachdem kurzfristigere Nachbeobachtungen (ANDERSON et al. 1977) zunächst die Möglichkeit eines Plateaus in der Überlebenskurve vermuten ließ.

Zu den hoch malignen Lymphomen rechnen die Gruppen DH, DM und DU mit einem Median der Überlebenszeit von weniger als 2 Jahren bzw. weniger als einem Jahr, jedenfalls in Statistiken ohne Anwendung moderner Chemotherapie. Im Unterschied zu den Überlebenskurven bei NHL mit niedriger Malignität zeigen die Kurven der Gruppen mit hoher Malignität ein Plateau, welches die Kurabilität dieser Lymphome zeigt. Wegen des permanenten Abfalls der Überlebenskurven bei Gruppen mit niedrig malignen Lymphomen kommt es nach 10–15jähriger Beobachtung zu einem Überkreuzen mit den Kurven der Gruppen mit hoch malignen Lymphomen. Durch die Verbesserung der Überlebensraten bei den NHL mit hoher Malignität auf Grund der heutigen Chemotherapie ist dieser Überkreuzungspunkt auf ein höheres Überlebensniveau nach links verschoben worden.

Die Gruppe DLPD ist heterogen zusammengesetzt und zeigt Überlebenskurven, die zwischen den Gruppen mit niedriger Malignität und denen hoher Malignität liegen (McKELVEY u. MOON 1977). Zu erwähnen ist auch die heterogene Zusammensetzung der Gruppe DH, die sich sowohl in der Kieler Klassifikation wie in der WF z.T. in der Gruppe mit intermediärer und z.T. in der Gruppe mit hoher Malignität befindet.

Die Reproduzierbarkeit dieser Einteilung ist hinsichtlich der Unterscheidung zwischen nodulär und diffus mit einer Übereinstimmung auch zwischen nicht speziell erfahrenen Hämopathologen von etwa 90% recht gut, während die Reproduzierbarkeit hinsichtlich der zytologischen Merkmale unbefriedigend ist (BYRNE 1977; EZDINLI et al. 1979). Auch eine Untersuchung durch erfahrene Hämatopathologen konnte bei der zytologischen Unterteilung follikulärer NHL bei einem wesentlichen Teil der Fälle keinen Konsensus erreichen (METTER et al. 1985). Innerhalb der nodulären Lymphome nach RAPPAPORT bestehen keine prognostischen Unterschiede zwischen vollständig nodulären und gemischt nodulär und diffus aufgebauten Typen (GARVIN et al. 1980). Eine wichtige Kritik an der Einteilung nach RAPPAPORT betrifft die fehlende Berücksichtigung der neueren Erkenntnisse zur Immunologie und der verschiedenen Reifungs- bzw. Transformationszustände der Zellen im lymphozytären System. Darüber hinaus sind einzelne Untergruppen wiederum aus prognostisch heterogenen Gruppen zusammengesetzt, besonders die Gruppe diffus-histiozytär und diffus-lymphozytär wenig differenziert. Neuere Erkenntnisse der Immunologie und der Organisation des lymphozytären Systems werden in den Einteilungen nach LUKES u. COLLINS (1975, 1977, 1978) sowie der Kieler Klassifikation (LENNERT u. MORI 1978) berücksichtigt.

2. Klassifikation nach Lukes und Collins

Tabelle 180 zeigt die Klassifikation der NHL nach LUKES und COLLINS: es erfolgt zunächst eine Unterteilung nach B-, T- und Null-Zellen bzw. undefined. Von 384 untersuchten Fällen gehörten 67% zur Gruppe mit B-Zell-Lymphomen, 15% hatten T-Zell-Lymphome und nur 1% wurde als echt histiozytär eingestuft. Innerhalb der Gruppe der B-Zell-Tumoren werden die Keimzentrumszellgruppen von anderen unterschieden (FCC-Typen, non-FCC-Typen). Die zytologischen Untertypen der FCC-Typen spiegeln die Transformationszustände der verschiedenen Entwicklungsstufen der Lymphozyten wieder: „small cleaved“ → „large

Tabelle 180. Einteilung der malignen Lymphome. (Nach LUKES u. COLLINS 1974/1977/1978.) H = High aggressiveness, L = Low aggressiveness. (Nach LUKES 1979)

U-cell (undefined)		ca. 17%
T-cell		
Small lymphocyte	L	unter 1%
Convoluted lymphocyte	H	ca. 7%
Sézary cell-mycosis fungoides	L	ca. 1,5%
Immunoblastic lymphoma	H	ca. 5,5%
Lennert's lymphoma (lymphoepitheloid cell)	L	ca. 1%
B-cell		
Small lymphocyte	L	ca. 21%
Plasmocytoid lymphocyte	L	ca. 4%
Follicular center cell types (FCC) (follicular, follicular + diffuse, diffuse with or without sclerosis)		
Small cleaved	L	ca. 15%
Small non cleaved	H	ca. 7%
Large cleaved	L	ca. 6%
Large non cleaved	H	ca. 4%
Immunoblastic sarcoma	H	ca. 4%
Hairy cell leucemia		ca. 4%
Histiocytic		unter 1%

cleaved" → small non cleaved" → large non cleaved". Aus der „large non cleaved"-Zelle kann sich zum Beispiel über den Immunoblasten eine Plasmazelle entwickeln. Bei den malignen Lymphomen sollen gewisse Entwicklungsstufen gehemmt sein, so daß es zur Akkumulation der entsprechenden Zellen kommt (TAYLOR 1978).

Nach einer Untersuchung von GARVIN et al. (1980), in der verschiedene Klassifikationen auf das Patientenkollektiv des NCI 1953/1975 angewendet wurden, konnten keine prognostischen Unterschiede in der Gruppe „small cleaved" nach dem histologischen Muster follikulär, follikulär und diffus oder diffus nachgewiesen werden. Dagegen bestanden in der Gruppe „large cell cleaved" und „non cleaved" prognostische Unterschiede zwischen follikulären und follikulär plus diffusen bzw. rein diffusen Typen. Mit zunehmendem Anteil der „large non cleaved"-Zellen verschlechtert sich die Prognose. In retrospektiven Untersuchungen konnten NATHWANI et al. (1978) keine Unterschiede der Überlebensraten zwischen den Gruppen „large non cleaved" und „immunoblastic" finden. Ebenso konnten BRITTINGER et al. (1980) keine klinischen und prognostischen Unterschiede zwischen den Gruppen zentroblastär und immunoblastär finden. In die Gruppe der „small cell non cleaved" gehört das Burkitt-Lymphom und ein Burkitt-ähnliches Lymphom mit weniger regelmäßigem Zellbild, welches in der RAPPAPORT-Einteilung unter dem Begriff „undifferenziertes Lymphom vom non-Burkitt-Typ" läuft. Der Zelltyp „large cleaved" kommt häufig zusammen mit dem Typ „large non cleaved" vor, wobei die Lymphombezeichnung vom Anteil der „large non cleaved"-Zellen abhängt: ab 25% Anteil an „large non cleaved" wird es als „large non cleaved" bezeichnet. Der Median der Überlebenszeit der Gruppe „large cleaved" lag mit 22 Monaten signifikant über dem der Gruppen „large non cleaved" und „immunoblastic" mit 7 bzw. 6 Monaten (NATHWANI et al. 1978). Während in der Gruppe „small cleaved" die Überlebenszeit nicht vom histologischen Muster follikulär oder diffus abhängt, sind beim Typ „large cleaved" und „large non cleaved" die Überlebenszeiten bei den follikulären oder follikulär plus diffusen signifikant besser als bei den rein diffusen (GARVIN et al. 1980). Während in der Gruppe NLPD der Einteilung nach RAPPAPORT der Zelltyp „small cleaved" überwiegt, ist es in der Gruppe der NM die Zelle vom Typ „large cleaved", und in der Gruppe NH treten Zellen vom Typ „large cleaved" und „large non cleaved" etwa zu gleichen Anteilen auf (GARVIN et al. 1980).

Die Gruppe DPDL ergab in der LUKES COLLINS-Einteilung in etwa 57% die hochmalignen „lymphocytic convoluted", in knapp 25% die wenig maligne Gruppe „follicular centercell type small cleaved", die restlichen verteilten sich auf „small non cleaved" und „large cleaved" (GARVIN et al. 1980). In der gleichen Untersuchung bestand die Gruppe DH nach RAPPAPORT in der Einteilung nach LUKES u. COLLINS in 47% aus dem Typ „follicular center cell large non cleaved diffuse", zu 34% aus dem Typ „immunoblastic sarcoma B", während die restlichen auf die Gruppen „follicular centercell diffuse large cleaved" und „immunoblastic sarcoma T" fielen.

a) Lennert-Lymphom

In der Einteilung von LUKES und COLLINS wird unter der Gruppe der T-Zell-Lymphome ein lymphoepitheloidzelliges Lymphom aufgeführt, welches dem Lennert-Lymphom des amerikanischen Schrifttums entspricht. Von LENNERT u. MORI (1968) wurde ein Typ des Morbus Hodgkin beschrieben, der durch eine epitheloidzellreiche Infiltration gekennzeichnet ist. Später wurden solche epitheloidzellreichen Infiltrationen auch als Begleiterscheinung einer Reihe anderer benigner und maligner Prozesse erkannt, die man unter anderem beim Morbus-Hodgkin und bei Non-Hodgkin-Lymphomen, der angioimmunoblastischen Lymphadenopathie und anderen wenig definierten reaktiven Prozessen und unklassifizierten malignen Tumoren beobachtet (KIM et al. 1980; NATHWANI 1979). In einer Nachuntersuchung von NOEL et al. (1979) wurden 114 zuerst als Lennert-Lymphome eingeordnete Diagnosen überprüft. Dabei wurden 20% als Morbus Hodgkin, 25,5% als wahrscheinlich Morbus Hodgkin, 31,5% als Lymphogranulomatose X, 7% als diverse NHL eingeordnet, während in 16% die Diagnose offenbleiben mußte. In der Einteilung nach LENNERT u. MORI (1978) wird dieses Lennert-Lymphom nicht mehr aufgeführt, während es nach NATHWANI (1979) und KIM et al. (1980b) als eigenständiges Lymphom weitergeführt werden sollte. In einer Untersuchung von KIM et al. (1980b) wurden unter zuerst als Lennert-Lymphom eingeordneten Fällen 45% als Morbus Hodgkin, 40% als NHL und der Rest als angioimmunoblastische Lymphadenopathie und atypische lymphoepitheloide Proliferationen befundet. Die Gruppe mit NHL zeigte einen Median der Überlebenszeit von 12 Monaten und gehörte damit zur Gruppe der Lymphome mit hohem Malignitätsgrad. Fast alle diese Patienten waren zur Zeit der Diagnose im Stadium III/IV und zeigten häufig auch Allgemeinsymptomatik.

b) Lymphoblastäres Lymphom

Das lymphoblastäre Lymphom in der modifizierten Einteilung nach RAPPAPORT (früher in der Gruppe DLPD) und in anderen Einteilungen zeigt ein Zellbild, welches von der akuten lymphoblastären Leukämie des Kindesalters nicht zu unterscheiden ist (ROSEN et al. 1978; EDITORIAL 1978; LICHTENSTEIN et al. 1980; NATHWANI et al. 1976) und hat unter der bisherigen Therapie eine schlechte Prognose: frühe Generalisation (auch bei anfänglich klinisch lokalisiertem Leiden mit häufigem Mediastinalbefall), oft mit sekundärem Befall des ZNS und kurzer Überlebenszeit. In der Einteilung von LUKES u. COLLINS findet sich dieses Lymphom in der Gruppe der T-Zell-Lymphome (lymphocytic convoluted), zum Teil vielleicht auch in der Gruppe „undefined". LUKES und COLLINS lehnen den Begriff „lymphoblastär" ab, da die Zellen nicht sicher als Vorläufer von Lymphozyten aufzufassen seien. Andererseits zeigen die Zellen auch nicht immer das Bild der geballten (convoluted) Kerne, was sich in anderen Einteilungen auch in der weiteren Unterteilung „convoluted" und „non convoluted" widerspiegelt. Auch die generelle Zuordnung zu den T-Zellen ist nicht allgemein anerkannt (NATHWANI 1979). Die Einordnung der Burkitt-Lymphome unter die Gruppe der lymphoblastären Lymphome in der Kieler Klassifikation wird von NATHWANI (1979) kritisiert.

3. Kieler Klassifikation

In Tabelle 181 ist die Kieler Klassifikation aufgeführt nach LENNERT (1978). Eine neuere Diskussion dieser Einteilung im Zusammenhang mit anderen Einteilungen und Beurteilung ihrer klinischen Relevanz findet sich bei BRITTINGER et al. (1980), KRÜGER u. FISCHER (1980), NATHWANI (1979), DORFMAN et al. (1982), HOPPE et al. (1982c). Für eine Reihe der subtileren zytologischen Untertypen dieser Einteilung muß allerdings noch die klinische Relevanz aufgezeigt werden.

Die nodulären Lymphome der RAPPAPORT-Einteilung finden sich in der Kiel-Klassifikation in der Gruppe zentrozytisch-zentroblastisch follikulär oder follikulär und diffus. Innerhalb dieser Gruppe fanden GARVIN et al. (1980) keine prognostischen Unterschiede in Abhängigkeit vom Grad der Nodularität. Bei einer Unterteilung der zentroblastisch-zentrozytischen Lymphoma nach den Kriterien der Working Formulation (s. unten) fanden MOLENAAR et al. (1984) beim Übergang von „small" zu „mixed" zu „large cell"-Typen schlechtere Überlebensraten (66 bzw. 51 bzw. 35 Monate), die allerdings statistisch nicht signifikant verschieden waren. Aus der Gruppe DLPD in der Untersuchung von GARVIN et al. (1980) fielen etwa 66% in die Gruppe lymphoblastär, etwa 27% in die Gruppe zentrozytär und etwa 8% in die Gruppe zentrozytisch-zentroblastisch diffus. Die Gruppe zentroblastisch-zentrozytisch diffus hat eine schlechtere Prognose als diejenige mit follikulären Anteilen. Die weitere Unterteilung der Gruppe DLWD nach den Kriterien der Kiel-Klassifikation zeigt keine Unterschiede in der Prognose, wobei die Gruppe mit plasmozytoiden Merkmalen allerdings nur eine kleine Fallzahl aufwies (GARVIN et al. 1980). Die Tabellen 193a und b zeigen die

Tabelle 181. Kiel Klassifikation der NHL (LENNERT 1978)

Niedriger Malignitätsgrad	*Hoher Malignitätsgrad*
Malignes Lymphom (ML) lymphozytär	ML zentroblastisch (CB)
B-CLL	primär
T-CLL	monomorpher Subtyp
Hairy cell-Leukämie	polymorpher Subtyp
Mycosis fungoides und Sézary-Syndrom	sekundär
T-Zonen-Lymphom	rein zentroblastische Variante
ML-LP-Immunozytom (Lymphome der immunglobulin-sezernierenden Zellen)	immunoblastische Variante
lymphoplasmazytischer Subtyp	große anaplastisch-zentrozytische Variante
lymphoplasmazytoider Subtyp	ML lymphoblastisch (LB)
polymorphzelliger Subtyp	B-lymphoblastisch
ML plasmazytische (Plasmozytom)	Burkitt
ML zentrozytisch (CC)	Non-Burkitt
kleinzelliger Subtyp (unter 6,5 mm)	T-lymphoblastisch
großzelliger Subtyp (über 6,5 mm)	convoluted
ML zentroblastisch-zentrozytisch (CB-CC)	non convoluted
(follikulär, follikulär + diffus, diffus)	unklassifiziert, inkl. null-lymphoblastisch
kleinzelliger Subtyp (unter 8 mm)	ML immunoblastisch (IB)
großzelliger Subtyp (über 8 mm)	(diverse Varianten)

Stadienverteilung und den Befall verschiedener Organe zur Zeit der Diagnose bei Patienten mit NHL in der Kieler Klassifikation.

Abbildungen 65c und d auf S. 252 zeigen die Überlebensraten von Patienten mit NHL unterteilt nach der Kieler Klassifikation aus der multizentrischen Studie der Kiel Lymphoma study Group (BRITTINGER et al. 1984, Studie von 1975–1980). Die Einteilung nach der Prognose erfolgt meist nur in zwei Untergruppen: niedrig maligne und hoch maligne. Das zentrozytische Lymphom zeigt eine Überlebensrate, die nach weniger als 5 Jahren unter jener der Patienten mit hoch malignen Lymphomen liegt. Der Kurventyp – ohne Plateau – entspricht jedoch dem der niedrig-malignen Lymphomtypen, während die hoch malignen Typen ein Plateau aufweisen. Das lymphoplasmazytische und lymphoplasmazytoide Immunozytom gehört in die Gruppe mit niedriger Malignität, hingegen das polymorphzellige Immunozytom in die Gruppe mit hoher Malignität (KUSE et al. 1983).

4. New Working Formulation (WF)

Von einer internationalen Expertengruppe wurde aufgrund der Analyse von knapp 1200 Fällen von NHL eine neue Klassifikation entwickelt, die allein auf histologischen Merkmalen beruht und als Working Formulation bezeichnet wird (Tabelle 182, 183). Diese Working Formulation soll nicht die eine oder andere Klassifikation verdrängen, sie dient zur besseren Übersetzbarkeit der verschiedenen Klassifikationen und erleichtert die Abgrenzung prognostisch vergleichbarer Gruppen in verschiedenen klinischen Studien.

In der Tabelle 182 sind neben den Gruppen der Working Formulation die entsprechenden Gruppen der Kieler Klassifikation angegeben. In der Tabelle 184 sind die verwandten Begriffe in der Working Formulation und Rappaport-Klassifikation beschrieben. In der Working Formulation erfolgt eine Gruppierung in drei Gruppen (DORFMAN et al. 1982):

Die Gruppen mit niedriger Malignität zeigen Überlebensraten nach 5 Jahren von 50–70% bei einem Median von etwa 5–7 Jahren, die Gruppen mit intermediärer Malignität zeigen 5 Jahres-Überlebensraten zwischen 33 und 45% bei einem Median zwischen 1,5 und 3,4 Jahren während die Gruppen mit hoher Malignität 5 Jahres-Überlebensraten zwischen 23% und 32% bei einem Median zwischen 0,7 und 2,0 Jahren zeigen (Tabelle 183).

a) Lymphome von niedriger Malignität (low grade)

Gruppe A: kleinzellig-lymphozytär, entsprechende Begriffe nach der Kiel-Klassifikation: lymphozytär CLL und lymphoplasmazytär/lymphoplasmazytoid. Entsprechender Begriff nach LUKES u. COLLINS: kleinzellig-lymphozytär (B oder T) und plasmazytoid lymphozytär. Entsprechender Begriff bei RAPPAPORT: lymphozytär gut differenziert. Es liegt ein diffuses Muster vor. Hier hinein fallen auch Fälle mit plasmyzytoiden Lymphozyten (Kerne wie Lymphozyten mit amphophilem oder basophilem Zytoplasma und gelegentlich intrazytoplasmatischem Immunoglobulin. Zur Beschreibung dieser Fälle werden verschiedene Begriffe benutzt wie plasmazytoide Differenzierung bei RAPPAPORT, plasmazytäres lymphozytisches Lymphom bei LUKES und COLLINS, lymphoplasmazytisches und lymphoplasmazytoides Immunozytom Kiel.

Gruppe B: Malignes Lymphom follikulär „small cleaved cell" (Entsprechungen: Kiel: zentroblastisch-zentrozytisch (kleinzellig), follikulär oder follikulär und diffus. LUKES und COLLINS: small cleaved follicular center cell, follicular or follicular und diffuse. RAPPAPORT: nodulär wenig differenziert lymphozytär). Die Zellen sind etwas größer als die normaler Lymphozyten und zeigen unregelmäßige Kerne mit Einkerbung und kaum identifizierbarem Zytoplasma (Zentrozyten nach Kiel). Eine kleine Anzahl ungekerbter Zellen liegt ebenfalls vor und es finden sich immer auch wenige große Zellen mit basophilem Zytoplasma (Zentroblasten).

Tabelle 182. Einteilung der NHL nach der Working Formulation (WF) N-HLPC 1982. Gegenüberstellung mit Kiel-Klassifikation nach DORFMAN et al. (1982)

Working Formulation	Kiel-Klassifikation
Low grade	
A Malignant Lymphoma, small lymphocytic consistent with CLL, plasmacytoid	ML lymphocytisch CLL ML lymphoplasmazytisch/lymphoplasmacytoides Immunozytom
B Malignant Lymphoma, follicular predominantly small cleaved cell, diffuse areas, sclerosis C Malignant Lymphoma follicular mixed, small cleaved and large cell, diffuse areas, sclerosis	M zentroblastisch-zentrocytisch (kleinzellig), follikular $\pm$ diffuse
Intermediate grade	
D Malignant Lymphoma, follicular predominantly large cell, diffuse areas, sclerosis	ML centroblastisch (großzellig) follikular $\pm$ diffus
E Malignant Lymphoma, diffuse small cleaved cell, sclerosis	ML centrocytisch (kleinzellig)
F Malignant Lymphoma, diffuse mixed small and large cell, sclerosis, epitheloid component	ML centroblastisch-centrocytisch (kleinzellig) diffus ML lymphoplasmacytisch/-cytoid polymorph
G Malignant Lymphoma, diffuse large cell; cleaved cell, non cleaved cell, sclerosis	ML centroblastisch-centrocytisch (großzellig) diffus ML centrocytisch (großzellig) ML centroblastisch
High grade	
H Malignant Lymphoma, large cell, immunoblastic plasmacytoid, clear cell, polymorphous, epitheloid cell, cleaved cell	ML immunoblastisch T-Zonenlymphom, lymphoepitheloid-Zellymphom
I Malignant Lymphoma, lymphoblastic, convoluted cell, non convoluted cell	ML lymphpblastisch „convoluted cell" ML lymphoblastisch unklassifiziert
J Malignant Lymphoma, small non cleaved cell Burkitt's, follicular areas	ML lymphoblastisch, Burkitt-Type und andere B-lymphoblastisch
Miscellaneous	
Composite	–
Mycosis fungoides	Mycosis fungoides
Histiocytic	–
Extramedullary plasmocytoma	ML plasmozytisch
Unclassifiable	–
Other	–

Gruppe C: Malignes Lymphom follikulär gemischt „small cleaved" and „large cell" (Entsprechungen: Kiel: zentroblastisch-zentrozytisch kleinzellig follikulär. LUKES und COLLINS: small cleaved follicular center cell, follicular und auch large cleaved follicular center cell follicular. RAPPAPORT: nodulär gemischtzellig lymphozytär histiozytär. Es handelt sich um follikuläre Lymphome mit großen und kleinen Zellen, ohne daß einer dieser beiden Zelltypen dominiert.

b) Lymphome von intermediärer Malignität

Gruppe D: malignes Lymphom follikulär, vornehmlich „large cell" (Entsprechungen: Kiel: zentroblastisch-zentrozytisch großzellig follikulär. LUKES und COLLINS: „large cleaved" und/oder „non cleaved follicular center cell, follicular." RAPPAPORT: nodulär histiozytär).

Tabelle 183. Klinische Eigenschaften von 1014 Patienten mit NHL aus dem Zeitraum 1971–1975, eingeteilt nach der New Working Formulation (N-HLPC Project 1982)

Subtyp	„low grade"			„intermediate grade"				„high grade"		
	SL (A)	FSC (B)	FM (C)	FL (D)	DSC (E)	DM (F)	DL (G)	IBL (H)	LBL (I)	SNC (J)
n Fälle	41	259	89	44	79	77	227	91	49	58
%	3,6	22,5	7,7	3,8	6,9	6,7	19,7	7,9	4,2	5,0
Altersbereich	26–79	3–87	26–99	16–82	10–91	22–90	10–88	10–81	11–90	3–90
Altersmedian	60,5	54,3	56,1	55,4	57,9	58,0	56,8	51,3	16,9	29,8
Pathologisch-anatomisches Stadium (%)										
I	3	8	15	15	9	19	16	23	7	13
II	8	10	12	12	19	26	30	29	20	21
III	8	16	28	15	12	13	10	16	2	9
IV	81	66	46	58	60	42	44	33	72	57
Knochenmarksbefall	71	51	30	34	32	14	10	12	50	14
Überleben Median (Jahre)	5,8	7,2	5,1	3,0	3,4	2,7	1,5	1,3	2,0	0,7
5 Jahre (%)	59	70	50	45	33	38	35	32	26	23
Median des Intervalls bis zum Rezidiv										
Jahre	>5,4	5,0	5,2	>8,0	2,1	4,3	>8,4	3,5	1,1	>7,7

Tabelle 184. Vergleiche von Termini der WF und Rappaport-Nomenklatur. (Nach DORFMAN et al. 1982)

WF	RAPPAPORT
Low grade	
small lymphocytic, follicular, predominantly small cleaved cell	lymphocytic well differentiated nodular, poorly differentiated lymphocytic nodular
follicular mixed, small cleaved and large cell	nodular mixed lymphocytic-histiocytic
Intermediate grade	
follicular predominantly large cell, diffuse small cleaved cell	nodular histiocytic diffuse poorly differentiated lymphocytic
diffuse mixed small and large cell	diffuse mixed lymphocytic-histiocytic
diffuse large cell (cleaved/non cleaved)	diffuse histiocytic
High grade	
diffuse large cell immunoblastic	diffuse histiocytic
lymphoblastic (convoluted/non convoluted)	lymphoblastic (convoluted/non convoluted)
small non cleaved cell (Burkitt's/non Burkitt's)	diffuse undifferentiated (Burkitt's/non Burkitt's)

Gruppe E: malignes Lymphom diffus „small cleaved cell" (Entsprechungen: Kiel: zentrozytisch kleinzellig. RAPPAPORT: diffus lymphozytär wenig differenziert. LUKES und COLLINS: „small cleaved follicular center cell").

Bei LUKES und COLLINS liegen auch immer einige wenige Zellen vom Typ „large non cleaved" vor, während in der Kieler Klassifikation der Begriff zentrozytär nur bei Lymphomen ohne Zellen vom Typ „large non cleaved" benutzt wird.

Gruppe F: malignes Lymphom diffus mixed small and large cell (Entsprechungen: Kiel: zentroblastisch zentrozytisch diffus und lymphoplasmazytoid polymorph. LUKES und COLLINS: „small cleaved", „large cleaved" oder „large non cleaved follicular center cell, diffuse". RAPPAPORT: diffus gemischt lymphozytisch histiozytisch).

Es handelt sich um eine heterogene Gruppe von Lymphomen gemischter zellulärer Zusammensetzung. Zum Teil könnten sie das diffuse Gegenstück zur Gruppe C sein.

Gruppe G: malignes Lymphom diffus großzellig (Entsprechungen: Kiel: zentroblastisch-zentrozytisch großzellig diffus, zentrozytisch großzellig und zentroblastisch diffus. LUKES und COLLINS: „large cleaved FCC, diffuse". RAPPAPORT: diffus histiozytär).

In der Working Formulation wurde die Gruppe DH nach RAPPAPORT in zwei Untergruppen aufgeteilt: die obengenannte diffus-großzellige Untergruppe enthält Zellen, die nach dem Lukes-Collins-System zu den Keimzentrumszellen (FCC-Typen) gehören („large cleaved cell" und „large non cleaved cell"). Diese Gruppe hat eine etwas bessere Prognose und wurde deshalb in die mittlere Gruppe mit intermediärer Prognose eingereiht. Die zweite Untergruppe, die aus dem Typ DH nach RAPPAPORT abgetrennt wurde, sind die großzelligen immunoblastären Lymphome (siehe unten). Eine Aufteilung eines Patientenkollektives mit Stadium III/IV NHL des Typs DH nach Rappaport mit den Kriterien der Einteilung von Lukes und Collins in einer Studie von TODD et al. (1984) ergab für die Gruppe der FCC-Typen eine Überlebensrate über 5 Jahre von 80% im Vergleich zu 40% für die Gruppe der nicht-FCC-Typen. Die Rate an kompletten Remissionen und an Rezidiven war dagegen in beiden Gruppen gleich. Die bessere Überlebensrate in der Gruppe der FCC-Lymphome war somit durch längere Überlebenszeiten der Patienten mit partiellen Remissionen und Rezidiven bedingt, ein Verhalten, das für die Gruppen der niedrig-malignen NHL typisch ist.

c) Lymphome von hoher Malignität (high grade)

Gruppe H: malignes Lymphom großzellig immunoblastisch (Entsprechungen: Kiel: immunoblastisch und T-Zonen-Lymphom. LUKES UND COLLINS: immunoblastisches Sarkom T- oder B-Zell-Typ. RAPPAPORT: diffus histiozytär). Die Gruppe ist weiter unterteilt nach den Zelltypen (plasmazytoid, clear cell, polymorph, die teilweise dem „peripher T-lymphocytic"-Lymphom von WALDRON et al. (1977) sowie dem T-Zonen-Lymphom von LENNERT (1978) und dem immunoblastischen Sarkom vom T-Zell-Typ von LUKES und COLLINS (1978) entsprechen. Der polymorphe Untertyp kann eine erhebliche Epitheloidzell-Komponente aufweisen und ist dann nicht zu unterscheiden vom lymphoepitheloiden Lymphom nach LENNERT (1978), sowie vom „Lennert-Lymphoma" anderer Autoren (KIM et al. 1980b).

Gruppe I: malignes Lymphom lymphoblastisch (Entsprechungen: Kiel: lymphoblastär „convoluted" oder „unklassifiziert". LUKES UND COLLINS: „convoluted T-cell". RAPPAPORT: lymphoblastär „convoluted/non convoluted").

Gruppe J: malignes Lymphom „small non cleaved cell" (Entsprechungen: Kiel: lymphoblastär Burkitt-Typ und andere B-lymphoblastäre Typen. LUKES UND COLLINS: „small non cleaved follicular center cell". RAPPAPORT: undifferenziert Burkitt und Non-Burkitt). In einer neueren Studie aus Stanford (GROGAN et al. 1982) wurden zwischen dem nicht endemisch auftretenden Burkitt-Lymphom und dem Non-Burkitt-Lymphom mehr Gemeinsamkeiten als Unterschiede gefunden und es wurde der Vorschlag gemacht, diese beiden Formen in eine gemeinsame Gruppe mit dem Begriff des Burkitt-ähnlichen Lymphoms zusammenzufassen. Auch der frühere Begriff des „undifferenzierten" Lymphoms wird z.T. abgelehnt, da es sich um B-Zell-Lymphome mit Immunglobulin-Produktion handelt.

d) Diverse

„Composit-Lymphoma": falls zwei verschiedene Untergruppen in einem Organ bzw. einer Biopsie gefunden werden. Die Prognose soll von der Komponente mit höherem Malignitätsgrad bestimmt werden (KIM et al. 1977).

Tabelle 185. Bedeutung der follikulären oder diffusen Histologie (Tabelle 4 des N-HLPC 1982)

	Follikuläre +/−-Sklerose	Follikuläre und diffuse +/−-Sklerose	Diffuse +/−-Sklerose
n	170	97	110
Altersmedian	53,9	55	56,8
Pathologisches Stadium (%)			
I	7	15	16
II	7	11	22
III	15	20	10
IV	70	53	52
Knochenmarksbefall	58	35	35
Waldeyer-Befall	2	7	37
Überleben			
Median (Jahre)	7,3	6,2	2,9
5 Jahre (%)	70	63	36

Tabelle 186. Neuere Angaben und Unterteilungen der Gruppe DM nach RAPPAPORT

Autor	Patientengruppen			Überlebensrate		Median (Monate)
NATHWANI et al. (1983)	n=62, 93%	Stadium III/IV				
(1967–1980)	26%	davon FCC[a]-Typen (14% >60 Jahre alt) Überlebensrate nicht abhängig vom Erreichen einer Remission, Vergleichbar dem Verhalten von indolenten Lymphomen		ca. 70% 5 Jahre		>60
	55%	davon non-FCC-Typen (39% >60 Jahre alt) Überlebensrate abhängig vom Erreichen einer Remission, Morphologisch vergleichbar dem T-immunoblastischen Sarkom, LUKES-COLLINS und dem peripheren T-Zell-Lymphom von WALDRON et al. (1977) (13% „no agreement"; 6% nicht klassifizierbar)		ca. 30% 5 Jahre		20
FOUCAR et al. (1983)	n=47, 70% III/IV; ca. 43% FCC-Typen			ca. 35% 5 Jahre permanente komplette Remissionen		
(1970–1979)	zu kleine Fallzahlen bei zytologischer Unterteilung		Radiotherapie (I/II)	6/15	40%	
			CHOP	8/13	62%	
			andere Chemotherapie	3/25	25%	

[a] FCC = Follicular Center Cell

α) Diffus vs follikulär

In der Tabelle 185 sind Zahlen zur Bedeutung der Unterscheidung follikulär oder diffus aufgeführt, die in der Working Formulation beibehalten wurde. Wie weiter oben bereits erwähnt, besteht bezüglich der Unterscheidung follikulär und diffus auch zwischen nicht speziell erfahrenen Hämopathologen eine gute Übereinstimmung. Die follikulären Typen

Tabelle 187. Aufteilung der Gruppe DH von RAPPAPORT nach der Working Formulation, LUKES-COLLINS und der Kieler Klassifikation

Autor	n			Andere Klassifikation	n Fälle	Überleben	
						Median (Monate) (P=0,25)	5 Jahre (%)
NATHWANI et al. (1982) (1972–1977)	162	Median der Überlebensrate	20 Monate	Lukes-Collins			
		Stadium III	42 Monate	large cleaved	9	24	
		Stadium IV	12 Monate	large non cleaved	115	19	
		Stadium A	27 Monate	B-immunoblastic	26	20	
		Stadium B	11 Monate	T-immunoblastic	6	3	
				?	3	8	
				FCC	124	22	
				non FCC	32	20	
N-HLPC (1982) (1971–1975)	327	Konsens bei Umklassifikation nur für 142 Fälle		FCC-Typen	104	18	35[a]
				non-FCC-Typen	38	16	32[b]
GARVIN et al. (1980) (1953–1975)	85		Kiel:	zentroblastisch-zentrozytisch diffus	5		
				zentroblastisch	67		
				immunoblastisch	13		
		(Überlebenskurven für zentroblastisch/zentrozytisch besser als für zentroblastisch und besser als immunoblastisch. Unterschiede aber statistisch nicht signifikant, s. Tabelle 188).					

[a] FCC-Typen mit Überlebenskurven ohne Plateau und ohne Abhängigkeit vom Eintritt einer kompletten Remission

[b] non-FCC-Typen mit Überlebenskurven mit Plateau und Abhängigkeit vom Eintritt einer kompletten Remission

gehören überwiegend zu den niedrig malignen NHL (mit Ausnahme des NH), sind zur Zeit der Diagnose meist in einem durch Routinediagnostik erfaßbarem disseminierten Stadium und zeigen Überlebenskurven ohne Plateau. Die 5 Jahresüberlebensrate beträgt etwa 70%, der Median der Überlebenszeit liegt bei etwas über 7 Jahren. Demgegenüber zeigt die Routinediagnostik bei den meisten diffusen Typen zur Zeit der Primärdiagnose in etwa 40% eine begrenzte Ausdehnung, die Überlebenskurven zeigen ein Plateau, die 5 Jahresüberlebensraten liegen in der Statistik des NHLPC bei 36% mit einem Median der Überlebenszeit von knapp 3 Jahren.

e) Unterteilung der Gruppen „gemischtzellig" und „diffus großzellig" bzw. „histiozytär"

Die Analyse einzelner Untergruppen der WF mit dem Ziel einer weiteren Abtrennung prognostisch unterschiedlicher Subgruppen zeigte bisher widersprüchliche Ergebnisse, die teilweise wohl auf die mangelnde Übereinstimmung hinsichtlich einer morphologischen Definition verschiedener Untergruppen beruhen:

So wurde von NATHWANI et al. (1983) die Gruppe „diffuse mixed" zytologisch unterteilt in eine Gruppe der FCC-Typen (26% der Fälle) und eine der Non-FCC-Typen (55% der Gesamtgruppe) und sowie andere (Tabelle 186). Zwischen der FCC- und Non-FCC-Gruppe bestehen wichtige Unterschiede. Bezüglich des Medians der Überlebenszeit gehören die FCC-

Tabelle 188. Unterteilung der DH nach RAPPAPORT nach der Kiel-Klassifikation (GARVIN et al. 1980)

	Zentrozytisch-zentroblastisch diffus	Zentro-blastisch	Immuno-blastisch
Alter, Median	35	50	55
Anzahl	5	67	13
Komplette Remission	4 (80%)	23 (37%)	2 (17%)
Partielle Remission	1	20	4
Keine Remission	0	20	6
?	0	4	1

Typen zur niedrig malignen Gruppe, während die Non-FCC-Typen zur Gruppe hochmaligne gehören. Eine andere Analyse dieser Gruppe „diffuse mixed small and large cell" wurde von FOUCAR et al. (1983) (Tabelle 186) vorgenommen: die FCC-Typen zeigten zwar etwas bessere Überlebenskurven als die non-FCC-Typen. Die Unterschiede waren aber statistisch nicht signifikant, was mit den kleinen Zahlen erklärt wurde. Im Gegensatz hierzu fanden FISCHER et al. (1981) innerhalb und zwischen den Gruppen DM, DH und DU nach RAPPAPORT keine statistisch signifikanten Unterschiede.

Auch die Unterteilung der Gruppe DH nach RAPPAPORT nach zytologischen Merkmalen ergab widersprüchliche Resultate (Tabelle 187): die Expertengruppe des Non-Hodgkins Lymphoma Pathologic Classification Project (1982) unterteilte diese Gruppe in FCC-Typen und Non-FCC-Typen. Für diese Unterteilung konnte aber nur in etwas mehr als 40% der gesamten Gruppe DH nach RAPPAPORT ein Konsens gefunden werden. Der FCC-Typ zeigt eine etwas bessere Überlebensrate als der Non-FCC-Typ. Die Kurve der Non-FCC-Typen zeigt auch ein Plateau, was in der FCC-Gruppe nicht der Fall war. In einer anderen Analyse (NATHWANI et al. 1982), in der 162 Fälle des Typs DH nach RAPPAPORT unterteilt wurden, konnten keine signifikanten Unterschiede nachgewiesen werden, und zwar auch nicht nach Korrektur bezüglich Stadium, Allgemeinsymptomatik und Therapie (Tabelle 187). Von GARVIN et al. (1980) wurde eine Unterteilung der Gruppe DH nach RAPPAPORT nach der Kieler Klassifikation vorgenommen (Tabelle 188).

5. Simultanes Auftreten mehrerer Lymphomtypen

Im Unterschied zum Morbus Hodgkin findet man bei den NHL häufiger mehrere Lymphomtypen bei Biopsien unterschiedlicher Lokalisation: bei GOFFINET et al. (1977) wurden bei etwa 20% der Fälle mit positiven Laparotomiebefunden von der Primärdiagnose verschiedene histologische Untergruppen gefunden, während dies in der Untersuchung von FISHER et al. (1979) sogar in 33% der Fall war. Die Unterschiede bestanden hauptsächlich in der Änderung von nodulär in diffus sowie von lymphozytär in gemischt. Prognostisch standen diese Gruppen zwischen den rein nodulären und diffusen bzw. den lymphozytären und histiozytären (FISHER et al. 1979). Dieses simultane Vorkommen verschiedener Histologien an verschiedenen anatomischen Orten ist vom Vorkommen verschiedener Befunde in einer Region zu unterscheiden (siehe oben: Composit-Lymphoma).

6. Transformation von Lymphomen niedriger Malignität in solche hoher Malignität

Die Lymphome vom niedrig malignen Typ zeigen im Verlaufe häufiger einen Übergang in höher maligne Typen (15–40% bei Angabe des kummulativen Risikos mit der Beobachtungszeit und besonders bei Autopsien auch Werte über 50% [ACKER et al. 1983; CULLEN et al. 1979; OSTROW et al. 1981; HUBBARD et al. 1982; GARVIN et al. 1983; ARMITAGE et al. 1981]): nach ROSENBERG (1984c) betrug die Frequenz der Transformation nodulär in diffus im Verlauf einer 10jährigen Beobachtungsperiode bei 84 Fällen mit indolenten Lymphomen ohne primäre Therapie etwa 40–50%. LONGO et al. (1984a) fanden unter 91 Fällen mit Re-Biopsie bei 201 Patienten der Gruppe NPDL nach RAPPAPORT in 40% eine Transformation in diffuse Lymphome. Von OVIATT et al. (1984) wird eine Transformationsfrequenz von „nodular small cleaved" in „non cleaved" in 38% angegeben. Diese Autoren konnten keine histologischen oder klinischen Merkmale finden, die bereits bei der Primärdiagnose etwas über das Transformationsrisiko aussagen. Auch das Progressionsmuster erlaubte keine sichere Aussage über eine Transformation.

II. Stadieneinteilung bei Non-Hodgkin-Lymphomen

1. Stadieneinteilung nach Ann-Arbor in der Modifikation von Musshoff/Schmidt-Vollmer

Für die Einteilung der NHL nach ihrer Ausdehnung wurde zunächst das Schema übernommen, welches sich für den Morbus Hodgkin bewährt hatte (Ann-Arbor System 1971). Die Stadieneinteilung nach diesem System hat allerdings für die NHL nur begrenzten Wert: die Mehrzahl der Patienten befindet sich in den Stadien III und IV und der prognostische Einfluß einer histologischen Untergruppe und anderer Merkmale kann wichtiger sein als der des Stadiums nach ANN-ARBOR. In der Tabelle 189 ist die Stadieneinteilung in der Modifikation nach MUSSHOFF (1973) aufgeführt. Für die Gruppe A der WF bzw. die Immunozytome nach der Kiel-Klassifikation wird auch die Stadieneinteilung nach RAI für die CLL benutzt (Tabelle 190, 191).

Tabelle 189. Stadieneinteilung der NHL. Ann Arbor Klassifikation in der Modifikation. (Nach MUSSHOFF 1977)

Primär nodaler Befall		Primär extranodaler Befall
Befall einer Lymphknotenregion	I	Befall eines extralymphatischen Organs oder Gewebes I_E
Befall von zwei benachbarten Lymphknotenregionen ober- oder unterhalb des Zwerchfells oder einer Lymphknotenregion mit lokalisiertem Übergang auf benachbartes Organ/Gewebe (II_E)	II_1	Befall eines extralymphatischen Organs einschließl. der regionalen Lymphknoten oder eines weiteren benachbarten extralymphatischen Organs ober- oder unterhalb des Zwerchfells (II_{1E})
Befall von zwei nicht benachbarten oder mehr als zwei benachbarten Lymphknotenregionen ober- oder unterhalb des Zwerchfells (II_2), einschließlich eines lokalisierten Befalls eines extralymphatischen Organs/Gewebes (II_{2E})	II_2	Befall eines extralymphatischen Organs oder Lymphknotenbefall, der über die regionalen Lymphknoten hinausgeht und auch weiteren lokalisierten Organbefall einschließen kann (II_{2E})
Befall von Lymphknotenregionen ober- und unterhalb des Zwerchfells (III), einschließlich eines lokalisierten Befalls (III_E) oder der Milz (III_S) oder von beiden (III_{SE})	III	Befall eines extralymphatischen Organs/Gewebes und Lymphknotenbefall auf beiden Seiten des Zwerchfells einschließlich eines weiteren lokalisierten Befalls eines extralymphatischen Organs/Geweves oder der Milz oder von beidem (III_{ES})
Lymphknotenbefall mit diffusem oder disseminiertem Befall extralymphatischer Gewebe	IV	Diffuser oder disseminierter Organbefall mit oder ohne Lymphknotenbefall
A/B definiert wie beim Morbus Hodgkin		

Tabelle 190. Stadieneinteilung der chronischen lymphatischen Leukämie. (Nach RUNDLES u. MOORE 1978)

Stadium		Relative Häufigkeit bei Diagnose (%)	Überlebenszeit (Median)
I	Lymphozytose im Blut und Knochenmark	16	10–12 Jahre
II	Zusätzlich vergrößerte Lymphknoten oder Splenomegalie	23	über 7 Jahre
III	Zusätzlich Vergrößerung von Leber	24	4 Jahre
IV	Zusätzlich mit hämolytischer Anämie, Thrombozytopenie, Granulozytopenie	23	3 Jahre
Subleukämisch: Markbefall mit unter 5000 Lymphozyten/mm^3 Blut, und jede Kombination von Organbefall oder Zytopenie		15	

Tabelle 191. Stadieneinteilung der chronischen lymphatischen Leukämie. (Nach RAI et al. 1975)

Stadium		Median der Überlebenszeit
0	Lymphozytose im Blut und Knochenmark ohne sonstige Veränderungen	über 10 Jahre
I	Zusätzlich: Lymphknotenvergrößerungen	4–7 Jahre
II	Zusätzlich: Milz- oder Lebervergrößerung	
III	Anämie	unter 19 Monate
IV	Thrombozytopenie	

a) Relative Häufigkeit einzelner Stadien

In der Tabelle 192 und 193a u. b ist eine Übersicht über die Häufigkeit der verschiedenen Stadien bei den unterschiedlichen Lymphomtypen nach RAPPAPORT bzw. Kieler Klassifikation aufgeführt.

Der Typ DLWD und der vergleichbare Typ LP-Immunozytom zeigt zur Zeit der Diagnose in über 90% ein Stadium IV. Der Typ DLPD zeigt bei BONNADONNA et al. (1978) in knapp 50% ein Stadium IV, in 20% ein Stadium III, während das Zentrozytom in der Studie von BRITTINGER et al. (1984) in 81% ein Stadium IV und in 8% ein Stadium III zeigen (Tabelle 193b). Die nodulären bzw. follikulären Typen mit dem NLPD als häufigstem Vertreter zeigen in etwa 70% ein Stadium IV und in über 80% ein Stadium III oder IV. Dem vergleichbar ist das zentroblastisch-zentrozytische Lymphom der Kieler Klassifikation, das in 60% ein Stadium IV und in knapp 80% ein Stadium III oder IV aufweist.

Im Unterschied zu den nodulären bzw. follikulären Lymphomen sowie dem DLWD und dem Zentrozytom zeigen die Typen DH, zentroblastisch und immunoblastisch in etwa 30 bis etwas über 50% zur Zeit der Diagnose eine begrenzte Ausbreitung (I/II).

Tabelle 193a zeigt die Befallshäufigkeit verschiedener Organe: Beim LP-Immunozytom findet ebenso wie beim DLWD fast immer Knochenmarksbefall. In knapp der Hälfte der Fälle ist hierbei auch die Leber befallen. Mehr als die Hälfte der Fälle zeigt Milzbefall.

Beim Zentrozytom findet sich in über 60% Knochenmarksbefall, häufig ist auch Befall von Leber, Milz, Waldeyerschem Rachenring und Gastrointestinaltrakt.

Beim zentroblastisch-zentrozytischen Typ bzw. dem entsprechenden NLPD findet sich in etwa der Hälfte der Fälle Knochenmarksbefall, oft auch Befall von Milz und Leber,

Tabelle 192. Stadienverteilung der NHL in der Unterteilung nach RAPPAPORT z.Z. der Diagnose

Histologie	Autor		PS (%)			
			I	II	III	IV
NLPD	RIBAS-MUNDO u. ROSENBERG (1980)	n=72	ca. 1	ca. 6	14	74
	BONADONNA et al. (1978)	n=29	24	20	31	24
NM	RIBAS-MUNDO u. ROSENBERG (1980)	n=30	10	3	50	37
	BONADONNA et al. (1978)	n=15	27	13	33	27
Alle Nod.	CHABNER et al. (1978)	n=81	4	2	26	68
	RIBAS-MUNDO u. ROSENBERG (1980)	n=114	4,4	7	26	62
DH	RIBAS-MUNDO u. ROSENBERG (1980)	n=56	18	34	20	29
	BONADONNA et al. (1978)	n=49	28	28	28	14
DH+DM	CHABNER et al. (1978)	n=47	8	19	28	47
DPDL	BONADONNA et al. (1978)	n=49	16	14	20	48
	CHABNER et al. (1978)	n=29	7	14	0	79
DM	BONADONNA et al. (1978)	n=28	7	36	21	36

während Befall des Waldeyerschen Rachenrings und Gastrointestinalbefall etwas seltener sind.

Beim Zentroblastom sowie dem Typ DH findet sich Knochenmarksbefall in weniger als 20%, relativ häufig ist Befall von Gastrointestinaltrakt und der Waldeyerschen Rachenregion sowie Milzbefall, während Leberbefall selten ist. Das Risiko des Befalls des ZNS ist im Abschnitt VII näher besprochen.

2. Untersuchungen zur Stadieneinteilung

Die wichtigsten Untersuchungen zur Stadienabklärung sind in der Tabelle 193 aufgeführt. Bei der physikalischen Untersuchung sind neben den stammnahen Lymphregionen auch die peripheren Regionen zu berücksichtigen, da diese häufiger als beim Morbus Hodgkin betroffen sind (epitrochlear, popliteal, präaurikulär). Neben den lymphatischen Regionen müssen auch zahlreiche extranodale Regionen, insbesondere Knochenmark, Leber, Gastrointestinaltrakt, Pharynx, Haut, Skelett und Lungen in bestimmten Fällen auch ZNS untersucht werden:

Für die klinische Beurteilung von Leber und Milz mit Palpation, Blutchemie, Ultraschall, Computer-Tomographie und eventuell Szintigraphie gilt das bereits weiter oben für den Morbus Hodgkin gesagte.

a) Untersuchung des Abdomens

(Milzgewicht und Milzbefall, Leberblindpunktion und Biopsie, Harnwege, LAG, Sonographie, CT, Laparoskopie)

Tabelle 194 zeigt die Korrelation zwischen Milzgewicht und der Häufigkeit des Befalls von Leber und Milz für den NHL: bei einem Schätzgewicht ab 400 g waren 100% von 13 Milzen befallen mit einer Frequenz für den Leberbefall von etwa 62%. Jedoch auch nur gering vergrößerte Milzen zeigten in 40% der nodulären und 15% der diffusen NHL einen Befall. Nach den im Abschnitt Morbus Hodgkin erwähnten Daten zeigen auch computertomographisch unauffällige Lebern und Milzen häufig einen Befall. Da die sonographische Untersuchung des Abdomens unter anderem die schwer mit nicht invasiver Diagnostik erfaß-

Tabelle 193. Untersuchungen zur Stadienabklärung von NHL

Obligat	Körperliche Untersuchung unter besonderer Beachtung der Lymphstationen inklusive der brachialen und poplitealen sowie der Waldeyerschen Rachenregion
	Labor: Hämatologischer Status, Quick, PTT, BSG, Elektrolyte, Bilirubin, Glukose, Protein, Enzyme (LDH, GOT, GPT, AP), Kreatinin, Harnsäure, Elektrophorese, Immunelektrophorese, quantitative Bestimmung der Immunglobuline, Coombs-Test, Urinstatus
	Thorax: Röntgenübersicht in zwei Ebenen, CT, bei Mediastinalbefall auch Sonographie (Perikard)
	Abdomen: Abdominale Sonographie, CT, Lymphographie Skelett, Knochenmark: Yamshidi-Biopsie, Skelett-Szintigraphie mit gezielten Röntgenaufnahmen
Fakultativ	Röntgen und Endoskopie Gastrointestinaltrakt Laparoskopie
	ZNS: Liquor (obligat bei lymphoblastärem Lymphom und empfehlenswert bei fortgeschrittenen diffusen Lymphomen) CT, Myelographie
	explorative Laparotomie mit Splenektomie

Tabelle 193a. Befall verschiedener Organe/Strukturen bei Diagnose bei Patienten mit NHL in der Kieler Klassifikation. Daten der multizentrischen Studie (1975–1980) der Kiel Lymphoma Study Group (BRITTINGER et al. 1984)

Organ	% Nachweis von Befall bei Diagnose Untergruppe (n Fälle)					
	LP-Immunozytom (213)	CC (87)	CC-CB (157)	CB (157)	IB (83)	LB[a] (60)
Lymphknoten	89	92	95	87	84	91–100
Waldeyer's Ring	8	24	7	19	15	15– 20
Milz	57	57	40	30	33	36– 55
IE/IIE	1/2	5/0	2/3	10/8	11/7	0– 9
Knochenmark	86	64	43	17	24	27– 70
Blut	62	27	14	4	8	9– 41
Leber	47	36	24	3	14	0– 33
Gastrointest.	10	30	9	20	19	0– 38
ZNS	0	3	1,4	6	3	0– 8
Pleura	2	5	4	3	6	7– 30
Haut	6	6	5	6	8	9– 11

[a] Aufteilung nach Untertypen (Burkitt, T-Zelltyp, unklassifiziert)

Tabelle 193b. Verteilung der Stadien (PS, Ann Arbor) bei Patienten mit NHL in der Kieler Klassifikation. Multizentrische Studie der Kiel Lymphoma Study Group (BRITTINGER et al. 1984) (1975–1980)

Untergruppe	Anzahl	% Stadien PS			
		I	II	III	IV
LP-Immunozytom	213	1,5	1	2	95,5
Zentrozytom	87	7	4	8	81
Zentroblastisch-zentrozytisches Lymphom	157	8	13	19	60
Zentroblastisches Lymphom	157	14	24	28	34
Immunoblastisches Lymphom	83	17	17	19	47
Lymphoblastisches Lymphom	60	8	6	10	76

Tabelle 194. Korrelation Milzgewicht und Milz/Leberbefall beim NHL, Untersuchung von RIBAS-MUNDOS u. ROSENBERG (1980)

Milzgewicht	Nodulär			Diffus		
	Anzahl	Milz +(%)	Leber +(%)	Anzahl	Milz +(%)	Leber +(%)
Bis 200 g	40	16 (40)	4 (10)	34	5 (15)	1 (3)
201–400 g	9	6 (67)	1 (11)	10	3 (30)	1 (10)
Über 400 g	6	6 (100)	3 (50)	7	7 (100)	5 (72)

Tabelle 195. Bedeutung der Laparoskopie, perkutanen Leberbiopsie und der Markpunktion bei der Abklärung von NHL

CHABNER et al. (1978)	% Positive Befunde in der Leber (Anzahl untersucht)		
	Perkutane Leberpunktion	Laparoskopie	Laparotomie
LAG+	26% (80)	39% (57)	39% (36)
LAG−	5% (18)	0 (12)	0 (12)

	LAG+	Knochenmark-punktion+	Leber+		
			Perkutane Biopsie	Laparoskopie	Laparotomie
Nodulär	90% (69)	40% (79)	25% (72)	32% (51)	28% (29)
DH	57% (37)	15% (39)	6% (33)	12% (26)	0 (11)
Andere D	78% (31)	58% (47)	31% (26)	50% (14)	1/4

BONADONNA et al. (1978)	Tumorbefall			Knochenmark
	Leber+	Milz+	Sonstige	
CS I/I_E	9% (64)	9% (47)	3% (64)	6% (62)
CS II/II_E	7% (57)	14% (51)	0	11% (57)
CS III/III_E	34% (70)	47% (53)	0	26% (70)
IV: Leber nach Ann Arbor	21% (14)	27% (11)		21% (14)
IV: Andere als Leber und Mark	28% (36)	23% (31)	3% (36)	19% (36)

baren mesenterialen Lymphknoten zu beurteilen erlaubt, neben den vergrößerten retroperitonealen und pelvinen Lymphknoten auch eine allfällige Harnabflußbehinderung früh erkennt und auch eine gewisse Beurteilung von Leber und Milz hinsichtlich Größe und morphologischer Integrität beurteilt, gehört diese Untersuchung zur Routine und ist zeitlich vor der Lymphangiographie einzusetzen. Bei Anwendung der in Abschnitt A.VI.5. erwähnten Kriterien des Ann Arbor-Systems für Leberbefall ist etwa die Hälfte der klinisch als befallen eingestuften Leber bei der Laparotomie ohne nachweisbaren histologischen Befall. Umgekehrt findet man in bis 16 Prozent der klinisch als normal beurteilten Lebern histologischen Befall (COME u. CHABNER 1979). Im Unterschied zum Morbus Hodgkin hat die perkutane Leberblindpunktion beim NHL eine Berechtigung: CHABNER et al. (1975, 1978) fanden bei der perkutanen Leberblindpunktion in 26% der lymphangiographisch positiven und in 5% der lymphangiographisch negativen Fälle einen Leberbefall (Tabelle 195). Als nächste Stufe zur Beurteilung der Leber (mit Einschränkungen auch der Milz) ist die Laparoskopie indiziert: laparoskopisch wurde von CHABNER et al. (1978) in 32% der nodulären, in 12% der diffus histiozytären und in 50% der sonstigen diffusen NHL Leberbefall nachgewiesen (Ta-

Tabelle 196. Befall der mesenterialen Lymphknoten beim NHL in der Untersuchung von ROSENBERG et al. (1978)

Patientengruppe		Befall der mesenterialen Lymphknoten (%)
Nodulär (104 Fälle)	LAG+	79
	LAG−	47
Diffus (89 Fälle)	LAG+	52
	LAG−	9

belle 195). Die Laparotomie deckt etwa bei weiteren zwei (CASTELLANI et al. 1977) bis 28% (CHABNER et al. 1978) Leberbefall auf (wobei nicht immer angegeben ist, ob alle Laparotomierten vorher eine Laparoskopie hatten, Tabelle 196).

Sensitivität und Spezifität der bipedalen Lymphangiographie im Bereich der dargestellten Lymphknoten liegt zwischen etwa 50 und 90% (BONADONNA et al. 1975, 1978; GOFFINET et al. 1977; MORAN et al. 1975; COME u. CHABNER 1979). Histologisch wurden in einer Serie in 33% der lymphographisch normal befundeten Lymphknoten Befall aufgedeckt (COME u. CHABNER 1979). Die häufig betroffenen mesenterialen Lymphknoten werden bei dieser Untersuchung nicht erfaßt (Tabelle 196). In einer Untersuchung in Stanford (ROSENBERG et al. 1978b) waren die mesenterialen Lymphknoten bei 79% der Patienten mit positivem Lymphangiogramm und nodulärer Histologie (52% bei diffuser Histologie) befallen und auch bei negativem Lymphangiogramm zeigten histologisch 47% (noduläre Histologien) bzw. 9% (diffuse Histologie) einen Befall mesenterialer Lymphknoten. Insgesamt liegt die Häufigkeit positiver Befunde bei der bipedalen Lymphangiographie zwischen 70 und 90% bei nodulären Typen, zwischen 40 und 57% bei diffusen Typen (GOFFINET et al. 1977; CHABNER et al. 1976). Überraschend schlechte Resultate lieferten Lymphangiographie, Galliumszintigrahie, Sonographie sowie CT in einer Untersuchung von FUKS et al. (1981) beim Einsatz zur Verlaufskontrolle: von 100 befallenen Patienten zeigten 20 aufgrund nicht invasiver Untersuchungen partielle Remissionen. Diese Patienten wurden laparotomiert: nur in 4 (20%) wurde histologisch ein Tumor nachgewiesen. 13 von 17 (78%) zeigten ein falsch-positives Lymphangiogramm, fünf CT-Untersuchungen oder Sonographien waren alle falsch-positiv, von den Gallium-Szintigraphien waren 27,5% falsch-positiv und 11% falsch negativ.

Eine Untersuchung des Gastrointestinaltrakts (Röntgenkontrast und Endoskopie) ist außer bei entsprechenden klinischen Symptomen auch bei Befall der Waldeyerschen Region und bei abdominalen Herden durchzuführen.

b) Thorax, Skelett, Urogramm, Galliumszintigraphie

Die Röntgenaufnahme des Thorax zeigt etwa in 20–30% Lymphomherde (CHABNER et al. 1977; GOFFINET et al. 1977).

Bei den diffusen Histologien sollte auch ohne spezielle klinische Symptomatik ein Skelettszintigramm durchgeführt werden (COME u. CHABNER 1979).

Ein intravenöses Pyelogramm dient zur Aufdeckung von Harnabflußstörungen, die eine rasche Therapie erfordern. Falls die sonographische Diagnostik einen unauffälligen Befund ergeben hat, kann auf das Pyelogramm verzichtet werden.

Tabelle 197. Häufigkeit des Knochenmarksbefalls. Zusammenstellung von RIBAS-MUNDO u. ROSENBERG (1980)

Histologie	JONES et al. (1972)	DICK et al. (1974)	RIBAS-MUNDO et al. (1980)	STEIN et al. (1976)	CHABNER et al. (1976)	CASTELLANI et al. (1977)
Anzahl Fälle	218	108	200	121	170	119
NLPD	30%	57%	76%	59%	40%	10%
NM	15%	–	36%	0	46%	14%
DLWD	–	–	100%	100%	100%	67%
DLPD	29%	27%	15%	61%	54%	33%
DM	21%	–	78%	–	33%	20%
DH	5%	17%	13%	5%	15%	4%

Tabelle 198. Häufigkeit von Knochenmarksbefall bei NHL in der Einteilung nach LUKES und COLLINS. Untersuchung von FOUCAR et al. (1979)

Lymphome	Anzahl	Knochenmarksbefall	
		Anzahl	%
B-Zell			
small lymphocytic	18	16	89
plasmocytoid lymphocytic	2	2	100
FCC			
small cleaved	87	48	55
large cleaved	13	5	38
small non cleaved	10	2	20
large non cleaved	27	8	30
T-Zell			
small lymphocytic	1	1	100
convoluted lymphocytic	10	6	60
cerebriform lymphocytic	0		
immunoblastic	4	2	50
lymphoepitheloid	2	2	100
Histiocytic	1	1	100
Undefined	0		
Total	176	93	53

Der Wert der Tumorszintigraphie mit Galliumzitrat ist sehr begrenzt: die Sensitivität unter Berücksichtigung aller histologisch verifizierten Herde liegt in einer Studie von COME u. CHABNER (1979) bei 31%.

c) Knochenmark

Zur Untersuchung des Knochenmarkes ist eine Biopsie erforderlich, da die Aspiration nur in etwa 10% der bioptisch positiven Fälle einen entsprechenden Befund ergibt (COME u. CHABNER 1979). Bei den nodulären lymphozytären Lymphomen liegt die Häufigkeit positiver Knochenmarksbefunde meist über 50% (Tabelle 197, 198). Beim diffus-histiozytären Typ liegt die Frequenz positiver Knochenmarksbefunde zwischen 4 und 17% (Tabelle 197).

Tabelle 199. Zusätzliche positive Befunde mit Stadienmodifikation bei Patienten mit NHL und ohne Zeichen für extranodalen Befall bei klinischer Stadienabklärung inklusive Laparoskopie und perkutaner Knochenbiopsie (CASTELLANI et al. 1977)

CS (inkl. Laparoskopie und Knochenmarksbiopsie	Anzahl	Positive Befunde bei Laparotomie in					
		Leber	Milz	Paraaortalen Lymphknoten	Sonstigen	Gastro-intestinal	Mark
I/II	50	1 (2%)	3 (6%)	3 (6%)	8 (16%)	2 (4%)	0
III	30	1 (3%)	8 (27%)	2 (6%)	6 (20%)	0	1 (3%)

Tabelle 200. Änderung der Stadienverteilung bei NHL bei invasiver Diagnostik. (Nach GOFFINET et al. 1977 und RIBAS-MUNDO u. ROSENBERG 1980)

CS	PS				
	I	II	III	IV	Total
a) Alle nodulären					
I	13	1	2	3	19
II	3	26	10	5	44
III	1	0	48	91	140
IV	0	0	0	3	3
Total	17	27	60	102	206
b) Alle diffusen					
I	32	2			34
II	1	60	2	5	68
III	2	7	24	35	68
IV	–	1	–	46	47
Total	35	70	26	86	217
c) Alle NLPD					
I	1			2	3
II	–	4	3	2	9
III	–	–	7	47	65
IV	–	–	–	6	6
Total	1	4	10	57	72
d) Alle DH					
I	9	1			10
II		14	–	–	14
III	1	3	11	6	21
IV	–	1	–	10	11
Total	10	19	11	16	56

Da Patienten, die nach intensiver Diagnostik (jedoch ohne Laparotomie und ohne Knochenmarksbiopsie) noch im Stadium I/II sich befinden, liegt die Frequenz positiver Knochenmarksbefunde unter 10% (COME u. CHABNER 1979; ROSENTHAL et al. 1978). Durch die Knochenmarksbiopsie wird somit ein großer Anteil der lymphographisch als III eingestuften Patienten in ein Stadium IV überführt.

d) Liquor cerebrospinalis

Auch ohne Vorliegen entsprechender klinischer Symptomatik wird bei fortgeschrittenen Stadien der diffusen sowie nodulären histiozytären Lymphome und insbesondere bei allen

Tabelle 201. Änderung der Stadienverteilung bei NHL nach diversen Untersuchungen. Untersuchung von CHABNER et al. (1978) (170 Fälle)

Untersuchung	Stadium (%)			
	I	II	III	IV
Nach Zuweisung	13	21	42	24
Plus LAG	8	15	54	24
Plus Knochenmarksbiopsie	7	13	33	48
Plus perkutane Leberbiopsie	6	11	25	58
Plus Laparotomie	6	8	21	65

Tabelle 202. Extranodale Manifestationen bei der Primärdiagnostik bei Patienten mit NHL in der Untersuchung von GOFFINET et al. (1977) (ohne Knochenmark und ohne Waldeyer)

Region	Anzahl Patienten mit Befall	Patienten mit extranodalen Herden (%)	Von allen (423; davon 197 PS) (%)
Gastrointestinaltrakt	52	39	12,3
Leber	33	25	7,8
Haut	27	20,5	6,4
Lunge	25	19	5,9
Knochen (multipel)	15	11,4	3,5
Pleuraerguß	14	10,6	3,3
Epidural	7	5,3	1,6
Kopf/Hals	6	4,5	1,5
Mamma	5	3,8	1,2
Herz/Perikard	4	3	1
ZNS	3	2,2	0,7
Sonstige (Niere 2, Uterus/Tube je 1, Blase 2, Pankreas 3)			
Alle	132		31
		Noduläre	14%
		Diffuse	47%)

lymphoblastären Lymphomen eine Untersuchung des Liquor cerebrospinalis empfohlen (DELBRÜCK et al. 1977; YOUNG et al. 1979; HERMAN et al. 1979). In Fällen, in denen aufgrund klinischer Verdachtsmomente eine Liquoruntersuchung vorgenommen wurde, wurden in 58–66,6% (z.T. erst bei Mehrfachuntersuchungen) Tumorzellen nachgewiesen (YOUNG et al. 1979; HERMAN et al. 1979). Weitere unspezifische Befunde sind: Erhöhung des Eiweißes und Verminderung der Glukose. Bei pathologischen Liquorbefunden oder entsprechenden klinischen Symptomen sind zusätzlich Computertomographie und Myelographie indiziert.

e) Explorative Laparotomie

Die explorative Laparotomie zum Nachweis abdominaler Herde hat bei Patienten mit NHL eine wesentlich geringere Bedeutung als beim Morbus Hodgkin: nach intensiver klinischer Abklärung ist die Mehrzahl der Patienten bereits im Stadium III oder IV, wobei die Unterscheidung zwischen III und IV in vielen Behandlungsprotokollen keine Konsequenzen hat. Es handelt sich häufiger um ältere Patienten im Vergleich zum Morbus Hodgkin. Die Komplikationsrate dieses Eingriffs bei Patienten mit NHL ist höher als bei Patienten mit Morbus Hodgkin. Eine explorative Laparotomie ist vielleicht für jene kleine Gruppe von Patienten erwägenswert, die nach nicht invasiver Abklärung im Stadium I und II mit nodulärer Histologie verblieben sind, für die als Therapie eine lokoregionale Radiotherapie (im Stadium PS I/II) bzw. eine totale lymphatische Bestrahlung (im Stadium PS III) indiziert ist. Für die kleine Gruppe mit Stadium CS I eines diffus histiozytären Lymphoms mit kleinem Tumor, welcher für eine alleinige Radiotherapie in Betracht kommt, kann auf die Laparotomie verzichtet werden, da diese die wenigen Rezidive meist nicht erfaßt. Die Tabellen 199–201 zeigen die Häufigkeit verschiedener Befunde bzw. Änderung der Stadienverteilung bei der explorativen Laparotomie bei Patienten mit NHL.

Die Bedeutung einer Laparotomie bei abdominalen Lymphomen bzw. gastrointestinalen Herden ist im Abschnitt über gastrointestinale NHL diskutiert.

Tabelle 202 zeigt die Häufigkeit diverser extranodaler Herde im Patientenkollektiv von Stanford (Goffinet et al. 1977).

Fast die Hälfte der Patienten mit diffusem NHL zeigt extranodale Herde bei der Primärdiagnostik gegenüber weniger als 20% derjenigen mit nodulären NHL. Am häufigsten ist der Gastrointestinaltrakt von den extranodulären Herden betroffen. In den Abschnitten über verschiedene extranodale NHL ist deren Häufigkeit und klinische Bedeutung näher besprochen.

III. Prognostisch günstige, noduläre NHL im klinisch begrenzten Stadium: Verlauf, Therapie

1. Zugehörige Lymphomtypen, Stadien

Nach intensiver Stadienabklärung inkl. Laparotomie verbleiben etwa 6–21% der Patienten mit nodulärem NHL in einem begrenzten Stadium I/II (Goffinet et al. 1977; Chabner et al. 1977, 1980). Zu den Gruppen mit prognostisch günstiger Histologie werden in der untenstehenden Diskussion Patienten mit DLWD, NLPD, NM gerechnet. Die Gruppe NH ist auf Grund des klinischen Verlaufes (s.u.) den NHL mit intermediärer bis hoher Malignität zuzurechnen. Zahlenmäßig überwiegen die Gruppen NLPD und NM. In den unten aufgeführten Statistiken ist praktisch ausschließlich die Einteilung nach Rappaport benutzt worden. Nach der Kieler Einteilung rechnen zu den prognostisch günstigen histologischen Gruppen Fälle mit zentroblastisch-zentrozytisch follikulär oder follikulär und diffus sowie lymphoplasmozytoide und lymphoplasmozytische Immunozytome in begrenzten Stadien, während polymorphzellige Immunozytome, zentrozytische sowie zentroblastisch-zentrozytische diffuse, besonders mit hohem Zentroblastenanteil, zur Gruppe mit intermediärer oder ungünstiger Prognose rechnen (Krüger u. Fischer 1980; Kuse et al. 1983).

2. Kurabilität?

Die Kurven der symptomfreien Überlebensraten von Gruppen mit prognostisch günstigen Histologien zeigen meist auch bei Beobachtung über 10–15 Jahre ab Diagnose einen Abfall ohne Tendenz zur Plateau-Bildung (s. weiter unten). An diesem prinzipiellen Verhalten der Überlebenskurven haben bislang auch neuere Chemotherapie-Schemata mit hohen Remissionsraten sowie diverse Kombinationen von Chemotherapie und Radiotherapie inklusive Ganzkörperbestrahlung nichts geändert, so daß diese Lymphomtypen auch heute noch als inkurabel gelten (Rosenberg 1984c). Smith et al. (1984) konnten im Blut von Patienten mit malignen NHL monoklonale Lymphozyten nachweisen, die sie für Tumorzellen halten. Bei Patienten mit NLPD und NM konnten beim Stadium CS I/II in etwa 40% und bei

Stadium III/IV in über 90% monoklonale Lymphozyten nachgewiesen werden. Auch in klinisch kompletter Remission wurden solche Zellen noch häufig im Blut nachgewiesen. Anders verhielt es sich bei Patienten mit DH und DU (die als kurabel gelten): Im Stadium der aktiven Erkrankung war im Stadium I/II in über 50%, im Stadium III/IV in 100% der Nachweis dieser Zellen möglich, während bei stabiler (mindestens 18 Monate) kompletter Remission die Zellen nicht mehr nachweisbar waren. Die Überlebenskurven für das Gesamtkollektiv sind allerdings stark durch fortgeschrittene Stadien gewichtet. Bei isolierter Betrachtung klinisch begrenzter Stadien I/II findet man auch 10 Jahre nach Diagnose sehr hohe Überlebensraten sowie nach Ablauf einer etwa fünfjährigen symptomfreien Frist nur noch selten Rezidive (ROSENBERG 1984c). Allerdings ist die Zahl der unter Beobachtung stehenden Patienten nach einer Zeit von 10–15 Jahren recht gering, so daß die Kurabilität auch der begrenzten Lymphome vom prognostisch günstigen Typ nicht als bewiesen angesehen werden kann. Das derzeit anerkannte therapeutische Konzept in der Behandlung von Patienten mit Lymphomen vom prognostisch günstigen Typ geht jedoch von der Kurabilität dieser Erkrankung mit lokal wirksamen Methoden aus im begrenzten Stadium.

3. Übersicht Überlebensraten

In der Tabelle 203 sind Überlebensraten nach (meist) lokoregionaler Radiotherapie von Patienten mit klinisch begrenzten Stadien prognostisch günstiger NHL aufgeführt. Die meisten Fälle hatten eine Stadieneinteilung ohne Laparotomie. Die Überlebensraten nach 5 Jahren liegen zwischen 62 und 100%, die Zehnjahresüberlebensraten zwischen 77 und über 80% bei einer symptomfreien Überlebensrate von 44 bis über 50%. Wie weit diese Überlebensrate durch einen natürlicherweise sehr indolenten Verlauf der Erkrankung oder durch die Therapie bedingt ist, läßt sich nicht sicher sagen. Auch angesichts der hohen Frequenz abdominaler Lymphomherde, die bei einer klinischen Stadieneinteilung übersehen (Tabelle 196, 204) und somit bei einer lokoregionalen Radiotherapie unbehandelt bleiben, ist die hohe Überlebensrate zumindest z.T. auf einen sehr indolenten natürlichen Verlauf zurückzuführen. In der Untersuchung von HEIFETZ et al. (1980) wurden bei 28 Fällen nodulärer NHL mit klinischem Stadium I/II (ohne Laparoskopie) in 17 Fällen (61%) bei der Laparotomie abdominale Lymphomherde nachgewiesen (Tabelle 204). In dieser Untersuchung fällt auch auf, wie häufig histologisch befallene Lymphknoten Dimensionen aufwiesen, die im CT noch als normal zu befunden sind.

a) Überlebensraten bei verschiedenen Untergruppen

Eine nähere – allerdings retrospektive – Aufschlüsselung der Patientengruppen im klinisch begrenzten Stadium mit prognostisch günstiger Histologie haben GOSPODAROVICZ et al. (1984) sowie PARYANI et al. (1983) vorgenommen: (Tabelle 205–207):
In der Gesamtgruppe mit Stadium I/II (meist CS) haben in beiden Zentren etwas über 50% symptomfrei 10 Jahre überlebt. Der wichtigste prognostische Parameter in der Untersuchung in Stanford (PARYANI et al. 1983) war das Alter: die symptomfreie Überlebensrate nach 10 Jahren betrug bei Patienten unter 40 Jahren etwa 80%, bei Patienten über 40 Jahre nur etwa 20%. Bezüglich der Überlebensrate nach fünf Jahren waren folgende Parameter nicht signifikant: E-Befall, Intensität der Diagnostik, maximaler Durchmesser der Herde, Anzahl befallener Regionen. Bezüglich der Symptomfreiheit waren signifikant: Intensität der Diagnostik und bestrahltes Volumen. Die symptomfreie 10 Jahres-Überlebensrate für die Fälle mit PS I/II lag bei etwa 80% und war für diese Untergruppe unabhängig vom Volumen der Bestrahlung (TLI vs IF/EF). Im Gegensatz hierzu fanden SLANINA et al. (1981)

Tabelle 203. Überlebensraten bei Patienten mit nodulärem NHL im klinisch begrenzten Stadium. Meist lokoregionale Radiotherapie

Autor	Patienten	Überleben (%)	Symptomfrei (%)	Zeit (Jahre)
REDDY et al. (1977)[a]	13 CS I	100	50	5
(1964–1977)	10 CS II	78	39	5
CHEN et al. (1979)[a]	26 CS I+II	83		10
(1959–1975)	I		88	5
	II		67	2
TIMOTHY et al. (1980)[a] (1961–1977)	20 CS I/II	77	44	10
HELLMAN et al. (1977) (1967–1974)	? CS I	100	60	5
FULLER et al. (1975) (1961–1969)	62 CS I/II	65		5
RUDDERS et al. (1979)	8 CS I	100	ca. 80	5
(1971–1976)	21 CS II	ca. 60		5
MONFARDINI et al. (1980)	11 PS I+II	62	55	5
(1972–1975)		(kein statistisch signifikanter Unterschied zur Gruppe mit RT+ChT)		
PARYANI et al. (1983)	20 PS I/II	über 80	über 80	10
(1981–1980)	TLI oder IF: ohne Unterschied			
HERRMANN et al. (1982) (1971–1975)	40 CS+PS I/II	94	94	5
MERCHANT et al. (1984)	CS I/II nur RT (53)		41	5
	RT+ChT (30		66	
	(retrospekt. Vergleich)			
KUSE et al. (1983)	28 IA zentrozytisch/zentroblastisch	90		5
(1976–1981)	30 IIA	82		5
	großvolumige RT			
	Rezidive IIA: 18, Rezidive IA: 5			
	LP-Immunozytom: 4 Rezidive unter 17 IA/IIA nach RT			
	9 IA/IIA zentrozytisch: alle rezidivieren nach RT			
SLANINA et al. (1981)	39 CS+PS I–IV zentrozyt.-zentroblast. follikulär/großfollik. Lymphom Brill-Symmers (5 Jahres-Überlebensraten Untergruppen: I (12): 70%, II (11): 33%, III (10): 80%) TNI/TLI: 78%, lokoreg. RT: 48% rein follikulär 93% follik.+diffus 53%	52	42	5

[a] z.T. ohne LAG und ohne Knochenmarksbiopsie

in einem retrospektiven Vergleich nach Bestrahlung eines größeren Volumens höhere Überlebensraten als nach lokoregionaler Bestrahlung (Tabelle 203).

In Tabelle 203a sind die Beobachtungen der Studie der Kieler Lymphomgruppe aufgeführt. Der Median der Remissionsdauer in der Gruppe zentroblastisch-zentrozytisch CS+PS I ist kürzer als in der Gruppe PS I/II von PARYANI et al. 1983.

Tabelle 203a. Resultate der Behandlung mit EF-Radiotherapie bei Patienten mit begrenzten Stadien von malignen Lymphomen der Kieler Klassifikation. Daten der Kiel Lymphoma Study Group (BRITTINGER 1984, Studie von 1975–1980)

Untergruppe	Stadien	Verlauf
LP-Immunozytom	9 PS I/II/III	Median der Überlebenszeit noch nicht erreicht (9–68 Monate)
Zentrozytom	5 PS I/IE	bei allen komplette Remission. 1 Rezidiv, 1 Todesfall an AML, 3 symptomfrei (8, 38, 58 Monate)
	Stadium II–III	gleiche Überlebenskurven wie Stadium IV
Zentrozytisch-Zentroblastisches Lymphom	CS+PS I	13/14 in Remission. Median der Remissionsdauer 42 Monate (13–67 Monate)

Tabelle 204. Ergebnisse der explorativen Laparotomie mit Splenektomie bei Patienten mit nodulärem NHL CS I/II (ohne Laparoskopie, aber inkl. LAG und Knochenbiopsie) (HAIFETZ et al. 1980)

Anzahl Fälle mit Laparotomie:	28	
Anzahl mit Tumorbefunden:	17 (61%)	
Lokalisation der Tumorbefunde:		
Anzahl mit Milzbefall		11 (64%)
Anzahl mit Lymphknotenbefall	Porta hepatis	3
	Truncus coeliacus	9
	mesenterial	8
	paraaortal	7
	Milzhilus	1
Anzahl mit Leberbefall		1

Im Hinblick auf die CT wurde die Größe der befallenen Lymphknoten untersucht: nur 4 von 26 befallenen Lymphknoten hatten einen Durchmesser von über 2 cm. Durchschnittliches Milzgewicht: 165 g.

Eine etwas andere Aufgliederung wurde in Toronto vorgenommen (GOSPODAROVICZ et al. 1984). Von prognostischer Bedeutung waren: das Alter, die Herdzahl und Lokalisation (Befall benachbarter oder nicht benachbarter Stationen innerhalb des CS II), Allgemeinsymptome, die histologische Untergruppe (NLPD+NM versus NH) und im Gegensatz zu den Untersuchungen aus Stanford auch der Tumordurchmesser (klein: unter 2,5 cm; versus mittel: 2,5–5 cm; versus groß: über 5 cm).

Die prognostisch günstigste Untergruppe waren Patienten unter 70 Jahre alt mit CS I/II A und Herden nicht über 5 cm (Tabellen 206, 207, Abbildung 65). In dieser Gruppe betrug die Überlebensrate 12 Jahre nach Diagnose etwa 90%. Die Rezidivrate lag bei unter 20%. Dagegen betrug die Rezidivrate bei Patienten ab 70 Jahren etwas über 70% und die Überlebensraten nach 5 Jahren lagen bei etwa 20% (abgesehen von einer kleinen Untergruppe mit CS I/II_1 mit Tumoren unter 2,5 cm ∅).

In der Gruppe der unter 70 Jahre alten mit CS II_2 oder Allgemeinsymptomen betrug die Rezidivrate etwa 50%, in der entsprechenden Gruppe der Patienten ab 70 Jahre betrug sie 100%.

In der Untergruppe NH betrug die Rezidivrate bei kleinem Tumordurchmesser 33%, bei Tumordurchmesser 2,5–5 cm betrug sie knapp 60% und bei größeren Tumoren knapp

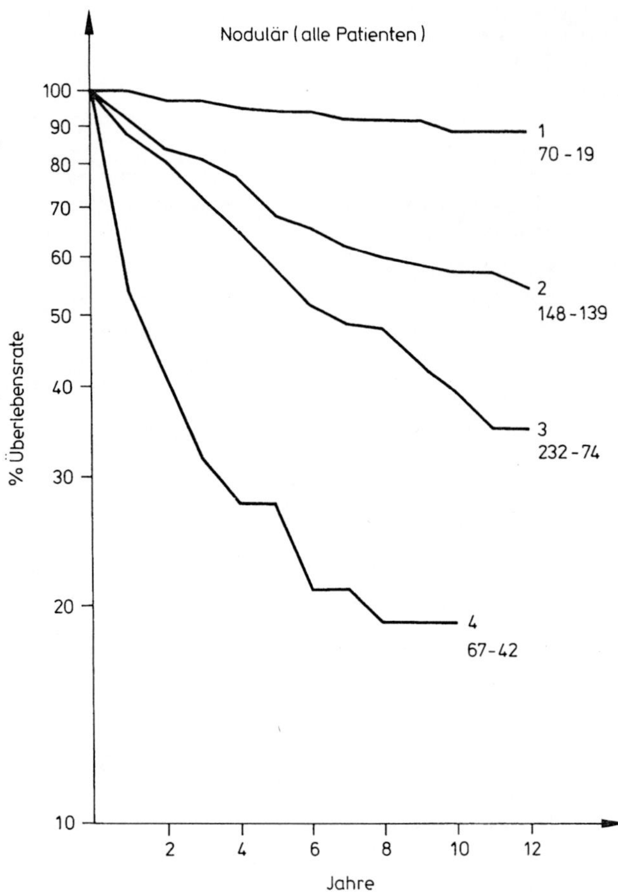

Abb. 66. Überlebensraten von Patienten mit nodulären NHL. Patienten des Princess Margret Hospitals Toronto aus dem Behandlungszeitraum 1967–1978. Die Gruppeneinteilung 1 bis 4 entspricht den Gruppen in der Tabelle 208. Patienten mit klinisch begrenzten Stadien hatten meist lokoregionale Radiotherapie. (Nach GOSPODAROWICZ et al. 1984)

Tabelle 205. Serie der Stanford University (PARYANI et al. 1983) aus dem Zeitraum 1961–1980 zum Verlauf bei Patienten mit nodulären NHL Stadium I und II (NLPD, NM, NH und DLWD) nach Radiotherapie

Patientengruppe	Überleben (%)	Symptomfrei (%)	Zeit (Jahre)
Total n = 134			
CS und PS (ca. 25%) I/II			
RT: IF/EF/TLI	68	54	10
	42		15
	(ca. 25% der Todesfälle durch interkurrente Erkrankungen, NH signifikant schlechter als die übrigen Gruppen)		
Unter 40 Jahre alt	ca. 80	ca. 80	10
Ab 40 Jahren	ca. 35	ca. 20	10
I vs II	kein Unterschied		
TLI vs IF/EF			
in Gesamtgruppe (PS + CS)	bezüglich Symptomfreiheit TLI besser als IF/EF bezüglich Überleben keine signifikanten Unterschiede		
in randomisierter Studie bei PS I/II (n = 20)	keine signifikanten Unterschiede bezüglich Überleben oder Symptomfreiheit. Rezidivfreiheit in beiden Gruppen ca. 80% nach 10 Jahren		

Tabelle 206. Analyse des Einflusses verschiedener prognostischer Faktoren auf Überleben und Symptomfreiheit (PARYANI et al. 1983) bei Patienten mit nodulärem NHL Stadium I/II (1967–1980)

Untergruppe	Anzahl Patienten	5 Jahre Überleben (%)	P	5 Jahre symptomfrei (%)	P
Stadium I, non-E	47	90	0,53	70	0,16
Stadium I E	3	100		30	
Stadium II non-E	61	72	0,92	60	0,77
Stadium II E	13	72		60	
A	116	82	0,002	62	0,53
B[a]	8	55		70	
Männer	67	84	0,75	60	0,98
Frauen	57	80		64	
Supradiaphragmal	59	74	0,16	60	0,28
Subdiaphragmal	65	86		65	
Laparotomie	36	84	0,35	86	0,01
Keine Laparotomie	88	80		50	
LAG + Knochenmarkbiopsie gemacht	108	85	0,19	64	0,01
Andere	16	58		38	
Größter Herddurchmesser					
< 5 cm	72	84	0,68	60	0,78
> 5 cm	52	80		64	
Größter Herddurchmesser					
< 10 cm	105	80	0,88	62	0,95
> 10 cm	19	88		60	
Herdzahl					
< 3	101	84	0,37	64	0,81
> 3	23	75		62	
Rein nodulär	73	84	0,68	55	0,62
Nodulär und diffus	45	80		70	

[a] Mit mehr interkurrenten Todesfällen

Tabelle 207. Initiale Lokalisation der Rezidive bei 46 Patienten mit nodulärer NHL Stadium CS und PS I/II (PARYANI et al. 1983) (1961–1980)

Lokalisation des Rezidivs	Radiotherapiefelder		
	IF (n = 35)	EF (n = 53)	TLI (n = 36)
Lymphatisch „contiguous“	11	15	0
Lymphatisch „non contiguous“	0	8	0
Extralymphatisch	2	2	3
Lokalrezidiv	2	1	2
Total	15	26	5

Tabelle 208. Einteilung der Patienten mit nodulärem NHL in prognostisch unterschiedliche Gruppen (GOSPODAROVICZ et al. 1984) (1967–1978)

Alter	Symptome	Stadium / Tumormasse / Histo.	I+II S	I+II M	I+II L	III+IV S	III+IV M	III+IV L
<70	A	NL+M	6/70	10/31	5/21	4/9	38/100	14/26
		NH	5/23	6/21	6/14	0/1	10/22	4/7
	B	NL+M	0/3	1/1	1/3	0/1	7/13	15/20
		NH	0/1	1/2	2/3		8/12	10/10
>70	A	NL+M	7/17	10/14	5/6	1/2	8/11	6/7
		NH	4/5	6/6		0/1	8/9	3/3
	B	NL+M		1/1			0/2	5/5
		NH			1/1			2/2

Gruppe 1 n= 63 n verstorben= 4
Gruppe 2 n=129 n verstorben=48
Gruppe 3 n=167 n verstorben=76
Gruppe 4 n= 54 n verstorben=41

Angegeben: Anzahl Rezidive/Anzahl Patienten
S: „small bulk“: <2,5 cm
M: „medium bulk“: 2,5–5 cm und/oder positives LAG
L: „large bulk“: >5 cm

Tabelle 209a. Unterteilung der Patienten mit NHL nodulär CS I+II. Relatives Rezidivrisiko. (GOSPODAROVICZ et al. 1984) (1967–1978)

Alter	Tumormasse / Histologie	S NL+M	S NH	M NL+M	M NH	L NL+M	L NH
<70	Stadium						
	IA+IIA L	15/58	5/16	3/10	8/15	5/10	5/7
	IIA E und B	1/5	2/4	9/13	2/6	3/6	3/5
>70	IA+IIA L	6/11	2/4	6/8	3/3	1/1	
	IIA E und B	1/1		3/3	2/2		

Siehe Legende zu Tabelle 208
L: II localized (benachbarte Lymphknoten oder E-Befall plus regionaler Lymphknotenbefall)
EX: „extended“ II (nicht benachbarte Lymphknotenstationen oder E-Befall+nicht regionaler Lymphknotenbefall)

70%. Die Therapie in diesen Fällen war meistens eine lokoregionale Bestrahlung nach meistens klinischer Stadieneinteilung.

b) Kombinierte Behandlung von begrenzten Stadien

Im Rahmen einer randomisierten Studie wurden von MONFARDINI et al. (1980) 11 Patienten mit PS I/II nodulärer Lymphome mit Radiotherapie allein sowie 15 Patienten kombiniert

Tabelle 209b. Unterteilung der Patienten mit NHL nodulär CS I + II. Tumorbedingte Todesfälle. (GOSPODAROVICZ et al. 1984) (1967–1978)

Alter	Tumormasse	S		M		L	
	Histologie	ML + M	NH	NL + M	NH	NL + M	NH
< 70	Stadium						
	IA + IIA L	4/58	2/16	0/10	4/15	2/10	3/7
	IIA E und B	0/5	2/4	5/13	2/6	3/6	3/5
> 70	IA + IIA L	4/11	2/4	6/8	3/3	1/1	
	IIA E und B	1/1		3/3	2/2		

Überlebensraten CS I/II bei nodulärem NHL (Anzahl Fälle n_1/Anzahl Fälle n_2 mit 12 Jahre Nachbeobachtung) nach 12 Jahren

Gruppe nach obiger Tabelle (n am Beginn/Ende des Beobachtungsintervalles)	Überlebensrate nach 12 Jahren
1 (89/24)	ca. 90%
2 (76/24)	ca. 60%
3 (23/13)	ca. 10%

Tabelle 210. Lokale Tumorkontrolle nach Radiotherapie oder Chemotherapie (FUKS et al. 1975; ANDERSON et al. 1977) bei Patienten mit nodulärem NHL sowie für zentrozytisch-zentroblastische oder großfollikuläres Lyphom Brill-Symmers (SLANINA et al. 1981)

Histologie (Rappaport)	Fallzahl	Radiotherapie	
		n nodale Rezidive im Feld	Lokale Tumorkontrolle (%)
NLPD	49	1	98
NM	56	3	92
Alle mit Radiotherapie	105	4	ca. 96
(SLANINA et al. (1981)	104 Regionen	0	100%)

Histologie (Rappaport)	Fallzahl	n komplette Remissionen	Chemotherapie	
			n nodale Rezidive	Nodale Therapieversager (%)
NLPD	49	33	17	67
NM	31	24	3	32
DLWD	11	7	4	73
Alle mit Chemotherapie	91	64 (76%)	24 (27%)	56

behandelt. Nach fünf Jahren Beobachtung wurden bezüglich der Überlebensrate wie auch der Symptomfreiheit statistisch signifikante Unterschiede nicht gefunden.

In einer retrospektiven Analyse fanden MERCHANT et al. (1984) nach kombinierter Therapie eine bessere symptomfreie Überlebensrate als nach alleiniger Radiotherapie (Tabelle 203).

Tabelle 211. Verlauf bei Patienten mit NHL CS+PS III und „günstiger" Histologie nach großvolumiger Radiotherapie (≧TLI) mit oder ohne Chemotherapie

Autor	Patienten	Überleben (%)	Symptomfrei (%)	Zeit (Jahre)
Cox et al. (1981) (1969–1979)	16 CS III, 13 PS III TLI inkl. Abdomen	ca. 60	ca. 55	7
FILIPPIN et al. (1983) (ab 1975)	7 PS III, 51 CS III, alternierend Chemotherapie u. Radiotherapie (TLI)			
	alle	82	47	5
	NLPD	100	44	5
	NH	39	35	5
	<50 Jahre	90	55	5
	>50 Jahre	77	41	5
	mit abdom. Masse	50	31	5
	nur LAG ⊕	88	37	5
	LAG ⊖ und LAP ⊕	100	100	5
PARYANI et al. (1984) (1961–1982)	33CS+33 PS			
	actuarial survival	78	60	5
(61 Fälle: TLI		50	40	10
5 Fälle: Ganzkörperbestrahlung		37	[a]	15
mit lokaler Aufsättigung)	Krankheitsspezifische Überlebensrate	86%		5
		64%		10[a]
(Siehe Tabelle 212 für Untergruppen)	<5 Herde, A und maximaler Tumordurchmesser <10 cm (=8 Fälle)	100	88	15
	≧5 Herde+/oder ≧10 cm Herddurchmesser+/oder B	30	32	15
	16 Fälle mit PS III prospektiv randomisiert mit TLI vs TLI+CVP: keine Unterschiede			
SLANINA et al. (1981) (1965–1979)	10 CS+PS III zentroblastisch-zentrozytisch oder großfollikuläres Lymphoblastom, Brill-Symmers	80		5
BRITTINGER et al. (1984)	19 CS+PS III TLI zentroblastisch-zentrozytisch	?	47	18–56 Mon. (Median 32 Mon.)

[a] Keine Rezidive und keine tumorbedingten Todesfälle nach >10 Jahren.

c) Rezidivlokalisation

Die Lokalisation der Rezidive ist abhängig von der Therapie: nach kleinvolumiger Bestrahlung überwiegen anfänglich lymphatische Rezidive in Kontinuität zum primären Befall, während nach großvolumiger Bestrahlung extralymphatische Rezidive überwiegen (Tabellen 207, 213).

d) Vergleich der nodalen Kontrollraten Radiotherapie/Chemotherapie

In Ergänzung zur Dosis-Effekt-Relation, die im Abschnitt A.IX.1–3 erläutert wurde, sind in Tabelle 210 die lokalen Kontrollraten dieser Lymphome nach Radiotherapie und

Tabelle 212. Untergruppenanalyse von Patienten mit nodulärem NHL III (Gruppen B und C der WF) nach TLI (PARYANI et al. 1984). (1961–1982)

	n	5 Jahre überlebt (%)	P (Gehan)	5 Jahre symptomfrei (%)	P (Gehan)
Follicular small cleaved	42	75	0,07	50	0,02
Follicular mixed small cleaved and large cell	24	82		78	
Nodulär	48	80	0,86	64	0,86
Nodular + diffus	18	70		54	
III_A	56	78	0,95	64	0,29
III_B	10	70		24	
III_E	5	76	0,55	38	0,70
$III_{non\text{-}E}$	61	78		62	
♂	42	82	0,47	57	0,93
♀	24	74		58	
≦50 Jahre alt	40	81	0,17	56	0,82
≧50 Jahre alt	26	74		60	
CS	33	92	0,05	64	0,23
PS	33	62		56	
Milz befallen (PS)	14	94	0,68	62	0,36
Milz nicht befallen (PS)	19	90		65	
≧5 Knoten	3	100	0,37	65	0,46
Nicht befallen/weniger als 5 Knoten	30	90		64	
Herddurchmesser					
<5 cm	44	82	0,16	65	0,44
≧5 cm	22	69		45	
<10 cm	58	83	0,01	60	0,07
≧10 cm	8	39		39	
Herdzahl					
<5	27	84	0,02	73	0,05
≧5	39	73		50	

nach Chemotherapie gegenübergestellt: die lokale Kontrollrate nach Radiotherapie beträgt über 95%, während nach alleiniger Chemotherapie die Rate nodaler Therapieversager bei 56% liegt.

e) Totale lymphatische Radiotherapie bei CS und PS III

Auch im Stadium CS oder PS III, insbesondere mit begrenztem Befall, läßt sich durch großvolumige Bestrahlung (TLI inkl. ganzes Abdomen) häufig eine komplette Remission und symptomfreie Überlebensraten von 40–55% nach 10 Jahren erzielen (Tabelle 211, 212). Eine besonders günstige Untergruppe bildeten 8 Patienten mit PS III A, weniger als 5 befallenen Regionen und einem größten Herddurchmesser unter 10 cm, bei denen eine symptomfreie Überlebensrate von 88% nach 15 Jahren beobachtet wurde (ROSENBERG 1984c; Tabelle 212). In einer Untersuchung von FILIPPIN et al. (1983) wurde bei (meist) CS III eine alternierende Behandlung mit Chemotherapie und TNI appliziert, deren Ergebnisse jenen der alleinigen Radiotherapie entsprechen (Tabelle 211).

Tabelle 213. Initiale Rezidivlokalisationen bei Patienten mit NHL mit „günstiger" Histologie CS+PS III nach Radiotherapie oder Radiotherapie und Chemotherapie

Autor	Patienten	Rezidivlokalisationen			
		Nur lymphatisch		Extralymphatisch ± lymphatisch	
Cox et al. (1981) (1969–1979)	29, TLI (inkl. Abdomen)	7 (3 davon im RT-Volumen nach niedriger Dosis, 4 am Rande des RT-Volumens		6	
GLATSTEIN et al. (1976) (1961–1973)	51 TNI+TLI	18 (5 nur abdominal, 6 brachial)		10 (3 Knochenmark, 3 Orbita, 2 Lunge/Pleura, 1 Haut, 1 Mundboden)	
FILIPPIN et al. (1983) (ab 1975)	58 ChT+RT alternierend	8		6	
PARYANI et al. (1984) (1961–1982)	61 TLI, 5TBI lokaler Boost bei 13 zusätzlich CVP	lymphatisch „contiguous"	lymphatisch nicht „contiguous"	extra-lymphatisch	lokal
	TLI	6[a]	0	12	12
	TBI	0	0	1	0

[a] Alle in epitrochlearen Lymphknoten

Tabelle 214. Abdominale Rezidive und Komplikationen bei total nodaler oder totaler lymphatischer Bestrahlung bei NHL III

	Umgekehrtes Ypsilon	Frühere Technik der Abdominal-bestrahlung	Neuere Technik der Abdominal-bestrahlung
GOFFINET et al. (1976) (44 Gy)			
n Patienten	132	23	38
Abdominale Rezidive	38 (29%)	6 (25%)	3 (8%)[a]
Strahlenhepatitis	0	2	0
Strahlenenteritis	3[b]	4	0
Darmobstruktion	1[b]	0	3[b]
Aszites ohne maligne Zellen	0	3	0
Strahlennephritis	0	0	0
Cox et al. (1981) (25–30 Gy)	Abdominalbestrahlung (im Rahmen der TLI) Aufteilung des infradiaphragmalen Abschnittes in 2 Segmente Keine Darmobstruktionen (nur leichte Diarrhoe gegen Ende der Bestrahlung) Keine Strahlenhepatitis		

[a] Kürzere Nachbeobachtung als Gruppe mit Ypsilon/frühere Technik.
[b] Alle hatten Darmresektion.

Tabelle 214 zeigt die Komplikationsraten der abdominalen Bestrahlung im Rahmen der TLI: bei Anwendung von Dosen von 25–30 Gy inkl. Leber mit Abdeckung der Nieren lediglich von dorsal und Einzeldosen von 1.0–1.8 Gy sind keine ernsten Komplikationen zu erwarten. Bezüglich der Toleranz der Leber ist eine eventuelle Chemotherapie zu berück-

Tabelle 215. Hämatologische Toleranz bei totaler nodaler bzw. totaler lymphatischer Radiotherapie bei NHL III (GOFFINET et al. 1976)

	Reduktion (Werte in % der Ausgangswerte)		
	unter 25%	25–50%	über 50%
a) Umgekehrtes Ypsilon (n = 132)			
Plättchen	27 (20%)	33 (25%)	72 (55%)
Leukozyten	27 (20%)	41 (31%)	64 (49%)
b) Ganzabdomenbestrahlung			
1. Ohne Chemotherapie (n = 29)			
Plättchen	5 (17%)	3 (10%)	21 (73%)
Leukozyten	7 (24%)	8 (28%)	14 (48%)
2. Nach CVP (n = 9)			
Plättchen	0	3	6
Leukozyten	4	3	2

sichtigen, die eine Reduktion der Leberbelastung auf höchstens 20 Gy ratsam macht (siehe Abschn. A.XII.8). Auch hämatologisch ist diese Therapie gut tolerabel (Tabelle 215 und Cox et al. 1981).

4. Standardtherapie, Therapieempfehlung für noduläre, prognostisch günstige NHL mit klinisch begrenzter Ausdehnung

Als Therapie der Wahl von Patienten mit NHL der Typen NLPD, DLWD NM bzw. zentrozytisch-zentroblastisch follikulär oder follikulär und diffus bzw. „follicular small cell cleaved“ und „follicular small cleaved and large cell“ begrenzter Ausdehnung gilt die Radiotherapie mit kurativer Intention. Zu den Gruppen mit begrenzter Ausdehnung gehören PS I, PS II und PS III mit begrenzter Herdzahl (ROSENBERG 1984c). Da eine kurative Systemtherapie für generalisierte Tumorausdehnungen nicht zur Verfügung steht und da die lokal kurativen Strahlendosen niedrig und auch bei Applikation auf große Volumina gut toleriert werden, kann man sich auf eine Stadienabklärung mittels klinischer Untersuchungen inkl. Laparoskopie beschränken. Nach einer klinischen Stadienabklärung ist auch bei CS I/II eine großvolumige Bestrahlung vorzuziehen, da bei alleiniger lokoregionaler Bestrahlung in mehr als 50% der Fälle abdominale nodale Lymphomherde unbehandelt bleiben (HEIFETZ et al. 1980). Für bestimmte Untergruppen [Herddurchmesser bis 5 cm, Patienten unter 70 (GOSPODAROWICZ et al. 1984) bzw. unter 60 Jahre alt (BUSH u. GOSPODAROWICZ 1982) und nur eine oder zwei benachbarte Stationen betroffen], dürfte auch bei klinischer Stadienabklärung eine lokoregionale Radiotherapie ausreichend sein (GOSPODAROWICZ et al. 1984; BUSH u. GOSPODAROWICZ 1982).

Die Bestrahlung eines großen Volumens bei CS I/II wird auch von SLANINA et al. (1981) vertreten.

Nach einer Stadieneinteilung inklusive explorativer Laparotomie ist eine lokoregionale Bestrahlung ausreichend (PARYANI et al. 1983). Als Herddosis wird für die Gruppen NLPD, DLWD, NM bzw. zentrozytisch-zentroblastisch follikulär oder follikulär und diffus bzw. „follicular small cleaved cell“ und „follicular small cleaved and large cell“ 25–30 Gy mit Einzeldosen zwischen 1,0 und 1,8 Gy empfohlen. Von BUSH und GOSPODAROWICZ (1982) wird bei Patienten mit über 60 Jahren und großen Herden (ab 5 cm) die Dosis auf 35–40 Gy erhöht (s. Abschn. A.IX.1). Auch bei jüngeren Patienten mit größeren Herden sowie bei mehreren befallenen Regionen wird zur Maximierung der lokalen Tumorkontrolle eine Dosis von 35–40 Gy empfohlen.

Auch für begrenzte Stadien des lymphoplasmazytischen oder lymphoplasmazytoiden Immunozytoms wird eine lokoregionale oder extendierte Radiotherapie empfohlen. Von SCHAADT et al. (1984) in Anlehnung an MUSSHOFF (1980) wird als Herddosis bei diesem Lymphomtyp 45 Gy empfohlen, bei infradiaphragmalen Herden eine Dosis von 25 Gy und zusätzlich Chemotherapie (4 × COP). In den früheren Therapieempfehlungen von BREMER et al. (1980) bzw. MUSSHOFF (1980) wird für das LP-Immunozytom im Stadium PS I/IE eine IF-RT, für PS II/II E eine EF-RT mit 36–44 Gy und fakultativer Chemotherapie (6mal COP) angegeben. Bei der Herddosis wird allerdings diskutiert, ob auf Grund der Ergebnisse von Cox et al. (1974) und BUSH et al. (1977) auch 25–30 Gy ausreichen könnten.

Bezüglich Zentrozytom siehe unter f) auf S. 365.

5. Gruppe NH

Tabelle 216 zeigt den Verlauf bei Patienten mit NHL des Typs NH. Die meisten Patienten zeigen nach alleiniger Radiotherapie auch begrenzter Stadien Rezidive und eine hohe Mortalität: In der Gruppe NH CS I/II und Alter unter 70 Jahren betrug die Rezidivrate nach lokore-

Tabelle 216. Verlauf bei NHL mit der Gruppe „nodulär histiozytär" bzw. „follicular predominantly large cell"

Autor	Fälle	Verlauf
OSBORNE et al. (1979)	4 Fälle begrenzter Ausdehnung, nur RT	Alle verstorben am Lymphom (21–32 Monate)
	11 Fälle ChT – IF – RT	7 permanente komplette Remissionen (25–125 Monate)
	(Median der Überlebenszeit der gesamten Gruppe: 31 Monate, im Vergleich hierzu für aus dem gleichen Zeitraum stammende Gruppe NLPD: 78 Monate, NM: 55 Monate, DH: 10 Monate)	
GLICK et al. (1982) (1972–1978)	25 III/IV aus diversen Chemotherapieprotokollen	Komplette Remission: 11 (44%)
		Überlebenszeit Median: 47 Monate (für Gruppe mit CR: 52 Monate, PR: 30 Monate, NR: 0,4 Monate)
	(Median der Überlebenszeit aus gleichem Zeitraum für NLPD: 68,4 Monate, NM: 45,8 Monate, DH: 16 Monate)	
KANTARJIAN et al. (1984) (1973–1981)	6 CS I/II nur RT	5 Rezidive
	8 CS I/II RT + ChT	2 Rezidive
		6 am Leben
	47 CS III/IV ChT, z.T. zusätzlich RT	Komplette Remission: 70% davon noch Symptom-frei nach 4 Jahren: 43% (= ca. 30% der Gesamtgruppe)
	(zusätzliche RT ohne Einfluß auf Überlebensrate trotz Reduktion der Rezidivrate im bestrahlten Volumen)	
	Median der Überlebenszeit	78 Monate
	5 Jahre überlebt	62%

Siehe noch GOSPODAROWICZ et al. 1984 in Tabelle 208 + 209

gionaler Bestrahlung etwa 31%, bei Tumoren zwischen 2,5 und 5 cm fast 50% und bei größeren Herden knapp 70% (GOSPODAROWICZ et al. 1984, Tabelle 206/207). Für die Häufigkeit kompletter und permanenter Remissionen nach Chemotherapie oder kombinierter Therapie findet man Angaben von etwa 30% bis über 70%, wobei aber vornehmlich fortgeschrittenere Stadien vertreten sind (Tabelle 216). Bei der Rebiopsie im Falle des Rezidivs sowie bei der Autopsie verstorbener Patienten mit NH bei der Erstdiagnose findet sich oft der Typ DH (OSBORNE et al. 1979; KANTARJIAN et al. 1984). Bezüglich des Medians der Überlebenszeiten liegt die Gruppe NH zwischen jener mit niedrig malignen und jenen mit hoch malignen NHL. Dem entspricht auch die Einordnung durch die WF in die Gruppe mit intermediärer Malignität. Die Tabelle 216 zeigt auch eine Abhängigkeit der Überlebensrate vom Eintritt einer kompletten Remission durch Chemotherapie. Auf Grund dieser Angaben sollten auch begrenzte Stadien der Gruppe NH eine Behandlung wie die Gruppe DH erhalten (s. dort).

IV. Verlauf bei prognostisch günstigen nodulären NHL mit fortgeschrittenen Stadien

1. Kurabilität? Untergruppe „nodular mixed"?

70–80% der Patienten mit NHL der histologischen Untergruppen mit niedriger Malignität weisen bei Diagnose ein Stadium III oder IV auf (GOFFINET et al. 1977; CHABNER et al. 1977, 1980). Auch im Falle eines Stadium III mit ausgedehnten Manifestationen ist von einem systemischen, durch lokale Therapie wie zum Beispiel Bestrahlung, nicht mehr vollständig erfaßbarem Leiden auszugehen. Eine Vielzahl von unterschiedlich aggressiven Chemotherapie-Schemata mit oder ohne Radiotherapie der letzten 15 Jahre hat keine Änderung des Verlaufs herbeigeführt, der sich durch eine konstante Rezidivrate auch über eine lange Beobachtungszeit (10–15 Jahre) auszeichnet. Somit werden dies Lymphomtypen im fortgeschrittenen Stadium derzeit als chemotherapeutisch unheilbar beurteilt (ROSENBERG 1984; HORNING u. ROSENBERG 1984; GAYNOR u. ULTMAN 1984). Dies gilt auch für den Typ NM nach Rappaport bzw. „follicular mixed small cleaved and large cell" der WF: in einer früheren Publikation (ANDERSON et al. 1977) wurde für diese Gruppe nach einer Therapie mit C-MOPP eine Rezidivfreiheit von fast 80% nach 5 Jahren berichtet mit einem Plateau. Eine spätere Analyse ergab jedoch auch nach Ablauf von 5 Jahren das Auftreten von Rezidiven mit einem Median der rezidivfreien Überlebenszeit von etwa sechs Jahren (LONGO et al. 1981, 1984b). Als Median der Überlebenszeiten für die verschiedenen Gruppen dieser „low grade NHL" werden etwa 6–10 Jahre angegeben, für die prozentuale Überlebensrate nach 5 Jahren 50– über 80% (N-HLPC 1982; Tabelle 183).

2. Übersicht über Überleben und Rezidivfreiheit nach diversen Therapien (Mono- und Polychemotherapie, Ganzkörperbestrahlung mit und ohne zusätzliche Chemotherapie)

In den Tabellen 217–224 ist eine Reihe von Einzelresultaten der Literatur der letzten 11 Jahre zum Verlauf bei niedrig malignen NHL nach unterschiedlicher Therapie aufgeführt (verschiedene Chemotherapieschemata, großvolumige Bestrahlung bis zur niedrig dosierten fraktionierten Ganzkörperbestrahlung und diverse Kombinationen von Chemotherapie und Bestrahlung). Die kompletten Remissionsraten liegen etwa zwischen 40 und 80%, die Überlebensraten 5 Jahre nach Diagnose betragen etwa 50–80%, 10 Jahre nach Diagnose etwa 50%. Trotz der relativ guten Überlebensraten über 5–10 Jahre findet sich eine mehr oder weniger konstante Rezidivrate über diesen Zeitraum ohne Tendenz zur Plateaubildung, so daß 5 Jahre nach Diagnose die Symptomfreiheit meist unter 50%, teilweise auch unter

Tabelle 217. Angaben zum Verlauf beim malignen non-Hodgkin-Lymphom vom Typ NLPD oder nodulär im Stadium III/IV unter Chemotherapie

Autor	Fälle	Komplette Remission (%)	Median der Remissionsdauer	% Überlebensrate (Jahre)
NISSEN et al. (1977) (ca. 1968–1976)	44 ohne chemotherapeutisch vorbehandelte	52	12,5 Monate	Median 32 Monate
ANDERSON et al. (1977) (1967–1976)	49 mit vorbehandelten	67	16 Monate (Mittel) (3–79+)	70 (5) (ca. 25% symptomfrei)
COLTMAN et al. (1977) (1966–1974)	231 verschiedene Chemotherapiestudien	43–77 (bessere Daten in neueren Studien)		35–85 (5)
BITRAN et al. (1978) (1969–1975)	52 unterschiedliche Chemotherapien	CR in allen Gruppen gleich		ca. 50 (4)
JOHNSON et al. (1978) (1968–1974)	31 unvorbehandelte	61		ca. 70 (7)
BONADONNA et al. (1975) (1968–1973)	32	55		ca. 90 (3)
EZDINLI et al. (1978) (1972–1974)	97, Selektion aus ECOG-Studien mit überprüfter Histologie	47		83 (2) bei CR: 91 bei PR: 85 bei NR/P: 72
BENNETT et al. (1977) (ca. 1966–1976)	20			Median 4,9 Jahre
DIGGS et al. (1979)	28 NLPD+12 NM	Komplette Remission 67,5%; geschätzte Überlebensrate nach 7 Jahren für die Gruppe mit CR ca. 83%; Median der Gruppe mit part./keiner Remission unter 2 Jahre		
JONES et al. (1979b) (1974–1977)	206 noduläre	71		
RUDDERS et al. (1979) (1971–1976)	19 III+38 IV, nodulär			ca. 80 III ca. 25 IV ca. 65 IVA ca. 15 IVB
ANDERSON et al. 1984 (1975–1981)	18 noduläre	56 Rezidive 6, d.h. 22% komplette Remission über die gesamte Beobachtungszeit (Median der Nachbeobachtungszeit bei lebenden Patienten 58 Monate		

10% liegt (JOHNSON et al. 1978). In zwei randomisierten Studien in Stanford (Tabelle 224; HOPPE et al. 1981; PORTLOCK u. ROSENBERG 1977; PORTLOCK 1983; ROSENBERG 1984c) bei Patienten mit Stadium III oder IV prognostisch günstiger NHL wurden folgende Therapien verglichen: Monotherapie mit einem Alkylans, Kombinationschemotherapie mit CVP, nied-

Tabelle 218. Überlebensraten bei Patienten mit fortgeschrittenem NHL mit prognostisch „günstiger" oder nodulärer Histologie

Autor	Therapie	Median		Über-leben (%)	Zeit (Jahre)
		Überleben	Remission		
SKARIN u. CANELLOS (1979)	palliative Chemotherapie	5 bisüber 7,5 Jahre		40–80	5
JOHNSON et al. (1978) (1968–1974) BONADONNA et al. (1975b) (ab 1971)	Ganzkörper-bestrahlung v/s CVP	kein Unterschied		ca. 80	3–5
LEIMERT et al. (1979)	Ganzkörper-bestrahlung + CVP	ca. 50% symptomfrei nach 3–20 Monaten (entspricht den Resultaten nach Bestrahlung allein)			
Ganzkörperbestrahlung: siehe Tabelle 221		25–96 Monate	12–24 Monate	60–80	5

rig dosierte, fraktionierte Ganzkörperbestrahlung mit lokaler Aufsättigung sowie Ganzkörperbestrahlung plus CVP: bezüglich der Frequenz kompletter Remissionen der Überlebensraten sowie der symptomfreien Überlebensraten bis 10 Jahre wurden statistisch signifikante Unterschiede nicht gefunden. In einer weiteren Studie wurden von LISTER et al. (1978) eine Monotherapie mit Chlorambucil mit CVP verglichen: auch hierbei wurden statistisch signifikante Unterschiede der Überlebensraten nicht gefunden.

In den meisten dieser Statistiken ist die Überlebensrate auch nicht abhängig vom Erzielen einer kompletten Remission.

3. Verlauf bei Patienten ohne Therapie bei Diagnose

In einer weiteren Studie wurden in Stanford 83 Patienten mit fortgeschrittenem NHL prognostisch günstiger Histologie untersucht, bei denen zur Zeit der Diagnose keine Therapie eingesetzt wurde. Die Therapie erfolgte erst bei subjektiv beeinträchtigender Symptomatik oder, falls aufgrund der Lokalisation der Herde oder einer allgemeinen Tumorprogredienz Komplikationen zu befürchten waren. Die Überlebensrate dieser Gruppe liegt in der gleichen Größenordnung wie diejenige zahlreicher anderer Patientenkollektive mit primärer Therapie (Tabelle 217–219) (PORTLOCK u. ROSENBERG 1977; PORTLOCK et al. 1979; PORTLOCK 1983; ROSENBERG 1984c). Interessant in dieser Gruppe ist auch die Betrachtung des Zeitraumes, gerechnet ab Diagnose, innerhalb dessen keine Therapie erforderlich war: für die Gruppe „follicular small cleaved" betrug der Median der therapiefreien Zeit ab Diagnose 48 Monate, für die Gruppe „follicular mixed" 16,5 Monate und für die Gruppe „DLWD" über 8 Jahre (in einer früheren Analyse wird für die Gruppe NM ein Median der therapiefreien Zeit von 9,5 Monaten angegeben). Allerdings ist diese Patientengruppe nicht ohne weiteres mit dem Gesamtpatientengut fortgeschrittener NHL zu vergleichen, da sie aus Patienten besteht, die zur Zeit der Diagnose aufgrund der Symptomatik sowie der Tumorlokalisationen und der Progredienz nicht therapiebedürftig erschienen. Die Überlebensraten der Gruppe ohne primäre Therapie wurde mit jenen primär behandelter Patienten aus verschiedenen Protokollen verglichen (Tabelle 225): hierbei konnten Unterschiede nicht ermittelt werden. Auch bezüglich der Frequenz und dem zeitlichen Auftreten der Transformation der Histologie

Tabelle 219. Remissions- und Überlebensraten beim NHL des Typs NM (RAPPAPORT) im Stadium III/IV

Autor	Patienten/Therapie	Komplette Remission (%)	Überleben (%)	Zeit (Jahre)
EZDINLI et al. (1980) (1973–1977)	80 III/IV, diverse ChT	45	59 (85% der Gruppe mit CR, 25% der Gruppe ohne CR)	2
ANDERSON et al. (1977) (1963–1976)	31 III/IV, C-MOPP, noch andere, z.T. Radiotherapie	77	ca. 80	5
LONGO et al. (1981)	Obige Gruppe: Rezidive auch nach 6 Jahren Median der KR: 6 Jahre		59	7
LONGO et al. (1984) (1966–1978)	64 III/IV, NM (51 Polychemotherapie, 8 Radiotherapie, 2 kombiniert, 3 single agent) Median der Remissionsdauer nach C-MOPP = 7,1 Jahre (bei NLPD mit CR nach CVP hatten alle Patienten nach ≦4,2 Jahren ein Rezidiv)	72	50 (~35% symptomfrei) (ca. 70% für Gruppe mit CR, 12 Jahre, ca. 25% für PR + NR nach 5 Jahren 0 nach 10 Jahren)	12
JONES et al. (1973) (1960–1971)	I/II Radiotherapie, III/IV Mono-Chemotherapie		50	8
RUDDERS et al. (1979) (1971–1976)	19 I–IV RT oder ChT		ca. 70	3
QAZI et al. (1976) (1962–1972)	15 II/III Radiotherapie		ca. 50	5
MCKELVEY et al. (1976) (1972–1974)	20 III/IV Chemotherapie	70	88 (steiler Abfall nach 2 Jahren)	1
PORTLOCK et al. (1983) (ab 1963)	14 III/IV ohne Therapie bei Diagnose Median des Intervalls von Diagnose bis Behandlungsbedürftigkeit: 9,5 Monate)		ca. 50	10
GLICK et al. (1981) (1972–1978)	52 III/IV, randomisiert: CP/COPP/BCVP Median der Überlebenszeit in der COPP-Gruppe: 41 Monate	60 (ohne Unterschiede)		
MORAVEC et al. (1982) (1970–1980)	22 CVP, 10 COPP, III/IV	77	50	5

konnten Unterschiede zwischen der primär behandelten und der unbehandelten Gruppe nicht gefunden werden.

Ein ähnliches Vorgehen mit Zurückstellung der Therapie bis zum Auftreten von Symptomen wurde auch von der Kieler Lymphomgruppe in einer multizentrischen Studie 1975–1980 bei fortgeschrittenen Stadien niedrig gradiger NHL nach der Kieler Klassifikation durchgeführt. Aus dieser Gruppe wurden im Verlauf der Studie bei Patienten mit zentrozytischen Lymphomen wegen der raschen Progression bei der Mehrzahl der Fälle das Prozedere geändert und primär eine Therapie appliziert. Die 4 Jahresüberlebensraten in den Stadien II–IV der zentroblastisch-zentrozytischen Lymphome liegen bei etwa 65% (BRITTINGER et al. 1984).

Tabelle 220. Angaben zum Verlauf bei fortgeschrittenen malignen Non-Hodgkin-Lymphomen Typ DLWD unter Chemotherapie

Autor	Fälle		Komplette Remission	Überlebens- rate/Dauer
Bennett et al. (1977) (ca. 1968–1976)	7			Median 11,9 Jahre
Icli et al. (1978) (1972–1974)	34	Aus diversen Studien der ECOG, ca. 25% mit Vorbehandlung	32% (63% BCVP, 30% CLB)	Median >39 Monate 89 Monate ohne Vorbehandelte
			Dauer der Remission	Median über 20 Monate
Patchefsky et al. (1974) (ab 1950)	5			100% nach 3 Jahren
Jones et al. (1973) (1960–1971)	10	Radiotherapie oder single agent		100% nach 3 Jahren
McKelvey et al. 1976) (1972–1974)	45	z.T. vorbehandelt CHOP HOP	61% 55%	ca. 74% 1 Jahr
Nissen et al. (1977) (ca. 1968–1976)	88	ohne chemotherapeutisch Vorbehandelte		Median 43 Monate
Anderson et al. (1977) (1963–1976)	11		64%	Median 78,2 Monate
Portlock et al. (1983)	14	„asymptomatische" ohne Anfangstherapie (Median des Intervalls vom Zeitpunkt der Diagnose bis zur Behandlungsbedürftigkeit mehr als 8 Jahre)		Median ca. 11 Jahre

4. Studien zur Chemotherapie mit und ohne Bestrahlung

Aufgrund der hohen Kontrollraten im Bereich der lymphonodalen Herde nach Radiotherapie und der hohen Rezidivquote im Bereich der nodalen Herde nach alleiniger Chemotherapie (s. Tabelle 211) wurden mehrere Untersuchungen über die Kombination von Bestrahlung mit Chemotherapie durchgeführt (Tabelle 223).

Die oben erwähnte randomisierte Studie aus Stanford (Tabelle 224a) hat nach Kombination von Bestrahlung und Chemotherapie kein besseres Ergebnis im Vergleich zur alleinigen Chemotherapie gezeigt. Eine wichtige Kritik an dieser Studie betrifft die zeitliche Abfolge der Therapien: Bei einem Großteil der Patienten mit Stadium IV lag ein Knochenmarksbefall vor. Nach zwei Zyklen Chemotherapie erfolgte die Radiotherapie ohne vorausgehende Sicherung einer kompletten Remission im Bereich des Knochenmarksbefalls. Bei einem Großteil dieser Patienten könnte somit in der Phase der Radiotherapie die Erkrankung im Bereich eines nicht beherrschten Befalls außerhalb des Radiotherapievolumens weiter progredient gewesen sein. In einer weiteren Studie am NCI (Young et al. 1977) wurde Ganzkörperbestrahlung plus CVP oder C-MOPP mit CVP oder C-MOPP allein verglichen: auch in dieser Studie zeigten sich keine Unterschiede (Tabelle 223).

5. Studien zur primär aggressiven Therapie bei Diagnose versus expektatives Verhalten

In einer neueren randomisierten Studie des NCI (Longo et al. 1984a) erfolgt ein Vergleich zwischen expektativem Verhalten mit einer aggressiven Chemotherapie (ProMACE-MOPP

Tabelle 221. Verlauf unter niedrig dosierter fraktionierter Ganzkörperbestrahlung bei fortgeschrittenen malignen Non-Hodgkin-Lymphomen

Autor	Fälle	Komplette Remission	Überlebensrate
JOHNSON et al. (1975a, 1978) (ab 1965)	57 III/IV, unvorbehandelt, lymphozytär	DLWD (9) 9/9 NLPD (30) 80% DPDL (18) 67% (nach 5 Jahren noch in kompletter Remission: unter 20%)	ca. 85% 5 Jahre ca. 70% 5 Jahre ca. 50% 5 Jahre (in der randomisierten Serie versus ChT aber nur ca. 25%)
CARABELL et al. (1979) und CHAFFEY et al. (1976, 1977) (ab 1969)	58 unvorbehandelte III/IV ohne histiozytäre	über 80% (Dauer der Remission: Median bei nodulär 24 Monate diffus 12 Monate III 24 Monate IV 8 Monate)	alle 52% 8 Jahre III 57% (19% symptomfrei) IV 42% (0 symptomfrei)
THAR et al. (1979) (1972–1977)	48 unvorbehandelte II mit über 2 Herden III + IV lymphozytär, mixed + NH	noduläre 85% diffuse 43%	NLPD (20) 71% 4 Jahre NM + H (10) 50% 4 Jahre DPDL (14) 44% 4 Jahre alle (48) 55% (symptomfrei 25%)
CHOI et al. (1979) (1977)	39 III/IV, z.T. vorbehandelt (11), lymphozytär + NM (längere Remissionsdauer bei III (Median 24 Monate) als bei IV (13 Monate) sowie bei A (24 Monate) als bei B (10 Monate)	noduläre (31) 84% diffuse (8) 7/8 alle	73% 4 Jahre 3/6 30 Monate 78% 3 Jahre (26% symptomfrei)
HELLMAN et al. (1977) (1969–1975)	48 III/IV unvorbehandelt, lymphozytär + mixed		alle ca. 70% (20 symptomfrei) 5 Jahre noduläre ca. 80% (25 symptomfrei) 5 Jahre diffuse ca. 40% (unter 10) 5 Jahre

plus totale lymphatische Bestrahlung mit 25 Gy). Wegen der kurzen Laufzeit dieser Studie liegen noch keine Ergebnisse vor.

6. Transformation der Histologie

Bei der Re-Biopsie im Verlauf der Progression der NHL vom prognostisch günstigen histologischen Typ findet man häufiger eine Transformation in prognostisch ungünstigere Typen (Tabelle 224). Für die Frequenz dieser Transformation der Histologie werden unterschiedliche Zahlen angegeben: zwischen 10 und über 60% (HOPPE et al. 1981). Die niedrigeren Zahlen ergeben sich meist in Bezug auf das Gesamtkollektiv der Patienten, die höheren

Tabelle 222. Niedrig dosierte fraktionierte Ganzkörperbestrahlung bei malignen Non-Hodgkin-Lymphomen mit Vorbehandlung

Autor	Fälle	Verlauf
THAR et al. (1979) (1972–1979)	9 mit ChT und 6 mit RT vorbehandelt	CR 60%, Überlebensrate 55% (2 Jahre) und ca. 15% (4 Jahre)
CHOI et al. (1979) (1972–1977)	11 mit ChT und/oder RT vorbehandelt	CR 5/6 bei Fällen ohne B-Symptome. Median 25 Monate (13–40 Monate) CR 1/5 bei Fällen mit B-Symptomen. Median für PR + Cr 4 Monate (2–18 Monate)
CHAFFEY et al. (1976) (ab 1969)	15 mit „extensive" Vorbehandlung, alle IV	keine CR über 2 Monate hinaus

(Verträglichkeit bei guter Knochenmarksfunktion nicht schlechter als bei unvorbehandelten. Bei reduzierter Knochenmarksreserve niedrigere Einzeldosis von ca. 0,05 Gy, 2–3 × /Woche, und Split nach ca. 0,5 Gy: JOHNSON et al. 1978)

Zahlen ergeben sich bei Betrachtung des kumulativen Risikos uner Bezug nur noch auf jene Patienten, die für den Zeitraum bis zur Re-Biopsie unter Beobachtung standen und eine Rebiopsie hatten. So wird. z. B. von ROSENBERG (1984c) für die Frequenz der Transformation der Histologie nach 10 Jahren ein Wert zwischen 40 und 50% angegeben. Nach der Transformation findet man meistens den Typ DH bzw. „diffuse large cell". Ungelöst ist noch die Frage, ob dieser diffus großzellige Typ bei seinem Auftreten aufgrund einer Transformation bei bisher unbehandelten Patienten mit indolenten Lymphomen genauso gut auf Chemotherapie anspricht wie bei seinem primären Auftreten. Die bisherigen Erfahrungen zur Chemotherapie der sekundären diffus-großzelligen NHL sind uneinheitlich, mehrheitlich aber negativ: so fand sich in einer Serie im NCI (JONES et al. 1979a) nur in etwa 30% ein Ansprechen auf Chemotherapie und nur etwa 14% der Patienten waren noch symptomfrei nach einem Median von weniger als 4 Jahren (8% „long term" symptomfreie bei ARMITAGE et al. 1981, 1982). Bei diesen Fällen handelte es sich aber praktisch immer um Patienten, die bereits mit diversen Chemotherapien vorbehandelt waren.

7. Verlauf nach Ganzkörperbestrahlung

Von einigen Zentren wurde die niedrig dosierte fraktionierte Ganzkörperbestrahlung bei Patienten mit fortgeschrittenen Stadien der NHL, besonders der weniger aggressiven Typen, untersucht (Tabelle 221, 222). Für die Gruppe NLPD findet sich eine komplette Remissionsrate um 80%. Jedoch findet man, ebenso wie nach chemotherapeutisch induzierter kompletter Remission, eine konstante Rezidivrate, so daß 5 Jahre nach der Radiotherapie die meisten Patienten bereits ein Rezidiv aufweisen. Somit ist auch die Ganzkörperbestrahlung (auch mit zusätzlicher Aufsättigung im Bereich makroskopischer Herde) als palliative Therapie zu betrachten. Tabelle 226 zeigt Angaben zur Verträglichkeit der niedrig dosierten fraktionierten Ganzkörperbestrahlung: das subjektive Befinden ist kaum gestört. Hämatologisch ist vor allen Dingen auf den Thrombozytenabfall zu achten, der sein Maximum auch erst ein bis zwei Wochen nach Ende der Radiotherapie erreichen kann. Von JOHNSON et al. (1978) wurde in einer randomisierten Studie die Ganzkörperbestrahlung mit Chemotherapie (CVP) verglichen (Tabelle 223, 227, 228): Remissionsraten und Überlebensraten waren nicht

Tabelle 223. Therapiestudien bei fortgeschrittenem NHL mit RT v/s ChT und RT + ChT. TBI = Ganzkörperbestrahlung, TLI = totale lymphatische Bestrahlung

Autor	Fälle	Therapie	Verlauf
JOHNSON et al. (1978) (1968–1974)	72 III/IV PDL	TBI (35) v/s CVP (37)	CR: 80% TBI/54% CVP, Überlebensraten in beiden Gruppen gleich: ca. 80% nodulär, ca. 25% diffus (symptomfrei nach 5 Jahren: nodulär ca. 15%, diffus 0 in beiden Gruppen) Toleranz in der Gruppe TBI besser (z.B. komplikationsbedürftige Hospitalisationen in der CVP-Gruppe: 19 (51%) v/s 1 Fall in der TBI-Gruppe)
YOUNG et al. (1977) (1968–1974)	88 III/IV PDL (z.T. gleiche Fälle wie JOHNSON, s.o.)	CVP oder C-MOPP v/s TNI/TBI	Remissionen und Überleben in beiden Gruppen gleich: nodulär ca. 65%, diffus ca. 45% nach 5 Jahren mit Symptomfreiheit von ca. 25% (nodulär) bzw. ca. 10% (diffus)
YOUNG et al. (1977)	ab 1974:	CVP/C-MOPP v/s CVP/C-MOPP + TBI	Bislang keine Unterschiede
GLATSTEIN et al. (1977) (1971–1976)	22 PS III NLPD + NM	TLI v/s TLI + CVP	CR 80% (TLI) bzw. 55% (TLI + CVP) 4 Jahre überlebt: ca. 65% in beiden Gruppen
	38 III DM + DH plus 19 IV NH + DLPD + DM + DH + DU	ChT v/s ChT – TLI – ChT	4 Jahre überlebt: ca. 45% (RT + ChT) ca. 25% (nur ChT) [symptomfrei ca. 7% (nur ChT), 25% (ChT + RT)]
LEIMERT et al. (1979)	12 III/IV NPDL + NM	TBI + CVP	z.Z. 50% symptomfrei 3–20 Monate
BONADONNA et al. (1975) (1968–1973)	65 III/IV lymphozytäre, nicht vorbehandelte	TBI v/s CVP	CR 56% (TBI), 55% (CVP) in beiden Gruppen ca. 80% Überleben nach 3 Jahren 2 Jahre-Überleben bei diffusen: ca. 50%, nodulären: ca. 90%

signifikant verschieden, während die Verträglichkeit der Radiotherapie besser war: in der Gruppe mit CVP mußten 16 (43%) wegen therapiebedingter Komplikationen (schwere Infektionen unter Leukopenie) hospitalisiert werden, während dies in der Gruppe mit Radiotherapie nur in einem Fall eintrat (Tabelle 227). Auch die subjektiven Nebenerscheinungen sind in den Gruppen mit Chemotherapie meist beträchtlicher, während bei der Ganzkörperbestrahlung lediglich gegen Ende der Therapie mit einer leicht erhöhten Ermüdbarkeit zu rechnen ist. Auch in der Studie von CHOI et al. (1979) war die Verträglichkeit der Ganzkörperbestrahlung besser als die der Chemotherapie, unter der 36% hospitalisiert werden mußten.

Die Toleranz gegenüber der Ganzkörperbestrahlung ist vom Ausgangszustand abhängig: in der Studie von THAR et al. (1979) trat in 60% der Patienten mit Knochenmarksbefall und vergrößerter Milz eine Thrombozytopenie auf, aber nur in 38% der Patienten mit positi-

Tabelle 224a. Randomisierte Stanford Studien zur Therapie fortgeschrittener Stadien indolenter NHL. Vergleiche noch Tabelle 224b mit den Ergebnissen bei Zurückstellung der Therapie

GLATSTEIN et al. (1977) (1971–1976)	PS III (DLWD, NLPD, NM, NH, DLPD) TLI vs TLI + 6 × CVP: bezüglich Überleben und Symptomenfreiheit keine signifikanten Unterschiede: 4 Jahre überleben ca. 65% (symptomfrei 80 bzw. 50% RT bzw. RT + ChT) (Fallzahl 11 pro Gruppe) IV (DLWD, NLPD, NM) n = 63 Alkylans vs CVP vs CVP – TLI – CVP: bezüglich Überleben und Symptomenfreiheit keine signifikanten Unterschiede Überleben nach 5 Jahren: 70–90% Aufdatierung der Ergebnisse nach 8 Jahren (HOPPE et al. 1981): Überleben auch nach 8 Jahren ohne signifikante Unterschiede (ca. 75% Alkylansgruppe, ca. 55% CVP + TLI, ca. 45% CVP)
HOPPE et al. (1981) (1975–1978)	PS III + IV (NLPD, DLWD, NM) Alkylans (n = 17) vs CVP (n = 17) vs TBI + lokale Aufsättigung (1,5 Gy bis 20 Gy) Überleben 4 Jahre 84% in Gesamtgruppe symptomfrei 4 Jahre 25% in Gesamtgruppe, ohne signifikante Unterschiede
PORTLOCK (1983)	Aufdatierung der o.g. Studien und Zusammenfassung der Chemotherapiegruppen.

	Alkylans	CVP	CVP + TLI	Alkylans	CVP	TBI + lokaler boost
% pCR	65	83	70	64	81	71
Median der Remissionsdauer (Monate)	36	36	48	36	36	12
Fallzahl		63	Unterschiede nicht signifikant		51	

Überleben (aktuariell) 4 Jahre: über 80%, 6 Jahre: über 65%

Die Remissionsraten wie die Überlebensraten sind auch vergleichbar den Ergebnissen des NCI mit CVP bzw. C-MOPP mit oder ohne zusätzliche Radiotherapie (vgl. Tabelle 223)

vem Knochenmark, aber ohne Milzvergrößerung, und nur 14% ohne Milzvergrößerung und ohne Knochenmarkbefall hatten eine Thrombozytopenie (Tabelle 228).

Die Toleranz gegenüber Chemotherapie nach Ganzkörperbestrahlung ist akzeptabel, während eine zweite Ganzkörperbestrahlung hämatologisch weniger gut toleriert wurde (Tabelle 229).

Die oben besprochenen Ergebnisse der Ganzkörperbestrahlung sind größtenteils an nicht vorbehandelten Patienten beobachtet worden. Bei vorbehandelten Patienten sind die Resultate etwas schlechter (Tabelle 222): in der Untersuchung von CHAFFEY et al. (1976) ist bei Patienten mit intensiver Vorbehandlung in keinem Fall eine komplette Remission eingetreten, während CHOI et al. (1979) in etwa 60% der vorbehandelten Patienten eine komplette Remission beobachtete sowie eine Überlebensrate von etwa 50% über 2 Jahre und von ca. 15% über 4 Jahre. Bei guter Knochenmarksfunktion ist die Toleranz gegenüber der Ganzkörperbestrahlung bei vorbehandelten Patienten nicht schlechter als bei unvorbehandelten. Bei reduzierter Knochenmarksfunktion sollen niedrige Einzeldosen von ca. 0,05 Gy zwei- bis dreimal pro Woche appliziert werden mit einem Split nach ca. 0,5 Gy (das Minimum der Plättchenzahl tritt verzögert auf).

Tabelle 224b. Serie der Stanford University bei Patienten mit NHL „favourable histology" (NLPD, NM, DLWD) Stadium III/IV (PORTLOCK et al. 1979; PORTLOCK 1983; ROSENBERG 1984c; HORNING u. ROSENBERG 1984 sowie Serie von MEAD et al. (1984) ohne Anfangstherapie

Patientengruppe/Therapie	Verlauf
CS III/IV „asymptomatisch": keine Behandlung zur Zeit der Diagnose, sondern erst bei (drohender) Symptomatik oder drohenden Komplikationen, n = 83 (ab 1963)	Median des Intervalles von Diagnose bis Therapiebedürftigkeit: Gruppe DLWD über 8 Jahre Gruppe follicular small cleaved 48 Monate Gruppe follicular mixed 16,5 Monate spontane Remissionen in 20% (in Gruppe NLPD 30%) über 4 bis über 72 Monate anhaltend Transformation in diffuse Histologie: 40–50% nach 10 Jahren Überlebensraten: Median 11 Jahre Überlebensraten 10 Jahre (aktuariell): alle (n = 83) 73% NLPD (FSC) (n = 44) 80% (nur 3 Todesfälle)
MEAD et al. 1984, ab 1978: 31 Fälle, NLPD + DLWD *ohne*: B, drohende Komplikationen, abnorme Werte im peripheren Blut, „cosmetically unacceptable disease" ohne Anfangstherapie	55% noch ohne Therapie nach 6 bis über 47 Monaten Überleben 3 Jahre: 81% (Median der behandlungsfreien Zeit noch nicht erreicht)

Tabelle 225. Überlebensraten über 5 Jahre bei Patienten mit NHL III/IV prognostisch günstiger Histologie, unter 66 Jahre alt ohne therapiebedürftige Symptome zur Zeit der Diagnose (HORNING und ROSENBERG 1984)

	Patientengruppe			
	„watchful waiting"		Behandlung zur Zeit der Diagnose. Aus diversen Therapieprotokollen ausgewählt	
	n Fälle	% 5 Jahre überlebt	n Fälle	% 5 Jahre überlebt
Alle	63	84	73	84
FSC	33	92	43	85
FM	16	66	21	76
SL	14	92	9	90

FSC = follicular small cleaved-cell, FM = follicular mixed small cleaved-cell and large-cell, SL = small lymphocytic

Bei praktisch allen Fällen ist einige Zeit nach der Ganzkörperbestrahlung eine erneute Therapie erforderlich. Unter Berücksichtigung der Histologie und der Tumorausdehnung ist die Ansprechrate und Verträglichkeit gegenüber der sekundären Chemotherapie nicht schlechter als ohne vorausgegangene Ganzkörperbestrahlung. Eine zweite Ganzkörperbestrahlung ist nicht empfehlenswert.

Tabelle 226. Angaben zur Verträglichkeit der niedrig dosierten, fraktionierten Ganzkörperbestrahlung bei fortgeschrittenen malignen Non-Hodgkin-Lymphomen

a) Allgemeinbefinden:

Das Allgemeinbefinden ist nach übereinstimmenden Angaben der unten zitierten Autoren kaum gestört. Insbesondere keine Nausea o.ä. i.S. eines „Strahlenkaters“. Patienten, die vor der Therapie arbeitsfähig waren, bleiben dies auch unter der Therapie, die ambulant durchgeführt wird. Lediglich gegen Ende der Serie ist eine gering gesteigerte Ermüdbarkeit zu verzeichnen.

b) Hämotologie

CHAFFEY et al. (1977)	58 unvorbehandelte Fälle	Thrombozyten (Minimum)	40% ≦40000 8% ≦15000
CARABELL et al. (1979)	0,15 Gy 2 × Wo, 1,5 Gy 2 Leukämien nach 2 × TBI und ChT (28 Patienten), 4 langdauernde Thrombopenien		
CHOI et al. (1979)	39, 11 vorbehandelt 0,10–0,15 Gy, 2–3 × /Wo, 1,5 Gy	Thrombozyten Leukozyten	31% ≦50000 15% ≦2000 8% ≦1500
	3 prolongierte Markdepressionen mit Erschwerung der nachfolgenden Chemotherapie; keine infektbedingten Hospitalisationen und keine Leukämie (infektbedingte Hospitalisationsrate bei einer Vergleichsgruppe mit Chemotherapie 18/50 = 36%)		
JOHNSON (1975a), JOHNSON et al. (1978)	Randomisierte Serie	Mittelwerte der Minima	
		CVP (37)	TBI (35)
	Hb	10,1	10,6
	Leukozyten	1253	2854
	Thrombozyten	162000	62000
	Patienten mit Transfusion	6	8
	Infekte bei Leukopenie	16 (1+)	1
	(3 Leukämien: 2 nach TBI + fast totaler nodaler Bestrahlung, 1 nach TBI + ChT)		
THAR et al. (1979)	48 unvorbehandelt, 0,1 Gy 5 × /Wo bis 1,5 Gy und Wiederholung nach 4–6 Wochen: in 70% Split wegen Markdepression erforderlich 0,15 Gy 2 × /Wo bis 1,5 Gy, z.T. Kalotte abgedeckt: Split in 12%		
		Thrombozyten: 16% ≦30000	
	bei Mark + und Milz +	Thrombozyten: 60% ≦30000	
	bei Mark + und Milz −	Thrombozyten: 38% ≦30000	
	bei Mark − und Milz +	Thrombozyten: 27% ≦30000	
	bei Mark − und Milz −	Thrombozyten: 14% ≦30000	
	Hämatologisch bedingte Hospitalisationsrate: 4 = 18%		

8. Ganzkörperbestrahlung bei CLL

Aufgrund des methodischen Zusammenhangs seien an dieser Stelle auch die Ergebnisse der niedrig dosierten fraktionierten Ganzkörperbestrahlung in der Behandlung der chronischen lymphatischen Leukämie angeführt (Tabelle 230–233). Es zeigt sich, daß die Ganzkörperbestrahlung bei der CLL an Effektivität neueren Chemotherapie-Schemata vergleichbar, in der Verträglichkeit aber eher besser ist. Ob hierdurch aber eine Änderung des natürlichen

Tabelle 227. Therapiebedingte Komplikationen bei Chemotherapie oder Ganzkörperbestrahlung fortgeschrittener NHL (randomisierte Studie von JOHNSON et al. 1978)

Komplikation	Anzahl Patienten	
	CVP	Radiotherapie
iv Antibiotika	16	1
Pneumonie	3	1
sonstige bakterielle/virale Infekte	8	–
Pilzinfekte	2	–
unbekannte Erreger	3	–
Hämorrhagische Zystitis (Endoxan)	3	–
Schwere neurotoxische Effekte[a]	3	–
AML	–	2

[a] Hospitalisationsbedürftig, bei 2 länger als einem Jahr andauernde invalidisierende Schäden

Tabelle 228. Komplikationen verschiedener Therapie bei Patienten mit NHL (NLPD + NM + DWDL). Randomisierte Studie aus Stanford (HOPPE et al. 1981)

Komplikation	Alkylans n = 17	CVP n = 17	Ganzkörperbestrahlung[a] n = 17
Hospitalisation wegen Fieber/Infektion	–	5	–
Zystitis	1	4	–
Leukozyten $\leqq 2000$	2	3	3
Thrombozyten $\leqq 50000$	0	0	3
Anhaltende Zytopenie	1	–	5
ANLL	1	–	–

[a] Hämatologische Toleranz besser in der splenektomierten Gruppe (hatte aber seltener Knochenmarksbefall). Schlechte hämatologische Toleranz bei Splenomegalie auch bei THAR u. MILLION 1978)

Verlaufs herbeigeführt wird, ist offen (KNOSPE 1979; JOHNSON 1979; HUGULEY 1977; EDITORIAL 1979). Zur besseren Beurteilbarkeit der Ergebnisse der Ganzkörperbestrahlung der CLL sind noch in den Tabellen 190, 191 und 234 die Überlebensraten nach diversen anderen Therapien sowie die Überlebensrate in Abhängigkeit vom Stadium aufgeführt. Der Median der Überlebensrate nach Ganzkörperbestrahlung bei aktiver Erkrankungt liegt zwischen 5 und 6 Jahren (Tabelle 232) vergleichbar jener nach anderen Therapien (Tabelle 234). Bei den Patienten mit Remission ist es teilweise auch zu einer Normalisierung der Immunglobuline gekommen (Tabelle 233). Bezüglich Symptomenfreiheit wie Überlebenszeit war die Ganzkörperbestrahlung in der Untersuchung von JOHNSON und RÜHL (1976) der Chemotherapie überlegen.

9. Therapieempfehlung für indolente NHL Stadien III/IV

Bei einem Stadium III eines niedrig malignen NHL, insbesondere bei begrenzter Herdzahl (ca. 5) sollte nach dem in Abschnitt B.III.4. Gesagten immer eine großvolumige Radiotherapie im Sinne einer TLI in Erwägung gezogen werden.

Tabelle 229. Angaben zur Sekundärtherapie nach Rezidiv bzw. Tumorpersistenz nach Ganzkörperbestrahlung

Autor	Fälle	Therapie	Verlauf
BRERETON et al. (1979)	18 Rezidive nach TBI	diverse ChT	CR 11 (61%) im Mittel 18 Monate PR 4 (22%) im Mittel 5,5 Monate
	(unter Berücksichtigung der Histologie entspricht der Effekt dem bei einer primären ChT)		
CHOI et al. (1979)	25 Rezidive nach TBI	Diverse ChT bei 20 Radiotherapie bei 5	CR 52% (13/25) Median 9 Monate (2–36 Monate)
THAR et al. (1979)	9 Rezidive nach TBI 12 mit Tumorpersistenz	diverse ChT diverse ChT	CR 8/9 Median 4,5 Monate CR 5/12 (1–12 Monate)
CHAFFEY et al. (1978)	44 Rezidive nach TBI	TBI (Abstand von 1. TBI, 8–18 Monate)	CR 4/4, aber: 1 perisistierende Thrombopenie, 1 Leukämie, 2 weitere Rezidive
THAR et al. (1979)	4 Rezidive nach TBI	TBI (Abstand von 1. TBI, 3 Monate)	CR 4/4
QUASIM (1977)	3 Rezidive nach TBI (ca. 1,8–2,2 Gy, 3 × 0,15/Wo)	TBI (14 Monate Abstand zur 1. TBI)	alle 3 mit progredienter Knochenmarkshypoplasie (irreversibel)
LABETZKI et al. (1980)	2 Rezidive nach TBI (niedrigere Dosis: ca. 1,0 Gy, 3 × 0,1 Gy/Woche)	TBI (3 Monate Abstand zur 1. TBI)	keine schlechtere Verträglichkeit als bei der ersten TBI
CARABELL et al. (1979)	28 Rezidive nach TBI. Poly-ChT: gut toleriert 23; schlecht toleriert 5, überlebt 15 7 Rezidive nach TBI. Mono-ChT: gut toleriert 6; überlebt 5		

Tabelle 230. Kriterien für die Bezeichnung einer chronischen lymphatischen Leukämie als „indolent" (Chronic Leukemia-Myeloma Task Force: Proposed guidelines for protocoll studies. III. Chronic leukemia. Cancer Chemo. Rep. Part 3, 4: 159–165, 1973)

a) Keine Symptome durch die Leukämie
b) Hämoglobin über 12 g% (Männer) und 11 g% (Frauen)
c) Thrombozyten über 125000
d) Keine immunologischen Defekte: Hypoimmunoglobulinämie, Paraimmunoglobulinämie, autoimmunhämolytische Anämie

Falls eines dieser Kriterien nicht erfüllt ist, wird von „aktiver" Erkrankung gesprochen. Bei Stellung der Diagnose gehören knapp 20% zur Gruppe „indolent" (KNOSPE et al. 1977)

Tabelle 231. Ergebnisse der Ganzkörperbestrahlung bei chronischer lymphatischer Leukämie bei aktiver Erkrankung. (Nach JOHNSON u. RÜHL 1976)

	Primäre Therapie		5-Jahre-Überleben (Ganzkörperbestrahlung)
	Chemotherapie/ lokale Bestrahlung	Ganzkörperbestrahlung	
Anzahl	18	42	
Median bis zum Eintritt des Effektes	3 Monate	6 Monate	
Komplette Remission	1	14	ca. 65%
Partielle Remission	6	23	ca. 20% (Partielle + Keine Remission)
Keine Remission	11	5	
Median von Remission bis Progression	2 Monate	10 Monate	
Median von Therapie bis zum Tod	27 Monate	57 Monate	
Median von Diagnose bis zum Tod	34 Monate	65 Monate	

Tabelle 232. Überlebensraten bei chronischer lymphatischer Leukämie nach Ganzkörperbestrahlung. Alle mit „aktiver" Erkrankung. Ergebnisse von JOHNSON (1979) (1964–1972)

Stadium	Überlebensrate (Jahre)				Median
	4	6	8	10	
I/II (12)	ca. 60%	ca. 50%	ca. 50%	ca. 50%	72 Monate
III/IV (30)	ca. 60%	ca. 30%	ca. 20%	ca. 5%	63 Monate

(1973–1976: Studie mit Kombination von Ganzkörperbestrahlung und Endoxan und Prednison. Nach 4 Jahren noch etwa 80% am Leben. Nur $^1/_{10}$ mit III/IV verstorben)

Tabelle 233. Veränderung von Immunparametern nach Ganzkörperbestrahlung bei Patienten mit chronischer lymphatischer Leukämie mit aktiver Erkrankung. Ergebnisse nach JOHNSON u. RÜHL (1976)

Effekt	Normal nach Therapie/vermindert vor Therapie			
	Totales Gammaglobulin im Serum	IgG	IgA	IgM
Komplette Remission	4/5	2/2	3/4	5/7
Partielle Remission	2/14	1/5	3/9	3/9
Keine Remission	0/4	0/1	0/2	0/2

Bei den übrigen fortgeschrittenen Stadien dieser NHL muß man derzeit noch davon ausgehen, daß es keine kurative Therapie einer generalisierten Ausbreitung gibt: nach unterschiedlicher Anfangstherapie inklusive der Zurückstellung einer Therapie finden wir vergleichbare Überlebensraten, es besteht keine Abhängigkeit der Überlebensrate vom Erreichen einer kompletten Remission und auch nach kompletten Remissionen finden wir über viele Jahre eine konstante Rezidivrate. Falls man diese Patienten nicht im Rahmen einer Studie zur Suche einer kurativen Therapie behandelt, kann man in Anlehnung an die Empfehlungen von PORTLOCK 1983, HORNING u. ROSENBERG 1984, BRITTINGER et al. 1984, GAYNOR u. ULTMANN 1984, eine Therapie zurückstellen falls:

Untergruppe NLPD oder DLWD (NM?) bzw. A und B (?C) der Working Formulation bzw. lymphozytär, zentrozytisch-zentroblastisch und LP-Immunozytom der Kieler Klassifikation, keine massiven oder rasch wachsende Manifestationen, keine mechanischen oder andere Komplikationen oder drohende Komplikationen (u.a. epidurales Wachstum, Ureterkompression, Mediastinalkompression, Anämie, Thrombozytopenie, monoklonale Gammopathie mit Werten über 9,0 g% für das Gesamteiweiß). Bei Patienten mit zentrozytärem Lymphom wurde von der Kieler Lymphomgruppe im Verlaufe ihrer Studie wegen der raschen Progredienz das Vorgehen vom zunächst abwartenden Verhalten in Richtung einer bei Diagnose eingesetzten Therapie geändert.

Bei Vorhandensein von Komplikationen oder drohenden Komplikationen, die auf ein lokalisierbares Tumorgeschehen zurückführbar sind, ist eine lokale Radiotherapie mit Herddosen um 25–30 Gy ausreichend.

Falls eine systemische bzw. großvolumige Therapie erforderlich ist, wird i. allg. Chemotherapie unterschiedlicher Intensität der Vorzug gegeben, da sie allgemeiner verfügbar ist. Wo vorhanden, sollte auch die Ganzkörperbestrahlung, evtl. ergänzt durch lokale Aufsättigung

Tabelle 234. Überlebensraten bei chronisch lymphatischer Leukämie. (Zitiert nach HUGULEY 1977)

Therapie	Autor	Zeit	n	Median (Jahre)	Über 5 Jahre überlebt (%)
Lokale Bestrahlung/ keine Therapie	MINOT u. ISAACS (1924)	1898–1923	80	3,5[a]	20[a]
Niedrig dosierte Ganzkörperbestrahlung/P32	OSGOOD (1964)	1941–1954	212	5,3[a]	52
P32	REINHARD et al. (1959)	1942–1955	102	5,1	51
Divers	GREEN u. DIXON (1965)	1945–1957	125	3,4	35
P32	STEINKAMP et al. (1963)	1936–1960	161	4,4	45
Divers	BOGGS et al. (1966)	1945–1964	130	6,0	53
P32	HILL et al. (1964)	1956–1962	97	7,8	
Divers	HANSEN (1973)	1954–1963	189	3,0	32
Divers	RAI et al. (1975)	1941–1971	125	5,9	61

[a] Zeit ab Einsetzen von Symptomen

zum Einsatz kommen, da diese bei gleicher Effektivität besser verträglich ist als eine intensive Chemotherapie.

Als Dosis der niedrig dosierten fraktionierten Radiotherapie wird 1–1.5 Gy mit 0.05–0.1 3mal pro Woche empfohlen.

Im Rahmen der Untersuchung neuerer Chemotherapiekonzepte mit kurativer Intention könnte die zusätzliche Radiotherapie eine wichtige Bedeutung haben, da die alleinige Chemotherapie auch bei hoher Rate an kompletter Remission eine hohe Rezidivrate im Bereich primär vorhandener Herde hat. Insbesondere im Bereich der nodalen Manifestationen sollte die hohe Wirksamkeit niedriger Radiotherapiedosen nicht vergessen werden.

V. Verlauf bei NHL mit intermediärer und hoher Malignität

1. Abgrenzung der zugehörigen Gruppen

Gemäß der Häufigkeitsverteilung der verschiedenen Typen der NHL beim Erwachsenen und der Indikationen für die Radiotherapie wird unter den Typen mit hoher Malignität vor allen Dingen der Typ DH nach RAPPAPORT diskutiert. Bei der histologischen Nachuntersuchung im Rahmen der Ausarbeitung der Working Formulation ließ sich der Typ DH unter Anwendung der Kriterien von LUKES und COLLINS unter anderem in FCC-Typen und non-FCC-Typen aufteilen, wobei der Non-FCC-Typ etwa 28% ausmachte. Die Non-FCC-Typen sind in der Working Formulation im wesentlichen in der „High Grade"-Gruppe H der immunoblastären NHL, während die FCC-Typen in der intermediären Gruppe G als „diffuse large cell" NHL eingeordnet sind. Auch die Unterteilung der Gruppe DH nach der Kieler Klassifikation ergibt prognostisch unterschiedliche Untergruppen. Da jedoch der überwiegende Teil der in der Literatur mitgeteilten Resultate die Einteilung nach Rappaport bzw. neuerdings nach der WF dargestellt sind, benutzt auch die folgende Darstellung diese Einteilung. In einigen Statistiken sind darüber hinaus auch Fälle mit den Gruppen DPDL und DM sowie NH eingeschlossen, die aber zahlenmäßig das Gesamtresultat nicht wesentlich verändern.

2. Klinisch begrenzte Ausbreitung

a) Übersicht über Überlebensraten

In der Tabelle 235 ist eine Übersicht über Überlebensraten sowie Symptomfreiheit nach meist lokoregionaler Radiotherapie bei Patienten mit klinisch begrenzten Stadien prognostisch ungünstiger NHL aufgeführt. Weitere Resultate finden sich in den Abschnitten zum Verlauf bei extranodaler NHL diverser Lokalisationen:

Im klinischen Stadium I findet man eine Überlebensrate über 5 Jahre nach lokaler Radiotherapie meist von 50–70% bei einer Symptomfreiheit von etwa 40%. Erheblich schlechter

Tabelle 235. Überlebensraten bei NHL mit klinisch begrenztem Stadium und diffuser (meist histiozytärer) Histologie nach RAPPAPORT nach (meist) lokoregionaler Radiotherapie

Autor	Fälle	Überleben (%)	Symptomfrei (%)	Zeit (Jahre)
ROSENBERG (1977)	35 CS+PS I, DH	ca. 50	ca. 45	5
(1961–1976)	80 CS+PS II, DH	ca. 35	ca. 30	5
REDDY et al. (1977)	40 CS I, diffuse	69	55	5
(1964–1977)	27 CS II, diffuse	34	20	5
	? CS I/II, DH		ca. 10	5
RUDDERS et al. (1978)	26 CS I/II, diffuse	ca. 30		5
(1971–1976)	? DH		ca. 10	5
TIMOTHY et al. (1980) (1961–1977)	32 CS I/II, DH	31		10
CHEN et al. (1977)	88 CS I, diffuse	64	45	5
(1959–1975)	CS II, diffuse	48	23	4
FULLER et al. (1975) (1961–1969)	152 CS I/II, diffuse	26		5
MONFARDINI et al. (1980) (1972–1975)	37 PS I/II, diffuse	52	45	5
BUSH u. GOSPODAROVICZ[a] (1982) (1967–1972)	108 CS I/II, DH			
	n=22: unter 60 Jahre, Herde bis 2,5 cm Durchmesser	ca. 90	77	10
	n=52: über 60 Jahre, Herde bis 2,5 cm	ca. 35	35	8
	unter 60 Jahre, Herde über 2,5 cm	ca. 35	20	10
SWEET u. COLOMB (1980)	14 PS I (keine „bulky"), DH[b]	100	100	5
(ab 1969)	14 PS II, DH		10 Rezidive!	
LEVITT et al. (1980) (1970–1978)	9 PS I, 1 PS II, diffuse[c]	100	100	5
LESTER et al. (1982) (1972–1981)	Diffuse large cell (WF), PS IE „head neck" und kleine Tumoren	100	100	5
LAMB et al. (1984) (BNLI Report 24)	72 CS I/II+18 PS I/II diffuse aggressive L. nach BNLI-Klassifikation lokale/lokoregionale Felder			
	alle	58	45	5
	I	78	65	5
	II	40	27	5

[a] Siehe Tabelle 236 für Aufdatierung 1984.
[b] meist TNI oder extendiertes Mantelfeld, 4 IF
[c] meist TNI oder STNI

Tabelle 235a. Überlebensraten und Remissionen nach Bestrahlung mit EF bei hoch malignen NHL in begrenzten Stadien. Kieler Klassifikation. Daten der multizentrischen Studie 1975–1980 der Kiel Lymphoma Study Group (BRITTINGER et al. 1984)

Untergruppe	Stadien	Verlauf
Zentroblastisches Lymphom	CS + PS I	17/21 in stabiler Remission 15–64 Monate
	CS + PS II	4/29 in stabiler Remission
Immunoblastisches Lymphom	CS + PS I	4/9 in stabiler Remission 21–41 Monate
	CS + PS II	2/17 in stabiler Remission

sind die Resultate im klinischen Stadium II mit einer Überlebensrate nach lokaler Radiotherapie von etwa 30% und einer Symptomfreiheit meist unter 30%.

b) Untergruppen begrenzter Ausbreitung – Ergebnisse der Radiotherapie

Eine prognostisch bedeutsame weitere Unterteilung dieses Patientenkollektivs haben BUSH und GOSPODAROVICZ (1982) vorgenommen: zum einen erfolgte für die Behandlung mit lokoregionaler Radiotherapie beim Stadium II eine Selektion von Fällen mit entweder Befall zweier benachbarter Lymphknotenregionen bzw. einem extranodalen Befall plus Befall der regionalen Lymphknotenstation, entsprechend einem II_1 nach MUSSHOFF (1973). Innerhalb dieser Gruppe der CS IA und IIA_1 erfolgt eine weitere Unterteilung nach Größe des Herdes und Alter: kleine Herde bis 2,5 cm, mittlere und große Herde 2,5–5 bzw. mehr als 5 cm größter Durchmesser. Die Gruppe mit kleinen Herden und Alter unter 60 Jahre zeigte eine Überlebensrate über 10 Jahre von etwa 90% bei einer Symptomfreiheit von 77%. Hingegen zeigten Patienten unter 60 Jahren mit Herden über 2,5 cm Durchmesser sowie auch Patienten über 60 Jahre mit kleinen Herden eine Überlebensrate über 10 Jahre von etwa 35% bei einer Symptomfreiheit von 20–35%. Die Gruppe mit der günstigen Prognose macht nur etwa 20–30% des Gesamtkollektivs mit klinisch begrenztem Stadium eines prognostisch ungünstigen NHL aus. Ebenso zeigen auch die Resultate von SWEET et al. (1981), LEVITT et al. (1980) sowie LESTER et al. (1982) bei Patienten mit PS I und kleinen Herden eines NHL vom Typ DH symptomfreie Überlebensraten über 5 Jahre von 100%. Hingegen traten bei 10 von 14 Patienten mit PS II nach alleiniger Bestrahlung Rezidive auf (SWEET et al. 1981).

In Tabelle 236a sind die Beobachtungen von MONYAK et al. (1984) aufgeführt: bei kleiner Tumormasse ist auch bei klinischer Stadieneinteilung mit alleiniger Radiotherapie eine hohe Überlebensrate zu erzielen, wobei auch die Rezidivtherapie noch gute Aussichten hat.

c) Rezidivmuster

Tabelle 237 zeigt die Lokalisation der Rezidive nach Radiotherapie begrenzter Stadien der NHL vom Typ DH oder diffuse large cell: meist treten mehr als 50% der Rezidive als „distant“ extranodale Rezidive auf, die nicht durch die Radiotherapie eines größeren Volumens und auch nicht durch eine primäre explorative Laparotomie vermeidbar sind. Fernrezidive mit oder ohne Lokalrezidive findet man in der Studie von BUSH und GOSPODAROVICZ (1982) in mehr als 80% der Fälle. Neben der häufigen Generalisation der Erkrankung muß auch mit einem nennenswerten Prozentsatz an Lokalrezidiven nach alleiniger Radiotherapie gerechnet werden, insbesondere bei Vorliegen großer Tumorherde (Abbildung 68 auf

Tabelle 236. Einteilung der Patienten mit klinisch begrenzten Stadien von NHL mit intermediärem und hohem Malignitätsgrad. Serie von Gospodarowicz u. Bush (1984), CS I + II. Rezidivraten nach lokoregionaler Radiotherapie 1967–1978

Alter	Anzahl rezidiviert/Anzahl behandelt					
	Stadium I A und II A, 1			Stadium II A, 2 und B		
	Tumormasse					
	bis 2,5 cm	2,5–5 cm	über 5 cm	bis 2,5 cm	2,5–5 cm	über 5 cm
Unter 60	Gruppe I 18/78 (23%)					
60–69			Gruppe II 105/204 (51%)			
über 70					Gruppe III 45/50 (90%)	

Tabelle 236a. Überlebensraten nach alleiniger Radiotherapie von Patienten mit NHL „diffuse large cell“ (WF) mit klinisch begrenzter Ausbreitung. Nur etwa 70% hatten eine LAG oder CAT, nur 28% eine Knochenbiopsie. (Monyak et al. 1984, Beobachtungszeit im Minimum: 3,4 Jahre, Median über 9 Jahre)

Gruppe	Gesamte „Tumorfläche“			Total
	unter 16 cm^2	16–36 cm^2	über 36 cm^2	
Alle Patienten				
Rezidivfrei	19/30 63%	7/16 44%	2/10 20%	28/56 50%
Rezidivfrei inklusive Rezidivtherapie	23/30 77%	7/16 44%	2/10 20%	32/56 57%
Nur Patienten mit LAG oder/und CT				
Rezidivfrei	14/19 74%	4/11 36%	2/10 20%	20/40 50%
Rezidivfrei inklusive Rezidivtherapie	18/19 95%	4/11 36%	2/10 20%	24/40 60%

S. 432, Tabelle 236): In der Studie von Bush u. Gospodarowicz (1982) beträgt in der Gruppe mit Tumordurchmesser bis 2,5 cm die Rezidivrate insgesamt etwas über 50% bei etwa 10% alleinigen Lokalrezidiven und etwa 15% Lokal-plus Fernrezidiven (d.h. fast die Hälfte der Rezidive zeigte auch eine lokale Komponente). In der Gruppe mit Tumorherden über 2,5 cm betrug die Rezidivrate insgesamt etwa 80% mit etwa 15% alleinigen Lokalrezidiven und etwa 30% Lokal- und Fernrezidiven (d.h. mehr als die Hälfte aller Rezidive zeigte auch eine lokale Komponente).

Eine detailliertere Untersuchung der Lokalisation lymphatischer Rezidive führten Fuks et al. durch (1975): in dieser Untersuchung waren nach relativ großvolumiger lokoregionaler Bestrahlung häufiger als in den meisten anderen Untersuchungen nur lymphatische Rezidive aufgetreten (fast 60% aller Rezidive) die zu einem Großteil in Lymphregionen auftraten, die sich an primär befallene Regionen anschließen. Hiervon ausgehend wurden von dieser Gruppe die Bestrahlungsvolumina vergrößert (bis zur TNI) (Ergebnisse siehe weiter unten). Die Entwicklung der Chemotherapie bei dieser Gruppe maligner NHL hat allerdings die Bedeutung einer großvolumigen Bestrahlung stark vermindert und der Radiotherapie

Tabelle 237. Initiale Rezidivlokalisationen bei NHL der Gruppe DH CS und PS I/II nach (meist) lokoregionaler Radiotherapie

Autor	Anzahl Fälle behandelt	Anzahl Rezidive in % aller Rezidive	
Fuks et al. (1975) (1960–1972)	45 Fälle, CS + PS I/II DH lokoregionale RT/Mantel oder umgekehrtes Ypsilon	lymphatisch „contiguous"	8 (36%)
		lymphatisch nicht „contiguous"	5 (23%)
		extralymphatisch	6 (27%)
		lymphatisch und extralymphatisch	3 (14%)
Bush u. Gospodarowicz (1984) (1967–1975)	108 Fälle, CS IA/IIA DH lokoregionale Bestrahlung	nur lokal	ca. 18%
		nur „distant"	ca. 55%
		lokal und „distant"	ca. 25%
Lester et al. (1982) (1972–1981)	75 Fälle, PS I/II lokoregionale Bestrahlung diffuse large cell	nur lokal	4 (17%)
		nodal ipsilateral (vom Zwerchfell)	1 (4%)
		nodal kontralateral	3 (13%)
		extranodale Dissemination	15 (65%)
Paryani et al. (1983) (1961–1982)	11 Fälle CS + PS IE/IIE alle diffuse Histologien lokoregionale Mantelfeldbestrahlung und total nodale Bestrahlung	nur lokal	15 (29%)
		nur nodal	5 (10%)
		„distant E" (mit oder ohne nodal)	32 (61%)
Lamb et al. (1984)	72 CS I/II 18 PS I/II diffuse aggressive nach BNLI Klassification lokale/lokoregionale Radiotherapie	im Bestrahlungsfeld	8 (18%)
		angrenzend nodal	4 (9%)
		„distant" nodal	15 (34%)
		generalisiert	17 (39%)

häufiger eine additive bzw. adjuvante Rolle in der Behandlung großer Tumorherde nach Chemotherapie zugewiesen (siehe unten). Ein sehr geringes Ansprechen auf Radiotherapie wird von Miller et al. (1981), Trump und Mann (1982) und Lichtenstein et al. (1980) bei massiven mediastinalen Herden mit oberer Einfluß-Stauung mitgeteilt (Tabelle 238): auch auf Kombination von Radiotherapie mit der bisherigen Standard-Chemotherapie für NHL vom Typ DH. Die Therapieversager sind meist durch Rezidive intrathorakaler Lokalisation plus extrathorakale Dissemination bedingt, wobei – im Gegensatz zu den lymphoblastären NHL – ZNS- und Knochenmarksbefall selten auftreten. Die 5-Jahres-Überlebensrate liegt unter 15%.

d) Kombinierte Therapie begrenzter Stadien

Die ungünstigen Resultate alleiniger Radiotherapie bei der Mehrzahl der Patienten mit NHL prognostisch ungünstiger Histologie auch im klinisch begrenzten Stadium haben eine Reihe von Studien mit Radiotherapie plus Chemotherapie und in neuerer Zeit auch Chemotherapie allein induziert (Tabelle 239–241).

Von Monfardini et al. (1980; Tabelle 239) wurden die Ergebnisse einer randomisierten Studie zur Behandlung mit CVPP vs Radiotherapie plus CVP im Stadium PS I/II mitgeteilt: für die Gruppe der nicht lymphozytären NHL ergab sich in der kombiniert behandelten Gruppe eine signifikant bessere Symptomfreiheit nach 5 Jahren bei einer tendenziell besseren Überlebensrate. Da etwa 10% der Patienten mit primärer Radiotherapie bereits vor Einleitung der Chemotherapie eine Tumorprogression aufwiesen, wurde später bei allen Patienten

Tabelle 238. Verlauf bei NHL typ DH bzw. „diffuse large cell" mit Sklerose und massivem Mediastinalbefall

MILLER et al. (1981) (1968–1977)	7 Fälle mit oberer Einflußstauung, 6 PS/CS I, 1 CS III	
	1 RT allein	komplette Remission, verstorben an mediastinalem und extramediastinalem Rezidiv
	6 RT und ChT	1 symptomfrei 28 Monate, 5 verstorben, 3 davon mit mediastinalen Herden und „poor response" auf RT
TRUMP u. MANN (1982) (1970–1979)	10 DH und 1 DU mit großem Mediastinaltumor (Mediastinal- zu Thoraxbreite 0,32–0,59, im Mittel 0,50), 6 mit Lungenhilusbefall, 8 mit Pleuraerguß, 5 mit Infiltration der angrenzenden Lunge	2 symptomfrei (22 bzw. 35 Monate), 6 an progredienter Erkrankung im Mediastinum mit oder andere Herde verstorben nach 4–26,5 Monaten
	9 CS II, 2 CS IV alle 10 behandelten hatten RT, 9 zusätzlich ChT	Versagen der Therapie durch Progredienz der Tumormassen im Mediastinum und durch Dissemination, wobei ZNS und Knochenmark relativ wenig betroffen waren

primär eine Chemotherapie eingesetzt: von BONADONNA et al. (1982b) werden für den Arm Chemotherapie – lokoregionale Radiotherapie – Chemotherapie (BACOP) nach 3 Jahren eine Überlebensrate von 88% bei einer Symptomfreiheit von 84% mitgeteilt. Eine kleinere randomisierte Studie wurde von LANDBERG et al. (1979) mitgeteilt: nach alleiniger Radiotherapie rezidivierten 5 von 10 Patienten, nach kombinierter Therapie trat kein Rezidiv bei 10 Patienten auf (Nachbeobachtung bis 30 Monate). Eine weitere randomisierte Serie wurde in Stanford durchgeführt (GLATSTEIN et al. 1977) mit der Untersuchung totaler lymphatischer Bestrahlung v/s totale lymphatische Bestrahlung plus Chemotherapie bei 48 Fällen mit PS I/II: diese Studie ergab keinen Unterschied zwischen dieser sehr großvolumigen Bestrahlung allein und deren Kombination mit Chemotherapie. Dieser Studie werden allerdings zwei Schwachpunkte angelastet: die Gruppe mit alleiniger Radiotherapie war prognostisch günstiger zusammengesetzt (Randomisation?), ferner war der Arm mit Radiotherapie und nachfolgender Chemotherapie durch einige Fälle belastet, die bereits vor der Chemotherapie eine Tumorprogression aufwiesen. Tabelle 239 zeigt weitere Ergebnisse mit hoher symptomfreier Überlebensrate nach kombinierter Therapie. Hervorgehoben sei darunter noch die Untersuchung von BLACKLEDGE et al. (1980) bzw. STEWART et al. (1984) bei einer prognostisch bei Standardtherapie recht ungünstigen Gruppe mit CS II und massivem Abdominalbefall (siehe auch weiter unten unter NHL mit gastrointestinalem Befall): die Überlebensrate betrug etwa 80% nach kombinierter Therapie mit Chemotherapie und lokaler Radiotherapie nach 3 Jahren und 72% nach 5 Jahren.

e) Alleinige Chemotherapie begrenzter Stadien

Tabellen 240 und 241 zeigen die Ergebnisse von MILLER u. JONES (1983) und JONES (1984) sowie CABANILLAS et al. (1980) bei zwei kleinen Serien mit alleiniger Chemotherapie oder Chemotherapie plus Radiotherapie bei CS I/II NHL, größtenteils vom Typ DH bzw. diffuse large cell: lediglich die Serie von Cabanillas stellt eine Studie mit alleiniger Chemothe-

Tabelle 239. Neuere Untersuchungen zur kombinierten Therapie von NHL der Gruppen „intermediate" und „high grade" (WF) im klinisch begrenzten Stadium

Autor	Patienten/Therapie	Verlauf	
Blackledge et al. (1980) (1975–1978)	Alle diffusen Histologien, CS II mit „massive abdominal (ab 10 cm Durchmesser) VAP + lokale RT	12/17 symptomfrei mit Plateau der Überlebenskurve bei ca. 80%	
Steward et al. (1984) (1975–1982)	Aufdatierte Ergebnisse Blackledge et al. (1980) 26 Fälle CS II abdominal	72% Überlebensrate 5 Jahre	
Sampi et al. (1983) (1976–1981)	CS I/II A 22 diffuse large cell, 3 follicular large cell, 2 mixed diffuse, diverse Polychemotherapie + lokale RT	Überlebenskurve mit Plateau nach 11 Monaten bei 82% (3 Jahre)	
Bonadonna et al. (1982b) (1976–1980)	PS I/II, nicht lymphozytäre BACOP-lokale RT-BACOP, n = 25	Überlebensrate 3 Jahre: 88% (symptomfrei: 84%)	
Monfardini[a] et al. (1980)	n = 68, nicht lymphozytär, PS I/II	Überleben	symptomfrei 5 Jahre
	RT allein[b]	56,7%	51%
(1972–1975)	RT + CVP	78,3%	71,3%
	ca. 9% Rezidive bereits vor Einleitung der ChT	p = 0,9	p = 0,05
Lester et al. (1982) (1972–1981)	PS I/II mit ungünstigen Zusatzfaktoren (große Tumoren, abdominal), diffuse large cell, alternierend ChT-RT(lokal)-ChT	17/24 (69%) symptomfrei	
Glatstein[a] et al. (1977) (ab 1971)	PS I/II, diffuse Histologien, n = 48 TLI allein v/s TLI + ChT	symptomfrei 5 Jahre überlebt In beiden Gruppen ca. 60%	
Maor et al. (1982)	13 I/II Magenlymphome, 4 CHOP-Bleo alternierend mit IF RT	Alle symptomfrei (1 Rezidiv in Waldeyer' Region mit IF-RT kontrolliert)	
Kuten u. Cohen (1984) (1976–1982)	24 CS I/II diffus IF-RT (6), EF-RT (18) + CVP oder CHOP	100% KR, 20,8% (= 5) Rezidive 5 Jahre symptomfrei: 91%	

[a] Randomisierte Studien

rapie dar, da in der Serie von Miller und Jones eine Radiotherapie erfolgte, falls nach drei Zyklen Chemotherapie keine komplette Remission eingetreten war, oder falls aufgrund des Blutbildes eine Dosisreduktion erforderlich war. Knapp 40% der Patienten von Miller und Jones erhielten nach diesen Kriterien eine zusätzliche Radiotherapie. In der Serie von Cabanillas et al. (1980) blieben alle Fälle mit Stadium I symptomfrei nach alleiniger Chemotherapie, im Stadium II beträgt die symptomfreie Fünfjahres-Überlebensrate nach alleiniger Chemotherapie etwa 80%. Von den allein chemotherapierten Patienten aus der Serie von Miller und Jones (1983) bzw. Jones (1984) haben 17% ein Rezidiv entwickelt (dreimal lokal, zweimal „distant"). Insgesamt konnte in der Serie von Miller und Jones bei etwas weniger als der Hälfte aller Fälle durch Chemotherapie allein eine komplette und andauernde Remission erzielt werden.

f) Zusammenfassende Therapieempfehlungen

Eine alleinige Radiotherapie mit kurativer Zielstellung für Patienten mit NHL ungünstiger Histologie mit klinisch begrenzter Ausbreitung dürfte nach den oben zitierten Erfahrungen nur noch für Fälle mit CS IA der Typen „diffuse large cell" sowie immunoblastär (Gruppen

Tabelle 240. Serie von MILLER u. JONES (1983) und MILLER (1984) zu primärer Chemotherapie bei NHL „intermediate/high grade" im klinisch begrenzten Stadium

Anzahl Fälle: 49 (47 diffuse large cell, 2 follicular large cell; WF) (1971–1982)

Gruppe	Nur Chemotherapie 6–11 Zyklen			Chemotherapie plus Radiotherapie (36–60 Gy) (falls keine CR nach 3 Zyklen oder begrenzte Knochenmarks-reserve → Dosisreduktion)		
	n	n mit kompletter Remission (CR)	n Rezidive	n	n mit kompletter Remission (CR)	n Rezidive
CS I	5	5	1	2	2	0
CSI_E	3	3	0	5	5	1
CS II	10	10	3	2	2	0
CS II_E	10	10	1	8	7	0
Gastrointestinal	6	6	0	3	3	0
„bulky"	8	8	2	9	8	0
Alle I[a]	n CR + ohne Rezidiv 7/8			n CR + ohne Rezidiv 6/7		
Alle II	n CR + ohne Rezidiv 16/20			n CR + ohne Rezidiv 9/10		
Alle[b]	n CR + ohne Rezidiv 24/30			n CR + ohne Rezidiv 16/19		

Median Nachbeobachtungszeit: 41 Monate
5-Jahres-rezidivfreie Überlebensrate: 75–80% (bei I und II)

[a] 49 Fälle 1983: Rezidivlokalisation: 2 „distant", 3 lokal/1 „distant" und lokal
[b] Aufdatierte Resultate 1984 (49 Fälle)

Tabelle 241. Serie von CABANILLAS et al. (1979) mit alleiniger Chemotherapie bei Patienten mit CS I + II NHL (1967–1978)

(22 DH, 4 NH, 2 DM, 1 DU, 1 diffuse unclassified)

CS I:	8 Fälle	alle symptomfrei
CS II:	22 Fälle	20 mit kompletter Remission, 2 Rezidive
Überlebensrate:	CS I	100% 5 Jahre
	CS II	ca. 80% symptomfrei 5 Jahre

G und H der WF) bzw. zentroblastär und immunoblastär (Kieler Klassifikation) und kleinem Tumordurchmesser (bis ca. 3 cm) sowie unter 60 Jahre alt indiziert sein: lokoregionale Bestrahlung mit 40–45 Gy in 25–30 Fraktionen. Danach sollten im Verlauf des ersten Jahres engmaschige Nachkontrollen im Abstand von etwa sechs Wochen erfolgen. Für Patienten der oben genannten Kategorie, aber mit einem Alter über 60 Jahre, ist nach den Erfahrungen von BUSH und GOSPODAROVICZ eine zusätzliche Chemotherapie wünschenswert, falls verträglich. Nach den Erfahrungen von BUSH und GOSPODAROVICZ (1982) sowie den Empfehlungen von SCHAADT et al. (1984) kommt für die alleinige Radiotherapie auch das Stadium CS II A_1 in Betracht.

Für die übrigen Stadien CS II sowie CS I/II mit großem Tumorherd (3 cm und mehr) oder CS I/II B ist beim heutigen Erfahrungsstand eine kombinierte Therapie mit primärer Chemotherapie und anschließender lokaler Bestrahlung indiziert. Dosis im Falle einer kompletten Remission nach Chemotherapie etwa 35 Gy in 17–20 Fraktionen. Ob im Fall einer kompletten Remission nach Chemotherapie auf die Radiotherapie verzichtet werden kann, muß erst im Rahmen einer Studie untersucht werden.

In der Gruppe der immunoblastischen Sarkome der WF, die nicht zwischen B- und T-Zellneoplasien unterscheidet, sind u.a. auch das T-Zonen-Lymphom und das T-immunoblastische Lymphom der Kieler Klassifikation enthalten bzw. die peripheren T-Zelllymphome (GREER et al. 1984; BARTELS et al. 1984). Zur Zeit der Diagnose findet man in 80 bis 100% ein Stadium III oder IV. Diese Lymphome gelten als schwer therapeutisch beeinflußbar (GREER et al. 1984 mit kompletten und permanenten Remissionen unter 20% und einem Median der Überlebensraten von 3 bis 20 Monaten). Von BARTELS et al. (1984) wird zusätzlich betont, daß auch nach intensiver Diagnostik als Stadium I und II eingestufte Patienten nach Radiotherapie rasch rezidivieren, so daß auch in lokalisierten Stadien eine Chemotherapie angebracht sei.

Für die Gruppen D und E der WF (follicular predominantly large cell und diffuse small cleaved cell) sind die Erfahrungen insbesondere unter Anwendung der Working Formulation zu beschränkt. Die Gruppe D (follicular predominantly large cell), der im wesentlichen die frühere Rappaport-Gruppe NH entspricht, wird therapeutisch meistens gleich behandelt wie die Gruppe DH bzw. diffuse large cell (s. Abschn. B.III.5 und Tabelle 216).

Die frühere Gruppe DLPD nach Rappaport war sehr heterogen zusammengesetzt. Sie enthielt in den früheren Anwendungen noch die hochmalignen lymphoblastären NHL, daneben prognostisch weniger ungünstige und relativ günstige lymphozytäre mit sogenannter intermediärer Differenzierung. Für die Gruppe zentrozytär nach der Kieler Klassifikation (die teilweise der Gruppe E der WF bzw. DLPD ohne die lymphoblastären der Rappaport-Klassifikation entspricht) wird neuerdings von KUSE et al. (1983) auch im Stadium IA und IIA eine kombinierte Therapie mit intensiver Chemotherapie am Beginn empfohlen, während in den früheren Empfehlungen (BREMER et al. u. MUSSHOFF 1980) auch eine alleinige Bestrahlung akzeptiert wurde. In einer Serie von FOUCAR et al. (1983) bei 47 Fällen mit diffuse mixed small and large cell (Gruppe E der WF) fand sich in 62% der Fälle eine permanente komplette Remission nach CHOP, hingegen nur in 40% der Fälle nach alleiniger Radiotherapie und in 12% nach diverser Chemotherapie. Auch FISHER et al. (1981) hat über eine vergleichbare Prognose in den Gruppen „diffuse mixed, diffuse histiocytic“ und „undifferentiated“ berichtet. Eine weitere detaillierte Aufgliederung der Gruppe diffuse mixed wurde von NATHWANI et al. (1983) vorgenommen: 26% von 62 Fällen der Gruppe diffuse mixed wurden als FCC-Lymphome typisiert, 55% als non-FCC-Lymphome, bei 13% konnte unter den Pathologen keine Übereinstimmung gefunden werden, und 6% verblieben als „unclassifiable“. Die Gruppe der FCC-Lymphome verhielt sich bezüglich der 5-Jahres-Überlebensrate (ca. 70%) und der fehlenden Abhängigkeit der Überlebensrate vom Erreichen einer kompletten Remission durch die Therapie ähnlich den indolenten Lymphomen der Gruppen A bis C der WF, während die Non-FCC-Lymphome den hochmalignen NHL der Gruppen H und höher glichen (Fünf-Jahres-Überlebensrate ca. 30%, Median der Überlebensrate etwa 20 Monate und Abhängigkeit der Überlebensrate vom Erreichen einer kompletten Remission). Hiernach müßte für das therapeutische Vorgehen die Gruppe E also weiter aufgeteilt werden, zumindest in die Gruppen FCC- und Non-FCC-Lymphome. Für die Untergruppe der FCC-Lymphome käme ein Vorgehen wie bei den weiter oben besprochenen indolenten Lymphomen in Betracht, während die Gruppe der Non-FCC-Lymphome primär eine intensive Therapie vorzugsweise kombiniert erfordert (zur Unterteilung der Gruppe DM bzw. E der WF s. Tabelle 186).

3. Fortgeschrittene Stadien (III/IV) der NHL mit intermediärer und hoher Malignität

a) Übersicht über Überlebensraten

Tabelle 242 zeigt eine Übersicht über den Verlauf bei fortgeschrittenen Stadien diffuser [meist diffus-histiozytärer (nach RAPPAPORT)] NHL der letzten 15 Jahre. Die Fünfjahres-Überlebensraten nach diverser Chemotherapie liegen zwischen unter 10 und 53%.

Tabelle 242. Überlebensraten bei Patienten mit fortgeschrittenen Stadien von NHL mit prognostisch ungünstiger Histologie. Vgl. noch GLATSTEIN et al. (1977) und YOUNG et al. (1977) in Tabelle 223

Autor	Therapie, Patienten	CR (%)	Überleben (%)	Zeit (Jahre)
DE VITA et al. (1975), DE VITA u. HUBBARD (1982) (ab 1964)	MOPP/C-MOPP, DH, n=25	44	37	5
COLTMAN et al. (1977b) (1966–1974)	203, COP-Studien	29–49	5–20	5
	218, neuere COP+CHOP+HOP	47–63	35–40	5
NATHWANI et al. (1982) (1967–1980)	162 DH, diverse Chemotherapie		ca. 30	5
	57 III		ca. 35	5
	100 IV		ca. 20	5
FISHER et al. (1982) (1964–1977)	91 (alle Stadien) DH		43	5
LAURENCE et al. (1982) (1977–1981)	COP-BLAM, 10 III	80	ca. 70	1–4
	23 IV	70		
KOZINER et al. (1982, 1984) (ab 1975)	NHL-3 Schema, 44 DH	50	40	4
SULLIVAN et al. (1983) (1975–1980) (Siehe Tabelle 244)	CHOP→RT+VCR+Bleo			
	19 diffuse large cell (WF)	89	43	6
	(diffuse large cell: mit Plateau in der Überlebenskurve, immunoblastic und diffuse small cleaved und mixed ohne Plateau)			
CABANILLAS et al. (1982) (ab 1972)	sequentielle Polychemotherapie			
	27 I–III	100	93	4
	29 IV	66	55	4
FISHER et al. (1983) (1977–1981)	ProMACE/MOPP, alle diffusen, n=74	74	ca. 70	3
SKARIN et al. (1983) (1975–1981)	M-BACOD, DH+DU, n=73	82	ca. 50	5
WEICK (1979)	III/IV, diffus, Pilot-Studie TBI+CHOP	keine Vorteile gegen alleinige CHT		
BONNADONNA et al. (1975) (ab 1971)	57 III/IV histiozytäre, MABOP-IF/RT+diverse Erhaltungstherapien	53	66	2
	diffuse	III	66	2
	diffuse	IV	44	2
JAGANNATH et al. (1985) (1974–1981)	61 IV diffus large cell	73	48,5	5
	CHOP-Bleo+COP-Bleo Erhaltung			
	Untergruppen: <56 Jahre		70	
	≧56 Jahre		31	
	Mediastinalbefall		23	
	kein Mediastinalbefall		56	
	A/B		66/29	
	LDH normal/erhöht		73/26	
	1 extranodale Region		67	
	>1 extranodale Region		33	
	Markbefall bei large cleaved cell		20	
	kein Markbefall oder Markbefall mit small cleaved cell		54	

Eine nähere Aufschlüsselung prognostisch wichtiger Faktoren wurde von FISCHER et al. (1981) angegeben: bei Knochenmarksbefall betrug die Fünfjahres-Überlebensrate nur etwa 17,5%, bei Vorhandensein einer mehr als 10 cm messenden abdominalen Tumormanifestation mit Gastrointestinalbefall nur etwa 7,5%. Auch das Vorhandensein von Allgemeinsymptomen und Leberbefall war prognostisch ungünstig. In der Behandlung dieser Patienten dominiert die Chemotherapie.

Eine Diskussion der verschiedenen chemotherapeutischen Schemata liegt außerhalb des Rahmens dieses radiotherapeutischen Beitrages. Von Interesse für die Radiotherapie sind besonders zwei Fragen: Effekt einer adjuvanten Radiotherapie im makroskopisch befallenen Volumen, speziell im Bereich massiver Manifestationen, eventuell auch die Überführung von einer partiellen Remission in eine komplette Remission durch Radiotherapie, sowie Radiotherapie bestimmter Zonen, die von der Chemotherapie weniger gut erreicht werden (speziell ZNS).

b) Bedeutung einer adjuvanten Radiotherapie

In der Tabelle 243 und 244 sind neuere Publikationen zur Behandlung fortgeschrittener Stadien von NHL prognostisch ungünstigen Typs aufgeführt. z.T. ohne, z.T. mit Einsatz einer adjuvanten oder additiven Radiotherapie. Wo angegeben, wurden noch die Rezidivmanifestationen aufgeführt, speziell im Hinblick auf eine mögliche Bedeutung einer additiven oder adjuvanten Bestrahlung. Aufgrund der prognostisch unterschiedlichen Zusammensetzung der Patientenkollektive sowie ungleich langer Beobachtungsperioden ist die Vergleichbarkeit der verschiedenen Kollektive fraglich, es fehlen jedoch randomisierte Studien zu diesem Thema. Weder bezüglich kompletter Remissionsrate noch bezüglich der Rezidivrate lassen sich eindeutige Unterschiede zwischen den Schemata mit bzw. ohne Radiotherapie erkennen. Insbesondere SKARIN et al. (1983) findet kein erhöhtes Risiko für Rezidive in Regionen primär massiven Befalls. Ebenso wird von YOUNG (persönliche Mitteilung 1983) die Rolle einer adjuvanten Radiotherapie sehr zurückhaltend beurteilt, abgesehen vielleicht von einer prophylaktischen Bestrahlung des ZNS in bestimmten Risikofällen (s. weiter unten). Auch die Studie von SULLIVAN et al. (1983), s. Tabelle 243 und 244, in der neben einer intensiven Chemotherapie eine Radiotherapie des befallenen Volumens oder sogar eine Ganzkörperbestrahlung erfolgte, zeigt bei fast 50% der Fälle mit kompletten Remissionen später Rezidive, z.T. auch innerhalb der bestrahlten Regionen. Eine adjuvante bzw. additive Radiotherapie im Anschluß an die Chemotherapie dürfte vielleicht bei jenen Fällen zu empfehlen sein, bei denen es sich um ein Stadium III oder IV mit begrenzter Ausdehnung handelt, bei denen im Einzelfall ein Rezidiv isoliert von einer nicht vollständig beherrschten Primärmanifestation ausgehen könnte. So fanden O'CONNELL et al. (1984, ECOG) in einer vorläufigen Analyse von 70 auswertbaren Fällen aus 433 in eine Studie aufgenommenen (1978–1983) mit III + IV NHL diffuser Histologie lediglich im Stadium III eine signifikante Verlängerung der symptomfreien Überlebenszeit durch kombinierte Therapie im Vergleich zur alleinigen Chemotherapie, während im Stadium IV die Resultate der Chemotherapie hinsichtlich symptomfreier Überlebenszeit durch zusätzliche Bestrahlung nicht verbessert wurden. Um Abgrenzungsschwierigkeiten zu vermeiden, wird aber generell empfohlen, in der Behandlung fortgeschrittener Stadien der prognostisch ungünstigen NHL-Typen anschließend an die Chemotherapie eine Bestrahlung der primär befallenen Regionen nodalen und massiven extranodalen mit etwa 25–30 Gy zu applizieren. In diesem Sinne lauten auch die neueren Empfehlungen von SCHAADT et al. (1984) sowie von MUSSHOFF (1980) und BREMER et al. (1980). Zu den Spezialfällen gastrointestinaler Manifestationen siehe Abschnitt 3a.

Tabelle 243. Komplette Remissionen und Rezidive bei fortgeschrittenen Stadien von NHL der Gruppen „intermediate" und „high grade"[a]

Autor	Therapie	CR (%)	Rezidive (%)	n Rezidive und Lokalisation
SULLIVAN et al. (1983) (1975–1980)	4×CHOP – RT+VCR+P+Bleo – 4×CHOP, n=95	78	48	nodal 12, Knochenmark 8, ZNS 3, gastrointestinal 2, andere 7
SWEET et al. (1980) (1974–1979)	COMLA, keine RT, n=42	55	13	wo?
LAURENCE et al. (1982) (1977–1981)	COP-BLAM, n=32 bei 9 auch kleinvolum. RT	73	17	3 primär befallene Region, 1 neue Lokalisation
KOZINER et al. (1982) (1973–1978)	Cytoxan-L″ oder NHL-3-Schema z.T. mit RT, n=65	36	19	3 neue Regionen, 1 primär befallene Region
JOHNSON et al. (1983) (1974–1978)	CHOP, keine RT, n=22	55	50	wo?
FISHER et al. (1983) (1977–1981)	ProMACE/MOPP, bei Knochenmarksbefall kraniale RT n=74	74	18	wo?
SKARIN et al. (1983) (1976–1981)	M-BACOD, keine RT, n=101	72	26	„was not found likely to be in sites of previous large tumor masses
CABANILLAS et al. (1983) (1977–1980)	CHOP-OAP-Bleo/HOAP-Bleo oder IMV, n=73	63	14	wo?
GALLAGHER et al. (1982) (1972–1977)	OPAL, z.T. mit kranialer RT, n=48	50	63	nodal 3, extranodal 12
JAGANNATH et al. (1985) (1974–1981)	CHOP-Bleo+COP-Bleo Erhaltung, n=61 alle IV diffuse large cell	73	34	4 ZNS, 3 Knochenmark, 3 Knochen mit simultanen nodalen Rezidiven bei 7 (nur 3 in primär befallenen Regionen)

[a] Siehe noch Tabelle 244

c) ZNS-Prophylaxe

Das Risiko für einen Befall des ZNS durch NHL prognostisch ungünstiger Typen ist im Abschnitt über ZNS-Lymphome näher ausgeführt. Hiernach ist für den Typ DH nach RAPPAPORT bzw. diffuse large cell bzw. zentroblastär und immunoblastär nach der WF sowie der Kieler Nomenklatur beim Stadium IV mit Knochenmarksbefall oder Knochenbefall mit einem Risiko für ZNS-Befall von etwa 25% zu rechnen (YOUNG et al. 1979; FISHER et al. 1983). Für diese Fälle wird von FISHER et al. (1983) auch eine prophylaktische Therapie unter Einschluß einer kranialen Radiotherapie mit 24 Gy appliziert. Wichtig ist diese Prophylaxe ferner insbesondere bei den lymphoblastären und auch den diffus undifferenzierten Lymphomen. Von anderen Autoren (s. Tabelle 243) wird als ZNS-Prophylaxe auch eine rein medikamentöse Therapie mit geeigneten Substanzen für ausreichend erachtet. Da die

Tabelle 244. Serie von SULLIVAN et al. (1983) zur kombinierten Therapie von Patienten mit fortgeschrittenen Stadien von NHL prognostisch ungünstiger Histologie

Anzahl Fälle:	95 DH, NH, DU, DPDL, III/IV und II abdominal (1975–1980)
Therapie:	4 × CHOP – RT + VCR + P + Bleo – 4 × CHOP (RT: falls unter 50% des Knochenmarkes eingeschlossen: RT der befallenen Regionen, in den anderen Fällen Ganzkörperbestrahlung 0,4–1,5 Gy)
Komplette Remission:	60/95–78%
	(darunter: 9 Fälle mit II abdominal/III „limited“: alle symptomfrei)
Rezidive:	29 = 48% Fälle mit kompletter Remission

	Überleben	
Histologie-Review	Median (Jahre)	6 Jahre (%)
Alle (95)	4,9	46 ± 13
„Low grade“ (16)	4,5	33 ± 13
Intermediate:		
Diffuse large cell (20)	3,4	43 ± 13
Small cell und mixed (18)	über 6	67 ± 11
High Grade:		
Immunoblastisch (8)	5,7	57 ± 19
Lymphoblastisch (12)	2,3	44 ± 15
Small non cleaved (6)	2,7	0

Effizienz einer alleinigen, bezüglich Toleranz besser verträglichen medikamentösen Therapie noch nicht ganz geklärt ist, gilt als Standard für die ZNS-Prophylaxe jedoch die kraniale Bestrahlung.

VI. Primär extranodale NHL

In den folgenden Abschnitten ist die Klinik extranodaler Primärmanifestationen der NHL abgehandelt. Überschneidungen mit den vorangegangenen Abschnitten über klinisch begrenzte Stadien des NHL sind hierbei nicht zu vermeiden. Leider sind in der Literatur die Resultate nicht immer ausreichend nach den histologischen Untergruppen aufgeschlüsselt.

1. Kopf-Hals-Region inkl. Waldeyer-Region und Gruppen ohne Unterteilung nach Lokalisation

Die Kopf-Hals-Region ist eine häufige Lokalisation extranodaler NHL unter Mitberücksichtigung jener des Waldeyerschen Rachenrings. Obwohl die Waldeyersche Region als Lymphknotenregion gerechnet wird (Ann Arbor Konferenz 1971: CARBONE et al. 1971) wer-

Tabelle 245. Lokalisation der primär extranodalen NHL im Bereich von Kopf und Hals inklusive Waldeyer-Region

Autor	Lokalisation	Anzahl
FREEMAN et al. (1972)	Mesopharynx (inkl. Tonsille)	142
Total 1467 extranodale NHL	Mundhöhle (ohne Oropharynx)	50
	Nasopharynx	37
	Nase, NNH	33
	übrige Pharynx und Larynx	16
	Auge	32
	Speicheldrüsen	69
	Schilddrüse	36
BRUGERE et al. (1978)	Tonsille	48
871 Fälle obere Luft- und	Nasopharynx	26
Speisewege	Zungenbasis	7
	Sonstige	19
PLATENGA et al. (1981)	Waldeyer	59
102 Fälle extranodale NHL	Tonsille	34
Kopf-Hals	Zungenbasis	13
	Gaumen	4
	Nasopharynx	5
	Oropharynx	3
	Parotis	13
	Nase und NNH	12
	glandulär, submandibulär	9
	Wangenschleimhaut	5
	Mandibula	3
	Orbita	1

den die NHL dieser Region in der Literatur oft unter den extranodalen NHL aufgeführt. Aus diesem Grund erfolgt auch in den folgenden Ausführungen keine scharfe Trennung zwischen den Begriffen nodal und extranodal hinsichtlich der NHL der Waldeyerschen Rachenregion.

Bei Freeman machen NHL der Waldeyerschen Rachenregion mehr als 15% aller als primär extranodal eingestufter NHL aus. NHL der oberen Luft- und Speisewege betreffen in etwa 50% die Gaumentonsille und in etwa 26% den Nasopharynx (BRUGERE et al. 1978). Unter den extranodalen NHL der Kopf-Halsregion war in knapp 60% die Waldeyersche Region betroffen (PLATENGA et al. 1981). Im Gesamtpatientengut mit NHL 1963–1976 wurde von HOPPE et al. (1978) in 7% Befall der Waldeyerschen Region gefunden, während die Angaben aus verschiedenen europäischen Zentren bei mehr als 30% liegen (BANFI et al. 1972; BRUGERE et al. 1978).

In der Sammelstatistik von FREEMAN et al. (1972) befinden sich etwa 30% der primär extranodalen NHL in Kopf-Hals-Region, im Patientengut von KIM et al. (1978) sogar 60%. Unter den primären NHL des Kopf-Hals-Bereiches sind diejenigen im Bereich des Waldeyerschen Rachenrings am häufigsten (Tabelle 245).

a) Stadienverteilung, Befunde der LAG und Laparotomie bei extranodalen NHL des Kopfes und Halses – Risiko für Gastrointestinalbefall, Histologie

Unter den NHL der Waldeyerschen Rachenregion machen die Gruppen DH und DM 60 bis über 90% aus (Tabelle 246), während in der Gesamtgruppe der NHL I/II/IE//IIE

Tabelle 246. Histologische Einteilung primärer NHL der Waldeyer-Region bzw. der oberen Luft- und Speisewege

HOPPE et al. (1978) Waldeyer Anzahl (total 51)	Gruppe Rappaport	WONG et al. (1975) Kopf/Hals-Region I/II_E Anzahl (total 58)
28 (~55%)	DH	27 (47%)
0	NH	1
5	DPDL	12
4	NPDL	4
4	DWDL	1
3	DM	10
1	NM	1
6	lymphoblastär	2

PLATENGA et al. (1981) 91 Fälle (von 102) Kopf-Halsregion				Klassif. nach LENNERT
	33	DH	31	centrozytisch
	6	NH	19	centroblastisch centrozyt. diffus
	31	DLPD	21	centroblastisch centrozyt. follicul.
	17	NLPD	4	centroblastisch
	4	Undiff.	6	immunoblastisch
			5	lymphoblastisch

BARTON et al. (1984) Tonsille	WF	
	diffus großzellig	55 (~90%)
	folliculär großzellig	3
	diffus „small cleaved"	1
	diffus gemischtzellig	1
	kleinzellig lymphozytisch, plasmazytisch	1

der Kopf-Hals-Region die Gruppe DH 36% bei PLATENGA et al. (1981) ausmachen. Eine Unterteilung dieser NHL nach der Kieler Klassifikation (PLATENGA et al. 1981) ergab in 34% zentrozytische Lymphome, in etwa 23% zentrozytisch-zentroblastisch follikuläre, in etwa 21% zentrozytisch-zentroblastisch diffuse, etwa 11% zentroblastische oder immunoblastische und etwa 5% lymphoblastische Typen. Tabelle 246 zeigt die relative Häufigkeit verschiedener histologischer Untergruppen bei HOPPE et al. (1978) sowie WONG et al. (1975): überwiegend handelt es sich um Lymphome der Gruppe „intermediate" oder „high grade" der WF, wobei mehr als die Hälfte in die Gruppe DH nach RAPPAPORT gehört.

Unter Berücksichtigung aller Patienten mit NHL in der Waldeyerschen Region fanden HOPPE et al. (1978) in 14% ein disseminiertes Stadium IV, in 17% ein Stadium III, in 45% ein Stadium II und in 24% ein Stadium I (meist klinische Stadieneinteilung). Unter Einschränkung auf Fälle mit CS I oder II findet man meist mehr als 50% der Fälle mit Waldeyer/ Lymphomen im Stadium II, während bei den übrigen Lymphomen der HNO-Region etwa 33% im Stadium II sich befinden (Tabellen 247, 248). Die Häufigkeit positiver LAG bei NHL der Waldeyerschen Region liegt bei etwa 12% (CS I bei HOPPE et al. 1978) bis knapp 40% (BRUGERE et al. 1978; BANFI et al. 1972).

Befunde der explorativen Laparotomie liegen nur spärlich vor: in der Untersuchung von HOPPE et al. (1978) sind bei 4 von 13 Fällen mit CS I/II (inkl. Lymphangiographie) abdominale Herde in Milz und Lymphknoten gefunden worden (alle bei den 9 Fällen mit CS II), während HAIFETZ et al. (1980) bei 2 von 11 CS I/II abdominale Tumorherde bei der Laparotomie gefunden hat (Tabelle 247).

Tabelle 247. Positive Befunde bei der Lymphangiographie und explorativen Laparotomie bei NHL primär extranodal Kopf-Hals speziell Waldeyersche Region

Autor	Patienten	+Lymphangio-gramm	+Laparo-tomie
HOPPE et al. (1978)	59 Fälle mit Manifestation im Waldeyer (ca. 7% der NHL-Patienten)	1/9 CS I 3/24 CS II	0/4 4/9
Heifetz et al. (1980)	CS I/II_E[a] Kopf Hals diffus		1/9
	I_E Schilddrüse/Haut		1/2
TOONKEL et al. (1980) Alle Lokalisationen	n=35, CSI/II[a], nodulär		61%
	n=16, CSI/II[a], nodal diffus h.		31%
	n=17, CSI/II E[a], diffus h.		18%
LUETJE u. ERICKSON (1975)	CS I/II E[a]		0/3
BRUGERE et al. (1975/78)	Waldeyer NNH	30/86 3/18	
BANFI et al. (1972)	Waldeyer	41/107	
ROSENBERG et al. (1978)	nodale NHL CS I/II[a]	(4–10% der diffusen CS I/II = PS III/IV)	

[a] Inkl. negatives Lymphangiogramm

Tabelle 248. Stadienverteilung der malignen non-Hodgkin-Lymphomen der Waldeyer-Region bzw. der oberen Luft- und Speisewege

Autor	Stadienverteilung				
WONG et al. (1969) (1947–1967) Kopf-Halsregion I_E/II_E	I: 35 (47%)	II: 40 (53%)			
MILL et al. (1980) (1964–1976) Kopf-Halsregion I_E/II_E	42 Fälle	I: 38%		II: 62%	
BANFI et al. (1972) (1950–1971) Waldeyer-Region	(153): nur Gruppe mit LAG	lokalisiert positive Lymphknoten bis Fossa supraklav. entfernte Lymphknoten generalisiert		19,6% 43,4% 24,2% 12,4%	
BRUGERE et al. (1978) (1958–1972) Obere Luft- und Speisewege	158 Fälle	I: 38 (24%)	II: (120 (74%)		
HOPPE et al. (1978) (1963–1976) Waldeyer-Region	59 Fälle	I: 24%	II: 45%	III: 17%	IV: 14%

(Vergleiche noch Tabelle 246 mit Angaben zu Lymphangiogramm- und Laparotomiebefunden)

Patienten ohne klinische Befunde für systemischen Befall bei Lymphomherden in der Waldeyerschen Region gehören etwa zur Hälfte in das Stadium CS II mit zervikalen/supraklavikulären Lymphknotenherden (Tabelle 248), während Patienten mit primär in der Nase und Nasennebenhöhlen lokalisierten Lymphomen in etwa 30% supradiaphragmale Lymphknotenherde aufweisen. Bei den seltenen malignen NHL der großen Kopfspeicheldrüsen

Tabelle 249. Angaben zum Befall des Gastrointestinaltraktes bei primär extranodalem NHL des Waldeyerschen Rachenringes bzw. Kopfes und Halses

Autor		Gastrointestinalbefall		
		Simultan	Sekundär	Total
BANFI et al. (1972) (1950–1971)	Waldeyer neuere Serie ab 1962	11/292	21/292	32/292 17,6%
HOPPE et al. (1978) (1963–1976)	Waldeyer	3/59	2/59	5/59 8%
GREINER et al. (1980) (1951–1976)	ORL-Region	3/85	5/85	7/85 10%
LEWIN et al. (1978) (1908–1975)	Waldeyer	0/44	4/44	4/44 9%
PLATENGA et al. (1981) (1958–1976)	Waldeyer		6/59	10%
BARTON et al. (1984) (1969–1981)	Tonsille	–	8/65	12%

Die Prozentangaben beziehen sich auf das gesamte Patientengut. Das kumulative Risiko unter Berücksichtigung der jeweils in Beobachtung stehenden Fälle ist sehr wahrscheinlich höher

Tabelle 250. Mediastinalbefall bei malignen Non-Hodgkin-Lymphomen I_E/II_E im Kopf/Halsbereich

Autor	Patienten	Mediastinalbefall	
		Primär	Sekundär
BANFI et al. (1972) (1950–1971)	282, Waldeyer CS I–IV	5,1%	Bei I/II: in 10% der Rezidive mitbeteiligt
FULLER et al. (1975) (1961–1969)	31, diffus histiozytär Kopf-Hals	?	1 Fall
WONG et al. (1975) (1947–1969)	24 CS I Waldeyer 59 CS II Waldeyer	0 0	0 2 (ca. 5% der Rezidive)
KIM et al. (1978) (1960–1974)	83 Kopf-Hals	0	2 Fälle
BRUGERE et al. (1975/1978) (1958/1972)	89 63 obere Luft- und Speisewege	2	lymphozytär: 3 Fälle histiozytär: 0 (bei 66 Rezidiven)
BARTON et al. (1984) (1949–1981)	65 Tonsille		4 Fälle

werden fast nie befallene supradiaphragmale Lymphknoten vorgefunden (WONG et al. 1969; FREEMAN et al. 1972; MILL et al. 1980; BANFI et al. 1972; BRUGERE et al. 1978; HOPPE et al. 1978).

Von RUDDERS et al. (1978) wurde auf ein erhöhtes Risiko gastrointestinaler Herde – sowohl zur Zeit der Diagnose wie auch als Rezidivort – aufmerksam gemacht und die Forderung nach intensiver Abklärung dieser Region bei Patienten mit NHL der Waldeyerschen Region erhoben. In der Serie von HOPPE et al. (1978) wurde nur bei 5% ein simultaner Befall des Gastrointestinaltraktes beobachtet, wobei diese Patienten meistens noch weitere

Tabelle 251. Überlebensraten nach (meist loko-regionaler) Bestrahlung von NHL des Waldeyerschen Rachenringes oder der ORL-Region

Autor	Fallzahl	Stadium	% Überleben (symptom-frei)	Zeit (Jahre)
WANG et al. (1969)	24 I/16 II einseits zervikal	I+II	79 (56)	5
(1947–1967)	7 beidseits zervikal	II	28	5
	Waldeyer			
WANG et al. (1971)	Mundhöhle, NNH			
	I (28)		53	5
	II (9)		~20	5
FREEMAN et al. (1972)	162 Mesopharynx „localized/regional"		55/30	5
(1950–1964)	37 Nasopharynx „localized/regional"		30/29	5
MILL et al. (1980)	37 Kopf-Halsregion	I	56	5
(1964–1976)		II	48	5
BANFI et al. (1972)	56 lokalisiert/regional		54/30	5
(1950–1971)			37/20	10
WONG et al. (1975)	24 Kopf-Halsregion	I	46	5
(1947–1969)	59	II	35	10
BRUGERE et al. (1975)	Obere Luft- und Speisewege			
(1958–1972)	56	I }	40 (35)	5
	68	II }		
FIERSTEIN u.	88 Kopf und Hals	I über	90	gesamte Zeit
THAWLEY (1978)		II ca.	50	gesamte Zeit
(1955–1975)	31 ohne Waldeyer		84	gesamte Zeit
	15 Nase+NNH		80	gesamte Zeit
	16 WDL		94	3, sy'frei
HOPPE et al. (1978)	12 Waldeyer	I	50	5, sy'frei
(1963–1976)	23	II	25	5, sy'frei
	9	III	17	5, sy'frei
GREINER et al. (1980)	ORL-Region 6 PS	I_E	100	5, sy'frei
(1951–1976)	12 CS	I_E	75	5, sy'frei
	5 PS	II_E	80	5, sy'frei
	23 CS	II_E	30	5, sy'frei
PLATENGA et al. (1981)	ORL-Region 36 CSI		~55	40 Monate
(1958–1976)	46 CSII		~20	symptomfrei
	Waldeyer-Region			
KONG et al. (1984)	113 (17 zusätzlich Chemotherapie)		50	5
(1947–1982)	(7 nur Chemotherapie)	I	72	5
		II	37	5
	Gruppe mit LAG		67	5
	T1/2	N0	75	5
	T1/2	N+	53	5
	T3/4	N0	54	5
	T3/4	N+	36	5
BARTON et al. (1984)	65 Tonsille (54 nur RT, 2 nur ChT,	I+II	54 (42)	5
(1949–1981)	8 ChT+RT)			
[z.T. Patienten wie	Gruppe mit LAG (40)		77	5
KONG et al. (1984)]	Gruppe mit LAG	I_E	100	5
	Gruppe mit LAG	II_E	66	5
	2/3 mit ChT allein symptomfrei, 7/8 mit ChT+RT)			

Tabelle 252. Einfluß der Histologie auf die Überlebens- bzw. Rezidivraten bei Patienten mit extranodalen Non-Hodgkin-Lymphomen des Kopfes und Halses inklusive der Waldeyer-Region

Therapie: meist loko-regionale Radiotherapie

Autor			Verlauf
DUMONT et al. (1978)	7 immunoblastäre und 5 lymphoblastäre (LUKES/COLLINS) (91 Fälle total)		keiner überlebt 5 Jahre
HOPPE et al. (1978) (1963–1976)	6 lymphoblastäre		5–29 Monate Überlebenszeit
WONG et al. (1975) (RAPPAPORT) (1964–1969)	Noduläre Diffus histiozytäre Diffus andere		5/6 Überleben 21/27 Rezidive 15/25 Rezidive
KIM et al. (1978) (1960–1974)	33 lymphozytäre 43 histiozytäre	Überlebensrate	84% 5 Jahre, 65% 10 Jahre 52% 5 Jahre, 20% 10 Jahre
MILL et al. (1980) (1964–1976)	11 günstige Histologie (NM, NPDL, DWDL) 65 ungünstige Histologie (DU, DLPD, DH, DM)		100% Überleben 5 Jahre ca. 50% Überleben 5 Jahre
FREEMAN et al. (1972) (1950–1964)	Alle extranodale (1467 Fälle) Relative 5-Jahres-Überlebensrate: Lympho-Sa localized Lympho-Sa regional Reticulo-Sa localized Reitculo-Sa regional Andere localized Andere regional		 (232) ca. 65% (324) ca. 30% (231) ca. 45% (383) ca. 20% (170) ca. 65% (127) ca. 40%
PLATENGA et al. (1981)	25 follikuläre 66 diffuse	Überlebensrate Überlebensrate	~60% 40 Monate ~20% 40 Monate

multiple Herde aufwiesen (Tabelle 249). In der Serie von BANFI et al. (1972) zeigten in der neueren Patientengruppe ab 1962 17,2% Gastrointestinalbefall, und zwar etwa ein Drittel davon zur Zeit der Diagnose. Von insgesamt 21 Patienten dieser Serie, die nach Ersttherapie gastrointestinale Herde entwickelten, zeigten 13 Patienten diese Herde als klinisch einzige Rezidivmanifestationen. Mediastinalbefall ist zur Zeit der Diagnose wie auch als Rezidivort selten (Tabelle 250).

b) Übersicht über Überlebensraten bei NHL des Kopfes und Halses

In Tabelle 251 ist eine Übersicht über die Überlebensraten bei Patienten mit primär extranodaler NHL im Kopf-Hals-Bereich angegeben. Die Therapie bestand in der Regel in einer lokoregionalen Radiotherapie. Im Stadium CS I finden wir Fünfjahres-Überlebensraten meist von 50% und höher, während sie im Stadium CS II meist unter 50% liegen.

Für eine Aufschlüsselung nach histologischer Untergruppe und Lokalisation (speziell hinsichtlich Waldeyerscher Region) sind die publizierten Daten nicht ausreichend. NHL der Waldeyerschen Region zeigen nach den Daten in Tabelle 251 Überlebensraten über 5 Jahre von 40–55% im Stadium CS I bzw. 25–30 im Stadium CS II während die Überlebensraten der Gesamtgruppe der NHL im Kopf-Halsgebiet bzw. der nicht-Waldeyer-Lymphome bei 46 bis über 90% im Stadium CS I bzw. 28–56% für CS II betragen. Die besseren Überlebensraten der nicht-Waldeyer-Lymphome der Kopf-Halsregion dürften sich z.T. mit der prognostisch günstigeren Verteilung der histologischen Untergruppen erklären (siehe Tabelle 246), evtl. auch mit der günstigeren Stadienverteilung.

Tabelle 253. Angaben zum Verlauf bei extranodalen malignen Non-Hodgkin-Lymphomen der Nase und der Nasennebenhöhlen (meist: Lokale Radiotherapie)

Autor	Fälle	Angaben zum Verlauf
SOFERMAN u. CUMMINGS (1975) (1946–1970)	19 (18 davon CS I_E)	ca. 70% Überleben 5 Jahre
FIERSKIN u. THAWLEY (1978) (1955–1975)	15	80% Überleben (100% der Gruppe „localized")
WONG et al. (1975) (1964–1969)	9 I_E	4 symptomfrei 4 Disseminationen 1 Leberbefall
	3 II_E	0 symptomfrei 3 abdominale Lymphknotenherde
VAN DER WERF MESSING (1978) (1950–1975)	10 mit Herddosen mind. 35 Gy	35% Überleben 5 Jahre
FU u. PERZIN (1979)	21	13% Überleben
JACOBS u. HOPPE (1985) (1963–1982)	20 I–IV	12% Überleben 5 Jahre (6 ZNS-Rezidive)

Tabelle 254. Angaben zum Verlauf bei primär extranodalen malignen Non-Hodgkin-Lymphomen der großen Kopfspeicheldrüsen (Lokale Therapie Operation/Radiotherapie)

Autor	Fälle	Angaben zum Verlauf
SELIGMAN et al. (1974)	1 Fall	Symptomfrei 18 Monate nach 46 Gy
MILL et al. (1980) (1964–1974)	3 Fälle	Radiotherapie, alle symptomfrei
NIME et al. (1976) (1948–1974)	1 Fall DPDL I_E	Lokalrezidiv nach Exzision, 8 Jahre symptomfrei nach erneuter Resektion und Radiotherapie
	1 Fall MHL I_E	Exzision und Radiotherapie, solitäres Rezidiv im Genitalbereich nach 7 Monaten, lokale Radiotherapie, erneutes Lokalrezidiv, einige Monate später verstorben ohne nähere Angaben
	1 Fall MHL I_E	Parotis bei Sjögren-Syndrom, Exzision, 9 Jahre symptomfrei

Literatur: Gute Prognose bei Lymphomen, die im Zusammenhang mit benignen lymphoepithelialen Läsionen entstehen.
Schlechte Prognose bei malignen Lymphomen, die beim Sjögren-Syndrom auftreten: meist Dissemination und Überlebenszeiten von unter 3 Jahren.
Gute Prognose bei malignen Parotislymphomen ohne Sjögren-Syndrom: von 12 Fällen sind 11 (92%) symptomfrei nach lokaler Therapie über eine Beobachtungszeit von 3–8 Jahren nach Diagnose.
Fast nie zervikale Lymphknotenmanifestationen

Die besten Überlebensraten finden sich in einer kleinen Gruppe mit explorativer Laparotomie untersuchter Patienten mit PS IE/IIE mit einer Symptomenfreiheit von über 90% nach 5 Jahren (GREINER et al. 1980).

Tabelle 252 zeigt eine Auftrennung der Überlebensraten nach histologischen Untergruppen: Die wenigen mitgeteilten Fälle lymphoblastärer NHL zeigten meist nur kurze Überlebensraten nach alleiniger lokaler Therapie und entsprechen somit dem Verlauf, wie er für die hoch maligne Gruppe der lymphoblastären NHL zu erwarten ist. Die Gruppe der nodulären

Tabelle 255. Lokalisation der Rezidive nach (meist) loko-regionaler Therapie von Non-Hodgkin-Lymphomen I_E/II_E im Bereich von Kopf und Hals inklusive Waldeyer

a) Nodal/extranodal	Rezidive	
	Nodale	Extranodale
Fuller et al. (1975); Frazer et al. (1979); Wong et al. (1975); Banfi et al. (1972); Brugere et al. (1975/78); Kim et al. (1978); Fuks et al. (1975); Mill et al. (1980)	ca. 45%	ca. 55%
	(von 220 nicht lokalen Rezidiven)	
b) Lokalisation der nodalen Rezidive	Diaphragmal	
	Ipsilateral	Kontralateral
Fuller et al. (1975) Fraser et al. (1979); Banfi et al. (1972); Wong et al. (1975)	ca. 50%	ca. 50%
	(von 62 nodalen Rezidiven)	
	ipsilateral 27%	kontralateral 35% bilateral 22%
Mill et al. (1980); Fuks et al. (1975); Hoppe et al. (1978); Brugere et al. (1975/78)	„contiguous“ 34%	„non contiguous or distant“ 66%
	(von 36 nodalen Rezidiven)	
c) Lokalisation der extranodalen Rezidive		
Brugere et al. (1975/78); Hoppe et al. (1978); Banfi et al. (1972); 119 extranodale Rezidive: (z.T. als sogenannte solitäre extranodale Rezidive: s. bei Rudders et al. 1978)	Gastrointestinaltrakt	30%
	Leber	19%
	Haut	17%
	Lunge	15%
	Knochen	14%
	Knochenmark	3%
	Niere, ZNS. u.a.	unter 1%

bzw. follikulären wie diejenige der lymphozytären NHL zeigte Überlebensraten von 65 bis 100% über 5 Jahre, die der diffus histiozytären oder der Retikulosarkome Überlebensraten von 30 bis etwas über 50%.

Die Tabellen 253 und 254 zeigen die Überlebensraten bei primärer NHL der Nase und Nasennebenhöhlen sowie der großen Kopfspeicheldrüsen: die wenigen in der Literatur mitgeteilten Fälle mit Lymphomen der großen Kopfspeicheldrüsen zeigten nach lokaler Therapie meist einen günstigen Verlauf, abgesehen von jenen, die im Zusammenhang mit einem Sjögren-Syndrom aufgetreten waren: bei den letztgenannten Patienten beobachtete man meist Frühdisseminationen mit kurzen Überlebenszeiten. Unter Berücksichtigung der Stadienverteilung dürfte die Prognose bei Lymphomen der Nase und Nasennebenhöhlen jener anderer Lokalisationen im Kopf-Hals-Gebiet gleichen.

c) Rezidivmuster

Die Tabellen 255–257 zeigen die Lokalisationen der Therapieversager: nach Applikation relativ kleinvolumiger Bestrahlungsfelder treten besonders bei den Primärherden der Waldeyerschen Region häufig zervikale/supraklavikuläre Lymphknotenrezidive auf. Insgesamt zeigte mehr als die Hälfte der Rezidive extranodale Lokalisationen und unter den nodalen Rezidiven betrafen mehr als 50% nicht benachbarte Lymphknotenstationen („non conti-

Tabelle 256. Lokalisation der Rezidive bei primär extranodalen Non-Hodgkin-Lymphomen der Kopf-Halsregion inkl. Waldeyer-Region nach lokaler oder lokoregionaler Behandlung. (Anzahl Patienten, nur bei BARTON Anzahl Regionen)

Autor	Anzahl Rezidive total[a]	Nodal				Extranodal +/− nodal
		Supradiaphragmal	Infradiaphragmal	Contiguous	Non contiguous	
WONG et al. (1975) (Kopf-Hals)	44	2 (med.)	10		?	27
BANFI et al. (1972) (Waldeyer)	68	25 (ca. 50% im nicht bestrahlten Hals)	26			16
HOPPE et al. (1978)	21					über 50% der Rezidive
KIM et al. (1978) Sinus + Waldeyer)	20	?	?	4	16	
COX et al. (1972) (Kopf-Hals)	16			5	distant: 11	
WANG (1969) (Kopf-Hals)	32	?		0	distant: 32	
MILL et al. (1980) (Kopf-Hals)	17			distant nodal:	7	10
BARTON et al. (1984) (nur LAG-Gruppe) (Tonsille)	22 Regionen bei 16 Patienten	4	6	?		7
WONG et al. (1975) (Kopf-Hals)	CS I 18 CS II 44	1 2	3 13			 14
BRUGERE et al. (1975) (obere Luft- und Speisewege)	histiozytäre 20 lymphozytäre 23	0 0	1 6			19 17
FRAZER et al. (1979) (Kopf-Hals)	19	3 (2 davon zervikal im nicht bestrahlten Hals)	4			12
PLATENGA et al. (1981) (Kopf-Hals)	36	6	13			13 (davon 7 gastrointestinal)

[a] Inklusive lokal und unbekannter Lokalisation

Tabelle 256a. Rezidive nach Radiotherapie bei CS + PS I/II von extranodalen NHL des Kopfes und Halses

Gruppe	Rezidiv (n)	Rezidivlokalisation			
		lokal	Feldrand	nodal	extranodal
Alle	36	3 (8%)	1 (3%)	10 (28%)	22 (61%)
Waldeyer	30	3	1	10	16
Extranodal	6				6
IF-Bestrahlung	19	1	1	6	11
Lokal und angrenzende Lymphstationen	12	1		4	7
Total lymphatisch	5	1			4

Tabelle 257. Lokalisation der Rezidive bei NHL der Waldeyerschen Rachenregion nach (meist) loko-regionaler Radiotherapie

HOPPE et al. (1978)

		RT-Volumen			
		IF	EF	TLI	Total
Anzahl Rezidivherde	unbehandelte Lymphknoten	7	7	0	14
	behandelte Lymphknoten	0	2	1	3
	Knochenmark	1	3	1	5
	Leber	0	2	2	5
	GI	0	2	0	2
	Knochen	1	0	1	2
	andere extranodale	0	Lunge 1	Niere 1	4
			Haut 1		
			ZNS 1		
Anzahl Patienten mit Rezidiv		7/9	11/17	3/8	21/34

BANFI et al. (1972) n Patienten total: 212 (Stadien „local and regional")

Anzahl Patienten mit Rezidiv	
lokal	35
extranodal	25
lymphatisch	51
zervikal	17
axillär	15
mediastinal	12
inguinal/retroperit.	22
Milz	6

BARTON et al. (1984) n Patienten total: 65

Anzahl Patienten mit Rezidiv	
lokal	2
extranodal	6 (2 GI, 1 Pankreas, 2 Knochen, 1 Haut)
nodal	11
axillär	2
mediastinal	2
abdominal	5
inquinal	1
Milz	1
unbekannt	1

BRUGERE et al. (1978) (NHL obere Luft- und Speisewege, davon ca. 80% Waldeyer'sche Region) n Patienten total: 152 (n mit Remission: 129)

66 Patienten mit Rezidiven	
lokal	11
bestrahlte zervikale Lymphknoten	7
weitere nodale	10 (3 inguinal, 2 retroperitoneal, 2 Milz, 3 mediastinal)
extranodal	36 (13 GI, 8 Knochen, 5 Leber, 5 Haut, 5 Lunge)
sekundäre akute Leukämien	2

Tabelle 258. Angaben zum zeitlichen Verlauf der Rezidive bei primär extranodalen Non-Hodgkin-Lymphomen des Kopfes und Halses inkl. Waldeyer

Autor	Anzahl Rezidive	Jahre					
		bis 1	1–2	2–3	3–4	4–5	≧5
WONG et al. (1975) (1947–1967)	62	48	5	2	3		4
BANFI et al. (1972) (1950–1964)	103	81	18			mehr als 3 Jahre:	4
BRUGERE et al. (1975) (1958–1972)	66	50	7			3–6 Jahre:	9
MILL et al. (1980 (1964–1976)	30	ca. 50%				ca. 90%	
FRASER et al. (1979) (1951–1976)	20	ca. 75%				ca. 90%	
BARTON et al. (1984) (1949–1981)	36	50%	17%	6%		8%	11%

guous“). Bei den Lymphomen der Gruppe histiozytär nach Rappaport ist die überwiegende Mehrzahl der Rezidive extranodal. Die Lokalisation der extranodalen Rezidive betraf in etwa 30% den Gastrointestinaltrakt, in etwa 20% die Leber, in etwa 15% Lunge, Haut oder Knochen. Vereinzelte Rezidive manifestierten sich wiederum als solitärer Tumor, nach dessen lokaler Therapie langjährige Symptomfreiheit eingetreten war (RUDDERS et al. 1978).

α) *Lymphome der Waldeyerschen Region* (Tabelle 257)

In den Untersuchungen von HOPPE et al. (1978) sowie von BRUGERE et al. (1978) machten extranodale Rezidive mehr als die Hälfte aller Rezidive aus während bei BARTON et al. (1984) mehr als die Hälfte der Rezidive nodale Lokalisationen aufwiesen.

Bei alleiniger Bestrahlung des klinisch befallenen Volumens treten häufig Rezidive im zervikalen wie auch in den übrigen supradiaphragmalen Lymphknotenregionen auf (BANFI et al. 1972).

Die Frequenz nodaler Rezidive nimmt mit Ausdehnung des bestrahlten Volumens erwartungsgemäß ab (HOPPE et al. 1978). Wie weiter unten noch gezeigt wird, wird auch die symptomfreie Überlebensrate in der Gesamtgruppe der Patienten mit NHL klinisch begrenzter Ausdehung verbessert, ohne daß aber eine Verbesserung der Überlebensrate nachweisbar ist. Ein Vergleich der unterschiedlichen Herdvolumina in Tabelle 257 ist nicht möglich, da die Patientenkollektive sehr unterschiedlich sind.

Unter den extranodalen Rezidiven finden sich häufig Herde im Bereich des Gastrointestinaltraktes sowie der Leber.

Das zeitliche Auftreten der Rezidive ist in Tabelle 258 aufgeführt: nach Ablauf eines Jahres ist bei den meisten Autoren mehr als 70% der Rezidive aufgetreten, nach Ablauf von 5 Jahren Symptomfreiheit sind weniger als 10% der Rezidive aufgetreten. Dieses zeitliche Verhalten der Rezidive trifft für die NHL mit hohem Malignitätsgrad zu.

d) *Einfluß des bestrahlten Volumens auf die Rezidivfreiheit und das Überleben*

Die weitere Ausdehnung der bestrahlten Volumina, insbesondere in Richtung infradiaphragmal schließt einen Teil der nodalen Rezidive ein. Ein sicherer Effekt auf die Überlebens-

Tabelle 259. Serie der Stanford University zu primär extranodalen NHL diffuser Histologie I_E/II_E, 1961–1982 (PARYANI et al. 1983)

(ca. 40% IF-RT; 36% EF-RT, Rest TLI)
(ohne Fälle mit Befall der Waldeyerschen Rachenregion)

Total Fälle mit NHL der Gruppen DH, DU, DM:	543
Davon Fälle mit E-Befall:	281 (52%)
Davon mit Stadium I_E/II_E:	111 (I_E 38%; II_E 62%)
Histologie der I_E/II_E:	DH 85% DM 5% DU 10%
Symptomfreie Überlebensrate über 5 Jahre:	49%
(nach mehr als 2 Jahren nur noch 1 Rezidiv, nach mehr als 5 Jahren kein Rezidiv mehr)	
Kein signifikanter Unterschied der Überlebensraten zwischen I_E/II_E	
Tumorgröße und Überlebensrate 5 Jahre:	unter 10 cm: über 60% über 10 cm: unter 20%

rate läßt sich jedoch nicht beobachten (JONES et al. 1973; FRASER et al. 1979; GLATSTEIN et al. 1977). Daraus ist zu entnehmen, daß die meisten nodalen Rezidive klinische Manifestationen eines systemischen Leidens sind. Eine Verbesserung der therapeutischen Resultate hängt somit, abgesehen von einer besseren Selektion der Patienten für eine lokale Therapie im wesentlichen von der Entwicklung der systemischen Therapie ab. Falls nach intensiver Stadienabklärung inkl. explorativer Laparotomie ein lokalisiertes Leiden (PS I_E) vorliegt, betragen die Überlebensraten nach lokoregionaler Therapie 90% und mehr (GREINER et al. 1980; BITRAN et al. 1977; LEVITT et al. 1980) und auch in den Gruppen mit intensiver klinischer Stadienabklärung finden sich Überlebensraten zwischen 70 und 90% (WONG et al. 1969; GREINER et al. 1980; FIERSTEIN u. THAWLEY 1978).

e) Verlauf bei verschiedenen Untergruppen diffuser NHL IE/IIE

Die Tabellen 259–262 zeigen die Ergebnisse einer neueren Analyse des Patientenkollektivs aus Stanford mit Stadium I_E und II_E diffuser extranodaler NHL diverser Lokalisationen (PARYANI et al. 1983): 52% aller Patienten mit NHL vom Typ DH, DM oder DU hatten extralymphatische Läsionen und knapp 40% der Patienten mit extralymphatischen Läsionen diffuser NHL war im Stadium I_E/II_E. 95% dieser Patienten sind im wesentlichen mit Radiotherapie behandelt worden. Die Symptomfreiheit über 5 Jahre betrug 49%, wobei nach Ablauf von 2 Jahren nur noch ein Rezidiv, nach Ablauf von 5 Jahren kein Rezidiv mehr beobachtet worden ist.

Die Untersuchung auf prognostisch bedeutsame Faktoren ergab für Fälle mit Tumorherden von mehr als 10 cm Durchmesser eine Symptomfreiheit von weniger als 20% nach 5 Jahren. Bei Patienten ab 40 Jahre war die Überlebensrate über 5 Jahre mit 37% signifikant geringer als bei den unter 40jährigen. Der höchste Wert der Symptomenfreiheit zeigte sich nach TLI (66%), während die Überlebensraten keine Abhängigkeit vom bestrahlten Volumen zeigt. Wahrscheinlich sind aber die Patientengruppen in den verschiedenen therapeutischen Kategorien nicht vergleichbar. Chemotherapie hatte weder auf die Überlebensrate noch auf die Symptomenfreiheit einen signifikanten Einfluß. Doch dürfte die Art der Chemotherapie in den meisten Fällen nicht dem heutigen Standard entsprechen. Für eine Reihe anderer

Tabelle 260. Überlebensraten bei diffusen NHL mit extranodaler Lokalisation I_E/II_E. Serie der Stanford University 1961–1982) (PARYANI et al. 1983)

Lokalisation	Anzahl	Überleben %	Symptomfrei 5 Jahre (%)
Gastrointestinal	47	40	54
Kopf-Hals	13	38	44
Lunge	10	54	50
Haut	7	42	36
Schilddrüse	7	86	72
Hoden	5	40	40
Knochen	5	30	40

Nicht aufgeführt: ZNS (3 Fälle), epidural (3 Fälle), Weichteile (3 Fälle), Perikard (3 Fälle), Zervix (2 Fälle), Peritoneum (2 Fälle), Mamma (1 Fall)

Tabelle 261. Analyse prognostischer Faktoren bei 111 Patienten mit NHL I_E/II_E primär extranodaler Lokalisation diffuser Histologie (Stanford University 1961–1982; PARYANI et al. 1983) (1961–1982)

Untergruppe	Anzahl Patienten	5 Jahre Überleben (%)	P	5 Jahre Symptomfrei (%)	P
DH	94	40	0.35	45	0.65
DM	6	80	0.45	62	0.69
DU	11	55		54	
A	89	48	0.12	46	0.74
B	22	37		58	
Männer	68	40	0.15	45	0.07
Frauen	43	49		55	
Explorative Laparotomie	32	59	0.32	61	0.52
Keine Laparotomie	79	38		42	
LAG + Knochenbiopsie	79	54	0.003	55	0.18
Übrige	32	22		38	
Anzahl befallene Regionen					
≤3	103	46	0.22	50	0.07
>3	8	26		26	
Gastrointestinalbefall	47	39	0.04	52	0.46
Kein GI-Befall	64	44		48	
Kopf/Halsbereich	13	38	0.71	42	0.95
Kein Kopf/Hals-Befall	98	48		50	
Alter <40 Jahre	35	60	0.03	60	0.35
≥40 Jahre	76	37		42	
RT IF	45	38	0.79	45	0.64
RT EF	40	48	0.20	34	0.07
RT TLI	21	50		66	
Chemotherapie	35	52	0.82	56	0.99
Keine Chemotherapie	76	42		46	

Tabelle 262. Initiale Rezidivorte bei primär extranodalen NHL I_E/II_E diffuser Histologie. Serie der Stanford University 1961–1982 (PARYANI et al. 1983)

Therapie	Anzahl	Anzahl Rezidive	Rezidivorte		Fernmetastasen (mit/ohne andere)
			Nodal	Lokal	
IF-RT	27	14	2	6	6
EF-RT	30	17	2	6	9
TLI	17	6	0	0	6
ChT±RT	35	15	1	3	11
Op	2	0	0	0	0
Total	111	52	5	15	32

Faktoren wurde kein statistisch signifikanter Einfluß gefunden (z.B. Vorhandensein von Allgemeinsymptomen, explorative Laparotomie, Lokalisation des Befalls, Art der Strahlentherapie, Chemotherapie) (Tabelle 261). Tabelle 262 zeigt die Lokalisation der Rezidive in diesem Patientenkollektiv: weniger als 10% aller Rezidive waren nodale Rezidive, etwa 90% der Rezidive waren extralymphatische Herde. Die Resultate unterstreichen noch einmal das bereits weiter oben an verschiedenen Stellen Gesagte: die Rezidivlokalisation ist in der Mehrzahl der Fälle weder durch eine explorative Laparotomie noch durch eine ausgedehnte Strahlentherapie erfaßbar. Bei großen Tumordurchmessern findet sich nach alleiniger Radiotherapie eine hohe Rezidivrate.

f) Therapieempfehlungen

Für die Therapie der primär extranodalen NHL der Kopf-Hals-Region gilt das bereits weiter oben für NHL klinisch begrenzter Stadien gesagte: für die Gruppen DH nach Rappaport bzw. zentroblastär und immunoblastär nach WF bzw. Kieler Klassifikation für den Fall eines CS IA mit Tumordurchmesser bis etwa 3 cm: alleinige lokoregionale Radiotherapie mit einer Dosis von etwa 45 Gy in 25–30 Fraktionen. Bei größeren Primärtumoren sowie bei Stadium CS II der genannten Untergruppen ist eine kombinierte Therapie mit primärer Chemotherapie und anschließender lokaler Bestrahlung mit etwa 36 Gy (falls komplette Remission nach Chemotherapie) anzuwenden. Von JACOBS und HOPPE (1985) werden auf Grund einer neueren Analyse des Patientengutes in Stanford praktisch für alle Fälle mit ungünstiger Histologie eine kombinierte Therapie empfohlen. Auch für die übrigen histologischen Untergruppen gilt das weiter oben bereits gesagte: für die Gruppe B und C der WF (follicular small cell cleaved und follicular mixed small cleaved cell und large cell) bzw. zentroblastär zentrozytär follikulär der Kieler Klassifikation alleinige Radiotherapie, für den Fall einer klinischen Stadieneinteilung vorzugsweise in Form einer TLI mit etwa 25–30 Gy. Für die Gruppen zentrozytär und D bis F der WF gilt das in Abschnitt B.V.2f. bereits gesagte.

2. NHL der Schilddrüse

a) Häufigkeit, lymphozytäre Thyroiditis als Risikofaktor, Histologie

Primäre maligne Lymphome der Schilddrüse sind sehr selten: Nach SIROTA und SEGAL (1979) sind in der Weltliteratur etwa 250 Fälle mitgeteilt. In Schilddrüsen, die von einem malignen Lymphom befallen sind, wird über das gleichzeitige Vorkommen histologischer Veränderungen im Sinne einer chronischen lymphozytären Thyreoiditis berichtet (25% bei WOOLNER et al. 1966, 33% bei CRILE 1963, 77% bei BURKE et al. 1977). Nach einer Abschätzung aufgrund der Literatur wird von SIROTA und SEGAL (1979) die Häufigkeit maligner

Tabelle 263. Überlebensraten bei Patienten mit primärem Non-Hodgkin-Lymphom der Schilddrüse. Therapie meist Operation, lokale/lokoregionale Bestrahlung oder beides (z.T. niedrige Dosen)

Autor	Fälle	Überleben	Beobachtungszeit
WOOLNER et al. (1966) (alle bis 1964)	19 mit Befall der Umgebung oder Lymphknotenbefall (ohne Fall 33, erst 4 Monate Nachbeobachtung)	3 (16%)	5–13 Jahre
	10 lokal inoperabel	4 (40%)	12–46 Monate
	16 auf Organ limitiert	12 (75%)	0,5–20 Jahre
	(2 interkurrent verstorben	(10 ≧5 Jahre, 6 ≧10 Jahre)	
BURKE et al. (1977) (1951–1975)	9 CS I_E	89%	5 Jahre
	9 CS II_E	27%	5 Jahre
	14 auf Organ limitiert (alle histiozytär)	75%	5 Jahre
	18 Befall der Umgebung (5 nodulär)	34%	5 Jahre
	5 mit Lymphknotenbefall	0%	5 Jahre
	32 alle	54%	5 Jahre
SIROTA u. SEGAL (1979) (1966–1977)	11	6 (55%)	6–60 Monate
	symptomfrei:	2/6 histiozytäre	
		4/5 follikuläre	
ROSSI et al. (1978) (1931–1970)	3 auf Organ limitiert	3/3	5 Jahre
	14 mit extraglandulärem Befall	2 (14%)	5 Jahre
	alle	29%	5 Jahre
	(alle mit Lymphknotenbefall verstorben)		
SHIMKIN u. SAGERMANN (1969) (1934–1967)	9 von 11 kurativ behandelten	0	
	(1 auf Organ limitiert, 5 mit Befall der Umgebung, 3 mit zervikalem Lymphknotenbefall)		
TAYLOR (1976) (vergangene 10 Jahre)	8 Fälle	4 (50%)	8–72 Monate
WONG et al. (1975) (1947–1969)	4 CS I_E	3/4	5 Jahre
	4 CS II_E	2/4	5 Jahre
MILL et al. (1980) (1964–1976)	4 CS I_E+II_E	3/4	3–15 Jahre
CHAK et al. (1981) (1969–1978)	3 I (alle LAG und symptomfrei:	3/3	(26 bis 136
	5 II KM-Biopsie)	3/5	Monate)
BLAIR et al. (1985) (1965–1979)	6 I und auf Schilddrüse beschränkt symptomfrei:	5/6	5 Jahre
	14 I mit durchwachsen durch Schilddrüsenkapsel symptomfrei:	59%	5 Jahre
	38 I+II Überleben	57%	5 Jahre

lymphomatöser Veränderungen in Schilddrüsen mit chronischer lymphozytärer Thyreoiditis auf 1,4% geschätzt. Diese Angabe erscheint etwas hoch, wenn man die Häufigkeit der lymphozytären Thyreoiditis bedenkt und sie mit der seltenen Diagnose eines primären malignen Lymphoms der Schilddrüse vergleicht.

Histologisch handelt es sich mehrheitlich um diffus histiozytäre Lymphome nach Rappaport. Die histologische Differenzierung zwischen chronisch lymphozytären Veränderungen

Tabelle 264. Lokalisation der Therapieversager bei primären Non-Hodgkin-Lymphomen der Schilddrüse, CS I_E/II_E

Autor	Fallzahl	Anzahl Therapieversager				
		Lokal	Regional	Fernmetastasen (±lokoregional)	„Distant nodal"	?
Woolner et al. (1966) (alle bis 1964)	19 mit Befall der Umgebung, operabel	4		11		1
	10 lokal inoperabel	2		4		
	16 auf Organ limitiert	0		1		
Sirota u. Segal (1979) (1966–1977)	11	2		1		1
Shimkin u, Sagermann (1969) (1934–1967)	9	0	2	3	4	
Taylor (1976) (ca. 1955–1975)	8	0	0	2		
Wong et al. (1975) (1949–1969) CS I	4	1	0	0	0	
CS II	4	0	0	2	0	
Mill et al. (1980) (1964–1976)	4	0	0	0	1	
Chak et al. (1981) (1969–1978) I/II	8	0	0	2		
Total	93	9 (Lokal + Regional: 11)	2	26 (Fernmetastasen + Distant nodal: 31)	5	2

und einem malignen Lymphom kann schwierig sein (Burke et al. 1977). In den Serien mit größeren Fallzahlen wurden lokoregional häufiger ausgedehntere Stadien vorgefunden: von den 46 Fällen der Serie von Woolner et al. (1966) waren nur 16 auf das Organ limitiert, während in den Serien von Rossi et al. (1978), Burke et al. (1977) sowie Shimkin und Sagermann (1969) zwischen 10 und 40% auf die Schilddrüse limitiert waren.

b) Überlebensraten

Die Überlebensrate nach lokaler Therapie (Operation, Radiotherapie oder kombiniert) liegt bei den auf die Schilddrüse limitierten Tumoren bei über 70% (Tabelle 263). Bei Infiltration des Tumors per continuitatem in die Umgebung sowie bei Befall der regionären Lymphknoten ist die Prognose ungünstiger: die Überlebensraten liegen dann zwischen 0% (Sagermann u. Shimkin 1969), 14% (Rossi et al. 1978) bis etwa 40% (Woolner et al. 1966).

c) Rezidivmuster

Die Therapieversager werden in der Mehrzahl durch Fernmetastasen verursacht (Tabelle 264). Bei der Bewertung der Versagerquote durch lokoregionale Rezidive muß man noch berücksichtigen, daß die lokale Therapie gemäß den heutigen Maßstäben häufig unterdotiert war, insbesondere hinsichtlich der Radiotherapie.

Bei den Disseminationen findet man häufiger auch Herde im Gastrointestinalbereich (Burke et al. 1977; Cox 1964; Scott 1979; Lindsay u. Daily 1955; Orberts 1961).

d) Therapieempfehlungen

Für die Therapie darf das weiter oben bei den NHL klinisch begrenzter Stadien sowie im Abschnitt extranodale Manifestationen im Bereich des Kopfes und Halses gesagte übertragen werden. Falls die Diagnose erst im Rahmen einer unter der Diagnose Schilddrüsenkarzinom durchgeführten Operation festgestellt wird, sollte in Abhängigkeit von den oben aufgeführten Kriterien eine Radiotherapie oder eine Chemotherapie und danach im Anschluß eine Radiotherapie lokoregional unter Einschluß auch des oberen Mediastinums durchgeführt werden. Falls die Diagnose bereits ohne Operation ausreichend gesichert ist, kommt als Therapie auch die primäre Radiotherapie oder Chemotherapie und anschließende Radiotherapie gemäß den weiter oben aufgeführten Kriterien in Betracht.

3. NHL des Gastrointestinaltraktes

a) Häufigkeit, Histologie

Der Gastrointestinaltrakt wird häufig vom malignen NHL betroffen, sowohl primär zur Zeit der Diagnose wie auch sekundär im weiteren Verlauf. Etwa 15% aller Patienten mit NHL von Brady (1980) waren Fälle mit primärem Gastrointestinallymphom, während etwas mehr als 10% aller Fälle zur Zeit der Diagnose einen sekundären Gastrointestinalbefall aufwiesen. Ähnliche Zahlen finden sich bei Lewin et al. (1978). In der großen Sammelstatistik von Freeman et al. (1972) waren etwa ein Drittel der primär extranodalen NHL im Gastrointestinaltrakt lokalisiert. Die häufigste Lokalisation innerhalb des Magen-Darm-Trakts ist der Magen, gefolgt vom unteren Dünndarm, während die sonstigen Lokalisationen nur selten vorkommen. Bei der in unseren Breiten seltenen mediterranen Form des Dünndarm-Lymphoms findet sich häufiger ein Befall im oberen Dünndarmabschnitt bzw. ein diffuser Dünndarmbefall. In Autopsieserien werden Befallsraten für den Gastrointestinaltrakt von 50–70% angegeben (Lewin et al. 1978; Blackledge et al. 1979).

Beim primären Magenlymphom sind weitere Herde im Bereich des Magen-Darm-Traktes eher selten, während bei den intestinalen Lymphomen häufig mehrere Herde zu finden sind (8–21% gemäß den Angaben von Lewin et al. 1978).

Mehr als die Hälfte der Gastrointestinal-Lymphome gehören zu den histologischen Untergruppen intermediärer oder "high grade" Malignität (Lewin et al. 1978; Weingrad et al. 1982; Brooks u. Enterline 1983).

b) Ausbreitung, Stadienverteilung z.Z. der Diagnose

Zur Zeit der Diagnose findet man lokal oft ausgedehnte Manifestationen: im Krankengut von Lewin et al. (1978) betrug der Durchschnittswert des größten Tumordurchmessers 7 cm. Bei fast 40% der Magenlymphome bei Lim et al. (1977) war der Tumor durch die Serosa durchgewachsen. Bei 20% der Patienten von Rosenfelt und Rosenberg (1980) war der Tumor von außen palpabel. Gelegentlich findet man auch ein Durchwachsen des Tumors durch alle Wandschichten ohne nennenswerte bindegewebige Reaktion, bei der eine Perforation – auch als Komplikation während der Therapie – eine häufige Folge darstellt (Hande et al. 1978; Lewin et al. 1978; Löhr et al. 1969). Für die Häufigkeit einer Perforation als Komplikation werden im oben genannten Schrifttum etwa 10% angegeben.

Die Verteilung der Stadien bzw. die Tumorausdehnung zur Zeit der Diagnose ist unterschiedlich, da von den einzelnen Autoren neben einer verschieden intensiven Diagnostik auch unterschiedliche Selektionen als primäre Gastrointestinal-Lymphome ausgewertet wurden (Tabelle 265). In den relativ wenig selektionierten Serien der neueren Zeit bei Lewin et al. (1978) waren z.Z. der Diagnose 18% im disseminierten Stadium IV, 49% hatten ein

Tabelle 265. Angaben zur Ausdehnung primärer Gastrointestinallymphome

(II: bedeutet meist nur regionale Lymphknoten, ähnlich II_1, III: bedeutet meist das Vorliegen von Paraaortalknoten, gelegentlich auch ausgedehnten Mesenterialbefall)

Autor	Fälle	Mit Ausdehnung gemäß Stadium (%)			
		I	II	III	IV
Hande et al. (1978)	18 DH	6	22		72
	(IV; 3 ZNS / 4 Lunge /3 Haut / je 2 Leber und Knochenmark)				
Rosenfelt u. Rosenberg (1980)	53 DH	11	30	9	50
	(IV: 29% Leber / 12% Lunge / 6% Knochenmark / 2% ZNS)				
Lewin et al. (1978)	111	49	33		18
Herrmann u. Stutzman (1978)	71	34	42	4	20
	(aus 813 Patienten mit NHL)				

Bei den folgenden Serien sind Fälle mit Dissemination meist primär aus der Analyse ausgeschlossen

Autor	Fälle	Angaben	
Blackledge et al. (1979)	104	Auf Gastrointestinaltrakt limitiert:	15
		Regionaler Lymphknotenbefall:	27
		Perforation/Aszites/Adhäsion:	27
		Entferntere Lymphknoten befallen:	8
		Disseminiert:	21
Novak et al. (1979)	36	I: 75%	II (regional): 35%
Nelson et al. (1977)	71 Kinder, davon: 48 ohne extraabdominalen Befall, ohne Leberbefall oder Knochenmarksbefall u.ä.		
	40 resezierbar:	Seroabefall:	72%
		Resektionsrand befallen	22%
		Aszites	20%
		Mesenterialer Lymphknoten befallen	75%
		Paraaortalbefall	15%
		Multiple gastrointestinale Herde	10%
Freeman et al. (1972)	„localized":	32–37%	
Cox (1979)	50	I: 7% II: 36% III: 2%	IV: 5%
Connors u. Wise (1974)	74 Lymphome des Magens, 66 laparotomiert; 57% resezierbar, in 52% regionaler Lymphknotenbefall		

Autor	43 Magenlymphome	Nur Magen	Magen vom Primärtumor überschritten	Regionale Knoten	„Distant"
Hoerr et al. (1973)	histiozytär	15%	20%	20%	45%
	histiozytär/lymphozytär	9%	39%	39%	9%
	lymphozytär	2/5	1/5		2/5

Autor				
Lim et al. (1977)	50 Magenlymphome		Regionale Lymphknoten positiv	51%
			Auf Mukosa beschränkt	22%
			Bis Serosa	38%
			Serosa penetriert	36%
		IV: 4%	?	4%
Siegert et al. (1985)	33 Patienten von 231 mit unbehandeltem NHL und Gastrointestinalbeteiligung:			
	Anzahl IE	13		
	Anzahl IIE	7		
	Anzahl fortgeschritten	11		

Stadium I_E und 34% hatten neben dem gastrointestinalen Herd noch regionalen Lymphknotenbefall. Die Häufigkeit dieses Lymphknotenbefalls wird mit etwa 40–50% angegeben (FREEMAN et al. 1972; LIM et al. 1977; LEWIN et al. 1978). In der sehr intensiv untersuchten Patientengruppe des NCI mit diffus histiozytärem Gastrointestinallymphom (HANDE et al. 1978) waren z.Z. der Diagnose 72% im Stadium IV und in einer ähnlichen Serie aus Stanford (ROSENFELT u. ROSENBERG 1980) waren zu Beginn 59% im Stadium III/IV und nur 6% bzw. 22% wiesen ein Stadium I bzw. II auf. Im Unterschied hierzu findet man in chirurgischen Serien naturgemäß nur selten fortgeschrittene Fälle z.Z. der Diagnose bzw. der Primärtherapie, da diese meist ausgeschlossen werden. Aber auch in diesen Serien ist die Frequenz des regionalen Lymphknotenbefalls mit etwa 30 bis über 50% recht hoch (NOVAK et al. 1979; LIM et al. 1977). Im Patientengut des Rosswell Park Memorial Institute (1963 bis 1972) waren 24% im Stadium III/IV, 42% im Stadium II und 34% im Stadium I (HERMANN et al. 1978).

In den Serien von COX et al. (1979) und HOERR et al. (1973) zeigen lediglich 7% bzw. weniger als 20% ein Stadium I.

c) *Übersicht über Überlebensraten*

Die Tabellen 266–273 zeigen eine Übersicht über die Überlebensraten beim primären Gastrointestinallymphom nach überwiegend lokoregionaler Therapie. Unterschiedliche Indikationsstellung für alleinige chirurgische sowie radiotherapeutische oder kombinierte Therapie auch mit Chemotherapie erschweren einen Vergleich. Insbesondere gilt dies für die Aussage über den Wert einer zusätzlichen Radiotherapie nach chirurgisch radikaler Entfernung des Tumors in lokoregional beschränkten Stadien, aber auch hinsichtlich einer additiven Radiotherapie in Protokollen, in denen aufgrund der Tumorausbreitung die Chemotherapie dominierte. Wichtigster Faktor für diese unterschiedlichen Überlebensraten der verschiedenen Publikationen ist die unterschiedliche Patientenselektion. In den zitierten Statistiken finden wir Überlebensraten nach 5 Jahren meist zwischen 20 und 60% im Gesamtkollektiv, wobei mehr als die Hälfte zwischen 40 und 60% liegen (FREEMAN et al. 1972; BEDEKIAN et al. 1980; CONNORS u. WISE 1974; LEWIN et al. 1978; HERRMANN et al. 1978; LIM et al. 1977; BLACKLEDGE et al. 1979; NOVAK et al. 1979; NAQVI et al. 1969; LÖHR et al. 1969; COX 1979; ROSENFELT u. ROSENBERG 1980; HANDE et al. 1978; WEINGRAD et al. 1982; BROOKS u. ENTERLINE 1983).

In der großen Sammelstatistik von FREEMAN et al. (1972) wird für die Überlebensrate nach 5 Jahren im Stadium „localized“ (ca. ein Drittel der Patienten) 55% und für das Stadium „regional“ (etwa zwei Drittel der Patienten) 23% angegeben. In einer anderen Literaturübersicht (BROOKS u. ENTERLINE 1983) werden folgende Zahlen für die Fünfjahres-Überlebensraten (Magenlymphome) angegeben: für das Gesamtkollektiv 53%, für die Gesamtgruppe der nodulären Lymphome 73%, für die diffusen 57%, für alle mit dem Stadium I 82% und für das Stadium II 44%.

Die Rezidivrate nach einem symptomfreien Ablauf von 4–5 Jahren ist nur noch sehr gering (entsprechend dem Verlauf bei den NHL der Gruppe mit hoher Malignität, die bei den extranodalen überwiegen) (s. auch COX 1979: keine Rezidive nach 15 Monaten Symptomfreiheit, LEWIN et al. 1978: keine nennenswerte Mortalität mehr nach 4 Jahren, ähnlich auch VAN DER WERF-MESSING 1978; ROSENFELT u. ROSENBERG 1980 speziell für die Gruppe der diffus-histiozytären Lymphome).

d) *Untergruppen: CS/PS I, CS/PS II und III, große Tumormasse, unterschiedliche Histologien*

Die Überlebensraten in den Stadien mit begrenzter Tumorausdehnung (Tabelle 266) (ohne Lymphknotenbefall, chirurgisch radikal entfernbar, kein Aszites, keine Perforation

Tabelle 266. Überlebensraten nach (meist) lokaler Therapie (Operation mit/ohne Radiotherapie) primärer NHL des Gastrointestinaltraktes im begrenzten Stadium

Autor	Patienten	Überleben (%)	Zeit (Jahre)
BLACKLEDGE et al. (1979) (1950–1975)	18 I und ohne Adhärenzen/ ohne Perforation	ca. 75	10
VAN DER WERF-MESSING (1978) (1950–1975)	17, I Magen	72	10
HERRMANN u. FRIEDMANN (1980) (1963–1978)	I/II_1, Magen: Op allein (10) Op + RT (14)	ca. 35 ca. 90	10 10
HOERR et al. (1973) (ab 1950)	I operabel, (n = ?)	ca. 90	5
CONNOR u. WISE (1974) (1950–1970)	resezierbar (n = 38)	55	5
NOVAK et al. (1979) (1950–1976)	16 operabel	69	5
LIM et al. (1977) (1936–1968)	17 I (nur DH)	88	5
LEWIN et al. (1978) (1968–1975)	37 I	82	2
COX (1979) (1949–1972)	7 I	ca. 65	5
NAQVI et al. (1969) (1935–1965)	27 I	67	5
GREINER et al. (1980) (1951–1976)	5 I	5/5	5
BROOKS u. ENTERLINE (1983) (1939–1976)	16 I, Magen	86	5
WEINGRAD et al. (1982) (1949–1978)	32 I	ca. 75	5
MAOR et al. (1984) (1953–1980)	35 I, Magen	76	5
RAO et al. (1984) (1966–1977)	17 I (5 nur Biopsie + RT) (5 nur Resektion)	alle symptomfrei	5 5
SHIMM et al. (1983) (1963–1980)	12 I, Magen 11 ohne Serosapenetration	81 91	5 5
DRAGOSICS et al. (1985) (1974–1982)	20 I, Magen	70 (symptomfrei)	2

und keine Penetration in Nachbarorgane) liegen meist bei über 60%, in einigen Statistiken auch bei 80–90% mit chirurgischer Therapie als dominierender Behandlung. Radiotherapie wurde in diesen Fällen nur selektiv und meist auch nur lokalisiert appliziert (siehe noch weiter unten). Soweit von einzelnen Autoren die Überlebensraten nach der Histologie aufgeschlüsselt wurden, finden sich nicht immer eindeutige Unterschiede; dabei ist zu berücksichtigen, daß es sich überwiegend um diffuse Lymphome der Gruppe mit intermediärer bzw. hochgradiger Malignität handelt, die Zahlen in diversen Untergruppen mit anderen Histologien für statistische Aussagen oft zu klein sind und daß speziell hinsichtlich der zytologischen Unterteilung der Non-Hodgkin-Lymphome innerhalb der Gruppen diffus oder nodulär die Übereinstimmung unter verschiedenen Beurteilern nicht über 60% beträgt.

Tabelle 267. Überlebensraten beim primären NHL des Gastrointestinaltraktes, Stadium II, meist lokoregionale Therapie mit Operation und Bestrahlung

Autor	Patienten		Überleben (%)	Zeit (Jahre)
LIM et al. (1977) (1936–1968)	19 DH, Magen	II_1	31	5
ROSENFELT u. ROSENBERG (1980) (1970–1978)	16 DH	II	44	gesamte
BLACKLEDGE et al. (1979) (1950–1975)	28	II_1	ca. 55	10
VAN DER WERF-MESSING (1978) (1950–1975)	20 Magen	II	45	10
CONNORS u. WISE (1974) (1950–1970)	20 „resezierbar mit Lymphknotenbefall"		25	5
LEWIN et al. (1978) (1968–1975)	25	II_1	71	2
COX (1979) (1949–1972)	36	II	ca. 45	5
GREINER et al. (1980) (1951–1976)	8	II	25	5
BROOKS u. ENTERLINE (1983) (1939–1976)	28 Magen	II	55	5
WEINGRAD et al. (1982) (1949–1978)	29	II_1	ca. 60	5
RAO et al. (1984) (1966–1977)	17 1 Biopsie + RT 3 Resektion + ChT 13 Resektion + RT	II_1	67 symptomfrei 3 symptomfrei 10 symptomfrei	5
MAOR et al. (1984) (1953–1980)	33 Magen	II	42	5
PAULSON et al. (1983) (1974–1980)	18 Magen „diffuse large cell" (WF)	II	ca. 50	5
DRAGOSICS et al. (1985) (1974–1982)	30 II, 1 Magen		52 (symptomfrei 49%)	2
	50 II, 2 Magen		32 (symptomfrei 15%)	2

Die Tabelle 272 zeigt Überlebensraten für die Gruppe DH nach Rappaport bzw. diffuse large cell nach der WF. In Statistiken mit wenig Selektion beträgt die Überlebensrate über 10 Jahre 20–30%, während sie für die Gruppe nicht-DH bei 50–85% liegt (WEINGRAD et al. 1982). Bei BROOKS und ENTERLINE (1982) finden sich Überlebensraten nach 5 Jahren für die Gruppe der nodulären ohne nodulär-histiozytär und die gut und intermediär differenzierten lymphozytären von 75–100%. In einer Aufteilung des Patientengutes nach der Kieler Nomenklatur (WEINGRAD et al. 1982) finden sich für das lymphoplasmozytäre bzw. lymphoplasmozytoide Immunozytom Zehnjahres-Überlebensraten von ungefähr 80%, bei den übrigen Typen zwischen 20 und 25% (Tabelle 268). In den Gruppen mit chirurgischer Selektion (radikal entfernbare Tumoren, Stadium I) finden sich auch für die Gruppe DH Überlebensraten von 50 bis 100% bzw. von 43% für die Gesamtgruppe der operierten Fälle nach 5 Jahren.

Tabelle 268. Überlebensraten bei verschiedenen histologischen Untergruppen primärer NHL des Gastrointestinaltraktes

a) Übersicht von BROOKS u. ENTERLINE (1983) (Magenlymphome) (1939–1976)

	Überlebensraten über 5 Jahre				
	WDL	PDL	MLH	HL	Total
Noduläre	6/7 86%	7/7 100%	3/4 75%	4/8 50%	73%
Diffuse	2/6 33%	3/5 60%	4/7 67%	33/57 58%	57%

b) WEINGRAD et al. (1982) (1949–1978)

Rappaport	Überlebensraten 10 Jahre	Kiel	Überlebensraten 10 Jahre
DH (38)	ca. 20%	LP-Immunozytom (14)	ca. 80%
DWDL (11)	ca. 85%	Zentoblastisch-polymorph (14)	ca. 20%
Other (14)	ca. 50%	Other (25)	ca. 25%

c) MAOR et al. (1984) (1953–1980)

	% 5-Jahres-Überlebensrate	
Magenlymphome	IE	IIE
38 diffus large cell WF	74	41
23 immunoblastic	71	39
18 andere	80	45

d) DRAGOSICS et al. (1985) (1974–1982)

Magenlymphome	
26 low grade WF	ca. 65 (3 Jahre)
51 intermediate WF	ca. 30–50 (3 Jahre)
31 high grade WF	ca. 10–25 (3 Jahre)
20 Immunozytom + Zentrozytom Kiel	ca. 65–75 (3 Jahre)
52 zentroblastisch + zentrozytisch-zentroblastisch	ca. 40–45 (3 Jahre)
8 zentrozytisch anaplastisch	ca. 30 (3 Jahre)
10 immunoblastisch	ca. 25 (3 Jahre)
10 lymphoblastisch	ca. 10 (3 Jahre)

Bei einem über die regionalen Lymphknoten hinausgehenden Befall finden sich deutlich schlechtere Überlebensraten (Tabelle 267): bei WEINGRAD et al. (1982) findet sich für das Stadium II_1 eine Überlebensrate nach 10 Jahren von etwa 60%, hingegen für das Stadium II_2 0% nach 3 Jahren. In den übrigen Statistiken sind die Überlebensraten für das Stadium II_1 sehr unterschiedlich (Tabelle 267, 281). Dies dürfte auf die unterschiedliche Ausdehnung des Lymphknotenbefalls, auf unterschiedliche Primärtumorausdehnung und unterschiedliche Diagnostik zurückgehen. Bei kleinem Primärtumor und einem auf die regionale Lymphknotenstation begrenztem Lymphknotenbefall findet sich in vielen Statistiken keine signifikante Verschlechterung der Prognose gegenüber den Stadien ohne Lymphknotenbefall (GOSPODAROVICZ et al. 1982; RAO et al. 1984; LEWIN et al. 1978).

Tabelle 270 zeigt, daß die derzeit verfügbaren Behandlungsmethoden bei ausgedehntem Primärtumor (z.B. chirurgisch nicht entfernbar, Aszites, Perforation, Befall von Nachbarstrukturen) nur sehr begrenzte Wirksamkeit haben: die Überlebensrate über 5 Jahre liegt

Tabelle 269. Angaben zur Radiotherapie beim primären NHL des Gastrointestinaltraktes

Autor	Patienten/Therapie	Überleben	Zeit (Jahre)
VAN DER WERF-MESSING (1978) (1950–1975)	20 Magen I/II Op + diverse RT	40%	10
	Untergruppe mit 20 Gy ganzes Abdomen + lokal bis 30–40 Gy	82%	10
	18 Darm I/II, Op + „poorly RT"	6%	5
	Op + „well RT"	48%	5
HERRMANN u. FRIEDMANN (1980) (1963–1978)	10 I/II$_1$ Magen, Op	30%	5
	10 I/II$_1$ Magen, Op + RT (meist lokal)	93%	5
COX (1979) (1949–1972)	komplett reseziert ohne RT	1/6 symptomfrei	2
	komplett reseziert mit RT	7/9 symptomfrei	2
	partiell reseziert mit RT lokal	2/6 symptomfrei	2
	partiell reseziert mit RT abdominal	6/11 symptomfrei	2
BROOKS u. ENTERLINE (1983) (1939–1976)	26 I/II Magen, Op allein	65%	5
	Op und RT	67%	5
	Biopsie und RT	2/3	5
ROSENFELT u. ROSENBERG (1980) (1970–1978)	15 kurativ resezierte (DH, Magen) und RT	0 Lokalrezidive	
	20 Op allein	10% Lokalrezidive	
FRASER et al. (1979) (1951–1976)	8 I/II Op und lokale RT	5 abdominale Rezidive	
	5 I/II Op und abdominale RT	1 abdominales Rezidiv	
LIM et al. (1977) (1936–1968)	DH, Gruppe mit kurativer Resektion I/II$_1$		
	mit RT	0 Lokalrezidive	
	allein Op	10% Lokalrezidive	

meist unter 20%. Dies gilt auch für die Gruppe DH nach Rappaport unter Chemotherapie. Als Versagerursache kommen neben der Lymphomprogredienz unter Therapie auch lokale Komplikationen unter einer effektiven Therapie in Frage, die den weiteren Ablauf der Behandlung unterbrechen und schwerwiegende Folgen haben können, wie insbesondere Perforation und Blutung. Wegen der großen Ausdehnung dieser Prozesse können chirurgische Maßnahmen nur begrenzt solche Komplikationen verhindern.

Die Größe bzw. Ausdehnung des Primärtumors ist ein prognostisch wichtiger Parameter (Tabelle 270–271). Bei den in Tabellen 270 u. 271 aufgeführten Tumoren großen Durchmessers handelt es sich meist um die Gruppe DH, die auch in anderen Lokalisationen nach alleiniger Radiotherapie häufig lokale Rezidive bzw. Tumorpersistenz zeigen. Während bei kleinen Tumoren (z.B. bis 2,5 cm bei GOSPODAROVICZ et al. 1983 bzw. bis 5 cm bei WEINGRAD et al. (1982) die Zehnjahres-Überlebensraten nach lokoregionaler Therapie (Operation meist mit postoperativer Radiotherapie) bei über 80% liegen, betragen sie bei Herden zwischen 2,5 und 5 cm bei GOSPODAROVICZ et al. (1983) etwa 50% und bei Herden über 5 cm nur noch etwa 30%, während sie bei Herden über 10 cm gegen null geht (HANDE et al. 1978; FU u. PERZIN 1972). Andere Kriterien für einen lokal ausgedehnten Tumor sind: Serosapenetration, chirurgisch nicht komplett resezierbar, Penetration in Nachbarorgane, Perforation und Adhärenzen. In den meisten dieser Fälle wird ein lokal bzw. intraabdominal unkontrollierbares Tumorleiden bestimmend für den Verlauf. Daneben finden wir, wie bereits oben erwähnt, als Versagerursache auch Komplikationen unter der Therapie, vor allen Dingen Perforation und Hämorrhagie. Auch bei Patienten mit Stadium III/IV diffuser NHL bedeutet ein massiver abdominaler Herd (10 cm Durchmesser und mehr) mit Gastrointestinalbefall ein prognostisch sehr ungünstiges Zeichen (FISHER et al. 1981).

Tabelle 270. Tumorgröße als prognostischer Parameter beim primären NHL des Gastrointestinaltraktes

Autor	Patientengruppe	Überleben (%)	Zeit (Jahre)
WEINGRAD et al. (1982) (1949–1978)	I/II ≦5 cm Durchmesser (16)	ca. 85	10
	über 5 cm Durchmesser (49)	ca. 30	10
	I/II „no adjacent involvement" (45)	ca. 70	10
	I/II „adjacent involvement" (35)	ca. 15	10
GOSPODAROVICZ et al. (1983) (1967–1978)	I/II$_1$ 150 total unter 2,5 cm ∅ oder „no residual" postoperativ	82	10
	2,5–5 cm ∅	50	10
	über 5 cm ∅ (9 Fälle)	1/9	
HANDE et al. (1978) (1966–1977)	13 über 10 cm ∅ (DH)	1 Fall überlebt	
	5 unter 10 cm ∅	4 Fälle überlebt	
PAULSON et al. (1983) (1974–1980)	II inkomplett reseziert (7) „large cell" Magen	1 Fall überlebt 34 Monate	
CONNORS u. WISE (1974) (1950–1970)	27 nicht resezierbar	1 überlebt 5 Jahre	
LIM et al. (1977) (1936–1968)	17 DH Magen: Serosa penetriert mit/ohne Befall von Nachbarstrukturen	24	5
		11	10
NAQVI et al. (1969) (1935–1965)	30 mit Befall von Nachbarstrukturen	ca. 20	5
BLACKLEDGE et al. (1979)	30 mit Perforation oder Adhärenzen	ca. 35	5
	56 unvollständig reseziert	ca. 30	5
SHIMM et al. (1983) (1963–1980)	Magen, 12 mit histologisch positiver Serosa	32	5
DRAGOSICS et al. (1985) (1974–1982)	Magen: radikal reseziert 61	61 (symptomfrei 57%)	2
	31 nicht radikale Resektion	26 (symptomfrei 8%)	2
	13 keine Resektion	0	2

e) Bedeutung der lokalen Therapie, speziell der Radiotherapie (Tabelle 269)

Daten zur Effizienz der Radiotherapie als additive bzw. adjuvante Maßnahme nach chirurgisch radikaler Tumorentfernung oder auch als alleiniger Therapie in begrenzten, chirurgisch kurablen Stadien im Sinne randomisierter Studien liegen keine vor. Erst recht gilt dies für die Frage des Herdvolumens (lokal bzw. lokoregional versus abdominal). Von den 20 nur operierten Patienten bei BEDEKIAN et al. (1980) entwickelte sich in 10% ein Lokalrezidiv und in 10% ein Abdominalrezidiv außerhalb der Primärtumorregion. Unter 9 Patienten von FRASER et al. (1979) im Stadium I/II und Operation plus lokale Bestrahlung erlitten 5 ein abdominales Rezidiv außerhalb der Primärtumorregion. Unter diversen Untergruppen bei VAN DER WERF-MESSING (1978) hatten jene die beste symptomfreie Überlebensrate, die neben einer lokal hohen Dosis zusätzlich eine totale abdominale Radiotherapie hatten. Auch bei den kurativ behandelten Gruppen des PMH Toronto, die im Stadium IA und IIA Überlebensraten über 10 Jahren von 79 bzw. 75% zeigten, wurde mehrheitlich eine Ganzabdomenbestrahlung plus lokale Aufsättigung appliziert. Demgegenüber wurde bei HERRMANN und FRIEDMAN (1980) bei Patienten mit Magenlymphomen I/II1 nach Operation und meist lokaler Radiotherapie eine Symptomenfreiheit über 5 Jahre von 93% beobachtet, im Vergleich zu 30% nach alleiniger Operation.

Tabelle 271. Serie des PMH Toronto zur Radiotherapie bei primären NHL des Gastrointestinaltraktes I/II (GOSPODAROVICZ et al. 1983) (1967–1978)

Patientengruppe	10-Jahres-Überlebensrate („disease specific survival")
Total: 113	
Abzüglich 6 nur operiert, 15 zusätzlich Chemotherapie, 7 nur Chemotherapie, 11 nur palliative Therapie	
74 I/II mit Operation und postoperativer Radiotherapie	74%
Untergruppen:	
Unter 2,5 cm oder makroskopisch radikale Operation	82%
2,5 bis unter 5 cm ∅ Rest (postoperativ)	50%
Über 5 cm Resttumor	1/9
Alle I A	79%
Alle II A	75%
Unter 2,5 cm ∅ Rest und I/II A	88%
Radiotherapie: Magenlymphome: Ganzabdomenbestrahlung mit 20 Gy bis 25 Gy in 20 Fraktionen plus 15 Gy lokale Aufsättigung. 12 Magenlymphome nur lokale Radiotherapie	
Darmlymphome: immer Ganzabdomenbestrahlung plus lokale Aufsättigung wie oben aufgeführt	

Tabelle 272. Überlebensraten beim primären NHL des Gastrointestinaltraktes, Typ DH (RAPPAPORT) oder diffuse large cell (WF)

(Diverse Therapie, bei CS I/II meist Operation + Radiotherapie)

Autor	Patienten	Überlebensrate	
HANDE et al. (1978) (1966–1977)	Unselektioniert, I:1, II:4, IV:13	28%	
	Tumorgröße unter 10 cm	4/5	
	Tumorgröße über 10 cm	1/13	
LIM et al. (1977) (1936–1968)	Magen, „chirurgische Selektion"	43%	5 Jahre
	n=23	29%	10 Jahre
BROOKS u. ENTERLINE (1983) (1939–1976)	Magen, chirurgische Selektion, n=45	60%	5 Jahre
ROSENFELT u. ROSENBERG (1980) (1970–1980)	Nicht selektioniert, Stadium I	3/6	
	n=16, Stadium II	43%	
	n=26, Stadium III+IV	27%	
WEINGRAD et al. (1982) (1949–1978)	n=38	20%	10 Jahre
RAO et al. (1984) (1966–1977)	n=17	30%	5 Jahre
PAULSON et al. (1984) (1974–1980)	Magen, „chirurgische Selektion"		
	n= 7, Stadium I	7/7	5 Jahre
	n=18, Stadium II	50%	5 Jahre
SHIMM et al. (1983) (1963–1980)	19, Magen I, II selektioniert	52%	5 Jahre

Tabelle 273. Neuere Statistiken zur kombinierten Therapie bei primären gastrointestinalen/abdominalen NHL

Autor	Patienten	Therapie	Überleben	
BLACKLEDGE et al. (1980) (1975–1978)	Diffuse H. „massive" (≧10 cm) Stadium II abdominal	ChT (VAP) + lokale RT (25 Gy/8 F)	ca. 80%	4 Jahre
STEWART et al. (1984) (1975–1982)	26 Fälle Aufdatierung der Fälle von BLACKLEDGE et al. (1980)		72%	5 Jahre
PAULSON et al. (1983) (1974–1980)	Magenlymphome diffus „large cell"			
	Stadium I:	komplette Resektion	2/2	
		komplette Resektion + RT	2/2	
		komplette Resektion + ChT	3/3	
	Stadium II:	komplette Resektion	0/2	
		komplette Resektion + RT	2/3	
		komplette Resektion + ChT	6/6	
		inkomplette Resektion + RT	0/3	
		inkomplette Resektion + ChT	1/4	
	Stadium IV:	vollständige Resektion + ChT	4/4	
		unvollständige Resektion + ChT	0/4	
MAOR et al. (1984)	Magenlymphome	n überlebt/n total		
		Gastrektomie	inoperabel	Endoskopie ohne Laparotomie
	Ohne Zusatztherapie	6/9	–	–
	Radiotherapie	3/3	1/2	1/2
	Radiotherapie + inadäquate Chemotherapie	1/3	–	2/3
	CHOP-Bleo	4/4	–	1/1
	CHOP-Bleo-Radiotherapie	2/2	2/2	4/4

Die Untersuchung von PAULSON et al. (1983) (Tabelle 273) zeigt die Bedeutung der lokalen Tumorbeherrschung für die Gruppe „diffuse large cell": Im Stadium I sind alle Patienten nach kompletter Tumorresektion symptomfrei, und zwar unabhängig von einer adjuvanten Therapie. Dagegen zeigen im Stadium II nur operierte Patienten auch nach kompletter Resektion alle Rezidive während nach einer inkompletten Resektion (große Tumormasse) durch zusätzliche Radiotherapie das Ergebnis nicht verbessert werden konnte. In dieser Statistik konnte auch durch Chemotherapie nach einer inkompletten Resektion keine Verbesserung der Rezidivfreiheit erreicht werden.

Nach alleiniger operativer Behandlung beim diffus-histiozytären Magenlymphom finden sich in etwa 10% der Fälle Lokalrezidive (ROSENFELT u. ROSENBERG 1980; LIM et al. 1977), während nach zusätzlicher Radiotherapie keine Lokalrezidive aufgetreten waren. Neben dem Risiko eines Lokalrezidivs liegt ein weiteres Risiko abdominaler Rezidive vor (die nicht immer eindeutig von Lokalrezidiven separabel sind) (HERRMANN u. FRIEDMAN 1980): beim Stadium I/II_1 und alleiniger Operation fanden sie in 40% abdominale Rezidive, während nach zusätzlicher Radiotherapie in weniger als 10% abdominale Rezidive aufgetreten waren. Auch COX (1979) und FRASER et al. (1979) finden eine hohe abdominale Rezidivrate nach alleiniger – auch kompletter – Operation oder nach Operation und kleinvolumiger Radiothe-

Tabelle 274. Rezidivlokalisationen primärer Gastrointestinal-NHL

<table>
<tr><th rowspan="2">Autor</th><th rowspan="2">Patienten</th><th colspan="5">Anzahl Rezidive</th></tr>
<tr><th>Lokal</th><th>Abdominal[a]</th><th>Leber</th><th>„Distant nodal“[b]</th><th>Andere Fernmetastasen</th></tr>
<tr><td>VAN DER WERF-MESSING (1978)</td><td>24 I/II Op+diverse RT</td><td>2</td><td></td><td></td><td>4</td><td>7</td></tr>
<tr><td>HERRMANN u. FRIEDMANN (1980)</td><td>24 I/II$_1$ Magen (10 Op allein, 14 Op+RT)</td><td colspan="2">4</td><td></td><td colspan="2">2</td></tr>
<tr><td>BEDEKIAN et al. (1980)</td><td>20 kurativ resezierte</td><td>2</td><td>2</td><td>4</td><td></td><td></td></tr>
<tr><td rowspan="3">FRASER et al. (1979)</td><td>17 I/II Op+RT</td><td></td><td></td><td></td><td></td><td></td></tr>
<tr><td>9 „partial abd. fields“</td><td>2</td><td>5</td><td></td><td colspan="2" rowspan="2">1</td></tr>
<tr><td>5 RT ganzes Abdomen</td><td>–</td><td></td><td>1</td></tr>
<tr><td>COX (1979)[c]</td><td>50[c]</td><td colspan="2">14</td><td>6</td><td>5</td><td>4</td></tr>
<tr><td>LEWIN et al. (1978)[c]</td><td>78</td><td colspan="2">23</td><td></td><td>21</td><td></td></tr>
<tr><td rowspan="3">GOSPODAROVICZ et al. (1982)</td><td>52 I/II A „small“ Op+RT</td><td>1</td><td>3</td><td>1</td><td>2</td><td></td></tr>
<tr><td>9 I/II A „large“</td><td></td><td>8</td><td></td><td></td><td></td></tr>
<tr><td colspan="6">(RT bei Magenlymphom oft lokal, bei Darmlymphom ganzes Abdomen und boost)</td></tr>
<tr><td rowspan="3">WEINGRAD et al. (1982)</td><td colspan="6">Op ind in ca. 40% (meist) lokale RT</td></tr>
<tr><td>32 I: 12 Rezidive</td><td colspan="5">2 lokal, 1 abdominal außerhalb Primärtumorregion, 7 außerhalb Abdomen (+/− abdominal)</td></tr>
<tr><td>49 II: 34 Rezidive</td><td colspan="5">10 lokal, 4 abdominal außerhalb Primärtumorregion, 14 außerhalb abdomen (+/− abdominal)</td></tr>
<tr><td>MAOR et al. (1984)</td><td>79 I/II Magen
28 Rezidive
diverse Therapie, bei RT meist nur lokoregionale Felder</td><td colspan="5">abdominal (ohne Leber und extraperitoneal):
19 (68% der Rezidive) bei 6 zusätzlich Dissemination
Dissemination ohne abdominal: 9 (32%)
total mit Dissemination +/− abdominal: ca. 63%</td></tr>
</table>

[a] Meist gastrointestinal und/oder peritoneal und/oder mesenterial
[b] Sechsmal mediastinal, einmal paraaortal, ? übrige
[c] Siehe noch Tabelle 275

rapie. Die guten Überlebensraten in manchen Statistiken zeigen, daß in einem Teil der Fälle ein lokalisiertes Leiden (jedenfalls für viele Jahre) vorliegt, welches mit einer lokalisierten Therapie beherrschbar ist. Es besteht ein Risiko für abdominale Rezidive, welches mit der Radiotherapie – jedenfalls bei begrenzter Tumorausdehnung bzw. begrenzter Tumorgröße – wesentlich reduziert werden kann.

Tabelle 274 und 275 zeigen die Lokalisationen der Therapieversager. Mehr als 60% der Rezidive in chirurgisch behandelbaren Stadien zeigen eine intraabdominale Lokalisation, wovon wiederum mehr als die Hälfte in einem Volumen liegt, welches – bei kleinen Herden – mit kurativer Strahlendosis behandelt werden kann. Bei großen Tumorherden ist meist das lokale bzw. intraabdominale Tumorleiden primär nicht mehr beherrschbar, während bei den anderen Fällen auch extraabdominale Rezidivraten wesentlich sind.

So machten in der Studie von LEWIN et al. (1978) abdominale Herde etwas mehr als die Hälfte aller Rezidive aus. Unter den abdominalen Rezidiven handelte es sich in etwas mehr als 20% um Leberbefall, etwa 20% um erneuten Gastrointestinalbefall, je etwa 10% mesenteriale bzw. paraaortale Lymphknotenherde und wenige andere Lokalisationen. Unter

Tabelle 275. Angaben zur Lokalisation der Rezidive in den Untersuchungen von Cox (1979) und LEWIN et al. (1978) bei primären gastrointestinalen NHL

LEWIN et al. (1978), 78 Fälle, 23 Patienten mit abdominalen und 21 Patienten mit extraabdominalen Rezidiven

a) Abdominal befallene Regionen bei Rezidiv	Anzahl	b) extraabdominal	Anzahl
Mesenteriale/gastrische Lymphknoten	10	Nodal	9
Paraaortale Lymphknoten	10	Knochenmark	2
Leber	22	Tonsille	1
Milz	11	Lunge	9
Gastrointestinaltrakt	20	ZNS	5
Niere	8	Speicheldrüsen	2
Pankreas	4	Hoden	2
Nebenniere	4	Sonstige	5
Peritoneal	4		
Weichteile	6		

Cox (1979) 45 Fälle

Komplette Resektion	6:		4 Lokalrezidive, 2mal Knochenmarkbefall
Resektion + Chemotherapie	6:		4 Abdominalrezidive, 2 Leberbefall, 1 Lungenbefall
Biopsie + Chemotherapie	4:		2 abdominal progredient, 2 Leberbefall
		je	1 Lunge/Knochenmark/extradural/„distant nodal“
Resektion + Radiotherapie	26:		4 Abdominalrezidive (niedrige Dosen), 4 „distant nodal“
		je	2 Leber/Lunge/Knochenmark, 1 Knochenbefall
Biopsie + Radiotherapie	3:		1 Lungenbefall, 1 Knochenmarkbefall, 2 ZNS-Befall

den extraabdominalen Rezidiven waren je 25% Lymphknoten- und Lungenmetastasen, etwa 14% ZNS-Befall und diverse andere Herde. In der Studie von GOSPODAROWICZ machen extraabdominale Rezidive nur etwa 13% aller Rezidive aus.

f) Chemotherapie mit oder ohne Radiotherapie

Bei den chemotherapeutisch behandelten, zum großen Teil fortgeschrittenen Lymphomen des Typs DH nach RAPPAPORT des Gastrointestinaltraktes wurde von HANDE et al. (1978) über eindeutig schlechtere Erfahrungen berichtet als bei anderen Lokalisationen (etwas bessere Resultate bei ROSENFELT u. ROSENBERG 1980, auch in der kleinen Serie von TOONKEL et al. (1980) waren 3 von 4 nach kombinierter Therapie mit Bestrahlung und Chemotherapie symptomfrei). Mehr als 60% der Therapieversager unter Chemotherapie waren bei dieser Lokalisation auf mangelndes Ansprechen des Tumors auf die Therapie zurückzuführen. In der Serie von ROSENFELT und ROSENBERG (1980) kann über den Effekt einer additiven Radiotherapie in Frühfällen nichts ausgesagt werden, da diese Fälle alle chirurgisch radikal operiert waren, während in der Serie von HANDE et al. (1978) weder bei den wenigen Frühstadien noch bei den fortgeschrittenen Fällen ein positiver Effekt der Radiotherapie zu verzeichnen war. Außer dem mangelhaften Ansprechen des Tumors auf die Chemotherapie waren auch Komplikationen durch Tumoreinschmelzung mit Perforation und Blutung Ursache für das Versagen der Therapie gewesen.

In Tabelle 239 u. 273 sind die positiven Erfahrungen von BLACKLEDGE et al. 1980 bzw. STEWART et al. (1984) mit der kombinierten Behandlung mit Chemotherapie und anschließender lokaler Bestrahlung bei Stadium II diffuser NHL mit massiven abdominalen Herden erwähnt: die symptomfreie Überlebensrate über 5 Jahre lag bei über 72% (26 Fälle). Eine weitere kleine Serie zur kombinierten Behandlung mit Bestrahlung und Chemotherapie in alternierender Abfolge findet sich ebenfalls in Tabelle 273 (13/13 symptomfrei).

g) *Therapieempfehlungen*

Falls bereits durch Endoskopie die Diagnose eines Gastrointestinallymphoms vom Typ NH, DM oder DH nach Rappaport bzw. der Gruppen D bis H nach der WF bzw. zentroblastär oder immunoblastär nach der Kieler Klassifikation gestellt und durch die übliche Abklärung ein Stadium III oder IV ausgeschlossen ist, wird als nächster Schritt die Laparotomie empfohlen: Festlegung der therapeutisch und prognostisch wichtigen Tumorausdehnung lokal und regional bzw. abdominal, wenn möglich chirurgisch radikale Resektion des Tumors (jedoch möglichst ohne radikale Organchirurgie) und dadurch auch Prophylaxe von Komplikationen wie Hämorrhagie, Ileus und Perforation. Wichtig ist die gründliche Abklärung der Tumorausdehnung, evtl. auch Markierung für eine nachfolgende Radiotherapie. Für den Fall eines Stadiums I mit kleinem Primärtumor (unter 5 cm, ohne Serosapenetration) wird als Therapie die chirurgische Resektion mit anschließender Bestrahlung empfohlen: beim Magenlymphom lokoregionale Bestrahlung (GOSPODAROVICZ et al. 1983) (nach Angaben aus Stanford – GRAY et al. 1982 – Bestrahlung des oberen Abdomens unter Einschluß der Leber bis 25 Gy. Dosis nach GOSPODAROVICZ et al. 1983: 20–25 Gy großvolumig plus 15 Gy lokale Aufsättigung. Dosis nach Stanford: 40 Gy im oberen Abdomen inkl. 25 Gy auf die Leber). Beim Dünndarmlymphom wird die Bestrahlung des gesamten Abdomens mit etwa 25 Gy plus lokale Aufsättigung auf 35–40 Gy empfohlen.

Bei größerem Primärtumor oder bei Lymphknotenbefall (auch falls nur regional) wird eine postoperative Chemotherapie und anschließende lokale Bestrahlung mit etwa 36 Gy empfohlen (vergl. das Vorgehen bei BLACKLEDGE et al. 1980 bzw. STEWART et al. 1984).

Für Fälle mit weiter ausgedehnten abdominalen Tumormanifestationen mit Gefahr von Obstruktion, Blutung und Perforation wird von der Gruppe in Stanford (GRAY et al. 1982) der Beginn mit kleinen Dosen Radiotherapie auf das ganze Abdomen empfohlen.

Für Patienten mit diffus undifferenziertem Lymphom des Typs Burkitt oder Non-Burkitt, das sich gelegentlich auch beim Erwachsenen findet, steht nach der Operation die Chemotherapie ganz im Vordergrund.

In der Behandlung der Fälle aus den Untergruppen der niedrig malignen Lymphome läßt sich davon ausgehen, daß es derzeit eine kurative Chemotherapie nicht gibt. Für die Behandlung eines begrenzten Stadiums I/II_1 mit guter intraoperativer Abklärung der Tumorausbreitung genügt die Radiotherapie lokaler Felder mit Dosen um 30 Gy (für den Typ NLPD bzw. B der WF bzw. zentroblastär-zentrozytär follikulär der Kieler Klassifikation), während für den Typ LP-Immunozytom eine Dosis von 45 Gy empfohlen wird. Bei größerem Primärtumor (Kriterien wie in Tabelle 270, 271) oder bei ausgedehntem Lymphknotenbefall soll eine Bestrahlung des gesamten Abdomens im Rahmen einer totalen lymphatischen Radiotherapie erfolgen. Die Symptomfreiheit über 10 Jahre liegt bei etwa 50%.

h) *Diffuses Dünndarmlymphom mit Malabsorption*

Für den in unseren Breiten seltenen Sonderfall eines diffusen primären Dünndarmlymphoms mit Malabsorption, die der Lymphomdiagnose viele Jahre vorausgehen kann, ist nach Angaben aus Stanford (GRAY et al. 1982 sowie FU u. PERZIN 1973) die Radiotherapie des gesamten Abdomens die Primärtherapie der Wahl.

4. NHL der Orbita

a) *Häufigkeit, Stadien, Histologie*

Die Differenzierung maligner Lymphome von benignen Hyperplasien kann in extranodalen Lokalisationen schwierig sein. Besonders gilt dies für Lymphome der Orbita, wo dem Pathologen oft nur sehr geringe Gewebsproben zur Verfügung stehen. Die zusätzliche Ana-

Tabelle 276. Angaben zur extraorbitalen Propagation (meist Dissemination) beim primären NHL der Orbita

Autor	Anzahl extraorbitale Propagationen		
FORREST (1949)	2/24		
ADAM u. FARR (1971)	6/14		
WONG et al. (1975)	3/5		
AHLSTROM et al. (1965)	4/9		
FOSTER et al. (1971)	9/31	4/6:	„reticulosarcoma"
		2/2:	„mixed sarcoma"
		3/23:	„lymphosarcoma"
NOLAN (1968)	7/11		
HENDERSON (1973)	17/39	LWD:	4/22
		LPD:	6/8
		DH:	7/8
FRANKLIN (1976)	4/25		
TEWFIK et al. (1976)	5/9	NLPD:	4/4
		DPDL:	1/3
		DH:	0/2
KIM u. FAYOS (1976)	13/25		
FITZPATRICK u. MACKO (1983) (nur Generalisation)	6/20		
Total	96/212	(ca. 45%)	

lyse von Oberflächenmarkern bringt eine höhere Sicherheit in der Abgrenzung benigner von malignen Wucherungen und hilft auch in der Untergruppierung der malignen Lymphome. So konnten HARMON et al. (1984) bei 23 Fällen der letzten 4 Jahre nur in 10 Fällen durch die Histologie die Malignität eindeutig erkennen, während die zusätzliche Analyse monoklonaler Oberflächenimmunoglobuline in 7 weiteren Fällen die Malignität ergab. Der klinische Verlauf zeigte bei 6 der 15 auf Grund der Oberflächenmarker als maligne eingestuften Fälle systemische Lymphommanifestationen, dagegen nur bei einem von 8 derart als benigne eingestuften Lymphome.

Primäre maligne NHL der Orbita sind sehr selten: in der großen Sammelstatistik von FREEMAN et al. (1972) finden sich unter 12477 NHL (darunter 1467 nicht disseminierten, primär extranodalen NHL) 32 Fälle mit primärem Orbita-Lymphom. In größeren Sammelstatistiken über primäre Orbitatumoren machen die Lymphome 8,4–25% aus (HENDERSON 1973; FORREST 1959; ADAM u. FARR 1971: zitiert nach KELLEY et al. 1977).

In die Gruppe mit primärem Orbitalymphom sind im allgemeinen nur Fälle eingeschlossen, die zur Zeit der Diagnose keine generalisierten Manifestationen zeigten, deren Erkennung unter anderem von der Intensität der Diagnostik abhängt. Wegen der Seltenheit der Erkrankung umfassen etliche der zitierten Statistiken über Orbita-Lymphome einen großen Zeitraum mit wechselnder Diagnostik (z.B. oft keine oder keine adäquate Knochenmarksuntersuchung und keine Lymphographie. In manchen Statistiken (z.B. bei TWEFIK et al. 1979) sind auch Fälle ausgeschlossen, die bis drei Monate nach der Diagnose eines Orbitalymphoms eine weitere Ausbreitung zeigten. Diese unterschiedliche Patientenselektion ist auch beim Vergleich der unterschiedlichen Frequenzen über die Generalisation der Orbitalymphome zu berücksichtigen (Tabelle 276). In den Untersuchungen von FRANKLIN (1975) bzw. von FITZPATRICK und MACKO (1983) wurde bei einem Drittel bzw. einem Viertel der Patienten, die

Tabelle 277. Angaben zur Ausbreitung des Tumors bei Diagnose eines primären NHL der Orbita

Autor	Auf Orbita beschränkt	Plus regional Lymphknotenvergrößerung	Fermetastasen „distant nodes“
FRANKLIN (1975)	29	7	10
KIM u. FAYOS (1976)	19	6	ausgeschlossen
WONG et al. (1975)	3	2	ausgeschlossen

Autor	Fallzahl total	Bilaterale Orbitalymphome		
		Primär	Sekundär	Total
FORSTER et al. (1971)	33	7	3	10
AHLSTROM et al. (1965)	9	1	2	3
KIM u. FAYOS (1976)	25	3		
KELLY et al. (1977)	6	0		
FITZPATRICK u. MACKO (1983)	24 Fälle mit Augenlymphom als Erstsymptom →19 auf Orbita beschränkt (1 bilateral) (11 konjunktival 5 konjunktival und Orbita 1 Tränendrüse und Orbita 1 Tränensack und Orbita 1 Haut Augenlid) →2 generalisiert →2 zervikale Lymphknoten			

Tabelle 278. Angaben zur Histologie der NHL der Orbita

Autor	Histologie	Anzahl Fälle	Autor	Histologie Fälle	Anzahl
KELLY et al. (1977)	histiocytic	2	KIM u. FAYOS (1976)	lymphocytic	17
	mixed	2		histiocytic	8
	Burkitt	1		other	5
	well diff. lymphocytic	1	TEWFIK et al. (1979), WONG et al. (1975), FITZPATRICK u. MACKO (1983)	DLWD	5
FOSTER et al. (1971)	lymphocytic	23		DLID	3
	reticulocytic	6		DLPD	7
	mixed	2		NM	1
FRANKLIN (1975)	lymphosarcoma	24		NH	1
	reticulosarcoma	8		DM	1
	benign lymphoma	5		DH	5
	follicula lymphoma	2		NLPD	5
	plasmocytoma	2		DU	3
	?reticulosis	5		U	6

sich klinisch mit einem Orbitalymphom präsentierten, bei der intensiveren Primärdiagnostik systemischer Lymphombefall nachgewiesen (Tabelle 277). Patienten ohne Fernmetastasen bzw. ohne Generalisation zeigten in etwa einem Drittel regionale Lymphknotenmetastasen (FRANKLIN 1975; KIM et al. 1976; WONG et al. 1975). Ein Teil der Fälle zeigt primär oder sekundär bilateralen Orbitabefall, ohne daß eine Generalisation vorliegen muß (Tabellen 276, 277). Im Gegensatz zu den meisten anderen primär extranodalen NHL gehören die Orbitalymphome mehrheitlich zu den lymphozytären Typen (Tabelle 278). Oft wird nicht zwischen den Lymphomen innerhalb der Orbita und den Konjunktivallymphomen unter-

Tabelle 279. Verlauf bei primären malignen Non-Hodgkin-Lymphomen der Orbita. Therapie: meist lokale Radiotherapie

Autor	Fälle	Verlauf
TEWFIK et al. (1979) (1937–1975)	Ausschluß von Fällen mit extraorbitalen Herden bei Diagnose oder innerhalb 3 Monaten und ohne benigne/reaktive Hyperp.	4/9 symptomfrei 5 disseminiert
KIM u. FAYOS (1976 u. 1978) (1969–1973)	7 konjunktivale lymphozytäre L. 19 Orbitallymphome (15 I/14 II)	86% 5 Jahre überlebt 75% 5 Jahre überlebt
	15 Rezidive: 5 nodal, 1 nur extranodal, 7 nodal und extranodal, 2? Rezidive: 4/7 bei konjunktivalen L., 9/19 bei Orbital	
FRANKLIN (1975) (1932–1969)	17 Lymphosarkom nur Orbita 7 Lymphosarkom Orbita plus Extraorbitalbefall 1 Retikulosarkom nur Orbita 6 Retikulosarkom Orbita plus Extraorbitalbefall	59% 5 Jahre überlebt 3/7 5 Jahre überlebt 1/1 5 Jahre überlebt 1/6 5 Jahre überlebt
	keine genaue Aufschlüsselung der Todesfälle, von 15 verstorbenen Patienten sind aber nur 5 am Lymphom verstorben	
AHLSTROM et al. (1965) (1946–1959)	9 Fälle	7 überlebt 5 Jahre 2 an Dissemination verstorben
FOSTER et al. (1977) (1938–1968)	33 Fälle; Überlebensrate ?	9 Generalisationen mit 2 Todesfällen
FITZPATRICK u. MACKO (1984) (1958–1979)	17 auf Orbita limitierte Fälle „cause specific survival“: alle 24 Fälle	10 symptomfrei 5–12 Jahre 5 Jahre 70% 10 Jahre 62%
	17 auf Orbita limitiert: 7 Rezidive: 2 kontralaterales Auge, 3 zervikale Lymphknoten, je 1 Haut, Generalisation alle 24 Fälle: (Generalisationen; 2/12 mit konjunktivalem Lymphom, 4/8 mit Orbitallymphom)	
AUSTIN-SEYMOUR et al. (1985) (1973–1983)	8 Fälle primär auf Orbita limitiert 4 Fälle systemisches NHL mit Orbitabeteiligung	1 systemisches Rezidiv 100% lokale Kontrolle 86% 6 Jahre überlebt

schieden. In der Untersuchung von FITZPATRICK und MACKO (1983) machten Konjunktivallymphome die Hälfte der Orbitalymphome (Gruppe ohne systemische Herde) aus (Tabelle 277). Selten ist die Tränendrüse Sitz eines Orbitalymphoms.

Die zur Erfassung der Ausbreitung erforderliche Diagnostik entspricht der bei anderen Lokalisationen.

b) Überlebensraten, extraorbitale Propagation

Tabelle 279 zeigt die Überlebensraten: bei Fällen ohne regionale Lymphknotenmanifestationen liegen die Überlebensraten zwischen 60 und 80%. Beim Vorliegen eines Stadiums II sollen nach KIM und FAYOS (1976) die Therapieresultate gleich gut sein (allerdings nur vier Fälle), während bei FRANKLIN nur 2 von 6 in dieser Gruppe überlebt haben (FRANKLIN 1975). Die symptomfreie Überlebensrate über 5 Jahre liegt zwischen etwas weniger als 50% und 70%. Von KIM et al. (1976/1978) wurden keine signifikanten Unterschiede bezüglich der Überlebensrate oder der Rezidivrate zwischen konjunktivalen oder orbitalen Lymphomen

Tabelle 280. Intraokuläre maligne Non-Hodgkin-Lymphome

MARGOLIS et al. (1980) (1968–1974)

9 Fälle — 1 symptomfrei nach 26 Monaten aus Kontrolle verloren
8 verstorben, meist an ZNS-Lymphom

13 Augen bei 8 Fällen bestrahlt (15–40 Gy in 2–4,5 Wochen).
Besserung bei 12 Augen

Mit Literaturdaten und Fällen von QUALMAN et al. (1983)

bilateral	ZNS-Befall[a]	Systemische Dissemination
31/39	32/47	11/47
79%	68%	23%

Histologie (QUALMAN et al. 1983) (1965–1981)

	Auge	ZNS
DH	4	2
DM	1	3
DPDL	1	1
?	2	2

[a] Häufigste Todesursache

Tabelle 281. Dosierung bei der Bestrahlung von Orbitalymphomen

Autor	Dosis (Gy) und Lokalrezidive
TEWFIK et al. (1979) (1937–1975)	unter 20 Gy: 1/2 10–20 Gy: 1/4 20–30 Gy: 0/2 30–40 Gy: 0/2 40–50 Gy: 0/2
KIM u. FAYOS (1976) (1960–1973)	lymphozytäre Konjunktivallymphome: 10–20 Gy, fraktioniert: 0/7 übrige 14–36 Gy, im Mittel 27 Gy in 3–4 Wochen: nur ein regionales Rezidiv bei 18 Fällen
FRANKLIN (1975) (1932–1969)	7–20 Gy, meist 8 Gy Einzeldosis: 1/14 30–45 Gy (meist 35 Gy) in 15 Fällen in 3 Wochen: 0/13
FOSTER et al. (1971) (1946–1959)	20–30 Gy: 0/10 30–35 Gy: 0/11 ca. 50 Gy: 0/1 („standard fractionation", „daily treatment")
FITZPATRICK u. MACKO (1983) (1958–1979)	25 Gy/10 Fraktionen 2 Wochen, 25 Gy/15 Fraktionen 3 Wochen 19 Fälle; alle lokal kontrolliert

beobachtet, während in der Untersuchung von FITZPATRICK und MACKO (1984) etwas weniger als 20% der Patienten mit konjunktivalen Lymphomen später eine Generalisation entwickelten im Vergleich zu 50% der Patienten mit orbitalen Lymphomen. Von KIM und FAYOS (1976/1978) konnten keine signifikanten Unterschiede der Überlebensraten oder der Rezidivraten zwischen lymphozytären und histiozytären Untergruppen beobachtet werden, während in der Serie von CALLE et al. (1975) 2 von 34 Patienten mit lymphozytären Lymphom gegenüber 10 von 14 mit histiozytärem Lymphom an einer Generalisation verstorben sind. Auch haben die Konjunktivallymphome bei CALLE et al. (1975) eine bessere Prognose als die eigent-

Tabelle 282. Verlauf beim benignen Lymphom/Pseudolymphom der Orbita

Autor	Fälle	Therapie	Verlauf
FRANKLIN (1975) (1932–1969)	5 „benign lymphoma“	RT, „modest dose“	alle lokal saniert, keine Metastasen
TEWFIK et al. (1977) (1937–1975)	5 „reactive hyperplasia“	3:10–20 Gy 1:20–30 GY 1:40–50 Gy	1 Lokalrezidiv, keine Metastasen
	2 „well differentiated lymphoid prolif. with Dutcher bodies“		
KELLY et al. (1977)	5 „Pseudolymphoma“	diverse (RT/Prednison/ Dekompression)	1: persistierend ohne 2: 5 Jahre symptomfrei 1: generalis. Adenopathie und Polyarthritis, später wieder symptomfrei

zitiert nach KELLY et al. (1977)			Generalisation	Lokalrezidiv	Verstorben
	GODTFREDSEN	12 Fälle	0	0	0
	EASTON	2 Lokalexzision 4 Radiotherapie 3 Prednison	0	0	0
	COOP	18 exzidiert 9 Radiotherapie 4 Prednison 8 Antibiotika 4 divers	0	0	0
	HENDERSON	28 Exzision 2 Biopsie 11 Radiotherapie ? Prednison	0	15 gebessert 6 unverändert 9 verschlechtert 2?	0
BLODI		13?	0	?	0

Autor	Fälle	Therapie	Verlauf
FITZPATRICK u. MACKO (1983) (1958–1979)	7 Fälle „reactive lymphoid hyperplasia“	6: 10×2,5 Gy/Wo 1: 35 Gy/15 F. 3 Wo.	alle lokal saniert, keine Rezidive
	1 Fall hatte zur Zeit der Diagnose vergrößerte Lymphknotenzervikal, die 2 Jahre nach Augenbestrahlung größer wurden → RT (ohne Histo), darunter schnelle Regression, seither symptomfrei 6 Jahre)		
AUSTIN-SEYMOUR et al. (1985) (1973–1983)	20 Fälle Pseudotumor und reaktive lymphoide Hyperplasie 20–36 Gy in 10–18 Fraktionen		15 komplette Remission (schlechteres Ansprechen bei Pseudotumor Typ I und bei schwerer Diplopie)

lichen Orbitalymphome. Zum Teil dürfte es sich bei den als Konjunktivallymphomen mitgeteilten Fällen um benigne Lymphome handeln.

Tabelle 276 zeigt Angaben zur Häufigkeit der extraorbitalen Propagation (meistens handelt es sich um Generalisation): in etwa 45% der Fälle ist es zur extraorbitalen Propagation gekommen. Nach FITZPATRICK und MACKO (1983) ist die extraorbitale Propagation bei konjunktivalen Lymphomen wesentlich seltener als bei Orbitalymphomen. Die Prognose der bilateralen Orbitalymphome (synchron oder metachron) ist nach den Erfahrungen von KIM et al. (1976) und FOSTER et al. (1979) nicht schlechter als bei Befall nur einer Orbita (im Gegensatz zu den Angaben von LEDERMAN 1964). Sehr selten sind intraokulare NHL

(Tabelle 280). In der Literaturübersicht von MARGOLIS et al. (1980) und QUALMAN et al. (1983) sind über 90% am Tumorleiden verstorben. ZNS-Befall war die häufigste Todesursache.

Bei den lymphozytären Typen wird alleinige Radiotherapie empfohlen. Die Bestrahlung umfaßt bei Fällen ohne vergrößerte Lymphknotenmetastasen nur die befallene Orbita. Zur erforderlichen Herddosis sind in der Tabelle 281 Angaben zur Relation zwischen Dosis und lokaler Tumorbeherrschung aufgeführt: Herddosen von 30 Gy in üblicher Fraktionierung sind ausreichend. Nach KIM und FAYOS (1976) sollen bei lymphozytären Konjunktivallymphomen auch 20 Gy ausreichen. Für die diffus histiozytären Lymphome sollten Dosen zwischen 35 und 40 Gy ausreichen (meist handelt es sich um kleine Tumormassen). Je nach Lage und Größe des Tumors wird man die übliche Toleranzgrenze für die Linse überschreiten müssen. Die Toleranzgrenze für die übrigen Augenstrukturen werden bei den oben aufgeführten Dosen jedoch nicht erreicht.

Bei Konjunktivallymphomen begrenzter Ausdehnung sind meist Techniken mit Linsenschonung möglich (so z.B. direkte Felder mit Elektronen mit entsprechender Ausblendung: s. bei JEREB et al. 1984), während bei Orbitalymphomen die Linsentoleranz oft überschritten werden muß.

c) Pseudolymphome, lymphoide Hyperplasie

Bei jenen histologisch nicht eindeutig beurteilbaren Läsionen, die man als benigne Lymphadenome, Pseudolymphome, Pseudotumoren oder ähnlich bezeichnet, und bei denen histologisch keine sicheren Anzeichen für Malignität erkennbar sind, kann man nach den bisherigen Erfahrungen eine fraktionierte Bestrahlung mit etwa 20 Gy (unter Linsenschonung) durchführen. Nach den zusammenfassenden Angaben zum Pseudolymphom in der Tabelle 282 ist bei diesen Prozessen praktisch nie eine Generalisation im Sinne eines malignen Lymphoms zu befürchten und das lokale Ergebnis ist bei den bestrahlten Fällen praktisch immer zufriedenstellend.

5. NHL des Knochens

a) Häufigkeit, Stadien

Primäre NHL des Knochens machen etwa 5% der extranodalen Lymphome aus (FREEMAN et al. 1972) und gehören mehrheitlich zur Gruppe diffus-histiozytär (REIMER et al. 1977; STOKES u. WALZ 1983). Nach detaillierter Abklärung dürfte die Frequenz lokalisierter Knochenlymphome gering sein: in einer neueren Serie (REIMER et al. 1977) waren unter 14 zunächst klinisch lokalisierten Knochenlymphomen nach intensiver Untersuchung nur noch 2 in einem lokalisierten Stadium. In einer anderen Serie über 179 Fälle mit klinisch lokalisiertem Knochenlymphom zeigten bereits 81 (45%) innerhalb 6 Monaten weitere Herde (BOSTON et al. 1974).

b) Überlebensraten, Rezidivmuster

Tabelle 283 zeigt eine Übersicht über die Überlebensraten und Rezidivmuster bei Patienten mit klinisch lokalisierten NHL des Knochens nach Radiotherapie und nach kombinierter Therapie:

Die Überlebensrate über 5 Jahre liegt um 40% nach alleiniger Radiotherapie. Die meisten der angegebenen Statistiken umfassen allerdings einen langen Zeitraum mit z.T. ungenügender Stadienabklärung. In der Sammelstatistik von FREEMAN et al. (1972) wird für die Gruppe „localized“ eine Überlebensrate (relativ) über 5 Jahre von 39% angegeben, für die Gruppe „regional“ hingegen 24%.

Tabelle 283. Angaben zum Verlauf bei primären malignen Non-Hodgkin-Lymphomen des Knochens (meist lokale Therapie mit Operation/Strahlentherapie oder beides)

Autor	Patientengut	Überlebensrate und Versagerlokalisation
FREEMAN et al. (1972) (1950–1964)	Sammelstatistik aus vielen Spitälern (n = 69) „localised" „regional"	31% Relativ, 5 Jahre) 22% Relativ, 10 Jahre) 39% (relativ, 5 Jahre) 24% (relativ, 5 Jahre)
VAN DER WERF MESSING (1978) (1950–1975)	8 Fälle unter 1245 NHL, davon 323 primär extranodal	12% (5 Jahre) 6 Dissemination 1 Lokalrezidiv 1 Regionalrezidiv
BOSTON et al. (1974) (1907–1970)	1. 98 Fälle nur lokal +/− regionale Lymphknotenherde und keine Dissemination innerhalb 6 Monaten nach Diagnose 47 gleiche Fälle ab 1955 2. 81 Fälle primär ossär aber z.Zt. der Diagnose oder innerhalb 6 Monaten nach Diagnose weitere Herde	44%/34% (5/10 Jahre) 34%/18% 23%/18% (5/10 Jahre)
SHOJI u. MILLER (1971) (1949–1969)	47 von 147 Fällen mit Retikulosarkom ohne Auftreten weiterer Herde innerhalb 6 Monaten nach Diagnose	44,2% (5 Jahre) Lokalversager 6 Dissemination + lokal 14 nur Dissemination 12 „lost" 3
REIMER et al. (1977) (1970–1975)	14 von ca. 250 Fällen mit NHL, die klinisch als primär lokalisiert ossär eingestuft wurden Stadieneinteilung I II III bei Zuweisung 8 4 02 nach klin. Staging 3 1 10 nach Laparotomie 2 1 11 (plus 1 nicht über- 1 12) prüfter Scan-Herd	2 Pat. symptomfrei nach lokaler Therapie (70/62 Monate) 5 Pat. symptomfrei nach Chemo-Therapie +/− Radiotherapie (11–32 Monate) 7 Pat. am Tumor verstorben 3–20 Monate)
DOSORETZ et al. (1982) (1950–1978)	Cleaved (n = 22) non cleaved (n = 8) pleomorph (n = 3) alle	64 ± 10,3% (5 Jahre) 11 ± 11,7% (5 Jahre) 0 ca.40% (5 Jahre)
LOEFFLER et al. (1984) (1968–1981)	27 DH, 2 DM, 6 DPDL, 23 CSI, 2 CSII, 10 CS IV (mehrere Knochenherde) ab 11 Jahre alt Radiotherapie, bei 24 anschließend Chemotherapie	Überleben über 6 Jahre: I + II 76% IV 56% nur RT 42% RT-ChT 78% nur Fälle ab 19 Jahre: RT allein 30% RT-ChT 59%
BACCI et al. (1982) (1972–1978)	12 DH, 2 undifferenziert, 1 unklassifiziert CS I Radiotherapie + VCR + CPM simultan, nach RT ADM + VCR + CPM	13 symptomfrei (86%) über 42–104 (Median 70) Monate 2 Patienten an ZNS-Metastasen verstorben (Primärherd Tibia und Femur)

Von DOSORETZ et al. wurde eine Abhängigkeit der Überlebensrate vom Zelltyp beobachtet: während für die Gruppe „cleaved" die Überlebensrate bei über 60% lag, betrug sie in der Gruppe „non-cleaved" 11% und in der Gruppe „pleomorph" (3 Fälle) hat keiner 5 Jahre überlebt.

Die Frequenz der Lokalrezidive liegt unter 20% (STOKES u. WALZ 1983, meist um 10–15% nach DOSORETZ et al. 1982). Lokalrezidive sind häufiger bei großen Tumoren entsprechend der Erfahrung bei anderen Lokalisationen von NHL der Gruppe DH (BUSH u. GOSPODAROWICZ 1982). Radiologische und klinische Zeichen für größere Tumoren sind u.a.: Weichteilschwellung, Durchbruch der Kortikalis, pathologische Fraktur (PHILLIPS et al. 1982). Unter den Ursachen für das Versagen der Therapie überwiegt die Dissemination.

Die in Tabelle 283 aufgeführten Statistiken zur kombinierten Therapie umfassen zwei Patientenkollektive aus einem neueren Zeitraum mit gründlicherer Stadienabklärung, so daß sie nicht ohne weiteres mit den anderen Gruppen vergleichbar sind. Die Überlebensraten und die Symptomfreiheit betragen für die lokalisierten Stadien 76 bzw. 83%. Von BACCI et al. wurde die Chemotherapie simultan mit der Bestrahlung appliziert (unter Weglassen des Adriamycin während der RT-Phase). Die Toleranz wird als gut geschildert: es sind keine pathologischen Frakturen aufgetreten und „no persistent functional impairment" (Bestrahlung des ganzen Knochens über opponierende Felder bis 35–40 Gy plus boost von 5–10 Gy).

c) Therapie

Hohe extranodale Rezidivrate, bisherige Erfahrungen mit der kombinierten Therapie und Unsicherheiten in der Beurteilung einer kompletten lokalen Remission im Bereich des Knochen nach alleiniger Chemotherapie rechtfertigen als Behandlung der NHL der Gruppen „intermediate" und „high grade" der WF eine kombinierte Behandlung mit primärer Chemotherapie und anschließender Bestrahlung nach klinischer Stadieneinteilung.

Wegen der Schwierigkeiten der Beurteilung einer kompletten Remission sollte die Bestrahlung zunächst wie bisher üblich den ganzen Knochen umfassen bis zu einer Dosis von etwa 36 Gy und anschließend das befallene Gebiet auf etwa 40–45 Gy aufsättigen. Ein Einbezug klinisch nicht befallener regionaler Lymphknoten (wie früher wegen einer Rezidivrate im Bereich der regionalen Lymphknoten von etwa 20%: WANG et al. 1968 gefordert) ist im Rahmen dieser kombinierten Therapie nicht mehr erforderlich.

6. Solitäre Plasmozytome des Knochens und extramedulläre Plasmozytome

a) Abgrenzung und Beziehung zur multiplen Myelom-Lokalisation

Unter den solitären Plasmozytomen des Knochens versteht man tumorartige, lokalisierte Wucherungen von Plasmazellen im Knochen, während solche Wucherungen in diversen Weichteilen als extramedulläre Plasmozytome bezeichnet werden. Zur Klassifizierung eines solchen Tumors als solitär gehört insbesondere ein negativer Knochenmarksbefund und kein Hinweis auf multiple Skelettmanifestationen (beim „solitären" Plasmozytom des Knochens können gleichzeitig oder sequentiell allerdings mehrere solitäre Läsionen auftreten). Als Ausdruck des normalen Knochenmarkes zeigen diese Patienten ein normales Blutbild. Eine monoklonale Gammopathie kann bestehen und muß nach lokaler Sanierung entsprechend der biologischen HWZ verschwinden. Über die genaue Beziehung dieser solitären Plasmozytome bzw. extramedullärem Plasmozytom zum multiplen Myelom bestehen Meinungsverschiedenheiten, wobei deren Betrachtung als Varianten derselben Krankheit überwiegt (WILTSHAW 1976; CONKLIN u. ALEXINIAN 1975; TONG et al. 1980). Aufgrund des kli-

Tabelle 284. Lokalisation der extramedullären „solitären“ Plasmozytome (Sammelstatistik von WILTSHAW 1976)

Lokalisation	Anzahl	%
Obere Luft- und Speisewege	202	ca. 74
Untere Luftwege	13	ca. 5
Lymphknoten inkl. Milz	15	ca. 6
Haut/subkutan	11	ca. 4
Gastrointestinaltrakt	10	ca. 4
Schilddrüse	7	ca. 3
Testis	3	ca. 1
Sonstige	11	ca. 4
Total	272	

nischen Verlaufes und insbesondere der Tatsache, daß oft mehr als 50% der Patienten mit extramedullärem Plasmozytom und ein kleinerer Teil der Patienten mit solitärem Myelom des Knochens nicht an dieser Affektion und auch nicht an einem multiplen Myelom stirbt, ist vom klinisch-therapeutischen Standpunkt aus die Betrachtung dieser Tumoren als mehr oder weniger eigenständige Krankheit gerechtfertigt. In einer Analyse von 334 Patienten mit multiplem Myelom und/oder monoklonaler Gammopathie oder solitärem Myelom machte die letztgenannte Gruppe 7% aus (15 Fälle), 218 (65%) hatten ein klinisch symptomatisches multiples Myelom, acht (3,5%) hatten ein indolentes multiples Myelom, 43 (13%) hatten eine idiopathische Gammopathie und 49 (14%) ein anderes malignes Lymphom (CONKLIN u. ALEXANIAN 1975). Das Durchschnittsalter der Patienten mit lokalisiertem Myelom war etwa 10 Jahre niedriger als jenes von Patienten mit multiplem Myelom und idiopathischer monoklonaler Gammopathie (50 Jahre gegenüber 61 bzw. 63 Jahre). Einer der 16 Patienten mit lokalisiertem Myelom hatte einen IgA-Peak, zwei zeigten Bence-Jones-Protein, 5 hatten einen IgG-Peak und 8 zeigten keine monoklonale Gammopathie. Die Berechnung anhand der Serumkonzentrationen sowie der Abbauraten zeigte, daß die Produktionsrate der IgG bei Patienten mit multiplem Myelom etwa zehnmal höher lag als bei Patienten mit lokalisiertem Myelom.

Die extramedullären Plasmozytome sind in über 70% im Bereich von Kopf und Hals lokalisiert (Tabelle 284). Daneben findet man vereinzelte Fälle in den verschiedensten Lokalisationen. Neben dem Übergang in ein multiples Myelom findet man bei den extramedullären Myelomen auch das Auftreten lymphatischer Metastasen und mehr oder weniger solitäre wie auch multiple Fernmetastasen, die überwiegend das Skelettsystem betreffen, und zwar in einer Verteilung, die derjenigen solider Tumoren entspricht und von den Vorzugslokalisationen des multiplen Myeloms abweicht (WILTSHAW 1976).

b) Therapie

Die Therapie der extramedullären Myelome ist lokal meist Radiotherapie, gelegentlich auch Resektion mit kurativer Intention. Das bestrahlte Volumen umfaßt den tumorbefallenen Bezirk, bei den Lymphomen im Bereich der oberen Luft- und Speisewege auch den regionalen Lymphabfluß. Wegen der geringen Fallzahl mit sehr unterschiedlicher Behandlung kann der Wert einer elektiven Bestrahlung der Lymphabflußregion quoad vitam nicht beurteilt werden. Die Dosis am Herd soll etwa 50 Gy in üblicher Fraktionierung betragen, bei den solitären Myelomen im Bereich der Wirbelsäule muß die Myelon-Toleranz eingehalten wer-

Tabelle 285. Häufigkeit von regionalem Lymphknotenbefall beim extramedullären Plasmozytom (Serie von KNOWLING et al. 1983)

Lokalisation des Plasmozytoms	n Fälle	n mit regionalem Lymphknotenbefall	
		z.Z. der Diagnose	Als erste Rezidivmanifestation
Oro-Nasopharynx	7	–	1
Nase und NNH	9	2	1
Tonsillen	4	–	1
Haut	1	1	
Schilddrüse	1	1	
Nur Lymphknoten			
Zervikal	2	2	
Axillär	1	1	
Total	25	7	3

Tabelle 286. Angaben zur Ausdehnung bei Diagnose und sekundär bei „solitärem" extramedullärem Plasmozytom nach der Sammelstatistik von WILTSHAW (1976)

Gesamtzahl der Fälle 272			
Befall über die regionären Lymphknoten hinaus bei Diagnose	69	(23%)	
Knochenmarksbefall bei Diagnose	10	(4%)	
Knochenmarksbefall falls kein Befall über die regionären Lymphknoten hinaus	0		
Lokalrezidive	83	(30%)	
Weitere Ausbreitung	109	(40%)	
Davon			
Knochen 41	Singulär	22	
„soft tissue" 22	Mehrere	46	
Beides 46	Diffus	19	

Lokalisation der Weichteilherde: (Anzahl Patienten)		
Lymphknotenherde	41 (14 davon nur regional)	
Lunge	10	
Haut	22	
Leber	13	
Gastrointestinal	7	
10-Jahres-Überlebensrate	40%	(absolut)
(nur eigenes Patientengut)	50%	(relativ)
228 in der Literatur publizierte Fälle:		
109 verstorben: davon 67 am Tumor:		
59 Dissemination, 8 am Lokaltumor		

den. Falls sekundär weitere Läsionen auftreten und die Untersuchung auch weiterhin keinen Anhalt für eine Dissemination ergibt, erfolgt wiederum eine lokale kurative Behandlung mit oder ohne anschließende Chemotherapie. Beim Auftreten multipler Herde erfolgt die für das Myelom übliche Systemtherapie mit oder ohne lokale Radiotherapie, wobei das Ansprechen oft besser ist als beim primär multiplen Myelom und vereinzelt auch Fälle berichtet sind, die viele Jahre überlebt haben.

c) Überlebensraten, Metastasierung extramedullärer Plasmozytome

In den Tabellen 285–288 finden sich Angaben zur Überlebensrate und zur Häufigkeit von Metastasierung bzw. Dissemination des extramedullären solitären Plasmozytoms. Die

Tabelle 287. Überlebenszeiten bei Patienten mit solitärem, extramedullärem Plasmozytom (GROMER u. DUVAL (ab 1948) 1973; CASTRO et al. 1973; KOTNER u. WANG 1972; MEDINI et al. 1980; PETROVICH et al. 1977; DOSS 1978; TONG et al. 1980; MILL u. GRIFFITH 1980; WOODRUFF et al. 1979; CORWIN u. LINDBERG 1979; HARWOOD et al. (1958–1979) 1981; KNOWLING et al. 1983) (1958–1980)

Anzahl Fälle: 122	Symptomfrei überlebt	93	(76%)[a]
	Am Tumor verstorben	29	(24%)

Intervalle bis zum Eintritt der Tumorprogression (der 29 Fälle, die am Tumor verstorben sind) 38% <1 Jahr; 20% 1–2 Jahre; 17% 2–4 Jahre; 3% 4–7 Jahre; 22% über 7 Jahre)

		Überlebens-raten		Zeit (Jahre)
WILTSHAW (1976)	n=44	ca. 50%		10
WEBB et al. (1962)		12/16	(75%)	5
		7/11	(64%)	10
KOTNER u. WANG (1972) (ca. 1940–1970)		10/16	(63%)	5
CASTRO et al. (1973) (1930–1970)		9/17	(53%)	5
CORWIN u. LINDBERG (1979) (1948–1977)		8/11	(73%)	5
KNOWLING et al. (1983) (1958–1980)	n=25, „actuarial“	ca. 60%		5
		ca. 45%		10
	„progression free survival“	ca. 70%		5 und 10

[a] Inklusive Fälle mit Lokalrezidiven, die saniert werden konnten

Tabelle 288. Angaben zur Progression beim extramedullären „solitären“ Plasmozytom DOSS (1978); MEDINI et al. (1980) (1949–1975); TONG (1980) (1956–1978); PETROVICH et al. (1977) (1947–1976); CORWIN u. LINDBERG (1979) (1948–1977); MILL. u. GRIFFITH (1980) (1950–1968); FU u. PERZIN (1978) (ab 1949); WOODRUFF et al. (1979) (1957–1977); WILTSHAW 1976)

(Siehe noch Tabelle 284 mit den Angaben von WILTSHAW 1976)

Gesamtzahl der Fälle	Fernmetastasen Dissemination	Lokalrezidive
238	32%	29%

5-Jahres-Überlebensraten nach lokaler Therapie (meist Radiotherapie allein) von solitären extramedullären Plasmozytomen liegt zwischen 53 und etwas über 70%, die Überlebensraten nach 10 Jahren bei ca. 50–70%. Die Rezidivfreiheit über mindestens 5 Jahre liegt ebenfalls bei über 50%. Die Rezidivraten und -Lokalisationen sind in den Tabellen 288 und 289 angegeben: Knapp 40% der Tumorprogressionen sind innerhalb eines Jahres nach der Erstdiagnose aufgetreten, etwas mehr als 22% nach über 7 Jahren. Für die Frequenz eines Übergangs in ein multiples Myelom werden etwa 10–30% angegeben (Tabelle 288, 289). In etwa 30% sind Lokalrezidive aufgetreten, wobei aber zu bedenken ist, daß die Lokalbehandlung nach dem heutigen Standard oft unterdotiert war. Nach WILSHAW (1976) ist das Risiko einer Dissemination bei den Patienten mit Lokalrezidiven etwas höher, was nach der Erfahrung von CASTRO et al. (1973) aber nicht der Fall ist. Im Gegensatz zu früheren Auffassungen soll auch bei größeren Lokalprozessen mit Knochenarrosion keine schlechtere Prognose vorliegen (CORWIN u. LINDBERG 1979; KOTNER u. WANG 1972).

Tabelle 289. Unterschiede zwischen dem solitären ossären Plasmozytom (SOP) und dem extramedullären Plasmozytom (EMP) (Serie von KNOWLING et al. 1983)

Gesamtzahl Fälle mit Myelom: 822 (1958–1980)

	SOP	EMP	Multiples Myelom
Anzahl Fälle	25	25	772
Prozent	3	3	94
Altersmedian (Jahre)	50	59	61
Median der Überlebenszeit (Monate)	86,4	100,8	24,0 (1967–1980)
Anzahl mit Progression in multiples Myelom (%)	12 (48%)	2 (8%)	
Symptomfreie Überlebenszeit			
5 Jahre	ca. 50%	ca. 70%	
10 Jahre	ca. 15%	ca. 70%	

Tabelle 290. Überlebenszeiten und Progression beim „solitären" ossären Plasmozytom (SOP) (WOODRUFF et al. 1980b; TONG et al. 1980; MILL u. GRIFFITH 1980; CORWIN u. LINDBERG 1979; MEYER u. SCHULZ 1974; BACCI et al. 1982)

Gesamtzahl Fälle mit SOP		95	
„Solitäre" Metastasen ohne Dissemination		10	(10,5%)
Zeitliches Auftreten dieser Metastasen	1–2 Jahre	1	(10%)
	3– Jahre	03	(30%)
	5–7 Jahre	3	(30%)
	7–12 Jahre	3	(30%)
Progression in multiples Myelom		45	(47%)
Intervalle bis zur Progression in MM	<1 Jahr	11	(24%)
	1– Jahre	9	(20%)
	2–3 Jahre	13	(29%)
	3– Jahre	4	(9%)
	6–10 Jahre	8	(18%)
Symptomfrei überlebt oder interkurrent tumorfrei verstorben		40	(42%)
Beobachtungszeit der symptomfreien Patienten	<1 Jahr	7	(18%)
	1– Jahre	6	(15%)
	3–7 Jahre	12	(30%)
	7–10 Jahre	10	(26%)
	12–17 Jahre	5	(×3%)

Nach den Angaben von FU und PERZIN (1978) sowie MEDINI et al. (1980) treten in 8–30% bzw. 20% Lymphknotenmanifestationen auf, die als lymphogene Metastasen der extramedullären Plasmozytome und nicht als Zeichen der Generalisation aufzufassen sind. Gelegentlich kann sich im Kopf-Hals-Bereich ein Plasmozytom auch unter dem Bild einer Halslymphknotenmetastase ohne auffindbaren Primärherd manifestieren (SISHKIN u. SPIE-

Tabelle 291. Verlauf beim „solitären" Mylom des Knochens in der Sammelstatistik von WILTSHAW (1976) sowie BATAILLE u. SANY (1981)

Fallzahl WILTSHAW 1976	77
Dissemination im Sinne einer multiplen Myelomatose (Davon 5 erst nach mehr als 15 Jahren)	31
„Solitäre Metastasen" in 2 von 15 eigenen Patienten	
Weichteilbefall: sehr selten (außer per continuitatem Wachstum vom befallenen Knochen aus).	
Verstorben im Gesamtpatientengut	32
Davon an Myelomatose	22
am Primärtumor	5
Ursache unbekannt	5

BATAILLE u. SANY (1981)

Nachbeobachtung	Symptomfrei (%)	Nur Lokalrezidiv (%)	Weitere Solitärherde (%)	Multiples Myelom (%)
2 Jahre (n=100)	77	3	9	11
5 Jahre (n=81)	50,5	5,5	12	32
10 Jahre (n=69)	15	12	15	58

10-Jahresüberlebensrate 68,5% (actuarial)

	Spinale Herde (n=61)	Periphere Knochen (53)
Lokalrezidive	29%	7,3%
Dissemination	87%	59%
Dissemination nach:		
Operation allein	nicht evaluierbar	82%
Operation + ≤ 35Gy	80%	63%
Operation + > 35 Gy	62%	24%

GELBERG 1976). Nach CORWIN und LINDBERG (1979) hat das Auftreten regionaler Lymphknotenherde beim extramedullären solitären Plasmozytom der Kopf-Hals-Region keinen negativen Einfluß auf die Prognose.

Die in der Tabelle 287 aufgeführten Überlebensraten gelten im wesentlichen für das extramedulläre Plasmozytom der Kopf-Hals-Region. Bei extramedullären Plasmozytomen anderer Lokalisation soll die Prognose etwas schlechter sein, da diese oft erst bei weiter fortgeschrittener Tumorausbreitung entdeckt werden. Insbesondere gilt dies für die Plasmozytome des Gastrointestinaltrakts, die bei Stellung der Diagnose in mehr als 50% nicht mehr lokalisiert sind (Literatur siehe bei WOODRUFF et al. 1979).

d) Überlebensraten, Metastasierung solitärer Plasmozytome des Knochens

Die Prognose beim solitären Plasmozytom des Knochens ist schlechter (Tabelle 289, 290, 291): innerhalb 5 Jahren dürften etwa 50% und innerhalb 10 Jahren etwa 85% ein multiples Myelom entwickeln (Tabelle 289, 290). Bei 10–20% treten daneben auch neue

„solitäre“ Knochenherde auf, die aber durch lokale Therapie beherrschbar sind. Die Überlebensrate nach 3 Jahren liegt in der Sammelstatistik von WILTSHAW (1976) bei etwa 20%, während KNOWLING et al. (1983) einen Median der Überlebenszeit von 86,4 Monaten angeben (Tabelle 289, 291).

In der Studie von BATAILLE und SANY (1981) (Tabelle 291) betrug die Überlebensrate bei 69 Patienten, die mindestens 10 Jahre beobachtet werden konnten 68,5% (aktuariell), während die symptomfreie Überlebensrate nach 10 Jahren nur bei 15% lag (50,5% nach 5 Jahren). Nach einer Nachbeobachtung von mindestens 10 Jahren war bei 12% ein Lokalrezidiv, bei 15% weitere solitäre Herde und bei 58% eine Dissemination aufgetreten. Bei den spinalen Herden war die Prognose schlechter als bei Herden in peripheren Knochen: Bei spinalen Herden kam es in fast 90% zur Dissemination gegenüber 59% bei peripheren Herden. Das Disseminationsrisiko könnte nach den Beobachtungen von BATAILLE und SANY (1981) durch eine ungenügende lokale Therapie erhöht werden: nach Operation und niedrig dosierter Bestrahlung war die Frequenz an Disseminationen höher als nach hochdosierter Bestrahlung, und zwar sowohl bei spinalen wie bei peripheren Primärherden (Tabelle 291). Etwa 15% der Disseminationen sind in der Studie von Wiltshaw erst nach über 15 Jahren manifest geworden.

7. NHL des Hodens

In der Sammelstatistik von FREEMAN et al. (1972) finden sich unter 1467 Fällen primär extranodaler NHL 23 Fälle (ca. 1,5%) primärer Hodenlymphome. Histologisch handelt es sich überwiegend um diffuse Lymphome, vornehmlich diffus histiozytäre oder diffus gemischtzellige nach RAPPAPORT (WOOLEY et al. 1976). In der Einteilung nach der WF (TURNER et al. 1981) handelte es sich in 26% um NHL der Gruppe „high grade“ und in den restlichen 74% um solche der Gruppe „intermediate grade“.

Es besteht ein nennenswertes Risiko eines bilateralen Hodenbefalls: In der Übersicht von JACKSON und MONTESSORI (1980) findet sich in 4% bei der Erstdiagnose und in weiteren 17% im weiteren Verlauf bilateraler Hodenbefall. Nach anderen Angaben wurden in bis 40% im Verlauf bilateraler Hodenbefall nachgewiesen (STREULI et al. 1983; BUSKIRK et al. 1982).

Aufgrund der Seltenheit dieses Leidens enthalten die meisten Publikationen Fälle aus einem langen Zeitraum mit sehr variabler Diagnostik und Therapie oder einzelne Kasuistiken.

a) Überlebensraten, Ausbreitung

Tabellen 292 und 293 zeigen Daten zur Überlebensrate und zur Lokalisation der Rezidive. Diese Daten sind stark bewichtet durch Fälle mit unzureichender Primärdiagnostik. Als Primärtherapie wurde meist eine unilaterale Orchiektomie ausgeführt, an die sich meist eine lokoregionale Radiotherapie anschloß. Oft sind aber keine Einzelheiten zum bestrahlten Volumen und zur Dosis mitgeteilt. Bei fortgeschrittenen Fällen sowie Fallberichten der letzten Jahre wurde auch eine Chemotherapie angewandt, die aber bei einem Teil der Fälle nicht dem heutigen Standard entspricht.

In der einen langen Zeitraum umfassenden Literaturübersicht von JACKSON und MONTESSORI (1980) findet sich eine Überlebensrate nach 5 Jahren von lediglich 10–15%, in den etwas älteren Daten von KIELY et al. (1976) unter 17 von 31 als lokalisiert eingestuften Stadien primärer NHL des Hodens eine Überlebensrate von 29% nach 5 Jahren. Die Progression erfolgte mehrheitlich in Form systemischer Ausbreitung mit oder ohne regionalen bzw. abdominalen Lymphknotenbefall innerhalb eines Jahres nach Erstdiagnose, eine Beobachtung, die die Mehrzahl der Fälle bei JACKSON und MONTESSORI als testikuläre Manifestation eines – unerkannt – systemischen NHL einstuft. Die mittlere Überlebenszeit in dieser Statistik liegt bei weniger als einem Jahr.

Tabelle 292. Überlebensraten beim NHL des Hodens meist lokoregionale Therapie und Operation und Bestrahlung (s. Text)

Autor	Patienten	Überlebensrate (symptomfrei)	Beobachtungszeit
TURNER et al. (1981), DUNCAN et al. (1980), (1951–1976), WEITZNER u. GROPP (1976), WOLLEY et al. (1976) (1970–1974)	CS + PS I	16/29 (55%)	bis 22 Monate (32%) 26–44 Monate (37%) über 5 Jahre (31%)
	CS + PS II	5/17 (29%)	12–132 MONATE
KIELEY et al. (1970) (1912–1968)	17 von 31 operierten Fällen als primäres NHL eingestuft	5 (29%)	5 Jahre
WOLLEY et al. (1976), JACKSON u. MONTESSORI (1980)	Literaturdurchsicht	10–15%	5 Jahre
JACKSON u. MONTESSORI (1980) (1949–1978)	immunoblastär	1/5	gesamte Beobachtungszeit
	large non cleaved	2/5	gesamte Beobachtungszeit
	large cleaved	6/6	gesamte Beobachtungszeit
TURNER et al. (1981) (alle Fälle)	Intermediate Grade (WF)	5/7 (47%)	gesamte Beobachtungszeit
	High Grade (WF)	0/6	gesamte Beobachtungszeit
BUSKIRK et al. (1982) (1969–1979)	CS I_E ohne Nachbehandlung	1/2	
	nach zusätzlicher Radiotherapie (pelvin + paraaortal)	4/8	
	zusätzlich Chemotherapie (aber nicht symptomfrei)	1/1	
	CS II_E mit zusätzlicher Radiotherapie	1/3	
	mit zusätzlicher Chemotherapie	0/1	
	(2 mit CS IV +)	0/2	
BUSKIRK et al. (1982) (1969–1979)	Histologie nach Rappaport: 12 DH, 4 DM, 1 DLWD Nach WF: 11 diffus großzellig, 4 diffus gemischtzellig, 1 immunoblastär, 1 kleinzellig lymphozytär		
MARTENSON et al. (1984) (z.T. Fälle von BUSKIRN et al. (1982))	15 CS I_E, 1 PS I_E: 3 nur Op., 1 Op. + ChT, 12 Op. + RT	2 symptomfrei	72 Monate (14 Rezidive) in 4–27 Monaten
	6 CS II_E, 2 CS IV, 4 Op. + RT, 4 Op. + ChT	alle rezidivierten	
		(23/24, mit intermediate oder „high grade" nach WF)	

Im Unterschied hierzu findet man in den neueren Arbeiten (Tabelle 292) symptomfreie Überlebensraten über 5 Jahre von 55% für das Stadium I (teils CS, teils PS) und 29% für das Stadium II. Von ROTH et al. (1983) werden in einer Literaturübersicht 60 bzw. 35% als Überlebensraten für das Stadium I bzw. II primärer NHL des Hodens ermittelt. Die Aufschlüsselung der Daten nach histologischen Untergruppen ergibt für die hochmalignen

Tabelle 293. Lokalisation der Therapieversager und bilateraler Hodenbefall beim primären NHL des Hodens (meist lokoregionale Behandlung und Operation + Bestrahlung, s. Text)

Autor	Lokalisation der Rezidive (% der Rezidive)
HAMLIN et al. (1972)	20% nodal 60% extranodal allein 20% nodal und extranodal } 80% extranodal +/− nodal
TURNER et al. (1981)	„fast alle" Dissemination
DUNCAN et al. (1980)	u.a. 28% Rezidive in der Waldeyerschen Region und deren Nachbarschaft
BUSKIRK et al. (1982)	1 Fall (~10%) persistierende abdominale Masse 1 Fall (~10%) disseminiert nodal + Herd in ORL-Region 4 Fälle (~40%) extranodal +/− nodal 4 Fälle (~40%) nur Herde in ORL-Region
Bilateraler Hodenbefall	
JACKSON u. MONTESSORI (1980), STREULI et al. (1983) MARTENSON et al. (1984)	synchron 3–6% metachron ca. 20% (bis 38%) 20 von 22 Rezidiven außerhalb „üblicher" TNI-Felder. 15 außerhalb des Abdomens. u.a.: 4 isolierte ZNS-Rezidive (17%) 4 Rezidive in der Waldeyer-Region

Typen der WF eine Überlebensrate von 0–20% (Tabelle 292) bzw. 40% Überlebensrate über 2 Jahre in der Analyse von ROTH et al. (1983), während für die Gruppe mit intermediärer Malignität nach der WF die Überlebensrate etwa 40% für 5 Jahre und für die niedrig maligne Gruppe 64% für 2 Jahre (ROTH et al. 1983) oder höher (Tabelle 293) beträgt.

20% oder weniger der Rezidive manifestieren sich zunächst nur in Lymphknoten (HAMLIN et al. 1972; BUSKIRK et al. 1982, Tabelle 293). Die Mehrzahl der Rezidive betrifft extranodale Regionen mit oder ohne nodale Herde. Von DUNCAN et al. (1980), STREULI et al. (1983) und BUSKIRK et al. (1982) wird auf ein hohes Risiko eines Befalls bzw. Rezidivs im Bereich des Waldeyerschen Rachenringes aufmerksam gemacht (20–40%). Nach WOLLEY et al. (1976) und BUSKIRK et al. (1982) besteht auch ein nennenswertes Risiko eines ZNS-Befalls (bis ca. 20%).

b) Therapie

Inguinale Orchiektomie als primäre Therapie aufgrund derer dann auch die Diagnose erstellt wird. Falls ein NHL der Gruppe „intermediate grade" oder „high grade" vorliegt, ist wegen der hohen Frequenz an Disseminationen anschließend eine Chemotherapie nach klinischer Stadieneinteilung indiziert. Im Anschluß daran wird in Anlehnung an die Empfehlungen von DUNCAN et al. (1980) sowie TURNER et al. (1981) eine Radiotherapie der paraaortalen sowie pelvinen Lymphknotenstationen empfohlen, im Falle eines lokal ausgedehnten Primärtumors und/oder einer skrotalen Orchiektomie zusätzlich eine lokale Bestrahlung. Für die seltenen Fälle mit nodulären Lymphomen günstiger Prognose trifft sinngemäß das weiter oben bei der Therapie nodulärer NHL im klinisch begrenzten Stadium gesagte zu.

Wegen des Risikos eines Befalls des kontralateralen Hodens wird von SACK et al. (1984, persönliche Mitteilung) dessen Mitbestrahlung empfohlen.

VII. Befall des ZNS durch NHL

1. Sekundärer ZNS-Befall durch NHL – Zeitpunkt des Auftretens, Lokalisation, Tumorausbreitung bei Manifestation des ZNS-Befalls

Tabelle 294 zeigt eine Übersicht über die Häufigkeit von ZNS-Befall durch NHL. In der Gruppe der Patienten mit nodulären NHL ohne nodulär-histiozytär findet sich ZNS-Befall in null bis acht Prozent. In den Gruppen diffus-histiozytär in etwa 7–25%, wobei die höheren Zahlen insbesondere in Patientengruppen mit fortgerückten Stadien, besonders bei Vorliegen von Knochenmark- oder Knochenbefall zu finden sind (YOUNG et al. 1979). In der Gruppe „lymphoblastär" findet man in 18 bis 55% ZNS-Befall, in der Gruppe diffus lymphozytär wenig differenziert 7 bis knapp 20% (z.T. wohl lymphoblastär).

Tabelle 295 zeigt die Lokalisation des ZNS-Befalls: fast immer läßt sich Befall im Bereich der Hirnhäute nachweisen, seltener finden sich isolierte intrazerebrale Herde, häufiger von der Arachnoidea ausgehende Infiltrationen des Zerebrums. Tabelle 296 zeigt den Zeitpunkt der Manifestation des ZNS-Befalls: in 10–26% wurde der Befall bereits zur Zeit der Erstdiagnose festgestellt. Am häufigsten fand sich ZNS-Befall im Verlauf eines auch systemisch

Tabelle 294. Frequenz des ZNS-Befalls bei verschiedenen NHL

Autor	n NHL	Frequenz ZNS-Befall (%)					
		Gesamtgruppe	DH	DM	Lymphoblastär	DLPD	Nodulär (ohne NH)
YOUNG et al. (1979)	445	8,5	12 (bei DH IV mit Knochen/Knochenmarksbefall ca. 25%)	7		19	1–3
DELBRÜCK et al. (1977)	334		3–6		40		
HERMAN et al. (1979)	1037	12	7	ca. 25	55	14	0–8
VENABLES et al. (1980)	75	12	alle diffusen: 24				
BUNN et al. (1976)	52		29				
MACKINTOSH et al. (1982)	?		8,6	12	18		4–7
ANDERSON et al. (1984)	347, ohne Fälle mit ZNS-Befall bei Diagnose	8,4	6,6 (DU: 33,3%)	0	31,2	7,0	

Tabelle 295. Lokalisation des ZNS-Befalls bei NHL in den Serien von HERMAN et al. (1979) (SWOG) und MACKINTOSH et al. (1982) (Stanford University)

Lokalisation	HERMAN et al. (1979) (n=39) (%)	MACKINTOSH et al. (1982) (n=97) (%)
Leptomeningial	78	76
Nervenwurzel		36
Hirnparenchym	20	31
Dura		14
Epidural mit Markkompression	4	nicht enthalten

Tabelle 296. Zeitpunkt der Manifestation von ZNS-Befall bei NHL

Autor	n mit ZNS-Befall	zur Zeit der Erstdiagnose (%)	Während der Induktionstherapie (%)	Systemische Progression nach Remission (%)	Isoliertes ZNS-Rezidiv[a] (%)
RECHT et al. (1983)	82	26	51	15	8
MACKINTOSH et al. (1982)	97	16	63		16
HERMAN et al. (1979)	50	10	54	18	8
DELBRÜCK et al. (1977)	14	(nur Fälle mit ZNS-Befall im Verlauf)			21
YOUNG et al. (1979)	38				13
ANDERSON et al. (1984)					
DH	19			5.6	1
total	29			5.7	2.7

[a] Die meisten zeigten kurze Zeit nach der Diagnose des ZNS-Rezidivs auch extracerebrale Herde

progredienten Leidens, sei es im Fall eines Rezidivs nach Remission oder sei es im Verlaufe einer Progredienz bereits während der Induktionstherapie. Nur selten findet sich ein ZNS-Befall als solitäre Manifestation eines Rezidivs. In den meisten Fällen folgt auch auf einen zunächst isoliert sich manifestierenden ZNS-Befall die systemische Progression.

a) Prognose bei ZNS-Befall

Die Prognose bei ZNS-Befall ist sehr ungünstig (Tabelle 297): durch lokale Therapie mit Bestrahlung und ZNS-wirksamer Chemotherapie läßt sich zwar in über 80% eine Besserung der klinischen Symptomatik erzielen (YOUNG et al. 1979; HERMAN et al. 1979; DELBRÜCK et al. 1977). Häufig führt jedoch der progrediente systemische Befall zum Tod (Tabelle 298). Auch bei Patienten, die klinisch eine Remission der ZNS-Manifestation zeigten, aber am generalisierten Tumorleiden verstorben waren, findet sich autoptisch oft noch ZNS-Befall (z.B. in 80% der Fälle von YOUNG et al. 1979; s. Tabelle 299). Drei Monate nach Diagnose des ZNS-Befalls leben meist noch weniger als 30%, nach einem Jahr meist weniger als 10% und nur vereinzelt haben Fälle symptomfrei einige Jahre überlebt. In der Studie von MACKINTOSH et al. (1982) betrug die Überlebensrate über ein Jahr bei Patienten unter 30 Jahren und ohne progrediente Systemmanifestation etwa 20%, während von den Patienten über 30 Jahren oder mit progredienter systemischer Erkrankung keiner ein Jahr überlebte. In dieser Studie zeigten ca. 40% der Patienten, die mehr als ein Jahr überlebten, klinisch und/oder autoptisch Zeichen ernster therapiebedingter ZNS-Schäden.

b) ZNS-Prophylaxe bei Risikogruppen

Aufgrund der sehr schlechten Prognose des klinisch manifesten ZNS-Befalls wird in den Gruppen mit erhöhtem Risiko eine Reduktion desselben durch prophylaktische ZNS-Therapie angestrebt. Hierfür dienen ZNS-wirksame Chemotherapeutika (deren Diskussion den Rahmen des radiotherapeutischen Beitrags sprengen würde) mit oder ohne Hirn/Schädel-Bestrahlung mit etwa 24 Gy in 12 Fraktionen. Wie bereits dem Abschnitt über den Verlauf bei fortgeschrittener Stadien diffuser Lymphome zu entnehmen ist, wird die ZNS-Prophylaxe sehr unterschiedlich gehandhabt. Es wurde an dieser Stelle bereits erwähnt, daß als Standard, an dem andere Methoden zu messen sind, nach wie vor die kraniale Radiotherapie mit

Tabelle 297. Überlebensraten bei ZNS-Befall bei NHL

Autor	n Patienten	Überlebensraten
YOUNG et al. (1979) (1969–1977)	38	5 = 8% über 1 Jahr; 2 mehr als 2 Jahre (1 mit kraniospinaler RT, 1 mit kranialer RT + MTX) (55% innerhalb 3 Monaten verstorben)
HERMAN et al. (1979) (1972–1977)	50	1 Patient 18 Monate überlebt 40 Patienten nach Median von 2 Monaten verstorben (nur 4 Patienten als Folge des ZNS-Lymphoms ohne andere Herde) Überlebensrate nach 4 Monaten ca. 25% nach 12 Monaten ca. 10%
DELBRÜCK et al. (1977) (1970–1976)	14	(40% davon lymphoblastär) alle mit Generalisation verstorben (4–23 Monate)
RECHT et al. (1983)	82	Median: 2,5 Monate Untergruppe mit ZNS-Befall bei Diagnose: 6 (= 28%) überleben mehr als 2 Jahre
MACKINTOSH et al. (1982) (1968–1977)	97	Median: 9 Wochen; 12 überleben 1 Jahr; 4 sind 6–60 Monate nach Ende der Therapie am Leben Untergruppe unter 30 Jahre alt, und ohne progrediente Systemerkrankung: ca. 20% überleben 1 Jahr Untergruppe über 30 Jahre alt, und/oder progrediente Systemerkrankung: keiner überlebt 1 Jahr ca. 40% der länger als 1 Jahr Überlebenden zeigen klinisch/autoptisch schwerwiegende therapiebedingte ZNS-Schäden
STRAUS et al. (1984) (1975–1981)	96	Median: 3,5 Monate Gruppe mit ZNS-Befall bei Diagnose: 27% (7/26) "long term" Überlebende

Tabelle 298. Status der Erkrankung zum Zeitpunkt des Todes bei 35 Patienten, die nach Auftreten von ZNS-Befall verstorben sind. (Nach YOUNG et al. 1979)

ZNS-Manifestationen			Systemische Manifestationen			
					Progredient	
	n	%	CR	PR	n	%
Komplette Remission	5	14	–	–	5	100
Asymptomatisch	10	29	–	3	7	70
Unkontrolliert	8	23	–	1	7	88
Mitursache für Tod	12	34	1	1	10	83
Total	35		1 (3%)	5 (14%)	29	83

24 Gy plus intrathekale Metrexat-Gabe zu betrachten ist. Da diese ZNS-Prophylaxe mit einem Risiko klinisch relevanter ZNS-Schäden behaftet ist, wird sie auf Gruppen mit nennenswertem Risiko beschränkt. Der potentielle Anteil an Patienten, der von einer solchen Prophylaxe profitiert, wurde von YOUNG et al. (1979) für die Gruppe mit nodulären Lymphomen auf weniger als 2% abgeschätzt, für die Gruppe mit diffusem und insbesondere diffus

Tabelle 299. Autopsiebefunde bei 25 von 35 Patienten, die an malignem NHL mit ZNS-Erkrankung verstorben sind (YOUNG et al. 1979)

	Patienten	
	n	%
ZNS-Befall (lymphomatöse Meningitis)	38	100
Verstorben	35	92
Autopsie	25	100
ZNS-Befall	20	80
Befall von Dura/Arachnoidea	18	90
Intrazerebrale(r) Herd(e)	4	20

histiozytärem Lymphom nach RAPPAPORT mit Befall von Knochen/Knochenmark auf etwa 7–12%. Diese Schätzung geht davon aus, wie häufig der ZNS-Befall klinisch isoliert auftrat oder wesentliche Todesursache war. Für eine ZNS-Prophylaxe kommen nach einer neueren Studie von ANDERSON et al. (1984) lediglich Patienten mit lymphoblastärer und diffus undifferenzierter Histologie in Betracht, nicht jedoch die Gesamtgruppe der diffus histiozytären im Stadium III/IV, wie dies in anderen Studien erfolgte (s. bei ANDERSON et al. 1984).

Bei manifestem ZNS-Befall ist neben der ZNS-wirksamen Therapie auch eine systemisch wirksame Therapie erforderlich. Meistens wird eine Bestrahlung des Hirnschädels ähnlich dem Schema der Leukämiebehandlung bei Kindern durchgeführt (Dosis: 24–30 Gy). Die autoptisch häufig nachweisbaren ZNS-Manifestationen auch nach gutem klinischem Ansprechen zeigen, daß die bislang geübte Therapie den ZNS-Befall meist nicht völlig beseitigen konnte. Bei einer nennenswerten Steigerung der Strahlendosis in diesem Volumen ist nach den Resultaten der Leukämiebehandlung bei Kindern sowie den obengenannten Daten von MCINTOSH et al. (1982) ein prohibitiver Anstieg schwerer Komplikationen von seiten des ZNS zu befürchten, andererseits ist eine lokalisierte Aufsättigung wegen des meist diffusen meningealen Befalls nicht sinnvoll, so daß die Reserven der radiotherapeutischen Maßnahmen im Falle eines manifesten ZNS-Rezidives sehr begrenzt sind.

2. Primäre NHL des ZNS

a) Häufigkeit, Histologie, Lokalisation, Multifokalität im ZNS, Ausbreitung via Liquor, Spinalbefall

In der Sammelstatistik von FREEMAN et al. (1972) sind 1,6% der primär extranodalen NHL im ZNS lokalisiert. In größeren Serien machen maligne Lymphome etwa 1% der primären Hirntumoren aus (JELLINGER et al. 1975; STEFANKO u. MOFFI 1974). Histologisch sind sie praktisch alle der Gruppe „high grade“ bzw. „intermediate“ zuzuordnen. Etwa die Hälfte betrifft die Großhirnhemisphären (etwa 10% mit diffusem Wachstum durch das Corpus callosum), etwa 20% betreffen den Hirnstamm, seltener finden sie sich im Bereich der hinteren Schädelgrube, während primär spinale NHL kaum vorkommen (JELLINGER et al. 1975). Die Untersuchung von autoptischen und operativen Präparaten zeigt, daß die Mehrzahl dieser Tumoren nicht aus einem umschriebenen Herd besteht, sondern häufiger diffus ausgebreitet ist. Dabei finden sich sowohl intrazerebrale Herde weit entfernt vom makroskopischen Hauptbefund, insbesondere perivaskulär, ähnlich der Verteilung von Me-

Tabelle 300. Multifokalität und Tumorzellnachweis im Liquor beim primären malignen Non-Hodgkin-Lymphom des ZNS

Autor	Anzahl Fälle untersucht	Mit multifokalem Befall (%)	Mit Tumorzellen im Liquor (%)
JELLINGER et al. (1975)	68	22	
	40		27,5
RAMPEN et al. (1980)	12	50	80
HENRY et al. (1974)	60	44	
STEFANKO u. MOFFIE (1974)	13	"3 rather circumscribed", "mostly diffuse"	23
GONZALEZ u. SCHUSTER-UITTERHOEVE (1983)	12	75	

ningoenzephalitiden, wie subependymale Tumoraggregate und meningeale Infiltrate, die bei mikroskopischer Untersuchung ebenfalls weit entfernt vom „Primärtumor" aufzufinden sind (RAMPEN et al. 1980; JELLINGER et al. 1975; STEFANKO u. MOSSI 1974; Tabelle 300).

In neueren Untersuchungen mit Liquoranalyse wurden auch in bis 80% maligne Zellen vorgefunden (Tabelle 300). Eine extraneurale Dissemination findet sich nur sehr selten (Tabelle 301). Praktisch alle Therapieversager sind auf einen nicht beherrschbaren intrazerebralen Tumorprozeß zurückzuführen.

Die Ausbreitung des intrakranialen Tumors auf das Rückenmark wird unterschiedlich beurteilt. Bei genaueren Untersuchungen mit Autopsie zeigt sich, daß der Befall des Rückenmarks nicht so selten ist, klinisch aber meist durch die Symptomatik des intrazerebralen Prozesses überlagert wird: nach SAGERMANN (1967) zeigten 6 von 20 sekundär spinale Herde, MILLER und RAMSDEN (1964) fanden 4 unter 6 mit Spinalbefall, bei RAMPEN et al. (1980) sind 2 Spinalrezidive festgestellt worden. Auch der häufige Befund von Tumorzellen im Liquor zeigt das Risiko eines Befalls im Bereich des Spinalkanals.

Aus dem Bereich des Stammhirns und der hinteren Schädelgrube wachsen die Tumoren gelegentlich auch per continuitatem in den zervikalen Markbereich.

Die Diagnose wird histologisch bei der Resektion bzw. Biopsie eines abzuklärenden intrazerebralen Prozesses gestellt. Die weitere Diagnostik ist darauf gerichtet, einen sekundären Befall eines extrazerebralen Lymphoms auszuschließen.

b) Bisherige Therapie

Die operative Entfernung dieser Tumoren ist praktisch nie radikal, ähnlich wie beim Glioblastom. Anschließend oder nach alleiniger Biopsie erfolgt eine Radiotherapie. Bei den in der Literatur mitgeteilten Fällen (Tabelle 301) wurden bezüglich Volumen und Dosis sehr unterschiedliche Techniken angewandt. Nach einer Literaturzusammenstellung finden GONZALEZ und SCHUSTER-UITTERHOEVE (1983) keinen Einfluß des bestrahlten Volumens oder der Herddosis auf die Überlebensrate. Aufgrund der intrazerebralen Ausbreitung dieser Prozesse soll jedoch eine erste Serie großvolumig auf den ganzen Hirnschädel appliziert werden bis etwa 45 Gy, danach eine klein- bis mittelvolumige Aufsättigung bis etwa 60 Gy, ähnlich der Technik beim Glioblastom. Von RAMPEN et al. (1980) werden Vorteile für eine kraniospinale Radiotherapie ähnlich wie beim Medulloblastom diskutiert (s. Tabelle 302).

Tabelle 301. Verlauf beim primären NHL des ZNS nach (selten makroskopisch radikaler) Operation/Biopsie plus Radiotherapie (diverse Dosen und Volumina)

Autor	Fallzahl	Anzahl symptomfrei überlebt	Therapieversager	
			Zerebral	Nur extrazerebral
JELLINGER et al. (1975) (1954–1974)	68	6 (1–12 Jahre)	60/62 (mit Autopsie)	2/62
RAMPEN et al. (1980) (1957–1976)	12	2 (35, 35 Monate)	8	1 (spinal)
	(Überlebenszeiten der Verstorbenen: 50% bis 1 Jahr; 30% 1–2 Jahre; 2 Fälle 25 bzw. 41 Monate)			
SCHAUMBURG et al. (1972) (1940–1970)	23	2 (2, 34 Monate)	15/15 (mit Autopsie)	
	Überlebenszeiten der Verstorbenen ohne 5 postoperative Todesfälle: kurativ therapierte: 33% bis 1 Jahr; übrige 35–67 Monate; 7 unbehandelte: 57% bis 7 Monate; übrige 15–21 Monate)			
LITTMAN u. WANG (1975)	19	4 (2, 8 Monate; 10, 10 Jahre)	13	2
	(Überlebenszeiten der Verstorbenen: 40% bis 9 Monate; 6–7% 9–14 Monate; übrige 42–72 Monate) Literaturübersicht (150 Fälle): ca. 4% überleben 5 Jahre			
HENRY et al. (1974)	60	1 (6 Jahre)		
	(Überlebenszeit der Verstorbenen: unter 2 Jahre) Mittlere Überlebenszeit: palliative Behandlung 3,3 Monate; kurative Chirurgie 4,6 Monate; plus Radiotherapie 15,2 Monate			
STEFANKO u. MOFTI (1974)	13	0		
	(Überlebenszeiten bis 8 Monate)			
MILL et al. (1980) (1964–1976)	5	0	4	1 (nodal)
BERRY u. SIMPSON (1981) (1965–1978)	21	47% 1 Jahr 16% 2 Jahre 1 Fall 5 Jahre (nicht symptomfrei)		
LETENDRE et al. (1982) (1969–1979)	17	4 (12–64 Monate)	11 (von 16 auswertbaren)	
GONZALEZ u. SCHUSTER-UITTENHOEVE (1983) (1970–1980)	15	1 (2 Jahre)	11 (von 13 auswertbaren)	1

Autor		Median der Überlebenszeit (Monate)
LOEFFLER et al. (1984)	5 kraniospinale RT	45
	6 kraniale RT	19
	5 zusätzliche ChT	42
	6 ohne zusätzliche ChT	20
	3 unter 12 Jahre	74
	8 über 12 Jahre	8

Autor	Fallzahl	
JAIN et al. (1984)	17	4 nicht bzw. nicht zu Ende bestrahlt wegen Progression, 2 haben 11 bzw. 51 Monate überlebt, die anderen sind in weniger als 8 Monaten nach Diagnose verstorben. Ganzhirnbestrahlung bis 50 Gy, bei 4 zusätzlich spinale Bestrahlung bis mindestens 30 Gy

Tabelle 302. Verlauf beim primären malignen Lymphom des ZNS in Abhängigkeit von der Bestrahlungstechnik. Ergebnisse von RAMPEN et al. (1980)

Art des Befalls	bestrahltes Volumen[b]		
	Tumorregion/Hirnschädel		kraniospinal unfavourable
	favourable[a] n=3	unfavourable[a] n=5	n=4
Überlebenszeit	5	3	13
der einzelnen	25	4	16
Fälle in Monaten	41	6	35+
		7	36+ (symptomfrei)
		15	

[a] favourable: solitärer Herd in den Großhirnhemisphären und negativer Liquor unfavourable: diffuse/multifokale Ausbreitung Hirnstammläsionen, positiver Liquor

[b] nach einer Literaturzusammenstellung (GONZALEZ u. SCHUSTER-UITTENHOEVE 1983) besteht kein Einfluß des bestrahlten Volumens oder der Herddosis auf die Überlebensrate.

c) Überlebensraten, Rezidivlokalisationen

Die bisher mitgeteilten Überlebensraten sind sehr gering und liegen zwischen null und wenigen Prozent nach 5 Jahren (Tabelle 301). Wie bereits weiter oben erwähnt, besteht die Ursache des Versagens der Therapie praktisch immer in einem nicht beherrschten lokalen Tumorprozeß, und zwar auch nach hohen Strahlendosen. Nach den Untersuchungen von JELLINGER et al. (1975) besteht auch eine Abhängigkeit des Verlaufes vom histologischen Untertyp: während die mittlere Überlebenszeit im Gesamtkollektiv bei 17 Monaten lag, war sie in der Gruppe mit lymphoblastärem Lymphom 6 Monate, in der Gruppe Immunoblastom 25 Monate und in der Gruppe Immunozytom, -blastom 14 Monate bei den Patienten mit Operation und Radiotherapie, während sie nach alleiniger Chirurgie in allen Gruppen 0,9 Monate ohne wesentliche Unterschiede betrug.

Bei der schlechten Prognose ist eine zusätzliche Behandlung mit ZNS-wirksamen Chemotherapeutika zu diskutieren. Diese sollten unter anderem wegen der Frage der Toxizität nur im Rahmen kontrollierter Studien erfolgen.

Zur kombinierten Behandlung mit Chemotherapie und Radiotherapie des primären NHL des ZNS liegen bisher nur spärliche Angaben vor, die noch keine Beurteilung des Effektes auf den lokalen Tumor oder auf die Überlebensraten zulassen (LOEFFLER et al. 1984; NEUWELT et al. 1984).

VIII. NHL diverser Lokalisationen

1. Zervix und Vagina, Larynx, Milz

Tabelle 303 zeigt Fallzusammenstellungen zu primär extranodalen NHL seltener Lokalisationen wie Larynx, Uterus, Vagina und Mamma mit meist klinischen Stadien I/II. Die Therapie dieser Fälle bestand meist in alleiniger lokaler Behandlung mit Resektion mit oder ohne zusätzliche Radiotherapie sowie Radiotherapie allein. Für Überlebensraten wie für Therapie gilt das bereits oben für andere NHL begrenzter Ausdehnung gesagte: falls Stadium I/II mit histologisch niedriger Malignität alleinige Radiotherapie lokoregional oder

Tabelle 303. NHL diverser extranodaler Lokalisation, meist lokale Therapie. Stadium I/IIE

Autor Lokalisation	Fälle	Verlauf
Mamma		
MAMBO et al. (1977) (1944–1975)	14	49% 5 Jahre überlebt
FREEMAN et al. (1972)	33	35% 5 Jahre überlebt
DECORSE et al. (1962)	14	64% 5 Jahre überlebt
WISEMANN et al. (1972)	16	19% 5 Jahre überlebt
Larynx		
SWERDLOW et al. (1984)	18	16/18 symptomfrei über gesamte Beobachtungszeit
Uterus und Vagina		
HARRIS u. SCULLY (1984)	23	73% 5 Jahre überlebt (59% symptomfrei überlebt)
	18 IE	89% 5 Jahre überlebt (70% symptomfrei)
	3 IIE	1/3 symptomfrei 5 Jahre überlebt
	13 diffuse large cell	10/13 2–9 Jahre überlebt
	7 follicular	7/7 2–9 Jahre überlebt
	4 diffuse small cell non cleaved/immunoblastic	1/4 2–9 Jahre überlebt
	5 Operation allein	2 Rezidive
	7 Operation + RT	0 Rezidive
	2 Operation oder RT + ChT	1 Rezidiv
	2 RT allein	0 Rezidive
KOMAKI et al. (1984)	3 Fälle, 2 × IVa (FIGO, 1 II_B (FIGO) Ann-Arbor: 3 II_{AE} Zervix-NHL	Radiotherapie pelvin 50–60 Gy Radiotherapie paraaortal 40–45 Gy (1 Fall ganzes Abdomen + Supradiaphragmale RT) 1 extranodales Rezidiv: nach ChT (COMLA) wieder symptomfrei 6 Jahre nach Ende ChT z.Zt. alle symptomfrei (3, 7, 13 Jahre)

im Sinne TLI, falls histologisch intermediäre bzw. hohe Malignität je nach Befund: für CS I mit kleinem Tumor (bis ca. 3 cm) alleinige Radiotherapie lokoregional, bei größeren Tumoren oder bei CS II vorzugsweise kombinierte Therapie mit primärer Chemotherapie und anschließender Bestrahlung lokal mit reduzierter Dosis (ca. 30 Gy für den Fall einer kompletten Remission nach Chemotherapie).

KOMAKI et al. (1984) betonen auf Grund eigener Erfahrungen und der Auswertung von 24 in der Literatur (1957–1982) publizierter Fälle primärer NHL der Zervix die Bestrahlung der pelvinen und der paraaortalen Region mit Dosen um 40–55 Gy. Außerdem wird der gute Effekt der Radiotherapie auch bei großen Tumoren im Bereich der Zervix und des Beckens betont. In einem ihrer Fälle ist der lokale Tumor erst im Verlaufe von 6 Monaten nach Ende der Bestrahlung verschwunden. Von den 24 ausgewerteten Fällen der Literatur haben etwa 66% symptomfrei überlebt nach meist lokaler Therapie (Operation, Bestrahlung, beides).

HARRIS et al. (1984) berichteten über 10 Fälle mit diffus großzelligem Lymphom der Milz (7 Stadium II, 3 Stadium I). Meist lag ein großer Milztumor mit Invasion in die Kapsel oder Nachbarorgane vor, deren chirurgische Entfernung schwierig bzw. nicht möglich ist. Die meisten der Patienten sind nach Chemotherapie mit oder ohne zusätzliche Bestrahlung an ihrem Leiden nach kurzer Zeit verstorben.

2. Lunge

Primäre maligne NHL der Lunge sind im Gegensatz zu sekundären Absiedlungen sehr selten (ca. 0,34% aller Lymphome des Memorial Sloan-Kettering-Center 1949–1982: L'HOSTE et al. 1984). Die histologische Differentialdiagnose lymphomatöser Wucherungen in der Lunge ist schwierig und kontrovers (L'HOSTE et al. 1984; TURNER et al. 1984) und nicht Gegenstand dieses Beitrages. Nach einer neuen Analyse primärer lymphomatöser Wucherungen in der Lunge unter Anwendung der Kieler Klassifikation der malignen Lymphome waren 21 (58%) von 36 Fällen in die Gruppe der LP-Immunozytome einzuordnen (L'HOSTE et al. 1984), 28% in die Gruppe zentroblastisch-zentrozytisch und nur 14% in die Gruppen zentroblastisch oder immunoblastisch. Ein Drittel der bei der histologischen Nachuntersuchung als LP-Immunozytome eingeordneten Fälle waren ursprünglich als Pseudolymphome eingeordnet. Mit hierfür verantwortlich ist der benigne klinische Verlauf und die hohen Überlebensraten beim primären LP-Immunozytom (Tabelle 304, 304a) mit einer Überlebensrate nach 10 Jahren von etwa 80% bei einer Rezidivrate von 33%, wobei das erste Rezidiv

Tabelle 304. Non-Hodgkin-Lymphome der Lunge (siehe auch Tab. 304a)

Autor	Fälle	Verlauf
LE TOURNEAU et al. (1983) (1967–1980)	15 Fälle, 14 davon mit niedrigem Malignitätsgrad (6 cc-cb, 6 LP Immunozytom, 1 lymphozytär)	keiner am Tumor verstorben
	1 immunoblastär	nach 1 Jahr am Lymphom verstorben
	diverse Therapie, im Falle lokalisierten Tumors nur Operation	
MARCHEFSKY et al. (1983)	11 eigene Fälle (1962–1981)	alle symptomfrei
	6 Pseudolymphome (5 Lobektomie, 1 Lobektomie + ChT)	
	5 maligne Lymphome (3 nur Operation, 2 Operation + ChT)	1 interkurrent tumorfrei verstorben 4 symptomfrei am Leben keine Rezidive
Literatur (1948–1981)	51 Fälle auf Lunge lokalisiert (32 nur Operation, 19 diverse Kombinationen von Operation, RT, ChT)	2 lokale Rezidive 1 verstorben an lokaler Progredienz 1 an abdominal nodaler Progresion verstorben 1 verstorben an viszeraler Dissemination
	83 mit Befall anderer thorakaler Organe oder Ausdehung „not clearly defined"	35 Rezidive (thorakal und anderswo)
	33 Pseudolymphome	5 zeigten später maligne Lymphome in anderen Organen oder eine CLL

(Histologisch keine eindeutigen Kriterien zur Unterscheidung von Fällen mit späterer Progression von permanent symptomfreien Patienten gefunden. Prognostisch wichtiger war die Ausdehnung: falls nur Lunge ohne Hiluslymphknoten betroffen, soll die alleinige Resektion ausreichend sein.)

Tabelle 304a. Serie des Memorial Sloan-Kettering Cancer Center mit 36 Fällen primärer NHL der Lunge (1949–1982, L'Hoste et al. 1984). Kieler Klassifikation. III/IV und Fälle mit Mediastinalbefall ohne „bulk of disease in the lung") ausgeschlossen

Histologie (Anzahl) (% aller Fälle)	Rezidive				Überlebensrate 10 Jahre
	Symptomfrei	Lungenrezidiv oder Persistenz	„Distant"-Rezidiv	Lungen- und „distant"-Rezidiv	
LP-Immunozytom[b] (21: 58%)	13[a]	2	3	3	ca. 80%
cb-cc (10: 28%)	5[c]	1	1	3	ca. 45%
cb (polym.) + imm. (5: 14%)	0	4	0	1	ca. 45%

[a] 8 nur Resektion, 3 Resektion + ChT oder RT, 1 Biopsie + ChT, 1?
[b] Auftreten der Rezidive nach 38–106 Monaten, im Mittel nach 69 Monaten. 18 der 21 LP-Immunozytome hatten ein Stadium IE im Unterschied zu 9/15 der anderen Typen
[c] Alle hatten nach der Resektion eine Nachbehandlung: ChT, RT oder beides

nicht vor Ablauf von 38 Monaten nach Erstdiagnose aufgetreten war. Im Gegensatz hierzu war die Überlebensrate über 10 Jahre in allen anderen Gruppen zusammen nur etwa 45%. Alle Patienten mit dem Typ zentroblastisch oder immunoblastisch rezidivierten in der Studie von L'Hoste et al. 1984. Die Therapie dieser Fälle war sehr unterschiedlich mit einer Dominanz der lokalen Tumorresektion und in fortgeschritteneren Fällen zusätzlich Radiotherapie oder Chemotherapie nach verschiedensten Methoden.

In der Untersuchung von Freeman et al. 1972 betrug die relative Überlebensrate über 5 Jahre bei 53 Fällen primärer NHL der Lunge 57% (Lymphosarkom 64%, Retikulosarkom 15%, andere Typen 21%).

Marchefsky et al. (1983) haben in einer Analyse der englischen Literatur 1948–1981 134 Fälle mit primärem Lymphom der Lunge registriert. Bei 51 war die Erkrankung auf die Lunge limitiert und die mediastinalen Lymphknoten mikroskopisch tumorfrei. 32 dieser Patienten hatten nur eine chirurgische Resektion: in zwei Fällen sind Lokalrezidive aufgetreten, die auf Radiotherapie wieder verschwunden sind (symptomfrei 11 Jahre und 13 Jahre nach Therapie) und in einem Fall ist 10 Monate nach Resektion der pulmonalen Manifestation ein abdominales Lymphom aufgetreten, an dem der Patient verstorben ist. 19 Patienten hatten eine kombinierte Behandlung mit Resektion, Radiotherapie und/oder Chemotherapie: bei einem Patient ist 7 Jahre später ein viszerales Lymphom aufgetreten und bei einem zweiten Patienten manifestierten sich 5 Jahre nach Primärdiagnose progressive intrathorakale Lymphomherde. Bei den übrigen 83 Patienten zeigte sich bereits zur Zeit der Primärdiagnose eine Ausdehnung der Erkrankung auf mediastinale Lymphknoten, Perikard, Thoraxwand und/oder Mediastinum. 35 (64%) zeigten später eine Progression der Erkrankung. Unter 33 Fällen mit Pseudolymphom (1963–1981) zeigten lediglich 5 später eine Progression mit Lymphomen in anderen Organen und einer chronischen lymphatischen Leukämie. Ein Teil dieser Fälle dürfte auf Grund der Angaben von L'Hoste et al. (1984) als LP-Immunozytome einzuordnen sein.

Nach den Untersuchungen von Marchefsky war in den Fällen mit isoliertem Lungenbefall durch lymphozytäre Knoten histologisch und auch unter Anwendung immunologischer Untersuchungen nicht zu unterscheiden, ob es sich um benigne reaktive Infiltrationen oder maligne Lymphome handelte.

Im Falle eines histologisch nicht eindeutig zu charakterisierenden lymphozytären Herdes oder eines LP-Immunozytomes mit Beschränkung des Befalls auf die Lungen ist therapeutisch nach den o.g. Erfahrungen eine lokale Behandlung, z.B. Resektion ausreichend. Neben den bereits weiter oben aufgeführten Untersuchungen zur Stadienabklärung der NHL ist die Exploration der hilären und mediastinalen Lymphknoten wichtig. Bei Befall von Hiluslymphknoten und/oder mediastinalen Lymphknoten, Pleurabefall, Thoraxwandbefall u.ä. ist immer von einem malignen Lymphom auszugehen. Bei zentroblastären und immunoblastären NHL der Lunge ist nach den Erfahrungen von L'HOSTE et al. 1984 auch thorakal eine aggressive Behandlung erforderlich (4 von 5 Rezidiven nur thorakal, das 5. Rezidiv thorakal und extrathorakal). Zur Resektion sollte deshalb eine Chemotherapie und zusätzlich eine Radiotherapie gegeben werden (lokal, hilär, mediastinal). Bei den Gruppen zentrozytisch-zentroblastisch wird das gleiche Vorgehen empfohlen wie für andere Lokalisationen dieser Typen im Stadium I/II, d.h. großvolumige Radiotherapie bei klinischer Stadieneinteilung.

IX. Mycosis fungoides (MF)

1. Natur der Erkrankung, Stadieneinteilung

Die MF ist nach überwiegender Auffassung ein malignes Lymphom der T-Helfer-Zellen, die sich durch einen besonderen Dermatotropismus auszeichnen (LUTZNER et al. 1975; BRODER u. BUNN 1980). Im Ablauf dieser chronisch progredienten Erkrankung werden drei Stadien unterschieden:

I. Erythemstadium mit ekzematösen Effloreszenzen. In diesem Stadium kann die Diagnose histologisch meist nicht gestellt werden. Nach Monaten bis vielen Jahren geht dieses Stadium über in das

II. Stadium der Plaques und tiefen Infiltrate mit eindeutiger Histologie; danach erfolgt der Übergang in das

III. Tumorstadium mit Hauttumoren und manifester systemischer Ausbreitung.

Weitere Verlaufsformen sind: die Erythrodermie und das Sézary-Syndrom, die leukämische Verlaufsform der Mycosis fungoides, bei der sich Erythrodermie, Lymphadenopathie und mehr als 5% MF-Zellen im peripheren Blut finden.

2. Ausbreitung, befallene Regionen

Die Frequenz, mit der palpatorisch vergrößerte Lymphknoten gefunden werden, beträgt im Stadium mit limitierten Plaques (bis etwa 25% der Hautoberfläche betroffen) 17%, im Stadium mit Hauttumoren 56% und im Stadium mit generalisierter Erythrodermie 79%

Tabelle 305. TNM-Klassifikation der kutanen T-Zell-Lymphome, Mycosis fungoides Cooperative Group. (Nach BRODER u. BUNN 1980)

T0	klinisch und/oder histologisch suspekte Veränderungen	N2	klinisch nicht veränderte Lymphknoten, histologisch positiv für MF
T1	„limited plaques", „papules oder ekzematöse Flecken" über weniger als 10% der Haut	N3	klinisch und histologisch positiv
T2	generalisierte Plaques, Papeln oder erythematöse Flecken über mehr als 10% der Haut	B (Blut)	
		B0	keine atypischen Zellen im peripheren Blut
T3	Tumoren (ab 1 cm)	B1	atypische Zellen im peripheren Blut (ab 5%)
T4	generalisiertes (exfoliatives) Erythroderma	M (visceral)	
N0	keine klinisch veränderten Lymphknoten, negative Histologie	M0	keine viszeralen Organe befallen
N1	klinisch veränderte Lymphknoten, negative Histologie für MF	M1	(histologisch nachgewiesener) Befall viszeraler Organe

(BRODER u. BUNN 1980). Die konventionelle histologische Untersuchung der vergrößerten Lymphknoten, besonders im Stadium mit Plaques, ergibt oft keine eindeutigen Befunde einer malignen neoplastischen Infiltration, während detaillierte Studien mit elektronenmikroskopischen, zytogenetischen und immunologischen Techniken in über 90% Befunde im Sinne eines Befalls durch das Lymphom ergeben haben (HUBERMANN et al. 1979). Im Tumorstadium zeigt auch die konventionelle histologische Untersuchung der vergrößerten Lymphknoten meist einen eindeutigen Befall.

Mit Anwendung konventioneller Untersuchungstechniken sollen in etwa 25% der Patienten im Stadium mit Plaques und Tumoren Tumorzellen im peripheren Blut (Sézary-Zellen) zu finden sein. Im Stadium mit generalisierter Erythrodermie findet man in 70–100% Tumorzellen im peripheren Blut mit konventioneller Technik. Mit Spezialuntersuchungen (zytogenetische, Elektronenmikroskopie und T-Zell-zytologische Untersuchungen) wurden in etwa 65% der Patienten mit den Stadien Plaques oder Tumoren sowie in 100% der Patienten mit generalisierter Erythrodermie Tumorzellen im peripheren Blut nachgewiesen (BRODER u. BUNN 1980). In einer Untersuchung des NCI hatten alle Patienten mit Tumorzellen im Blut auch eine Lymphadenopathie und alle Patienten mit viszeralem Befall hatten sowohl Lymphadenopathie wie Tumorzellen im peripheren Blut (BUNN et al. 1980).

Autoptisch findet man bei den meisten Fällen Befall der viszeralen Organe (u.a. Leber, Milz und Lunge). Bei Manifestation viszeralen Organbefalls beträgt die Überlebenszeit im Median nur noch etwa 6 Monate (BRODER u. BUNN 1980). Im NCI (BUNN et al. 1980) wurden 49 Patienten mit detaillierten Untersuchungen abgeklärt (ohne Laparotomie) und folgende Häufigkeit extrakutanen Befalls gefunden: bei 3 von 5 im Stadium mit limitierten Plaques, bei 14 von 16 mit generalisierten Plaques, bei 8 von 10 mit Hauttumoren und bei allen 18 mit generalisierter Erythrodermie. Nach dieser Untersuchung ist somit eine Dissemination bereits zur Zeit der histologisch eindeutigen Diagnose häufig und oft asymptomatisch. Diese Dissemination wird im Zusammenhang mit der normalen Zirkulation und Affinität der T-Zellen gesehen (mit einer speziellen Affinität zur Haut und relativer Aussparung des Knochenmarks im Gegensatz zu den B-Zell-Lymphomen).

Von der amerikanischen Mycosis fungoides Cooperative Group wurde eine TNM-Klassifikation der MF aufgestellt, die in der Tabelle 305 aufgeführt ist.

3. Übersicht über Überlebensraten

In der Abb. 67 ist eine Übersicht über die Überlebensraten in verschiedenen Stadien der MF aufgeführt. Es handelt sich um Daten verschiedener amerikanischer Zentren im Rahmen einer Untersuchung der Mycosis fungoides Cooperative Group. Danach betragen die Überlebensraten über 5 Jahre im Stadium mit limitierten Plaques etwa 90%, mit generalisierten Plaques etwa 70%, im Tumorstadium, sowie bei einer generalisierten Erythrodermie, etwa 35%.

4. Therapie unter spezieller Berücksichtigung der Ganz-Haut-Bestrahlung mit schnellen Elektronen

Therapeutisch kommen folgende Methoden zum Einsatz: Für die Behandlung der Hautmanifestationen die Ganz-Haut-Elektronenbestrahlung, die lokale Chemotherapie mit N-Lost und die Fotochemotherapie mit 8-Methoxy-psoralen und UV-Strahlen (PUVA). Für die Behandlung der Lymphadenopathie werden neben einer systemischen Chemotherapie auch eine totale nodale Radiotherapie (z.B. HOPPE et al. 1979a, b) eingesetzt. Zur Behandlung des systemischen Befalls werden diverse Polychemotherapie-Schemata eingesetzt, die allerdings nach dem derzeitigen Stand nur palliativen Charakter haben. Für die Behandlung

Tabelle 306. Daten zur Ganz-Haut-Elektronenbestrahlung aus Stanford (HOPPE et al. 1979b). 140 Patienten mit mindestens 20 Gy Gesamtdosis (1966–1977)

Stadium	Komplette Remission (CR)	Überlebensrate
Alle limited plaques (unter 25% der Oberfläche)	96%	96% 9 Jahre (42% symptomfrei)
Generalisierte Plaques, Varianten erythematöser Läsionen	58%	ca. 70% 6 Jahre, ca. 50% 10 Jahre (ca. 30% symptomfrei 5 Jahre)
Generalisierte Plaques		
≥30 Gy (44)		ca. 90% 5 Jahre
20–29,9 Gy (23)		ca. 50% 5 Jahre
Hauttumoren +/− dermatopathische Lymphadenitis	72%	ca. 40% 6 Jahre, ca. 28% 10 Jahre, keiner symptomfrei nach 2 Jahren
Lymphknotenbefall		ca. 40% nach 5 Jahren, keiner symptomfrei
Viszeraler Befall		0 nach 7 Jahren
Überlebensrate der Gruppe mit kompletter Remission: 63% nach 10 Jahren		
Überlebensrate der Gruppe ohne komplette Remission: alle nach 0,4 bis 6,5 Jahren verstorben		
z.Z. Studie mit RT v/s RT gefolgt von NH_2 bei Frühstadien:	CR 84% Median der CR-Dauer: 16 Monate	Überleben 65% 5 Jahre, Median ca. 9 Jahre

der frühen Stadien mit klinisch auf die Haut beschränktem Befall ist derzeit die Ganz-Haut-Elektronenbestrahlung die wirksamste Therapie (zur Methodik und Dosierung s. Abschnitt A.X.). Die Ergebnisse der Ganz-Haut-Elektronenbestrahlung der Stanford University (HOPPE et al. 1979b) sind in der Tabelle 306 aufgeführt. In Frühstadien beträgt die Frequenz der kompletten Remission über 90% mit Überlebensraten nach 6 Jahren um 70–95%, wobei nach dieser Zeit noch etwa 30 bis etwas über 40% sich in voller Remission befinden. Im Stadium mit Hauttumoren und/oder Lymphadenopathie ohne histologischen Nachweis von Lymphknotenbefall findet sich trotz einer kompletten Remissionsrate von etwas über 70% eine hohe Rezidivrate und nach Ablauf von zwei Jahren ist keiner dieser Patienten mehr symptomfrei.

Auch wenn die Frage nach einer definitiven Heilung der Patienten mit kompletter Remission nach Ganz-Haut-Bestrahlung im Frühstadium noch nicht definitiv beantwortbar ist, ist für diese Patienten eine Therapie mit dem Ziel einer kompletten Remission wünschenswert (Mycosis fungoides Cooperative Group, MINNA et al. 1979).

a) Nebenwirkungen der Ganz-Haut-Bestrahlung

Während der ersten zwei Wochen der Ganz-Haut-Bestrahlung kann es zur Exazerbation der Hautläsion kommen. Die Bestrahlung soll in diesen Fällen nicht unterbrochen werden. Bei Erreichen einer Dosis von 30 Gy kommt es zu einem Erythem, manche Patienten zeigen auch ein Hautödem im Bereich der unteren Extremitäten oder auch generalisiert. Diese Reaktion klingt im Verlauf weniger Tage Bestrahlungsunterbrechung ab. Gelegentlich ist die topische Applikation von Steroiden empfehlenswert, selten auch die Applikation von Diuretika. Extrem empfindlich gegen die Bestrahlung sollen Patienten mit generalisierter Erythrodermie sein (HOPPE et al. 1979): bei diesen Patienten empfiehlt sich die Bestrahlung

Tabelle 307. Resultate topischer Therapie kutanter T-Zell-Lymphome (VONDERHEID et al. 1979)

Therapie	Anzahl Patienten	% kompl. Remission (CR)	Median der CR (Monate)	3 Jahre symptomfrei (%)	5 Jahre überleben (%)	Überleben (Schätzwert für Median)
Topische HN_2 [a]	243 [a]	64	18+	13	68	8
Elektronenbestrahlung	140	84	16	20	65	9
PUVA	91	62	[b]	[c]	[c]	[c]

[a] Viele Patienten dieser Studie hatten noch andere Therapien
[b] nicht berichtet
[c] zu früh

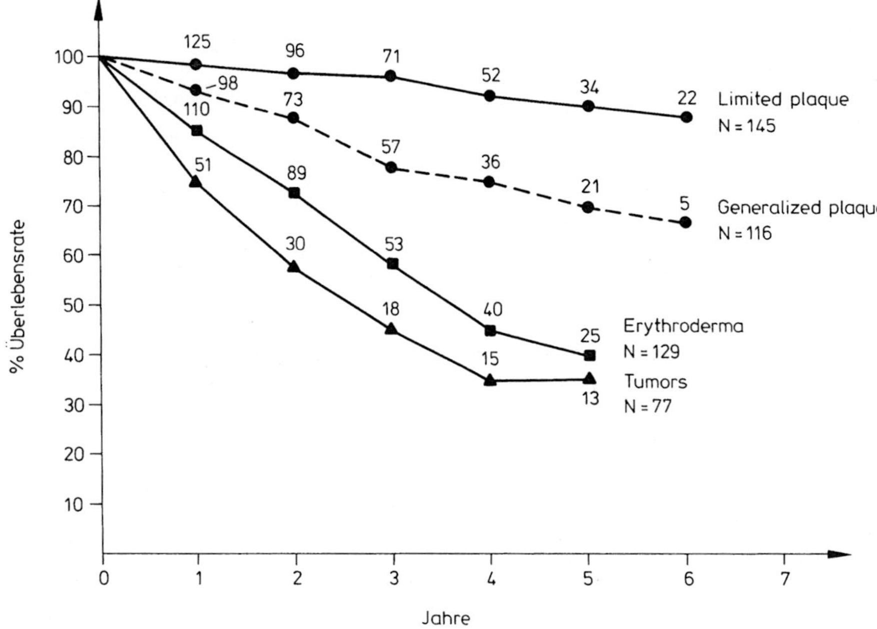

Abb. 67. Überlebensraten von Patienten mit kutanen T-Zellymphomen. Daten der Temple University, Stanford University, dem NCI und der Mycosis Fungoides Cooperative Group. (Nach BRODER u. BUNN 1980)

mit kleineren Einzeldosen. Praktisch alle Patienten entwickeln eine starke Trockenheit der Haut und eine Epilation am Ende der Behandlung. Die Epilation kann reversibel oder irreversibel sein, je nach Eindringtiefe der Elektronen (bei Anwendung der Stanford-Technik soll sie reversibel sein, HOPPE et al. 1979b). Bei den meisten Patienten kommt es auch zu einem Ausfall der Nägel, die aber einige Monate nach Ende der Therapie wieder regenerieren. Auch die Schweißdrüsenfunktion soll sich im Verlauf von 6–9 Monaten wieder erholen. Aktinische Spätveränderungen der Haut sind ungewöhnlich. Diese Veränderungen finden sich bei wiederholten Bestrahlungsserien sowie bei einer Bestrahlung nach vorausgegangener längerfristiger topischer Anwendung von Chemotherapie. Die Anwendung topischer Chemotherapie wie auch systemischer Chemotherapie nach vorausgegangenen Ganzhautbestrahlung mit Elektronen soll gut verträglich sein (HOPPE et al. 1979b; BRODER u. BUNN 1980).

Die örtliche Behandlung mit N-Lost hat einen guten palliativen Effekt, dürfte aber kaum kurativ sein (BRODER u. BUNN 1980). Von VONDERHEID et al. (1979) (Tabelle 307) wird die Behandlung aufgrund eines Vergleichs publizierter Ergebnisse als gleichwertig der Elektronenbestrahlung der ganzen Haut beurteilt. Auch die Behandlung mit PUVA hat einen guten

Tabelle 308. Vorläufige Ergebnisse der Kombinationstherapie bei Mycosis fungoides/Sézary Syndrom. (Nach BRODER u. BUNN 1980).

Therapie	Anzahl Fälle	% symptomfrei	% am Leben[a]
Fälle mit kutanen Plaques			
Elektronenbestrahlung (HOPPE et al. 1979)	89	40	85
Elektronenbestrahlung plus HN_2 (BUNN et al. 1979)	14	83	93
Fälle mit Befall von Lymphknoten, visceralen Organen oder Hauttumoren			
Elektronenbestrahlung (HOPPE et al. 1979)	51	4	50
Elektronenbestrahlung plus VAB-CMP[b] (BUNN et al. 1979)	25	10	70
Elektronenbestrahlung plus MOPP (GRIEM et al. 1979)	15	67	100

[a] nach 3 Jahren
[b] Vinblastin, Doxorubicin, Bleomycin, Cyclophosphamid, Methotrexate Prednison

palliativen Effekt (auch bei Patienten nach Versagen von N-Lost sowie der Bestrahlung). Es fehlen aber noch ausreichende Langzeitbeobachtungen zur endgültigen Beurteilung. Hinsichtlich der Symptomenfreiheit über 3 Jahre und länger soll die Bestrahlung bisher den besten Effekt gezeigt haben (BRODER u. BUNN 1980; MINNA et al. 1979) (Tabelle 307).

b) Therapieversuche mit Kombination von Ganz-Haut-Bestrahlung und Chemotherapie sowie totale nodale Bestrahlung

Zur Zeit werden einige Studien über die kombinierte Therapie mit Bestrahlung und lokaler sowie systemischer Chemotherapie durchgeführt, wobei neben der Ganz-Haut-Bestrahlung von einzelnen Gruppen auch eine totale nodale Bestrahlung beim Vorliegen einer Lymphadenopathie appliziert wird (HOPPE et al. 1979b; BUNN et al. 1979; GRIEM et al. 1979). Die Beobachtungsperiode dieser Gruppen ist noch zu kurz für eine weitergehende Beurteilung. Die Frühergebnisse sind in der Tabelle 308 aufgeführt. Hinsichtlich der akuten und mittelfristigen Nebenwirkungen wird diese Kombinationstherapie als gut durchführbar geschildert.

X. Maligne Lymphome der Haut ohne Mycosis fungoides

1. Schwierigkeiten der histologischen Abgrenzung

Die histologische Diagnose eines malignen Lymphoms der Haut bei Fällen, die keine extrakutanen Manifestationen aufweisen, wird als schwierig geschildert (EVANS et al. 1979; BURKE et al. 1981; LONG et al. 1976). Einerseits bestehen Schwierigkeiten bei der Abgrenzung maligner Lymphome von gutartigen reaktiven lymphozytären Infiltraten und andererseits soll die histologische sowie zytologische Aufteilung in verschiedene Untergruppen der NHL schwierig sein. In einer Nachuntersuchung von EVANS et al. (1979) über 57 Fälle, die 1950/1972 unter der Diagnose eines malignen Hautlymphoms eingeordnet waren, wurden aufgrund des Verlaufes (keine extrakutane Dissemination) und neuer histologischer Beurteilungskriterien 22 als benigne lymphomatöse Hautläsionen eingestuft (es läßt sich natürlich nicht ausschließen, daß auch Fälle ohne Dissemination in die Gruppe der malignen Lymphome einzuordnen sind). Es wurde gefunden, daß 10 der 22 aufgrund des Verlaufes als

Tabelle 309. Histologische Klassifikation kutaner maligner NHL (BURKE et al. 1981) ohne Mycosis fungoides

Gruppe (Rappaport)	Anzahl Fälle[a]
Nodulär	
Lymphozytär, wenig differenziert	2
Gemischtzellig	4
Diffus	
Lymphozytär, gut differenziert	3
Lymphozytär, wenig differenziert	3
Gemischtzellig	5
Histiozytär	22
Undifferenziert	5
Lymphoblastär	6
Total	50

[a] Aus der Gesamtgruppe von 125 Fällen 1960–1977: Ausschluß von 64 Fällen (37: vorausgehende Diagnose extrakutaner Herde, 22: andere Diagnosen, 5: technische Artefakte)

Tabelle 310. Ausbreitung der Erkrankung zur Zeit der Diagnose bei 37 Fällen, bei denen klinisch ein NHL mit primärem Hautbefall gefunden wurde (BURKE et al. 1981)

Palpable Lymphknotenvergrößerung	14/37	38%
Splenomegalie	1/37	3%
Lymphadenopathie auf Thorax-Übersicht	3/37	8%
Pathologisches Lymphangiogramm	8/20	40%
Positive Knochenmarkbiopsie	5/25	20%
Positive Lymphknotenbiopsie	3/5	
Positive explorative Laparotomie	1/5	
Positiver Liquor cerebrospinalis	1/2	
auf Haut limitiert	extrakutane Manifestationen	
15/37	22/37	

benigne Lymphome eingestuften Fälle histologisch Bilder wie die maligner Lymphome mit späterer Dissemination zeigten. Auch im klinisch-makroskopischen Bereich waren oft keine entscheidenden Unterschiede zu erkennen.

Die Überlebensraten und die Frequenzen der extrakutanen Dissemination in diversen publizierten Statistiken sind unterschiedlich. Dies ist im wesentlichen mit den unterschiedlichen histologischen und klinischen Auswahlkriterien zu erklären.

Das mittlere Alter der Patienten mit malignem Lymphom der Haut liegt zwischen 50 und 64 Jahren (BURKE et al. 1981; REIBEIRO 1972; LONG et al. 1976). In 44% der Fälle der Stanford University (BURKE et al. 1981) waren die Lymphome im Bereich des Kopfes und Halses lokalisiert. Auch in der Serie von LONG et al. (1976) war häufig die Kopf/Hals-Region betroffen.

Die histologische Unterteilung nach RAPPAPORT der Serie von BURKE et al. (1981) zeigte in 12% Lymphome vom nodulären lymphozytären bzw. gemischtzelligen Typ (Tabelle 309). 44% der Lymphome gehörten zum diffus-histiozytären Typ (s. Tabelle 309).

In der Tabelle 310 ist die Ausdehnung der Erkrankung z.Z. der Diagnose in der Serie von BURKE et al. (1981) aufgeführt. In Statistiken einiger anderer Autoren sind Fälle mit nachweisbarem extrakutanem Befall meist nicht mehr in Fälle mit primärem malignem Lymphom der Haut eingeschlossen. Dies läßt die Forderung unterstreichen, daß Patienten mit dem klinischen Bild eines primären Hautlymphoms eine analoge detaillierte Abklärung auf weitere Herde erfordern wie bei einem Lymphom anderer Lokalisation.

2. Klinischer Verlauf und Therapie

Die publizierten Erfahrungen über den klinischen Verlauf bei malignen Lymphomen der Haut sind sehr unterschiedlich. In der Sammelstatistik von FREEMAN et al. (1972) haben von der Gesamtgruppe 70% 5 Jahre und 64% 10 Jahre überlebt (relative Überlebensrate). In der Serie von REIBEIRO (1972) ist keiner von 16 Patienten mit lokalisiertem Hautlymphom am Tumor verstorben, während 14 von 15 mit ausgedehnterem Hautbefall (Befall mehrerer Regionen) an einer Dissemination des Tumorleidens verstorben sind. Demgegenüber haben in der Serie von LONG et al. (1976) nur 12% (3 Fälle) symptomfrei überlebt. Die unterschiedlichen Ergebnisse sind sehr wahrscheinlich auf die unterschiedliche histologische Beurteilung sowie unterschiedliche Einordnung in Gruppen mit primärem Lymphom der Haut bzw. primär extrakutanem Lymphom mit Dissemination auch in die Haut zurückzuführen.

In den Tabellen 311 und 312 sind die Ergebnisse der Serie aus Stanford aufgeführt. Von den Fällen mit nodulären und lymphozytären Lymphomen haben 70% 5 Jahre symptomfrei überlebt, von den Patienten mit den Gruppen DM, DH oder DU hingegen nur 19%. Von der Gesamtgruppe der Fälle mit auf die Haut limitiertem Befund waren zu Zeit der Analyse 73% am Leben, von den Fällen, die zusätzlich extranodale Herde zeigten, hingegen nur 41%. Unter den Rezidivmanifestationen (Tabelle 310) fand sich bei den primär auf die Haut limitierten Stadien wiederum vornehmlich die Haut als Rezidivort. Daneben findet sich auch analog dem Verhalten anderer maligner Lymphome eine diffuse Dissemination.

Therapie: Der lokale Befund ist meist problemlos mit einer lokalen Radiotherapie üblicher Dosierung zu beherrschen. Bezüglich der Therapie wird von BURKE et al. (1981) ein

Tabelle 311. Überlebensraten von Patienten mit primärer NHL der Haut (BURKE et al. 1981 (1960–1977), diverse Therapien)

Patientengruppe	Anzahl Fälle	% über leben	Symptom-frei	Zeit (Jahre)
Noduläre und lymphozytäre	10	88	70	5
DM, DH, DN	27	30	19	5
Nur Hautbefall	15	ca. 65	44	5
Haut und extrakutane Herde	22	ca. 40	23	5
		Am Leben	Nachbeobachtung (Median, Monate)	
Auf Haut limitiert		11/15 (73%)	6–115 Monate (45)	
Extrakutane Herde		9/22 (41%)	6–57 Monate (34)	
		Verstorben	Nachbeobachtung (Median)	
Auf Haut limitiert		4/15 (27%)	1–57 Monate (10)	
Extrakutane Herde		13/22 (59%)	2–30 Monate (10)	

Tabelle 312. Rezidivlokalisation kutaner NHL (BURKE et al. 1981)

Rezidivorte	Auf Haut limitiert	Haut und extrakutane Herde
Total Fälle	15	22[a]
Haut (meist entfernt vom Primärherd)	5	1
Knochenmark	3	2
ZNS	2	–
Lymphknoten	1	–
Nasopharynx	1	–
Knochen	1	1
Leber	–	1
Mamma	–	1

[a] 11 von diesen hatten nie eine komplette Remission

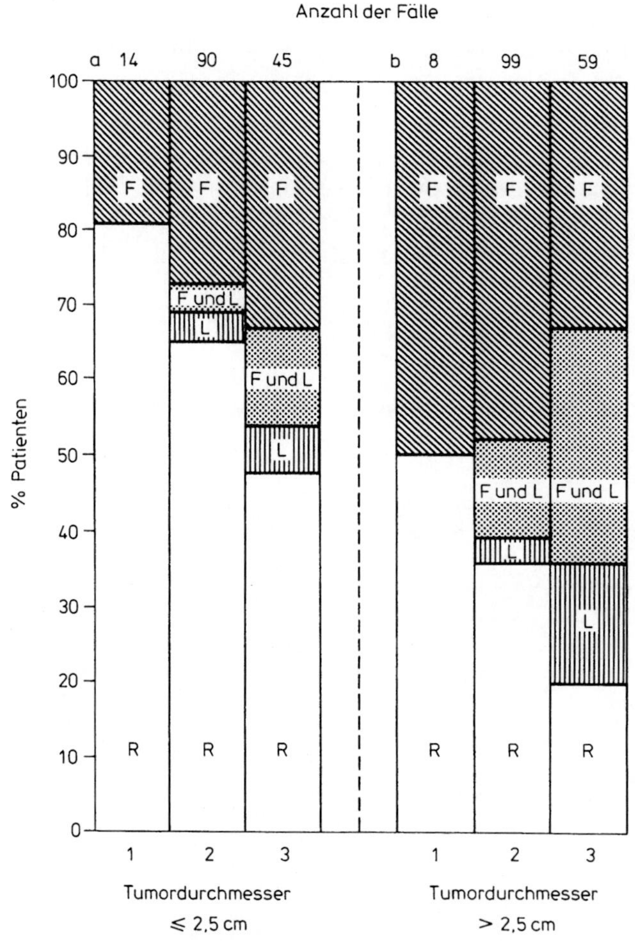

Abb. 68. Rezidivmuster nach lokoregionaler kurativer Radiotherapie bei Patienten mit NHL der Gruppe DH (RAPPAPORT). Small bulk: bis 2,5 cm Herddurchmesser. Stadium I/IIA (meist CS). (Nach BUSH u. GOSPODAROWICZ 1982). 1: DLWD, DLID. 2: NLPD, DLPD, MC, NH. 3: DH

der histologischen Untergruppe angepaßtes Vorgehen empfohlen, analog dem Vorgehen bei NHL extrakutaner Lokalisation. Bei einem NHL der Gruppe niedrig maligne bzw. nodulär-lymphozytär und nodulär-gemischtzellig nach RAPPAPORT und isoliertem sowie lokalisiertem Hautbefall ist eine lokale Radiotherapie als alleinige Maßnahme vertretbar. Für Fälle der Gruppen diffus-gemischtzellig sowie diffus-histiozytär nach RAPPAPORT bzw. diffus gemischtzellig, diffus-großzellig sowie immunoblastär nach der WF ist eine systemische Therapie indiziert, die generell (besonders bei größeren Tumoren) oder je nach Ansprechen durch eine lokale Radiotherapie zu ergänzen ist. Für die seltenen Fälle mit undifferenzierten und lymphoblastären Lymphomen steht die Chemotherapie ganz im Vordergrund, wobei auch eine ZNS-Prophylaxe indiziert ist (BURKE et al. 1981).

Literatur

Abeloff MD, Lenhard RE (1974) Clinical management of ureteral obstruction secondary to malignant lymphoma. Hopkins Med J 134:34–42

Abrahamsen AF, Host H (1981) Mantle field irradiation for stages I and II Hodgkin's diesease. Scand J Haematol 26:306–310

Abt AB, Kirschner RH, Bellivean RE, O'Connel MJ, Sklansky BD, Greene WH, Wiernik PH (1974) Hepatic pathology associated with Hodgkin's disease. Cancer 33:1564–1571

Acker B, Hoppe RT, Colby TV, Cox RS, Kaplan HS, Rosenberg SA (1983) Histologic conversion in the non-Hodgkin's lymphoma. J Clin Oncol 1:11–16

Adam YG, Farr HW (1971) Primary orbital tumors. Am J Surg 122:726–731

Agarval SK, Marks RD, Constable WC (1972) Adjacent field separation for homogenous dosage at a given depth: data for the 8 MV (Mevatron 8) linear accelerator. Am J Roentgenol 114:623–630

Agarval SK, Walkley J, Scheele RV, Normansell A (1977) A method for dosimetry for irregularly shaped fields. Int J Radiat Oncol Biol Phys 2:199–203

Ahlstrom S, Lindgren M, Olivecrona H (1965) Radiologic treatment of orbital lymphomas. Acta Radiol (Ther) 3:441–448

Aisenberg AC, Qazi R (1974) Abdominal involvement at the onset of Hodgkin's disease. Am J Med 57:870–874

Alderson MR, Jackson SM (1971) Long term follow up of patients with menorrhagia treated by irradiation. Br J Radiol 44:295–298

Anderson KC, Leonard RCF, Canellos GP, Skarin AT, Kaplan WD (1983) High dose gallium imaging in lymphoma. Am J Med 75:327–331

Anderson KC, Skarin AT, Rosenthal DS, MacIntyre JM, Pinkus GS, Case DC, Leonard RCF, Canellos GP (1984) Combination chemotherapy for advanced non-Hodgkin's lymphomas other than diffuse histiocytic or undifferentiated histologies. Cancer Treat Rep 68:1343–1350

Anderson T, Bender RA, Fisher RI, DeVita VT, Chabner BA, Berard CW, Norton L, Young RC (1977) Combination chemotherapy in non-Hodgkin's lymphoma: results of long term follow up. Cancer Treat Rep 61:1057–1066

Andrassy RJ, Haff RC (1977) Laparotomy for staging of Hodgkin's and non-Hodgkin's lymphoma. Surg Gynecol Obstet 144:208–210

Andrieu JM, Ochoa-Molina ME (1983) Menstrual cycle, pregnancies and offspring before and after MOPP therapy for Hodgkin's disease. Cancer 52:435–438

Andrieu JM, Bayle-Weissgerber C, Bioron M, Clot Ph, Dana M, Briere F, Jacquillat CL, Katz M, Teillet F (1979) The chemotherapy-radiotherapy sequence in the management of Hodgkin's disease. Eur J Cancer 15:153–161

Andrieu JM, Montagnon B, Asselain B, Bayle-Weissgerber C, Chastang C, Teillet F, Bernard J (1980) Chemotherapy-Radiotherapy association in Hodgkin's disease, clinical stages IA, II_2A. Cancer 46:2126–2130

Andrieu JM, Casassus P, Coscas Y, Darmont J, Goubeau C, Katz M, Jacquillat C, Tricout G, Weil M (1982) Maladie de Hodgkin: traitement des stades cliniques $II_{3+}A$, IB, IIB, IIIA, IIIB par chimiotherapie courte (3 MOPP ou 3 CVPP), splenectomie et irradiation limitee. Bull Cancer (Paris) 69:321–329

Andrieu JM, Julien C, Casassus P, Cramer P, Jacquillat C, Weil M, Dana M (1983) MOPP plus irradiation for Hodgkin's disease, clinical stages (CS) IA to IIIB, 10 years later. ASCO Abstracts 1983, C-834

Andrieu JM, Coscas Y, Cramer P, Julien C, Weil M, Tricot G (1984) Combined modality therapy (radiotherapy plus chemotherapy) in Hodgkin's disease, CS IA to IIIB. II: Results of the H77 Trial (1977–1980). Second International Conference on Malignant Lymphoma. Lugano, 1984, Abstract 57

Applefield MM, Wiernik PH (1983) Cardiac disease

after radiation therapy for Hodgkin's disease. Analysis of 48 patients. Am J Cardiol 51:1679–1681

Applefield MM, Cole FJ, Pollock H, Sutton JF, Slawson RG, Singleton RT, Wiernik PH (1981) The late appearence of chronic pericardial disease in patients treated by radiotherapy for Hodgkin's disease. Ann Intern Med 94:338–341

Applefield MM, Slawson RG, Spicer KM, Singleton RT, Wesley MN, Wiernik PH (1982) Long-term cardiovascular evaluation of patients with Hodgkin's disease treated by thoracic mantle radiation therapy. Cancer Treat Rep 66:1003–1013

Armitage JO, Dick FR, Corder MP (1981) Diffuse histiocytic lymphoma after histologies conversion: a poor prognostic variant. Cancer Treat Rep 65:413–418

Armitage OJ, Dick FR, Corder MP, Gareau SC, Platz CE, Slymen DJ (1982) Predicting therapeutic outcome in patients with diffuse histiocytic lymphoma treated with cyclophosphamide, Adriamycin, Vincristine and prednisone (CHOP). Cancer 50:1695–1702

Arseneau JC, Canellos GP, Johnson R, DeVita VT (1977) Risk of new Cancers in patients with Hodgkin's disease. Cancer 40:1912–1916

Asbjörnsen G, Molne K, Klepp O, Aakvag A (1976) Testicular function after combination chemotherapy for Hodgkin's disease. Scand J Haematol 16:66–69

Ash P (1980) The influence of radiation on fertility in man. Br J Radiol 53:271–278

Austin-Seymour MM, Hoppe RT, Cox RS, Rosenberg SA, Kaplan HS (1984) Hodgkin's disease in patients over sixty years old. Ann Intern Med 100:13–18

Austin-Seymour MM, Donaldson SS, Egbert PR, McDougall IR, Kriss JP (1985) Radiotherapy of lymphoid diseaes of the orbit. Int J Radiat Oncol Biol Phys 11:371–379

Baccarini M, Bosi A, Papa G (1980) Second malignancy in patients treated for Hodgkin's disease. Cancer 46:1735–1740

Bacci G, Picci P, Bertoni F, Gherlinzoni F, Calderoni P, Campanacci M (1982) Primary Non-Hodgkin's lymphoma of bone: results in 15 patients treated by radiotherapy combined with systemic chemotherapy. Cancer Treat Rep 66: 1859–1862

Bacci G, Savini R, Calderoni P, Gnudi S, Minutillo A, Picci P (1982) Solitary plasmocytoma of the vertebral column: a report of 15 cases. Tumori 68:271–275

Bakemeier RF, Costello WG, Horton J, DeVita VT, Benett JM (1979) Chemoimmunotherapy of Hodgkin's disease. ASCO Abstracts 20:392

Bakri K, Shimaoka K, Rao U, Tsukada Y (1983) Adenosquamous carcinoma of the thyroid after radiotherapy for Hodgkin's disease. Cancer 52:465–470

Balasem AN, Barker CR (1984) Lymphocyte subpopulations in Hodgkins disease and non-Hodgkin's lymphoma and the effects of radiotherapy. Clin Radiol 35:353–357

Banfi A, Bonadonna G, Ricci SB, Milani F, Molinari R, Monfardini S, Zucali R (1972) Malignant lymphoma of Waldeyer's ring: natural history and survival after radiotherapy. Br Med J 3:140–143

Banfi A, Zanini M, Zucali R, Ricci SB, Lattuada A, Milani F, Rizzato R, Volterrani F (1982) Follow-up of pathological stage I and II A supradiaphragmatic Hodgkin's disease primarily treated with radiotherapy. Tumori 68:313–320

Barr LC, Glees JP, McElwain TJ, Peckham MJ, Gazet JC (1982) Postchemotherapy staging laparotomy in Hodgkin's disease. Br J Cancer 45:174–178

Bartels H, Schneider B, Feller AC (1984) Klinik und Therapie des anaplastischen T-Zonen-Lymphoms. Dtsch Med Wochenschr 109:1112–1116

Bartolucci A, Liu C, Durant JR, Gams RA (1983) Acute myelogenous leukemia as a second malignant neoplasm following the successfull treatment of advanced Hodgkin's disease. Cancer 52:2209–2213

Barton JH, Osborne BM, Butler JJ, Meoz RT, Kong J, Fuller LM, Sullivan JA (1984) Non-Hodgkin's lymphoma of the thyroid. A clinicopathologic study of 65 cases. Cancer 53:86–95

Bataille R, Sany J (1981) Solitary myeloma: clinical and prognostic features of a review of 114 cases. Cancer 48:845–851

Bearman RM, Pangalis GA, Rappaport H (1978) Hodkin's disease lymphocyte depletion type. A clinocopathologic study of 39 pateints. Cancer 41:293–302

Bedekian AY, Khankhanian N, Heilbrun LK, Valdivieso M (1980) Primary lymphomas and sarcomas of the stomach. South Med J 73:21–24

Begemann H (1975) Die Splenektomie bei Lymphogranulomatose Hodgkin-Kranken. Med Klin 70:591–598

Bender RA, Johnson BL, Norton L, Young RC (1977) Effect of prior radiotherapy on tolerance and response to chemotherapy in non-Hodgkin's lymphoma. Am J Haematol 2:113–122

Bennett JM, Lenhard RE, Ezdinli E, Johnson GJ, Carbone PP, Pocock S (1977) Chemotherapy of non-Hodgkin's lymphomas: Eastern Cooperative oncology group experience. Cancer Treat Rep 61:1079–1083

Berard CW, Thomas LB, Axtell LM, Kruse M, Newell G, Kagan R (1971) The relationship of histopathologic subtype to clinical stage of Hodgkin's disease at diagnosis. Cancer Res 31:1776–1785

Beretta G, Spinelli P, Rilke F, Tancini G, Canetta R, Gennari L, Bonadonna G (1976) Sequential laparosopy and laparotomy combined with bone marrow biopsy in staging Hodgkin's disease. Cancer Treat Rep 60:1231–1237

Berg JW (1967) The incidence of multiple primary cancers I. Development of further cancers in patients with lymphomas, leukaemias and myeloma. J Natl Cancer Inst (USA) 38:741–752

Bergsagel D, Basco V, Bush R, Gillies J, Israels L, Whitelaw M, Miller A (1980) Trial of MOPP alone versus MOPP and radiotherapy for advanced Hodgkin's disease. ASCO Abstracts 1980:570

Bergsagel DE, Alison RE, Bean HA, Brown TC, Bush RS, Clark RM, Chua D, Dewley G, DeBoer M, Gospodarowicz M, Hasselback R, Perreault D, Rideout DF (1982) Results of treating Hodgkin's disease without a policy of laparotomy staging. Cancer Treat Rep 66:717–731

Berry M, Simpson JW (1981) Radiation therapy in the management of primary malignant lymphoma of the brain. Int J Radiat Oncol Biol Phys 7:55–59

Best JK, Blackledge G, Forbes WS, Todd IDH, Eddleston B, Crowther D, Isherwood I (1978) Computed tomography of abdomen in staging and clinical management of lymphoma. Br Med J 4:1675–1677

Bieber MM, Kaplan HS, Stober S (1982) Polar lipod inhibitor of phytohemagglutinin mitogenesis in the sera of untreated patients with Hodgkin's disease. In: Rosenberg S, Kaplan H (eds) Malignant lymphomas. Academic Press, New York, pp 285–294

Birkhead BM, Dobbs CE, Beard FM, Tyson WJ, Fuller EA (1979) Assessment of renal function following irradiation of the intact spleen for Hodgkins disease. Radiology 130:473–475

Bitran JD, Kinzie J, Sweet DL, Variakojis D, Griem ML, Golomb HM, Miller JB, Oetzel N, Ultman JE (1977) Survival of patients with localized histiocytic lymphoma. Cancer 39:342–346

Bitran JD, Golomb HM, Ultman JE, Sweet DL, Lester EP, Stein R, Miller JB Moran EM, Kinneally AE, Vardiman JE, Kinzie J, Roth NO (1978) Non-Hodgkin's lymphoma, poorly differentiated lymphocytic and mixed cell types. Results of sequential staging procedures, response to therapy and survival of 100 patients. Cancer 42:88–95

Bjärngard BE, Chen TGY, Piontek RW, Svensson GK (1977) Analysis of dose distributions in whole body superficial electron therapy. Int J Radiat Oncol Biol Phys 2:319–324

Bjergard-Pedersen J, Larsen SO (1982) Incidence of acute nonlymphocytic preleukemia and acute myeloproliferative syndrome up to 10 years after treatment of Hodgkin's disease. N Engl J Med 307:965–971

Björkholm M, Wedelin C, Holm G, Ogenstad S, Johannson B, Mellstedt H (1982) Immune status of untreated patients with Hodgkin's disease and prognosis. Cancer Treat Rep 66:701–709

Blackledge G, Bush H, Dodge OG, Crowther D (1979) A study of gastrointestinal lymphoma. Clin Oncol 5:209–219

Blackledge G, Best IJK, Crowther D, Isherwood I (1980a) Computed tomography in the staging of patients with Hodgkin's disease. A report on 136 patients. Clin Radiol 31:143–147

Blackledge G, Bush H, Chang J, Crowther D, Deakin DP, Dodge OG, Garrett JV, Palmer M, Pearson D, Scarffe JH, Todd IDH, Wilkinson PH (1980b) Intensive combination chemotherapy with Vincristine, Adriamycin and Prednison (VAP) in the treatment of diffuse histology non-Hodgkin's lymphoma. Eur J Cancer 16:1439–1468

Blair TJ, Evans RG, Buskirk SJ, Banks PM, Earle JD (1985) Radiotherapeutic management of primary thyroid lymphoma. Int J Radiat Oncol Biol Phys 11:365–370

Bloomfield CD, Pajak TF, Glicksman AS, Gottlieb AJ, Coleman M, Nissen NI, Rafla S, Stutzman L, Vinciguerra V, Glidewell OJ, Holland JF (1982) Chemotherapy and combined modality therapy for Hodgkin's disease: a progress report on Cancer and Leukemia Group B studies. Cancer Treat Rep 66:835–846

Boag JW, Haybittle JL, Fowler JF, Emery EW (1971) The number of patients required in a clinical trial. Br J Radiol 44:122–125

Bonadonna G (1982) Chemotherapy strategies to improve the control of Hodgkin's disease. Cancer Res 42:4309–4320

Bonadonna G, Santoro A (1982) ABVD chemotherapy in the treatment of Hodgkin's disease. Cancer Treat Rev 9:21–35

Bonadonna G, Santoro A (1983) Drug selection in the treatment of Hodgkin's disease. Haematological Oncol 1:3–12

Bonadonna G, Pizzetti F, Musumeci R, Valagussa P, Banfi A, Veronesi U (1975a) Staging laparotomy in non-Hodgkin's lymphomata. Br J Cancer [Suppl II] 31:252–260

Bonadonna G, Lena M de, Lattuada A, Milani F, Monfardini S, Berette G (1975b) Combination chemotherapy and radiotherapy in non-Hodgkin's lymphomata. Br J Cancer [Suppl II] 31:481–488

Bonadonna G, Zucali R, Lena M de, Valagussa P (1977) Combined chemotherapy (MOPP or ABVD)-radiotherapy approach in advanced Hodgkin's disease. Cancer Treat Rep 61:769–777

Bonadonna G, Castellani R, Narduzzi C, Spinelli P, Rilke F (1978) Pathological staging in adult previously untreated non-Hodgkin's lymphomas. Recent Results Cancer Res 65:41–50

Bonadonna G, Santoro A, Bonfante V, Valagussa P (1982a) Cyclic delivery of MOPP and ABVD combinations in stage IV Hodgkin's disease. Rationale, background studies and recent results. Cancer Treat Rep 66:881–887

Bonadonna G, Lattuada A, Monfardini S, Bajetta E, Buzzoni R, Canetta R, Valagussa P, Banfi A (1982b) The role of combined radiotherapy and chemotherapy in the primary management of the non-Hodgkin's lymphomas. In: Rosenberg S, Kaplan H (eds) Malignant lymphomas. Academic Press, New York, pp 537–551

Botnik LE, Goodman R, Jaffe N, Filler R, Cassady JR (1977) Stages I–III Hodgkin's disease in children. Results of staging and treatment. Cancer 39:599–603

Boston HC, Dahlin DC, Ivins JC, Cupps RF (1974) Malignant lymphoma (so called reticulum cell sarcoma) of bone. Cancer 34:1131–1137

Brady LW (1980) Malignant lymphoma of the gastrointestinal tract. Radiology 137:291–298

Brasho DJ, Durant JR, Green IE (1978) zitiert nach Sweet DL et al (1978) Hodgkin's disease: Problems of staging. Cancer 42:957–970

Bremer K, Meusers P, Brittinger G, Musshoff K (1980) Therapieempfehlungen für Non-Hodgkin-Lymphome. Internist 21:529–532

Brinkley D, Haybittle JL (1969) The late effects of artificial menopause by X-irradiation. Br J Radiol 42:519–521

British National Lymphoma Investigation (1975a) Value of prednison in combination chemotherapy of stage IV Hodgkin's disease. Brit Med J 3:413–414

British National Lymphoma Investigation (1975b) The value of laparotomy and splenectomy in the management of early Hodgkin's disease. Clin Radiol 26:151–157

British National Lymphoma Investigation (1976) Initial treatment of stage IIIA Hodgkin's disease. Comparison of radiotherapy with combined therapy. Lancet II:991–995

Brittinger G, Musshoff K, Bremer K, Meusers P (1980) Grundlagen und allgemeine Probleme der Therapie der non-Hodgkin-Lymphome. Internist 21:493–501

Brittinger G, et al. (1984) Clinical and prognostic relevance of the kiel classification of non-hodgkin lymphomas results of a prospective multicenter study by the kiel lymphoma study group. Hematol oncol 2:269–306

Broder S, Bunn PA (1980) Cutaneous T-cell-lymphomas. Semin Oncol 7:310–331

Brody RS, Schottenfeld D (1980) Multiple primary cancers in Hodgkin's disease. Semin Oncol 7:187–201

Brody RS, Schottenfeld D, Reid A (1977) Multiple primary cancer risks after therapy for Hodgkin's disease. Cancer 40:1917–1926

Brogadir S, Fialk MA, Coleman M, Vinciguerra VP, Degnan T, Pasmantier M, Silver RT (1978) Morbidity of staging laparotomy. Am J Med 64:429–433

Brooks JJ, Enterline HT (1983) Primary gastric lymphomas. A clincopathologic study of 58 cases with long term follow up and literature review. Cancer 51:701–711

Brosius FC, Waller BF, Roberts WC (1981) Radiation heart disease. Analysis of 16 young (aged 15 to 33 years) necropsy patients who received over 3,500 rads to the heart. Am J Med 70:519–530

Brouoncle BA, Old JW, Vacquez AG (1962) Pathogenesis of jaundice in Hodgkin's disease. Arch Intern Med 110:872–883

Brugere J, Dumont J, Jaulerry C, Schwaab G (1978) Invasion of the upper respiratory and digestive tract in adult lymphoid neoplasias. Recent Results Cancer Res 65:58–62

Bruntsch U, Beersieck F, Eigler FW, Grub R, Lessen H van, Löhr GW (1977) Primäre und sekundäre Laparotomie und Splenektomie bei Lymphogranulomatose. Dtsch Med Wochenschr 102:1799–1804

Budin JA, Casarella WJ, Harisiadis L (1976) Subclavian artery occlusion following radiotherapy for carcinoma of the breast. Radiology 118:169–173

Bunn PA, Hubermann MS, Wangh-Peng J, Schechter GP, Guccion JG, Matthews MJ, Gazdar AF, Dunnick NR, Fischmann AB, Ihde DC, Cohen MH, Fossieck B, Minna JD (1980) Prospective staging evaluation of patients with cutaneous T-cell lymphomas. Demonstration of a high frequency of extracutaneous dissemination. Ann Intern Med 93:223–230

Burke JS, Butler JJ, Fuller LM (1977) Malignant lymphomas of the thyroid. A clinicopathologic study of 35 patients including ultrastructural observations. Cancer 39:1587–1602

Burke JS, Hoppe RT, Cibull MC, Dorfman RF (1981) Cutaneous malignant lymphoma. A pathologic study of 50 cases with clinical analysis of 37. Cancer 47:300–310

Bush RS, Gospodarowicz M, Sturgeon J, Alison R (1977) Radiation therapy of localized non-Hodgkin's lymphoma. Cancer Treat Rep 61:1129–1336

Bush RS, Gospodarowicz M (1982) The place of radiation therapy in the management of patients with localized non-Hodgkin's lymphoma. In: Rosenberg S, Kaplan H (eds) Malignant lymphoma. Academic Press, New York, pp 485–502

Buskirk SJ, Evans RG, Banks PM, O'Connell MJ, Earle JD (1982) Primary lymphoma of the testis. Int J Radiat Oncol Biol Phys 8:1699–1703

Byhardt R, Brace K, Ruckdeschel J, Chang P, Martin R, Wiernick PH (1975) Dose and treatment factors in radiation related pericardial effusion associated with the mantle technique for Hodgkin's disease. Cancer 35:795–802

Byrne GE (1977) Rappaport classification of non-Hodgkin's lymphoma: histologic features and clinical significance. Cancer Treat Rep 61:935–944

Cabanillas F, Bodey GP, Freireich EJ (1979) Chemotherapy alone for management of stage I/II malignant lymphoma of unfavourable histology. ASCO Abstracts 20:19

Cabanillas F, Burgess MA, Freireich EJ (1983) Sequential chemotherapy and late intensification for malignant lymphomas of aggressive histologic type. Am J Med 74:382–388

Cadman E, Bloom AF, Farber L, Vera R, Bertino J, Fisher D, Lawrence R (1983) The use of combined modality therapy for the treatment of patients with Hodgkin's disease who relapsed following radiotherapy. Am J Clin Oncol 6:313–318

Calle R, Zajdela A, Haye C, Schlienger P (1975) Primary malignant lymphoid tumors of the orbit – the eye and it's adnexa. Ear Nose Throat J 54:141–149

Canellos GP (1975) Second malignancies complicating Hodgkin's disease in remission. Letter Lancet I:1294

Canellos GP, Young RC, DeVita VT (1972) Combination chemotherapy for advanced Hodgkin's disease in relapse following extensive radiotherapy. Clin Pharmacol Ther 13:751–754

Canellos GP, DeVita VT, Arseneau JC, Whang-Peng J, Johnson RE (1975a) Second malignancies complicating Hodgkin's disease in remission. Lancet I:947–949

Canellos GP, DeVita VT, Young RC, Chabner BA, Schein PS, Johnson RE (1975b) Therapy of advanced lymphocytic lymphoma: a preliminary report of a randomized trial between combination chemotherapy (CVP) and intensive radiotherapy. Br J Cancer [Suppl II] 31:474–480

Cannon WB, Nelsen TS (1976) Staging of Hodgkin's disease: a surgical perspective. Am J Surg 132:224–230

Carabell SC, Chaffey JT, Rosenthal DS, Moloney WC, Hellman S (1979) Results of total body irradiation in the treatment of advanced non-Hodgkin's lymphomas. Cancer 43:994–1000

Carbone PP, Kaplan HS, Musshoff K, Smithers DW, Tubiana M (1971) Report of the committee on Hodgkin's disease staging classification. Cancer Res 31:1860–1861

Carde P (1985) Radiotherapy alone as treatment for pathological stage (PS) I–II Hodgkin's disease: results of the "H5"-EORTC controlled trial. Cancer Chemother Pharmacol [Suppl] 14:48 (Abstract)

Carde P, Mackintosh FR, Rosenberg SA (1983) A dose and time response analysis of the treatment of Hodgkin's disease with MOPP chemotherapy. J Clin Oncol 1:146–153

Carey W, Linggood RM, Wood W, Blitzer PH (1984) Breast cancer developing in four women cured of hodgkin's disease. Cancer 54: 2234–2236

Carmel RJ, Kaplan HS (1976) Mantle irradiation in Hodgkin's disease. An analysis of technique, tumor eradication and complications. Cancer 37:2813–2825

Case C, Young CW, Nisce B, Lee BJ, Clarkson BD (1976) Eight drug combination chemotherapy (MOPP and ABVD) and local radiotherapy for advanced Hodgkin's disease. Cancer Treat Rep 60:1217–1223

Castellani R, Bonadonna G, Spinelli P, Bajetta E, Galante E, Rilke F (1977) Sequential pathologic staging of untreated non-Hodgkin's lymphomas by laparoscopy and laparotomy combined with marrow biopsy. Cancer 40:2322–2328

Castellino RA (1982) Imaging techniques for staging of Hodgkin's disease. Cancer Treat Rep 66:697–700

Castellino RA, Billingham M, Dorfman RF (1974a) Lymphographic accuracy in Hodgkin's disease and malignant lymphoma with a note on the "reactive" lymph node as a cause of most false-positive lymphograms. Invest Radiol 9:155–165

Castellino RA, Glatstein E, Turbow M, Rosenberg SA, Kaplan HS (1974b) Latent radiation injury of lungs and heart activated by steroid withdrawal. Ann Intern Med 80:593–599

Castellino RA, Filly R, Blank N (1976) Routine full-lung tomography in the initial staging and treatment planning of patients with Hodgkin's disease and non-Hodgkin's lymphoma. Cancer 38:1130–1136

Castellino RA, Dunnick NR, Goffinet DR, Rosenberg SA, Kaplan HS (1983) Predictive value of lymphography for sites of subdiaphragmatic disease encountered at staging laparotomy in newly diagnosed Hodgkin's disease and non-Hodgkin's lymphoma. J Clin Oncol 1:532–536

Castro C, Chrumka K, Connors JM (1983) Second malignant neoplasms in patients with Hodgkin's disease. ASCO Abstracts 1983:C-816

Castro EB, Lewis JS, Strong EW (1973) Plasmocytoma of paranasal sinus and nasal cavity. Arch Otolaryngol 97:326–329

Chabner BA, Johnson RE, DeVita VT, Canellos GP, Hubbard SP, Johnson SK, Young RC (1977) Sequential staging in non-Hodgkin's lymphoma. Cancer Treat Rep 61:993–997

Chabner BA, Johnson RE, Young RC, Canellos GP, Hubbard SP, Johnson SK, DeVita VT (1978) Sequential nonsurgical and surgical staging of non-Hodgkin's lymphoma. Cancer 42:922–925

Chabner BA, Fisher RI, Young RC, DeVita VT (1980) Staging of non-Hodgkon's lymphoma. Semin Oncol 7:285–291

Cham WC, Tan CTC, Martinez A, Exelby PR, Teft M, Middleman P, D'Angio JG (1976) Involved field radiation therapy for early stage Hodgkin's disease in children. Preliminary results. Cancer 37:1625–1632

Chaffey JT, Rosenthal DS, Pinkus G, Hellman S (1975) Advanced lymphosarcoma treated by total

body irradiation. Br J Cancer [Suppl II] 31:441–449
Chaffey JT, Rosenthal DS, Moloney WC, Hellman S (1976) Total body irradiation as treatment for lymphosarcoma. Int J Radiat Oncol Biol Phys 1:399–405
Chaffey JT, Hellman S, Rosenthal DS, Moloney WC (1977) Total body irradiation in the treatment of lymphocytic lymphoma. Cancer Treat Rep 61:1149–1152
Chak LY, Hoppe RT, Burke JS, Kaplan HS (1981) Non-Hodgkin's lymphoma presenting as thyroid enlargement. Cancer 48:2717–2716
Chapman RH, Sutcliffe SB, Malpas JS (1981) Male gonadal disfunction in Hodgkin's disease. A prospective study. JAMA 245:1323–1328
Chapman RM, Sutcliffe SB, Malpas JS (1979) Cytotoxic induced ovarian failure in Hodgkin's disease. JAMA 242:1877–1881, 1882–1884
Chen MG, Prosnitz LR, Gonzalez-Serva A, Fischer DB (1979) Results of radiotherapy in control of stage I and II non-Hodgkin's lymphoma. Cancer 43:1245–1254
Chilcote RR, Baehner RL, Hammond D (1976) Septicemia and meningitis in children splenectomized for Hodgkin's disease. N Engl J Med 295:798–800
Choi NC, Timothy AR, Kaufman SD, Carey RW, Aisenberg AC (1979) Low dose fractionated whole body irradiation in the treatment of advanced non-Hodgkin's lymphoma. Cancer 43:1636–1642
Churchill DN, Hong K, Gault MH (1978) Radiation nephritis following combined abdominal radiation and chemotherapy (Bleomycine-Vincristine). Cancer 41:2162–2164
Ciampi A, Bush RS, Gospodarowicz M (1981) An approach to classifying prognostic factors related to survival experience for non-Hodgkin's lymphoma patients. Based on a series of 982 patients 1967–1975. Cancer 47:621–627
Cionini L, Magrini S, Mungai V, Biti GP, Ponticelli P (1982) Stage I and stage II Hodgkin's disease presenting in infradiaphragmatic nodes. Tumori 68:519–525
Cohen IT, Higgins GR, Powars DR, Hays DM (1977) Staging laparotomy for Hodgkin's disease in children. Arch Surg 112:948–951
Cohen L, Creditor M (1981) An iso-effect table for radiation tolerance of the human spinal cord. Int J Radiat Oncol Biol Phys 7:961–966
Coker DD, Moris DM, Coleman JJ, Schimpff SC, Wiernik PH, Elias EG (1983) Infection among 201 patients with surgically staged Hodgkin's disease. Am J Med 75:97–109
Colby TV, Warnke RA (1980) The histology of the initial relapse of Hodgkin's disease. Cancer 45:289–292
Colby TV, Warnke RA (1981) Hodgkin's disease. A clinicopathologic study of 659 cases. Cancer 49:1848–1858
Coleman CN, Williams CJ, Flint A, Glatstein EJ, Rosenberg SA, Kaplan HS (1977) Hematologic neoplasia in patients treated for Hodgkin's disease. N Engl J Med 297:1249–1252
Coleman CN, McDougall RI, Daily MO, Ager P, Bush S, Kaplan HS (1982) Functional hyposplenia after splenic irradiation for Hodgkin's disease. Ann Intern Med 96:44–47
Coleman M, Lightdale CJ, Vinciguerra VP, Degnan TJ, Goldstein M, Winawer SJ, Silver RT (1976) Peritoneoscopy in Hodgkin's disease. JAMA 236:2634–2636
Coleman M, Peckham MJ (1983) Second malignancies in patients treated for Hodgkin's disease-an analysis of risk factors in 730 patients 1963–1978. Int J Radiat Oncol Biol Phys [Suppl 1] 9:135
Collaborative Study (1984) Radiotherapy of stage I and II Hodgkin's disease. Cancer 54:1928–1942
Colombel P, Dana M, Bayle-Weissgerber C, Teillet F, Desprez-Curelly JP, Bernard J, Chotin G (1978) Pericarditis following wide field irradiation of the mediastinum for Hodgkin's disease. Radiol Electrol Nucl Med 59:335–341
Coltman CA, Dixon DO (1982) Second malignancies complicating Hodgkin's disease. A southwest oncology group 10 year follow up. Cancer Treat Rep 66:1023–1033
Coltman CA, Montague E, Moon TE (1977a) Chemotherapy and total nodal radiotherapy in pathological stage IIB, IIIA, Hodgkin's disease. In: Salmon SE, Jones SE (eds) Adjuvant therapy of cancer. Elsevier Biomedical Press, Amsterdam, pp 529–536
Coltman AC, Luce JK, McKelvey EM, Jones SE, Moon TE (1977b) Chemotherapy of non-Hodgkin's lymphoma: 10 years' experience in the Southwest Oncology Group. Cancer Treat Rep 61:1067–1078
Coltman AC, Myers JB, Montague E, Fuller LA, Grozea PN, Persio E de, Dixon DO (1982) The role of combined radiotherapy and chemotherapy in the primary managemet of Hodgkin's disease. Southwest Oncology Group studies. In: Rosenberg S, Kaplan H (eds) Malignant lymphomas. Academic Press, New York pp 523–536
Come SE, Chabner BA (1979) Staging in non-Hodgkin's lymphoma: approach, results and relationship to histopathology. Clin Haematol 8:645–656
Conklin R, Alexanian R (1975) Clinical classification of plasma cell myeloma. Arch Intern Med 135:139–143
Conley JG, Jacobsen A (1977) Modified radiation therapy for Hodgkin's disease in the third trimester of pregnancy. Am J Roentgenol 128:666–667
Connors J, Wise L (1974) Management of gastric lymphomas. Am J Surg 127:102–108
Conomy JP, Kellermeyer RW (1975) Delayed cerebrovascular consequences of therapeutic radiation. Cancer 36:1702–1708

Cooper D, Prosnitz LR, Kapp DS, Farber LR, Cox EB, Bertino JR (1984) Combined modality therapy for treatment of "poor risk" stage IIIA Hodgkin's disease. ASCO Abstracts 1984:984

Cooper RM, Pajak TF, Gottlieb AJ, Glicksman AS, Nissen N, Richards F, Bloomfield C, Holland JF (1984) The effects of prior radiation therapy and age on the frequency and duration of complete remission among various four-drug treatments for advanced Hodgkin's disease. J Clin Oncol 2:748–755

Cornes JS (1967) Hodgkin's disease of the gastrointestinal tract. Proc R Soc 60:732–733

Correa P, O'Conor GT (1971) Epidemiologic patterns of Hodgkin's disease. Int J Cancer 8:192–201

Corwin J, Lindberg RD (1979) Solitary plasmocytoma of bone versus extramedullary plasmocytoma and their relationship to multiple myeloma. Cancer 43:1007–1013

Cosset JM, Amar H, Carde P, Clarke D, Bourgois JP le, Tubiana M (1984) The prognostic significance of large mediastinal masses in the treatment of Hodgkin's disease. The experience of the institute Gustave-Roussy. Haematol Oncol 2:33–43

Covington EE, Baker AS (1969) Dosimetry of scattered radiation to the fetus. JAMA 209:414–415

Cox JD (1976) Total central lymphatic irradiation for stage III nodular malignant lymphoreticular tumors. Int J Radiat Oncol Biol Phys 1:491–496

Cox JD (1979) Prognostic factors in malignant lymphoreticular tumors of the small bowel and ileocoecal region. A review of 50 cases. Int J Radiat Oncol Biol Phys 5:185–190

Cox JD, Laugier AJ, Gerard-Marchant R (1972) Apparently localized and regionally advanced malignant lymphoreticular tumors in the adult. Cancer 29:1043–1051

Cox JD, Koehl RH, King FM (1974) Irradiation in the local control of malignant lymphoteticular tumors (non-Hodgkin's malignant lymphomas). Radiology 112:179–185

Cox JD, Komaki R, Kun LE, Wilson JF, Greenberg M (1981) Stage III lymphoreticular tumors (non-Hodgkin's lymphoma): Results of central lymphatic irradiation). Cancer 47:2247–2252

Cox MT (1964) Malignant lymphoma of the thyroid. J Clin Pathol 17:591–601

Craft CB (1940) Results with röntgen ray therapy in Hodgkin's disease. Bull Staff Meet Univ Minnesota Hosp 11:391–409

Crowther D (1981) Hodgkin's disease: a curable malignancy. Clin Radiol 32:241–250

Crowther D (1984) Treatment for localized Hodgkin's disease. Haematol Oncol 2:63–66

Crowther D, Blackledge G, Best JK (1979) The role of computed tomography in the diagnosis and staging of patients with lymphoma. Clin Haematol 8:567–591

Crowther D, Wagstaff J, Deakin D, Todd I, Wilkinson P, Anderson H, Blackledge G, Jones M, Scarffe JH (1984) A randomized study comparing chemotherapy alone with chemotherapy followed by radiotherapy in patients with pathologically staged IIIA Hodgkin's disease. J Clin Oncol 2:892–897

Cullen MH, Lister TA, Brearley RL, Shand WS, Stansfield AG (1979) Histological transformation of non-Hodgkin's lymphoma. A prospective study. Cancer 44:645–651

Cundiff JH, Cunningham JR, Lanzi LH, Meurk ML, Ovadia J, Page V, Pope RA, Sampiere VA, Saylor WL, Shalek RJ, Suntharalingham N (1973) A method for calculation of radiation dose in the radiation treatment of Hodgkin's disease. Am J Roentgenol 117:30–44

Cunha MF da, Fuller LM, Cundiff JH, Hagemeister FB, Velasquez WS, McLaughlin P, Riggs SA, Cabanillas FF, Salvador PG (1984) Recovery of spermatogenesis after treatment for Hodgkin's disease: limiting dose of MOPP chemotherapy. J Clin Oncol 2:571–577

Cunningham J, Mauch P, Rosenthal DS, Canellos GP (1982) Long term complications of MOPP chemotherapy in patients with Hodgkin's disease. Cancer Treat Rep 66:1015–1022

Curran RC, Jones EL (1977) Dendritic cells and B-lymphocytes in Hodgkin's disease. Lancet II: 349

Cutler SJ, Myers MH, Axtell LM (1975) Trends in cancer patient survival rates. In: Ariel IM (ed) Progress in clinical cancer, vol 6. Grune & Stratton, New York, pp 1–13

Daily RO, Coleman NC, Kaplan HS (1980) Radiation induced splenic atrophy in patients with Hodgkin's disease and non-Hodgkin's lymphoma. N Engl J Med 302:215–217

D'Angio GJ (1978) Complications of treatment encountered in lymphoma-leukemia long-term survivers. Cancer 42:1015–1025

Darmody WR, Thomas LM, Gurdjian ES (1967) Postirradiation vascular insufficiency syndrome. Neurology 17:1190–1192

DeCosse JJ, Berg JW, Fracchia AA, Farrow JH (1962) Primary lymphosarcoma of the breast. A review of 14 cases. Cancer 15:1264–1268

DeGroot LJ, Reilly M, Pinnameneni K, Refetoff S (1983) Retrospective and prospective study of radiation induced thyroid disease. Am J Med 74:852–862

Delbrück H, Wetter O, Schmidt CG, Weichert HC, Schmitt G (1977) Die Meningiosis neoplastica und ihre Prophylaxe bei malignen non-Hodgkin-Lymphomen. Dtsch Med Wochenschr 102:1446–1451

Delbrück H, Teillet F, Andrieu JM, Schmitt G, Bayle O, Wetter O (1978) Langzeitkomplikationen bei Patienten mit malignen Lymphomen nach Chemo- und Strahlentherapie. Dtsch Med Wochenschr 103:789–793

Desser RK, Moran EM, Ultmann JE (1973) Staging of Hodgkin's disease and lymphoma. Diagnostic procedures including staging laparotomy and splenectomy. Med Clin North Am 57:479–498

Desser RK, Golomb HM, Ultmann JE, Ferguson DJ, Moran EM, Griem ML, Vardiman J, Miller B, Oetzel N, Sweet D, Lester EP, Kinzie JJ, Blough R (1977) Prognostic classification of Hodgkin's disease in pathologic stage III, based on anatomic considerations. Blood 6:883–893

DeVita VT (1982) Hodgkin's disease: conference summary and future directions. Cancer Treat Rep 66:1045–1055

DeVita VT, Hubbard SM (1982) The curative potential of chemotherapy in the treatment of Hodgkin's disease and non-Hodgkin's lymphomas. In: Rosenberg S, Kaplan H (eds) Malignant lymphomas. Academic Press, New York, pp 379–418

DeVita VT, Arseneau JC, Sherins RJ, Canellos GP, Young RC (1973) Intensive chemotherapy for Hodgkin's disease: long term complications. Natl Cancer Inst Monogr 36:447–454

DeVita VT, Canellos GP, Chabner BA, Schein P, Hubbard SP, Young RC (1975) Advanced diffuse histiocytic lymphoma, a potentially curable disease: results with combination chemotherapy. Lancet I:248–250

DeVita VT, Lewis BJ, Rozencweig M, Muggia FM (1978) The chemotherapy of Hodgkin's disease. Past experiences and future directions. Cancer 42:979–990

DeVita VT, Simon RM, Hubbard SM, Young RC, Berard CW, Moxley JH, Frei E, Carbone PP, Canellos GP (1980) Curability of Hodgkin's disease with chemotherapy. Long term follow up of MOPP-treated patients at the National Cancer Institute. Ann Intern Med 92:587–595

DiBella NG, Blom J, Slawson RG (1973) Splenectomy and hematologic tolerance to irradiation in Hodgkin's disease. Radiology 107:195–200

Dick F, Bloomfield CD, Brunning RD (1974) Incidence, cytology and histopathology of non-Hodgkin's lymphoma in the bone marrow. Cancer 33:1382–1398

Diehl V, Burrichter H, Kirchner HH, Fonatsch C, Stein H, Gerdes J, Heit W, Zielger A (1983) Hodgkin's cell lines: characteristics and possible pathogenetic implications. Haematol Oncol 1:139–147

Diggs CH, Wiernik PH, Sutherland JC (1979) Nodular lymphoma: Prolongation of survival by complete remission. ASCO Abstract 20:208

Doll R, Smith PG (1968) The long term effects of x-irradiation in patients treated for metropathia haemorrhagica. Br J Radiol 41:362–368

Doll R, Muir C, Waterhouse J (1970) Cancer incidence in five continents, vol II. Springer, Berlin Heidelberg New York, pp 224–225

Donaldson SS (1984) Editorial: Is involved field irradiation optimal for a child with Hodgkin's disease. Med Pediatr Oncol 12:322–324

Donaldson SS, Kaplan HS (1982a) Complications of treatment of Hodgkin's disease in children. Cancer Treat Rep 66:977–989

Donaldson SS, Kaplan HS (1982b) A survey of pediatric Hodgkin's disease at Stanford University: results of therapy and quality of survival. In: Rosenberg S, Kaplan H (eds) Malignant lymphomas. Academic Press, New York, pp 571–590

Donaldson SS, Glatstein E, Vosti KL (1978) Bacterial infections in pediatric Hodgkin's disease. Relationship to radiotherapy, chemotherapy and splenectomy. Cancer 41:1949–1958

Dongen JA van, Somers R, Burgers JMV, Hart AAM (1979) Staging laparotomies in Hodgkin's disease and non-Hodgkin's lymphoma: changing ideas on indication. Clin Oncol 5:201–208

Doniach I (1963) Effects including carcinogenesis of 131-iodine and x-rays on the thyroid of experimental animals. A review. Health Phys 9:1357–1362

Dorfman RF, Burke JS, Berard CW (1982) A working formulation of non-Hodgkin's lymphomas: background, recommendations, histological criteria, and relationship to other classifications. In: Rosenberg S, Kaplan H (eds) Malignant lymphomas. Academic Press, New York, pp 351–368

Dosoretz DE, Raymond AK, Murphy GF, Doppke KP, Schiller AL, Wang CC, Suit HD (1982) Primary lymphoma of bone. The relationship of morphologic diversity to clinical behavior. Cancer 50:1009–1014

Doss LL (1978) Simultaneous extramedullary plasmocytomas of the vagina and vulva. A case report and review of the literature. Cancer 41:2468–2474

Dragosics B, Bauer P, Radaszkiewicz T (1985) Primary gastrointestinal non-Hodgkin's lymphomas. A retrospective clinicopathologic study of 150 cases. Cancer 55:1060–1073

Dumont J, Mazabraud A, Ennuyer A, Bataini P, Brugere J (1978) Non-Hodgkin's lymphoma of the upper digestive and respiratory tract. Histopathology and implications for treatment. Rec Res Cancer Res 65:63–67

Duncan PR, Checa F, Gowing NFC, McElwain TJ, Peckham MC (1980) Extranodal non-Hodgkin's lymphoma presenting in the testicle. A clinical and pathologic study of 24 cases. Cancer 45:1578–1584

Durant JR, Gams RA, Velez-Garcia E, Bartolucci A, Wirtschafter D, Dorfman R (1978) BCNU, Velban, Cyclophosphamide, Procarbazine, and Prednisone (BVCPP) in advanced Hodgkin's disease. Cancer 42:2101–2110

Eckert H, Waters KD (1983) Results of treatment of 18 children with MOPP Chemotherapy as the only treatment modality. Med Pediatr Oncol 11:322–326

Edelstein GR, Clark T, Holt JG (1973) Dosimetry for total-body electronbeam therapy in the treatment of mycosis fungoides. Radiology 108:691–698

Editorial (1973) Epidemiology of Hodgkin's disease. Lancet II:647–648

Editorial (1976) Infective hazards of splenectomy. Lancet I:1167–1168

Editorial (1978) Lymphoblastic lymphoma, a term rekindled with new precision. Ann Intern Med 89:415–417

Editorial (1979) Radiotherapy for chronic lymphatic leukaemia. Lancet I:82–83

Editorial (1982) Osteonecrosis caused by combination chemotherapy. Lancet I:433–434

Ehrlich N, Stalder G, Geller W, Sherlok P (1968) Gastrointestinal manifestations of malignant lymphoma. Gastroenterology 54:1115–1121

Elias EG, Park JS, Mittelman A (1972) Explorative laparotomy for staging of lymphomas. Surgery 72:590–595

Ell PJ, Britton KE, Farrer-Brown G, Keeling DH, Jeliffe AM, Wood TP (1975) An assessment of the value of spleen scanning in the staging of Hodgkin's disease. Br J Radiol 48:590–593

Engel IA, Straus DJ, Lacher M, Lane J, Smith J (1981) Osteonecrosis in patients with malignant lymphomas. A review of 25 cases. Cancer 48:1245–1250

Ertl IJ, Boles ET, Newton WA (1977) Infection after splenectomy. N Egl J Med 297:1174

Evans HL, Winkelmann RK, Banks PM (1979) Differential diagnosis of malignant and benign cutaneous lymphoid infiltrates. A study of 57 cases in which malignant lymphoma had been diagnosed or suspected in the skin. Cancer 44:699–717

Ezdinli EZ, Costello W, Lenhard RE, Bakemeier R, Bennett JM, Berard CW, Carbone PP (1978) Survival of nodular versus diffuse pattern lymphocytic poorly differentiated lymphoma. Cancer 41:1990–1996

Ezdinli EZ, Costello W, Wasser LP, Lenhard RE, Berard CW, Hartsock R, Bennett JM, Carbone PP (1979) Eastern Cooperative Oncology Group experience with the Rappaport classification of non-Hodgkin's lymphomas. Cancer 43:544–550

Ezdinli EZ, Costello WG, Icli F, Lenhard RE, Johnson GJ, Silverstein M, Berard CW, Bennett JM, Carbone PP (1980) Nodular-Mixed lymphocytic histiocytic lymphoma (NM). Cancer 45:261–267

Fajardo LF (1977) Radiation-induced coronary artery disaese. Chest 71:563–564

Faw FL, Glenn DW (1970) Further investigations of physical aspects of multiple field radiation therapy. Am J Roentgenol 108:184–192

Ferguson DJ, Allen WL, Griem ML, Moran EM, Rappaport H, Ultmann JE (1973) Surgical experience with staging laparotomy in 125 patients with lymphoma. Arch Intern Med 131:356–361

Ferme C, Teillet F, Agay MFD, Gisselbrecht C, Schaison G, Boiron M (1982) Surgical restaging after MOPP chemotherapy prior to irradiation in Hodgkin's disease. Similar results of 6 vs 3 MOPP. ASCO Abstract 2:C-876

Ferrant A, Radhain J, Micheaux JL, Piret L, Maldagne B, Sokal C (1975) Detection of sceletal involvement in Hodgkin's disease. A comparison of radiography, bone scanning and bone marrow biopsy in 38 patients. Cancer 35:1346–1353

Fialk MA, Jarowski CI, Coleman M, Mouradian J (1979) Hepatic Hodgkin's disease without involvement of the spleen. Cancer 43:1146–1147

Fierstein JT, Thawley SE (1978) Lymphoma of the head and neck. The Laryngoscope 88:582–593

Filler RM, Jaffe N, Cassady JR, Traggis DG, Vawter GF (1975) Experience with clinical and operative staging in Hodgkin's disease in Children. J Pediatr Surg 10:321–328

Fischer J, Preiss J, Brünner H (1981) Das operative staging beim Morbus Hodgkin. Internist 22:278–283

Fischer R, Krüger G (1981) Probleme der histologischen Klassifizierung und Differentialdiagnose des Morbus Hodgkin. Internist 22:255–263

Fisher RI (1982) Implications of persistent T-cell abnormalities for the etiology of Hodgkin's disease. Cancer Treat Rep 66:681–687

Fisher RI, DeVita VT, Bostik F, Hubbard SM, Howser DM, Young RC (1979) Persistent immunologic abnormalities in Hodgkin's disease following MOPP chemotherapy. ASCO Abstracts, 20:C-264

Fisher RI, DeVita VT, Hubbard SP, Simon RN, Young RC (1979) Prolonged disease free survival in Hodgkin's disease with MOPP reinduction after first relapse. Ann Intern Med 90:761–763

Fisher RI, DeVita VT, Bostik F, Vanhaelen C, Howser DM, Hubbard SP, Young RC (1980) Persistent immunologic abnormalities in long term survivors of advanced Hodgkin's disease. Ann Intern Med 92:595–599

Fisher RI, Hubbard SP, DeVita VT, Berard CW, Wesley R, Cossman J, Young RC (1981) Factors predicting long-term survival in diffuse mixed histiocytic or undifferentiated lymphoma. Blood 58:45–51

Fisher RI, DeVita VT, Hubbard SP, Longo DL, Wesley R, Chabner BA, Young RC (1983) Diffuse aggressive lymphomas: increased survival after alternating flexible sequences of ProMACE and MOPP chemotherapy. Ann Intern Med 98:304–309

Fishkin BG, Spiegelberg HL (1976) Cervical lymph node metastasis as the first manifestation of localized extramedullary plasmocytoma. Cancer 38:1641–1644

Fitzpatrick PJ, Macko S (1984) Lymphoreticular tumors of the orbit. Int J Radiat Oncol Biol Phys 10:333–340

Flippin T, McLaughlin P, Conrad FG, Fuller LM, Velasquez WS, Butler JJ, Shullenberger CC (1983) Stage III nodular lymphomas. Preliminary results of a combined chemotherapy/radiotherapy program. Cancer 51:987–993

Forrest AW (1949) Intraorbital tumors. Arch Ophthalmol 41:198–232 (zitiert nach Kelley et al. 1977)

Forum 1984: Rosenberg SA, Crowther D, Mauch P, Hellman S, Zucali R, Zanini M, Banfi A, Sutcliffe SB, Gospodarowicz M, Bush RS. Hematological Oncol 2:61–76

Foss Abrahamsen A, Jörgensen OG (1980) Is staging laparotomy of therapeutic value in patients with supradiaphragmatic Hodgkin's disease clinical stage I A–II A? Scand J Hematol 25:439–444

Foster SC, Wilson CS, Tretter PK (1971) Radiotherapy of primary lymphoma of the orbit. Am J Roentgenol 111:343–349

Foucar K, McKenna RW, Frizzera G, Brunning RD (1979) Incidence and patterns of bone marrow and blood involvement by lymphoma in relationship to the Lukes-Collins classification. Blood 6:1417–1422

Foucar K, Armitage JO, Dick FR (1983) Malignant lymphoma, diffuse mixed small and large cell. A clinicopathologic study of 47 cases. Cancer 51:2090–2099

Fraas BA, Kinsella TJ, Glatstein E (1983) Peripheral dose to the testis: design and clinical use of an effective gonadal shield. Int J Radiat Oncol Biol Phys [Suppl 1] 9:106

Franklin CIV (1975) Primary lymphoreticular tumors in the orbit. Clin Radiol 26:137–140

Fraser RW, Chism SE, Stern R, Fu KK, Buschke F (1979) Clinical course of early extranodal non-Hodgkin's lymphomas. Int J Radiat Oncol Biol Phys 5:177–183

Freeman C, Berg J, Cutler SJ (1972) Occurrence and prognosis of extranodal lymphomas. Cancer 29:252–260

Frei E, Gehan EA (1971) Definition of cure for Hodgkin's disease. Cancer Res 31:1828–1833

Friedman G, Peters PE, Beyer D (1981) Rationelle Diagnostik der Lymphogranulomatose durch gestuften Einsatz bildgebender Verfahren. Internist 22:270–277

Friedman M, Pearlman AW, Turgeon L (1967) Hodgkin's disease. Tumor lethal dose and isoeffect recovery curve. Am J Roentgenol 99:843–850

Fu KR, Stewart JR (1973) Radiotherapeutic management of small intestinal lymphoma with malabsorption. Cancer 31:286–290

Fu YS, Perzin KH (1972) Lymphosarcoma of the small intestine, a clinicopathologic study. Cancer 29:645–659

Fu YS, Perzin KH (1978) Non-epithelial tumors of the nasal cavity, paranasal sinuses, and nasopharynx. A clinicopathologic study. IX: Plasmocytomas. Cancer 42:2399–2406

Fuks Z, Kaplan HS (1973) Recurrence rates following irradiation therapy of nodular and diffuse malignant lymphomas. Radiology 108:675–684

Fuks Z, Glatstein E, Kaplan HS (1975) Patterns of presentation and relapse in the non-Hodgkin's lymphomas. Br J Cancer [Suppl II] 31:286–297

Fuks ZZF, Strober S, Bobrove AM, Sasazuki T, McMichael A, Kaplan HS (1976a) Long term effects of radiation on T and B lymphocytes in peripheral Blood of patients with Hodgkins disease. J Clin Invest 58:803–814

Fuks Z, Glatstein E, Marsa G, Bagshaw MA, Kaplan HS (1976b) Long term effects of external radiation on the pituitary and thyroid gland. Cancer 37:1152–1161

Fuks Z, Aisner J, Ostrow SS, Wiernik PH (1981) Re-staging laparotomy in the management of the non-Hodgkin's lymphomas. ASCO Abstract 1981:C-698

Fuller LM, Hagemeister FB (1983) Diagnosis and management of Hodgkin' disease in the adult. Cancer 51:2469–2476

Fuller LM, Hutchinson GB (1982) Collaborative trial for stage I and II Hodgkin's disease. Significance of mediastinal and non-mediastinal disease in laparotomy and non-laparotomy-staged patients. Cancer Treat Rep 66:775–787

Fuller LM, Gamble JF, Shullenberger CC, Butler JJ, Gehan EA (1971) Prognostic factors in localized Hodgkin's disease treated with regional radiation. Clinical presentation and specific histology. Radiology 98:641–654

Fuller LM, Banker FL, Butler JJ, Gamble JF, Sullivan MP (1975) The natural history of non-Hodgkin's lymphomata stages I and II. Br J Cancer [Suppl II] 31:270–285

Fuller LM, Madoc-Jones H, Gamble JF, Butler JJ, Sullivan MP, Fernandez CH, Gehan EA (1977) New assessment of the prognostic significance of histopathology in Hodgkin's disease for laparotomy-negative stage I and stage II patients. Cancer 39:2174–2182

Fuller LM, Gamble JF, Velazquez WS, Rodgers RW, Butler JJ, North B, Martin RG, Gehan EA, Shullenberger CC (1980a) Evaluation of prognostic factors in stage III Hodgkin's disease treated with MOPP and radiotherapy. Cancer 45:1352–1364

Fuller LM, Madoc-Jones H, Hagemeister FB, Rodgers RW, North LB, Butler JJ, Martin RG, Gamble JF, Shullenberger CC (1980b) Further follow up results of treatment in 90 laparotomy-negative stage I and II Hodgkin' disease pateints: significance of mediastinal and non-mediastinal presentations. Int J Radiat Oncol Biol Phys 6:799–808

Fuller LM, Hagemeister FB, Butler JJ, North LB, Da Cunha M (1984) ' MOPP, definitive mantle and low dose pulmonary irradiation in laparotomy staged I and II high risk mediastinal patients. ASCO Abstracts 1984:968

Gallagher CJ, Copplestone A, Meikle JD, Lister TA (1982) The treatment of disseminated non-Hodgkin's lymphoma of unfavourable histology. Cancer Chemother Pharmacol 8:237–241

Gallmeier WM, Bruntsch U (1981) Die Chemotherapie des Morbus Hodgkin. Internist 22:289–300

Gamble JF, Fuller LM, Martin RG, Sullivan MP, Butler JJ, Shullenberger CC (1975) Influence of staging celiotomy in localized presentations of Hodgkin's disease. Cancer 35:817–825

Garrett S Das (1976) A preliminary study in treatment of non-Hodgkin's lymphoma by wholebody irradiation. Clin Radiol 27:409–414

Garvin AJ, Simon RM, Jones R, Young RC, Berard CW (1979) The National Cancer Institute Experience with non-Hodgkin's lymphomas. A clinicopathologic review of 473 cases. Lab Invest 40:255–256

Garvin AJ, Simon R, Young RC, DeVita VT, Berard CW (1980) The rappaport classification of non-Hodgkin's lymphomas: a closer look using other proposed classifications. Semin Oncol 7:234–243

Garvin AJ, Simon RM, Osborne CK, Merrill Y, Young RC, Berard CW (1983) An autopsy study of histologic progression in non-Hodgkin's lymphoma: 192 cases from the National Cancer Institute. Cancer 52:393–398

Gassmann W, Schmitz N, Löffler H (1982) 15 Jahre De-Vita-Protokoll. Dtsch Med Wochenschr 107:1043–1044

Gassmann W, Schmitz N, Löffler H (1982) Praxis der Chemotherapie mit dem DeVita-Protokoll. Dtsch Med Wochenschr 107:1063–1069

Gaynor ER, Ultman JE (1984) Non-Hodgkin's Lymphoma: management strategies. N Engl J Med 311:1506–1508

Gazet CJ (1973) Laparotomy and splenectomy. In: Smithers D (ed) Hodgkin's disease. Churchill Livingstone, Edinburgh, pp 190–200

Getaz EP, Shimaoka K (1978) Secondary malignant neoplasms in Hodgkin's disease. JAMA 240:1337

Gibbs G, Bloomfield CD, Peterson BA, Kennedy BJ, Kosika G (1979) Therapy of Hodgkin's disease with cyclophosphamide, vinblastine, procarbazin prednisone (CVPP). 5 year follow up. ASCO Abstracts 20:101

Gilbert R (1938) Radiotherapy in Hodgkin's disease (malignant granulomatosis). Anatomic and clinical foundations, governing principles, results. Am J Roentgenol 41:198–241

Glanzmann Ch, Aberle HG, Horst W (1976) The risk of chronic radiation myelopathy. Strahlentherapie 152:363–372

Glatstein E (1982) Radiation therapy in the treatment of advanced non-Hodgkin's lymphomas. In: Rosenberg S, Kaplan H (eds) Malignant lymphomas. Academic Press, New York, pp 503–512

Glatstein E, McHardy-Young S, Brast N, Eltringham JR, Kriss JP (1971) Alterations in serum thyrotropin (TSH) and thyroid function following radiotherapy in patients with malignant lymphomas. J Clin Endocrinol Metab 32:833–841

Glatstein E, Fuks Z, Goffinet DR, Kaplan HS (1976) Non-Hodgkin's lymphomas of stage III extent. Is total lymphoid irradiation appropriate treatment? Cancer 37:2806–2812

Glatstein E, Portlock C, Rosenberg SA, Kaplan HS (1977) Combined modality treatment in the malignant lymphomas. In: Salmon SE, Jones SE (eds) Adjuvant therapy of cancer. Elsevier, North-Holland Biomedical Press, Amsterdam, pp 545–548

Glees JP, MacDonald JS, Peckham MJ (1974) The accuracy of lymphography in Hodgkin's disease. Clin Radiol 25:5–11

Glenn DW, Faw FL, Kagan AR (1968) Field separation in multiple portal radiation therapy. Am J Roentgenol 102:199–206

Glick JH, Barnes JM, Ezdinli EZ, Berard CW, Orlow EL, Bennett JM (1981) Nodular mixed lymphoma: results of a randomized trial failing to confirm prolonged disease-free survival with COPP chemotherapy. Blood 5:920–925

Glick JH, Barnes JM, Bakemeier RF, Prosnitz LR, Bennett JM, Neiman RS, Costello W, Orlow EL (1982a) Treatment of advanced Hodgkin's disease: 10-year experience in the Eastern Cooperative Oncology Group. Cancer Treat Rep 66:855–870

Glick JH, McFadden E, Costello W, Ezdinli E, Berard CW, Bennett JM (1982b) Nodular histiocytic lymphoma: factors influencing prognosis and implications for aggressive therapy. Cancer 49:840–845

Glick J, Tsiatis A, Prosnitz L, Rubin P, Bennett J (1984) Improved survival with sequential Bleo-MOPP followed by ABVD for advanced Hodgkin's disease. ASCO Abstracts 1984:926

Glicksman AS, Pajak TF, Gottlieb A, Nissen N, Stutzman L, Cooper RM (1982) Second malignant neoplasms in patients successfully treated for Hodgkin's disease: A cancer and Leukemia Group B study. Cancer Treat Rep 66:1035–1044

Goffinet DR, Glatstein E, Merigan TD (1972) Herpes zoster-varicella infections and lymphoma. Ann Intern Med 76:235–240

Goffinet DR, Glatstein E, Kaplan HS (1973) Herpes zoster-varicella infections in lymphoma patients. Nat Cancer Inst Monogr 36:463–464

Goffinet DR, Glatstein E, Fuks Z, Kaplan HS (1976) Abdominal irradiation in non-Hodgkin's lymphomas. Cancer 37:2797–2806

Goffinet DR, Warnke R, Dunnick NR, Castellino R, Glatstein E, Nelsen TS, Dorfman RF, Rosenberg SA, Kaplan HS (1977) Clinical and surgical (laparotomy) evaluation of patients with non-Hodgkin's lymphomas. Cancer Treat Rep 61:981–992

Golden R (1970) Dose to the spinal cord in mantle treatment at various institutions reviewed by the RPC. Included in: Hodgkin's workshop note-

book, Radiological Physics Center, MD Anderson Hospital and Tumor Center, Houston Texas
Gomez GA, Panahon AM, Stutzman L, Tin Han, Ozer H, Henderson ES (1983) Simultaneous low dose radiation and low dose chemotherapy in the treatment of stage IV Hodgkin's disease. ASCO Abstracts 1983: C-811
Gomez GA, Panahon AM, Stutzman L, Moyaeri H, Park JJ, Barcos M, Kim U, Tin Han, Henderson ES (1984) Large mediastinal mass in Hodgkin' disease. Results of two treatment modalities. Am J Clin Oncol (CCT): 6:65–73
Gomez GA, Panahon AM, Stutzman L, Tin Han, Ozer H, Henderson ES (1984) Simultaneous low-dose radiation and low-dose chemotherapy in the treatment of advanced Hodgkin's disease. Am J Clin Oncol 7:457–464
Gonzalez D, Schuster-Uitterhoeve LJ (1983) Primary non-Hodgkin's lymphoma of the central nervous system. Results of radiotherapy in 15 cases. Cancer 51:2048–2052
Goodman RL, Piro AJ, Hellman S (1976) Can pelvic irradiation be omitted in patients with pathologic stages IA and IIA Hodgkin's disease. Cancer 37:2834–2839
Goodman R, Mauch P, Piro A, Rosenthal D, Goldstein M, Tullis J, Hellman S (1977) Stages IIB and IIIB Hodgkin's disease. Results of combined treatment. Cancer 40:84–89
Goodman GE, Jones SE, Villar HV, Silverstein ME, Dabich L, Newcome SR, and the Southwest Oncology Group (1982) Surgical restaging of Hodgkin's disease. Cancer Treat Rep 66:751–757
Gopal V, Bisno AL (1977) Fulminant pneumococcal infections in "normal" asplenic hosts. Arch Intern Med 137:1526–1530
Gospodarowicz M, Bush RS, Brown TC, Chua T (1983) Curability of gastrointestinal lymphoma with combined surgery and radiation. Int J Radiat Oncol Biol Phys 9:3–9
Gospodarowicz MK, Bush RS, Brown TC (1984) Role of radiation in treatment of patients with localized intermediate and high grade non-Hodgkin's lymphomas. ASCO Abstracts 1984:922
Gospodarowicz MK, Bush RS, Brown TC, Chua T (1984) Prognostic factors in nodular lymphomas: a multivariate analysis based on the Princess Margret Hospital experience. Int J Radiat Oncol Biol Phys 10:489–497
Gottdiener JS, Katin MJ, Borer JS, Bacharach SL, Green MV (1983) Late cardiac effects of therapeutic mediastinal irradiation. Assessment by echocardiography and radionucleide angiography. N Engl J Med 308:569–572
Gough J (1970) Hodgkin's disease. A correlation of histopathology and survival. Int J Cancer 5:273–281
Grant L, Jackson W, Isitt J (1973) An investigation of the mantle technique. Clin Radiol 24:254–262
Gray GM, Rosenberg SA, Cooper AD, Gregory PG, Stein DT, Herzenberg H (1982) Lymphomas involving the gastrointestinal tract. Gastroenterology 82:143–152
Gray L, Prosnitz LR (1975a) Dosimetry of Hodgkin's disease therapy using a 4 MV linear accelerator. Radiology 116:423–428
Gray L, Prosnitz LR (1975b) Mantle field dosimetry comparing 4 MV with cobalt-60. Radiology 116:429–432
Greco FA, Kolins J, Rajjoub RK, Brereton HD (1976) Hodgkin's disease and granulomatous angiitis of the central nervous system. Cancer 38:2027–2032
Greer JP, York JC, Cousar JB, Mitchell RT, Flexner JM, Collins RD, Stein RS (1984) Peripheral T-cell lymphoma. A clinicopathologic study of 42 cases. J Clin Oncol 2:788–798
Greiner R (1982) Die Erholung der Spermatogenese nach fraktionierter, niedrig dosierter Bestrahlung der männlichen Gonaden. Strahlentherapie 158:342–355
Greiner R, Schibler Ch, Stoller Ch, Zimmermann A, Goldhirsch A (1980) Maligne non-Hodgkin Lymphome der ORL-Region und des Magen-Darmtraktes. Ergebnisse, Indikation und Technik der Strahlentherapie. Schweiz Med Wochensch 110:1170–1177
Griem ML, Tokars RP, Petras V, Variakojis D, Baron JM, Griem SF (1979) Combined therapy for patients with mycosis fungoides. Cancer Treat Rep 63:653–657
Griffin T, Gerdes A, Parker R, Taylor E, Haferman M, Taylor W, Tesh D (1977) Are pelvic irradiation and routine staging laparotomy necessary in clinically staged IA and IIA Hodgkin's disease. Cancer 40:2914–2916
Grogan CM, Warnke RA, Kaplan HS (1982) A comparative study of Burkitt's and non-Burkitt's "undifferentiated" malignant lymphoma: immunologic cytochemical, ultrastructural, cytologic, histopathologic, clinical and cell culture features. Cancer 49:1817–1828
Grogan TM, Berard CW, Steinhorn SC, Hankey BF, Jeffrey A Kant, Miliauskas JR, Young RC, DeVita VT (1982) Changing patterns of Hodgkin's disease at autopsy: a 25 year experience at the national Cancer Institute, 1953–1978. Cancer Treat Rep 66:653–665
Gromer RC, Duval AJ (1973) Plasmocytoma of the head and neck. J Laryngol Otol 87:861–872
Gross R, Bredenbröcker H, Schmidt CG, Zach J (1981) Klinik und Prognose des Morbus Hodgkin. Eine Studie anhand von 1200 eigenen Fällen. Internist 22:264–269
Grufferman S, Cole P, Smith PG, Lukes RJ (1977) Hodgkin's disease in siblings. N Engl J Med 296:248–250
Gutensohn NM (1982) Social class and age at dia-

gnosis of Hodgkin's disease: New epidemiologic evidence for the "two-Disease hypothesis". Cancer Treat Rep 66:689–695

Haddad E, Bourgeois JP le, Kuentz M, Lobo P (1983) Liver complications in lymphomas treated with a combination of chemotherapy and radiotherapy, preliminary results. Int J Radiat Oncol Biol Phys 9:1313–1319

Hagemeister FB, Fuller LM, North LB (1980) Combination radiotherapy and chemotherapy in mediastinal Hodgkin's disease. ASCO Abstracts 1980:C-579

Hagemeister FB, Fuller LM, Velasquez WS, Sullivan JA, North L, Butler JJ, Johnston DA, Shullenberger CC (1982) Stage I and II Hodgkin's disease: Involved-field radiotherapy versus extended-field radiotherapy followed by six cycles of MOPP. Cancer Treat Rep 66:789–798

Hagemeister FB, Fuller LM, Sullivan JA, Johnston D, North L, Butler JJ, Velasquez WS, Shullenberger CC (1982) Treatment of patients with stages I and II nonmediastinal Hodgkin's disease. Cancer 50:23 –2313

Hagemeister FB, Fuller LM, Velasquez W, North L, Butler JJ (1984) Two cycles of MOPP and radiotherapy: comparison of results for stage IIIA with those for stage IIIB in 189 patients with Hodgkin's disease. ASCO Abstracts 1984:980

Hahn EW, Feingold SM, Nisce L (1976) Aspermia and recovery of spermatogenesis in cancer patients following incidental gonadal irradiation during treatment: a progress report. Radiology 119:223–225

Halberg FE, Hoppe RT, Rosenberg SA, Horning SJ, Cox RS, Kaplan HS (1984) Alternating chemotherapy and irradiation in advanced Hodgkin's disease. Int J Radiat Oncol Biol Phys [Suppl 2] 10: 105

Hale J, Davies LW, Bloch P (1972) Portal separations for pairs of parallel opposed portals at 2 and 6 MV. Am J Roentgenol 114:172–175

Halperin EC, Greenberg MS, Suit HD (1984) Sarcoma of bone and soft tissue following treatment of Hodgkin's disease. Cancer 53:232–236

Hamlin JA, Kagan AR, Friedman NB (1972) Lymphomas of the testicle. Cancer 29:1352–1356

Hamman W, Oehlert W, Musshoff K, Nufs A, Schnellbacher B (1970) Histologic classification of Hodgkin's disease and its relevance to prognosis. German Medical Monthly 15:509–514

Hancock EW (1983) Heart disease after radiation. N Engl J Med 308:588

Hande KR, Fisher RI, DeVita VT, Chabner BA, Young RC (1978) Diffuse histiocytic lymphoma involving the gastrointestinal tract. Cancer 41:1984–1989

Hanks GE, Kinzie JJ, Herring DF, Kramer S (1982) Patterns of care outcome studies in Hodgkin's disease: results of national practice and implications for management. Cancer Treat Rep 66:805–808

Hanks GE, Kinzie JJ, White RL, Herring DF, Kramer S (1983) Patterns of care outcome studies. Results of the national practice in Hodgkin's disease. Cancer 51:569–573

Harmon DC, Aisenberg AC, Harris NL, Dallow RL, Linggood RM, Wilkes BM (1984) Lymphocyte surface markers in orbital lymphoid neoplasms. J Clin Oncol 2:856–860

Harris NL, Scully RE (1984) Malignant lymphoma and granulocytic sarcoma of the uterus and vagina. A clinicopathologic analysis of 27 cases. Cancer 53:2530–2545

Harris NL, Aisenberg AC, Meyer JE, Ellman L, Elman A (1984) Diffuse large cell lymphoma of the spleen. Cancer 54:2460–2467

Harwood AR, Knowling M, Bergsagel DE (1981) Radiotherapy of extramedullary plasmocytoma of the head and neck. Clin Radiol 32:32:31–36

Haynal A, Regli F (1964) Neurologische Symptome bei Morbus Hodgkin. Schweiz Med Wochenschr 94:1515–1518

Hayward RH (1972) Arteriosclerosis induced by irradiation. Surg Clin North Am 52/2:359–366

Healy RJ, Friedman M (1955) Hodgkin's disease. A review of 216 cases. Radiology 64:51–55

Heier HE (1980) Splenectomy and serious infections. Scand J Haematol 24:5–12

Heifetz LJ, Fuller LM, Rodgers RW, Martin RG, Butler JJ, North LB, Gamble JF, Shullenberger CC (1980) Laparotomy findings in lymphangiogram-staged I and II non-Hodgkin's lymphomas. Cancer 45:2778–2786

Heim ME, Troebs R, Queisser W (1985) Wann ist die Knochenmarksbiopsie beim morbus Hodgkin sinnvoll? Medizinische Klinik 80:22–26

Hellman S (1974) Current studies in Hodgkin's disease: what laparotomy has brought. N Engl J Med 290:894–898

Hellman S, Mauch P (1982) Role of radiation therapy in the treatment of Hodgkin's disease. Cancer Treat Rep 66:915–923

Hellman S, Chaffey JT, Rosenthal DS, Moloney WC, Canellos GP, Skarin AT (1977) The place of radiation therapy in the treatment of non-Hodgkin's lymphomas. Cancer 39:843–851

Hellman S, Mauch P, Goodman RI, Rosenthal DS, Moloney WC (1978) The place of radiation therapy in the treatment of Hodgkin's disease. Cancer 42:971–978

Henderson JW (1973) Malignant lymphoma, malignant melanoma and inflammatory pseudotumor. Orbital tumors. Saunders, Philadelphia, p 222, 345, 555

Hennekeuser HH (1974) Bone marrow biopsy in malignant lymphoma. In: Musshoff K (ed) Diagnosis and therapy of malignant lymphoma, vol 46.

Recent results in cancer research. Springer, Berlin Heidelberg New York, pp 133–140

Henry JH, Heffner RR, Dillard SH, Earle KM, Davis RL (1974) Primary malignant lymphomas of the central nervous system. Cancer 34:1293–1302

Herbst M, Müller R (1984) Ganz-Haut-Elektronentherapie der Mycosis fungoides und des Sezary Syndroms. Hautarzt 35:16–21

Herman TS, Jones SE (1978) Systematic restaging in patients with Hodgkin's disease. A Southwest Oncology Group study. Cancer 42:1976–1982

Herman TS, Hammond N, Jones SE, Butler JJ, Byrne GE, McKelvey EM (1979) Involvement of the central nervous system by non-Hodgkin's lymphoma. The Southwest Oncology Group Experience. Cancer 43:390–397

Herman TS, Hoppe RT, Donaldson SS, Rosenberg SA, Kaplan HS (1984) Late relapse among patients treated for Hodgkin's disease. ASCO Abstracts 1984:986

Hermreck AS, Kotender US, Bell C (1975) The staging of Hodgkin's disease. Am J Surg 130:639–642

Herrmann R, Friedman M (1980) Bedeutung der Strahlentherapie primärer, lokal begrenzter Non-Hodgkin-Lymphome des Magens. Dtsch Med Wochenschr 105:262–265

Herrmann R, Stutzman L, Barcos M, Panahon A (1978) Prognostic factors in primary gastrointestinal lymphoma. Blood 51:253

Herrmann R, Barcos M, Stutzman L, Walsh D, Freeman A, Sokal J, Henderson ES (1982) The influence of histologic type on the incidence and duration of response in non-Hodgkin's lymphoma. Cancer 49:314–322

Higgins GK (1968) Pathologic anatomy. In: Molander DW, Pack GT (eds) Hodgkin's disease. Thomas, Springfield/Ill, pp 20–63

Hoerr SO, McCormack LJ, Hertzer RN (1973) Prognosis in gastric lymphoma. Arch Surg 107:155–158

Holdorff B (1980) Dose-Effect relationships in cervical and thoracic radiation myelopathies. Acta Radiol [Oncol] 19:271–277

Holmes GE, Holmes FF (1978) Pregnancy outcome of patients treated for Hodgkin's disease. Cancer 41:1317–1322

Hoogstraten B, Glidewell O, Holland JF, Blom J, Stutzman L, Nisce NI, Perlberg HJ, Kramer S (1979) Long term follow up of combination chemotherapy-radiotherapy of stage III Hodgkin's disease. A cancer and leukemia group B study. Cancer 43:1234–1244

Hope-Stone (1969) In: Blandy JP, Hope-Stone HF, Dayan AD (ed): Tumors of the testicle. Heinemann, London, p 120

Hopfan S, Reid A, Simpson L, Ager PJ (1977) Clinical complications arising from overlapping of adjacent fields. Physical and technical considerations. Int J Radiat Oncol Biol Phys 2:801–808

Hoppe RT (1982) A working formulation for non-Hodgkin's lymphomas for clinical usage. Clinicopathologic and prognostic correlations. In: Rosenberg S, Kaplan H (eds) Malignant lymphomas. Academic Press, New York, pp 469–483

Hoppe RT (1983) Stage I–II Hodgkin's disease: Current therapeutic options and recommendations. Blood 62:32–36

Hoppe RT (1985) The management of stage II Hodgkin's disease with a large mediastinal mass: a prospective program emphasizing irradiation. Int J Radiat Oncol Biol Phys 11:349–355

Hoppe RT, Burke JS, Glatstein E, Kaplan HS (1978) Non-Hodgkin's lymphoma. Involvement of the Waldeyer's ring. Cancer 42:1096–1104

Hoppe RT, Fuks Z, Bagshaw MA (1979a) Radiation therapy of cutaneous T-cell lymphomas. Cancer Treat Rep 63:625–632

Hoppe RT, Cox RS, Fuks Z, Price NM, Bagshaw MA, Farber EM (1979b) Electron beam therapy for mycosis fungoides. The Stanford University experience. Cancer Treat Rep 63:691–700

Hoppe RT, Portlock CS, Glatstein E, Rosenberg SA, Kaplan HS (1979c) Alternating chemotherapy and irradiation in the treatment of advanced Hodgkin's disease. Cancer 43:472–481

Hoppe RT, Coleman CN, Kaplan HS, Rosenberg SA (1980) Hodgkin's disease, pathologic stage I–II. The prognostic importance of initial sites of disease and extent of mediastinal involvement. ASCO Abstracts 1980:C-600

Hoppe RT, Kushlan P, Kaplan HS, Rosenberg SA, Brown BW (1981) The treatment of advanced stage favourable histology non-Hodgkin's lymphoma. A preliminary report of a randomized trial comparing single agent chemotherapy, combination chemotherapy and whole body irradiation. Blood 58:592–598

Hoppe RT, Coleman CN, Cox RS, Rosenberg SA, Kaplan HS (1982a) The management of stage I–II Hodgkin's disease with irradiation alone and combined modality therapy: the Stanford experience. Blood 59:455–465

Hoppe RT, Cox RS, Rosenberg SA, Kaplan HS (1982b) Prognostic factors in pathologic stage III Hodgkin's disease. Cancer Treat Rep 66:743–749

Horning, SJ, Rosenberg SA (1984) The natural history of initially untreated low-grade non-hodgkin's lymphomas. N Engl J Med 311:1471–1475

Horning SJ, Hoppe RT, Kaplan HS, Rosenberg SA (1981) Female reproductive potential after treatment for Hodgkin's disease. N Engl J Med 304:1377–1382

Hubbard SM, Chabner BA, DeVita VT, Simon R, Berard CW, Jones RB, Garvin AJ, Canellos GP, Osborne CK, Young RC (1982) Histologic progression in non-Hodgkin's lymphomas. Blood 59:258–264

Hudson WB, MacLennan KA, Easterling MJ, Jelliffe AM, Haybittle JL, Hudson VG (1983) The pro-

gnostic significance of age in Hodgkin's disease: examination of 1500 patients (BNLI Report No 23). Clin Radiol 34:503–506
Huguley CM (1977) Treatment of chronic lymphocytic leukemia. Cancer Treat Rev 4:261–273
Hutchinson GB (1972) Anatomic patterns by histologic type of localized Hodgkin's disease of the upper torso. Lymphology 5:1–14
Hutchinson GB (1973) Criteria of cure: statistical considerations. Natl Cancer Inst Monogr 36:561–565
Icli F, Ezdinli EZ, Costello W, Berard CW, Bennett JM, Carbone PP (1978) Diffuse well differentiated lymphocytic lymphoma. Response and survival. Cancer 42:1936–1942
ICRP (1975) Report of the task group on reference man. ICRP Publikation 23. Pergamon Press, New York
ICRP (1977) Recommendations of the International Commission on Radiological Protection. ICRP Publikation 26: Pergamon Press, New York
Ihde DC, DeVita VT (1975) Osteonecrosis of the femoral heads in patients with lymphoma treated with intermittent combined chemotherapy. Cancer 36:1585–1588
Ingold JA, Reed GB, Kaplan HS, Bagshaw MA (1965) Radiation hepatitis. Am J Roentgen 93:200–208
Irving M (1975) The role of surgery in the management of Hodgkin's disease. Br J Surg 62:853–862
Jackson H, Parker F (1944) Hodgkin's disease. II: Pathology. N Engl J Med 231:35–44
Jackson SM, Montessori GA (1980) Malignant lymphoma of the testis. Review of 17 cases in British Columbia with survival related to pathological subclassification. J Urol 123:881–883
Jacobs C, Hoppe RT (1985) Non-Hodgkin's lymphomas of the head and neck extranodal sites. Int J Radiat Oncol Biol Phys 11:357–364
Jacobs C, Portlock CS, Rosenberg SA (1976) Prednisone in MOPP chemotherapy for Hodgkin's disease. Br Med J 2:1469–1471
Jacobs C, Donaldson SS, Rosenberg SA, Kaplan HS (1981) Management of the pregnant patient with Hodgkin's disease. Ann Intern Med 95:669–675
Jacquillat C, Khayat D, Desprez-Curely JP, Weil M, Brocheriou C, Auclerc G, Chamseddine N, Bernard J (1984) Non-Hodgkin's lymphoma occuring after Hodgkin's disease. Four new cases and a review of the literature. Cancer 53:459–462
Jagannath S, Velasquez WS, Manning JT, McLaughlin P, Fuller LM (1985) Stage IV diffuse large cell lymphoma: a long term analysis. J Clin Oncol 3:39–47
Jain PR, Dunker R, Frich JC Jr (1984) Primary malignant lymphoma of brain. Assistant Professor/Radiation Oncology, Associate Professor/Neurosurgery, Professor and Chairman/Radiation Oncology. West Virginia University Medical Center, Morgantown/WV. Int J Radiat Oncol Biol Phys [Suppl 2], 10:191
Jelliffe AM (1973) Value of fluctuations in the serum copper in the control of patients with Hodgkin's disease. Natl Cancer Inst Monogr 36: 325–326
Jelliffe AM (1979) Hodgkin's disease: the pendulum swings. Clin Radiol 30:121–137
Jelliffe AM, Millet YL, Marston JAP, Farrer-Brown G, Kendal B, Keeling DH (1970) Laparotomy and splenectomy as routine investigation in the staging of Hodgkin's disease before treatment. Clin Radiol 21:439–445
Jellinger K, Radaskiewicz T, Slowik F (1975) Primary malignant lymphomas of the central nervous system in man. Arch Neuropath [Suppl VI] 1975:95–102
Jenkin D, Freedman M, McClure P, Peters V, Saunders F, Sonley M (1979) Hodgkin's disease in children: Treatment with low dose radiation and MOPP without staging laparotomy. A preliminary report. Cancer 44:80–86
Jenkin DT, Berry MP (1980) Hodgkin's disease in children. Semin Oncol 7:202–211
Jenkin DT, Chan H, Freedman M, Greenberg M, Gribbin M, McClure P, Saunders F, Sonley M (1982) Hodgkin's disease in children. Treatment results with MOPP and low dose, extended field irradiation. Cancer Treat Rep 66:949–959
Jereb B, Lee H, Jakobiec FA, Kutcher J (1984) Radiation therapy of conjunctival and orbital lymphoid tumors. Int J Radiat Oncol Biol Phys 10:1013–1021
Jereb B, Tan C, Bretsky S, Shaoquin He, Exelby P (1984) Involved field irradiation with or without chemotherapy in the management of children with Hodgkin's disease. Med Pediatr Oncol 12:325–332
Johnson GJ, Costello WG, Oken MM, Sponzo RW, Barnes JM, Ezdinli EZ, Bennett JM, Silverstein MN, Glick JH, Berard CW (1983) Sequential cyclophosphamide-prednisone and vincristine-bleomycin (CPOB). An effective, schedule-dependent treatment for advanced diffuse histiocytic lymphoma. Cancer 52:1133–1141
Johnson GJ, Oken MM, Anderson JR, O'Connell MJ, Glick JH (1984) Central nervous system relapse in unfavourable-histology non-Hodgkin's lymphoma: is prophylaxis indicated? Lancet II:685–687
Johnson RE (1970) Total body irradiation of chronic lymphocytic leukemia. Incidence and duration of remission. Cancer 25:523–530
Johnson RE (1972) Remission induction and remission duration with primary radiotherapy in advanced lymphosarcoma. Cancer 29:31–36
Johnson RE (1973) Total nodal irradiation. JAMA 223:59–61
Johnson RE (1975a) Management of generalized malignant lymphoma with "systemic" radiotherapy. Br J Cancer [Suppl II] 31:450–455
Johnson RE (1976) Total body irradiation of chronic lymphocytic leukemia. Relationship between the-

rapeutic response and prognosis. Cancer 37:2691–2696

Johnson RE (1979) Treatment of chronic lymphocytic leukemia by total body irradiation alone and combined with chemotherapy. Int J Radiat Oncol Biol Phys 5:159–164

Johnson RE, Rühl U (1976) Treatment of chronic lymphocytic leukemia with emphasis on total body irradiation. Int J Radiat Oncol Biol Phys 1:387–397

Johnson RE, Kagan RA, Haferman MD, Keyes JW (1969) Patient tolerance to extended irradiation in Hodgkin's disease. Ann Intern Med 70:1–6

Johnson RE, Glover KM, Marshall SK (1971) Results of radiation therapy and implications for the clinical staging of Hodgkin's disease. Cancer Res 31:1834–1837

Johnson RE, Kun LE, Belladonna JA, Johnson SK, Brereton HD, Cohen GA (1974) Haematologic recovery and deterioriation after "successfull" radiotherapy for Hodgkin's disease. Ann Intern Med 80:213–216

Johnson RE, DeVita VT, Kun LE, Chabner BA, Chretien PB, Berard WC, Johnson SK (1975b) Patterns of involvement with malignant lymphoma and implications for treatment decision making. Br J Cancer [Suppl II] 31:237–241

Johnson RE, Ruhl U, Johnson SK, Glover M (1976) Split-course radiotherapy of Hodgkin's disease. Local tumor control and normal tissue reactions. Cancer 37:1713–1717

Johnson RE, Zimbler H, Berard CW, Herdt J, Brereton HD (1977) Radiotherapy results for nodular sclerosing Hodgkin's disease after clinical staging. Cancer 39:1439–1444

Johnson RE, Canellos GP, Young RY, Chabner BA, DeVita VT (1978) Chemotherapy (cyclophosphamide) vincristine and prednison versus radiotherapy (total body irradiation) for stage III–IV poorly differentiated lymphocytic lymphoma. Cancer Treat Rep 62:321–325

Johnston G, Benua RS, Teates CD, Edwards CL, Kniseley RM (1974) 67-gallium-citrate imaging in untreated Hodgkin's disease: preliminary report of the cooperative group. J Nucl Med 15:399–403

Johnston G, Go MF, Benua RS (1977) Gallium-citrate imaging in Hodgkin's disease. Final report of cooperative group. J Nucl Med 18:692–698

Jones S, Miller T (1984) The use of chemotherapy for localized large cell lymphoma. Updated results of the University of Arizona. International Conference on Malignant Lymphoma Lugano. Abstract:71

Jones SE, Rosenberg SA, Kaplan HS (1972) Non-Hodgkin's lymphomas. I: Bone marrow involvement. Cancer 29:954–960

Jones SE, Fuks Z, Kaplan HS, Rosenberg SA (1973) Non-Hodgkin's lymphomas. V: Results of radiotherapy. Cancer 32:682–691

Jones SE, Salmon SE, Byrne GE, Butler JJ (1979) Improved survival in nodular lymphoma with chemo-immunotherapy. ASCO Abstracts 20:313

Jones SE, Coltman CA, Grozea PN, DePersio EJ, Dixon DO (1982) Conclusions from clinical trials of the Southwest Oncology Group. Cancer Treat Rep 66:847–853

Kadin ME (1982) Possible origin of the Reed-Sternberg cell from an interdigitating reticulum cell. Cancer Treat Rep 66:601–608

Kantarjian HM, McLaughlin P, Fuller LM, Dixon DO, Osborne BM, Cabanillas FF I (1958) (1884) Follicular large cell lymphomas: analysis and prognostic factors in 62 patients. J Clin Oncol 2:811–119

Kaplan HS (1966) Role of intensive radiotherapy in the management of Hodgkin's disease. Cancer 19:356–367

Kaplan HS (1968) Prognostic significance of the relapse free intervall after radiotherapy in Hodgkin's disease. Cancer 22:1131–1136

Kaplan HS (1971) Contiguity and progression in Hodgkin's disease. Cancer Res 31:1811–1813

Kaplan HS (1977) Hodgkin's disease: multidisciplinary contributions to the conquest of a neoplasm. Radiology 123:551–558

Kaplan HS (1980) Hodgkin's disease, 2nd edn. Harvard University Press, Cambridge/Mass

Kaplan HS, Gartner S (1977) Sternberg-Reed giant cells of Hodgkin's disease. Cultivation in vitro, heterotransplantation and characterization as neoplastic macrophages. Int J Cancer 19:511–525

Kaplan HS, Dorfman RF, Nelsen TS, Rosenberg SA (1973) Staging laparotomy in Hodgkin's disease: analysis of indications, and patterns of involvement in 285 consecutive, unselected patients. Natl Cancer Inst Monogr 36:291–301

Kaplan I (1958) The treatment of female sterility with x-ray therapy directed to the pituitary and ovaries. Am J Obstet Gynecol 76:447–453

Kapp DS, Prosnitz LR, Farber LR, Bertino JR, Cadman EC, Fischer DB (1982) Improved results in the management of Hodgkin's disease. The Yale experience. ASCO Abstracts 1982:C-649

Katz A, Lattes R (1969) Granulomatous thymoma or Hodgkin's disease of thymus. A clinical and histologic study and re-evaluation. Cancer 23:1–15

Keelan MH, Rudders RA (1974) Successfull treatment of radiation pericarditis with corticosteroids. Arch Intern Med 134:145–147

Keller AR, Castleman B (1974) Hodgkin's disease of the thymus gland. Cancer 33:1615–1623

Keller AR, Kaplan HS, Lukes RJ, Rappaport H (1968) Correlation of histopathology with other prognostic indicators in Hodgkin's disease. Cancer 22:487–499

Kelly AG, Rosa-Uribe A, Kraus ST (1977) Orbital lymphomas and pseudolymphomas. A clinicopathologic study of eleven cases. Am J Clin Pathol 68:377–386

Kennedy B, Loeb V, Peterson V, Donegan W, Natarajan N, Mettlin C (1984) National survey of patterns of care of Hodgkin's disease. ASCO Abstracts 1984:943

Kiely JM, Massey BD, Harrison EG, Utz DC (1970) Lymphoma of the testis. Cancer 26:847–852

Kim H, Dorfman RF (1974) Morphological studies of 84 patients subjected to laparotomy for the staging of non-Hodgkin's lymphomas. Cancer 33:657–674

Kim H, Hendrickson MR, Dorfman RF (1977) Composite lymphoma. Cancer 40:959–976

Kim N, Nathwani MB, Rappaport H (1980b) So-called "Lennert's lymphoma". Is it a clinicopathologic entity? Cancer 45:1379–1399

Kim RY, Roth RE (1978) Radiotherapy of orbital pseudotumor. Radiology 127:507–509

Kim TH, Sommerville PJ, Freeman CR (1984) Unilateral radiation nephropathy – the long term significance. Int J Radiat Oncol Biol Phys 10:2053–2059

Kim YH, Fayos JV (1976) Primary orbital lymphoma: a radiotherapeutic experience. Int J Radiat Oncol Biol Phys 1:1099–1105

Kim YH, Fayos JF, Schnitzer B (1978) Extranodal head and neck lymphomas: Results of radiation therapy. Int J Radiat Oncol Biol Phys 4:789–794

Kim YH, Fayos JF, Sisson JC (1980a) Thyroid function following neck irradiation for malignant lymphoma. Radiology 134:205–208

Kinsella TJ, Fraass B, Glatstein E (1982) Late effects of radiation treatment of Hodgkin's disease. Cancer Treat Rep 66:991–1001

Kinsella TJ, Shapiro E, Fraass B, Sherins RJ (1983) Testicular injury following high dose conventionally fractionated irradiation. Int J Radiat Oncol [Suppl 1] 9:136–137

Kinzie JJ, Hanks GE, Maclean CJ, Kramer S (1983) Patterns of care study: Hodgkin's disease relapse rates and adequacy of portals. Cancer 52:2223–2226

Kirschner RH, Abt AB, O'Connel MJ, Sklansky BD, Greene WH, Wiernik PH (1974) Vascular invasion and haematogenous dissemination of Hodgkin's disease. Cancer 34:1159–1162

Klaue P, Eckert P, Kern I (1979) Incidental splenectomy: early complications. Am J Surg 138:296–300

Klein MS, Ennis F, Sherlok P, Winawer SJ (1973) Stress erosions. A major cause of gastrointestinal haemorrhage in patients with malignant disease. Am J Digest Dis 18:167–173

Klingele TG, Hogan MJ (1975) Ocular reticulosarcoma. Am J Ophthalmol 79:39–47

Knospe WH (1979) Does therapy alter the natural history and prognosis of chronic lymphatic leukemia? Int J Radiat Oncol Biol Phys 5:295–298

Knospe WH, Rayudu VMS, Caedello AM, Friedman AM, Fordham EW (1976) Bone marrow scanning with iron-52. Regeneration and extension of marrow after ablative doses of radiotherapy. Cancer 37:1432–1424

Knowling MA, Harwood AR, Bergsagel DE (1983) Comparison of extramedullary plasmocytomas with solitary and multiple plasma cell tumors of bone. J Clin Oncol 1:255–262

Kobler E, Wirth W, Aufdermaur M, Keiser G, Mäder H (1976) Primäre extranodale Lymphogranulomatose der flexura duodenojejunalis. Schweiz Med Wochenschr 106:1020–1023

Kohn HI, Fry RJM (1984) Radiation carcinogenesis. N Engl J Med 310:504–511

Komaki R, Cox JD, Hansen RM, Gunn WG, Greenberg M (1984) Malignant lymphoma of the uterine cervix. Cancer 54:1699–1704

Kong JS, Fuller LM, Butler JJ, Barton JH, Robbins KT, Velasquez WS, Sullivan JA (1984) Stages IE and IIE non-Hodgkin's lymphomas of Waldeyer's ring and the neck. Am J Clin Oncol (CCT) 7:121

Kotner LM, Wang CC (1972) Plasmocytoma of the upper air and food passages. Cancer 30:414–418

Koziner B, Braun D, Myers J (1979) Combined modality of MOPP chemotherapy and radiotherapy for the treatment of stages I and II Hodgkin's disease. In: Jones SE, Salmon S (eds) Adj Ther Cancer II. Grune & Stratton, New York London, pp 77–84. Zitiert nach Canellos GP, Come SE, Skarin AT (1983) Chemotherapy in the treatment of Hodgkin's disease Semin Haematol 20:1–24 (Tabelle 6)

Koziner B, Little C, Passe S, Thaler T, Sklaroff R, Straus DJ, Lee BJ, Clarkson BD (1982) Treatment of diffuse advanced histiocytic lymphoma. An analysis of prognostic variables. Cancer 49:1571–1579

Koziner B, Sklaroff R, Little C, Labriola D, Thaler HT, Straus DJ, Young CW, Nisce LZ, Oettgen H, Lee BJ, Clarkson BD (1984) NHL-3 protocol. Six drug combination chemotherapy for non-Hodgkin's lymphoma. Cancer 53:2592–2600

Krikorian JG, Portlock CS, Rosenberg SA, Kaplan HS (1979a) Hodgkin's disease stages I and II occuring below the diaphragm. Cancer 43:1866–1871

Krikorian JG, Burke JS, Rosenberg SA, Kaplan HS (1979b) Occurence of non-Hodgkin's lymphoma after therapy for Hodgkin's disease. N Engl J Med 300:452–458

Krüger G, Fischer R (1980) Das maligne non-Hodgkin Lymphom. Übersicht über zur Zeit gebräuchliche oder in der Diskussion befindliche Klassifikationsschemata. Internist 21:483–492

Kun LE, Johnson RE (1976) Haematologic and immunologic status in Hodgkin's disease 5 years after radical radiotherapy. Cancer 36:1912–1916

Kun LE, DeVita VT, Young RC, Johnson RE (1976) Treatment of Hodgkin's disease using intensive chemotherapy followed by irradiation. Int J Radiat Oncol Biol Phys 1:619–626

Kuse R, Calavrezos A, Hinrichs A, Hausmann K (1981) Überlebensraten und Rückgang der Mortalität bei Morbus Hodgkin in Beziehung zum Lebensalter. Dtsch Med Wochenschr 106:453–458

Kuse R, Heilmann HP, Calavrezos A, Hausmann K (1983) Prognostische Unterschiede bei niedrigmalignen Keimzentrumslymphomen und Immunozytomen. Beziehungen zu histologischen Subtypen, Stadien und Therapie. Dtsch Med Wochenschr 108:1948–1954

Kuten A, Cohen Y (1984) Radiochemotherapy in stage I–II unfavourable non-Hodgkin's lymphoma. ASCO Abstracts 1984:920

Labedzki L, Frommhold H, Grauthoff H, Illiger J (1980) Zur hämatologischen Toxizität der Ganzkörperbestrahlung. Strahlentherapie 156:30–34

Lackner K, Brecht G, Janson R, Scherholz K, Lützeler A, Thurn P (1980) Wertigkeit der Computertomographie bei der Stadieneinteilung primärer Lymphknotenneoplasien. Fortschr Roentgenstr 132:21–30

Lamb DS, Hudson GV, Easterling MJ, MacLennan KA, Jelliffe AM (1984) Localised grade 2 non-Hodgkin's lymphoma: results of treatment with radiotherapy (BNLI Report No 24). Clin Radiol 35:253–260

Lambert PM (1978) Radiation myelopathy of the thoracic spinal cord in long term survivors treated with radical radiotherapy using conventional fractionation. Cancer 41:1751–1760

Lamoureux KB, Jaffe ES, Berard CW, Johnson RE (1973) Lack of identificable vascular invasion in patients with extranodal dissemination of Hodgkin's disease. Cancer 31:824–825

Landberg T, Svahn-Tapper G, Bengtsson CG (1977) Whole-body casts for patient immobilization in mantle treatment, treatment of the inverted Y and moving strip. Int J Radiat Oncol Biol Phys 2:809–813

Landberg TG, Hakansson LG, Möller TR, Mattson WKI, Landys KE, Johansson BG, Killander DCF, Molin BF, Westling PF, Lenner PH, Dahl OG (1979) CVP-remission-maintenance in stage I or II non-Hodgkin's lymphomas. Preliminary results of a randomized study. Cancer 44:831–838

Larson RA, Ultmann JE (1982) The strategic role of laparotomy in staging Hodgkin's disease. Cancer Treat Rep 66:767–774

Laurence J, Coleman M, Allen SL, Søilver RT, Pasmantier M (1982) Combination chemotherapy of advanced diffuse histiocytic lymphoma with the six drug COP-BLAM regimen. Ann Intern Med 97:190–195

Lauria F, Baccarani E, Fiacchini M, Mazza Tura S (1979) Combination chemotherapy in stages I or II Hodgkin's disease. Letter: Lancet II:1072–1073

Lauria F, Foa R, Gobbi M, Camaschella C, Lusso P, Raspadori D, Tura S (1983) Increased proportion of suppressor/cytotoxic (OKT8+) cells in patients with Hodgkin's disease in long-lasting remission. Cancer 52:1385–1388

LeBourgois JP, Meignan M, Parmentier C, Tubiana M (1979) Renal consequences of irradiation of the spleen in lymphoma patients. Br J Radiol 52:56–60

Lederman M (1956) Radiation treatment or orbital tumors. Proc Roy Soc Med 49:754–758

Lee CKK, Levitt SH, Bloomfield C (1978) Result of curative radiation therapy in surgically staged Hodgkin's disease. University of Minnesota Experience from 1970 to 1975. Int J Radiat Oncol Biol Phys [Suppl 1] 48:4

Lee CKK, Bloomfield CD, Goldman AI, Levitt SH (1980) Prognostic significance of mediastinal involvement in Hodgkin's disease treated with curative radiotherapy. Cancer 46:2403–2409

Lee CKK, Bloomfield CD, Levitt SH (1982) Results of lung irradiation for Hodgkin's disease patients with large mediastinal masses and/or hilar disease. Cancer Treat Rep 66:819–825

Lee CKK, Bloomfield CD, Levitt SH (1984) Liver irradiation in stage IIIA Hodgkin's disease patients with splenic involvement. Am J Clin Oncol 7:149–157

Lee YN, Lukes RJ, Fink EJ, Feinstein DI, Powars DR (1978) Staging laparotomy and splenectomy for Hodgkin's disease. Am Surg April 1978 44:215–225

LeFloch O, Donaldson SS, Kaplan HS (1976) Pregnancy following oophoropexy and total nodal irradiation in women with Hodgkin's disease. Cancer 38:2263–2268

Leimert JT, Corder MP, Tewfik HH, Guthrie R, Maguire LC, Gingrich RD (1979) Total body irradiation and cyclophosphamide in the treatment of favourable prognosis on Hodgkin's lymphomas. Int J Radiat Oncol Biol Phys 5:1479–1483

Lennert K (1969) Die derzeitige Häufigkeit der einzelnen Lymphknotenerkrankungen in Schleswig-Holstein. Dtsch Med Wochensch 94:2194–2202

Lennert K (1981) Histopathologie der Non-Hodgkin Lymphome (nach der Kiel Klassifikation). Springer, Berlin Heidelberg New York

Lennert K, Mestdagh J (1968) Lymphogranulomatosen mit konstant hohem Epitheloidzellgehalt. Virchows Arch A 344:1–20

Lennert K, Mohri N (1974) Histologische Klassifizierung und Vorkommen des M. Hodgkin. Internist 15:57–65

Lennert K, Mohri N (1978) Histopathology and diagnosis of Non-Hodgkin's lymphomas. In: Malignant lymphomas other than Hodgkin's disease. (Handbuch der spez. path. Anatomie und Histologie, vol I/3b) Springer, Berlin Heidelberg New York, pp 111–469

Leslie NT, Mauch PM, Hellman S (1983) Evaluation of long term survival and treatment complications in patients with stage IA-IIB Hodgkin's disease. Int J Radiat Oncol Biol Phys [Suppl 1] 9:127–128

Lester EP, Chilcote R, Mintz U, Golomb HM, Sweet DL, Miller JB, Ultman JE (1978) Sepsis in treated Hodgkin's disease. Am J Med 64:914–915

Lester JN, Fuller LM, Conrad FG, Sullivan JA, Velasquez WS, Butler JJ, Shullenberger CC (1982) The roles of staging laparotomy, chemotherapy and radiotherapy in the management of localized diffuse large cell lymphoma. A study of 75 patients. Cancer 49:1746–1753

Letendre L, Banks PM, Reese DF, Miller RH, Scanlon PW, Kiely JM (1982) Primary lymphoma of the central nervous system. Cancer 49:939–943

Levi JA, Wiernik PH (1977a) Limited extranodal Hodgkin's disease. Unfavourable prognosis and therapeutic implications. Am J Med 63:365–372

Levi JA, Wiernik PH (1977b) The therapeutic implications of splenic involvement in stage IIIA Hodgkin's disease. Cancer 39:2158–2165

Levi JA, Wiernik PH, O'Connell MJ (1977) Patterns of relapse in stages I, II, and IIIA Hodgkin's disease: influence of initial therapy and implications for the future. Int J Radiat Oncol Biol Phys 2:853–862

Levitan R, Diamond HD, Craver LF (1961) Jaundice in Hodgkin's disease. Am J Med 30:99–111

Levitt SH, Bloomfield CD, Frizzera G, Lee CKK (1980) Curative radiotherapy for localized diffuse histiocytic lymphoma. Cancer Treat Rep 64:175–177

Levitt SH, Lee CKK, Bloomfield CD (1984) Radical radiation therapy in the treatment of laparotomy staged Hodgkin's disease patients. Int J Radiat Oncol Biol Phys 10:265–274

Lewin KJ, Ranchod M, Dorfman RF (1978) Lymphomas of the gastrointestinal tract. A study of 117 cases presenting with gastrointestinal disease. Cancer 42:693–707

Lewis E, Bernardino ME, Salvador PG, Cabanillas FF, Barnes PE, Thomas JL (1982) Post-therapy CT-detected mass in lymphoma patients: is it viable tissue? J Comp Assist Tomogr 6:792–795

L'Hoste RJ Jr, Filippa DA, Lieberman PH, Bretsky S (1984) Primary pulmonary lymphomas. A clinicopathologic analysis of 36 cases. Cancer 54:1397–1406

Lichtenstein A, Levine A, Taylor CR, Boswell W, Rossman S, Feinstein DI, Lukes RJ (1980) Primary mediastinal lymphoma in adults. Am J Med 68:509–514

Liew KH, Easton D, Horwich A, Barrett A, Peckham MJ (1984) Bulky mediastinal Hodgkin's disease. Management and prognosis. Hematol Oncol 2:45–59

Lim FE, Hartman AS, Tan EGC, Cady B, Meissner WA (1977) Factors in the prognosis of gastric lymphoma. Cancer 39:1715–1720

Lindsay S, Daily ME (1955) Malignant lymphoma of the thyroid gland and its relation to Hashimotos disease. A clinical and pathologic study of 8 patients. J Clin Endocrinol Metab 15:1332–1351

Lipton MJ, DeNardo GI, Silverman S, Glatstein E (1972) Evaluation of the liver and spleen in Hodgkin's disease. Am J Med 52:356–361

List AF, Doll DC, Greco FA (1985) Lung cancer in Hodgkin's disease: association with previous radiotherapy. J Clin Oncol 3:215–221

Lister TA (1985) Hodgkin's disease in adults: the challenge. Postgrad Med J 61:103–107

Lister TA, Cullen MH, Beard MEJ, Brearley RL, Whitehouse JMA, Wrigley PFM, Stansfeld AG, Sutcliffe SBJ, Malpas JS, Crowther D (1978) Comparison of combined and single-agent chemotherapy in non-Hodgkin's lymphoma of favourable histological type. Br J Med 1:533–537

Lister TA, Doreen MS, Faux M, Jones AE, Wrigley PFM (1983) The treatment of stage IIIA Hodgkin's disease. J Clin Oncol 1:745–749

Littman P, Wang CC (1975) Reticulum cell sarcoma of the brain. A Review of the literature and a study of 19 cases. Cancer 35:1412–1420

Livesey AE, Sutherland FI, Brown RA, Beck JS, MacGillivray JB, Slidders W (1978) Cytological basis of histological typing of diffuse Hodgkin's disease. Demonstration of an implied misnomer in the terminology of the Rye classification. J Clin Pathol 31:551–559

Lo TCM, Salzman FA, Moschella SL, Tolman EL, Wright KA (1979) Whole body surface electron irradiation in the treatment of mycosis fungoides. Radiology 130:453–457

Loeffler JS, Mauch PM, Larson DA, Weinstein H, Canellos GH, Chaffey JT, Cassady R (1984) Primary Non-Hodgkin's Lymphoma of bone-factors that influence survival. Int J Radiat Oncol Biol Phys [Suppl 2] 10:136

Loeffler JS, Ervin TJ, Mauch P, Skarin AT, Canellos GP, Cassady R (1984) Factors influencing survival in primary central nervous system lymphomas. ASCO Abstracts 1984:951

Loeffler RK (1975) Subclavian artery occlusion following radiation therapy. A case history. Invest Radiol 10:391–393

Loehr WJ, Mujahed Z, Zahn FD, Gray GF, Thorbarnarson B (1969) Primary lymphoma of the gastrointestinal tract. A review of 100 cases. Ann Surg 170:232–238

Long JC (1979) The immunpathology of Hodgkin's disease. Clin Haematol 8:531–566

Long JC, Mihm MC, Qazi R (1976) Malignant lymphoma of the skin. A clinicopathologic study of lymphoma other than mycosis fungoides diagnosed by skin biopsy. Cancer 38:1282–1296

Longo D, Hubbard S, Wesley M (1981) Prolonged initial remission in patients with nodular mixed lymphoma. ASCO Abstracts 22:521

Longo D, DeVita VT, Glatstein E, Matis LA, Fisher RI (1984a) Watch and wait versus aggressive combined modality therapy for advanced favourable prognosis non-Hodgkin's lymphomas. 2ter Internationaler Konferenz über maligne Lymphome. Lugano 1984 Abstract Nr 69

Longo DL, Young RC, Hubbard SM, Wesley M, Fisher RI, Jaffe E, Berard CW, DeVita VT (1984b) Prolonged initial remission in patients with nodular mixed lymphoma. Ann Intern Med 100:651–656

Louis ELS, McLaughlin MJ, Wortzman G (1974) Chronic damage to medium and large arteries following irradiation. J Assoc Canad Radiol 25:94–104

Lowenbraun S, Ramsey H, Sutherland J, Serpic H AA (1970) Diagnostic laparotomy and splenectomy for staging Hodgkin's disease. Ann Intern Med 72:665–663

Luetje C, Erickson C (1975) Current management of non-Hodgkin malignant lymphoma of the head and neck. Arch Otolaryngol 101:11–14

Lukes RJ (1963) Relationship of histologic features to clinical stages in Hodgkin's disease. Am J Roentgenol 90:944–955

Lukes RJ (1971) Criteria for involvement of lymph node, bone marrow, spleen and liver in Hodgkin's disease. Cancer Res 31:1755–1767

Lukes RJ (1978) Functional classification of malignant lymphoma of Lukes and Collins. Recent Results Cancer Res Springer 64:19–30

Lukes RJ, Butler JJ (1966) The pathology and nomenclature of Hodgkin' disease. Cancer Res 26:1063–1081

Lukes RJ, Collins RD (1974) A functional approach to the classification of malignant lymphoma. In: Musshoff K (ed) Recent results in cancer research, vol 46. Diagnosis and therapy of malignant lymphoma. Springer, Berlin Heidelberg New York, pp 18–30

Lukes RJ, Collins RD (1977) Lukes-Collins classification and its significance. Cancer Treat Rep 61:971–979

Lutz WR, Larsen RD (1983) Technique to match mantle and para-aortic fields. Int J Radiat Oncol Biol Phys 9:1753–1756

Lutzner M, Edelson R, Schein P, Green I, Kirkpatrick C, Ahmed A (1975) Cutaneous T-cell lymphomas: the Sezary syndrome, mycosis fungoides and related disorders. Ann Intern Med 83:534–552

Macgillivray JB, Macintosh WG (1978) A case of Lennert's lymphoma. J Clin Pathol 31:560–566

Mackintosh FR, Colby TV, Podolsky WJ, Burke JS, Hoppe RT, Rosenfelt FP, Rosenberg SA, Kaplan HS (1982) Central nervous system involvement in non-Hodgkins lymphoma: an analysis of 105 cases. Cancer 49:586–595

MacMahon B (1957) Epidemiological evidence on the nature of Hodgkin's disease. Cancer 10:1045–1054

MacMahon B (1966) Epidemiology of Hodgkin's disease. Cancer Res 26:1189–1200

MacMahon B (1971) Epidemiological considerations in staging of Hodgkin's disease. Cancer Res 31:1854–1857

MacMahon B (1973) Epidemiology of Hodgkin's disease. Lancet II:647–648

Makoski HB, Quast U, Schulz U (1982) Optimierung der Grossfeldbestrahlung der Lymphogranulomatose. Onkologie 5:13–19

Mambo NC, Burke JS, Butler JC (1977) Primary malignant lymphomas of the breast. Cancer 39:2033–2040

Mann RB, Jaffe ES, Berard CW (1979) Malignant lymphomas – a conceptual understanding of morphologic diversity. Am J Pathol 94:105–175

Mann SG (1976) Persönl Mitteilung

Maor MH, Osborne BM, Fuller LM, Maddux B, Velasquez WS, Hagemeister FB, Bennetts RW, Nelson RS, Shullenberger CC (1982) Stomach non-Hodgkin's lymphomas stages IE and IIE: comparative analysis of combined modality treatment with surgery and radiotherapy. ASCO Abstracts 1982:628

Maor MH, Maddux B, Osborne BM, Fuller LM, Sullivan JA, Nelson RS, Martin RG, Libshitz HI, Velasquez WS, Bennett RW (1984) Stages IE and IIE non-Hodgkin's lymphomas of the stomach. Comparison of treatment methods. Cancer 54:2330–2337

Margolis L, Fraser R, Lichter A, Char DH (1980) The role of radiation therapy in the management of ocular reticulum cell sarcoma. Cancer 45:688–692

Marks JE, Haus AG, Sutton HG, Griem ML (1974a) Localization error in the radiotherapy of Hodgkin's disease and malignant lymphoma with extended mantle fields. Cancer 34:83–90

Marks JE, Moran EM, Griem ML, Ultmann JE (1974b) Extended mantle radiotherapy in Hodgkin's disease and malignant lymphoma. Am J Roentgenol 121:772–788

Marks JE, Haus AG, Sutton HG, Griem ML (1976) The value of frequent treatment verification films in reducing localization error in the irradiation of complex fields. Cancer 37:2755–2761

Marston A (1972) Laparotomy and splenectomy in the diagnosis and treatment of Hodgkin's disease. Proc Roc Soc Med 65:1111–1112

Martenson J, Buskirk S, Evans R, Earle J (1984) Patterns of initial relapse intesticular lymphoma: a case for inclusion of systemic chemotherapy in initial treatment. Int J Radiat Oncol Biol Phys [Suppl 2] 10:135–136

Mauch P, Hellman S (1980) Supradiaphragmatic Hodgkin's disease. Is there a role for MOPP chemotherapy in patients with bulky mediastinal disease. Int J Radiat Oncol Biol Phys 6:947–949

Mauch P, Hellman S (1984a) Mediastinal Hodgkin's disease. Significance of mediastinal involvement in early stage Hodgkin's disease. Hematological Oncology 2:69–72

Mauch P, Hellman S (1984b) The role of MOPP in early stage Hodgkin's disease. Hematol Oncol 2:66–68

Mauch P, Goodman R, Hellman S (1978) The significance of mediastinal involvement in early stage Hodgkin's disease. Cancer 42:1039–1045

Mauch P, Goodman R, Rosenthal DS, Botnik L, Hellman S (1979) An evaluation of total nodal irradiation as treatment for stage III A Hodgkin's disease. Cancer 43:1255–1261

Mauch P, Lewin A, Hellman S (1982a) The role of radiation therapy in the treatment of stage I and II Hodgkin's disease. In: Rosenberg S, Kaplan H (eds) Malignant lymphomas. Academic Press, New York, pp 453–467

Mauch P, Gorsheim D, Cunningham J, Hellman S (1982b) Influence of mediastinal adenopathy on site and frequency of relapse in patients with Hodgkin's disease. Cancer Treat Rep 66:809–817

Mauch P, Rosenthal DS, Canellos GP, Hellman S (1983a) Improved survival for stage IIIA and IIIB Hodgkin's disease patients treated with combined radiation therapy and chemotherapy. Int J Radiat Oncol Biol Phys [Suppl 1] 9:129

Mauch P, Greenberg H, Lewin A, Cassady JR, Weichselbaum R, Hellman S (1983b) Prognostic factors in patients with subdiaphragmatic Hodgkin's disease. Hematol Oncol 1:205–214

Mazur MH, Dolin R (1978) Herpes zoster at the NIH: A 20 year experience. Am J Med 65:738–744

McCaffrey JA, Rudders RA, Kahn PC, Harvey HA, DeLellis RA (1976) Clinical usefulness of 67-gallium scanning in the malignant lymphomas. Am J Med 60:523–530

McDougall IR, Coleman N, Burke JS, Saunders W, Kaplan HS (1980) Thyroid carcinoma after high dose external radiotherapy for Hodgkin's disease. Report of 3 cases. Cancer 45:2056–2060

McElwain TJ, Wrigley PFM, Hunter A, Crowther D, Malpas JS, Peckham MJ, Smithers DW, Fairley GH (1973) Combination chemotherapy of advanced and recurrent Hodgkin's disease. Natl Cancer Inst Monogr 36:395–402

McKelvey EM, Moon TE (1977) Curability of non-Hodgkin's lymphomas. Cancer Treat Rep 61:1185–1190

McKelvey EM, Gottlieb JA, Wilson HF, Haut A, Talley RW, Stephens R, Lane M, Gamble JF, Jones SE, Grozea PN, Gutterman J, Coltman C, Moon TE (1976) Hydroxyldaunomycin (adriamycin) combination chemotherapy in malignant lymphoma. Cancer 38:1484–1493

McLaughlin P, Fuller LM, Butler JJ, Sullivan JA (1984) Stage I–II nodular (follicular) lymphoma. ASCO Abstracts 1984:974

McLennan KA, Bennett MH, Tu A, Easterling B, Vaughan BH, Jelliffe AM (1984) The prognostic significance of cytological subdivision of nodular sclerosing Hodgkin's disease. Analysis of 1156 cases. Abstract 77. Second Intern. Conference on Malignant Lymphomas, Lugano

Mead GM, Macbeth FR, Ryall RDH, Williams CJ, Whitehouse MA (1984) A report on a prospective trial of no initial therapy in patients with asymptomatic favourable prognosis non-Hodgkin's lymphoma. Hematol Oncol 2:179–188

Medini E, Rao Y, Levitt SH (1980) Solitary plasmocytoma of the upper respiratory and digestive tracts. Cancer 45:2893–2896

Merchant N, McLaughlin P, Fuller L, Osborne B, Sullivan J, Velasquez W, Rodgers R (1984) Follicular (nodular) mixed lymphoma: a review of 65 cases. ASCO Abstracts 1984:973

Metter GE, Nathwani BM, Burke JS, Winberg CD, Mann RB, Barcos M, Kjeldsberg CR, Whitcomb CC, Dixon DO, Miller TP, Jones SE (1985) Morphological subclassification of follicular lymphoma: variability of diagnoses among hematopathologists, a collaborative study between the repository center and pathology panel for lymphoma clinical studies. J Clin Oncol 3:25–38

Meyer JE, Schulz MD (1974) Solitary myeloma of bone. Cancer 34:438–440

Meyler ST, Blumberg AL, Purser P (1978) Total skin electron beam therapy in mycosis fungoides. Cancer 42:1171–1176

Mill WB, Griffith R (1980) The role of radiation therapy in the management of plasma cell tumors. Cancer 45:647–652

Mill WB, Palmer HLA, Purdy JA, Tillack TW, Reinhard EH, Loeb V, Parnell ND, Penkoske MA, Franssila KD (1977) Extended field radiation therapy Hodgkin's disease. Analysis of failures. Cancer 40:2896–3904

Mill WB, Lee FA, Franssila KO (1980) Radiation treatment of stage I and II extranodal non-Hodgkin's lymphoma of the head and neck. Cancer 45:653–661

Mill WB, Baglan RJ, Kurichety P, Prasad S, Lee JY, Moller R (1984) Symptomatic radiation induced pericarditis in Hodgkin's disease. Int J Radiat Oncol Biol Phys 10:2061–2065

Miller AA, Ramsden F (1964) Primary reticulosis of the central nervous system. Microgliomatosis. Acta Neurochir 11:439–478

Miller JB, Moran EM, Desser RK, Griem ML, Ultman JE (1976) Results of involved field and extended field radiotherapy in patients with pathologic stage I and II Hodgkin's disease. Am J Roentgenol 127:833–839

Miller JB, Variakojis D, Bitran JD, Sweet DL, Kinzie JJ, Golomb HM, Ultman JE (1981) Diffuse histiocytic lymphoma with sclerosis. A clinicopathologic entity frequently causing superior vena cava obstruction. Cancer 47:748–756

Miller TP, Jones SE (1983) Initial chemotherapy for clinically localized lymphomas of unfavourable histology. Blood 62:413–418

Million RR (1980) The lymphomatous diseases. In: Fletcher GH (ed) Textbook of Radiotherapy, 3rd edn. Lea and Febiger, Philadelphia, pp 603–607

Minna JD, Roenigk HH, Glatstein E (1979) Report of the committee on therapy for mycosis fungoides and Sezary syndrome. Cancer Treat Rep 63:729–736

Mintz U, Miller JB, Golomb HM, Kinzie J, Sweet DL, Lester EP, Variakojis D, Roth NO, Blough RR, Ferguson DJ, Ultman JE (1979) Pathologic stage I and II Hodgkin's disease. Relapses and results of retreatment. 1968–1975. Cancer 44:72–79

Mitchell RI, Peters MV, Brown TC, Rideout D (1972) Laparotomy for Hodgkin's disease: some surgical observations. Surgery 71:694–703

Moertel CG, Dockerty MB, Baggenstoss AH (1961) Multiple primary neoplasms. Introduction and presentation of data. Cancer 14:221–230

Mole RH (1978) The sensitivity of the human breast to cancer induction by ionizing radiation. Brit J Radiol 51:401–405

Molenaar WM, Bartels H, Koudstaal J (1984) Histological, epidemiological and clinical aspects of centroblastic-centrocytic lymphomas subdivided according to the "working" formulation. Br J Cancer 49:263–268

Monfardini S, Bajetta E, Arnold CA, Kenda CR, Bonadonna G (1975) Herpes-zoster – Varizella infection in malignant lymphoms. Influence of splenectomy and intensive treatment. Eur J Cancer 11:51–57

Monfardini S, Banfi A, Bonadonna G, Rilke F, Milano F, Valagussa P, Lattuada A (1980) Improved five year survival after combined radiotherapy-chemotherapy for stage I–II non-Hodgkin's lymphoma. Int J Radiat Oncol Biol Phys 6:125–134

Monyak D, Wasserman TH, Griffith R, Fineberg B (1984) Clinical results of low stage large cell lymphomas treated by radiotherapy only. Int J Radiat Oncol Biol Phys [Suppl 2] 10:136–137

Moore MR, Bull JM, Jones SE, Rosenberg SA, Kaplan HS (1972) Sequential radiotherapy and chemotherapy in the treatment of Hodgkin's disease. Ann Intern Med 77:1–9

Moravec D, Armitage J, Fouvar K, Dick F, Burns CP (1982) Nodular mixed lymphoma. A curable disease? ASCO Abstracts 1982:638

Musshoff K (1971) Prognostic and therapeutic implications of staging n extranodal Hodgkin's disease. Cancer Res 31:1814–1827

Musshoff K (1977) Klinische Stadieneinteilung der Nicht-Hodgkin Lymphome. Strahlentherapie 153:218–221

Musshoff K (1980) Strahlentherapie der Non-Hodgkin Lymphome. Indikationen, Methoden und Ergebnisse. Internist 21:502–511

Myers CE, Chabner BA, DeVita VT, Gralnick HR (1974) Bone marrow involvement in Hodgkin's disease. Pathology and response to MOPP chemotherapy. Blood 44:197–204

Naeim F, Weisman J, Coulson WF (1974) Hodgkin's disease. Significance of vascular invasion. Cancer 34:655–662

Naqvi MS, Burrows L, Kark AE (1969) Lymphoma of the gastrointestinal tract. Prognostic guide based on 152 cases. Ann Surg 170:221–231

Nathwani BN (1979) A critical analysis of the classifications of non-Hodgkin's lymphomas. Cancer 44:347–384

Nathwani BN, Kim H, Rappaport H (1976) Malignant lymphoma lymphoblastic. Cancer 38:964–983

Nathwani BN, Kim H, Rappaport H, Solomon J, Fox M (1978) Non Hodgkin's lymphomas. A clinicopathologic study comparing two classifications. Cancer 41:303–325

Nathwani BN, Dixon DO, Jones SE, Hartsock RJ, Rebuck JW, Byrne GE, Sheehan WW, Kim H, Coltman CA, Rappaport H (1982) The clinical significance of the morphological subdivision of diffuse histiocytic lymphoma: a study of 162 patients treated by the Southwest Oncology Group. Blood 60:1068–1074

Nathwani BN, Metter GE, Gams RA, Bartolucci AA, Hartsock RJ,Neiman RS, Byrne GE, Barcos M, Kim H, Rappaport H (1983) Malignant lymphoma, mixed cell type diffuse. Blood 62:200–208

Neilan BA (1980) Late sequelae of splenectomy for trauma. Postgrad Med 68:207–212

Neimann RS, Rosen PJ, Lukes RJ (1973) Lymphocyte-depletion Hodgkin's disease. A clinicopathologic entity. N Engl J Med 288:751–755

Nelson DF, Cassady JR, Traggis D, Baez-Giangreco A, Vawter GF, Jaffe N, Filler RM (1977) The role of radiation therapy in localized resectable intestinal non-Hodgkin's lymphoma in children. Cancer 39:89–97

Nelson DF, Reddy VK, O'Mara RE, Rubin P (1978) Thyroid abnormalities following neck irradiation for Hodgkin's disease. Cancer 42:2553–2562

Nemec HW, Walther E (1979) Zur Dosisverteilung der 8 Mev-Bremsstrahlung bei Mantelfeldtechnik. Strahlentherapie 155:557–561

Neumann CH, Castellino RA (1984) CT-assessment of splenic involvement by Hodgkin's disease and non-Hodgkin's lymphoma. Tumordiagnostik und Therapie 5:113–115

Neuwelt EA, Gumerlock MK, Frenkel EP, Hill SA (1984) CNS lymphoma: Diagnosis and treatment. Oregon Health Sciences University Portland, Oregon

Newcomer LN, Cadman EC, Prosnitz LR, Farber LR, Bertino JR (1982) Splenectomy in Hodgkin's disease. No therapeutic benefit. Am J Clin Oncol 5:393–397

Nime FA, Cooper HS, Eggleston JC (1976) Primary malignant lymphomas of the salivary glands. Cancer 37:906–912

Nisce LZ, D'Angio GJ (1973) A new technique for the irradiation of large fields in patients with lymphomas. Radiology 106:641–644

Nisce LZ, D'Angio GJ (1977) Radiation therapy for Hodgkin's disease: Memorial Hospital techniques. In: Lacher MJ (ed) Hodgkin's disease Wiley, New York, p 163, pp 153–158, 158–160 (Abb. 11+12)

Nisce LZ, Safai B (1979) Once weekly total-skin electron beam therapy for mycosis fungoides: 7 years experience. Cancer Treat Rep 63:633–638

Nisce LZ, Watson RC, D'Angio GJ (1971) Shift of axillary and infraclavicular lymph nodes with elevation of the arms. A contribution to more effective lung shielding. Am J Roentgenol 113:787–788

Nissen NI, Nordentoft AM (1982) Radiotherapy versus combined modality treatment of stage I and II Hodgkin's disease. Cancer Treat Rep 66:799–803

Nissen NI, Pajak T, Glidewell O, Blom H, Flaherty M, Hayes D, McIntyre R, Holland JF (1977) Overview of four clinical studies of chemotherapy for stage III and IV non-Hodgkin's lymphomas by the cancer and Leukemia Group B. Cancer Treat Rep 61:1097–1107

Nissen NI, Nordentoft AM, Brincker H, Andersen E, Krogh Jensen M, Nielsen JB, Pedersen-Bjergaard J, Jensen TS, Jensen KB, Videbaek AA, Pedersen M, Walbom-Jörgensen S (1980) Radiotherapy versus. Radiotherapy plus chemotherapy in stages I and II Hodgkin's disease. Scand J Haematol 25:35–44

Noel H, Helbron D, Lennert K (1979) Die epitheloidzellige Lymphogranulomatose (sogenanntes Lennert's Lymphom) In: Stacher A, Höcker P (Hrsg) Lymphknotentumoren. Urban & Schwarzenberg, Berlin München Wien, S 40–45

Nolan J (1968) Reticulo-endothelial tumors of the orbit. Br J Ophthalmol 52:532–539

Non-Hodgkin's lymphoma pathologic classification project (1982) National Cancer Institute sponsored study of classifications of non-Hodgkin's lymphomas. Summary and description of a working formulation. Cancer 49:2112–2135

Nordentoft AM, Pedersen-Bjergaard J, Brincker H, Andersen E, Pedersen M, Nielsen JB, Jensen KB, Nissen NI, Jensen TS, Videbaek A, Jensen MK, Walbom-Jörgensen S (1980) Hodgkin's disease in Denmark. A national study by the Danish Hodgkin Study Group, LYGRA. Scand J Haematol 24:321–334

Notter DT, Grossmann PL, Rosenberg SA, Remington JS (1980) Infections in patients with Hodgkin's disease. A clinical study of 300 consecutive adult patients. Rev Infect Dis 2:761–800

Novak S, Caraveo J, Trowbridge AA, Peterson RF, White RR (1979) Primary lymphomas of the gastrointestinal tract. South Med J 72:1154–1158

Nylander G, Peterson F, Swedenborg J (1978) Localized arterial occlusions in patients treated with pelvic field radiation for cancer. Cancer 41:2158–2161

O'Carroll DI, McKenna RW, Brunning RD (1976) Bone marrow manifestations in Hodgkin's disease. Cancer 38:1717–1728

O'Connell MJ, Wiernik PH, Brace KC, Byhardt RW, Greene WH (1975) A combined modality approach to the treatment of Hodgkin's disease. Preliminary results of a prospectively randomized clinical trial. Cancer 35:1055–1065

O'Connell M, Anderson J, Earle J, Johnson G, Harrington D (1984) Combined modality therapy of advanced unfavourable non-Hodgkin's lymphoma. An ECOG randomized clinical trial. ASCO Abstracts 1984:944

O'Conor GT, Sobin LH (1978) Conclusions of the first session: Correlations between current morphologic categorizations. Recent Results Cancer Res 65:126–128

Olsson L (1985) On the natrial biology of the malignant cells in Hodgkin's disease. Int J Radiat Oncol Biol Phys 11:37–48

O'Lweny CLM, Katongole-Mbidde E, Kiire C, Lwanga SK, Magrath I (1978) Childhood Hodgkin's disease in Uganda. A ten year experience. Cancer 42:787–792

Osborne CK, Merrill JM, Garvin AJ, DeVita VT, Young RC (1979) Nodular histiocytic lymphoma. An aggressive nodular lymphoma with potential for long term survival. ASCO Abstracts. 20:442

Ostrow S, Diggs CH, Sutherland JC, Gustavson J, Wiernick PH (1981) Nodular poorly differentiated lymphocytic lymphoma. Changes in histology and survival. Cancer Treat Rep 65:929–933

Oviatt DL, Cousar JB, Collins RD, Flexner JM, Stein RS (1984) Malignant lymphomas of follicular center cell origin in humans: incidence, clinical features and prognostic implications of transformation of small cleaved cell nodular lymphoma. Cancer 53:1109–1114

Page V, Gardner A, Karzmark CJ (1970a) Physical and dosimetric aspects of the radiotherapy of malignant lymphomas. I: The mantle technique. Radiology 96:609–618

Page V, Gardner A, Karzmark CJ (1970b) Physical and dosimetric aspects of the radiotherapy of malignant lymphomas. II: The inverted Y-Technique. Radiology 96:619–626

Painter MJ, Chutorian AM, Hilal SK (1975) Cerebrovasculopathy following irradiation in childhood. Neurology 25:189–194

Palos B, Kaplan HS, Karzmark CJ (1971) The use of thin lung shields to deliver limited whole lung irradiation during mantle field treatment of Hodgkin's disease. Radiology 101:441–442

Panettiere FJ, Coltman CA, Delaney F (1977) Splenectomy, chemotherapy and survival in Hodgkin's disease. Arch Intern Med 137:341–343

Parmentier C, Morardet N, Tubiana M (1983) Late effects on human bone marrow after extended field radiotherapy. Int J Radiat Oncol Biol Phys 9:1303–1311

Paryani S, Hoppe RT, Burke JS, Sneed P, Dawley D, Cox RS, Rosenberg SA, Kaplan HS (1983a) Extralymphatic involvement in diffuse non-Hodgkin's lymphoma. J Clin Oncol 1:682–688

Paryani S, Hoppe RT, Cox RS, Colby TV, Rosenberg SA, Kaplan HS (1983b) Analysis of non-Hodgkin's lymphomas with nodular and favourable histologies, stages I and II. Cancer 52:2300–2307

Paryani S, Hoppe RT, Cox RS, Colby TV, Kaplan HS (1984) The role of radiation therapy in the management of stage III follicular lymphoma. J Clin Oncol 2:841–848

Patchevsky AS, Brodovsky HS, Nichlas D, Meduke H, Southard M, Brooks J, Hoch WS (1974) Non-Hodgkin's lymphomas: a clinicopathologic study of 293 cases. Cancer 34:1173–1186

Paulson S, Sheehan RG, Stone MJ, Frenkel EP (1983) Large cell lymphomas of the stomach. Improved prognosis with complete resection of all intrinsic gastrointestinal disease. J Clin Oncol 1:263–269

Pearson HA (1980) Risks of splenectomy. Hosp Pract 15:85–94

Peckham MJ, Ford HT, McElwain TJ, Harmer CJ, Atkinson K, Austin DE (1975a) The results of radiotherapy for Hodgkin's disease. Br J Cancer 32:391–400

Peckham MJ, Guay JP, Hamlin ME, Lukes RJ (1975b) Survival in localized nodal and extranodal non-Hodgkin's lymphomata. Br J Cancer [Suppl II] 31:413–424

Peters MV (1950) A study of survivals in Hodgkins disease treated radiologically. Am J Roentgenol 63:299–311

Peters MV (1966) Prophylactic treatment of adjacent areas in Hodgkin's disese. Cancer Res 26:1232–1243

Peters MV, Brown TC, Ridout DF (1973) Prognostic influences and radiation therapy according to patterns of diseases. JAMA 223:53–59

Peters MV, Bush RS, Brown TC, Reid J (1975) The place of radiotherapy in the control of non-Hodgkin's lymphomata. Br J Cancer [Suppl II] 31:386–401

Petrovich Z, Fishkin B, Hittöe RE, Acquarelli M, Barton R (1977) Extramedullary plasmocytoma of the upper respiratory passages. Int J Radiat Oncol Biol Phys 2:723–730

Phillips WC, Kattapuram SV, Dosoretz DE, Raymond AK, Schiller AL, Murphy G, Wyshak G (1982): Primary lymphoma of bone: relationship of radiographic appearance and prognosis. Radiology 144:285–290

Piro AJ, Hellman S (1973) Laparotomy alters treatment of Hodgkin's disease. Natl Cancer Inst Monogr 36:307–311

Piro AJ, Weiss DR, Hellman S (1974) Mediastinal hodgkin's disease: a possible danger for intubation anaesthesia. Int J Radiat Oncol Biol Phys 1:415–419

Platenga KF, Hart G, van Heerde P, Tierie AH (1981) Non-Hodgkin's lymphomas of upper digestive and respiratory tracts. Int J Radiat Oncol Biol Phys 7:1419–1427

Portlock CS (1980) Management of indolent Non-Hodgkin's lymphomas. Semin Oncol 7:292–301

Portlock CS (1982) Deferral of initial therapy for advanced indolent lymphomas. Cancer Treat Rep 66:417–419

Portlock CS (1983) "Good risk" Non-Hodgkin's lymphomas: Approaches to management. Semin Haematol 20:25–34

Portlock CS, Rosenberg SA (1977) Chemotherapy of the Non-Hodgkin's Lymphomas. The Stanford experience. Cancer Treat Rep 61:1049–1055

Portlock CS, Rosenberg SA (1979) No initial therapy for stage III and IV non-Hodgkin's lymphomas of favourable histolog types. Ann Intern Med 90:10–13

Portlock CS, Rosenberg SA, Glatstein E, Kaplan HS (1978) Impact of salvage treatment on initial relapses in patients with Hodgkin's disease, stages I–III. Blood 51:825–833

Poussin-Rosillo H, Nisce LZ, Lee BJ (1978) Complications of total nodal irradiation of Hodgkin's disease stages III and IV. Cancer 42:437–441

Pretorius HT (1981) Thyroid nodules following high dose radiotherapy: fine needle aspiration cytology in diagnosis and management. Zitiert nach Kinsella et al. (1982)

Prosnitz LR, Montalvo RL (1978) The therapy of Hodgkin's disease: 1978: a combined approach. In: Pack I, Ariel IM (eds) Progress in clinical cancer, vol 7. Grune & Stratton, New York London, pp 97–112

Prosnitz LR, Nuland SB, Kligerman MM (1972) Role of laparotomy and splenectomy in the management of Hodgkin's disease. Cancer 29: 44–50

Prosnitz LR, Montalvo RL, Fischer DB, Silberstein AB, Berger DS (1978) Treatment of stage IIIA Hodgkin's disease. Is radiotherapy alone adaequate? Int J Radiat Oncol Biol Phys 4:781–787

Prosnitz LR, Curtis AM, Knowlton AH, Peters LM, Farber LR (1980) Supradiaphragmatic Hodgkin's disease. Significance of large mediastinal masses. Int J Radiat Oncol Biol Phys 6:809–813

Prosnitz LR, Farber LR, Kapp DS, Bertino JR, Nordlund M, Lawrence R (1982) Combined modality therapy for advanced Hodgkin's disease. Longterm follow up data. Cancer Treat Rep 66:871–879

Prosnitz LR, Cooper C, Cox EB, Kapp DS, Farber LR (1984) Treatment selection for stage IIIA Hodgkin's Disease patients. Int J Radiat Oncol Biol Phys [Suppl 2] 10:104

Qasim MM (1977) Blood and bone marrow response following total body irradiation in patients with lymphosarcomas. Eur J Cancer 13:483–487

Qazi R, Aisenberg AC, Long JC (1976) The natural history of nodular lymphoma. Cancer 37:1923–1927

Qualman SJ, Mendelsohn G, Mann RB, Green WR (1983) Intraocular lymphomas. Natural history based on a clinicopathologic study of eight cases and review of the literature. Cancer 52:878–886

Quast U, Glaeser L, Schick KH, Strauch B, Krause K, Erdmann U, Goncaalves J, Olbrich G, Huth G (1978) Dosishomogenisierung im Zielvolumen bei irregulärer Körperoberfläche durch Kompensation. Strahlentherapie 154:717–722

Rafla S, Coleman M, Gottlieb A, Glicksman A (1984) The role of radiotherapy in the management of advanced intrathoracic hodgkin's disease. Int J Radiat Oncol Biol Phys [Suppl 2] 10:104

Rai KR, Sawitsky A, Cronkite EP, Chanana AD, Levy RN, Pasternak BS (1975) Clinical staging of chronic lymphocytic leukemia. Blood 46:219–234

Raich PC, Carr RM, Meisner LF, Koost DR (1975) Acute granulocytic leukemia in Hodgkin's disease. Am J Med Sci 269:237–241

Rampen FHJ, Andel JG van, Sizoo W, Unnik JAM van (1980) Radiation therapy in primary non-Hodgkin's lymphomas of the brain. Eur J Cancer 16:177–184

Rao AR, Kagan AR, Potyk D, Nussbaum H, Chan P, Hintz BL, Wollin M, Ryoo MC (1984) Management of gastrointestinal lymphoma. Am J Clin Oncol 7:213–219

Rappaport H (1966) Tumors of the hematopeotic system. In: Atlas of tumor pathology. Sec III, Fasc 8 Washington DC, AFIP

Rappaport H, Strum SB, Hutchinson G, Allen LW (1971) Clinical and biological significance of vascular invasion in Hodgkin's disease. Cancer Res 31:1794–1798

Rasmussen S, Dössing M, Walbom-Jörgensen S (1978) Coronary heart disease – a possible risk in megavoltage therapy? Acta Med Scand 203:237–239

Ray GR, Trueblod HW, Enright LP, Kaplan HS, Nelsen TS (1970) Oophoropexy: a means of preserving ovarian function following pelvic megavoltage radiotherapy for Hodgkin's disease. Radiology 96:175–180

Ray GR, Wolf PH, Kaplan HS (1973) Value of laboratory indicators in Hodgkin's disease. Natl Cancer Inst Monogr 36:315–323

Razis DV, Diamond HD, Craver LF (1959) Hodgkin's disease associated with other malignant tumors and certain nonneoplastic diseases. Am J Med Sci 238:327–335

Reavis RJ, Cox JD, Kun LE, Moulder JE (1983) Dose response control relationship for Hodgkin's disease based on nodal size, total dose fractiona-tion size and treatment schedules. Int J Radiat Oncol Biol Phys [Suppl 1] 9:154

Reboul F, Donaldson SS, Kaplan HS (1978) Herpes zoster and varicella infections in children with Hodgkin's disease. Cancer 41:95–99

Recht L, Straus DJ, Rodgers LO, Posner JB (1983) Central nervous system involvement in non-Hodgkin's lymphoma. ASCO Abstracts 1983:C-830

Reddy S, Saxena SV, Pellettiere EV, Hendrickson FR (1977) Early nodal and extranodal non-Hodgkin's lymphomas. Cancer 40:98–104

Reimer RR, Chabner BA, Young RC, Reddick R, Johnson RE (1977) Lymphoma presenting in bone. Results of histopathology, staging and therapy. Ann Intern Med 87:50–55

Ribas-Mundo M, Rosenberg SA (1980) The value of sequential bone marrow biopsy and laparotomy and splenectomy in a series of 200 consecutive untreated patients with non-Hodgkin's lymphoma. Eur J Cancer 15:941–952

Ribeiro GG (1972) Primary lymphosarcoma and reticulum cell sarcoma of skin. Clin Radiol 23:279–285

Roberts SJ, Roeser HP, Kynaston MB, Whittaker SV, Hocker GA, Batersby AC (1976) Hodgkin's disease. An evaluation of staging laparotomy in 82 patients. Australas Radiol 20:314–320

Robinette CD, Fraumeni JF (1977) Splenectomy and subsequent mortality in veterans of the 1939–1945 war. Lancet I:127–129

Rodgers RW, Fuller LM, Hagemeister FB, Johnston DA, Sullivan JA, North LB, Butler JJ, Velasquez WS, Conrad FG, Shullenberger CC (1981) Reassessment of prognostic factors in stage IIIA and IIIB Hodgkin's disease treated with MOPP and radiotherapy. Cancer 47:2196–2203

Roemeling R v, Hartwich G, Neidhardt B (1978) Wie gefährlich ist die Splenektomie beim M Hodgkin? Fortschr Med 96:1816–1820

Rosen PJ, Feinstein DI, Pattengale PK, Tindle BH, Williams AH, Cain MJ, Bonorris JB, Parker JW, Lukes RJ (1978) Convoluted lymphocytic lymphoma in adults. A clinicopathologic entity. Ann Intern Med 89:319–324

Rosenberg SA (1971) Hodgkin's disease of the bone marrow. Cancer Res 31:1733–1736

Rosenberg SA (1977) Validity of the Ann Arbor staging classification for the non-Hodgkin's lymphomas. Cancer Treat Rep 61:1023–1027

Rosenberg SA (1984a) The role of chemotherapy in the management of early stage Hodgkin's disease. Hematol Oncol 2:61–63

Rosenberg SA (1984b) The current status of Stanford Hodgkin's disease trials. Zweite Internat Konferenz über Maligne Lymphome, Lugano

Rosenberg SA (1984c) Update of favourable (low grade) non-Hodgkin's lymphoma. Zweite Intern. Konferenz über Maligne Lymphome, Lugano, Abstr 68

Rosenberg SA, Kaplan HS (1966) Evidence for an orderly progression in the spread of Hodgkin's disease. Cancer Res 26:1225–1231

Rosenberg SA, Kaplan HS (1985) The evolution and summary results of the Stanford randomized clinical trials of the management of Hodgkin's disease: 1962–1984. Int J Radiat Oncol Biol Phys 11:5–22

Rosenberg SA, Boiron M, DeVita VT, Johnson RE, Lee BJ, Ultman JE, Viamonte M (1971) Report of the committee on Hodgkin's disease staging procedures. Cancer Res 31:1862–1863

Rosenberg SA, Dorfman RF, Kaplan HS (1975) The value of sequential bone marrow biopsy and laparotomy in a series of 127 consecutive untreated patients with non-Hodgkin's lymphomas. Br J Cancer [Suppl II] 31:221–227

Rosenberg SA, Ribas-Mundo M, Goffinet DR, Kaplan HS (1978) Staging in the adult non-Hodgkin's lymphomas. Recent Results Cancer Res 65:52–57

Rosenberg SA, Kaplan HS, Hoppe RT, Kushlan P, Horning S (1981) An overview of the rationale and results of Stanford randomized trials of the treatment of Hodgkin's disease, 1967–1980. In: Salmon SE, Jones SE (ed) Adjuvant therapy of cancer, vol III. Grune & Stratton, New York London, pp 65–76

Rosenfelt F, Rosenberg SA (1980) Diffuse histiocytic lymphoma presenting with gastrointestinal lesions. The Stanford experience. Cancer 45:2188–2193

Roskos RR, Evans RC, Gilchrist GS, Burgert EO, Ilstrup IM (1982) Prognostic significance of mediastinal mass in childhood Hodgkin's disease. Cancer Treat Rep 66:961–968

Rosner F, Grünwald H (1975) Hodgkin's disease and akute leukemia. Report of eight cases and review of literature. Am J Med Sci 58:333–353

Rossi R, Cady B, Meissner WA, Sedgwick CE, Werber J (1978) Prognosis of undifferentiated carcinoma and lymphoma of the thyroid. Am J Surg 135:589–596

Rostok RA, Siegelman SS, Lenhard RE, Wharam MD, Order SE (1983) Thoracic CT scanning for mediastinal Hodgkin's disease. Results and therapeutic implications. Int J Radiat Oncol Biol Phys 9:1451–1457

Roth St, Sack H, Schaeben W, Krüger GFR, Stützer H (1983) Primär extranodale NHL. Eine retrospektive Untersuchung von 519 Einzelkasuistiken aus Köln und der Literatur. In: Diehl V, Sack H (Hrsg) Symposiumsband der Tagung der AIO und ARO über NHL in Hahnenklee Februar 1983

Rowley MJ, Leach DR, Warner GA, Heller CG (1974) Effect of graded doses of ionizing radiation on the human testis. Radiat Res 59:665–678

Royster RL, Wassum JA, King ER (1974) An evaluation of the effects of splenectomy in Hodgkin's disease in patients undergoing extended field or total lymphoid irradiation. Am J Roentgenol 120:521–530

Rozman C, Triginer J, Ribas-Mundo M, Ferran C, Visa J, Gonzales E (1973) The value of laparotomy and splenectomy in 56 patients with Hodgkin's disease. Acta Haematol 50:321–328

Rubin P, Casarett G (1972) A direction for clinical radiation pathology. The Tolerance dose. In: Vaeth JM (ed) Frontiers of radiation therapy and oncology, vol 6. Karger, Basel, p 11, Tab. 1

Rubin P, Scarantino CW (1978) The bone marrow organ: the critical structure in radiation drug interaction. Int J Radiat Oncol Biol Phys 4:3–23

Rubin P, Landman S, Mayer E, Keller B, Ciccio S (1973) Bone marrow regeneration and extension after extended field irradiation in Hodgkin's disease. Cancer 32:699–711

Rubin P, Keys H, Mayer E, Antemann R (1974) Nodal recurrences following radical radiation therapy in Hodgkin's disease. Am J Roentgenol 120:536–548

Rubin P, Elbadawi NA, Thomson RAE, Cooper RA (1977) Bone marrow regeneration from cortex following segmental fractionated irradiation. Int J Radiat Oncol Biol Phys 2:27–38

Ruckdeschel JC, Chang P, Martin RG, Byhardt RW, O'Connel MJ, Sutherland JC, Wiernick PH (1975) Radiation related pericardial effusions in patients with Hodgkin's disease. Medicine 54:245–259

Ruckdeschel JC, Schimpff SC, Smith AC, Mardiney MR (1977) Herpes zoster and impaired cell-associated immunity to the varizella-zoster virus in patients with Hodgkin's disease. Am J Med 62:77–85

Rudders RA, McCaffrey JA, Kahn PC (1977) The relative value of gallium-67-citrate scanning and lymphangiography in the current management of malignant lymphoma. Cancer 40:1439–1443

Rudders RA, Ross ME, DeLellis RA (1978) Primary extranodal lymphoma. Response to treatment and factors influencing prognosis. Cancer 42:406–416

Rundles RW, Moore JO (1978) Chronic lymphocytic leukemia. Cancer 42:941–945

Russel KJ, Donaldson SS, Cox RS, Kaplan HS (1984) Childhood Hodgkin's disease. Patterns of relapse. J Clin Oncol 2:80–87

Sacks EL, Donaldson SS, Gordon J, Dorfman RF (1978a) Epitheloid granulomas associated with Hodgkin's disease. Clinical correlations in 55 previously untreated patients. Cancer 41:562–567

Sacks EL, Goris ML, Glatstein E, Gilbert E, Kaplan HS (1978b) Bone marrow regeneration following large field irradiation. Cancer 42:1057–1065

Sagerman RH, Shimkin PM (1969) Lymphoma of the thyroid gland. Radiology 92:312–316

Sagerman RH, Cassady JR, Chang CH (1967) Radiation therapy for intracranial lymphoma. Radiology 88:552–554

Salzmann JR, Kaplan HS (1971) Effect of splenectomy on haematologic tolerance during total lymphoid radiation therapy of patients with Hodgkin's disease. Cancer 27:471–478

Sampi K, Takeoda S, Hattori M (1983) Primary chemotherapy followed by radiotherapy for localized non-Hodgkin's lymphomas: a preliminary report. Med Pediatr Oncol 11:251–255

Sandeman TF (1966) The effects of x irradiation on male fertility. Br J Radiol 39:901–907

Sandursky WR, Jones RCW, Horsley JS, Marsh WL, Tillack TW, Tegtmeyer CJ, Hess CE (1978) Staging laparotomy in Hodgkin's disease. Ann Surg 1978:485–489

Santoro A, Viviani S, Zucali R, Ragni G, Bonfante V, Valagussa P, Banfi A, Bonadonna G (1983) Comparative results and toxicity of MOPP versus ABVD combined with radiotherapy in PS IIIB, III A+B Hodgkin's disease. ASCO Abstracts 1983:872

Sapozink MD, Kaplan HS (1983) Intracranial Hodgkin's disease. A report of 12 cases and review of the literature. Cancer 52:1301–1307

Sauer R, Hünig R, Harder F, Maurer B, Obrecht JP (1977) Die explorative Laparotomie bei Morbus Hodgkin: Vorgehen, Indikation, Ergebnisse. Strahlentherapie 153:813–819

Saxe BI, Mandel PR (1978) Hodgkin's disease. Radiotherapeutic management at a cancer oriented community hospital. Cancer 42:1046–1056

Saylor WL, Ames TE (1979) Dosage calculations in Radiotherapy. Urban & Schwarzenberg, Berlin München Wien, pp 6–8

Schaadt M, Plaumann L, Diehl V (1984) Therapie der Non-Hodgkin Lymphome. Dtsch Med Wochenschr 109:261–265

Schaumburg HH, Plank CR, Adams RD (1972) The reticulum cell sarcoma-microglioma group of brain tumors. A consideration of their clinical features and therapy. Brain 95:199–212

Schechter JP, Jones SE, Woolfenden JM, Lilien DL, O'mara RE (1976) Bone scanning in lymphoma. Cancer 38:1142–1148

Schimpff SC, Serpick A, Stoler B (1972) Varizella-zoster infections in patients with cancer. Ann Intern Med 76:241–254

Schimpff SC, O'Connel M, Greene WH, Wiernick PH (1975) Infections in 92 patients splenectomized with Hodgkin's disease. Am J Med 59:695–701

Schomberg PJ, Evans RG, O'Connell MJ, White WL, Banks PM, Ilstrup DM, Earle JD (1984) Prognostic significance of mediastinal mass in adult Hodgkin's disease. Cancer 53:324–328

Schreiber DP, Jacobs C, Hoppe RT, Cox RS, Rosenberg SA (1984) The potential benefits of therapeutic splenectomy in the management of patients with Hodgkins disease and non-Hodgkin's lymphomas. ASCO Abstracts 1984:989

Schreiber DP, Jacobs C, Rosenberg SA, Cox RS, Hoppe RT (1985) The potential benefits of therapeutic splenectomy for patients with Hodgkin's disease and non-Hodgkin's lymphomas. Int J Radiat Oncol Biol Phys 11:31–36

Schultz HP, Glatstein E, Kaplan HS (1976) Management of presumptive or proven Hodgkin's disease of the liver. A new radiotherapeutic technique. Int J Radiat Oncol Biol Phys 1:1–8

Schulz U, Bamberg M, Bormann U (1983) Die Strahlentherapie der Mykosis fungoides. Dtsch Ärzteblatt 80:25–28, Heft 37

Scott RM, Brizel HE (1964) Time-dose relationship in Hodgkin's disease. Radiology 82:1043–1049

Sekiya T, Meller ST, Cosgrove DO, McCready VR (1982) Ultrasonography of Hodgkin's disease in the liver and spleen. Clin Radiol 33:635–639

Seligman BR, Rosner F, Davenport J (1974) Primary lymphsarcoma of the parotid gland. Cancer 33:239–243

Sewchand W, Khan FM, Williamson J (1979) Total-body superficial electron beam therapy using a multiple-field pendulum-arc technique. Radiology 130:493–498

Seydel GH, Bloedorn FG, Wizenberg MJ (1969) Results of radiotherapeutic treatment of relapsing Hodgkin's disease. Cancer 23:1033–1037

Seydel GH, Bloedorn FG, Wizenberg MJ, Berk S (1974) Time-dose relationships in radiation therapy of lymphosarcoma and giant follicle lymphoma. Radiology 98:411–418

Shalet SM, Beardwell CG, Jacobs HS, Pearson D (1978) Testicular function following irradiation of the human prepubertal testis. Clin Endocrinol 9:483–490

Sherins RJ, Olweny CL, Ziegler JL (1978) Gynecomasty and gonadal function in adolescent boys treated with combination chemotherapy for Hodgkin's disease. N Engl J Med 299:12–16

Sherlok P. Oropreza R (1962) Jejunal perforations in lymphoma after chemotherapy. Arch Intern Med 110:102–107

Sherlok P, Winawer SJ, Lacher MJ, Ehrlich N (1977) Gastrointestinal manifestations in Hodgkin's disease. In: Lacher (ed): Hodgkin's disease. Wiley, New York, pp 297–324

Shimkin PM, Sagerman RH (1969) Lymphoma of the thyroid gland. Radiology 92:312–316

Shimm DS, Dosoretz DE, Anderson T, Linggood RM, Harris NL, Wang CC (1983) Primary gastric lymphoma. An analysis with emphasis on prognostic factors and radiation therapy. Cancer 52:2044–2048

Shipley WU, Piro AJ, Hellman S (1974) Radiation therapy of Hodgkin's disease: significance of splenic involvement. Cancer 34:223–229

Shoji H, Miller TR (1971) Primary reticulum cell sarcoma of bone. Significance of clinical features upon the prognosis. Cancer 28:1234–1244

Shute PG (1975) Splenectomy and susceptibility to malaria and babesia infection. Br Med J 1:516

Siegert W, Hackl G, Löhrs U, Huhn D (1985) Non-Hodgkin's lymphomas presenting with gastrointestinal involvement. Klin Wochenschr 63:56–61

Silverberg E (1984) Cancer statistics 1984. Ca 34:7–23

Silverberg GD, Britt RH, Goffinet DR (1978) Radiation induced carotid artery disease. Cancer 41:130–137

Singer DB (1973) Postsplenectomy sepsis. In: Rosenberg HS, Bolande RP (eds) Perspectives in pediatric pathology, vol 1. Yearbook Medical publisher, Chicago, pp 285–311

Sirota DK, Segal RL (1979) Primary lymphomas of the thyroid gland. JAMA 242:1743–1246

Skarin AT, Canellos GP (1979) Chemotherapy of advanced non-Hodgkin' lymphomas. Clin Haematol 8:667–684

Skarin AT, Canellos GP, Rosenthal DS, Case DC, MacIntyre JM, Pinkus GS, Moloney WC, Frei E (1983) Improved prognosis of diffuse histiocytic and undifferentiated lymphoma by use of high dose methotrexate alternating with standard agents. (M-BACOD). J Clin Oncol 1:91–98

Slanina J, Musshoff K, Rahnar T, Stiansky R (1977) Long-term side effects in irradiated patients with Hodgkin's disease. Int J Radiat Oncol Biol Phys 2:1–19

Slanina J, Kuphal K, Riegsinger A (1980) Anwendung des Split-Course Verfahrens bei der totalnodalen Systembestrahlung der Hodgkin'schen Erkrankung. Strahlentherapie 156:18–25

Slanina J, Wannenmacher M, Widmaier S (1981) Die Bedeutung einer umfassenden Strahlentherapie für die Prognose des zentroblastisch-zentrozytischen Lymphoms bzw. des grossfollikulären Lymphoms Brill-Symmers (Freiburger Ergebnisse 1965–1979). Strahlentherapie 157:516–523

Slanina J, Wannenmacher W, Bruggmoser G, Krüger HU (1982a) Die pulmonale Strahlenreaktion im Röntgenbild. Intensität und Häufigkeit röntgenmorphologischer Veränderungen der Lunge und des Mediastinums nach Mantelfeldbestrahlung mit 4 MeV-Photonen und Satellitentechnik. Radiologe 22:74–82

Slanina J, Wannenmacher W, Heidemann S (1982b) Infektgefährdung durch iatrogene Splenektomie. Ein Beitrag zur Indikation der explorativen Laparotomie mit Splenektomie bei morbus Hodgkin. Strahlentherapie 158:395–404

Slavick HE, Lipman IJ (1977) Brain stem toxoplasmosis complicating Hodgkin's disease. Arch Neurol 34:636–637

Smith BR, Weinberg DS, Robert NJ, Towle M, Luther E, Pinkus GS, Ault KA (1984) Circulating monoclonal B lymphocytes in non-hodgkin's lymphoma. N Engl J Med 311:1476–1481

Smith JL, Butler JJ (1980) Skin involvement in Hodgkin's disease. Cancer 45:354–361

Smith MD, Klebanoff G, Kemmerer WT (1972) Exploratory laparotomy for staging in Hodgkin's disease. Am J Surg 124:811–814

Smith PG, Doll R (1976) Late effects of X-irradiation in patients for metropathia haemorrhagica. Br J Radiol 49:224–232

Smithers DW (1970a) Spread of Hodgkin's disease. Lancet I:1262–1267

Smithers DW (1970b) Hodgkin's disease, one entity or two? Lancet II:1285–1288

Smithers DW (1974) Pers Mitteilung, zitiert in Rubin et al. (1974)

Sofferman RA, Cummings CW (1975) Malignant lymphomas of the paranasal sinuses. Arch Otolaryngol 101:287–292

Sokal JE, Firat D (1965) Varizella-zoster infection in Hodgkin's disease. Am J Med 39:452–463

Sonis ST, Lockhart PB (1979) Letter, New Engl J Med 300:622

Sonis ST, Sonis AL, Lieberman A (1978) Oral complications in patients receiving treatment for malignancies other than of the head and neck. J Am Dent Assoc 97:468–472

Speiser B, Rubin P, Casarett G (1973) Aspermia following lower truncal irradiation in Hodgkin's disease. Cancer 32:692–698

Spittle MF (1979) Electron beam therapy in England. Cancer Treat Rep 63:639–641

Stalsberg H (1973) Hodgkin's disease in Western Europe. A review. Natl Cancer Inst Monogr 36:31–36

Steere HA, Lillicrap SC, Clink HM, Peckham MJ (1979) The recovery of iron uptake in erythropoetic bone marrow following large field radiotherapy. Br J Radiol 52:61–66

Stefanko S, Moffie D (1974) Primary reticulum-cell-sarcoma of the brain. A clinicopathologic study. Clin Neurol Neurosurg 77:96–109

Stein HS, Gerdes J, Schwab U, Lemke H, Diehl V, Mason DY, Bartels H, Ziegler A (1983) Evidence for the detection of the normal counterpart of Hodgkin's and Sternberg-Reed cells. Haematol Oncol 1:21–29

Stein RS, Ultman JE, Moran EM, Byrne GE, Golomb HM, Oetzel N (1976) Bone marrow involvement in non-Hodgkin's lymphoma. Cancer 37:629–636

Stein RS, Hilborn RM, Flexner JM, Bolin M, Stroup S, Reynolds V, Krantz S (1978) Anatomic substages of stage III Hodgkin's disease. Implications for staging, therapy and experimental design. Cancer 42:429–436

Stein RS, Golomb HS, Ultman JE, Wiernick PH, Diggs C, Hellman S, Mauch P (1979) Anatomic substages of III Hodgkin's disease. ASCO Abstracts 20:438

Stein RS, Golomb HM, Diggs CH, Mauch P, Hellman S, Wiernick PK, Ultman JE, Rosenthal DS (1980) Anatomic substages of stage IIIA Hodgkin's disease. Ann Intern Med 92:159–165

Stein RS, Golomb HM, Wiernick PH, Mauch P, Hellman S, Ultman JE, Rosenthal DS, Flexner JM (1982) Anatomic substages of stage IIIA Hodgkin's disease. A followup of a collaborative study. Cancer Treat Rep 66:733–741

Steward WP, Todd IDH, Harris M, Jones M, Blackledge G, Wagstaff J, Anderson H, Wilkinson PM, Crowther D (1984) A multivariate analysis of factors affecting survival in patients with high grade histology non-Hodgkin's lymphoma. Eur J Cancer 20:881–889

Stewart FM, Williamson BR, Innes DJ, Hess CE (1985) Residual tumor masses following treatment for advanced histiocytic lymphoma. Diagnostic and therapeutic implications. Cancer 55:620–623

Stewart JR, Fajardo LF (1971) Dose response in human and experimental radiation induced heart disease. Application of the nominal standard dose concept. Radiology 99:403–408

Stewart JR, Fajardo LF (1978) Cancer and coronary artery disease. Editorial comment. Int J Radiat Oncol Biol Phys 4:915–916

Stewart JR, Fajardo LF (1981) Radiation induced heart disease. Am J Clin Oncol [Suppl] 4:55–57

Stoffel TJ, Cox JD (1977) Hodgkin's disease stage I and II. A comparison between two different treatment policies. Cancer 40:90–97

Stokes SH, Walz BJ (1983) Pathologic fracture after radiation therapy for primary non-Hodgkin's malignant lymphoma of bone. Int J Radiat Oncol Biol Phys 9:1153–1159

Strauss DJ, Yeh SDJ, LaMonte CS, Myers J, Clarkson BD (1982) Effect of low dose adriamycin containing combination chemotherapy (MOPP/ABVD) and low dose mediastinal radiotherapy on cardiac function in untreated Hodgkin's disease. ASCO Abstracts 1982:113

Strauss DJ, Myers J, Lee BJ, Nisce LZ, Koziner B, McCormick B, Kempin S, Mertelsmann R, Arlin Z, Gee. Poussin-Rosillo H, Hansen H, Clarkson BD (1984) Treatment of advanced Hodgkin's disease with chemotherapy and irradiation. Controlled trial of two versus three alternating potentially non-cross-resistant drug combinations. Am J Med 79:270–278

Streuli R, Maurer R, Graf C, Rhyner K (1983) Non-Hodgkin-Lymphome des Hodens. Schweiz Med Wochensch 113:771–778

Strum SB, Rappaport H (1973) Consistency of histologic subtypes in Hodgkin's disease in simultaneous and sequential biopsy specimens. Natl Cancer Inst Monogr 36:253–260

Stutzman GA, Park JJ, Panahon AM, Parthasarathy KL, Pearce J, Reese P, Bakshi S, Henderson ES (1983) Heart size and function after radiation therapy to the mediastinum in patients with Hodgkin's disease. Cancer Treat Rep 67:1099–1103

Stutzman L, Nisce LU, Friedman ML (1979) Increased toxicity of total nodal irradiation following combination chemotherapy. ASCO Abstracts 20:391

Sullivan K, Nelmann P, Farewell V, Harrison D, Rudolph R, Berard CW (1979) Combined modality therapy in advanced diffuse non-Hodgkin's lymphoma. A two and one half year follow up. ASCO Abstracts 20:442

Sullivan KM, Neiman PE, Kadin ME, Dahlberg S, Farewell VT, Rudolph RH, Bagley CM, Appelbaum FR, Thomas ED (1983) Combined modality therapy of advanced non-Hodgkin's lymphoma: an analysis of remission duration and survival in 95 patients. Blood 62:51–61

Sutcliffe SBJ, Wrigley PFM, Smyth JF, Webb JAW, Tucker AK, Beard MEJ, Irving M, Stansfeld AG, Malpas JS, Crowther D, Whitehouse JMA (1976) Intensive investigation in management of Hodgkin's disease. Br Med J 4:1343–1347

Sutcliffe SBJ, Wrigley PFM, Peto J, Lister TA, Stansfeld AG, Whitehouse JMA, Crowther D, Malpas JS (1978) MVPP chemotherapy regimen for advanced Hodgkin's disease. Br J Med 1:679–683

Sutcliffe SB, Wrigley PFM, Timothy AR, Doreen MA, Shand WS, Stansfeld AG, Jones AE, Malpas JS, Lister TA (1982) Posttreatment laparotomy as a guide to management in patients with Hodgkin's disease. Cancer Treat Rep 66:759–765

Svahn-Tapper G (1970) Dosimetric studies of mantle fields in cobalt 60 therapy of malignant lymphomas. Acta Radiol Ther Phys Biol 9:190–204

Svahn-Tapper G, Landberg T (1971) Mantle treatment of Hodgkin's disease with Cobalt 60. Acta Radiol Ther Phys Biol 10:33–55

Sweet DL, Golomb HM (1980) The treatment of histiocytic lymphoma. Semin Oncol 7:302–309

Sweet DL, Roth DG, Desser RK, Miller JB, Ultman JE (1976) Avascular necrosis of the femoral head with combination therapy. Ann Intern Med 85:67–68

Sweet DL, Kinnealy A, Ultman JE (1978) Hodgkin's disease: Problems of staging. Cancer 42:957–970

Sweet DL, Golomb HM, Ultman JE, Miller JB, Stein RS, Lester EP, Mintz U, Bitran JD, Streuli RA, Daly K, Roth NO (1980) Cyclophosphamide, Vincristine, methotrexate with leucovorin rescue and cytarabine (CO MLA) combination sequential chemotherapy for advanced diffuse histiocytic lymphoma. Ann Intern Med 92:785–790

Swerdlow JB, Merl SA, Frederik RD, Gacek RR, Gottlieb AJ (1984) Non-Hodgkin's lymphoma limited to the larynx. Cancer 53:2546–2549

Swoboda PM, Kleinfeld F, Erdweg E (1982) Das Postsplenektomie-Syndrom. Dtsch Aerzteblatt, Heft 48. 79:34–37

Sykes MP, Chu FC, Favel H (1964) The effects of varying dosages of irradiation upon sternal marrow regeneration. Radiology 83:1084–1088

Tadros AAM, Tepperman BS, Hryniuk WM, Peters VG, Rosenthal D, Roberts JT, Figueredo AT (1983) Total skin electron irradiation for mycosis fungoides. Failure analysis and prognostic factors. Int J Radiat Oncol Biol Phys 9:1279–1287

Tan C, Jereb B, Chan KW, Lesser M, Mondora A, Exelby P (1983) Hodgkin's disease in children. Results of management between 1970–1981. Cancer 51:1702–1725

Taylor CR (1978) Classification of lymphoma. "New thinking" on old thoughts. Arch Pathol Lab Med 102:549–554

Taylor E, Griffin T, Lock M, Kurtz J (1982) An evaluation of the necessity for staging laparotomies in clinical stage Ia and IIA Hodgkin's disease. Int J Radiat Oncol Biol Phys [Suppl] 8:65

Taylor I (1976) Malignant lymphoma of the thyroid. Br J Surg 63:932–933

Teillet F, Delbrück H, Bayle-Weisgerber Ch, Asselain B, Lelievre Ph, Bernard J (1981) Möglichkeiten einer Therapiereduktion bei Morbus Hodgkin. III. Kann die Polychemotherapie bei einer kombinierten Chemo-Strahlentherapie lokalisierter Stadien verringert werden? Dtsch Med Wochensch 106:566–570

Tester WJ, Kinsella TJ, Waller B, Makuch RW, Kelley PA, Glatstein E, DeVita VT (1984) Second malignant neoplasms complicating Hodgkin's disease: The National Cancer Institute experience. J Clin Oncol 2:762–769

Tewfik HH, Platz CE, Corder MP, Panther SK, Blodi FC (1979) A clinicopathologic study of orbital and adnexal non-Hodgkin's lymphoma. Cancer 44:1022–1028

Thar LT, Million RR, Hausner J, McKetty MHB (1979a) Hodgkin's disease stages I and II. Relationship of recurrence to size of disease, radiation dose, and number of sites involved. Cancer 43:1101–1105

Thar LT, Million RR, Noyes WD (1979b) Total body irradiation in non-Hodgkins lymphoma. Int J Radiat Oncol Biol Phys 5:171–176

Thiel DH van, Sherins RJ, Myers GH (1972) Evidence for a specific seminiferous tubular factor affecting follicle stimulating hormone secretion in man. J Clin Invest 51:1009–1019

Thomas LB, Berard CW (1973) Hodgkin's disease. Relationship of histopathological type at diagnosis of clinical parameters and to histological progression and anatomical distribution at autopsie. Gunn Monograph on Cancer Research 15:253–273

Thomas PRM, Peckham MJ (1976) The investigation and management of Hodgkin's disease in the pregnant patient. Cancer 38:1443–1451

Thomas PRM, Winstanly D, Peckham MJ, Austin DE, Murray MAF, Jacobs HS (1976) Reproductive and endocrine function in patients with Hodgkin's disease: effects of oophoropexy and irradiation. Br J Cancer 33:226–231

Thorling EB, Thorling K (1976) The clinical usefulness of serum copper determinations in Hodgkin's disease. A retrospective study of 241 patients from 1963–1973. Cancer 38:225–231

Timothy AR, Sutcliffe SBJ, Stansfeld AG, Wrigley PFM, Jones AE (1978a) Radiotherapy in the treatment of Hodgkin's disease. Br Med J 1:1246–1249

Timothy AR, Park WM, Tucker AK, Cannel LB (1978b) Osteonecrosis in Hodgkin's disease. Br J Radiol 51:328–332

Timothy AR, Sutcliffe SBJ, Wrigley PFM, Jones AE (1979) Hodgkin's disease: chemotherapy for relapse following radical radiotherapy. Int J Radiat Oncol Biol Phys 5:165–169

Timothy AR, Lister TA, Katz D, Jones AE (1980) Localized non-Hodgkin's lymphoma. Eur J Cancer 16:799–807

Todd GB, Michaels L (1974) Hodgkin's disease involving Waldeyer's lymphoid ring. Cancer 34:1769–1778

Todd IDH (1967) Intracranial lesions in Hodgkin's disease. Proc Roy Soc Med 60:734–736

Todd M, Cadman E, Bertino J, Farber L, Waldron J, Fischer D (1984) A follow up of a randomized study comparing two chemotherapy treatments for advanced diffuse histiocytic lymphoma. J Clin Oncol 2:986–993

Tong D, Griffin TW, Laramore GE, Kurtz JM, Russel AH, Groudine MT, Herron T, Blasko JC, Tesh DW (1980) Solitary plasmocytoma of bone and soft tissues. Radiology 135:195–198

Toonkel LM, Fuller LM, Gamble JF, Butler JJ, Martin RG, Shullenberger CC (1980) Laparotomy staged I and II non-Hodgkin's lymphomas. Preliminary results of radiotherapy and adjunctive chemotherapy. Cancer 45:249–260

Torti FM, Dorfman RF, Rosenberg SA, Kaplan HS (1979) The changing significance of histology in Hodgkin's disease. ASCO Abstracts 20:454

Torti FM, Portlock CS, Rosenberg SA, Kaplan HS (1981) Extralymphatic Hodgkin's disease. Prognosis and response to therapy. Am J Med 70:487–492

Tourneau A le, Audouin J, Garbe L, Capron F, Servais B, Monges G, Payan H, Diebold J (1983) Primary pulmonary malignant lymphoma, clinical and pathological findings, immunocytochemical and ultrastructural studies in 15 cases. Hematol Oncol 1:49–60

Traut CJ (1979) Death while in complete remission among patients with advanced Hodgkin's disease treated with intermittent combination chemotherapy. ASCO Abstracts 20:397

Trump DL, Mann RB (1982) Diffuse large cell and undifferentiated lymphomas with prominent mediastinal involvement. A poor prognostic subset of patients with non-Hodgkin's lymphomas. Cancer 50:277–282

Tubiana M, Hayat M, Henry-Amar M, Breur K, Werf-Messing B van der, Burgers B (1981) Five-year results of the EORTC randomized study of splenectomy and spleen irradiation in clinical stages I and II of Hodgkin's disease. Eur J Cancer 17:355–363

Tubiana M, Henry-Amar M, Hayat M, Burgers M, Qasim M, Somers R, Sizoo W, Schueren E van der (1984a) The EORTC treatment of early stages Hodgkin's disease: the role of radiotherapy. Int J Radiat Oncol Biol Phys 10:197–210

Tubiana M, Henry-Amar M, Burgers MV, Werf-Messing B van der, Hayat M (1984b) Prognostic significance of erythrocyte sedimentation rate in clinical stages I–II of Hodgkin's disease. J Clin Oncol 2:194–200

Tubiana M, Henry-Amar M, van der Werf Messing B, Henry J, Abbatucci J, Burgers M, Hayat M, Somers R, Laugier A, Carde P (1985) A multivariate analysis of prognostic factors in early stage Hodgkin's disease. Int J Radiat Oncol Biol Phys 11:23–30

Tucker MA, Meadows AT, Boice JD, Stovall M, Oberlin O, Hoover RN, Fraumeni JF (1984) Secondary leukemia after alkylating agents for childhood cancer. ASCO Abstracts 1984: 333

Turner DA, Fordham EW, Ali A, Slayton RE (1978) Gallium-67 imaging in the management of Hodgkin's disease and other malignant lymphomas. Semin Nucl Med 8:205–218

Turner RR, Colby TV, MacIntish FR (1981) Testicular lymphomas: A clinicopathologic study of 35 cases. Cancer 48:2095–2102

Ultman JE (1966) Clinical features and diagnosis of Hodgkin's disease. Cancer 19:297–307

Ultman JE, Moran EM (1973) Clinical course and complications in Hodgkin's disease. Arch Intern Med 131:332–353

Urlaub BJ, Mack E (1979) Evaluation and complications of 107 staging laparotomies for Hodgkin's disease. Ann Surg 190:45–47

Vaeth JM, Moskovitz SA, Green JP (1976) Mediastinal Hodgkin's disease. Am J Roentgenol 126:123–126

Valagussa P, Santoro A, Bellani FF, Franchi F, Banfi A, Bonadonna G (1982) Absence of treatment-induced second neoplasms after ABVD in Hodgkin's disease. Blood 59:488–494

Variakojis D, Rosas-Uribe AR, Rappaport H (1974) Mycosis fungoides: pathologic findings in staging laparotomy. Cancer 33:1589–1600

Velasquez W, Fuller LM, Kyoung K Oh, Hagemeister FB, Sullivan JA, Manning JT, Shullenberger CC (1984) Combined modality therapy in stage III and stage IIIE diffuse large cell lymphomas. Cancer 53:1478–1483

Velentjas E, Barrett A, McElwain TJ, Peckham MJ (1980) Mediastinal involvement in early stage Hodgkin's disease. Eur J Cancer 16:1065–1068

Venables GS, proctor JS, Bates D, Cartlidge NEF, Shaw DA (1980) Intracranial disease in non-Hodgkin's lymphoma. Q J Med 194:111–131

Volk BA, Schölmerich J, Strunk H, Fröhlich J, Gerok W (1985) Zur Aussagefähigkeit der abdominellen Sonographie bei Lymphknotenerkrankungen. Inn Med 12:3–7

Vonderheid EC, Scott EJ van, Wallner PE, Johnson WC (1979) A 10 year experience with topical mechlorethamine for mycosis fungoides: comparison with patients treated by total-skin electron beam radiation therapy. Cancer Treat Rep 63:681–689

Walbom-Jörgensen S, Cleeman L, Nybo-Rasmussen A, Sörensen PB (1972) Technical acids for the radiotherapy of Hodgkin's disease. Br J Radiol 45:949–953

Wang CC (1969) Malignant lymphomas of Waldeyer's ring. Radiology 92:1335–1339

Wang CC (1971) Primary malignant lymphoma of oral cavity and paranasal sinus. Radiology 100:151–153

Wang CC, Fleischli DJ (1968) Primary reticulum cell sarcoma of bone: with emphasis on radiation therapy. Cancer 22:994

Wannenmacher M, Slanina J, Kuphal K, Bruggmoser G (1978) Gegenwärtiger Stand der Grossfeldtechnik unter Megavoltbedingungen bei der Strahlentherapie der Hodgkin'schen Erkrankung. Grundlagen, Durchführung, Nebenwirkungen. Radiologe 18:371–387

Watchie J, Coleman CN, Hoppe RT, Raubitschek A, Cox R, Raddin T, Kessel A van, Fahey T, Schroeder R (1983) Cardiopulmonary effects of mantle irradiation for Hodgkin's disease. Int J Radiat Oncol Biol Phys [Suppl 1] 9:108–109

Wayne ER, Kosloske A, Holton CP, Burrington JD, Hatch EI (1975) Complications of abdominal exploration and splenectomy in staging children with Hodgkin's disease. J Pediatr Surg 10:677–685

Wedelin C, Björkholm M, Holm G, Ogenstad S, Mellstedt H, Johansson B (1982) Lymphocyte function in untreated Hodgkin's disease. An important predictor of prognosis. Br J Cancer 45:70–79

Wedelin C, Björkholm M, Biberfeld P, Holm G, Johansson B, Mellstedt H (1984) Prognostic factors in Hodgkin's disease with special reference to age. Cancer 53:1202–1208

Weick JK (1979) Primary therapy of stage III/IV diffuse non-Hodgkin's lymphoma with combination chemotherapy and total body irradiation. ASCO Abstracts 20:145

Weingrad DN, Decosse JJ, Sherlok P, Straus D, Lieberman PH, Filippa D (1982) Primary gastrointestinal lymphoma. A 30 year review. Cancer 49:1258–1265

Weitzman S, Aisenberg AC (1977) Fulminant sepsis after the successful treatment of Hodgkin's disease. Am J Med 62:47–50

Weitzman SA, Aisenberg AC, Siber GR, Smith DH (1977) Impaired humoral immunity in treated Hodgkin's disease. N Engl J Med 297:245–248

Weller SA, Glatstein E, Castellino RA, Kaplan HS, Rosenberg SA (1977) Initial relapse in previously treated Hodgkin's disease II: Retrograde transdiaphragmatic extension. Int J Radiat Oncol Biol Phys 2:863–872

Werf-Messing B van der (1978) Radiotherapy of extranodal non-Hodgkin's lymphoma. Recent Results Cancer Res 65:111–128

Whittaker JA, Slater A, Al-Ismail SAD, Gough J, Evans KT, Evans IH, Crosby AL (1978) An assessment of laparotomy in the management of patients with Hodgkin's disease. Q J Med 187:291–301

Wicke L (1977) Atlas der Röntgenanatomie. Urban & Schwarzenberg, Berlin München Wien, Abb 133

Wiernik PH, Slawson GR (1982) Hodgkin's disease with direct extension into pulmonary parenchyma from a mediastinal mass: A presentation requiring special therapeutic considerations. Cancer Treat Rep 66:711–716

Wiernik PH, Gustavson J, Schimpff SC, Diggs C (1979) Combined modality treatment of Hodgkin's disease confined to lymph nodes. Results eight years later. Am J Med 67:183–193

Willemze R, Ruiter DJ, Vloten W van, Meijer CJLM (1982) Reticulum cell sarcomas (large cell lymphomas) presenting in the skin. Cancer 50:1367–1379

Williams HM, Diamond HD, Craver LF, Parsons H (1959) Neurological complications of Hodgkin's lymphomas and leucemias. Thomas, Springfield/Ill. Zitiert nach Todd (1967)

Williams J, Thompson E, Smith KL (1978) Value of serum copper levels and erythrocyte sedimentation rate as indicators of disease activity in children with Hodgkin's disease. Cancer 42:1929–1935

Wiltshaw E (1975) The natural history of extramedullary plasmocytoma and its relation to solitary myeloma of bone and myelomatosis. Medicine 55:217–237

Wong DS, Fuller LM, Butler JJ, Shullenberger CC (1975) Extranodal non-Hodgkin's lymphomas of the head and neck. Am J Roentgenol 123:471–481

Wood NL, Coltman CA (1973) Localized primary extranodal Hodgkin's disease. Ann Intern Med 78:113–118

Woodruff RK, Malpas JS, White EF (1979a) Solitary Plasmocytoma. II: Solitary plasmocytoma of bone. Cancer 43:2344–2347

Woodruff RK, Whittle JM, Malpas JS (1979b) Solitary plasmocytoma. II: Extramedullary soft tissue plasmocytoma. Cancer 43:2340–2343

Woolley PV, Osborne CK, Levi JA, Wiernick PH, Canellos GP (1976) Extranodal presentation of non-Hodgkin's lymphomas in the testis. Cancer 38:1026–1035

Woolner LB, McConahey WM, Beahrs OH, Black MB (1966) Primary malignant lymphoma of the thyroid. Review of forty-six cases. Am J Surg 111:502–523

Wright CJ (1977) Prospects of cure in lymphocyte predominant Hodgkin's disease. Am J Clin Pathol 67:507–511

Yahalom J, Hasin Y, Fuks Z (1983) Acute myocardial infraction with normal coronary arteriogram after mantle field radiation therapy for Hodgkin's disease. Cancer 52:637–641

Young CW, Straus DJ, Myers J, Passe S, Nisce LZ, Lee JB, Koziner B, Arlin Z, Kempin S, Gee T, Clarkson BD (1982) Multidisciplinary treatment of advanced Hodgkin's disease by an alternating regimen/chemotherapeutic of MOPP/ABDV and low dose radiation therapy restricted to originally bulky disease. Cancer Treat Rep 66:907–914

Young RC, DeVita VT (1979) Chemotherapy of Hodgkin's disease. Clin Haematol 8:625–644

Young RC, Johnson RE, Canellos GP, Chabner VA, Brereton HD, Berard CW, DeVita VT (1977) Advanced lymphocytic lymphoma: randomized comparisons of chemotherapy and radiotherapy, alone or in combination. Cancer Treat Rep 61:1153–1159

Young RC, Howser DM, Anderson T, Fisher RI, Jaffe E, DeVita VT (1979) Central nervous system complications of non-Hodgkin's lymphoma. Am J Med 66:435–443

Young RC, Longo DL, Glatstein E, Duffey PL, Winkler CF, Wiernick PH, DeVita VT (1984) The current status of NCI trials in Hodgkin's disease. Zweite Internat Konferenz über maligne Lymphome, Lugano, Abstract 16

Zarembock I, Ramsey HE, Sutherland J, Serpick AA (1972) Laparotomy and splenectomy in the staging of untreated patients with Hodgkin's disease. Radiology 102:673–678

Zaunbauer W, Haertel M, Fuchs WA (1977) Die diagnostische Zuverlässigkeit der Lymphangiographie beim Morbus Hodgkin. ROFO 126:1–5

Ziegler JL, Sherins RJ, Olweny CLM (1977) Gynaecomasty and gonadal disfunction in adolescent boys treated with MOPP. ASCO Abstracts 18: 78

Zittoun R, Audebert A, Hoerni B, Bernadou A, Krulik M, Rojouan J, Eghbali H, Merle-Beral H, Parlier Y, Diebold J, Laugier A, Debray J (1985) Extended versus involved fields irradiation combined with MOPP chemotherapy in early clinical stages of Hodgkin's disease. J Clin Oncol 3:207–214

Zucali R, Zanini M, Banfi A (1984) Significance of mediastinal involvement in early Hodgkin's disease. Haematol Oncol 2:72–74

Tumortherapie bei Kindern

A. Allgemeine Tumoren im Kindesalter

Von

U.M. Lütolf

Mit 15 Abbildungen und 22 Tabellen

I. Strahlentherapie von Tumoren bei Kindern

1. Einleitung

Bösartige Tumoren bei Kindern sind, verglichen mit anderen Kinderkrankheiten und verglichen mit dem Krebsleiden beim Erwachsenen, seltene Erkrankungen. Etwa 3% aller Malignome betreffen Kinder. Die Tabelle 1 gibt eine Übersicht über die Inzidenz der kindlichen Tumoren. Betrachtet man dagegen die Statistiken der kindlichen *Todesursachen,* so sind bösartige Tumoren nach den Unfällen der zweithäufigste Grund des Ablebens von Kindern unter 14 Jahren (Tabelle 2). Etwa $^{2}/_{3}$ dieser Malignome beim Kind betreffen das Blut-Lymphsystem und das Nervensystem (Tabelle 3).

In den letzten Jahren konnte durch den Einsatz von Zytostatika und Strahlentherapie die Überlebenserwartung bei Kindern ganz wesentlich gesteigert werden (Abb. 1) (Hammond

Tabelle 1. Häufigkeit (Inzidenz) der Malignome bei Kindern unter 15 Jahren

	Fälle/100000 Kinder/Jahr	
	(1)	(2)
Leukämie	3,36	3,96
Zentralnervensystem	2,07	
Lymphome	1,51	2,39
Sympathisches Nervensystem	0,86	0,90
Weichteile	0,71	0,77
Niere	0,68	0,78
Knochen	0,51	0,55
Retinoblastom	0,30	0,34
Leber	0,13	
Andere	0,99	1,45
Gesamtinzidenz	11,11	12,45

(1) Nach: SEER Program, NCI (1983). In: CA, A Cancer Journal for Clinicians, 33:24

(2) Third National Cancer Survey of the National Cancer Institute

Tabelle 2. Häufigkeit der Todesursachen bei Kindern von 1–14 Jahren

	Pro 100000 und Jahr	
	(1)	(2)
Unfälle	23,3	20,2
Malignome	6,7	4,4
Kongenitale Mißbildungen	4,3	3,5
Infekte	3,7	2,0
Herzkrankheiten	1,1	1,3

(1) Nach: Cancer Statistics (1973) American Cancer Society
(2) Nach: CA, A Cancer Journal for Clinicians (1983) 33:24

Tabelle 3. Häufigste Formen der Malignome bei Kindern unter 15 Jahren (% Verteilung nach Inzidenz)

	(1)	(2)	(3)
Leukämie	36,9	40	30,2
Hirn und Nervensystem	21,0	21	18,6
Lymphome	10,1	10	13,6
Nieren	7,7	6	6,1
Knochen	4,6	7	4,6
Bindegewebe, Weichteiltumoren	3,4	5	6,5

(1) Nach: Cancer Statistics (1973) Am Cancer Soc, USA
(2) Nach: Childrens Cancer Study Group (1974–1980), USA
(3) Nach: CA, A Cancer Journal for Clinicians (1983) 33:24, USA

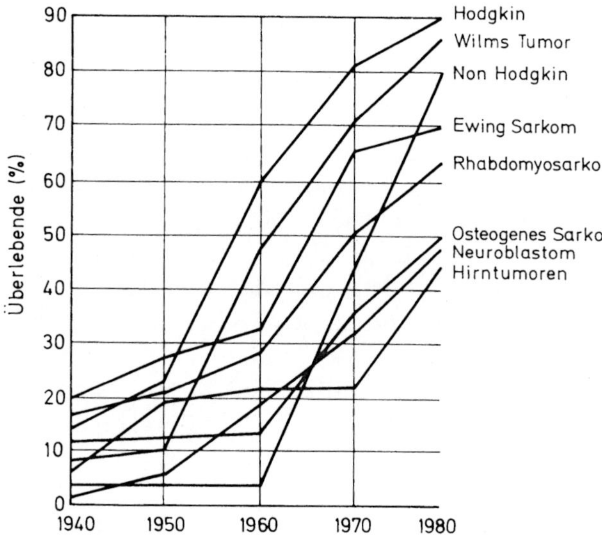

Abb. 1. Anteil der zwei Jahre nach Diagnose überlebenden Kinder mit soliden Tumoren. (Nach: Advances in Cancer Research 1971–1981, 81-2323, Washington D.C. 1981)

1981). Diese Therapieerfolge mit derart eindrücklichen Zuwachsraten an Heilungen konnten in keinem andern Gebiet der Onkologie erreicht werden.

Die Intensivierung der Therapie von kindlichen Tumoren deckt eine Kette neuer Probleme auf. Tumorbedingte Funktionseinbußen von Organen und das Risiko von Zweittumoren sind oft erst durch das Erreichen von Langzeitrezidivfreiheit oder Heilung offensichtlich geworden.

Die Erfahrungen eines einzelnen Therapeuten reichen bei der Seltenheit der Erkrankungen nicht aus, um gültige Schlüsse für eine modifizierte oder neue Therapie zu ziehen. Der Zusammenschluß von Spitälern zu Arbeitsgruppen drängt sich auf. Dadurch werden aber neue Probleme geschaffen, besonders was die Überschaubarkeit der Therapietechniken und -durchführung anbelangt.

Die allgemein gültigen Probleme der Strahlentherapienebenwirkungen und der technischen Belange werden im folgenden Kapitel diskutiert, spezielle Aspekte werden in den Kapiteln der einzelnen Tumoren abgehandelt.

Auf die Operationstechniken und Chemotherapie wird, soweit notwendig, eingegangen. Es ist jedoch Ziel dieses Buches, die für den onkologisch tätigen Radiologen anstehenden

Probleme der Strahlentherapie zur Krebsbehandlung darzulegen, sein Instrumentarium zu diskutieren. In welchem Rahmen diese Therapiemodalität zur Anwendung gelangt, ist heute noch nicht für alle Tumorkrankheiten beim Kind endgültig zu definieren. Laufende Studien an großen Zentren oder in multizentrischen Projekten suchen schrittweise nach einer Verbesserung der Heilungsraten und einer Verminderung der Nebenwirkungen, was nur durch den kontrollierten und differenzierten Einsatz der drei Therapiemodalitäten Operation, Radiotherapie und Chemotherapie erreicht werden kann (CHAN 1980).

Wenn kindliche Tumoren therapiert werden, so wird der onkologisch tätige Radiologe in vielen Fällen Therapieprotokolle vorfinden, deren Radiotherapieteil durch kompetente Fachgruppen ausgearbeitet worden ist. Eine qualitativ hochstehende Durchführung gemäß solchen Richtlinien soll durch den Strahlentherapeuten gewährleistet sein. Die vorliegenden Kapitel sollen in diesem Fall das Verständnis für die Therapiedurchführung fördern, ergänzend praktische Hinweise geben und das heute anerkannte Wissen um die Radiotherapie bei Kindern zusammenfassen.

2. Praktische Durchführung der Bestrahlung bei Kindern

a) Ruhigstellung zur Bestrahlung

Die Ruhigstellung des Kindes zur Reproduktion der Therapieeinstellung ist von ebenso großer Bedeutung wie beim Erwachsenen. Bei der Beachtung der Symmetrie der Bestrahlung (s. unten) sowie beim Erfassen des Tumorvolumens (z.B. bei der ZNS-Prophylaxe) müssen hohe Ansprüche an die räumliche Genauigkeit der Strahlentherapie gestellt werden.

Bei Kindern *unter einem Jahr* sind die Indikationen zur Strahlentherapie äußerst selten. Falls eine Strahlentherapie notwendig wird, kann oft mit einer einfachen Sedierung (Barbiturate, Diazepame etc.) und einer mechanischen Befestigung mittels Klebstreifen eine genügend gute Ruhigstellung erreicht werden.

Bei Kindern *über drei Jahren* ist meist eine Kooperation möglich. Das Kind muß geschickt vom Personal in die Abläufe der Bestrahlung eingeführt werden. Durch Zuschauen bei anderen Patienten, Besteigen des Bestrahlungstisches (ohne daß bestrahlt wird) in Anwesenheit der Krankenschwester und durch eine ruhige Atmosphäre kann geschultes Radiotherapiepersonal bei diesen Kindern meist auf eine gute Kooperation zählen.

Schwierigkeiten treten vor allem in der Altersgruppe zwischen *ein bis drei Jahren* auf. Oftmals wird man mit einer einfachen Sedierung das Kind nicht ruhig lagern können. Eine mechanische Ruhigstellung mit Klebestreifen oder Halteriemen führt praktisch nicht zum Ziel, da die Kinder genügend Kraft entwickeln, sich diesen Festhaltungen zu entwinden. Die Kurznarkose mit Ketamin ist für gewisse Bestrahlungen sogar die Regel (Retinoblastom). Der Vorteil der Ketaminnarkose ist die kurze Dauer der Anästhesie und die Möglichkeit, das Kind nach dem Ausschlafen normal ernähren zu können. Bei Bestrahlungen, die über einige Wochen gehen, ist ein deutlicher Gewöhnungseffekt an das Ketamin zu verzeichnen, der mit entsprechenden Dosissteigerungen kompensiert werden muß.

Bei allen Kindern, die bestrahlt werden müssen, kann die Anfertigung von Kunststoffwannen (Cast) wesentlich zur Steigerung der Bestrahlungsgenauigkeit beitragen. Eine Möglichkeit, solche Lagerungshilfen zu bauen, ist in Abb. 2 dargestellt.

b) Unterschiede der Strahlentherapietechnik beim Kind im Vergleich zum Erwachsenen

Die prophylaktische Bestrahlung des ZNS im Rahmen der Leukämiebehandlung hat in vielen Institutionen während langer Zeit unbefriedigende Resultate mit hohen Rezidivquo-

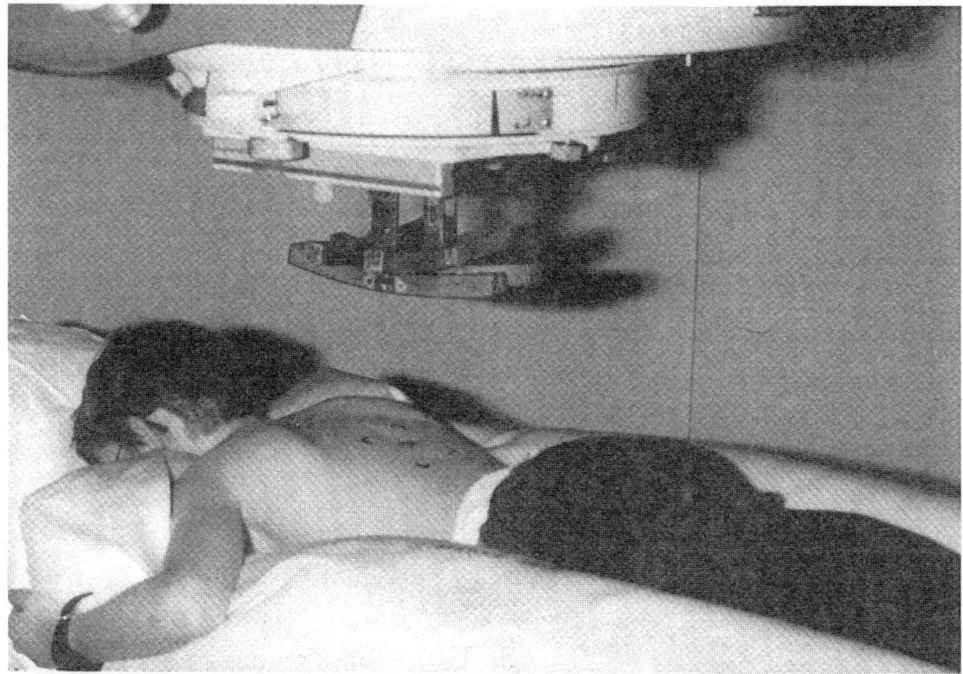

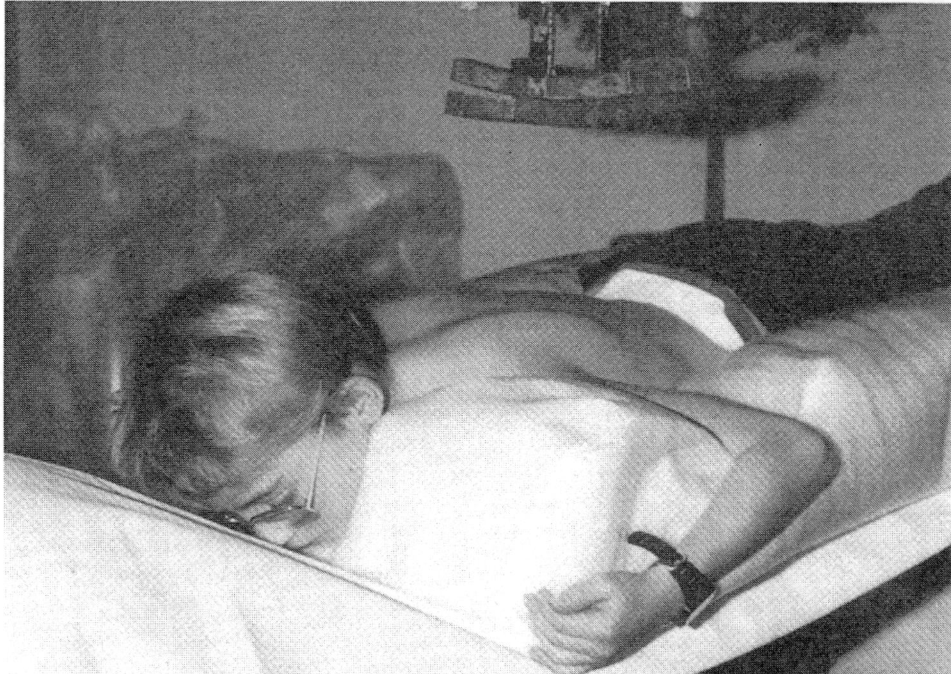

Abb. 2. In eine aus Platten gebildete Styroporwanne wurde der Patient nach Eingießen einer Schaummasse in Bestrahlungsposition gebracht. Nach dem Aushärten der Masse gewährleistet diese Lagerungshilfe die genaue Reproduktion der Lagerung. (10jähriger Knabe mit gliomatösem Tumor im Conus medullaris)

ten erbracht. Oft wurde in Anlehnung an die „Ganzhirnbestrahlung" beim Erwachsenen zur Behandlung von Hirnmetastasen ein Feld gewählt, das die Hirnhäute nur teilweise einschloß und den Retroorbitalraum ebenfalls nicht im Zielvolumen hatte. Der Unterschied in der *Zielvolumendefinition* muß klar erkannt werden und eine Bestrahlung in Analogie zu Standardfeldern darf der Therapieplanung nicht zugrunde gelegt werden.

Bei der Strahlentherapie Erwachsener wird sehr oft eine den Tumor umfassende, aber möglichst kleine Feldgröße gewählt. Bei Kindern müssen Strahlentherapiefelder zugunsten einer *symmetrischen Bestrahlung* im Bereich von Wachstumszonen von Knochen unter Umständen größer als das vom Tumor geforderte Volumen gewählt werden. Auf der anderen Seite ist es möglich, durch technische Modifikationen und kompliziertere Pläne Wachstumszonen zu meiden, wo beim Erwachsenen mit einer einfacheren Strahltechnik ein analoges Volumen bestrahlt werden könnte. Neben den Knochenwachstumszonen müssen die weibliche Brustregion und größere Arterien wegen der Folgen einer späteren Hypoplasie gemieden werden. Zu beachten ist, daß eine Fibrosierung von Muskulatur, die asymmetrisch stattfindet, genauso wie die asymmetrische Bestrahlung von Wachstumsfugen des Knochens zu entsprechenden ossären Asymmetrien (insbesondere Skoliose) führen.

c) Zahnprobleme

Die Bestrahlung von Karzinomen im Ohren-, Nasen-Halsbereich bei Kindern ist selten. Viel häufiger dagegen wird die ZNS-Prophylaxe bei Kindern mit akuten Leukämien durchgeführt. Bei der Bestrahlung im Bereich von Ober- und Unterkiefer können die Wachstumszonen betroffen sein, so daß obere und untere Zahnreihe nicht mehr symmetrisch schließen (Hazra u. Shipman 1982; Göz et al. 1982).

Bei der ZNS-Bestrahlung haben wir wiederholte Male eine stark erhöhte Kariesanfälligkeit bei Kindern feststellen müssen. Ob die Veränderung der Speichelzusammensetzung oder psycho-soziale Faktoren verantwortlich zu machen sind, läßt sich aus unseren Beobachtungen nicht mit Sicherheit feststellen. Im Vergleich zur Kariesfreiheit im Vorschulalter in unserer Region ist bei dieser Patientengruppe jedoch ein auffälliger Unterschied vorhanden. Der Intensivierung der Zahnhygiene nach Strahlentherapie und Chemotherapie wird vermehrt Aufmerksamkeit zu schenken sein.

d) Zentralnervensystem

Sobald die Myelinisierung des Zentralnervensystems abgeschlossen ist (mit ca. 2–3 Jahren), ist auch hier die Strahlentoleranz beim Kind derjenigen des Erwachsenen mindestens ebenbürtig. Diese Erkenntnis hat dazu geführt, daß die prophylaktische ZNS-Bestrahlung bei Leukämie bei Kindern unter zwei Jahren mit reduzierter Dosis durchgeführt wird. Ebenfalls wird bei Kindern mit Hirntumoren im Alter von weniger als zwei Jahren versucht, mit einer reduzierten Dosis den Tumor bis in diejenige Zeit hinein zu kontrollieren, wo eine Myelinisierung eine volle Bestrahlung zuläßt. In Zusammenhang mit den ZNS-Bestrahlungen liegen verschiedene Untersuchungen über Langzeitauswirkungen der ZNS-Therapie vor. Auf die Einzelheiten wird im Kapitel der Therapie der Leukämien eingegangen.

3. Unterschiede der Strahlentoleranz der kindlichen Organe

a) Haut und Schleimhäute

Vergleicht man die Haut- und Schleimhautreaktion bei Kindern mit derjenigen von Erwachsenen, so ist bei vergleichbaren Dosen mit ähnlichen Reaktionen wie beim Erwachsenen zu rechnen. Kinder erholen sich von einer Mukositis, einer Strahlenenteritis oder von einer Strahlendermatitis in der Regel rascher.

b) Epiphysenfugen

Die Bestrahlung der Epiphysenfugen mit Dosen von 2000–2500 cGy (WARD 1965) führt zu einem Wachstumsstopp, der sich bei den nächsten Wachstumsschüben des Kindes auswirkt. Es handelt sich somit um eine Spätfolge der Bestrahlung. Die Toleranz des ausgewachsenen Skelettsystems beim Kind ist wiederum demjenigen der Erwachsenen gleichzusetzen.

4. Ansprechen von Tumoren auf die Strahlentherapie in Abhängigkeit des Patientenalters

In der National Wilms Tumor Study wurden Strahlentherapiedosen für den Tumor entsprechend dem Alter des Kindes empfohlen (D'ANGIO 1981) (Tabelle 4).

Tabelle 4. Anpassung der Tumordosis beim Wilms Tumor an das Alter des Kindes. Die Anpassung wurde für Protokollbehandlungen verwendet, ist jedoch erneut diskutiert worden. (Nach D'ANGIO 1981)

Alter (Monate)	Tumordosis (cGy)
Geburt–18	1800–2400
19–30	2400–3000
31–40	3000–3500
41 und mehr	3500–4000

Die Annahme eines altersabhängigen Tumoransprechens ist jedoch nicht belegt. Für mikroskopischen Befall dürften nach den Erfahrungen von CASSADY Strahlentherapiedosen von 2400–2600 cGy in $2^1/_2$–3 Wochen genügend sein. Somit wären in der National Wilms Tumor Study bei einem Großteil der Patienten höhere Dosen als absolut notwendig appliziert worden. Bei makroskopischen Tumormassen des Wilms Tumors ist jedoch nach allgemein strahlentherapeutischen Überlegungen die Erhöhung der Dosis notwendig (CASSADY et al. 1977).

5. Interaktionen von Strahlentherapie und Chemotherapie

Wie beim Erwachsenen ist durch eine vorhergegangene oder gleichzeitig verabreichte Chemotherapie im allgemeinen die Strahlentoleranz von Haut und Schleimhäuten stark reduziert. Diesbezüglich sind keine wesentlichen Unterschiede zur kombinierten Therapie beim Erwachsenen zu sehen.

Eine besondere Form der Strahlenreaktion verdient jedoch Beachtung: nach Abschluß der Bestrahlung kann durch das Einleiten einer Chemotherapie (z.B. durch Actinomycin D) eine verzögerte akute Strahlenreaktion hervorgerufen werden. Eine Vaskulitis scheint für diese Phänomene verantwortlich zu sein, die sich vor allem im Bereich der Lunge, der Niere und der Leber abspielen (D'ANGIO 1962; PHILLIPS u. FU 1977; GLATSTEIN et al. 1977).

6. Zweittumoren nach der Therapie von kindlichen Malignomen

Die Entwicklung von Zweitmalignomen nach der erfolgreichen Behandlung eines bösartigen Tumors wird sowohl bei Erwachsenen als auch bei Kindern immer häufiger beschrieben. Die Häufigkeit von gutartigen und bösartigen Tumoren nach der Behandlung von kindlichen Tumoren liegt in der Größenordnung von 5–10% (REGELSON et al. 1965; MEADOWS et al. 1975). Das spontane Auftreten von Zweitmalignomen bei Kindern wird von MEADOWS als 3% angegeben. Die Erhöhung der Malignominzidenz ist somit statistisch schwierig mit einer Therapie in Zusammenhang zu bringen. Eine spezielle Situation mag die Entwicklung des Schilddrüsenkarzinoms darstellen. Nach Strahlendosen von einigen 100 cGy im jugendlichen Alter sind zahlreiche Fälle von Schilddrüsenkarzinomen beschrieben worden (WOODARD 1981).

Anders ist die Situation beim Retinoblastom, bei dem die Häufigkeit von Zweittumoren außerordentlich hoch angegeben wird. Vermutet wird hier eine genetische Veranlagung und nicht eine therapieindizierte Erhöhung der Zweitmalignomrate, da viele dieser Zweitmalignome außerhalb der Strahlenfelder auftreten.

7. Strahlentherapie im Rahmen von Studienprotokollen

Die Seltenheit kindlicher Tumoren erlaubt es nur wenigen Zentren, in nützlicher Frist eigene Erfahrungen zur Behandlung dieser Krankheiten zu sammeln. Die Einführung neuer Therapiearten ist nur zu rechtfertigen, wenn verschiedene Zentren ihre Erfahrungen so schnell wie möglich austauschen und Konsequenzen ziehen können. Der Wert einer etablierten Therapie muß unter Umständen in kurzer Zeit ganz anders eingeschätzt werden, wenn z.B. die Überlebenswahrscheinlichkeit steigt und neue Probleme erstmals auftreten. Ein Zusammenschluß von möglichst vielen Zentren und ein intensiver Erfahrungsaustausch ist nötig, um therapeutische Fortschritte zu erzielen oder auftretende Probleme zu erfassen.

Für die Strahlentherapie wie für die Chemotherapie stellt sich bei solchen multizentrischen Studien das Problem der einheitlichen, vergleichbaren Therapiedurchführung.

a) Definition des Therapievolumens

Die Erfahrungen einzelner Strahlentherapeuten in der Belegung von Therapievolumina gehen z.T. erheblich auseinander. Bei Kindern, wo die Unsicherheit wegen Wachstumszonen des Knochens oder anderen kritischen Organen im möglichen Strahlenfeld verständlich ist und wo persönliche Erfahrungen relativ selten sind, werden präzise Angaben des Therapievolumens oder Richtlinien notwendig sein. Globale Angaben wie „Bestrahlung des Retrobulbärraums und der Meningien bis zum Zervikalwirbel 2" (z.B. als ZNS-Prophylaxe bei Leukämie) sind ungenügend, wie Erfahrungen mit der Qualitätsüberprüfung in entsprechenden Arbeitsgruppen gezeigt haben.

b) Dosimetrie

Für eine vorgeschriebene Dosis muß das Dosisbezugssystem definiert werden. Am häufigsten wird eines der folgenden Dosisbezugssysteme verwendet:

Die Dosisberechnung auf *Mittelebene* bei opponierenden Feldern und die Dosierung auf eine definierte *Isodose*, die das Tumorvolumen umschließt (z.B. 90% Isodose).

Zur Dosimetrie gehört auch die Vergewisserung, daß bei verwendeten Therapiegeräten in gewissen Grenzen die nominelle Dosis eingehalten wird. Für Kobaltgeräte müssen aktuell zerfallskorrigierte Bestrahlungszeiten verwendet werden.

c) Reproduzierbarkeit der Bestrahlungseinstellung

Die geometrische Reproduzierbarkeit der Bestrahlung kann bei Kindern, wie oben erläutert, unter Umständen erhebliche Probleme darstellen. Lagerungs- und Einstelltechniken müssen einen Stand erreichen, der von Zentrum zu Zentrum vergleichbar ist. Eine einmalige Erfassung des Therapievolumens zu Beginn der Therapie ist ungenügend. Wöchentliche Einstellkontrollaufnahmen mit dem Therapiestrahl sind Grundlage der Überprüfung der Reproduzierbarkeit.

d) Externe Qualitätsüberprüfung

Studienprotokolle, meist als Protokolle für eine kombinierte Therapie, umfassen in der Regel eine Definition der anzuwendenden Bestrahlungstechnik. Teil praktisch aller neueren Protokolle ist eine Form der Qualitätsüberprüfung. Die Qualitätsüberprüfung schreibt in der Regel die Bestrahlungsparameter vor und fordert eine fotographische Dokumentation der bestrahlten Felder sowie Einsicht in die Einstellkontrollaufnahmen zu Beginn der Therapie. Das Sammeln solcher Informationen zur Qualitätsüberprüfung hat erstmals die großen Differenzen, die von Zentrum zu Zentrum bei gleicher Definition von Volumen und Dosis auftreten können, aufgedeckt. Die Qualitätsüberprüfung im Rahmen von Studien gewährleistet durch sofortige Rückmeldung, falls Therapiefelder nicht mit den geforderten Normen übereinstimmen, die Qualität und Einheitlichkeit der Bestrahlung. Es ist unbezweifelt, daß diese Form der Qualitätsüberprüfung ein erster wichtiger Schritt zur Erfassung von Resultaten in multizentrischen Studien im Bereich der Strahlentherapie dargestellt hat.

e) Offene Probleme multizentrischer Studien

Während in Europa viele der pädiatrischen Zentren bei der Behandlung kindlicher Tumoren in Studiengruppen zusammenarbeiten, bleiben in den Vereinigten Staaten einige große Spitäler mit weitem Einzugsgebiet in diesen Therapiebelangen selbständig. Ein Hauptgrund für die Durchführung eigener Therapieschematas sind die oben erwähnten und zum Teil noch nicht ganz gelösten Probleme der Qualitätsüberwachung. Innerhalb eines zentral geleiteten großen Kinderspitals kann eine sehr hohe Qualität und Einheitlichkeit der Therapie gewährleistet werden. Als weiteres Argument gegen multizentrische Studien wird die größere Anpassungsfähigkeit angeführt, die wünschbar ist, falls sich Tendenzen in den Therapieresultaten und bei Nebenwirkungen bemerkbar machen. In kürzerer Zeit können die Erkenntnisse zu neuen therapeutischen Schritten beitragen, als dies bei multizentrischen Studien möglich ist. Die geringere Patientenzahl wird nach Angaben dieser Zentren durch die sehr hohe Zuverlässigkeit der Auswertung und die überschaubaren Qualitätskriterien ausgewogen. Ein aktuelles Beispiel ist die Anpassung der Dosis bei der prophylaktischen ZNS-Bestrahlung bei der akuten Leukämie (Nesbit 1981). So kann die Dosis bei Patienten mit niedrigem Risiko für ZNS-Rezidiv an einem einzigen Spital in kurzer Frist reduziert werden, während bei den höheren Risikofällen eine Erhöhung der Dosis möglich ist, ohne daß multizentrisch über verschiedene Konferenzen und Gremien langdauernde Diskussionen nötig sind, bis ein Konsens erreicht werden kann.

II. Kindliche Leukämien

1. Einleitung

Die Leukämie ist beim Kind das häufigste Malignom (40–50% aller Malignome). Am häufigsten wird die Leukämie bei 2–5jährigen diagnostiziert.

Die Leukämie des Kindes ist eine maligne Erkrankung, die alle Organe betreffen kann; Ausgangspunkt und immer befallen ist das Knochenmark.

2. Klinisches Erscheinungsbild

Die Tabelle 5 zeigt die Hauptbeschwerden der Kinder bei Diagnosestellung auf. Der größte Teil der Symptome ist durch die Suppression der hämatopoetischen Aktivität bedingt. Besonders oft bereiten Beschwerden differentialdiagnostische Schwierigkeiten, die als Wachstumsbeschwerden, rheumatisches Fieber oder PCP imponieren (SCHALLER 1972). Die Invasion von verschiedensten Organen im Körper führt zu einem weiten Spektrum an klinischen Erscheinungsformen. Die Dauer der Symptome bis zur Diagnose variiert ebenfalls stark, wobei die kürzesten Krankengeschichten bei den fulminanten und prognostisch ungünstigsten Formen auftreten.

Tabelle 5. Klinische Erscheinungsformen der akuten Leukämie bei Kindern. (Nach SIMONE et al. 1982)

Anämie	Blaßheit, Schwäche, Müdigkeit
Neutropenie	Infektion
Thrombozytopenie	Blutungstendenz
Infiltration der Kortikalis und des Periosts	Knochenschwellung und Schmerzen
Infiltration von Synovialmembranen	Arthralgie, die auch sprunghaft wandern kann
Splenomegalie	Abdominalbeschwerden, verkürzte Überlebenszeit der roten Blutzellen
Hepatomegalie	Abdominalbeschwerden, Appetitverlust
Lymphadenopathie	Zervikale, axilläre, inguinale Lymphknotenschwellung, Mediastinalverbreiterung, Abdominalbeschwerden
Vergrößerung des Thymus (in 10% der Fälle)	Vena cava superior Syndrom, Dyspnoe, Husten
Hyperplasie des submukösen lymphatischen Gewebes	Abdominalbeschwerden, Invagination, gastrointestinale Ulzera und Blutungen, Ileus
Nephromegalie	Nierenversagen und/oder Hypertonie
Perikarderguß (sehr selten)	Dyspnoe, kleine Pulsamplitude, EKG-Veränderung, perikardiales Reiben, Kardiomegalie
Hirnnerveninfiltration (sehr selten)	Hirnnervenparese

3. Formen der Leukämie

Es werden drei Formen der kindlichen Leukämien unterschieden; die akute lymphatische Leukämie (ALL), die akute myeloische Leukämie (AML) (auch: akute, nicht lymphatische Leukämie, ANLL) und die chronisch-myeloische Leukämie (CML).

a) Akute lymphatische Leukämie

Die akute lymphatische Leukämie ist die häufigste Form der kindlichen Leukämie. 75–80% der kindlichen Leukämie gehören dieser Form an. Eine morphologische Unterteilung der akut lymphatischen Leukämie entsprechend den Zelltypen erfolgt in L1, L2 und L3 (CHESSELS et al. 1977).

L1 ist die häufigste Form, bei der die kleinen Zellen dominieren und das spärliche Plasma dichtes homogenes Chromatin besitzt. Von der Prognose her ist L1 die akute Leukämieform mit der besten Prognose.

Bei L2 überwiegen die heterogenen Zellen, wobei die Mehrheit große Zellen sind mit hohem Zytoplasmagehalt.

Die sehr seltene L3-Form ist durch eine basophile Zellpopulation gekennzeichnet, wobei der Kern rund ist, das Chromatin dicht und granulös ist und einer oder mehrere prominente Nukleolen vorhanden sind.

Es zeigt sich, daß die Formen mit der L2-Morphologie Marker mit der B-Zelldifferenzierung haben. Dies ist die einzige Korrelation zwischen Markern und der Morphologie der Lymphoblasten. Ähnliche Korrelationen mit T-Zell- oder anderen Markern konnten nicht festgestellt werden.

b) Akute myeloische Leukämie

Die akute myeloische Leukämieform beim Kind wird auch als akute nicht-lymphatische Leukämie bezeichnet. Ca. 20% der kindlichen Leukämieformen zählen zu diesem Typ. Die Aufteilung in myeloblastische, monoblastische und promyelozytäre Leukämie ist durch die Klassifizierung M1–M6 ergänzt worden.

M1 ist die am wenigsten differenzierte Form, bei der Myeloblasten überwiegen. M2 zeigt eine bessere Differenzierung, wobei eine ungewöhnliche myeloide Differenzierung gesehen werden kann. Die Form M3 wird als hypergranuläre Promyelozytenleukämie bezeichnet. M4 ist die myelomonozystische Leukämieform und M5 die rein monozytische Leukämie. Als M6 wird die Erythroleukämie bezeichnet.

Differenzierungsschwierigkeiten auf morphologischer Basis bestehen zwischen L2-ALL, M1-AML und M5-AML. Spezielle Färbungen können zur weiteren Differenzierung helfen. Die ganz undifferenzierten Formen der Leukämien werden in der Regel der ALL-Gruppe zugeordnet.

c) Chronisch-myeloische Leukämie

Die chronisch-myeloische Leukämie erscheint in sehr seltenen Fällen als juveniler Typ (2–5% aller kindlichen Leukämien).

Innerhalb der ALL wurden Untertypen erkannt, die von der Antigenität her ähnlich wie normale T-Lymphozyten, normale B-Zellen oder lymphoide Stammzellen in verschiedenen Stadien der Differenzierung sind. Allgemein kann gesagt werden, daß Patienten mit T-ähnlicher oder B-ähnlicher Zellcharakteristik nicht so gut auf die Therapie ansprechen, wie wenn diese Charakteristika fehlen (SONI et al. 1975; FLANDRIN et al. 1975). Weitere Unterteilungen dieser Form werden zur Zeit gesucht, die prognostische Bedeutung bleibt vorläufig noch offen (REINHERZ et al. 1979).

Mit Hilfe von monoklonalen Antikörpern erhofft man sich bessere Differenzierungsmöglichkeiten (REINHERZ et al. 1980).

Studien der Chromosomen und der G6 PD Varianten haben der Hypothese, daß Leukämiezellen eine Klone bilden, Auftrieb gegeben (ZUELZER et al. 1976; FIALKOW 1976). Die These, daß die Leukämie in einer einzelnen Zelle entsteht, wird so gestützt. Man nimmt auch an, daß die meisten Leukämien im Knochenmark beginnen, da das Knochenmark praktisch immer befallen ist und das Knochenmark das größte hämatopoetische Organ ist. Eine andere Möglichkeit ist die Entstehung von lymphatischen Malignomen in anderen Geweben, jedoch eine sehr frühzeitige Ausbreitung im Knochenmark.

4. Diagnostische Methoden

Wird aufgrund der unspezifischen Symptome die Verdachtsdiagnose Leukämie gestellt, so steht als einfachste Erstuntersuchung die Zählung der *peripheren Leukozyten* zur Verfügung. Sie sind bei praktisch allen Patienten mit akuter Leukämie und bei den meisten Patienten mit einer chronischen Leukämie erhöht. Bei der akuten Leukämie kann ein Anteil dieser peripheren Leukozyten Blasten sein. Es darf aber nicht vergessen werden, daß eine Panzytopenie und demzufolge fehlende Blasten eine Erscheinungsform der Leukämie sein kann. Bei der akuten nicht lymphatischen Leukämie und bei der chronischen Leukämie entspricht die Zusammensetzung der zirkulierenden Leukämiezellen etwa der Verteilung der Zellen im Knochenmark. Trotzdem bleibt die sorgfältige *Untersuchung des Knochenmarks* die Basis für die genaue Diagnose der akuten Leukämie.

Die *Lumbalpunktion* und die Untersuchung des Liquors cerebro-spinalis gehört zur Anfangsuntersuchung. Wichtig ist dabei, daß nicht nur die Zellen in einer Zählkammer ausgezählt werden, sondern daß mit einem Zentrifugat und einer Färbung die kleine Zahl der Blasten im Liquor identifiziert werden können.

Wichtig bei der Diagnose ist ebenfalls die Erfassung der persönlichen Anamnese und der Familienanamnese im Hinblick auf Exposition durch Strahlen oder Chemikalien oder im Hinblick auf genetische Abnormitäten. Zur Unterscheidung der zwei Formen der chronisch-myeloischen Leukämie von leukämoiden Reaktionen kann beim erwachsenen Typ der chronisch-myeloischen Leukämie in 90% der Fälle das Philadelphia-Chromosom gefunden werden, eine tiefe alkalische Leukozyten-Phosphatase und ein sehr großes Verhältnis der myeloisch erythroiden Quotienten im Mark und die Thrombozytose. In der juvenilen Form ist die Zellzahl nicht so hoch wie in der erwachsenen Form, sie übersteigt selten 70000/mm^3, dagegen sind Anämie und Thrombozytopenie typische Merkmale und das Hämoglobin F ist erhöht.

5. Prognostische Faktoren

Bei Kindern mit akut-lymphatischer Leukämie gibt es eine Reihe von Merkmalen, die auf eine schlechte Prognose hinweisen. Die Höhe der Leukozytenzahl ist bei weitem das wichtigste der klinischen, prognostisch relevanten Zeichen. Faktoren, die einen weniger gewichtigen Einfluß in Richtung schlechter Prognose haben, ist Befall des ZNS bei der Diagnose, massive Vergrößerung von Leber und Milz, Alter unter zwei Jahren oder über zehn Jahren und Vergrößerung des Thymus (SIMONE et al. 1975; ROBINSON et al. 1980). Die Signifikanz des Alters beim Erscheinen wurde stark in Zweifel gezogen, weitere Resultate müssen durch klinische Verläufe belegt werden. Als ganz wichtiger Faktor muß die Behandlung angesehen werden. Eine suboptimal durchgeführte Initial- und Sekundärtherapie ist eindeutig prognostisch schlechter als alle oben erwähnten einzelnen prognostischen Faktoren.

Für die akuten nicht lymphozytischen Leukämien und die chronischen Leukämien können zur Zeit keine so klaren prognostischen Faktoren wie für die akut-lymphatische Leukämie gegeben werden.

Bei der akuten-promyelozyten Leukämie haben die Patienten in der Regel eine längere Remission und größere Überlebensraten, wenn der Patient über die initial gefährliche Periode der Hämorrhagien gebracht werden kann (BERNARD et al. 1973).

Diese dissiminierte intravaskuläre Koagulationsstörung wird von thromboplastischen Substanzen aus den Granulas oder malignen Zellen ausgelöst. Dieselbe Art der Gerinnungsstörung ist auch bei der akuten Monoblastenleukämie zu sehen, jedoch sehr selten in der akuten lymphatischen Leukämie (McKenna et al. 1975; Champion et al. 1978). Patienten mit systemischen Infektionen scheinen schlechtere Prognosen zu haben als Patienten ohne Infekt. Ebenfalls scheint die hohe Leukozytenzahl bei Beginn der Therapie ein schlechtes prognostisches Zeichen zu sein (Choi u. Simone 1976).

Bei den chronischen Leukämien ist die Prognose und die Therapiemöglichkeit, wenn der Erwachsenentyp vorliegt oder das Philadelphia-Chromosom positiv ist, ähnlich der erwachsenen chronischen Leukämie. Die mittlere Überlebensdauer ist ca. drei Jahre. Die juvenile chronische myeloische Leukämie hat ein mittleres Überlebensintervall von etwa einem Jahr und es gibt keine Zeichen zur Zeit der Diagnose, welche auf den Verlauf schließen ließe (Smith u. Johnson 1974).

6. Behandlung

Bei der Behandlung werden folgende Therapiephasen unterschieden:

Induktionstherapie

Die Tumormenge soll durch die Induktionstherapie reduziert werden, so daß die normale hämatopoetische und metabolische Funktion wieder aufgenommen werden kann. Während dieser Phase der Induktion müssen Infektionen, Blutungen und metabolische Komplikationen mit allen Mitteln beherrscht werden. Die Induktion soll so schnell wie möglich erfolgen, jedoch die normale hämatopoetische Funktion nicht ausschalten. Grund zu einer aggressiven Ersttherapie ist die Tatsache, daß die Leukämiezellen bei der Erstbehandlung die größte Sensitivität gegenüber den Chemotherapeutika zeigen. In dieser Phase soll damit die größtmögliche Zahl der Leukämiezellen erreicht werden.

Präsymptomatische Therapie des Zentralnervensystems („Prophylaktische ZNS-Therapie")

Durch die Induktionstherapie werden Leukämiezellverbände im Bereich der Meningien nicht erreicht. Es gibt zwei Möglichkeiten, diese Orte therapeutisch anzugehen: durch intrathekale Applikation von Chemotherapeutika (Methotrexat) und durch die kraniale Bestrahlung. In verschiedenen Studien sind die Methoden einzeln oder kombiniert eingesetzt worden.

Die Wirksamkeit der ZNS-Bestrahlung wurde in einer Studie des St. Judes Children Research Hospital (Hustu et al. 1973) und der CALGB (Sutow et al. 1977) nachgewiesen. Diskutiert werden die optimale Kombination sowie die Dauer der ZNS-Therapie. Eine neuere Untersuchung hat die Überlegenheit der ZNS-Bestrahlung gegenüber der systemischen Methotrexat-Therapie nach der Induktionstherapie bestätigt (Freeman et al. 1983).

Erhaltungstherapie

Wenn der Patient in Vollremission ist, soll die kontinuierliche Destruktion von übrig gebliebenen Leukämiezellen erfolgen. In dieser Phase steht keine Methode zur Verfügung, um die klinisch betrachtet kleine Anzahl von verbleibenden Leukämiezellen im Knochenmark oder im Blut festzustellen. In dieser Phase muß ohne Verlaufsparameter behandelt werden. Auch in dieser Phase sind toxische Nebenwirkungen so gering wie möglich zu halten. Nur Langzeitbeobachtungen können Auskunft geben, was die geringste mögliche Therapie ist, die den Heilungserfolg noch gewährleistet.

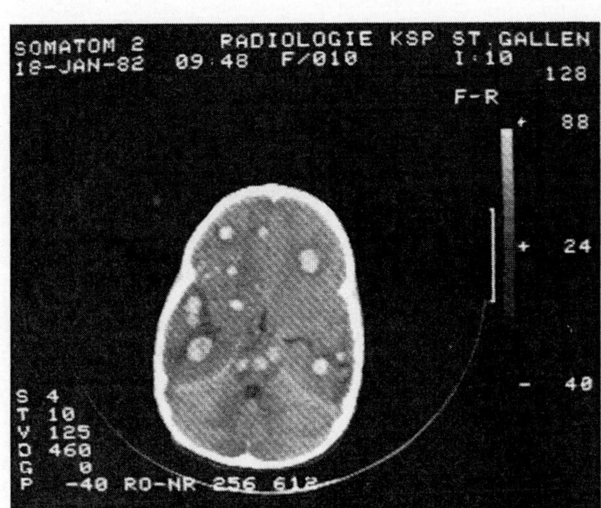

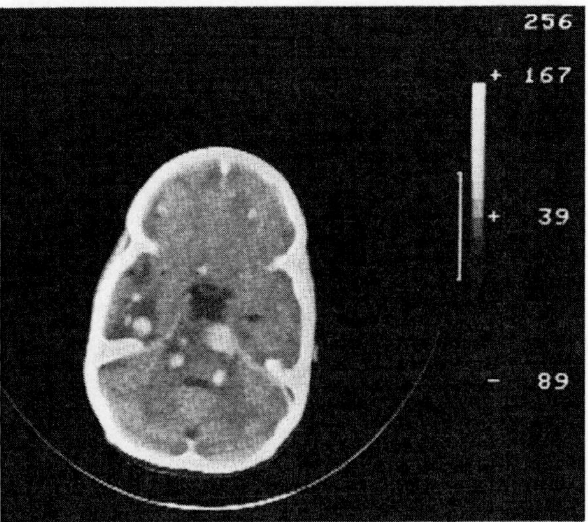

Abb. 3. Computertomographie eines sechsjährigen Knaben mit akuter lymphatischer Leukämie mit hohen Risikofaktoren. Bei multiplen Blutungen wurde in der Induktionsphase die Strahlentherapie begonnen, später eine komplette Remission erreicht

Im folgenden sollen speziell die radiotherapeutischen Aspekte betrachtet werden, die in der Phase der Induktion, der Phase der präsymptomatischen ZNS-Therapie und bei Rezidiven in Frage kommen.

a) Strahlentherapie in der Induktionsphase

Bei Kindern mit extrem hohen Leukozytenzahlen besteht ein besonders großes Risiko für intrazerebrale Blutungen (Abb. 3). DEARTH et al. (1978) behandelte Kinder mit hohen Leukozytenzahlen über 100000/mm^3 notfallmäßig mit einer Schädelbestrahlung. Im Gegensatz zu den nur chemotherapierten sechs Patienten gelangten alle drei initial notfallmäßig bestrahlten Patienten ohne Hirnblutung in eine Vollremission. Die Strahlendosis, auf Mittellinie berechnet, betrug bei zwei Patienten 11 × 200 cGy, bei einem anderen Patienten 400 cGy in einer einzigen Fraktion. Es wurden keine toxischen Nebenwirkungen bemerkt.

b) Präsymptomatische Strahlentherapie des Zentralnervensystems

Als mit der Induktionstherapie die ersten vollständigen Remissionen durch FARBER et al. (1948) erzielt werden konnten, zeigte sich, daß das ZNS ein häufiger Ort von Rezidiven war und die Prognose nach ZNS-Rezidiven außerordentlich schlecht war.

α) Zielvolumen

Die Strahlentherapie soll sämtliche Meningialanteile einschließen. Dies unterscheidet die Wahl des Radiotherapievolumens vom Volumen der Strahlentherapie bei homogenen Hirnbestrahlungen z.B. bei multiplen Hirnmetastasen. Das Strahlenfeld schließt die vordere Schädelgrube und den Retrobulbärraum ein, umfaßt die mittlere Schädelgrube und folgt dem Rückenmark bis auf die Höhe des zweiten Zervikalwirbels (vgl. Abb. 4).

β) Fraktionierung

Die Einzeldosis für die Bestrahlung beträgt zwischen 150 und 200 cGy pro Fraktion und Tag. Allgemein ist die akute Strahlentoleranz bei Kindern mindestens ebenso groß

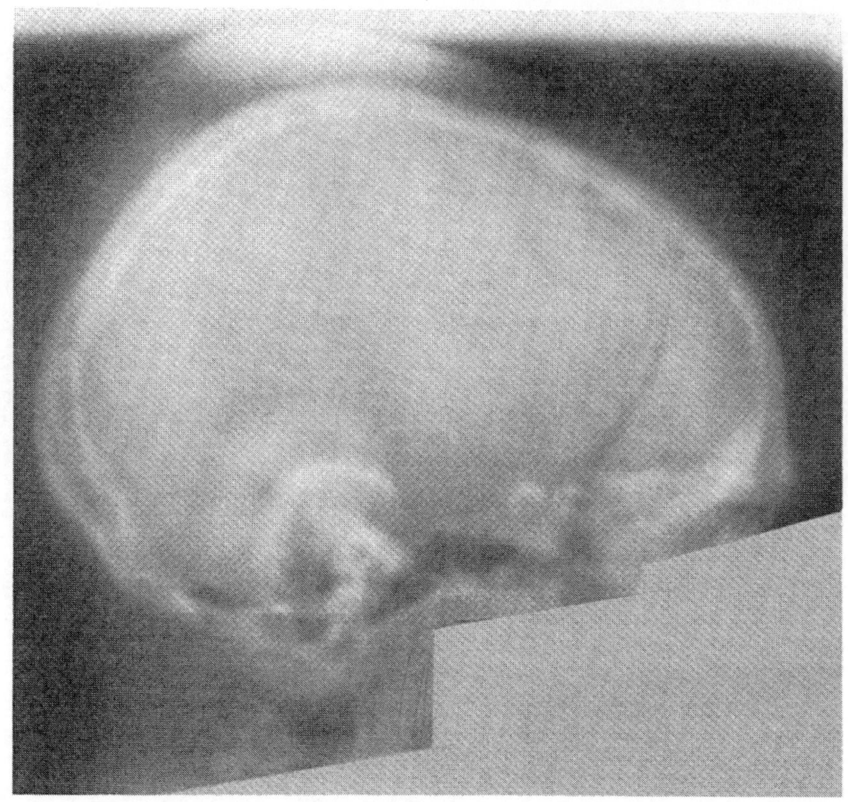

Abb. 4. Einstellkontrollaufnahme für die prophylaktische Bestrahlung des ZNS. Im Strahlenfeld eingeschlossen sind der Retroorbitalraum und die ZNS-Abschnitte bis C_2

wie beim Erwachsenen, was an den akuten Reaktionen im Bereich von gastrointestinaler und oraler Mukosa, Haut und Knochenmark gesehen werden kann (vgl. Abschn. I). Die Reduzierung der Einzeldosis unter 150 cGy wird von einigen Autoren diskutiert, scheint aber bezüglich Toleranz keine Vorteile zu bringen (WILLIAMS u. PRICE 1973).

γ) Gesamtdosis

Die noch nicht abgeschlossene Myelinisierung beim Kind unter zwei Jahren hat zur Empfehlung der Reduktion von der bei älteren Kindern wirksamen Dosis von 2400 cGy auf 1500–2000 cGy geführt. Die damit verbundene geringere meningeale Rezidivfreiheit kann im Hinblick auf das mögliche funktionelle Risiko in Kauf genommen werden. Statistiken, die das Fehlen von funktionellen Störungen bei der reduzierten Dosis zeigen, fehlen zur Zeit.

δ) Lagerung

Das Problem der reproduzierbaren, ruhigen Lagerung stellt sich bei Kindern zwischen $1^1/_2$ und 2 Jahren. Bei diesen Kindern wird oftmals eine medikamentöse Sedierung benötigt, um die Lagerung mit der gewünschten Präzision während der Bestrahlung zu gewährleisten. Bei Kindern über drei Jahren kann in der Regel durch eine sorgfältige Einführung am Simulator und am Therapiegerät die nötige Vertrautheit mit der Umgebung geschenkt werden. Falls eine Immobilisierung notwendig wird, wird die Ketamin-Narkose bevorzugt.

ε) *Toxizität*

Akute Toxizität: Die alleinige Strahlentherapie zeigt keine akuten Nebenwirkungen bei den applizierten Dosen. Dagegen ist bei kombinierter Therapie mit Methotrexat die subakute Leukoenzephalopathie und die dissiminierte nekrotisierende Leukoenzephalopathie beschrieben worden (AUR et al. 1978; PRICE u. JAMIESON 1975).

Chronische Toxizität: Durch die axiale Computertomographie konnte bei 50% der Patienten nach der Bestrahlung des ZNS eine Ventrikeldilatation festgestellt werden. Allerdings waren die meisten dieser Patienten symptomfrei (PEYLAN-RAMU et al. 1978; MCINTOSH et al. 1978). Neuropsychologische Untersuchungen zeigten, daß bei den meisten Patienten die intellektuellen Funktionen erhalten waren. Einzig die Dauer der Aufmerksamkeit war verkürzt, ein schlechtes Kurzzeitgedächtnis und gewisse Lernschwierigkeiten besonders bei mathematischen Fächern wurden festgestellt (SONI et al. 1975; MEADOWS u. EVANS 1976; EISER u. LANSDOWN 1977). Diese Unterschiede zeigten sich vor allem bei Kindern, die vor dem Alter von acht Jahren bestrahlt worden waren. Es darf allerdings nicht vergessen werden, daß die lange Behandlungsdauer und gewisse soziale Veränderungen sicher einen großen Einfluß auf die gesamte Entwicklung des Kindes haben.

c) Therapie bei Rezidiven und Komplikationen

Die Strahlentherapie wird gezielt dort eingesetzt, wo nach einer klinischen Remission Organrezidive auftreten oder infolge der Abwehrschwäche regionale Komplikationen auftreten. Die häufigsten Orte des extramedullären Rezidivs sind das ZNS und die Hoden.

α) *ZNS-Rezidive*

Rezidive im ZNS waren nach den ersten Erfolgen der Chemotherapie in den 60er Jahren bei ca. 50% der Patienten zu erwarten. Nach der Einführung der prophylaktischen ZNS-Behandlung ist heute in 5–10% mit ZNS-Rezidiven zu rechnen.

Die Behandlung scheint nach HUMPHREY et al. (1979) am erfolgreichsten mit der Kombination von intrathekaler Applikation von Methotrexat und zerebrospinaler Radiotherapie.

β) *Hoden-Rezidive*

Das Hoden-Rezidiv als erste Manifestation eines extramedullären Leukämie-Rezidivs wird bei den heutigen Remissionsraten mit einer Häufigkeit von 10–20% bei Knaben erwartet (EDEN et al. 1978; TSENG-TONG et al. 1976). Die Merkmale für ein erhöhtes Risiko sind folgende Konstellationen: Alter unter zwei Jahren oder über acht Jahren, mediastinale Masse, Leber-, Milz- oder Lymphknotenvergrößerungen, Leukozytenzahl über 20000, Thrombozytenzahl unter 30000 (EDEN et al. 1978). Für den weiteren Verlauf ist das Hoden-Rezidiv ein prognostisch ungünstiges Zeichen. Nach einer kompletten Remission im Hodenbereich wird die mittlere Dauer bis zu einem Knochenmark- oder ZNS-Rezidiv auf 40 Wochen geschätzt. Eine Wiederaufnahme der Systemtherapie bei Hoden-Rezidiv wird von der SWOG empfohlen.

Strahlentherapie: Der Testisbefall ist in der Regel bilateral. 600–900 cGy werden als Dosis in zwei oder drei Behandlungssitzungen von STEINFELD (1976) empfohlen. SULLIVAN et al. (1980) empfiehlt 2500 cGy in zwei Wochen in zehn Fraktionen. In 37 von 38 Fällen fand

SULLIVAN eine komplette Remission im Bereich des Testis. Wie oben erwähnt, betrug die mittlere Dauer der Gesamtremission 40 Wochen, die mittlere Überlebensdauer nach der Remission 79 Wochen.

γ) Perianale und anorektale Komplikationen

Als Komplikationen der Leukämie treten im Anorektalbereich gelegentlich Abszesse, Fissuren und Fisteln mit Abszessen und derbe Infiltrate auf. Die chirurgische Sanierung bei der akuten oder nicht kontrollierten chronischen Leukämie ist mit hohen Risiken wie lokaler Nekrose, Sepsis oder Blutung behaftet. Nach SEHDEV besteht die beste Aussicht auf erfolgreiche Sanierung durch eine Kombination von symptomatischer Behandlung mit einer Strahlentherapie. Die symptomatische Behandlung besteht in Sitzbädern oder warmen Umschlägen, Darmregulantien, Analgetika und Breitspektrumantibiotika.

Strahlentherapie: Die verwendete Strahlendosis beträgt 300–400 cGy, die in ein bis drei Tagen mit harter konventioneller Strahlung oder mit Strahlen eines Hochvoltgerätes appliziert werden SEHDEV et al. (1973). Bei Persistieren der Induration oder Infiltration kann die Dosis nach einer Woche wiederholt werden. In der Regel verschwinden die Indurationen drei bis fünf Tage nach der Strahlentherapie oder drainieren spontan. Die Schmerzen sind in der Regel nach ein bis zwei Tagen regredient. Falls nach der Strahlentherapie eine Fistel resultiert, so kann nach erreichter Remission eine operative Sanierung in Angriff genommen werden.

7. Entwicklungen und Tendenzen im Einsatz der Strahlentherapie bei Leukämien

a) Dosisanpassung an das Risiko für Rezidive

Zur Zeit wird der Versuch unternommen, die Dosis bei gewissen Gruppen von Patienten dem Risiko für ein ZNS-Rezidiv anzupassen (HENZE et al. 1979). Es scheint sinnvoll, bei hohem Risiko für ZNS-Befall (>20000 Zellen, >8 j., T-Marker positiv) die Dosis auf 2800 cGy zu erhöhen. Dagegen dürfte bei geringem Risiko mit 1800 cGy eine genügende Prophylaxe zu erzielen sein (UCLA 1977).

b) Knochenmarkstransplantation

Der Gedanke der Zerstörung aller potentiellen malignen Zellen der Leukämie ist bei dieser Therapieform konsequent weiter getragen worden. Eine aggressive Chemotherapie gefolgt von einer Ganzkörperbestrahlung soll zur kompletten Aplasie der blutbildenden Elemente führen. Von einem HLS kompatiblen Spender, gewöhnlich einem Zwilling oder einem nahen Verwandten, wird Knochenmark infundiert, das sich schnell im Knochenmark ansiedelt. Probleme treten auf in der Folge von schweren Infektionen oder Abstoßungsreaktionen oder Rezidiven. In den anfänglichen Studien waren es nur 10–15% der Patienten, die die Behandlung überlebten. In neueren Studien scheint eine höhere Langzeitüberlebensrate möglich zu sein (UCLA 1977; THOMAS 1978).

Die Knochenmarkstransplantation ist experimentell, weitere Resultate müssen abgewartet werden, bevor Risikogruppen für diese Therapie definiert werden können und diese Therapie als Standard-Verfahren eingeführt werden kann.

III. Non-Hodgkin Lymphome

1. Einleitung

Die Non-Hodgkin-Lymphome beim Kind umfassen alle Lymphome, die nicht als Hodgkin-Lymphome bezeichnet werden können. Diese unsicher wirkende Umschreibung zeigt, daß es sich bei den Non-Hodgkin-Lymphomen nicht um eine einheitliche Gruppe von Erkrankungen handelt. Große Unterschiede des klinischen Erscheinungsbildes, der Pathologie und der Prognose sind innerhalb der Non-Hodgkin-Krankheit bei Kindern zu finden. Während bei der Hodgkinschen Krankheit beim Kind der Verlauf und die therapeutischen Richtlinien nur unwesentlich vom Therapiekonzept des Erwachsenen abweichen, sind bei Non-Hodgkin-Lymphomen große Unterschiede zu der Form bei Erwachsenen festzustellen.

Histologische Unterschiede

Verwendet man RAPAPORTS Einteilung, so sind fast alle kindlichen Non-Hodgkin-Lymphome vom diffusen Typ.

Unterschiede im klinischen Bild

Die Erstmanifestationen mit den entsprechenden klinischen Symptomen im terminalen Ileum, im Gastrointestinaltrakt und Mediastinum sind häufiger.

Unterschiede im Verlauf

Der Übergang zu einem leukämischen Bild wird häufiger als beim Erwachsenen beobachtet, besonders häufig bei initial mediastinaler Manifestation.

Unterschiede im Rezidivmuster

ZNS-Rezidive sind häufiger (MURPHY et al. 1975; JENKIN u. SONLEY 1969; JONES u. KLINGBERG 1963; WEINSTEIN u. LINK 1979; CARABELL et al. 1978) als beim Erwachsenen anzutreffen. Ein zweijähriges rezidivfreies Intervall ist bei den Kindern praktisch der Heilung gleichzusetzen, während im Erwachsenenalter Rezidive besonders bei nodulären Formen auch viele Jahre nach der Therapie möglich sind.

Unterschiede in der Bedeutung von Oberflächenmarkern

Das Vorhandensein von B-Zell-Markern ist bei den Kindern ein schlechtes prognostisches Zeichen, bei Erwachsenen jedoch Zeichen einer milderen Form (WEINSTEIN et al. 1979a; CARABELL et al. 1978; MURPHY 1980).

Die Unterschiede zwischen einem kindlichen Non-Hodgkin-Lymphom und akuter Leukämie werden aufgrund des Vorhandenseins von zirkulierenden malignen Zellen oder dem Vorhandensein von Zellen im Knochenmark gestellt. Einzelne Autoren (MURPHY u. HUSTU 1980b) sprechen dagegen bereits von Leukämien, wenn 5% Blasten im Knochenmark vorhanden sind. Dies zeigt, daß die Unterteilungen und die daraus abgeleiteten Therapieschematas von Zentrum zu Zentrum und von Studie zu Studie unterschiedlich sein können.

2. Häufigkeit

Die Non-Hodgkin-Lymphome sind ca. 1,5mal so häufig wie die Hodgkin-Lymphome bei Kindern und stellen von den kindlichen Malignomen die dritthäufigste Form dar (WEINSTEIN u. LINK 1979; ROSENBERG et al. 1960). Das Verhältnis von Knaben zu Mädchen beträgt 2,5–3 zu 1 (CARABELL et al. 1978; ROSENBERG et al. 1960). Ein Häufigkeitsgipfel tritt im Alter zwischen sieben und elf Jahren auf. Unter drei Jahren ist die Krankheit äußerst selten (JENKIN u. MORRIS-JONES 1975).

3. Klinisches Bild

Die Verteilung des lymphatischen Gewebes beim Kind, die sich vom Erwachsenen unterscheidet, bestimmt die Erscheinungsform. Neben den Lymphknoten sind die Peyerschen Plaques, der Waldeyersche Rachenring, der Thymus und das Knochenmark die häufigst befallenen Organe.

Über $^{1}/_{3}$ der Kinder erkranken mit gastrointestinalen Beschwerden. Bauchschmerzen im rechten unteren Quadranten, Übelkeit, Erbrechen sind die klinischen Symptome, hervorgerufen durch Invagination im Iliozökalbereich oder Appendix-Tumoren.

Bei ca. $^{1}/_{4}$ der Kinder mit Non-Hodgkin-Lymphomen liegt ein Mediastinalbefall (häufig im vorderen Mediastinum) vor, der zur Diagnose führt. Diese Tumoren sind typisch für die diffus lymphoblastischen Typen mit T-Zell-Markern (NATHWANI et al. 1976; WEINSTEIN u. LINK 1979). Es handelt sich vor allem um Kinder um zehn Jahren, Knaben, bei denen wegen Atemschwierigkeiten oder wegen zervikalem und supraklavikulärem Lymphknotenbefall, gelegentlich auch wegen einer oberen Einflußstauung die Diagnose gestellt wird.

Weniger häufig sieht man den Befall der Tonsillen, Nasopharynx oder anderen Regionen des Waldeyerschen Rachenrings. Primäre Erscheinungsorte können Knochen (solitärer Befall), die Haut, die Gonaden oder das zentrale Nervensystem sein.

Unspezifische Symptome wie Fieber, Nachtschweiß, Gewichtsverlust und rheumatische Beschwerden können die Krankheit begleiten (Abb. 5). Die prognostische Bedeutung dieser Symptome ist jedoch ungewiß.

Beim Burkitt-Lymphom in Afrika finden sich oft massive Tumoren im Bereich der Axilla und der Mandibula, mit oder ohne Befall der Orbita. Diese Tumorlokalisationen sind in unseren Breitengraden äußerst selten, auch wenn histologisch die Kriterien eines Burkitt-Tumors erfüllt sind.

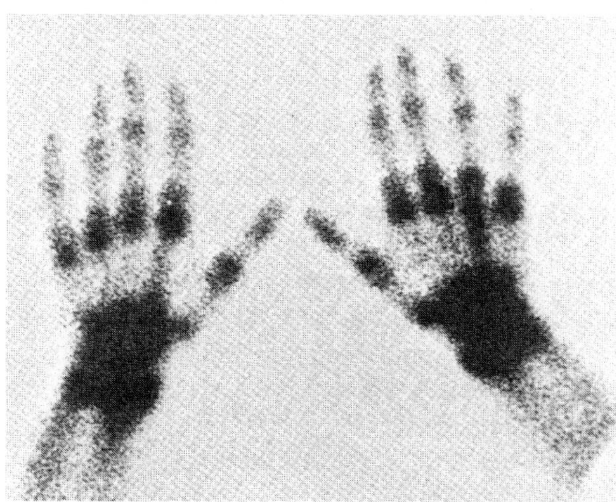

Abb. 5. ^{99m}Tc-Diphosphonat-Szintigramm der Hände bei einem 17jährigen Mädchen. Wegen wandernder unklarer Gelenkbeschwerden erfolgte die Abklärung. Das Mädchen verstarb wenige Monate später an einem malignen Lymphom vom lymphoblastären Typ, wahrscheinlich Burkitt-Typ. Die primäre Erscheinung als rheumatisches Leiden wird bei Kindern bei Leukämie und Lymphomen beschrieben (vgl. auch Tabelle 5)

4. Histologische Klassifikation

Wird die Klassifikation nach RAPAPORT durchgeführt, so findet man bei den kindlichen Non-Hodgkin-Lymphomen ausschließlich diffuse Formen. Noduläre Formen sind entweder gutartige Hyperplasien oder erweisen sich in der weiteren Abklärung als lymphozytenreiche Hodgkinform. Bei den Kindern existiert die diffuse gut differenzierte lymphozytenreiche Form nicht.

Die folgenden histologischen Formen sind am häufigsten anzutreffen:
Die *diffus lymphoblastäre* Form, die sich vor allem in supradiaphragmaler Ausbreitung, oftmals mit anteriorer mediastinaler Masse zeigt.

Als nächst häufige Erscheinungsform finden sich mit etwa gleicher Inzidenz *diffus histiozytäre* Formen, die *diffus undifferenzierten Burkitt-Formen* und die *diffus undifferenzierten Nicht-Burkitt-Formen.* Bei den diffus undifferenzierten Burkitt- und Nicht-Burkitt-Formen sind die gastrointestinalen Primärerscheinungen sehr häufig. Vergleiche der histologischen Häufigkeit an verschiedenen Zentren (MURPHY et al. 1975) zeigen sehr große Unterschiede der Verteilung, die auf die Unsicherheiten in der Typisierung hinweisen.

Immunologische Charakteristika: Die lymphoblastären Formen zeigen ein T-lymphozytenähnliches Verhalten bezüglich Oberflächencharakteristika. Dagegen ist bei den Burkitt-Formen die B-lymphozytäre Charakteristika immunologisch überwiegend. Der Rest der Non-Hodgkin-Lymphome hat ein sehr heterogenes Erscheinungsbild bezüglich Oberflächencharakteristika, oftmals fehlen eindeutige T- oder B-Zell-Oberflächenmarker.

5. Stadieneinteilung

Die Ann-Arbor-Klassifikation, die primär für Hodgkin-Lymphome entwickelt wurde, kann in der Form nicht für kindliche Non-Hodgkin-Lymphome übertragen werden (MURPHY 1977). Im folgenden sollen die Differenzen im Verhalten dargelegt werden, die eine eigene Klassifizierung nötig machen.

- Das Rezidivmuster (vor allem Lokalisation der Rezidive) ist weniger konstant als bei Hodgkin-Lymphomen der Erwachsenen.

Tabelle 6. Stadieneinteilung für die kindlichen Non-Hodgkin-Lymphome. (Nach MURPHY 1978)

Stadium I	Eine einzelne Tumormasse (extra nodal) oder eine einzige anatomische Region (nodal), ohne Befall von Mediastinum oder Abdomen.
Stadium II	Eine einzige Tumormasse (extra nodal) mit regionärem Lymphknotenbefall. Zwei oder mehrere Lymphknotenstationen befallen auf der gleichen Seite des Diaphragmas. Zwei einzelne (extra nodale) Tumormassen mit oder ohne regionalem Lymphknotenbefall auf derselben Seite des Zwerchfells. Primärer Gastrointestinaltumor, üblicherweise in der Ileosakralgegend, mit oder ohne Befall der entsprechenden Mesenteriallymphknoten.
Stadium III	Zwei einzelne Tumoren (extra nodal) auf entgegengesetzten Seiten des Zwerchfells. Zwei oder mehrere Lymphknotenstationen über oder unterhalb des Zwerchfells. Alle primär intrathorakalen Tumoren (mediastinal, pleural [Thymus]). Alle ausgedehnten intraabdominellen Befalle.
Stadium IV	Irgendeine der oben beschriebenen Situationen mit initialem ZNS-Befall und/oder Knochenmarksbefall

Tabelle 7. Klinische Stadieneinteilung der diffusen undifferenzierten Non-Hodgkin-Lymphome (Burkitt-Tumoren). (Nach MARGRATH et al. 1980)

A	Eine einzelne extraabdominelle Tumormasse
B	Multiple extraabdominelle Tumormassen
C	Intraabdomineller Tumor mit oder ohne einzelnem Kieferntumor
D	Intraabdomineller Tumor mit extraabdominellem Befall
AR	Patienten, bei denen intraabdominelle Tumormassen entfernt wurden

- Die Prognose ist nicht streng mit der Anzahl befallener Lymphknotengruppen korelliert; z. B. ist ein mediastinaler Befall als Einzelbefall prognostisch ein eindeutig schlechtes Zeichen.
- Viele Formen sind oft schwer gegen Leukämien abzugrenzen, diese Nähe zu den Leukämien mindert die Bedeutung der initialen Verteilung.
- Non-Hodgkin-Lymphome ohne Befall von Lymphknotengruppen kommen bei Kindern vor.

Aufgrund dieser Unterschiede hat MURPHY ein eigenes Klassifikationssystem entwickelt. Tabelle 6 gibt die Klassifikation nach MURPHY (1978) wider. Probleme bei der Klassifikation von MURPHY sind, daß ein Knochenmarksbefall ein Stadium IV definiert, falls es sich jedoch um eine Übergangsform zu einer Leukämie handelt, kommt dies einer zu schlechten Einstufung gleich. Andererseits kommt ein ausgedehnter intraabdomineller Befall einem Stadium III gleich, prognostisch sind diese Fälle jedoch zur schlechtesten Gruppe zu zählen.

BURKITT hat seinerseits eine Stadieneinteilung für die undifferenzierten Formen dargelegt (Tabelle 7).

6. Abklärung

Die Abklärung bei den kindlichen Non-Hodgkin-Lymphomen hat sehr schnell zu erfolgen, da ein kurzes Intervall zwischen Diagnose und Therapiebeginn die Prognose wesentlich mitbestimmt.

Im *differenzierten Blutbild* ist die Anwesenheit von Blasten zur Differenzierung gegenüber einer Leukämie ein wichtiges Kriterium. Die *Thoraxaufnahme* in zwei Ebenen soll Hinweise auf vorhandene Mediastinaltumore, Perikardergüsse oder Pleuraergüsse geben. Die Knochenmarksbiopsie ist wegen der Differenzierung zu den Leukämien unerläßlich. Die *Lumbalpunktion* mit Entnahme von Liquor zur Beurteilung des ZNS-Befalls gehört ebenfalls zur Abklärung. Leberfunktionsteste, Nierenfunktionsteste und Harnsäurespiegel gehören zu den Basiswerten.

Tabelle 8. Abklärungen zur Stadieneinteilung bei Non-Hodgkin-Lymphomen

Zur Stadieneinteilung notwendige Untersuchungen	Ergänzende Untersuchungen
Differenziertes Blutbild	Nierenfunktionstest
Knochenmarksbiopsie	Leberfunktionstest
Thoraxröntgen	Harnsäurebestimmung
CT-Thorax-/Abdomen	Skelettszintigramm
Lumbalpunktion	Ergänzende Röntgenuntersuchungen (Magendarmpassage, intravenöses Pyelogramm)

Je nach klinischen Gegebenheiten werden diese Basisuntersuchungen durch das Skelettszintigramm und entsprechend ergänzende Röntgenbilder erweitert. In diese Kategorie der erweiterten Untersuchung gehören auch das intravenöse Pyelogramm, Magendarmpassagen mit Barium-Kontrastmittel, Myelographie, Tomographien und Serumelektrolytwerte. Die Lymphangiographie, die bei Kindern ohnehin technisch oft schwierig ist, bringt selten wesentliche Informationen.

Eine Operation zur Lymphknotenbiopsie ist angezeigt. Bei gastrointestinalen Erscheinungsformen ist die Laparotomie in der Regel die erste Therapie.

In Tabelle 8 werden die wichtigsten Schritte der Abklärung zusammengefaßt.

7. Therapie

Die meist kleine Zahl von Patienten von einzelnen Spitälern und Zentren und die vielen möglichen Variablen wie Histologie, Orte der Erstmanifestation, Stadium, sind dafür verantwortlich, daß lange Zeit eindeutige Richtlinien und entsprechende Erfolgsstatistiken für die Behandlung von Non-Hodgkin-Lymphomen fehlten. Ein wichtiger Schritt war die Studie von WOLLNER et al. (1976), wo die Anwendung einer gut definierten Chemotherapie (LSA2-L2-Protokoll) und der Einsatz der Strahlentherapie an Orten mit großen Tumormassen eine deutliche Verbesserung der Therapieresultate brachte.

Ein multimodales Konzept mit Einsatz der Chemotherapie, der Strahlentherapie und der Chirurgie scheint bei allen noch bestehenden Unsicherheiten am meisten Erfolg zu versprechen. Wie bei den kindlichen Leukämien ist das Erreichen einer kompletten Remission in den ersten sechs Wochen nach der Diagnosestellung von ausschlaggebender Bedeutung. In dieser Phase wird die Strahlentherapie zur Erreichung der kompletten Remission eingesetzt. Der Einsatz der Strahlentherapie als Prophylaxe gegen ZNS-Rezidive wurde diskutiert, der prophylaktische Wert jedoch nicht bestätigt. In laufenden Studien wird nur noch bei nachgewiesenem Befall des ZNS die Strahlentherapie zur Bestrahlung der Meningealräume eingesetzt (ANDERSON et al. 1983).

a) Indikationen zur Strahlentherapie

In den Stadien I und II wird die Bestrahlung als „involved field"-Therapie zur Erreichung der kompletten Remission oder zur Verhinderung eines Lokalrezidivs nach Chemotherapie durchgeführt. In diesen Stadien wird mit der „involved field"-Technik und Strahlendosen von 2500–3000 cGy in drei bis vier Wochen eine hohe lokale Tumorkontrolle erreicht. Die Bestrahlung kann vor oder während der Chemotherapie durchgeführt werden.

Bei intraabdominellem Befall, wo ein Rezidivrisiko für die ganze Bauchhöhle besteht, muß die Bestrahlung das ganze Abdomen umfassen.

Bei den Stadien III und IV konnte in den laufenden Studien durch die Radiotherapie keine Verbesserung der Überlebenschancen nachgewiesen werden. Die Radiotherapie sollte in diesen Stadien nur bei Tumoren, die unter Chemotherapie persistieren, angewendet werden.

Im Stadium IV soll die Bestrahlung nicht als erste Therapiemodalität eingesetzt werden. Dagegen kann nach Erreichen einer kompletten Remission und vor einer Knochenmarkstransplantation die Strahlentherapie in Form einer Ganzkörperbestrahlung in Betracht gezogen werden, um mit der konditionierenden Chemotherapie zusammen die Voraussetzungen für eine Transplantation zu schaffen. Große Anstrengungen werden zur Zeit mit guten preliminären Erfolgen auf diesem Gebiet unternommen.

b) Technik der Strahlentherapie

Die lokale Bestrahlung („involved field"-Technik) umfaßt das ursprüngliche Tumorvolumen mit einer Sicherheitszone, die um 2–3 cm das bekannte Tumorvolumen überschreitet. Gerade bei der Anwendung der „involved field" Technik sind die Grundsätze der symmetrischen Bestrahlung im Bereich von Knochenwachstumszonen zu respektieren und unter Umständen größere als mit der oben genannten Definition notwendigen Volumina zu bestrahlen.

Die Strahlendosis, meist während oder nach einer Chemotherapie appliziert, soll 2000–3000 cGy betragen. Einzeldosen von 150–180 cGy pro Tag sind die Regel. In den meisten Protokollen wird eine Dosisberechnung auf Mittelebene akzeptiert, wünschenswert ist jedoch eine isodosenbezogene Berechnung.

Bei der Bestrahlung des Abdomens muß darauf geachtet werden, daß die Zwerchfellkuppen mit im Bestrahlungsfeld liegen. Flüssigkeit in der Abdominalhöhle und damit unter Umständen maligne Zellen sammeln sich oftmals zwerchfellkuppennahe. Die Nieren werden in der Regel von dorsal ausgeblendet, um die Toleranzdosis (1500–2000 cGy) nicht zu überschreiten. Ebenfalls muß die Leber beim Erreichen der Toleranzdosis (2000–2500 cGy) abgedeckt werden. Die Dosis einer Abdominalbestrahlung beträgt 2500–3000 cGy bei Einzeldosen von 150–180 cGy.

8. Therapieresultate

Die Einführung der Kombination von Chemotherapie und Strahlentherapie hat zu einer hohen Zahl krankheitsfrei überlebender Kinder nach zwei Jahren geführt. In den meisten Arbeiten sind 70 bis 80% der Kinder in diesem Zeitraum ohne Rezidiv und ohne Zeichen der Krankheit (WEINSTEIN et al. 1979; MURPHY u. HUSTU 1980; WOLLNER et al. 1979; WAGNER et al. 1979; PICHLER 1982).

9. Ausblick, laufende Studien

Zur Zeit werden praktisch an allen größeren Zentren Kinder mit Non-Hodgkin-Lymphomen nach Protokollen einer multizentrischen Therapiegruppe behandelt. Bewußt wird auf die Darstellung einzelner Protokolle hier verzichtet, da die entsprechenden Richtlinien zur Behandlung je nach Ausgang der Studien kurzfristig geändert werden können.

Ziele dieser Studien ist es, prognostisch bedeutsame Untergruppen zu definieren. Innerhalb dieser Gruppen soll der Einsatz von Chemotherapie, Strahlentherapie und Chirurgie so angepaßt werden, daß mit einem Minimum an kurzzeitigen und langzeitigen Nebenwirkungen der größtmögliche Therapieerfolg garantiert wird.

IV. Hodgkin-Lymphome

1. Einleitung

Im Gegensatz zu den kindlichen Non-Hodgkin-Lymphomen läßt sich das Hodgkin-Lymphom beim Kind mit demjenigen des Erwachsenen vergleichen.

Bei Kindern unter drei Jahren sind praktisch keine Krankheitsfälle mit Morbus Hodgkin bekannt. Als außergewöhnlich können wenige transplazentar übertragenen Fälle betrachtet werden (QUERLEU et al. 1977), wobei die Dokumentation zum Teil mangelhaft ist.

Tabelle 9. Geschlechtsverteilung beim Morbus Hodgkin in Abhängigkeit des Alters bei der Diagnose. (Nach SMITH et al. 1978)

Alter	♂/♀
3–7 Jahre	9/1
7–9 Jahre	3/1
Erwachsene	1.5/1

Beim Geschlechtsverhältnis besteht eine deutliche Altersabhängigkeit: je jünger die Patienten sind, desto häufiger findet sich in der Altersgruppe der Befall bei Knaben. Die Tabelle 9 zeigt diese Abhängigkeit.

2. Formen

Meistens handelt es sich im Kindesalter um die gemischtzellige Form in der Altersgruppe unter zehn Jahren, um die nodulär sklerosierende Form bei Kindern in der Adoleszenz (PARKER et al. 1976). Die lymphozytenreiche und die lymphozytenarme Form der Hodgkin-Krankheit ist bei Kindern sehr selten. Die Stadieneinteilung erfolgt nach den Kriterien der Ann Arbor Klassifikation (YOUNG et al. 1977), wie sie bei den Erwachsenen Anwendung findet.

3. Abklärung

Bei den blutchemischen Untersuchungen ist zu beachten, daß im Wachstum die Erhöhung der alkalischen Phosphatase als Normalbefund gewertet werden muß.

Die *Lymphographie* gehört zu den initialen Untersuchungen. Die Treffsicherheit, verglichen mit dem chirurgischen Staging, beträgt über 90% (DUNNICK et al. 1977). Der Wert der Computertomographie als Ersatz für die Lymphographie muß noch ermittelt werden. Die Computertomographie kann dort eingesetzt werden, wo eine Lymphangiographie technisch schwierig sein kann (z.B. bei Kindern unter zwei Jahren). Ein eindeutig positiver Befund erübrigt die Lymphangiographie. Bei negativem Befund sind jedoch feine Veränderungen der Lymphknotenbinnenstrukturen durch einen Hodgkin-Befall nicht sicher auszuschließen.

Tabelle 10. Abklärungen zur Stadieneinteilung bei Morbus Hodgkin

Zur Stadiendefinition notwendige Untersuchungen	Ergänzende Untersuchungen
Vollständiges Blutbild	Szintigramm der Leber
Knochenmarksbiopsie bei	Szintigramm des Knochens
B-Symptomen	Szintigramm des Tumors
Stadien III–IV	mit ^{67}Ga
Falls keine offene Biopsie während der Staging Laparatomie durchgeführt wird	
Röntgenthorax in 2 Ebenen, evtl. Tomogramme oder Computertomogramme	
Lymphographie (evtl. in Allgemeinnarkose bei kleinen Kindern) (DUNNICK et al. 1977)	
Abdomineller Ultraschall	

Die *Probelaparatomie* zur Stadienermittlung und zur Splenektomie gilt zur Erfassung der abdominalen Ausdehnung wie bei den Erwachsenen als die aussagekräftigste Methode (DONALDSON et al. 1976; COHEN et al. 1977). Sie ermöglicht bei Mädchen, bei denen eine abdominelle Strahlentherapie geplant ist, gleichzeitig die Oophoropexie. Zu bedenken gegenüber dieser Methode der Stadieneinteilung hat die Tatsache einer erhöhten Sepsisrate in der Folge gegeben. Diese diagnostikbedingte „Nebenwirkung" wird mit den Nebenwirkungen der Strahlentherapie diskutiert. Ein längeres rezidivfreies Intervall konnte bei probelaparatomierten Kindern gefunden werden (DONALDSON et al. 1976). Dagegen fand sich in der Überlebenszeit kein Unterschied.

4. Strahlentherapie

a) Technik

Bei der Bestrahlung der kindlichen Hodgkin-Lymphome gilt es, mit Hilfe aller verfügbaren Bestrahlungstechniken die wachsenden Organe zu schonen und so die Spätfolgen der Therapie auf ein annehmbares Maß einzuschränken. Die Grundvoraussetzungen für solche Bestrahlungstechniken sind im ersten Kapitel dargestellt.

Die Schonung der Lungen bei der Bestrahlung des Mediastinal-axillär-supraklavikulär-Feldes hat durch individuell gegossene Feldausblendungen zu erfolgen. Während die Strahlentherapie der Wirbelsäule in der Regel nicht vermieden und die Dosis nur beschränkt reduziert werden kann, ist im Bereich der lateralen Epiphysenfugen der Schlüsselbeine eine Schonung anzustreben.

b) Nebenwirkungen der Strahlentherapie

Eine ausführliche Diskussion der Nebenwirkungen der Strahlentherapie bei der Behandlung des Morbus Hodgkin ist durch DONALDSON und KAPLAN (1982) erfolgt. Die Erfahrung in der Behandlung von kindlichen Lymphomen erstreckt sich über mehr als 20 Jahre. Im folgenden sind im wesentlichen diese Resultate zusammengefaßt.

α) Wachstumsverzögerungen der Knochen

Am ausgeprägtesten sind die Nebenwirkungen der Strahlentherapie bei der Bestrahlung von Kindern unter sechs Jahren oder bei Bestrahlungen im Alter zwischen 11 und 13 Jahren im Wachstumsschub. Bei Bestrahlung im Bereich des Medistinums wird es wegen der Mitbestrahlung der Wirbelsäule zu einer Verminderung der Wirbelhöhe kommen, die sich in einer geringeren Sitzhöhe des Patienten ausdrücken wird. Diese Nebenwirkung ist nicht invalidisierend (PROBERT u. PARKER 1975; DONALDSON u. KAPLAN 1982).

β) Störungen der Schilddrüsenfunktion

Bei 77 von 119 Kindern (65%) konnte labormäßig eine Schilddrüsenunterfunktion festgestellt werden. Zur Feststellung dieser Unterfunktionen wurden Gesamtthyroxin und Basal-TSH gemessen. Diese Veränderungen scheinen mit größerer Regelmäßigkeit nach einer Lymphangiographie und Bestrahlung aufzutreten als nach alleiniger Bestrahlung. Bei 37% dieser Patienten normalisierte sich die Situation ohne weitere Therapien. Wegen des anhaltenden und möglicherweise im Bereich der Schilddrüse karzinogenen Stimulus bei erhöhtem TSH wird von allen Autoren eine regelmäßige, frühzeitig einsetzende Substitutionstherapie mit einem Schilddrüsenhormon empfohlen (DONALDSON u. KAPLAN 1982; SHALET et al. 1977).

Tabelle 11. Zweittumoren nach Behandlung des Morbus Hodgkin bei Kindern. (Nach DONALDSON u. KAPLAN 1982)

Behandlung	Anzahl der Patienten	%	Tumorart	Zeit (Jahre)
Alle	7/179	3,9		
RT allein	1/63	1,6	Schilddrüsen-Karzinom	10
MOPP allein	0/1	0		
Kombinierte Behandlung	6/115	5,2		
Niedrig dosiert RT[a] + MOPP	2/49	4	AML	$3^1/_2$, 5
Hoch dosiert RT[a] + MOPP	4/66	6		
davon:				
geplant durchgeführte Therapie	1/30	3	undifferenziertes Sarkom	5
Therapie bei Rezidiv	3/36	8	Chondrosarkom	9
			AML	4
			NHL	10

[a] RT = Radiotherapie

γ) Störungen der Gonadenfunktion

Die Strahlentherapie bei Mädchen, bei denen eine Oophoropexie durchgeführt wurde, erlaubte in $^3/_4$ der Fälle normale Menstruationen. Bei diesen Patientinnen kam es zu normalen Schwangerschaften und Geburten von normalen Kindern.

Bei der Strahlentherapie von Knaben und Jugendlichen ist eine transitorische Aspermie zu erwarten. In dieser Patientengruppe finden sich jedoch Zeugungen von Kindern.

Nach einer Polychemotherapie sind nur in 50% der Mädchen Menstruationen festzustellen. Schwangerschaften und Geburten sind jedoch bei menstruierenden Frauen nach Polychemotherapie bekannt.

Bei Knaben, die sechs Zyklen Chemotherapie (MOPP) erhalten haben, sind Zeugungen von Kindern bis jetzt nicht bekannt. Offen bleibt die Frage, ob mit neuen Therapieschematas (z. B. ABVD) bei gleicher therapeutischer Effizienz weniger Sterilitäten zu verzeichnen sind.

δ) Zweitkarzinome

Langzeituntersuchungen haben eine höher als erwartete Zahl von Zweitkarzinomen nach Therapie gezeigt (FREDRICK et al. 1975). Dies trifft in ähnlichem Ausmaß auch für erwachsene Patienten zu. In der Zusammenstellung von DONALDSON und KAPLAN (1982) wurden die in der Tabelle 11 zusammengestellten Karzinome gefunden. Auffallend ist die relative Seltenheit von Zweitkarzinomen nach alleiniger Radiotherapie (1,6%) verglichen mit kombinierter Strahlen- und Chemotherapie (5,2%).

ε) Infekthäufigkeit nach Behandlung

Der Herpes Zoster ist eine häufig anzutreffende Infektionskrankheit bei den Kindern mit Lymphomen. Nach REBOUL et al. (1978) erkranken bis 35% an einem lokalisierten, praktisch nie letalen Herpes Zoster.

Schwere bakterielle Erkrankungen werden bei ca. 10% (REBOUL et al. 1978; CHILCOTE et al. 1976; DONALDSON u. KAPLAN 1982; SLANINA et al. 1982) gefunden. Am häufigsten ist als Erreger Streptokokkus Pneumoniae festgestellt worden. Die Hälfte dieser bakteriellen Erkrankungen treten unter der Strahlentherapie auf. Sie sind in 4% letal.

Lange wurde die Rolle der Splenektomie und die mögliche Infektschwäche nach Splenektomie als Ursache für diese schweren Infekte diskutiert. Die Therapieaggressivität scheint jedoch als Einzelfaktor wichtiger zu sein als das Vorhandensein oder Fehlen der Milz (DONALDSON et al. 1978). Bei kombinierter Chemo-Strahlentherapie steigt die Häufigkeit schwerer bakterieller Erkrankungen bis 20%. Aus diesem Grund wurde bei Kindern, bei denen eine solche Therapie geplant ist, die prophylaktische Anwendung von Antibiotika empfohlen.

5. Therapieresultate

Mit dem kombinierten Einsatz von Strahlentherapie und Chemotherapie gelingt es in den Stadien I und II mit ausgedehnten Feldern (extended field Technik) oder mit begrenzten Feldern (involved field Technik) und einer MOPP-Chemotherapie in 90–100% der Fälle, eine Remission zu erreichen (SULLIVAN et al. 1982). Bei alleiniger involved field Technik sind nach dieser Untersuchung (einer Intergroup Hodgkin Disease Studie) bei 14 von 35 (40%) Kindern Rezidive aufgetreten (in der randomisierten Gruppe). Demgegenüber standen 5 von 37 (14%) Rezidive nach erreichter Remission bei extended field behandelten und 1 von 59 (2%) bei involved field und MOPP behandelten Kindern derselben Gruppe. Da Langzeitresultate bezüglich Überlebensraten und Nebenwirkung entscheidend für die Anwendung dieses Therapiekonzeptes sein werden, diese Resultate aber noch nicht vorliegen, haben die Autoren selber vorläufig auf Therapieempfehlungen verzichtet.

Eine beachtenswerte Tendenz zeigt sich in einer Untersuchung aus dem Princess Margaret Hospital in Toronto (JENKIN et al. 1982). In den Stadien I wurde mit einer involved field Technik allein eine 5-Jahres-Rezidivfreiheit von 89% erreicht. In den Stadien II und III wurde zwischen je 3 Stößen MOPP-Chemotherapie eine extended field Radiotherapie eingeleitet. 88% der Patienten waren nach 5 Jahren rezidivfrei. Bei etwas aggressiverer Therapie liegen somit für alle Stadien außer IV sehr hohe rezidivfreie Raten vor. In dieselbe Richtung

Tabelle 12. Therapieresultate bei Morbus Hodgkin

Autor	Anzahl der Patienten	Stadium	Behandlungsart	Rezidivfreiheit nach 5 Jahren	Überleben nach 5 Jahren (actuarial survival)
DONALDSON (1976)	28	IA+IIA	involved field 1500–2500 cGy+MOPP	90%	96%
		IB+IIB	subtotal nodal irradiation 1500–2500+MOPP		
		III+IV	total nodal irradiation+MOPP		
JENKIN (1982)	15	I	IFRT	89%	100%
	27	II+III	3×MOPP+EFRT	88%	92%
	15	IV		65%	85%
SULLIVAN (1982)				Remissionen (CR+PR)	
	36	I+II	IF	35/36 (97%)	
	67		IF+MOPP	59/67 (88%)	
	41		EF	37/41 (90%)	

IF = involved field; EF = extended field; RT = Radiotherapie; CR = komplette Remission; PR = partielle Remission

weisen auch die 1976 veröffentlichten Resultate aus Stanford (DONALDSON et al. 1976), wo neben der MOPP-Therapie eine dem Alter des Kindes angepaßte Dosis und eine dem Stadium entsprechende Feldausdehnung zur Bestrahlung gewählt wurde. Von 28 behandelten Kindern in den Stadien I–IV waren nach 5 Jahren 90% rezidivfrei. Die Reduzierung der Strahlentherapiedosis kann zur Senkung der strahlenbedingten Morbidität beitragen. Die Frage der Zweitkarzinome muß gegenüber diesem Vorteil abgewogen werden. Endgültige Schlüsse für ein allgemein akzeptiertes Therapievorgehen dürften erst in einigen Jahren vorliegen. Bis zu diesem Zeitpunkt sollte die Therapie nach den Richtlinien der nationalen Studiengruppe streng kontrolliert durchgeführt werden. Die Tabelle 12 gibt eine Übersicht über die erreichten Resultate.

V. Ewing-Sarkom

1. Einleitung

In den letzten zehn Jahren wurden wesentliche Fortschritte in der Heilung des Ewing-Sarkoms durch die Anwendung einer aggressiven Chemotherapie nach lokalen Maßnahmen wie Operation und Strahlentherapie erzielt (POMEROY u. JOHNSON 1975; ROSEN 1978). Wie bei anderen erfolgreichen Behandlungsverfahren sind bei lange überlebenden Patienten die Spätfolgen der Strahlen- und Chemotherapie zum neuen Maßstab geworden, an dem sich die Heilungserfolge zu messen haben.

2. Häufigkeit

Beim Ewing-Sarkom handelt es sich um einen seltenen Tumor. Pro Million Einwohner werden im Jahr ein bis zwei Fälle neu diagnostiziert. Ewing-Sarkome sind weniger als 10% von allen Knochentumoren. Die maximale Inzidenz liegt bei Mädchen zwischen 12 und 13 Jahren, bei Knaben zwischen 15 und 16 Jahren. Das Verhältnis Knaben zu Mädchen beträgt 3:2 (POMEROY u. JOHNSON 1975b). Mehr als 90% aller Ewing-Sarkome treten im Alter unter 30 Jahren auf, mehr als 70% im Alter unter 20 Jahren.

3. Klinisches Bild

Typischerweise verursacht das Ewing-Sarkom ossäre Schmerzen, Fieber und führt zu Gewichtsverlust. Erst spät im Verlauf der Krankheit kommt es zu einer extraossären Ausdehnung. Der lokalisierte Schmerz gibt in der Regel Anlaß zur radiologischen Abklärung.

4. Formen

a) Histologie

Eine Differenzierung zwischen einem Non-Hodgkin-Lymphom des Knochens und des Ewing-Sarkoms kann Schwierigkeiten bereiten. Das Vorhandensein von Glykogen, das mit der PAS-Färbung nachgewiesen werden kann, galt lange als gewichtigstes Unterscheidungskriterium. Die Verwendung der Elektronenmikroskopie hat in Fällen, wo dieses Kriterium versagt (z.B. bei extraossären Tumoren oder bei glykogenhaltigen Neuroblastomen) eine weitere Hilfe zur Typisierung gebracht.

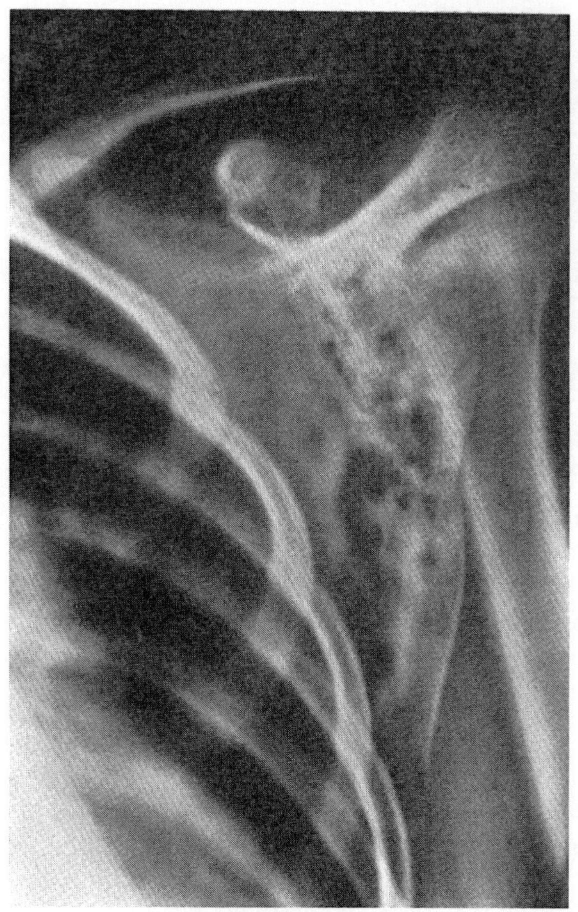

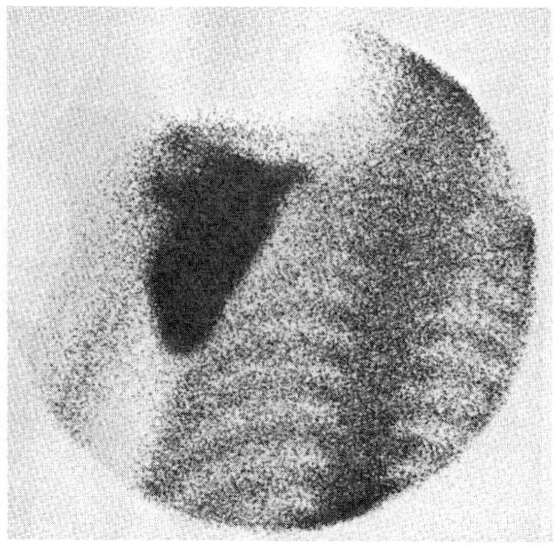

a b

Abb. 6a. Tomographie der linken Scapula bei Ewing Sarkom. **b.** Szintigramm der linken Thoraxhälfte mit ^{66m}Tc-Diphosphanat bei Ewing Sarkom (dorsale Aufnahme)

b) Radiologisches Bild

Im Bereich der langen Röhrenknochen kann die Diagnose des Ewing-Sarkoms anhand des Befalls der Diaphyse und der fehlenden Knochenneubildung in der Regel gestellt werden (Abb. 6a, b). Differentialdiagnostisch ist unter Umständen eine Osteomyelitis in Betracht zu ziehen.

c) Lokalisation, Ausbreitungsformen

Das Ewing-Sarkom befällt in der Regel die Diaphysen der langen Röhrenknochen, seltener die Metaphysen. Für die Therapieüberlegungen muß das ganze Knochenmark als befallen betrachtet werden. Ein Befall durch die Kortikalschicht des Knochens in die Weichteile wird häufig gesehen.

In der Regel wird der Lymphknotenbefall als selten bezeichnet. Die Häufigkeit wird gegenwärtig in einer Studie (TEFFT et al. 1978) ermittelt.

Einer der häufigsten Metastasierungsorte sind die Lungen. Die Lungen sind ebenso häufigster Ort des ersten Rezidivs. Durch die routinemäßige Anwendung der Knochenszintigraphie konnte gezeigt werden (FRANKEL et al. 1974), daß oft andere Orte im Knochen gleichzeitig befallen sind. Die Frage, ob es sich um einen Tumor mit multifokalem Ursprung oder um eine frühe hämatogene Metastasierung handelt, muß offen gelassen werden.

Wie bei den Leukämien und den Non-Hodgkin-Lymphomen ist durch das Erreichen längerer Remissionszeiten das Zentralnervensystem ein Ort möglicher Rezidive geworden (MARSA u. JOHNSON 1971; MEHTA u. HENDRICKSON 1974). Diese Beobachtungen werden

Tabelle 13. Vorschlag einer Stadieneinteilung beim Ewing-Sarkom. (Nach SIMONE et al. 1982)

Stadium I	Befall einer Extremität ohne Fernmetastasen a) distaler Extremitätenbefall b) proximaler Extremitätenbefall
Stadium II	Befall des Stammskeletts ohne Fernmetastasen a) außerhalb des Beckens b) Befall des Beckens
Stadium III	Befall einer Extremität oder des kleinen Beckens bei Vorhandensein von Fernmetastasen

jedoch nicht von allen Autoren bestätigt. Möglicherweise ist ein Knochenbefall mit Übergreifen in die Meningealräume als ZNS-Befall interpretiert worden.

d) Stadien

Zur Zeit liegt keine allgemein anerkannte Stadieneinteilung vor. Die Gruppierung in die prognostisch günstigere Gruppe bei Patienten mit Befall der Extremitäten, in eine Gruppe mit Patienten mit axialem Knochenbefall und eine Gruppe mit metastatischem Befall scheint sinnvoll und ist von SIMONE et al. (1982) vorgeschlagen worden (Tabelle 13).

5. Diagnostische Methoden

Zur Erfassung der Ausdehnung des meist wegen einer schmerzhaften Lokalisation erfaßten Ewing-Sarkoms sind folgende Untersuchungen in die Wege zu leiten:

Neben dem normalen Röntgenbild der Lungen muß mit Tomogrammen der gesamten Lungen nach Metastasen gesucht werden. Alternativ zu den Tomogrammen beider Lungen kann die Computertomographie zum Ausschluß von Lungenmetastasen beigezogen werden.

Die Skelettszintigraphie erlaubt den Ausschluß eines multifokalen Auftretens.

Differenziertes Blutbild, Knochenmarkspunktion und Knochenmarksbiopsie sind weitere wichtige Untersuchungen.

Zum Nachweis eines extraossären Befalls kann die ^{67}Ga-Szintigraphie als nicht-invasive Suchmethode angewendet werden (FRANKEL et al. 1974). Die meisten Therapien werden im Rahmen von Studien durchgeführt, wobei die Studienprotokolle die jeweiligen Abklärungsmaßnahmen vorschreiben.

6. Therapie

a) Gesamtkonzept

Die Erkenntnis, daß das Ewing-Sarkom in praktisch allen Fällen bei der Diagnosestellung bereits als disseminierte Krankheit vorliegt und die Verfügbarkeit der Hochvolttherapie, hat die ablative Chirurgie als lokale Therapiemaßnahme in den Hintergrund treten lassen. Die Chirurgie wird bei Patienten in Erwägung gezogen, wo trotz Strahlentherapie und Chemotherapie eine hohe lokale Rezidivquote zu erwarten ist oder wo die Spätkomplikationen durch die Strahlentherapie funktionell größere Einbußen bringen als die Amputation. Für die Chemotherapie werden gegenwärtig Vincristin, Cyclophosphamid und Actinomycin D in verschiedenen Dosierungen angewendet.

b) Strahlentherapie

Die Bestrahlung hat den gesamten befallenen Knochen entsprechend der möglichen Tumorausbreitung im Knochenmark und die mögliche Weichteilausdehnung zu umfassen. Bei Extremitäten müssen entsprechende Lagerungshilfen und konturausgleichende Elemente verwendet werden. Wesentlich ist die Aussparung eines Weichteilschlauches, der bei der Entwicklung der Strahlenfibrose eine Einschnürung der Extremität verhindert und den Lymphabfluß weiterhin ermöglicht.

SUIT (1965) und SUTOW et al. (1975) konnten zeigen, daß mit einer applizierten Dosis von 4000 cGy praktisch immer mit einem Lokalrezidiv zu rechnen ist.

Die meisten Therapieprotokolle schreiben heute Strahlendosen von 4000–5000 cGy im Bereich des ganzen Knochens, ergänzt mit einer lokalen Aufsättigung von 1000–1500 cGy vor (Einzelfraktionen 180–200 cGy, 5 × pro Woche). Dies erlaubt neben der Verringerung der Rezidivrate das Erreichen von guten funktionellen Resultaten (CASSADY 1979).

Trotz allem planerischen Aufwand und der Optimierung der Technik der Strahlentherapie ist bei folgenden Lokalisationen das primär chirurgische Vorgehen in Betracht zu ziehen und oft als Therapie der Wahl zu bevorzugen: Rippe, Klavikula, Fuß, begrenzter Fibulabefall. Der Exzision kann, je nach Eingriff und Radikalität, postoperativ eine Bestrahlung folgen. Die Bestrahlung der unteren Extremitäten bei sehr jungen Patienten (unter 6–8 Jahren) führt zu wesentlichen Wachstumsstörungen und die funktionellen Resultate der primären Chirurgie (Amputation) sind unter Umständen besser. Zum Beispiel zeigten PRITCHARD et al. (1975), daß Patienten mit primärer Chirurgie funktionell bessere Resultate zeigten. Diese Studie gibt jedoch nur mangelhaft über die Technik der Strahlentherapie Auskunft.

Die prophylaktische Bestrahlung der Lungen wurde bei einem Teil der Intergroup-Ewing-Sarkoma-Studie angewendet. Probleme bei der Bestrahlung der ganzen Lunge zeigen sich vor allem in der Toleranz der Gesamttherapie, da durch die Einschränkung der Hämatopoiese des Knochenmarks die Chemotherapiemöglichkeiten beeinträchtigt sein können.

c) Nebenwirkungen der Strahlentherapie

Die wichtigste Nebenwirkung der Strahlentherapie der Extremitäten ist die Gewebsfibrose, die bei Dosen von 6000 cGy auftreten kann und die funktionelle Einbußen mit sich bringt (Beweglichkeit, Lymphabfluß).

Liegt der Primärtumor im Becken, so wird die Mitbestrahlung von Darm, Mukosa und Blase häufig zu akuten Nebenwirkungen führen. Aus diesem Grund kann in dieser Phase kein Cytoxan verabreicht werden. Es ist nicht klar, ob dies ein Grund für die schlechte Prognose bei dieser Tumorlokalisation ist oder ob bei primärem Beckenbefall wegen der späteren Diagnosestellung die Prognose schlechter ist.

d) Zweittumoren

Zweittumoren wurden 5–9 Jahre nach der Diagnosestellung und Behandlung beschrieben. An erster Stelle steht die Wahrscheinlichkeit, an einem Osteosarkom zu erkranken (STRONG et al. 1979; POMEROY et al. 1979). Die Häufigkeit bei länger als drei Jahren beobachteten Patienten war in einer Studie am M.D. Anderson 4 von 24 Beobachteten bei einer Strahlendodosis von 6000 cGy. Dagegen zeigte sich am National Cancer Institut nur bei 1 von 18 Patienten, die mit 5000 cGy bestrahlt worden waren, ein Osteosarkom.

Das kumulative Karzinomrisiko über 10 Jahre wurde mit 35% (STRONG 1979) berechnet.

7. Therapieresultate

Die 5-Jahres-Überlebensrate bei Kindern mit Ewing-Sarkom betrug vor der Zeit der Chemotherapie 5–10% (DONALDSON 1981). Fernmetastasen waren in mehr als der Hälfte der Fälle zu erwarten. Durch die Einführung der Chemotherapie, in deren Kombination Adriamycin eine wesentliche Rolle spielt, konnten PEREZ et al. (1981) zeigen, daß nur noch 10% der Kinder im Beobachtungszeitraum an Lungenmetastasen erkrankten. In dieser Studie der Intergroup Ewing's Sarcom Gruppe konnte auch gezeigt werden, daß es trotz Chemotherapie und Bestrahlung der Lunge in einem Viertel der Patienten zu Lungenmetastasen kam. Die Empfehlung dieser Gruppe im Hinblick auf die möglichen Nebenwirkungen der kombinierten Chemo- und Strahlentherapie im Bereich der Lungen ist diese Form der Metastasenverhütung zugunsten der alleinigen Chemotherapie zu verlassen.

In derselben Arbeit wird über die Tumorkontrolle berichtet, die bei adäquater Dosis in über 90% erreicht werden kann. Diese Resultate stehen im Gegensatz zu lokalen Tumorkontrollen durch alleinige Radiotherapie in der Vor-Chemotherapieära von 40–60%.

Aus der gleichen Gruppe stammen Resultate (TEFFT et al. 1978) bezüglich mittlerer Überlebensdauer bei Ewing-Sarkom mit Pelvisbefall. Dort beträgt die mittlere Überlebensdauer 95 Wochen, wenn das Becken befallen ist. Wenn Extremitäten befallen sind, kann mit einer mittleren Überlebensdauer von 156 Wochen gerechnet werden. Im Beobachtungsraum dieser Arbeit wurde von ca. 40% symptomfrei überlebenden Kindern berichtet. Die Suche nach einer Verbesserung der Systemtherapie wird der nächstwichtige Schritt in der Behandlung des Ewing-Sarkoms sein. Die heute angewendeten Strahlentherapieprotokolle mit der hohen lokalen Kontrollrate können für die Gesamtprognose kaum wesentliche Fortschritte bringen.

8. Ausblick, laufende Studien

Die laufenden Studien sind im wesentlichen darauf ausgerichtet, die Spätkomplikationen bzw. die Zweitkarzinome bei Erhaltung der Prognose zu verringern.

Da ein Großteil der Patienten an Fernmetastasen stirbt, ist eine Verbesserung der Systemtherapie von größter Bedeutung. Eine gegenwärtig laufende Studie in Toronto soll die Ganzkörperbestrahlung nach einem Zyklus Chemotherapie als mögliche Alternative zu der Systemtherapie mit zytotoxischen Substanzen einsetzen (SIMONE et al. 1982).

VI. Osteogenes Sarkom

1. Einleitung

Das Osteo-Sarkom ist ein relativ seltener Tumor. Die Inzidenz beträgt ca. zehn Fälle pro Million Einwohner und pro Jahr. In der Regel erscheint das Osteo-Sarkom in der Metaphyse von langen Röhrenknochen, 80% in der Gegend der Knie und der Schulter.

Der distale Femur ist der häufigste Befallsort, gefolgt von der proximalen Tibia und vom proximalen Humerus. Es liegt ein eindeutiges Überwiegen bei den Knaben vor (GLASS u. FRAUMENI 1970; DAHLIN u. UNNI 1977).

2. Histologische Formen

Zentrales Osteo-Sarkom: Diese Form entsteht im Markkanal, die neoplastischen Zellen produzieren Osteoid. Verschiedene Differenzierungsgrade osteoplastischer und chondroplastischer Richtung können gesehen werden, jedoch scheint ein Einfluß auf die Prognose nicht vorhanden zu sein (DAHLIN u. UNNI 1977).

Teleangiektatisches Osteo-Sarkom: Diese Form geht ebenfalls vom Markkanal aus, histologisch sind zystische Hohlräume vorhanden, die mit Blut gefüllt sind und deren Wände mit anaplastischen Zellen ausgekleidet sind. Radiologisch ist diese Form meist durch Osteolysen charakterisiert (JAFFE 1983; MATSUNO et al. 1976).

Periostales Osteo-Sarkom: Dieser Typ ist kortexnahe lokalisiert, vom Periost ausgehend. Typisch für diese Form ist die Lokalisation am distalen Femur. Der Knochenmarkskanal ist frei (UNNI et al. 1976a).

Paraostales Osteo-Sarkom: Dieser Typ erscheint an der Oberfläche des Knochens, am häufigsten posterior im distalen Femur und bei Frauen. Histologisch findet man sehr wenig Mitosen.

Prognostisch gesehen ist die teleangiektatische Form mit einer Überlebensrate von ca. 5% am schlechtesten. Das zentrale Osteo-Sarkom zeigt Überlebensraten von 20%, die periostale Form ca. 40% und das parostale Sarkom ca. 80% 5-Jahres-Überlebensrate (FRIEDMAN u. CARTER 1972; UNNI et al. 1976b).

3. Tumorausbreitung

a) Lokale Tumorausbreitung

Obwohl die meisten Knochentumoren zentrale Osteo-Sarkome sind, die im Knochenmarkskanal beginnen, ist doch die kortikale Destruktion und die extramedulläre Ausbreitung ein häufiges Ereignis. Die Invasion in angrenzende Muskel- und Faszienschichten ist üblich. Dagegen werden Arterien und Nerven nur sehr selten infiltriert. Entlang den Faszien breitet sich der Tumor sehr schnell aus.

Ein zweiter Ausbreitungsweg ist die intramedulläre Ausbreitung nach proximal und distal. Verschiedene Studien zeigen, daß die intramedulläre Ausbreitung bis 10 cm proximal zu der radiologischen oder durch die Knochenszintigraphie festgestellten Tumorlokalisation vorhanden ist. Die Frage, ob der Tumor gewisse Knochenmarksabschnitte überspringen kann, ist diskutiert worden, die Studie von DAHLIN und UNNI (1977) kann aber keine eindeutige Antwort geben.

b) Metastasierung

Die regionäre Lymphknotenmetastasierung ist außerordentlich selten. Fernmetastasierung in andere Knochen oder multizentrisches Erscheinen des Tumors ist ebenfalls nur in weniger als 5% der Fälle vorhanden. Die überwiegende Zahl der Metastasen wird hämatogen gesetzt und der häufigste Ort der Metastasierung sind die Lungen. In Autopsieberichten findet man bis 80% Lungenmetastasen. Ein weiterer Metastasierungsort ist der Pleuralraum, wobei spontan ein Pneumothorax als Erscheinungsform auftreten kann (BREUR et al. 1978; FARRELL 1935).

4. Diagnostik

Die offene Biopsie erlaubt die sicherste Diagnose und ist verschiedenen vorgeschlagenen Biopsietechniken überlegen. Sehr oft wird die Biopsie von Weichteilmassen genommen, wo der Tumor durch den Knochen durchgebrochen ist. Dies erlaubt dem Pathologen ohne Dekalzifikation die Beurteilung. Differentialdiagnostisch sind Osteo-Sarkome von frischen Frakturen z.B. mit einer Myositis ossificans abzugrenzen (Abb. 7).

5. Therapie

a) Chirurgisches Vorgehen

Um die ganze intramedulläre Ausbreitung mit zu erfassen, muß die Amputation mindestens 10 cm proximal der sichtbaren Läsion stattfinden. Einzig Tumoren im distalen Femur

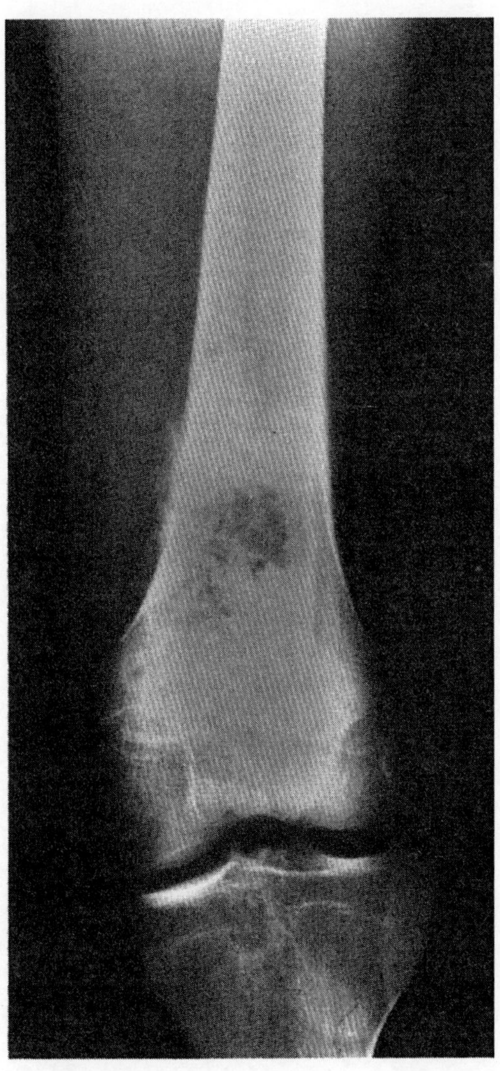

Abb. 7. Typischer radiologischer Befund bei einem osteogenen Sarkom des Femurs

können mit einer hohen Knieamputation behandelt werden. Durch Berücksichtigung dieser operativen Technik kann die Lokalrezidivrate auf weniger als 5% gesenkt werden.

Der Verlauf zeigt jedoch, daß innerhalb vier bis sechs Monate nach der Amputation die Metastasierung auftritt. Die Theorie, daß unter der Operation eine Verschleppung stattfindet, scheint nicht haltbar. Unter Blutleere durchgeführte Amputation bzw. Amputation unmittelbar nach der Biopsie zeigten keine Verbesserungen bezüglich Metastasierungshäufigkeit (FRIEDMAN u. CARTER 1972; FREI et al. 1978; MARCOVE et al. 1970).

Eine präoperativ durchgeführte hochdosierte Bestrahlung wurde von anderen Autoren vorgeschlagen. Die Idee war, durch Dosen von 8000–9000 cGy die Amputation zu verzögern und bei Patienten, die innerhalb von drei bis vier Monaten Metastasen zeigten, eine unnötige invalidisierende Operation zu ersparen. Der zweite Gedanke dieses Vorgehens war, daß ein Teil des Tumors zerstört würde und die Fernmetastasierungsquote gesenkt würde. Die Resultate dieses Vorgehens zeigten jedoch keine Verbesserung der Überlebensresultate (LEE u. MACKENZIE 1964; TEFFT et al. 1977; ALLEN u. STEVENS 1973).

Durch die Verwendung neuer diagnostischer Verfahren (Computertomographie und konventionelle Tomographie der ganzen Lungen) konnte die Treffsicherheit der initialen Diagnostik erhöht werden. Es konnte gezeigt werden, daß bei der primären Diagnose schon ein großer Teil der Patienten Lungenmetastasen hatte (NEIFELD et al. 1977).

b) Organerhaltendes Vorgehen

Durch die Verwendung von Adriamycin und hochdosiertem Metothrexat konnte bei Patienten, welche amputiert wurden und adjuvant chemotherapiert wurden, gezeigt werden, daß 50% über längere Zeit ohne Zeichen von Metastasen blieben. Aufgrund dieser Tatsache wurde die operative Technik reevaluiert. Die Amputation hat eine Alternative erhalten, indem en bloc Resektionen des betroffenen Knochens und der umgebenden Weichteile mit einer ähnlich hohen Kontrollrate verbunden sind wie die Amputation (FREI et al. 1978; SUTOW et al. 1978).

c) Chirurgie bei Metastasen

Falls der Primärtumor kontrolliert ist, scheint die operative Entfernung von Metastasen sinnvoll. Verschiedene Studien konnten zeigen, daß die Überlebensrate von Patienten mit Metastasen im Bereich des Thorax eine fast 50%ige Überlebenschance haben (MORTON et al. 1973; SPANOS et al. 1976).

d) Strahlentherapie

Das osteogene Sarkom erweist sich als außerordentlich strahlenresistent. Nach Herddosen über 8000 cGy ist eine Tumorvernichtung nicht sichergestellt. Die Nebenwirkungen und das Fehlen einer lokalen Kontrolle führten in der Regel zu einer Amputation der Extremität (JENKIN et al. 1972).

6. Therapieresultate

Die rezidivfreie Überlebensrate in historischen Studien ohne Chemotherapie wird mit ca. 20% angegeben. Mit der adjuvanten Chemotherapie können symptomfreie Überlebensraten von 55 bis 85% erreicht werden (JAFFE 1983).

VII. Retinoblastom

1. Einleitung

Das Retinoblastom ist der häufigste kindliche Augentumor. Er ist unter den malignen Erkrankungen des Kindes jedoch selten, von allen kindlichen Tumoren sind weniger als 1% Retinoblastome. Eine Besonderheit des Retinoblastoms ist die Vererbung und das häufig beidseitige Auftreten von Tumoren.

Das Retinoblastom wird autosomal dominant mit einer fast vollständigen Penetranz von einem befallenen Elternteil vererbt (FALLS u. NEEL 1951). Auf der anderen Seite sind die Erbfälle von allen auftretenden Retinoblastomen nur 10%. Die übrigen 90% der auftretenden Retinoblastome entstehen spontan mit einer Häufigkeit von 1 über 15000–30000. In den letzten Jahren ist möglicherweise eine Zunahme der Frequenz festzustellen (TARKKANEN u. TUOVINEN 1971; SCHAPPERT-KIMMIJSER et al. 1966; FRANÇOIS 1968). Wenn die Krankheit vererbt wird, ist das doppelseitige Auftreten die Regel. Von den spontan befallenen Kindern erkranken nur etwa ein Viertel beidseitig. Wahrscheinlich ist das Auftreten der Mutation während der Embryonalentwicklung bei diesen Spontanfällen verantwortlich für den einseitigen oder doppelseitigen Befall. Falls in einer genetisch offensichtlich nicht belasteten Familie ein Kind mit einem spontanen Retinoblastom erkrankt, ist die Wahrscheinlichkeit für diese Familie, ein weiteres Kind mit Retinoblastom zu bekommen, ca. 1%. Falls das spontan erkrankte Kind jedoch einen beidseitigen Befall hat, scheint das Risiko für ein weiteres Kind mit Retinoblastom zu erkranken, wesentlich höher (ELLSWORTH 1976).

2. Klinisches Bild

Falls keine Familiengeschichte auf ein Retinoblastom hinweist, wird bei den meisten Kindern wegen der Leukokorie (Katzenaugenreflex) die Diagnose gestellt. Das mittlere Alter bei der Diagnosestellung beträgt 17 Monate, die Streuung wird von Geburt bis zu 62 Jahren angegeben, obwohl ein Entdecken nach dem Alter von fünf bis sechs Jahren außerordentlich selten sein soll (LENNOX et al. 1975). Falls in der Familie Retinoblastome vorkommen, müssen ab Geburt in regelmäßigen Abständen Kontrollen durchgeführt werden.

3. Stadien, Tumorausbreitung

Die Einteilung erfolgt nach Reese-Ellsworth (ELLSWORTH 1969) in fünf Stadien. Die Tabelle 14 gibt die von ELLSWORTH veröffentlichte Version wieder. Die Einteilung ist darauf ausgerichtet, der lokalen Kontrollmöglichkeit Rechnung zu tragen, den Überlebenschancen wird jedoch nicht genügend Rechnung getragen. Daher sind andere Vorschläge (PRATT 1972) in Diskussion.

Es wird zwischen zwei Arten der Tumorausbreitung unterschieden: endophytische und exophytische Ausbreitung (ELLSWORTH 1976). Endophytische Tumoren wachsen in den Glaskörper hinein. Die exophytischen Tumoren wachsen in den Subretinalraum und lösen die Retina ab. Falls das Wachstum weiter fortschreitet, wird die Sklera oder das Choroid befallen, was die Prognose verschlechtert. Befall des Nervus opticus und Wachstum entlang des Nervus opticus schafft den Anschluß an die kranialen Hirnhäute mit der Möglichkeit einer

Tabelle 14. Stadieneinteilung beim Retinoblastom (nach REESE-ELLSWORTH 1969). (Prognose für die Erhaltung des Auges als Grundlage der Einteilung)

Gruppe 1	sehr günstig	a) solitärer Tumor, weniger als 4 PD[a] groß, am oder hinter dem Äquator b) multiple Tumoren, keiner mehr als 4 PD[a] groß, alle am oder hinter dem Äquator
Gruppe 2	günstig	a) solitärer Tumor, 4–10 PD[a] groß, am oder hinter dem Äquator b) multiple Tumoren, 4–10 PD[a] groß, alle hinter dem Äquator
Gruppe 3	mäßig günstig	a) jeder Tumor vor dem Äquator b) solitäre große Tumoren, größer als 10 PD[a], hinter dem Äquator
Gruppe 4	ungünstig	a) multiple Tumoren, einige davon größer als 10 PD[a] b) jeder Tumorbefall vor der Ora serrata
Gruppe 5	sehr ungünstig	a) große Tumoren, über die Hälfte der Retina bedeckend b) Ausbreitung in den Glaskörper

[a] PD = Papillendurchmesser = 1,6 mm

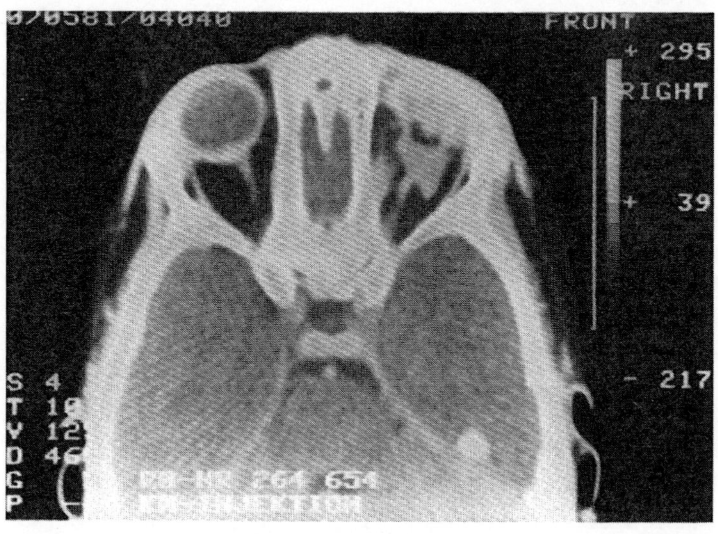

Abb. 8. Computertomographie bei einem 14 Monate alten Kind mit beidseitigem, familiärem Retinoblastom. Das rechte Auge wurde enukleiert. Lateral neben dem linken Nervus opticus sieht man eine Verdickung, die dem Retinoblastombefall entspricht

Tabelle 15. Abklärungen zur Stadieneinteilung des Retinoblastoms

Zur Stadiendefinition notwendige Untersuchungen	Ergänzende Untersuchungen
Narkoseuntersuchung des Augenfundus	CEA (karzinoembryonales Antigen) (MICHELSON et al. 1976)
Computertomographie (GOLDBERG u. DANZIGER 1977) (intrakraniale Ausdehnung?)	AFP (Alpha-Feto-Protein)
Röntgenthorax Skelett- und Leberszintigramm Liquoruntersuchung	Untersuchung auf erhöhte Katecholaminexkretion (von fraglicher Zuverlässigkeit und Aussagekraft)

Meningiosis. Abb. 8 zeigt den computertomographischen Befund bei einem $1^1/_2$jährigen Mädchen.

Fernmetastasen sind ungewöhnlich, wenn sie erscheinen, sind Knochenbefall und Knochenmarksbefall die häufigsten Orte. Gleichzeitig können zervikale Lymphknoten befallen sein (ELLSWORTH 1976; CARBAJAL 1959). Die zur Stadieneinteilung notwendigen Untersuchungen sind in Tabelle 15 zusammengefaßt.

4. Therapie

a) Enukleation

Die beste lokale Tumorkontrolle wird durch die Enukleation erreicht. Die Erhaltung des Visus oder die Wiedererlangung des Visus sind wesentliche Indikationen für die Bestrahlung. Falls der Visusverlust bereits besteht, sollte die Enukleation mit einer möglichst ausgedehnten Resektion des Nervus opticus geschehen. Beim Lokalrezidiv entlang des Nervus opticus nach der Bestrahlung ist ebenfalls die Enukleation die Therapie der Wahl.

Bei den meisten Kindern findet man bei der Diagnosestellung ein fortgeschrittenes Stadium. Der Visus ist in der Regel stark vermindert. Die Enukleation scheint für diese Patienten, mit nur geringem Restvisus, angezeigt, da die lokale Kontrolle mit Erhaltung des Visus in diesen Stadien nur ca. 15–30% beträgt (ELLSWORTH 1977; CASSADY 1969). Falls der Visus nicht stark vermindert ist, soll auch bei bilateralem Auftreten des Retinoblastoms die Strahlentherapie versucht werden. Die Regel, daß das schlechtere Auge enukleiert werden soll und das gute erhalten werden soll, darf nicht in dieser allgemeinen Form angewendet werden. Es ist nicht mit Sicherheit zu sagen, ob das im Moment weniger befallene Auge besser auf die Bestrahlung anspricht als das schlechtere Auge.

b) Strahlentherapie

Bei Kindern mit beidseitigem Retinoblastom muß die gesamte Retina als Risikoort für multizentrisches Tumorwachstum betrachtet werden. Das Strahlentherapiefeld muß somit die ganze Retina bis zur Ora serrata hin umfassen. Technisch ist es nicht möglich, mit seitlichen Feldern bis zur Ora serrata zu bestrahlen, ohne den posterioren Teil der Linse zu bestrahlen, was ein entsprechendes Kataraktrisiko mit sich bringt. Der Bestrahlungsplan muß in der Regel mit einem anterioren Feld ergänzt werden. Verschiedene Techniken wurden beschrieben (WEISS et al. 1975). Abb. 9 zeigt einen Plan, der am Kobaltgerät verwirklicht wurde. In der Regel ist eine Ketaminnarkose notwendig, um die entsprechende Immobilisa-

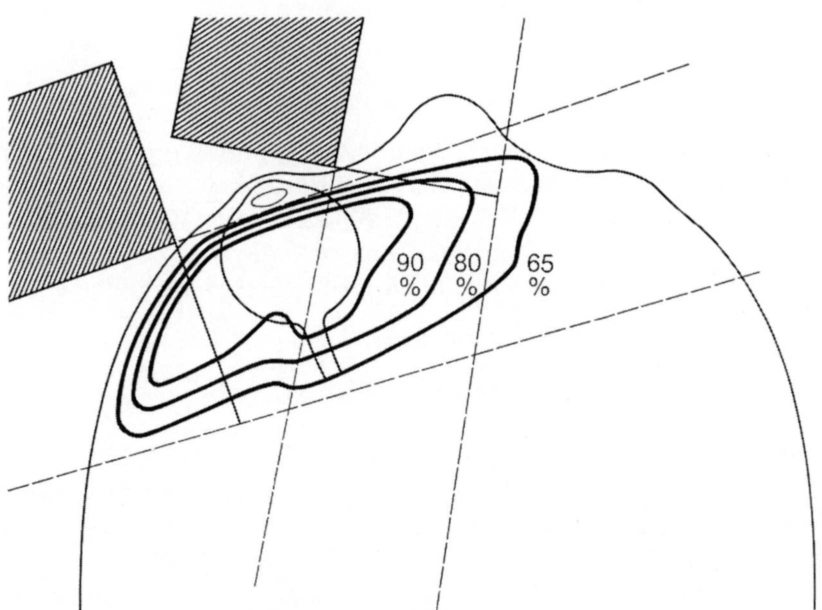

Abb. 9. Strahlentherapie beim Retinoblastom des Kindes (Abb. 8). Die Therapie wurde an einem Kobaltgerät durchgeführt. Durch die Addition der beiden Felder und die patientennahe Ausblendung mit Blei konnte die dargestellte Isodosenverteilung erreicht werden

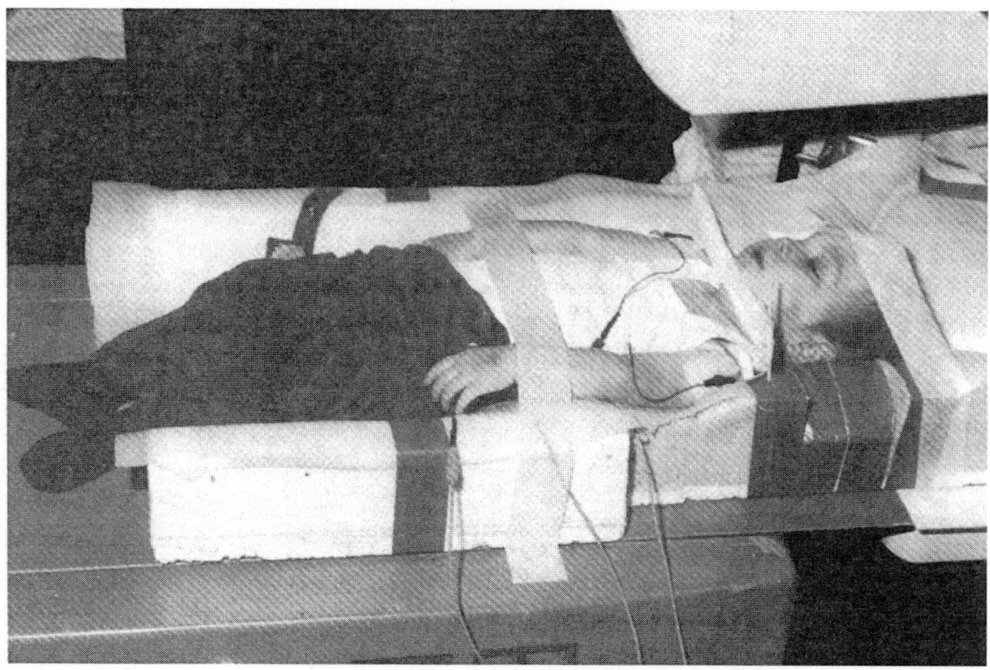

Abb. 10. Das Kind (wie Abb. 8 und 9) liegt in einer individuell gegossenen Styroporschale unter dem Therapiegerät. Die EKG-Elektroden erlauben die Überwachung in Kurznarkose während der Bestrahlung

tion zu erreichen. Eine einfach medikamentöse Sedierung ist in der Regel ungenügend (Abb. 10).

Die Strahlendosis von 3500–5000 cGy soll in 20–25 Fraktionen und in einer Zeit von 4–5 Wochen deponiert werden. Unterhalb von einer Dosis von 5000–5500 cGy kann die Retinafunktion mit gutem Resultat erhalten werden.

Im Falle eines Rezidivs kann mit Kryotherapie und Fotokoagulation mit recht gutem Erfolg eine Rezidivbehandlung vorgenommen werden (CASSADY et al. 1969). Die Therapie mit ^{60}Co-Platten nach STALLARD hat sich nicht bewährt.

c) Chemotherapie

Da eine Fernmetastasierung sehr selten ist, wurde die Chemotherapie erst vereinzelt eingesetzt. Zur Zeit laufen randomisierte Studien, um die Wirksamkeit von Vincristin-Cyclophosphamid und Methotrexat oder Doxorubicin zur Verhinderung von Fernmetastasen zu prüfen. Die Stratifizierung wird große Schwierigkeiten bereiten, da von Zentrum zu Zentrum je nach Erfahrung des Therapeuten außerordentlich große Unterschiede der Behandlungsmethoden bestehen.

5. Therapieresultate

Über 85% der Patienten mit Retinoblastom überleben im Anschluß an eine optimale Therapie. Bei korrekter Bestrahlung mit dem Ziel der Erhaltung des Sehvermögens ist keine Zunahme der Mortalität festgestellt worden (ELLSWORTH 1976; HOWARTH et al. 1980; CASSADY et al. 1969; THOMPSON et al. 1972; BAGSHAW u. KAPLAN 1966).

Ca. 50% der Patienten mit Befall des Nervus opticus oder Resttumor in der Orbita sterben an Metastasierung (CASSADY et al. 1969). Zur Zeit wurde kein Patient mit metastasierendem Retinoblastom geheilt.

Es wurden kraniale oder kraniospinale Felder zur Bestrahlung vorgeschlagen, gleichzeitig mit intrathekaler Verabreichung von Methotrexat. Die Absicht dieses Therapieversuchs ist, beim Befall des Nervus opticus die Ausbreitung in die Subarachnoidalräume zu verhindern. Zur Zeit liegen keine Hinweise vor, daß diese intensive Behandlung wesentliche Fortschritte bringen könnte.

VIII. Hirntumoren

1. Einleitung

ZNS-Tumoren sind die häufigsten *soliden* Tumoren der Kinder. Im Kindesalter sind Metastasen äußerst selten, Hirntumoren praktisch immer hirneigenen Ursprungs. 70 bis 80% entspringen glialen Elementen. Die häufigsten nicht gliomatösen Hirntumoren sind die Kraniopharyngeome. Die Tabelle 16 gibt eine Übersicht über die Häufigkeit der einzelnen Formen von kindlichen Hirntumoren.

Tabelle 16. Häufigkeit von kindlichen Hirntumoren. (Nach LANZKOWSKY 1983)

Art des Tumors	Prozent	
Infratentoriell	51	
Zerebelläres Astrozytom		18
Medulloblastom		17
Hirnstammgliom		9
Ependymom		7
Supratentoriell	49	
Gliom der Hemisphären		18
Kraniopharyngeom		9
Optikusgliom		3
Pinealistumor		3
Meningeom		3
Andere		12

2. Klinisches Bild

Das Erscheinungsbild bei den Hirntumoren ist in der Regel nicht für eine einzelne Tumorart spezifisch. Bei langsamer Wachstumsrate kann der Tumor bis zur Entdeckung ein großes Volumen annehmen, dagegen führt ein rasches Tumorwachstum zur Entdeckung in einem früheren Stadium. Über 50% der kindlichen Tumoren liegen in der Fossa posterior. Sie können sich durch eine Erhöhung des Liquordruckes äußern. Zeichen dieser Liquordruckerhöhung sind morgendliche Kopfschmerzen und Erbrechen, Zunahme des Kopfumfanges, eine Abduzensparese, Apathie, Reizbarkeit und Somnolenz. Durch eine Läsion der Vermis können Rumpfataxie, Dysmetrie und Koordinationsstörungen auftreten.

3. Abklärungen

Der Computertomographie kommt die größte Bedeutung im Abklärungsvorgang zu. Mit der Kontrastmittelgabe kann in gewissen Grenzen computertomographisch eine Typisierung

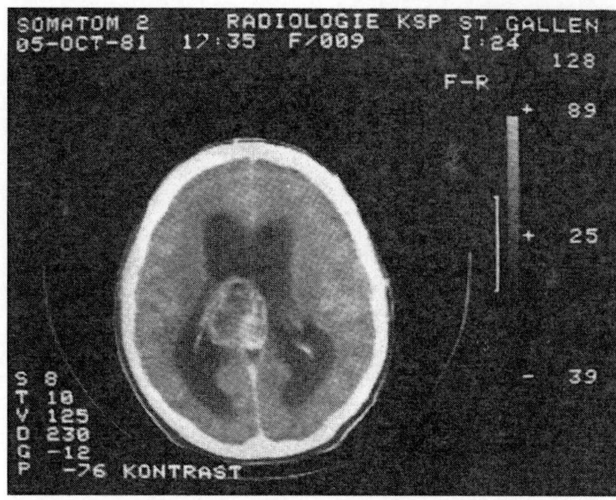

Abb. 11. Computertomographisch erfaßter Hirntumor, vermutlich Ependymom

des Tumors vorgenommen werden. Langsam wachsende Tumoren werden geringere Störungen an der Blut-Liquorschranke hervorrufen und somit weniger durch Kontrastgabe in der Röntgendichte von der Umgebung abzuheben sein (Abb. 11).

Das Schädelröntgenbild kann impressiones digitatae zeigen sowie Verkalkungen beim Ependymom. Diese radiologischen Zeichen sind jedoch sehr unspezifisch. Die Lumbalpunktion erlaubt es unter Umständen, Tumorfälle zu identifizieren. Vorsicht ist geboten bei Tumoren der Fossa posterior, wo durch Lumbalpunktion eine Herniation des Tumors durch das Foramen magnum ausgelöst werden kann.

Das Elektroenzephalogramm ist bezüglich Tumordiagnostik ebenfalls unspezifisch. Im Laufe einer Epilepsieabklärung kann jedoch der Verdacht eines Hirntumors durch das Elektroenzephalogramm gestellt werden. Die nuklearmedizinischen Untersuchungen haben mit dem Aufkommen der computertomographischen Möglichkeiten an Bedeutung verloren. Unter Umständen können knochennahe Prozesse dargestellt werden, die der Computertomographie entgehen.

Die Karotisangiographie ist in präoperativen Situationen zur Darstellung der Blutversorgungsanlage in und um den Tumor von Bedeutung.

4. Therapie

a) Grundsätze der Therapie

Die *chirurgische* Therapie hat drei Aufgaben zu erfüllen:

1. Durch eine Biopsie oder die Tumorentfernung wird die histologische Diagnose gestellt.
2. Die Tumorentfernung, sofern möglich, ist wichtigster Teil der Therapie
3. Die Senkung des intrakraniellen Druckes, auch wenn eine Tumorentfernung nicht möglich ist, muß zur Vermeidung weiterer Hirnschäden vorgenommen werden.

Die Strahlentherapie wird postoperativ bei den meisten Hirntumoren eingesetzt, da eine komplette Tumorentfernung nur in seltenen Fällen möglich ist.

In einigen Situationen hat die *Chemotherapie* eine Bedeutung. Verglichen mit chemotherapeutischen Vorgehen bei anderen Tumoren ist bei Hirntumoren die Situation wegen der Blut-Liquorschranke und wegen des Liquorraumes im Ventrikelsystem und subarachnoidal unterschiedlich. Molekulargröße und Verteilungsmöglichkeiten im Fettgewebe spielen dabei eine wichtige Rolle. Der Liquorraum kann durch direkte Punktion mit Zytostatika erreicht werden.

b) Behandlung des Medulloblastoms

α) Operation

Die vollständige Exzision eines Medulloblastoms ist nur in seltenen Fällen möglich. Der Versuch zur Radikalität ist mit einer hohen Mortalität verbunden, so fand CUSHING bei radikalem Vorgehen mit einer Mortalitätsrate von 32% nur einen von 61 Patienten nach drei Jahren geheilt (CUSHING 1930). Das Vorgehen wird in der Regel eine limitierte Tumorreduktion sein. Das chirurgische Erfassen des Tumorstadiums und die Wiederherstellung der Liquorzirkulation, falls diese behindert war, sind neben der Tumorreduktion die Ziele der Operation.

CHANG et al. (1969) haben eine Stadieneinteilung beim Medulloblastom vorgeschlagen, die sich wesentlich auf die Befunde bei der Operation stützt. Sie ist in Tabelle 17 wiedergegeben.

Das Anlegen eines Shunts zur Verbesserung der Liquorzirkulation wird wegen der möglichen Fernmetastasierung unterschiedlich beurteilt. Während einige Zentren die Radiotherapie des Abdomens als Ort des möglichen Risikos nach ventrikuloabdominalem Shunt erwägen, weisen andere Autoren auf Fälle von Fernmetastasierung hin, die ohne angelegte Shunts zustande kamen (GROTE et al. 1982).

β) Strahlentherapie

Das Medulloblastom spricht von allen Gliomen am besten auf Strahlentherapie an. Die Behandlung muß neben dem ursprünglichen Tumorbett oder dem Resttumor auch die gesamte Spinalachse umschließen. Die Ausbreitung entlang der Spinalachse ist, falls der Primärtumor beherrscht wird, häufigster Ort der Rezidive. Die Dosis im Bereich der Spinalachse muß zwischen 2000–3500 cGy betragen, im Bereich des Primärtumors sind Dosen von

Tabelle 17. Vorschlag einer Stadieneinteilung beim Medulloblastom. (Nach CHANG et al. 1969)

Primärtumor		Metastasen	
T_1	lokalisiert, resezierbar, weniger als 3 cm im Durchmesser, beschränkt auf die Vermis, das Dach des 4. Ventrikels oder die Zerebellärhemisphäre	M_0	keine subarachnoidale oder hämatogene Metastasen
T_2	invasiv mehr als 3 cm Durchmesser, Invasion in anliegende Strukturen teilweise den 4. Ventrikel ausfüllend	M_1	Tumorzellen im Liquor
T_3	obstruktiv den 4. Ventrikel vollständig ausfüllend a) mit Ausdehnung zum Aquädukt· oder in die Foramina luschka oder magendie b) ausgehend vom Hirnstamm oder dem Boden des 4. Ventrikels	M_2	intrakranial subarachnoidale Ausdehnung oder Tumorknoten im Ventrikel
T_4	ausgedehnt Ausdehnung zum 3. Ventrikel, zum Mittelhirn oder ins obere Rückenmark	M_3	Tumorknoten im Subarachnoidalraum spinal
		M_4	extraneurale Metastasen

4500–5500 cGy notwendig. Falls Spinalmetastasen vorhanden sind, empfehlen CHANG et al. (1969) eine zusätzliche Dosis von 1000 cGy im Bereich dieser Metastasen.

Die Bestrahlung wird mit einer Hochvoltquelle (^{60}Co, Linearbeschleuniger mit niedriger Energie) durchgeführt. Die Felder im Bereich des Schädels bis auf Höhe des Zervikalwirbels 2 werden lateral opponierend bestrahlt, die Felder im Bereich der Spinalachse von dorsal dazugefügt. Um Unterdosierungen an den Übergangsstellen zu vermeiden oder Risiken wegen Überlappen von Feldern einzugehen, erfordert die Patientenlagerung und Einstellpräzision einen besonders hohen Aufwand. Diese Lagerungshilfen gewährleisten auch die absolut notwendige Symmetrie der Bestrahlungsfelder im Bereich der Wachstumszonen der Wirbel. Die Anfertigung einer individuellen Gips- oder Kunststoffschale hat sich an den meisten Zentren bewährt. Bei sehr jungen Patienten sind für die ersten Bestrahlungen sehr oft sedierende Maßnahmen (Chloralhydrat) unter Umständen sogar Kurznarkosen mit Ketalar notwendig (BAMBERG et al. 1982; VANDYK et al. 1977; BLEHER et al. 1982).

Eine von der oben geschilderten Technik abweichende Feldanordnung mit einem einzigen Feld für Schädel und Wirbelsäule wurde empfohlen (GLASGOW u. MARKS 1981). Die ungünstige Tiefendosisverteilung wird durch einen sehr großen Fokus-Haut-Abstand wettgemacht. Größere Erfahrungen mit dieser Technik liegen jedoch nicht vor.

In der Regel werden tägliche Bestrahlungen mit Einzeldosen zwischen 150 und 200 cGy verabreicht.

γ) Chemotherapie

Die Blut-Liquorschranke, die für die meisten Chemotherapeutika nicht passierbar ist, macht für eine wirksame Prophylaxe die intrathekale Applikation notwendig. Die Bedeutung der intrathekalen Chemotherapie in Ergänzung zur Strahlentherapie ist zur Zeit nicht mit Sicherheit bekannt. Insbesondere ist ein möglicher Nutzen bezüglich Überleben mit der Überlebensqualität zu vergleichen, da bei einer kombinierten Strahlen-intrathekalen Chemotherapie Verstärkungen der Nebenwirkungen bezüglich intellektuellen Fähigkeiten beschrieben wurden (HARISIADIS u. CHANG 1977; DUFFNER et al. 1983).

c) Nebenwirkungen der Therapie

Als akute Nebenwirkung kann man während der Strahlentherapie ein Absinken der Leukozyten- und Thrombozytenzahlen beobachten. Länger dauernde Veränderungen des Blutbildes wurden von einzelnen Autoren beschrieben, sind jedoch nicht die Regel (HARISIADIS u. CHANG 1977).

Als Spätfolgen sind die Wachstumsstörungen der Wirbelsäule am offensichtlichsten. Bei symmetrischer Bestrahlung ist die Wachstumshemmung der Wirbelsäule ohne wesentlichen Einfluß auf die Überlebensqualität. Eine direkte Beziehung vom Ausmaß der Einschränkung des Wirbelwachstums zum Alter bei der Therapie konnte von verschiedenen Autoren gefunden werden (WANNEMACHER u. KNEUFERMANN 1978). Da bei der Bestrahlung von Hodgkin-Lymphomen ähnliche Dosen verwendet werden, können auch die Resultate und Beobachtungen von dort zur Einschätzung dieser Nebenwirkungen beigezogen werden (vgl. Abschnitt III). Untersuchungen über die Beeinflussung der Intelligenz durch die Therapie von Tumoren der Fossa posterior (in der Mehrheit Medulloblastome mit Strahlentherapie und Chemotherapie) ergaben erhebliche Veränderungen, denen bei aggressiven Behandlungen vermehrt Beachtung geschenkt werden muß (DUFFNER et al. 1983).

Die Schilddrüse wird durch die dorsalen Felder bei der Medulloblastombestrahlung mit einer Strahlendosis belastet. Bei den geheilten Kindern ist das Auftreten von Schilddrüsenmalignomen wiederholt beschrieben worden (BLOOM et al. 1969). Auch hier können Vergleichspublikationen von anderen Bestrahlungen mit Teilbelastungen der Schilddrüse beigezogen werden (Abschnitt III).

d) Prognose und Ausblick

Die meisten Rezidive des Medulloblastoms erfolgen in den ersten drei Jahren (MEALEY u. HALL 1977). Die besten Resultate bringen mit Operation und Radiotherapie eine Überlebensrate von ca. 40% nach fünf Jahren und 25% nach zehn Jahren (BLOOM et al. 1969; QUEST et al. 1978; HARISIADIS u. CHANG 1977; MEALEY u. HALL 1977). Bei kleineren Tumoren scheint die Prognose etwas besser zu sein.

Ort der größten Rezidivwahrscheinlichkeit bleibt die ursprüngliche Stelle, der Primärtumor. Falls ein Shunt angelegt wurde und keine Filter verwendet wurden, ist die systemische Ausbreitung möglich. Systemmetastasen wurden wiederholt beschrieben (DEBRAM u. STAPLE 1973; KESSLER et al. 1975; KLEINMANN et al. 1981), nachdem die Überlebenswahrscheinlichkeit durch Operation und Strahlentherapie verbessert werden konnte. Wie oben erwähnt, kann aber kein sicherer Zusammenhang zwischen Shunt-Operation und diesen Metastasen gezeigt werden. Eine Dissemination im Moment der primären Operation, die bei all diesen Patienten ja durchgeführt wurde, ist diskutiert worden.

e) Übrige Hirntumoren

α) Astrozytome

Die Astrozytome des Kindes haben unabhängig von ihrer histologischen Differenzierung eine bessere Prognose als beim Erwachsenen (GOL 1962; STAGE u. STEIN 1974; SCANLON u. TAYLOR 1979) (60–80% gegen ca. 20% 5-Jahres-Überlebensraten).

Astrozytome Grad I–II: Wenn es möglich ist, den Tumor operativ in toto zu entfernen, bringt die postoperative Strahlentherapie keine Verbesserung der 5- oder 10-Jahres-Resultate (LEIBEL et al. 1975). Bei unvollständiger Tumorentfernung wird durch eine Bestrahlung von mindestens 5000 cGy eine deutliche Verbesserung der Überlebensraten erreicht. Diese Verbesserung ist mit Zunahme der Beobachtungsdauer deutlicher (LEIBEL et al. 1975). Die Tabelle 18 zeigt Resultate betreffend Kinder und Erwachsene.

Zerebelläre Astrozytome: Das zerebelläre Astrozytom ist der kindliche Hirntumor mit der günstigsten Prognose. Ein großer Teil dieser Astrozytome ist zystisch. In den meisten Fällen gelingt die vollständige Resektion und die Überlebensraten nach zehn Jahren betragen über 90%, ohne daß die Strahlentherapie beigezogen werden muß (GJERRIS u. KLINKEN 1978; GRIFFIN et al. 1979). Wenn nur eine partielle Entfernung möglich ist oder bei einer Histologie des zerebellären Astrozytoms vom diffusen Typ, verbessert die postoperative Strahlentherapie die Überlebenswahrscheinlichkeit von 35–50% auf über 80% (JERRIS u. KLINKEN 1978; GRIFFIN 1979).

Astrozytome Grad III und IV: Die radikale Tumorentfernung ist bei den Asrozytomen höheren Grades seltener möglich als bei den histologischen Graden I und II. Der häufig

Tabelle 18. Einfluß der Strahlentherapie auf die Prognose der Astrozytome Grad I und II nach nicht radikaler Operation bei Kindern und Erwachsenen. (Nach LEIBEL et al. 1975)

	Überleben nach	
	5 Jahren	10 Jahren
Bestrahlt	46%	35%
Nicht bestrahlt	19%	11%

infiltrativen Tendenz des Tumorwachstums muß durch eine großvolumige Bestrahlung Rechnung getragen werden. Falls die Myelinisation abgeschlossen ist (Kinder älter als drei- bis fünfjährig) werden Strahlendosen von 6000 cGy angewendet.

Die 3-Jahres-Überlebensrate bei Astrozytom Grad III beträgt ca. 25%, bei Grad IV ca. 5% bei Erwachsenen und Kindern. Patientenkollektive mit Kindern allein haben demgegenüber eine 3-Jahres-Überlebenserwartung bei Grad III und IV von ca. 50% (Penman u. Smith 1954; Mackay u. Sellers 1968).

β) Kraniopharyngeome

Kraniopharyngeome können im Bereich der Hypophyse durch ihr Wachstum entsprechende hormonelle Ausfallserscheinungen hervorrufen. Ein chirurgisch-radikales Vorgehen ist nur in etwa der Hälfte der Fälle möglich. Die postoperative Strahlentherapie verbessert die lokale Rezidivfreiheit und Langzeitüberlebensraten (McKissock u. Ford 1966; Garcia-Uria 1978; Hoff u. Patterson 1972; Thompson et al. 1978).

γ) Ependymome

Ependymome, die ihren Ausgangsort vom Ependym der Liquorräume haben und an jedem Ort des Liquorsystems entstehen können, sind in über zwei Drittel der Fälle in der Fossa posterior zu finden. Eine chirurgisch-radikale Entfernung kommt wegen der Lokalisation in wenigen Fällen in Frage. Die postoperative Strahlentherapie bringt eine eindeutige Verbesserung der 5-Jahres-Überlebensraten (Mørk u. Løken 1977; Barone u. Elridge 1970). Strahlendosen von über 4500 cGy sind dazu nötig. Wie bei den Medulloblastomen ist eine Tumorausbreitung über die Subarachnoidalräume im Liquorstrom möglich. Aus diesem Grund wird bei Ependymomen von schlechter histologischer Differenzierung oder bei der Lokalisation der Fossa posterior die Bestrahlung der Kraniospinalachse mit Strahlendosen von 3000–3500 cGy in $3^1/_2$ bis 4 Wochen und die Strahlentherapie des Primärtumors mit 5000 cGy in $5^1/_2$ bis 6 Wochen empfohlen (Salazar et al. 1975; Kim u. Fayos 1977). 40–60% der Patienten mit intrakraniellen Ependymomen überleben nach 5 Jahren.

IX. Lebertumoren

1. Einleitung

Als Karzinomursache bei Kindern unter 15 Jahren werden die Lebertumoren für die Vereinigten Staaten als achthäufigste Ursache angegeben (Fraumeni et al. 1968).

2. Klinisches Bild

Die meisten Lebertumoren werden palpatorisch erfaßt und sind in drei Viertel der Fälle asymptomatisch bei der Diagnose. Nur bei einem Viertel der Kinder mit Lebertumoren wird die Diagnose wegen Abdominalbeschwerden und/oder Gewichtsverlust gestellt.

In der Umfrage von Exelby et al. (1975) waren die Hälfte der Kinder bei der Diagnosestellung unter 18 Monaten, die über dreijährigen Kinder äußerst selten.

Bei Hepatoblastomen wurde eine Virilisierung von Knaben beschrieben (Ishak u. Glunz 1976), allerdings handelt es sich bei diesen Beschreibungen aus der Literatur um eine Handvoll Einzelfälle.

Lebertumoren werden nicht selten bei einer Reihe von Anomalien bei Kindern gesehen, ohne jedoch mit dem heutigen Wissen feste Zusammenhänge erkennen zu können.

Statistisch am häufigsten wird der Befall des rechten Leberlappens beobachtet.

3. Formen

a) Histologie

Die Typen der Lebertumoren wurden von Exelby et al. (1975) beschrieben. Von 375 Lebertumoren waren 252, also rund zwei Drittel bösartig. Von den 252 malignen Tumoren waren über die Hälfte (138) Hepatoblastome, rund ein Drittel hepatozelluläre Karzinome. 13 weitere Fälle waren Sarkome, 3 weitere Fälle gehörten zu verschiedenen Tumorgruppen.

b) Ausbreitungsform

Metastasen in andere Teile der Leber können per continuitatem oder über intrahepatische Lymph- oder Blutgefäße erfolgen. Eine Metastasierung außerhalb der Leber betrifft die regionalen Lymphknoten der Leberforte und die Lunge. Lungenmetastasen liegen bei einem Viertel der Kinder mit Lebertumoren bereits bei der Diagnosestellung vor (Exelby et al. 1975; Randolph et al. 1978).

4. Diagnostik

Die Laboruntersuchungen bei Kindern mit Lebertumoren sind oft unergiebig. Normale oder nur gering erhöhte Leberenzymwerte (SGOT, alkalische Phosphatase) sind häufig anzutreffen. Das Alpha-Feto-Protein ist jedoch bei zwei Dritteln der Kinder mit einem malignen

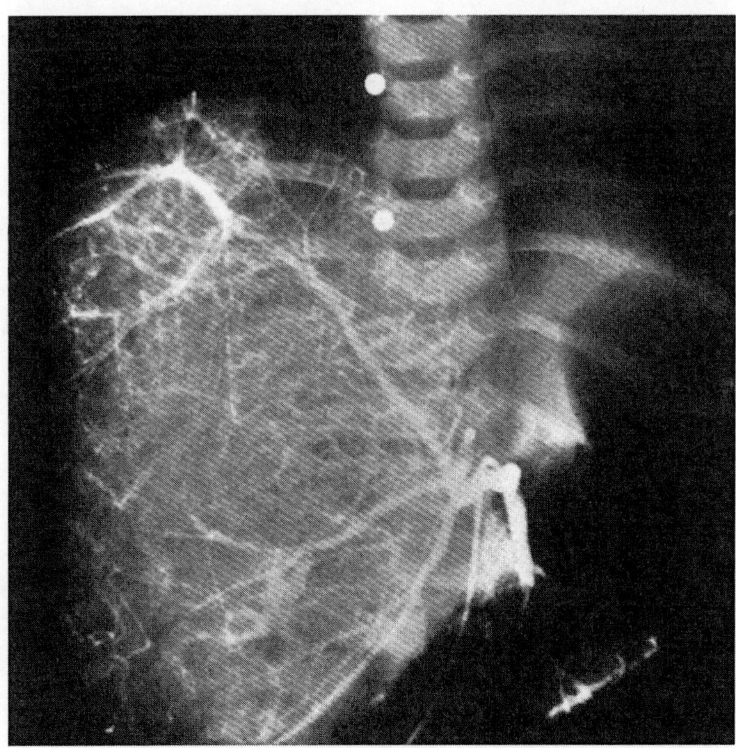

Abb. 12. Angiographische Darstellung eines Hepatoblastoms

Lebertumor erhöht und kann als labormäßig feinster Parameter im Rahmen der Primärdiagnostik und vor allem in der Verlaufsdiagnostik angesehen werden.

Radiologisch abgeklärt wird die Tumorausdehnung und Tumorlage. Bei den nicht invasiven Untersuchungen wird die Computertomographie die präzisesten Angaben über Tumorausdehnung und Lage machen können. Die Leberszintigraphie und die Ultraschalluntersuchungen werden im Vorfeld der Abklärung brauchbare Entscheidungskriterien für aufwendigere Untersuchungen liefern. Bei den invasiven radiologischen Untersuchungen ist die zöliakale Arteriographie die für eine Operation unumgängliche Ausgangsuntersuchung (Abb. 12).

Das intravenöse Pyelogramm gehört zu den Routineabklärungen, da die meisten intraabdominalen Tumoren bei Kindern von der Niere ausgehen.

5. Therapie

An erster Stelle zur Behandlung der Lebertumoren steht die radikale Operation. Ohne radikale Operation ist bis jetzt kein Fall von einer Heilung beschrieben worden. Operativ können bis 85% der Leber, sofern technisch möglich, entfernt werden, ohne daß dabei Funktionsverluste entstehen. Die Regeneration ist bei Kindern in drei Monaten abgeschlossen.

Ist eine radikale Operation technisch nicht möglich oder außerordentlich schwierig, so werden in der präoperativen Phase Chemotherapie und Strahlentherapie zur Tumorreduzierung eingesetzt. Ein Therapieschema sieht die Chemotherapie mit Doxorubicin und anschließender Strahlentherapie mit 1200–2000 cGy vor.

Die präoperative Strahlentherapie hat zum Ziel, die Tumormassen zu reduzieren. Daneben muß das Regenerationspotential der restlichen Leber erhalten bleiben. Die Bestrahlung wird als involved field Technik durchzuführen sein. Wichtig ist die Aussparung der Wirbelsäule oder die symmetrische Bestrahlung, um Skoliosenbildungen im heranwachsenden Kind zu vermeiden (SCHAFER u. SELINKOFF 1977).

6. Therapieresultate

Falls initial Lungenmetastasen vorliegen, ist eine Heilung mit den jetzt eingesetzten Therapiemodalitäten noch nicht möglich geworden.

Ist eine radikale Operation möglich, so werden 50% der Patienten geheilt (EXELBY et al. 1975; RANDOLPH et al. 1978).

Ca. 25% der Kinder überleben nach der Diagnose eines malignen Lebertumors (EXELBY et al. 1975; TAYLOR et al. 1969; CLATWORTHY et al. 1974).

X. Germinalzelltumoren

1. Einleitung

Der Ursprungsort der Germinalzelltumoren sind die pluripotenziellen Zellen des primitiven Embryonalstrangs. Normalerweise kann aber auch bei der Migration des Eidottersacks zu den Gonaden Gewebe zurückbleiben, so daß ektopisches Vorkommen möglich ist. Bei den Kindern entwickeln sich Germinalzelltumoren in der Sakrokokzygealregion, im Testis, im Ovar (Abb. 13) im Retroperitonealraum und im Mediastinum.

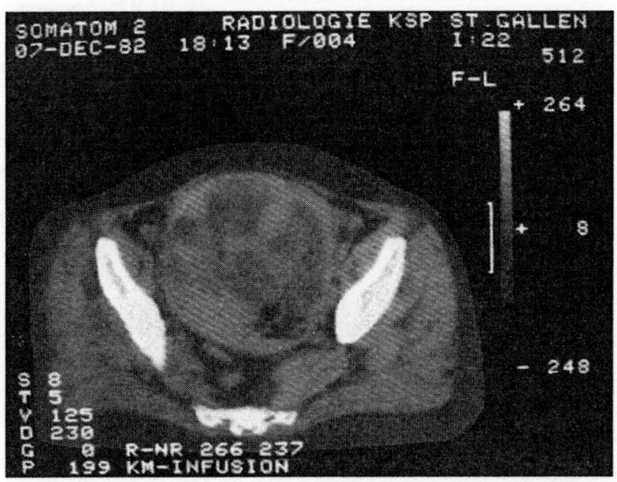

Abb. 13. Computertomographie des kleinen Beckens mit einem Dysgerminom von über 10 cm ∅

Die als reine Teratome klassifizierten Tumoren sind in der Regel gutartig. Als bösartige Tumoren sind das sakrokokzygeale Teratom und die Eidottertumoren des Testis zu betrachten.

2. Sakrokokzygeales Teratom

Beim sakrokokzygealen Teratom sind in 25% Knaben und in 75% Mädchen betroffen. Maligne sind diese Tumoren in 15 bis 40% der Fälle (Altman et al. 1974; Mahour et al. 1974). Bei Knaben und älteren Kindern ist die Malignitätsrate deutlich höher. Dagegen ist bei Kindern unter zwei Monaten nur in etwa 10% ein maligner Tumor zu erwarten.

a) Klinisches Bild

75% der Teratome werden am ersten Lebenstag entdeckt. Bei präsakraler Lokalisation ist die verzögerte Diagnosestellung die Regel. Daher erklärt sich, daß bereits bei Diagnosestellung Lungenmetastasen vorhanden sind. Nach Altman et al. (1974) sind dies 20% der so entdeckten Fälle.

b) Diagnostik

Differentialdiagnostisch muß eine Meningozele und müssen Chordome in Erwägung gezogen werden. Die radiologische Darstellung des Dickdarms mit Bariumfüllung ist ein wesentlicher Bestandteil der Abklärung bei dieser Differentialdiagnose. Initial müssen Lungenmetastasen mittels Lungenröntgenbild ausgeschlossen werden. Mit der Messung des Alpha-Feto-Proteins liegt ein wesentlicher Parameter zur Erfassung des Therapieerfolgs und gegebenenfalls zur Verlaufskontrolle vor.

c) Therapie

An erster Stelle steht die Operation mit der Entfernung des Kokzyx. Falls eine benigne Histologie vorliegt, ist keine weitere Therapie notwendig.

Nach vollständiger Entfernung des Kokzyx und maligner Histologie wird die Chemotherapie mit Vincristin, Actinomycin D und Cyclophosphamid ergänzt. Eine lokale Strahlentherapie ist nicht indiziert.

Bei inkompletter Entfernung ist die postoperative Strahlentherapie mit einer Gesamtdosis von 3500–4000 cGy in 3–4 Monaten indiziert.

d) Therapieresultate

Die Überlebensrate in einer größeren Serie beträgt ca. 25% (ALTMAN et al. 1974).

3. Germinalzelltumoren des Testis

a) Klinisches Bild

In der Regel präsentieren sich Germinalzelltumoren des Testis als schmerzlose Schwellung im Hoden. Sie betreffen Knaben unter sechs Jahren, bei Dottersacktumoren Knaben unter drei Jahren. Über die Histologiehäufigkeit gibt Tabelle 19 Auskunft.

Tabelle 19. Häufigkeit der einzelnen Histologien bei Germinalzelltumoren des Testis. (Nach HOPKINS et al. 1978; FILLER u. HARDY 1980)

Tumor Histologie	Häufigkeit
Dottersack	50%
Teratom	20%
Sarkome	18%
Terato-Karzinome	5%

b) Diagnostik, Stadien

Zur Erfassung der Ausdehnung müssen lymphatische Metastasierung und hämatogene Fernmetastasen gesucht werden. Die Computertomographie und Ultraschalluntersuchungen haben sich als wertvolle Mittel bei der Suche nach retroperitonealen Lymphknoten erwiesen, ein Gebiet, in dem früher die intravenöse Pyelographie zur Erfassung beigezogen wurde. Die Lymphangiographie ist beim Kleinkind technisch schwierig und wurde bei Hodentumoren nur selten angewendet.

Zur Erfassung von hämatogenen Metastasen wird das Röntgenbild, mit besserer Auflösung Lungentomogramme und Computertomographie eingesetzt.

Serologisch können bei Patienten mit Germinalzelltumoren bis 90% erhöhte Spiegel von HCG und Alpha-Feto-Protein gefunden werden. Es wurde vorgeschlagen, die Erhöhung dieser Serumenzyme ins Staging miteinzubeziehen (JAVAPOUR u. BERMAN 1978).

Die am häufigsten angewendete Stadieneinteilung wurden von BODEN und GIBB (1951) beschrieben:

Stadium A Tumor auf Skrotum beschränkt,
Stadium B Befall von retroperitonealen Lymphknoten,
Stadium C Tumor oberhalb des Zwerchfells.

Die Auswertung von verschieden zusammengetragenen Studien muß klar zwischen klinischer Stadieneinteilung und einer pathologischen Stadieneinteilung mit operativer Erfassung der retroperitonealen Lymphknoten unterschieden werden. Bei Dottersacktumoren ist ein Lymphknotenbefall außerordentlich selten, so daß pathologisches und klinisches Stadium praktisch immer übereinstimmen.

c) Therapie und Prognose

α) Operation

Basisbehandlung bleibt die radikale Orchiektomie mit einer hohen Ligation des Samenstrangs. Mit alleiniger Operation können Heilungen in ca. 50% erzielt werden. Dagegen zeigen die Studien von FILLER und HARDY (1980) und YOUNG et al. (1970) wesentlich höhere Heilungsraten bei alleiniger radikaler Orchiektomie (12 von 12 resp. 5 von 12 Langzeitüberleber).

Kontrovers ist die Frage der retroperitonealen Lymphknotendissektion. Ob die Lymphknotendissektion einen Einfluß auf die Heilungswahrscheinlichkeit hat, ist ungewiß. An einigen Zentren wird die retroperitoneale Lymphknotendissektion in einer Zweitoperation nach der Orchiektomie als Bestandteil des Stagings routinemäßig durchgeführt.

β) Strahlentherapie

Im Stadium A ist sowohl die Strahlentherapie wie auch die Chemotherapie umstritten. MATSUMOTO et al. (1970) berichten über 19 Fälle, die retroperitoneal nachbestrahlt wurden mit Dosen zwischen 2000 und 3000 cGy, die nach einem bis fünf Jahren ohne Zeichen der Krankheit überlebten. TEFFT et al. (1967) berichten über sieben Knaben, bei denen Lymphadenektomie, Radiotherapie und Chemotherapie kombiniert angewendet wurden. Alle sind Langzeitüberleber, wobei bei zweien pulmonale Metastasen auftraten und weitere Therapien benötigten. Das Weglassen der Strahlentherapie beim gleichen Autor hat nicht zu einer Verschlechterung der Prognose geführt.

Die meisten Strahlentherapeuten verzichten im frühen Stadium A auf die retroperitoneale Bestrahlung im Hinblick auf die Wachstumsstörungen des Skeletts und die mögliche strahlenindizierte Bildung von Zweitkarzinomen. Dagegen scheint die Chemotherapie ein wichtiger Teil zu sein, da auch bei negativer retroperitonealer Lymphknotendissektion in 15–20% Lungenmetastasen auftreten, die die Prognose bestimmen. Dies weist auf die mit größter Wahrscheinlichkeit vorliegenden Mikrometastasen zu Beginn der Behandlung hin.

In den Stadien B und C werden sowohl Chemotherapie wie Strahlentherapie eingesetzt. Einzelne Langzeitüberleber sind bekannt, wo bei Lungenmetastasen die gesamten Lungen bestrahlt wurden und systemisch mit Actinomycin behandelt wurden (TEFFT et al. 1967).

XI. Histiozytosis X

1. Einleitung

Unter dem Begriff Histiozytosis X wird eine Gruppe von Krankheiten zusammengefaßt, die ursprünglich als klinische Syndrome beschrieben wurden. Es handelt sich um das Hand-Schueller-Christian-Syndrom, das Letterer-Siwe-Syndrom und das solitäre eosinophile Granulom.

In neueren Untersuchungen können grundsätzlich zwei Formen unterschieden werden, die eine bessere Zusammenfassung des Krankheitsbildes gewährleisten:

a) Die Form, die Kinder unter zwei Jahren befällt, fulminant verläuft und eine hohe Mortalität besitzt (etwa dem Letterer-Siwe-Syndrom entsprechend).

Diese Form wurde auch als klinisch aggressive Form eines relativ differenzierten histiozytischen Lymphoms beschrieben (NEWTON u. HAMONDI 1973; VOGEL u. VOGEL 1972).

b) Die andere Form der Histiozytose faßt das eosinophile Granulom und das Hand-Schueller-Christian-Syndrom zusammen.

Das mittlere Alter der Kinder mit Histiozytosis ist 3–3$^1/_2$ Jahre, wobei ältere Kinder eindeutig mehr lokal limitierte Formen aufweisen als jüngere Kinder. Ein Überwiegen von Knaben gegenüber Mädchen wird in den meisten Arbeiten beschrieben.

In neueren Arbeiten wurde auf die immunologische Abnormität hingewiesen, und es wurden Ähnlichkeiten zwischen der Histiozytose X und einer chronischen Abstoßungsreaktion (graft versus host) hergestellt.

Eine partielle Vererblichkeit wurde ebenfalls beschrieben. Familien von mit Histiozytose befallenen Nachkommen wurden untersucht, wobei 19 von 43 Kindern ebenfalls an Histiozytose erkrankten (MILLER 1966).

2. Klinisches Bild

Bei praktisch allen Patienten, sei die Histiozytose begrenzt oder generalisiert, sind ein oder mehrere Knochenregionen befallen. Bei generalisierter Krankheit wird in 25–50% ein Diabetes insipidus im Laufe der Krankheit auftreten. Bei etwa der Hälfte aller Erkrankten wird es im Verlaufe der Krankheit zur Mitbeteiligung der Lunge kommen (vergleiche Tabelle 20).

Als erste Symptome können isolierte Knochenschmerzen, chronische Ostitis, lockere Zähne als Zeichen der Knochenläsionen auftreten.

Das Auftreten eines Diabetes insipidus ist selten von radiologischen Zeichen im Bereich der Sella turcica begleitet. Eine frühe Behandlung muß eingeleitet werden (Strahlentherapie) falls eine Besserung erreicht werden soll (GREENBERGER et al. 1979).

Tabelle 20. Häufigkeit des Organbefalls bei Histiozytose. (Nach DEELEY 1974)

Knochen	78%
Haut	45%
Hepatosplenomegalie, generalisiertes Lymphödem	33%
Lunge	24%
Exophthalmus, Diabetes insipidus, Schädel	10%
Orbita	25%
Diabetes insipidus	14%
Gaumen	20%
Ohr (Mastoid)	20%
Knochenmark	30%

3. Diagnostik, Stadien

Die klinische Untersuchung muß besonders die Inspektion der Haut im Bereich der Kopfhaut und der Leisten beinhalten. Ein ekzemartiger Ausschlag kann typisches Zeichen für Befall an diesen Orten sein.

Die radiologische Untersuchung der Knochen bringt bei der Histiozytose eine bessere Treffsicherheit zum Nachweis von Herden als die Szintigraphie, die oft ohne Anreicherung des Radionuklids in befallenen Gebieten sein kann (Tabelle 21, Abb. 14, Abb. 15).

Tabelle 21. Abklärungen bei Histiozytosis X

Zur Stadieneinteilung wichtige Untersuchungen	Ergänzende Untersuchungen
Biopsie Hautinspektion (Kopfhaut, Leistenregion) Radiologischer Skelettstatus (der Szintigraphie überlegen) Thoraxröntgen („Honigwabenlunge“)	Röntgenstatus der Zähne Skelettszintigraphie Knochenmarksaspiration oder Knochenmarksbiopsie

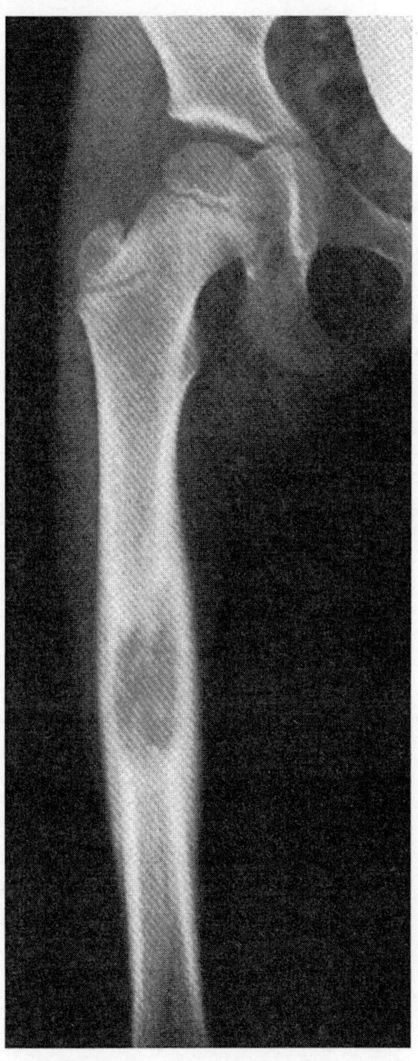

Abb. 14. Typisches Bild eines eosinophilen Granuloms des Femurs

Eine einheitliche Stadieneinteilung hat sich nicht durchgesetzt. Vorgeschlagen sind drei Stadiensysteme: von LAHEY (1962), von GREENBERGER et al. (1979) und von OSBAND et al. (1982). Die Einteilungen von GREENBERGER und OSBAND tragen der Bedeutung des Alters beim Auftreten der Histiozytose Rechnung, was bei Osband in einem einfachen Punktesystem zusammen mit der Anzahl der betroffenen Organe und der Funktion der Organe zu vier einfach zu definierenden Stadien führt (Tabelle 22). Die Hand-Schueller-Christian Krankheit ist charakterisiert durch schaumig erscheinende Zellen, in deren Umgebung Plasmozellen,

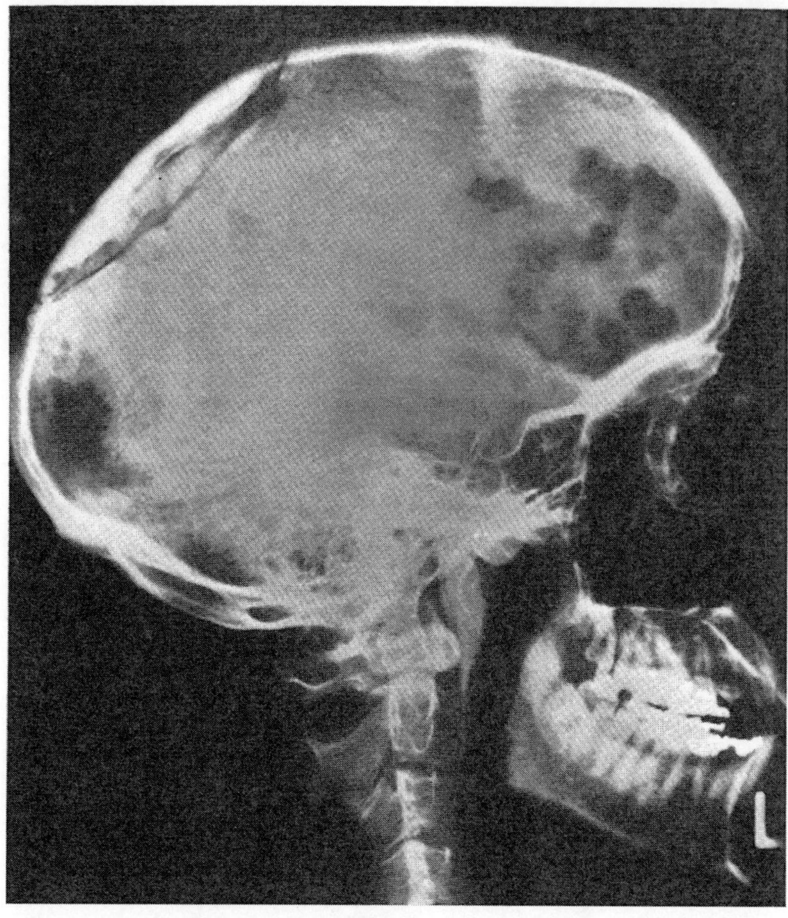

Abb. 15. Eosinophiles Granulom der Schädelkalotte, typisches radiologisches Bild

Tabelle 22. Vorschlag zur Stadieneinteilung der Histiozytose. (Nach Sidney Farber Cancer Institute 1981)

Kriterium		Punkte
Alter bei Diagnose	<2	0
	>2	1
Anzahl betroffener Organe	<4	0
	>4	1
Funktionseinschränkung eines Organs	nicht vorhanden	0
(Leber, Lunge, Knochenmark)	vorhanden	1

Stadium I 0 Punkte, Stadium II 1 Punkt, Stadium III 2 Punkte, Stadium IV 3 Punkte

Lymphozyten und Eosinophile charakteristisch sind. Je nach Aktivität der Krankheit ist der Anteil der zellulären Infiltrate erhöht.

Bei der Letterer-Siwe Krankheit proliferieren mäßig differenzierte Histiozyten. Histologisch wurde von NEWTON und HAMONDI (NEWTON u. HAMONDI 1973) zwei Typen von Histologien unterschieden. Eine diffuse Infiltration des retikuloendothelialen Systems bei einzelnen Histiozyten und das Fehlen von Eosinophilen, Riesenzellen und Nekrosen entspricht dem Typ 1, der mit einer schlechteren Prognose verbunden ist. Falls reichlich Histiozyten, Eosinophile und Riesenzellen vorhanden sind und Zonen mit Fibrosen, Nekrosen und teilweise Hämorrhagien, entspricht dies dem Typ 2 mit einer wesentlich besseren Prognose.

4. Therapie

In der Behandlung der Histiozytosen bestehen zum Teil erhebliche Meinungsunterschiede bezüglich der Aktivität des therapeutischen Vorgehens. Die Tatsache, daß bei lokalisierten Formen ein spontanes Verschwinden vorkommen kann, rechtfertigt nach den meisten Autoren das Zuwarten, sofern keine Symptome durch eine lokalisierte solitäre Läsion verursacht werden.

Tritt die Spontanremission jedoch nicht ein oder verursacht die Läsion Symptome, so wird ein operatives Vorgehen an erster Stelle stehen.

Die Strahlentherapie findet in lokalisierten Stadien Anwendung, wenn die Läsion ohne Risiken oder Defekte nicht operabel ist (im Periorbitalbereich, an der Mandibula, im Wirbelbereich). Die Strahlentherapie ist die Therapie der Wahl, falls es nach einer Operation zu Rezidiven kommt.

Die Bestrahlung kann mit Gesamtdosen von 600–1000 cGy durchgeführt werden. Höhere Dosen sind nicht mit einer höheren Tumorkontrolle verbunden. Die Einzelfraktionen sollen 150–200 cGy pro Bestrahlung nicht überschreiten. Die Felder werden 1–2 cm über die offensichtlich befallenen Stellen hinaus verlängert.

Die Strahlentherapie wird von einigen Autoren bei besonderem Risiko für Rezidive oder Frakturen postoperativ eingesetzt (unvollständige Curettage z.B. von Wirbelkörpern oder statisch gefertigte Knochenabschnitte) (GREENBERGER et al. (1979); NEZELOF et al. (1979); SMITH et al. (1973)).

Die Systemtherapie mit Steroiden und zytotoxischen Substanzen scheint bei Patienten von weniger als zwei Jahren mit multiplem Knochenbefall, wiederholten Rezidiven eine Verbesserung zu bringen (LAHEY 1975). In diesen Stadien kann die Strahlentherapie zur Erreichung der Lokalkontrolle ergänzend eingesetzt werden.

5. Therapieresultate

Praktisch alle Patienten mit solitärem Knochenbefall überleben. Nach der Stadieneinteilung von Greenberger überleben 80% mit Stadien I bis III. Kinder mit ausgedehntem Befall und fortschreitender Krankheit sind auf die heute verfügbaren Therapien sehr oft resistent.

Literatur

Allen CV, Stevens KR (1973) Preoperative irradiation for osteogenic sarcoma. Cancer 31:1364–1366

Altman RP, Randolph JG, Lilly JR (1974) Sacrococcygeal teratoma: American Academy of Pediatrics Surgical Section Survey 1973. J Pediatr Surg 9:389–398

Anderson JR, Jenkin RDT, Chilcote PR (1983) Childhood non-Hodgkin Lymphoma. N Engl J Med 308:559–565

Aur RJA, Simone JV, Verzosa MS (1978) Childhood acute lymphocytic leukemia, Study VIII. Cancer 42:2123–2134

Bagshaw M, Kaplan HS (1966) Supervoltage linear accelerator radiation therapy: VIII. Retinoblastoma. Radiology 86:242–246

Bamberg M, Sauerwein W, Scherer E (1982) Methoden und Ergebnisse der Strahlentherapie beim Medulloblastom. Strahlentherapie 158:71–75

Barone BM, Elridge AR (1970) Ependymomas: A clinical survey. J Neurosurg 33:428–438

Bernard J, Weil M, Boiron M (1973) Acute promyelocytic leukemia: results of treatment by daunorubicin. Blood 41:489–496

Bleher EA, Poretti PG, Veraguth PC (1982) Radiotherapy of Medulloblastoma: Radiation technique, Results and Complications. In: Voth D, Gutjahr P, Langmann (Hrsg) Tumors of the central nervous system in Infancy and Childhood. Springer, Berlin Heidelberg New York

Bloom HJG, Wallace ENK, Henk JM (1969) The treatment and prognosis of medulloblastoma in children. Am J Roentgenol 105:43–62

Boden G, Gibb R (1951) Radiotherapy and testicular neoplasms. Lancet 2:1195–1197
Breur K, Cohen P, Schweisguth O, Hart AH (1978) Irradiation of the lungs as an adjuvant therapy in the treatment of osteosarcoma of the limbs. An EORTC randomized study. Eur J Cancer 14:461–471
Carabell S, Cassady JR, Weinstein H (1978) The role of radiation therapy in the treatment of pediatric non-Hodgkin's lymphomas. Cancer 42:2193–2205
Carbajal UM (1959) Metastases in retinoblastoma. Am J Ophthalmol 48:47–69
Cassady JR (1979) Ewing's sarcoma – the place of radiation therapy. In: Jaffe N (ed) Bone tumors in children. PSG Publishers, Littleton/MA
Cassady JR, Sagerman RH, Tretter P (1969) Radiation therapy in retinoblastoma. Radiology 93:405–409
Cassady JR, Jaffe N, Filler RM (1977) The increasing importance of radiation therapy in the improved prognosis of children with Wilms' Tumor. Cancer 39:825–829
Champion LAA, Luddy RE, Schwartz AD (1978) Disseminated intravascular coagulation in childhood acute lymphocytic leukemia with poor prognostic features. Cancer 41:1642–1646
Chan RC (1980) Optimization of radiotherapy. In: Van Eys J, Sullivan MP (eds) Status of curability of childhood cancers. Raven, New York, pp 97–109
Chang CH, Housepian EM, Herbert C Jr (1969) An operative staging system and megavoltage radiotherapeutic technique for cerebellar medulloblastoma. Radiology 93:1351–1359
Chessells JM, Hardisty RM, Rapson NT (1977) Acute lymphoblastic leukaemia in children: classification and prognosis. Lancet 2:1307–1309
Chilcote RR, Baehner RL, Hammond D (1976) Septicemia and meningitis in children splenectomized for Hodgkin's disease. N Engl J Med 295:798–800
Choi SI, Simone JV (1976) Acute nonlymphocytic leukemia in 171 children. Med Pediatr Oncol 2:119–146
Clatworthy HW Jr, Schiller M, Grosfeld JL (1974) Primary liver tumors in infancy and childhood: 41 cases variously treated. Arch Surg 109:143–147
Cohen IT, Higgins GR, Powars DR, Hays DM (1977) Staging laparatomy for Hodgkin's Disease in children. Arch Surg 112:948
Cushing H (1930) Experiences with medulloblastoma: A critical review. Acta Pathol Microbiol Scand 7:1–86
Dahlin DC, Unni KK (1977) Osteosarcoma of bone and its important recognizable varieties. Am J Surg Pathol 1:61–72
D'Angio GJ (1962) Clinical and biologic studies of Actinomycin D and roentgen irradiation. Am J Roentgenol 87:106–109
D'Angio GJ (1981) The treatment of Wilms' Tumor. Cancer 47:2302–2311
Dearth JG, Fountain KS, Smithson WA, Burgert EO, Gilchrist GS (1978) Extreme leukemic leukocytosis (Blast Crisis) in childhood. Mayo Clin Proc 53:207–211
Debram JW, Staple TW (1973) Osseons metastases from cerebellar medulloblastoma. Radiology 107:363–365
Deeley TJ (ed) (1974) Modern radiotherapy and oncology; malignant disease in children. Butterworth, London, pp 376–378
Donaldson SS (1981) A story of continuing success. Radiotherapy for Ewing's Sarcoma. Int J Radiat Oncol Biol Phys 7:279–281
Donaldson SS, Kaplan HS (1982) Complications of treatment of Hodgkin's Disease in children. Cancer Treat Rep 66:977–989
Donaldson SS, Glatstein E, Rosenberg SA, Kaplan HS (1976) Pediatric Hodgkin's Disease: II. Results of therapy. Cancer 37:2436–2447
Donaldson SS, Glatstein E, Vosti KL (1978) Bacterial infections in pediatric Hodgkin's Disease: Relationship to radiotherapy and splenectomy. Cancer 41:1949–1958
Duffner PK, Cohen ME, Thomas P (1983) Late effects on the intelligence of children with posterior fossa tumors. Cancer 51:233–237
Dunnick NR, Parker BR, Castellino RA (1977) Pediatric lymphography: Performance, interpretation, and accuracy in 193 consecutive children. Am J Roentg Rad Ther Nucl Med 129:639
Eden OB, Hardisty RM, Innes EM, Kay HEM, Peto J (1978) Testicular disease in acute lymphoblastic leukemia in childhood. Br Med [Clin Res] 1:334–338
Eiser C, Lansdown R (1977) Retrospective study of intellectual development in children treated for acute lymphoblastic leukemia. Arch Dis Child 52:525–529
Ellsworth RM (1969) The practicle management of retinoblastoma. Trans Am Ophthalmol Soc 67:462
Ellsworth R (1976) Retinoblastoma. In: Duane TD (ed) Clinical ophthalmology, chap 35, vol 3. Harper & Row, New York, pp 1–18
Ellsworth RM (1977) Retinoblastoma. Modern prob ophthalmol 18:94–100
Exelby PR, Filler RM, Grosfeld JL (1975) Liver tumors in children in the particular reference to hepatoblastoma in hepatocellular carcinoma. American Academy of Pediatric Surgical Section Survey 1974. J Pediatr Surg 10:329–337
Falls HF, Neel JV (1951) Genetics of retinoblastoma. Arch Ophthalmol 46:367–389

Farber S, Diamond L, Mercer R (1948) Temporary remission in acute leukemia in children produced by folic acid antagonist, 4-aminopteryl glutamic acid (Aminopterin). N Engl J Med 23:782–787

Farrell JT (1935) Pulmonary metastases: A pathologic, clinical roentgenologic study based on 78 cases seen at necropsy. Radiologic 24:444

Fialkow PJ (1976) Clonal origin of human tumors. Biochem Biophys Acta 458:283–321

Filler RM, Hardy B (1980) Testicular tumors in children. World J Surg 4:63–70

Flandrin G, Brouet JC, Daniel MT (1975) Acute leukemia with Burkitt's tumor cells: a study of six cases with special reference to lymphocyte surface markers. Blood 45:183–188

Fokes EC, Earle KM (1969) Ependymomas: Clinical and pathological aspects. J Neurosurg 30:585–594

François J (1968) Heredity of malignant tumors of the eye. In: Symposium on surgery and medical management of congenital anomalies of the eye. Mosby, St Louis, pp 199–246

Frankel RS, Jones AE, Cohen JA (1974) Clinical correlations of Ga and skeletal whole body radionuclide studies with radiography in Ewing's sarcoma. Radiology 110:597–603

Fraumeni JF Jr, Miller RW, Hill SA (1968) Primary carcinoma of the liver in childhood: An epidemiologic study. J Natl Cancer Inst 40:1087–1099

Fredrick P, Cassady JR, Jaffe N (1975) Risc of second tumors in survivors of childhood cancer. Cancer 35:1230–1235

Freeman AIF, Weinberg V, Brecher ML (1983) Comparison of intermediate-dose Methorexate with cranial irradiation for the post-induction treatment of acute lymphocytic Leukemia in children. N Engl J Med 308:477–484

Frei E, III Jaffe N, Gero M, Skipper H, Watts H (1978) Adjuvant chemotherapy of osteogenic sarcoma: Progress and perspective. J Natl Cancer Inst 60:3–10

Friedman MA, Carter SK (1972) The therapy of osteogenic sarcoma: Current status and thoughts for the future. J Surg Oncol 4:482–510

Garcia-Uria J (1978) Surgical experience with craniopharyngioma in adults. Surg Neurol 9:11

Gjerris F, Klinken L (1978) Long-Term prognosis in children with benign cerebellar astrocytoma. J Neurosurg 49:179–184

Glasgow GP, Marks JE (1981) A single "hockey stick" portal for treatment of medulloblastoma. Int J Radiat Oncol Biol Phys 7:1210–1211

Glass AG, Fraumeni JF Jr (1970) Epidemiology of bone cancer in children. J Natl Can Inst 44:187–199

Glatstein E, Fajardo LF, Brown JM (1977) Radiation injury in the mouse kidney. I. Sequential light microscopic study. Int J Radiat Oncol Biol Phys 2:933–943

Gol A (1962) Cerebral astrocytomas in childhood. J Neurosurg 19:577–582

Goldberg L, Danziger A (1977) Computed tomographic scanning in the management of Retinoblastoma. Am J Ophthalmol 84:380

Göz G, Uhlig I, Wannemacher M, Jobke A, Düker J, Rakosi Th (1982) Das kraniofasziale Wachstum nach Strahlentherapie im Kindesalter. Strahlentherapie 158:238–241

Greenberger J, Cassady JR, Jaffe N (1979) Radiation therapy in patients with histiocytosis: management of diabetes insipidus and bone lesions. Int J Radiat Oncol Biol Phys 5:1749–1755

Griffin TW, Beaufait D, Blaski JC (1979) Cystic cerebellar astrocytomas in childhood. Cancer 44:276

Grote W, Nau HE, Lamers B (1982) Operatives Vorgehen beim Medulloblastom. Strahlentherapie 158:63–70

Hammond D (1981) Progress in the study, treatment and care of the Cancer of children. In: Burchenal JH, Oettgen HF (eds) Cancer; Achievements, challenges and prospects for the 180s. Grune and Stratton, New York, pp 171–190

Harisiadis L, Chang CH (1977) Medulloblastoma in children: A correlation between staging and results of treatment. Int J Radiat Oncol Biol Phys 2:833–841

Hazra TA, Shipman B (1982) Dental problems in pediatric patients with head and neck tumors undergoing multiple modality therapy. Med Pediatr Oncol 10:91–95

Henze G, Langermann HJ, Lampert F (1979) Die Studie zur Behandlung der akuten lymphoblastischen Leukämie 1971–1974 der Deutschen Arbeitsgemeinschaft für Leukämieforschung und Behandlung im Kindesalter eV. Analyse der prognostischen Bedeutung von Initialbefunden und Therapievarianten. Klin Padiatr 191:114–126

Hoff JT, Patterson RH (1972) Craniopharyngiomas in children and adults. J Neurosurg 36:299

Hopkins TB, Jaffe N, Colodny A (1978) The management of testicular tumors in children. J Urol 120:96–102

Howarth C, Meyer D, Hustu HO (1980) Stage related combined modality treatment of retinoblastoma. Cancer 45:851–858

Humphrey GB, Krous HF, Lankford J, Maxwell JD, Houtte JJ van (1979) Treatment of overt CNS leukemia. Am J Pediatr Hematol Oncol 1:37

Hustu HO, Aur RJA, Verzosa MS, Simone JV, Pinkel D (1973) Prevention of central nervous system leukemia by irradiation. Cancer 32:585–597

Ishak KG, Glunz PR (1967) Hepatoblastoma and hepatocarcinoma in infancy and childhood. Report of 47 cases. Cancer 20:396–422

Jaffé N (1983) Malignant bone tumors. In: Lanzkowsky P (ed) Pediatric oncology. McGraw-Hill, New York, pp 293–309

Javapour N, Berman S (1978) Recent advances in testicular cancer. Curr Probl Surg 15/2:1–64

Jenkin D, Chan H, Freedman M, Greenberg M, Gribbin M, McClure P, Saunders F, Sonley M (1982) Hodgkin's Disease in children: Treatment results with MOPP and low-dose, Extended-field-irradiation. Cancer Treat Rep 66:949–959

Jenkin RDT, Morris-Jones P (1975) Malignant lymphomas. In: Bloom HJG, Lemerle J, Neidhardt MK (eds) Cancer in children. Springer, Berlin Heidelberg New York, pp 162–179

Jenkin RDT, Sonley MJ (1969) The management of malignant lymphoma in childhood. In: Deeley TJ (ed) Neoplasia in childhood. Chicago, Year Book, pp 305–319

Jenkin RDT, Allt WEC, Fitzpatrick PJ (1972) Osteosarcoma. An assessment of management with particular reference to primary irradiation and selective delayed amputation. Cancer 50:393–400

Jones B, Klingberg WG (1963) Lymphosarcoma in children. A report of 43 cases and review of the recent literature. J Pediatr 63:11–20

Kessler LA, Dugan P, Concannon JP (1975) Systemic metastases of medulloblastoma promoted by shunting. Surg Neurol 3:147

Kim YH, Fayos J (1977) Intracranial ependymomas. Radiology 124:805–808

Kleinmann GM, Hochberg FH, Richardson EP (1981) Systemic metastasis from medulloblastoma. Cancer 48:2296–2309

Lahey M (1962) Prognosis in reticuloendotheliosis in children. J Pediatr 60:664–671

Lahey ME (1975) Histiocytosis X-comparison of three treatment regimens. J Pediatr 87:179–183

Lanzkowsky Ph (1983) Kombinierte Statistik von über 3000 Kindern. Pediatric oncology. McGraw-Hill, New York

Lee ES, MacKenzie DH (1964) Osteosarcoma: A study of the value of preoperative megavoltage radiotherapy. Br J Surg 51:252–274

Leibel SA, Sheline GE, Wara WM (1975) The role of radiation therapy in the treatment of astrocytomas. Cancer 35:1551–1557

Lennox EL, Draper GF, Sanders BM (1975) Retinoblastoma: A study of natural history and prognosis of 268 cases. Br Med J 3:731–734

Mackay EN, Sellers AH (1968) Malignant neoplasms of the central nervous system. Ontario cancer foundation clinics 1950–1964. Can Med Assoc J 99:1245

Mahour GH, Woolley MM, Trivedi SN (1974) Teratomas in infancy and childhood: Experience with 81 cases. Surgery 76:309–318

Marcove RC, Mike V, Hajek JV, Levin AG, Hutter RVP (1970) Osteogenic sarcoma under the age of 21. A review of 145 opeative cases. J Bone Joint Surg [Am] 52:411–423

Margrath IT, Lee YJ, Anderson T (1980) Prognostic factors in Burkitt's lymphoma. Cancer 45:1507–1515

Marsa GW, Johnson RE (1971) Altered pattern of metastases following treatment of Ewing's sarcoma with radiation and adjuvant chemotherapy. Cancer 27:1051–1054

Matsumoto K, Nakauchi K, Fuijta K (1970) Radiation therapy for the embryonal carcinoma of testis in childhood. J Urol 104:778–780

Matsuno T, Unni KK, McLeod RA, Dahlin DC (1976) Teleangiectatic osteogenic sarcoma. Cancer 38:2538–2547

McIntosh S, Rothman S, Rosenfield N, Fisher D, Ritchey K, Pearson H (1978) Systemic methotrexate (MTX) and chronic neurotoxicity in childhood leukemia (ALL): A preliminary report. Proc Am Soc Clin Oncol 19:362

McKenna RW, Bloomfield CD, Dick F (1975) Acute monoblastic leukemia: results of treatment of ten cases. Blood 46:481–494

McKissock W, Ford RK (1966) Results of treatment of the craniopharyngiomas. J Neurol Neurosurg Psychiatry 29:475

Meadows AT, D'Angio GJ, Evans AE, Harris CC, Miller RW, Mike V (1975) Oncogenesis and other late effects of cancer treatment in children. Radiology 114:175–180

Meadows PT, Evans EA (1976) Effects of chemotherapy on the central nervous system. A study of parenteral methotrexate in long-term survivors of leukemia and lymphoma in childhood. Cancer 37:1079–1085

Mealey J, Hall PV (1977) Medulloblastoma in children: Survival and treatment. J Neurosurg 46:56

Mehta Y, Hendrickson FR (1974) CNS involvement in Ewing's sarcoma. Cancer 33:589–862

Michelson JB, Felberg NJ, Shields JA (1976) Fetal antigens in retinoblastoma. Cancer 37:119

Miller DR (1966) Familial reticuloendotheliosis: Concurrence of disease in five siblings. Pediatrics 38:986

Mørk SJ, Løken AC (1977) Ependymoma: A follow-up study of 101 cases. Cancer 40:907–915

Morton DL, Joseph WL, Ketcham AS, Geelhoed GW, Adkins PC (1973) Surgical resection and adjunctive immunotherapy for selected patients with multiple pulmonary metastases. Ann Surg 178:360–366

Murphy SB (1977) Childhood non-Hodgkin's lymphoma. N Engl J Med 299:1446–1448

Murphy S (1980) The lymphomas, lymphadenopathy and histiocytoses. In: Nathan DG, Oski FA (eds) Hematology in infancy and childhood, 2nd edn. Saunders, Philadelphia

Murphy S, Hustu H (1980) A randomized trial of combined modality therapy in childhood non-Hodgkin's lymphoma. Leuk Res 4:33–59

Murphy SB, Frizzera G, Evans AE (1975) A study of childhood non-Hodgkin's lymphoma. Cancer 36:2121–2131

Nathwani BN, Kim H, Rappaport H (1976) Malignant lymphoma, lymphoblastic. Cancer 38:964–983

Neifeld JP, Michallis LL, Doppman JL (1977) Suspected pulmonary metastasis: Correlation of chest x-ray, whole lung tomograms and operative findings. Cancer 39:383–387

Nesbit ME (1981) Presymptomatic central nervous system therapy in previously untreated childhood acute lymphoblastic leukemia. Comparison of 1800 rad and 2400 rad: A report for childrens cancer study group. Lancet 1:461

Newton WA Jr, Hamondi AB (1973) Histiocytosis: a histologic classification with clinical correlation. In: Rosenberg H, Bolande RF (eds) Perspectives in pediatric pathology, vol 1. Yearbook Medical Publishers, Chicago, pp 251–283

Nezelof C, Frileux-Herbert F, Cronier-Sachot J (1979) Disseminated histiocytosis X. Cancer 44:1824–1838

Parker BR, Castellino RA, Kaplan HS (1976) Pediatric Hodgkin's Disease: I. Radiographic evaluation. Cancer 37:2430–2435

Penman J, Smith M C (1954) Intracranial gliomata. Medical research council special report, no 284. Stationary Office, London

Perez CA, Tefft M, Mesbit M, Burgert EO, Vietti T, Kissane J, Pritchard DJ, Gihan EA (1981) The role of radiation therapy in the management of non metastatic Ewing's Sarcoma of bone. Report of the intergroup Ewing's Sarcoma study. Int J Pediatr Oncol Biol Phys 7:141–149

Peylan-Ramu N, Poplack DG, Pizzo PA (1978) Abnormal CT scans of the brain in asymptomatic children with acute lymphocytic leukemia after prophylactic treatment of the central nervous system with radiation and intrathecal chemotherapy. N Engl J Med 298:815–818

Philips TL, Fu KK (1977) Acute and late effects of multimodal therapy on normal tissues. Cancer 40:489–494

Pichler E (1982) Results of LSA_2-L_2 Therapy in 26 children with Non-Hodgkins Lymphoma. Cancer 50:2740–2746

Pomeroy TC, Johnson RE (1975) Prognostic factors for survival in Ewing's sarcoma. Am J Roentg Rad Ther Nucl Med 123/3:598–606

Pomeroy TC, Strong LC, Herson J, Osborne B, Sutow WW (1979) Risk of Radiation related subsequent malignant tumors in surivors of Ewing's Sarcoma. J Natl Cancer Inst 62:1401–1406

Pratt CB (1972) Management of malignant solid tumors in children. Pedr Clin North Am 19:1141–1155

Price RA, Jamieson PA (1975) The central nervous system in childhood leukemia, I Subacute leukoencephalopathy. Cancer 35:306–318

Pritchard DJ, Dahlin D, Dauphine R (1975) Ewing's Sarcoma. J Bone Joint Surg 57 A:10–16

Probert JC, Parker BR (1975) The effects of radiation therapy on bone growth. Radiology 114:155–162

Querleu D, Vasseur JJ, Triplet I, Demaille MC, Crepin G, Demaille A (1977) Les métastases placentaires. Rev Fr Gynecol 72:565–577

Quest DO, Brisman R, Antunes JL, Housepian EM (1978) Period of risk for recurrence in Medulloblastoma. J Neurosurg 48:159–163

Randolph JG, Altman RP, Arensman RM (1978) Liver resection in children with hepatic neoplasms. Ann Surg 187:599–605

Reboul F, Donaldson SS, Kaplan HS (1978) Herpes zoster and varicella infections in children with Hodgkin's disease: An analysis of contributing factors. Cancer 41:95–99

Regelson W, Bross ID, Hananian J (1965) Incidence of second primary tumors in children with cancer and leukemia: a seven-year survey of 150 consecutive autopsied cases. Cancer 18:58–72

Reinherz EL, Nadler LM, Sallan SE (1979) Subset derivation of T-cell acute lymphoblastic leukemia in man. J Clin Invest 64:392–397

Robinson LL, Nesbit ME, Sather HN (1980) Assessment of the interrelationship of prognostic factors in childhood acute lymphoblastic leukemia. Am J Pediatr Hematol Oncol 2:5–13

Rosen G (1978) Primary Ewing's sarcoma. The multidisciplinary lesion. Int J Radiat Oncol 4:527–532

Rosenberg SA, Diamond HD, Jaslowitz B (1960) Lymphosarcoma: A review of 1269 cases. Medicine 40:31

Salazar OM, Rubin P, Bassano D (1975) Improved survival of patients with intracranial ependymomas by irradiation: Dose selection and field extension. Cancer 35:1563–1573

Scanlon PW, Taylor WF (1979) Radiotherapy of intracranial astrocytomas: Analysis of 417 cases treated from 1960–1969. Neurosurgery 5:301

Schafer AD, Selinkoff PM (1977) Preoperative irradiation and chemotherapy for initially unresectable hepatoblastoma. J Pediatr Surg 12:1001–1007

Schaller J (1972) Arthritis as a presenting manifestation of malignancy in children. J Pediatr 81:793–797

Schappert-Kimmijser J, Hemmes GD, Nijland R (1966) The heredity of retinoblastoma. Ophthalmologica 151:197–213

Sehdev MK, Dowling MD, Seal SH, Stearns MW (1973) Perineal and anorectal complications in leukemia. Cancer 31:149–152

Shalet SM, Rosenstock JD, Boardwell CG, Pearson D, Jones PHM (1977) Thyroid dysfunction following external irradiation to the neck for Hodgkins disease in childhood. Clin Radiol 28:511–515

Sidney Farber Cancer Institute: Pediatric Oncology/hematology news letter: histiocytosis x. Unique malignancies 3, 3, 1981

Simone JV, Verzosa MS, Rudy JA (1975) Initial fea-

tures and prognosis in 363 children with acute lymphocytic leukemia. Cancer 36:2099–2108
Simone JV, Cassady JR, Filler RM (1982) Cancer in childhood. In: DeVita VT, Hellman S, Rosenberg SA (eds) Cancer, principles and practice of oncology. Lippincott, Philadelphia, p 1260
Slanina J, Wannemacher M, Heidemann S (1982) Infektgefährdung durch iatrogene Asplenie. Strahlentherapie 158:395–404
Smith DG, Nesbit ME, D'Angio GJ (1973) Histiocytosis-X: role of radiation therapy in management with special reference to dose levels employed. Radiology 106:419–422
Smith IE, Peckham MJ, McElwain TJ, Gazet JC, Austin DE (1977) Hodgkin Disease in children. Br J Cancer 36:120
Smith KL, Johnson W (1974) Classification of chronic myelocytic leukemia in children. Cancer 34:670–679
Soni SS, Marten GW, Petner SE, Duenas DA, Powazek M (1975) Effects of central nervous system irradiation on neuropsychology functioning of children with acute lymphocytic leukemia. N Engl J Med 293:113–118
Spanos PK, Payne WS, sIvins JC, Pritchard DJ (1976) Pulmonary resection for metastatic osteogenic sarcoma. J Bone Joint Surg [Am] 58:624–628
Stage WS, Stein JJ (1974) Treatment of malignant astrocytomas. Am J Roentgenol 120:7
Steinfeld AD (1976) Radiation therapy in the treatment of leukemic infiltrates of the tests. Radiology 120:681–682
Strong LC, Herson J, Osborne BM, Sutow WW (1979) Risk of radiation-related subsequent malignant tumors in survivors of Ewing's sarcoma. J Natl Cancer Int 62:1401–1406
Suit HD (1965) Treatment by radiation therapy. In: Tumors of bone and soft tissue: A collection of papers presented at the eighth annual clinical conference on cancer, 1963, at The Univ of Texas MD Anderson Hospital and Tumor Institute, Houston, Tx Chicago. Year Book Medical Publishers, pp 191–200
Sullivan M, Perez CA, Herson J, Silva-Sonsa M, Land V, Dyment PG, Chan R, Ayala AG (1980) Radiotherapy (2500 rad) for testicular leukemia. Cancer 46:508–515
Sullivan MP, Fuller LM, Chen T, Fisher R, Fryer C, Gehan E, Gilchrist GS, Hays D, Hanson W, Heller R, Higgins G, Jenkin D, Kung F, Sheehan W, Tefft M, Ternberg J, Wharam M (1982) Intergroup Hodgkin's Disease in children study of stages I and II: A preliminary report. Cancer Treat Rep 66:937–947
Sutow WW, Suit HD, Martin RG (1975) Bone tumors. In: Bloom HJG, Lemerle J, Neidhardt MK (eds) Cancer in children, clinical management. Springer, Berlin Heidelberg New York, pp 200–216
Sutow WW, Vietti TJ, Fernbach DJ (1977) Clinical pediatric oncology. Mosby, St Louis, pp 334–370
Sutow WW, Gehan EA, Dyment PG, Vietti T, Miale T (1978) Multidrug adjuvant chemotherapy for osteosarcoma: Interim report of the Southwest Oncology Group studies. Cancer Treat Rep 62:265–269
Tarkkanen A, Tuovinen E (1971) Retinoblastoma in Finland, 1912–1964. Acta Ophthalmol 49:293–300
Taylor PH, Filler RM, Nebesar RA (1969) Experience with hepatic resection in childhood. Am J Surg 117:435–441
Tefft M, Vawter GF, Mitus A (1967) Radiotherapeutic management of testicular neoplasms in children. Radiology 88:457–465
Tefft M, Chabora B, Rosen G (1977) Radiation in bone sarcomas, a reevaluation in the era of intensive systemic chemotherapy. Cancer 39:806–816
Tefft M, Razek A, Perez C, Burgert EO, Gehan EA, Griffin P, Kissane J, Vietti T, Nesbit M (1978) Local control and survival related to radiation dose and volume and to chemotherapy in nonmetastatic Ewing's Sarcoma of pelvic bones. Int J Radiat Oncol Biol Phys 4:367–372
Thomas EDL (1978) Marrow transplantation for acute leukemia. Cancer 42:895–900
Thompson IL, Griffin TW, Parker RG (1978) Craniopharyngiomas: The role of radiation therapy. Int J Radiat Oncol Biol Phys 4:1059
Thompson RW, Small RC, Stein JJ (1972) Treatment of retinoblastoma. Am J Roentgenol 114: 16–23
Tseng-Tong Kuo, Tai Po Tschong, Yen-Yih Chu (1976) Testicular relapse in childhood acute lymphozytic leukemia during bone marrow remission. Cancer 38:2604–2612
UCLA (1977) Bone-marrow transplantation team, Bone-marrow transplantation in acute leukemia. Lancet:1197–1200
Unni KK, Dahlin DC, Beaubout JW (1976a) Periosteal osteogenic sarcoma. Cancer 37:2476–2485
Unni KK, Dahlin DC, Beauboult JW, Ivins JC (1976b) Parosteal osteogenic sarcoma under the age of 21. A review of 145 operative cases. J Bone Joint Surg [Am] 52:411–423
VanDyk J, Jenkin DT, Leung PMK, Cunningham JR (1977) Medulloblastoma: Treatment technique and radiation dosimetry. Int J Radiat Oncol Biol Phys 2:993–1005
Vogel JM, Vogel P (1972) Idiopathic histiocytosis: A discussion of eosinophilic granuloma, the Hand-Schüller-Christian syndrome, and the Letterer-Siwe syndrome. Semin Hematol 9:349–369
Wagner HP (1974) Heutige Therapiemöglichkeiten und Prognose bei malignen Tumoren im Kindesalter. Therapeutische Umschau 31:564–570
Wagner HP, Feldges A, Imbach P, Plüss HJ, Sartorins J, Wyss M (1979) Malignes Nicht-Hodgkin

Lymphom im Kindesalter, Behandlungsresultate bei 47 Patienten. Schweiz Med Wochenschr 109:797–801

Wannemacher M, Kneufermann H (1978) Fortschritte in der Therapie des Medulloblastoms. Onkologie 1:92

Ward HWC (1965) Disordered vertebral growth following irradiation. Br J Radiol 38:459–464

Weinstein HJ, Link MP (1979)Non-Hodgkin's lymphoma in childhood. Clin Haematol 8:699–716

Weinstein H, Vance Z, Jaffe N (1979) Improved prognosis for patients with mediastinal lymphoblastic lymphoma. Blood 53:687–694

Weiss DR, Cassady JR, Peterson R (1975) Retinoblastoma: A modification in radiation therapy technique. Radiology 114:705–708

Williams IG, Price BS (1973) Tumours of childhood. Appleton-Century-Crofts, New York

Wollner N, Burchenal JH, Liebermann PH, Exelby P, D'Angio G, Murphy ML (1976) Non-Hodgkin's Lymphoma in children, A comparative study of two modalities of therapy. Cancer 37:123–134

Wollner N, Exelby PR, Liebermann PH (1979) Non Hodgkins Lymphoma in children. Cancer 44:1990–1999

Woodard ED (1981) Risk of thyreoid cancer after irradiation in childhood. In: Burchenal JH, Oettgen HF (eds) Cancer, achievements, challenges and prospects for the 1980's. Grune and Stratton, New York

Young PG, Mount BM, Foote FW Jr (1970) Embryonal adenocarcinoma in the prepubertal testis. A clinicopathologic study of 18 cases. Cancer 26:1065–1075

Young RC, Anderson T, DeVita VT (1977) The treatment of Hodgkins disease. Curr Probl Cancer I/7:1–29

Zuelzer WW, Inoue S, ThompsonRI (1976) Long-term cytogenetic studies in acute Leukemia of children, the nature relapse. Am J Hematol 1:143–190

B. Spezielle Tumoren im Kindesalter

Von

J. KUTZNER und P. GUTJAHR

Mit 15 Abbildungen und 20 Tabellen

I. Das kindliche Nephroblastom – Wilms-Tumor

1899 wurde das Nephroblastom von M. WILMS als Nierenmischgeschwulst beschrieben. Dieser maligne embryonale Tumor der Niere gehört mit zu den häufigsten soliden Tumoren im Kindesalter. Auf 100000 Kinder ist mit einem Wilms-Tumor zu rechnen, in der BRD werden jährlich etwa 100 Neuerkrankungen erwartet. Für den Wilms-Tumor gibt es zahlreiche Synonyma wie M. Birch-Hirschfeld, Adeno-Myosarkom.

Geschlechtsverteilung: Das männliche und das weibliche Geschlecht sind etwa gleich häufig tumorbefallen.

1. Familiäres Vorkommen

Ethnische Unterschiede scheinen nicht zu bestehen, wohl aber eine genetische Disposition. Ein gehäuftes familiäres Vorkommen von Wilms-Tumoren ist beobachtet worden (SHINADA 1977; SUTOW 1979; JUBERG et al. 1975). Nach KNUDSON (1975) wird für den Wilms-Tumor, ebenso wie für das Neuroblastom, eine zweifache Mutation diskutiert, wobei nach einer germinalen Mutation zur Tumorauslösung noch eine weitere somatische Mutation oder zwei somatische Mutationen erfolgen müssen. Danach wäre ein Drittel aller Wilms-Tumorentstehungen als erblich und zwei Drittel als sporadisch entstehend anzusehen. Nach SUTOW (1977) steigt das Risiko für einen Wilms-Tumor für die Nachkommen eines Patienten mit einseitigem Wilms-Tumor von 9% auf 63% für einen monozygoten Zwilling eines Patienten mit erblicher Form des Wilms-Tumors an.

Auffällig häufig ist das Auftreten des Wilms-Tumors begleitet mit Fehlbildungen: Bei ca. 4% der Kinder lokalisiert im Urogenitalbereich (CHATT'AS et al. 1980; PENDERGRASS 1976), ca. 3% mit einer Hemihypertrophie (JANIK u. SELLER 1976; SAUER u. WEMMER 1977) sowie ca. 1% mit Aniridie (nicht familiäre Aniridie) (COTLER et al. 1978; DUTA et al. 1977; FRANÇOIS et al. 1977; MAURER et al. 1979; ROCHELS 1981; RUPRECHT et al. 1978). Auch ein gemeinsames Vorkommen mit dem Exomphalos-Makrogloss-Gigantismus-Syndrom (BETEND et al. 1977; PREVOT et al. 1977) wurde beobachtet. RICCARDI et al. (1978) weisen auf eine Chromosomenveränderung, eine interstitielle Deletion am kurzen Arm des Chromosoms 11 bei Kindern mit Wilms-Tumoren mit Aniridie, geistiger Retardierung und genitaler Fehlbildung hin (BOND 1975c; FRANKE et al. 1979).

Ein 18-Trisomie-Syndrom und Wilms-Tumorerkrankung wurde von GIESER und SCHINDLER (1969) beobachtet. WEXLER et al. (1976) fanden ein synchron bestehendes Medulloblastom neben einem Wilms-Tumor.

Bilaterale Tumorentstehung: Der Wilms-Tumor entwickelt sich überwiegend einseitig, jedoch wird bei 1,4–13% der Kinder, durchschnittlich bei etwa 4%, ein beiderseitiger Wilms-Tumor beobachtet (DIETZ et al. 1978; LEEN u. WILLIAMS 1971; TAUTZ et al. 1977).

Das zeitliche Auftreten kann dabei synchron erfolgen oder auch metachron. SCOTT (1955) berichtet über metastatische Tumorbildung in der kontralateralen Niere. Nach BOND (1975c) ist die Inzidenz 10mal höher für das Auftreten eines bilateralen Wilms-Tumors mit weiteren Fehlbildungen gegenüber dem einseitigen Wilms-Tumor (MACHIN 1978; MANKAD et al. 1974). Auch bei Hufeisennieren kommen Wilms-Tumorbildungen vor (BOND 1975c; PAPPIS et al. 1979; PEREZ-GONZALEZ et al. 1976; REDMAN u. HARPER 1978; SHASHIKUMAR et al. 1974).

2. Erkrankungsalter

Der Häufigkeitsgipfel der Wilms-Tumorerkrankung liegt zwischen dem zweiten und dritten Lebensjahr, bei 80% aller Kinder tritt der Tumor vor dem 5. Lebensjahr auf (BACHMANN 1976; BACHMANN u. GOLDSCHMIDT 1974). Kongenitale Tumorbildungen sind bekannt, wobei sich Sonderformen abgrenzen lassen (BARZIV et al. 1974; GOLDSCHMIDT u. BACHMANN 1974a, b; HARMS et al. 1975; STAMBOLIS 1980; WEXLER et al. 1975). Wilms-Tumorbildungen bei Jugendlichen und Erwachsenen sind selten (BABAIAN et al. 1980; BARD et al. 1979; KOLTON et al. 1980; MERTEN et al. 1976; SHAH et al. 1979; SOMMO et al. 1976). Man fand bei der Wilms-Tumor-Studie der Gesellschaft für Pädiatrische Onkologie (GPO) 4/109 Patienten im Alter von über 17 Jahren.

3. Tumorlokalisation

Die von den Nieren ausgehende Tumorbildung scheint die Pole zu bevorzugen und entwikkelt sich primär innerhalb einer Kapsel. Erst bei weiterem Wachstum kommt es zu einem Übergreifen in die Umgebung, Durchbrechen der Nierenkapsel, Infiltration des Nierenfettgewebes, Ausdehnung über die Mittellinie und lymphogene Metastasierung, insbesondere in die paraaortalen Lymphknoten. Bei großen Tumoren läßt sich eine Abgrenzung gegenüber der Leber vielfach nicht mehr durchführen. Von der Nierenvene ausgehende Tumorzapfenbildungen können bis in die Vena cava reichen und eine Tumorinfiltration und einen tumorbedingten Verschluß der Vena cava bewirken. Tumorbildungen im Herzen mit klinischer Symptomatik wurden beobachtet (ANDRESEN et al. 1980; AYTAC et al. 1977; BYRANT u. VUCKOVIC 1978; SCHULLINGER et al. 1977; STAMBOLIS et al. 1979; SLOVIS et al. 1978; VAUGHAN et al. 1977).

4. Pathologie – Histologie – Grading

Der Wilms-Tumor ist eine von der Niere ausgehende dysontogenetische Fehlentwicklung. Nach heutiger Erkenntnis sind überwiegend 3 Gewebstypen in unterschiedlichem Ausmaß vertreten, undifferenziert-blastemische, mesenchymale und epitheliale Anteile. Bedingt durch die höhere Überlebensrate seit den 60er Jahren wurde eine Einteilung in verschiedene Stadien erforderlich. Eine Klassifizierung in 8 Subtypen nach histologischen Kriterien erfolgte nach dem Vorschlag von STOWENS (1959) und HARDWICK und STOWENS (1961). Nach GARCIA

Tabelle 1. Stadien (Gruppen) Einteilung für Wilms-Tumoren nach der NWTS. (D'ANGIO et al. 1976)

I	Tumor auf eine Niere begrenzt und komplett reseziert; Oberfläche der Nierenkapsel intakt; keine intraoperative Ruptur des Tumors; kein Residualtumor jenseits der Resektionslinie
II	Tumor über Niere ausgedehnt, aber komplett entfernt; Penetration über Pseudokapsel hinaus in perirenales Weichteilgewebe; periaortale Lymphknotenbeteiligung; Nierengefäße außerhalb Nierensubstanz infiltriert oder Tumorgewebe enthaltend; kein Residualtumor jenseits der Resektionsgrenzen
III	Residualer nichthämatogener Tumor, auf das Abdomen beschränkt; Tumorbiopsie ist erfolgt oder der Tumor rupturierte vor oder während der Operation; peritoneale Aussaat; Lymphknotenbeteiligung jenseits der abdominalen periaortalen Ketten; Tumor nicht komplett entfernt wegen lokaler Infiltration in vital bedeutsame Strukturen
IV	Hämatogene Metastasen; Residualgewebe weitergehend als in Gruppe III (z.B. Lunge, Leber, Knochen, Gehirn)
V	Bilaterale Beteiligung der Niere, entweder gleichzeitig oder nacheinander

et al. (1963) wurden 3 Stadien vorgeschlagen, bezogen auf das Tumorvolumen. Eine Erweiterung auf 4 Stadien unter Berücksichtigung einer Fernmetastasierung erfolgte durch FLEMING und JOHNSON (1979). Von der amerikanischen Nationalen Wilms-Tumor-Study (NWTS) (D'ANGIO 1982) erfolgte eine Gruppeneinteilung in 5 Gruppen unter besonderer Berücksichtigung der bilateralen Wilms-Tumoren.

Die von CASSADY (1973) empfohlene TMN-Klassifikation hat sich noch nicht endgültig durchsetzen können. Das TNM-System bietet jedoch die beste Möglichkeit einer genauen Tumorausdehnungsbestimmung und wird daher in Zukunft Grundlage für vergleichende Studien darstellen. Die Primär-Tumorgrößenbestimmung in Abhängigkeit des Überschreitens von 80 cm^2 sollte unter dem Aspekt des Alters besser ersetzt werden durch das x-fache des normalen Nierenvolumens, gemessen nach Ultraschall- oder CT-Untersuchungen. Bei der TNM-Klassifikation steht T für den Primärtumor, von T0 für keinen nachweisbaren Tumor bis T4 beim bilateralen Tumor, N für die Lymphknoten, von N0 für nicht nachweisbare bis N1 für nachgewiesene Lymphknotenmetastasen, M für Fernmetastasen, von M0 für den fehlenden Nachweis von Fernmetastasen bis M1 für den Nachweis von Fernmetastasen. Die TNM-Klassifikation erfolgt prätherapeutisch, sie kann nach einer Operation erweitert werden, dann wird der Einteilung ein p vorgesetzt. Ergänzt wird die Einteilung durch histopathologische Stadieneinteilung pS. Jedem Tumorstadium ist entsprechend eine Einteilung nach dem TNM-System zuzuordnen.

Die histologische Untersuchung ermöglicht eine Differenzierung des Aufbaus des Wilms-Tumors, wobei sich prognostische Faktoren ergeben, die nach dem Grading-Verfahren von LAWLER et al. (1975) sowie heute überwiegend von BECKWITH und PALMER (1978) durch mehrere Untergruppen unterschieden werden. Die differenzierten Typen haben eine deutlich bessere Prognose als die anablastischen Tumor-Typen. Auch lassen sich Sonderformen des Wilms-Tumors mit relativ günstiger Prognose abgrenzen. Eine Vorbehandlung, sei es durch Zytostatika oder Bestrahlung, führt gelegentlich zu einer Zerstörung des Tumorgewebes in unterschiedlicher Ausdehnung, so daß nach der Vorbehandlung nur noch der weniger sensible anablastische Anteil verbleibt (Tabelle 2).

1967 wurde von BOLANDE eine relativ gutartige Variante des Wilms-Tumors beschrieben, die bei Säuglingen vorkommenden kongenitalen, mesoblastischen Nephrome mit überwiegend mesochymalen Anteilen. Die operative Entfernung stellt hier die alleinige Therapie und Heilung dar, da eine Metastasierung nicht auftritt. Die bilaterale diffuse Nephroblastomatose ist charakterisiert durch eine beiderseitige diffuse Proliferation von undifferenzierten Zellen des metanephritischen Blastoms. Das Auftreten ist auch von Fehlbildungen begleitet

Nephroblastom. Prätherapeutische klinische Klassifikation. TNM

T	Primärtumor
T0	Keine Evidenz für Primärtumor
T1	Fläche von einseitigem Tumor und Niere im Urogramm 80 cm^2 oder kleiner
T2	Fläche von einseitigem Tumor und Niere im Urogramm größer als 80 cm^2
T3	Klinisch rupturierter einseitiger Tumor vor Therapie
T4	Nachweis von bilateralen Tumoren vor Therapie
TX	Inadäquate Information
N	Regionale Lymphknoten
N0	Kein Nachweis für regionalen Lymphknotenbefall
N1	Nachweis für regionalen Lymphknotenbefall
NX	Inadäquate Informationen
M	Fernmetastasen
M0	Kein Nachweis für Fernmetastasen
M1	Nachweis für Fernmetastasen
MX	Inadäquate Information

Nephroblastom. Postoperative histopathologische Klassifikation. p.TNM

pT	Primärtumor	
pT0	Kein histologischer Nachweis für den Primärtumor	
pT1	Vollständig abgekapselter intrarenaler Tumor. Komplette Resektion mit histologisch freien Rändern	
pT2	Tumor überschreitet die Kapsel oder das Nierenparenchym. Vollständige Resektion	
pT3	Tumor überschreitet die Kapsel oder das Nierenparenchym. Inkomplette Resektion oder Tumorruption	
	pT3a	Nachweis eines mikroskopischen Tumorrestes im Tumorbett
	pT3b	Nachweis eines makroskopischen Tumorrestes, oder Tumorruption und/oder maligner Aszites
	pT3c	Nicht resezierbarer Tumor bei chirurgischer Exploration
pT4	Nachweis von bilateralen Tumoren	
pTX	Inadäquate Information, so daß das Ausmaß der Ausbreitung nicht festgestellt werden kann	
pN	Regionale Lymphknoten	
pN0	Kein Tumornachweis bei der histologischen Untersuchung der regionalen Lymphknoten	
pN1	Nachweis der Invasion der regionalen Lymphknoten	
	pN1a	Befallene Lymphknoten vollständig entfernt
	pN1b	Befallene Lymphknoten unvollständig entfernt
pNX	Das Ausmaß der Invasion kann nicht festgestellt werden. Keine Exzision von Lymphknoten durchgeführt oder inadäquate Information über den pathologischen Befund	
pM	Fernmetastasen	
pM0	Kein Nachweis von Fernmetastasen	
pM1	Nachweis von Fernmetastasen, einschließlich der klinisch erfaßbaren	
pMX	Fernmetastasen können nicht festgestellt werden	

(BOVE u. MCADAMS 1977; CHADAR'EVIAN DE et al. 1977; HADDY et al. 1961; KIESEWETTER 1976; LARSON 1978; MCALISTER et al. 1979; NOGUEIRA MARCH et al. 1979; WOECKEL et al. 1979; STAMBOLIS 1979b). Eine weitere benigne Variante ist das im ersten Lebensjahr vorkommende benigne zystische Nephroblastom (HAVERS u. STAMBOLIS 1979; STAMBOLIS 1978,

Nephroblastom. Klinische Stadieneinteilung beim TNM-System

Stadium I	T1	N0, NX	M0
Stadium II	T2	N0, NX	M0
Stadium III	T1, T2, T3	jedes N	M0
Stadium IV	T1, T2, T3	jedes N	M1
Stadium V	T4	jedes N	jedes M

Nephroblastom. Postoperative histopathologische Stadieneinteilung p. TNM

pS I	Tumor in der Kapsel; vollständig reseziert		
	pT1	PN0, PNX	pM0
pS II	Tumor überschreitet die Kapsel; positive regionale Lymphknoten mit vollständiger Resektion		
	pT2	pN0, pN1a, pNX	pM0
	pT1	pN1a	pM0
pS IIIa	Unvollständige Resektion des Tumors, mikroskopischer Resttumor		
	pT3a	pN0, pN1a, pNX	pM0
pS IIIb	Unvollständige Resektion des Tumors, makroskopischer Resttumor		
	pT3b/c	jedes pN	pM0
	pT1, pT2, pT3a	pN1b	pM0
pS IV			

Nephroblastom. Zusammenfassung: TNM und p.TNM

TNM	Nephroblastom		p.TNM
T1	Tumor 80 cm^2	Eingekapselt. Vollständige Exzision	pT1
T2	Tumor 80 cm^2	Mit Invasion. Vollständige Exzision	pT2
T3	Ruptur vor Behandlung	Inkomplette Exzision. Mikroskopischer Resttumor	pT3a
		Inkomplette Exzision. Makroskopischer Resttumor Aszites	pT3b
		Nicht resezierbarer Tumor	pT3c
T4	Bilaterale Tumoren	Bilaterale Tumoren	pT4

1979a). Nach COLEMAN (1980) sind Formen der multilokulären renalen Zyste als epitheliale Veränderungen unsicherer Pathogenese, die in allen Altersstufen auftreten können, abzugrenzen von den nur bei Kindern beobachteten, mikroskopisch nicht zu unterscheidenden Veränderungen von multilokulären Zysten, die unterschiedlich differenzierte nephroblastomatöse Foci enthalten. Auch STAMBOLIS et al. (1981) unterscheiden das zystische Nephroblastom als Variante des Wilms-Tumors, das bei Kindern unter zwei Jahren auftritt ohne atypische Mitosen, Gefäßeinbrüche und Metastasen von dem multilokulären, zystischen Nephrom. Hierbei handelt es sich um eine klinisch und biologisch gutartige Tumorentstehung aus einem metanephrogenen epithelialen Hamartom. Das Vorkommen ist sowohl bei Kindern als auch Erwachsenen zu beobachten, jedoch kein bilaterales Auftreten (CHANG 1976; CROMIE et al. 1980; DATNOW u. DANIELS 1977; GALLO u. PENCHANSKY 1978; JOSHI 1979; JOSHI

Tabelle 2. Nephroblastom und assoziierte Nierenläsionen

Grading-Verfahren nach LAWLER *et al. (1975)*

1. Gruppe 0:	Keine Tubuli erkennbar
2. Gruppe +:	Weniger als 1 Tubulus pro 4–5 Blickfelder bei mittlerer Vergrößerung
3. Gruppe ++:	(Zwischen + und +++)
4. Gruppe +++:	Sehr viele Tubuli (fast alles Tumorgewebe an Tubulusbildung beteiligt)
5. Unklassifizierbar:	Zu kleine Tumorproben; ausgedehnte regressive Veränderungen (z.B. nach Bestrahlung und Chemotherapie)

Grading-Verfahren nach BECKWITH *und* PALMER *(1978)*

1. Mixed type (klassischer triphasischer Wilms-Tumor)
   a) ohne Anaplasie
   b) mit fokaler Anaplasie
   c) mit diffuser Anaplasie
2. Überwiegend epithelialer Typ (>65% epithelial)
   a) ohne Anaplasie
   b) mit fokaler Anaplasie
   c) mit diffuser Anaplasie
3. Überwiegend blastemischer Typ (>65% Blasten)
   a) ohne Anaplasie
   b) mit fokaler Anaplasie
   c) mit diffuser Anaplasie
4. Überwiegend stromahaltiger Typ (>65% Stroma)
   a) nichtsarkomatös
   b) sarkomatös (rhabdomyosarkomatoid, klarzellig, hyalinisierend etc.
5. Unklassifizierbar

Anaplasie

Kriterien der Anaplasie (vereinfacht):
1. Besonders große Kerne
2. Starke Kernhyperchromasie
3. Atypische Mitosen

Fokale Anaplasie:	Weniger als 10% des Tumorgewebes anaplastisch
Diffuse Anaplasie:	Mehr als 10% des Tumorgewebes anaplastisch

Mikroskopische Befunde im nichtnephroblastomatös infiltrierten Nierengewebe
(Nierenläsionen, die mit einem Wilms-Tumor assoziiert sein können)

1. Noduläres renales Blastem
2. Sklerosierende metanephrische Hamartome
   a) Einfaches sklerosierendes Hamartom
   b) Einfaches tubuläres Hamartom
   c) Sklerosierendes metanephrisches Hamartom mit beginnendem Wilms-Tumor
3. Wilms-Tumorlet (monomorphe Wilms-Tumoren zwischen 1 und 3,5 cm ∅)

et al. 1977; KEEGAN et al. 1979; KUMAR et al. 1978; LAHIRI et al. 1979; REDMAN u. HARPER 1978; ROSENFIELD et al. 1980; ROUS et al. 1976; TELANDER et al. 1978; YONEZAWA et al. 1979). Durch Wertung der histologischen Form und des klinischen Verhaltens erfolgt eine Einteilung als Grading. Sie soll eine prognostische Aussage ermöglichen, auch unter Berücksichtigung der Anaplasie und sarkomatösen Umwandlung (BOLKENIUS et al. 1978; GONZALEZ-CRUSSI et al. 1981; KHEIR et al. 1978; LAWLER et al. 1975, 1977; TAKAOKA 1977). FU und KAY (1973) und WALKER und RICHARD (1973) beschreiben Lokalrezidive beim mesoblastischen Nephrom, LEVIN et al. (1982) eine Lebermetastasierung bei einem 19jährigen Mädchen nach vielen Jahren. SHEN und YUNIS (1980) konnten bei der Verlaufsbeobachtung von 10 Fällen mit teils unterschiedlichem zellulären Aufbau keine Metastasierung oder Rezidivbildung beim mesoblastischen Nephrom feststellen. Eine Sonderform stellt der kindliche Nierentumor mit Knochenmetastasierung (Bone Metastasing Renal Tumor = „BMRT") dar. Auffällig ist ein Überwiegen des männlichen Geschlechts (7,6:1) sowie eine große Variabilität des Tumoraufbaus. Die Knochenmetastasierung kann sowohl uni- als auch multilokulär auftreten, oft auch ohne Weichteilmetastasierung (MARSDEN u. LAWLER 1980). Während der Wilms-Tumor fast immer von der Niere ausgeht, sind auch einige extrarenale Primärtumorlokalisationen bekannt geworden, so in der Leiste, im Uterus, retroperitoneal und sakral (HARMS et al. 1978; LISBOA-BITTENCOURT et al. 1981; MADANAT et al. 1978; MCCAULEY et al. 1979; TEBBI et al. 1974; WARD u. DEHNER 1974). Eine weitere Sonderform ist das „Clear-Cell-Sarcom" der kindlichen Niere, das sich außer durch seine histologische Darstellung auch teils durch große Tumormassen oder auch Knochenmetastasierung auszeichnet. Es unterscheidet sich vom sarkomatösen Wilms-Tumortyp und spricht auf Chemotherapie an (ABOULOLA et al. 1982). Auch eine sarkomatös rhabdomyoblastische Differenzierung wurde beim Wilms-Tumor beobachtet (HARMS et al. 1980; HEISING et al. 1979), VON PENCHANSKY und GALLO (1979) 7 Fälle von 192 Wilms-Tumoren.

5. Symptomatik

Vielfach entwickelt sich der Wilms-Tumor klinisch völlig stumm und fällt erst als sichtbarer und palpabler Flankentumor als Zufallsbefund auf. Dies mag mit Ursache sein, daß besonders bei Säuglingen und Kleinkindern die Tumorbildung relativ frühzeitig beim Wickeln auffällig wird. Während bei über 50% aller Kinder der palpable Tumor als uncharakteristisches Symptom im Abdomen auffällt, haben ca. 37% Abdominalschmerzen und 23% Fieber. Weitere uncharakteristische Symptome sind Gewichtsabnahme, Schwäche, Müdigkeit, gastrointestinale Syndrome wie Erbrechen, Diarrhöen und Obstipation. Eine Hämaturie tritt nur etwa bei 21% der Kinder auf und ist als Zeichen des Tumoreinbruchs in das Nierenhohlraumsystem im fortgeschrittenen Stadium anzutreffen. Selten ist das Auftreten von Wilms-Tumoren begleitet von einer Hypertonie, teilweise bedingt durch die Ausschüttung von vasoaktiven Substanzen (LUCIANI et al. 1979; SHETH et al. 1978).

6. Metastasen

Bei fortgeschrittenem Tumorwachstum kommt es lymphogen zur Metastasierung in die paraaortalen Lymphknoten sowie durch Wachstum per continuitatem zum Einbruch in das pararenale Fettgewebe. Tumorzapfenbildungen in der Vena renalis können in die Vena cava reichen und hier zur Tumorinfiltration und zum Tumorverschluß führen mit Embolie in das Herz oder ein Herzversagen bewirken (HOLBROOK et al. 1979; KOLMANNSKOG et al. 1979). Die häufigste hämatogene Metastasierung erfolgt in die Lungen, danach in der Reihenfolge sind Leber und Knochen betroffen (BOND et al. 1976; JEREB et al. 1976; LEMERLE et al. 1975). Selten werden Hirnmetastasen beobachtet (KALOUSEK et al. 1977). Die Metastasierungshäufigkeit im Skelett schwankt von 0,6% bis 15%, wobei der Befall der Extremitäten vor Stammskelett und Schädel liegt (GUTJAHR et al. 1976a; KUMARI 1976; LAWLER et al. 1979).

Nach einer Zusammenstellung von BOND und MARTIN (1975) ist die Knochenmetastasierungsrate bei 1276 Wilms-Tumoren 3,5%. Es scheint meist der von MARSDEN et al. (1978,

1980) beschriebene besondere Wilms-Tumor vorzuliegen, der sich durch eine hohe Knochenmetastasierungsrate auszeichnet und sich dadurch von den anderen Wilms-Tumoren unterscheidet (BRANDEIS et al. 1981; DIOUF et al. 1977). FRATKIN et al. (1977) beschreiben eine Orbitametastase, auch Hirnmetastasen sind erfolgreich therapierbar (MOHAMMAD et al. 1977; MORGAN u. BUSE 1976).

Durch Ruptur des Tumors vor oder während der Therapie kann es zu einer Tumorzellausschwemmung ins Abdomen kommen mit Ausbildung einer peritonealen Karzinose.

7. Diagnostik – Labor

Labor: Spezifische Laboruntersuchung gibt es bisher nicht. Eine normochrome Anämie kann bei Wilms-Tumorerkrankung bestehen.

8. Radiologische Diagnostik

a) Ausscheidungsurogramm

Das i.v. Pyelogramm ist auch heute noch überwiegend die erste diagnostische Maßnahme bei klinischem Verdacht auf eine von der Niere ausgehende Tumorbildung. Eine Abdomenübersichtsaufnahme vor Kontrastmittelgabe zum Nachweis etwa vorhandener Verkalkungen sollte stets erfolgen (KAUFMAN et al. 1978).

In Abhängigkeit von der Tumorgröße kommt es zu einer Deformierung des Nierenhohlraumsystemes, Verdrängung und Verlagerung der Niere, die bis zur völlig funktionslosen Niere führen kann (CANTY et al. 1979; CREMIN 1978) (Abb. 4a–f).

Vielfach läßt sich der Tumorweichteilschatten über das Gebiet der Niere hinaus verfolgen, eine Abgrenzung nach kranial – besonders rechtsseitig in Richtung Leber – ist oft nicht möglich. Ein unauffälliges Ausscheidungsurogramm schließt eine Tumorbildung nicht sicher aus (GROSSMAN 1976).

b) Ultraschall

Die nicht invasive Methode des Ultraschalls ohne Strahlenbelastung gewinnt zunehmend an Bedeutung. Sie ist gerade in der Pädiatrie von großem Nutzen und ermöglicht eine sichere Unterscheidung von soliden und zystischen Elementen. Durch technische Verbesserung der Geräte wird die Treffsicherheit des Ultraschalls zunehmend höher. Die Ultraschalldiagnostik ist auch das Mittel der Wahl zur Verlaufskontrolle bei präoperativen Behandlungsmethoden, um eine Tumorverkleinerung, zystische Umwandlung oder Einblutung nachzuweisen (BRASCH et al. 1980; HELMIG u. ELSER 1975; HOFMANN 1980; JAFFE et al. 1981; WEITZEL 1977, 1981).

c) Computertomographie

Die Ganzkörper-Computertomographie ist als sehr gute Ergänzung der Ultraschall-Diagnostik zu werten und nicht als Konkurrenzverfahren. Aufgrund der Strahlenbelastung wird sie jedoch nicht in dem Umfang wie die Ultraschalluntersuchung angewandt. Mit ihr ist aber eine Abgrenzung des Tumors innerhalb der Niere und Beurteilung der Umgebung, der Infiltration der Gefäßloge, Beschaffenheit der Oberfläche, Wertung des Tumorareals in Bezug auf Inhomogenitäten und zystische Anteile möglich und ggf. eine differentialdiagnostische Abgrenzung gegenüber anderen Tumorbildungen. Besonderer Wert ist bei der Compu-

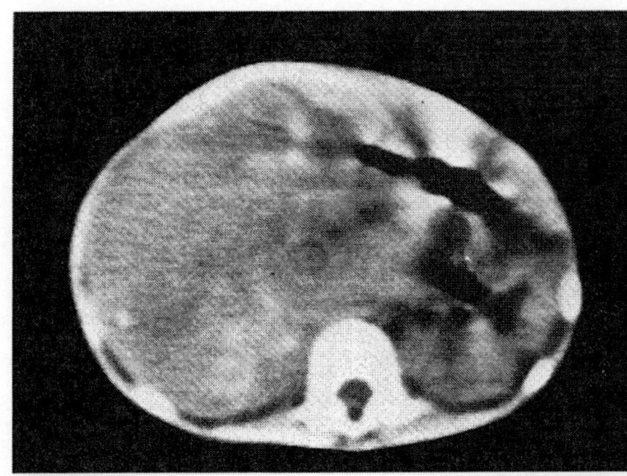

Abb. 1a, b. K.C., * 1977. Mit knapp 2 Jahren ausgedehnter rechtsseitiger Wilms-Tumor. Planungsaufnahme für die präoperative Strahlentherapie mit 15 Gy. **c** Postoperative Strahlentherapie mit 15 Gy unter Einschluß der Vertebralregion wegen ausgedehntem Lymphknotenbefall und tumorbedingter vollständiger Cavakompression. **d, e** Starke Artefaktbildungen durch multiple Metallclips

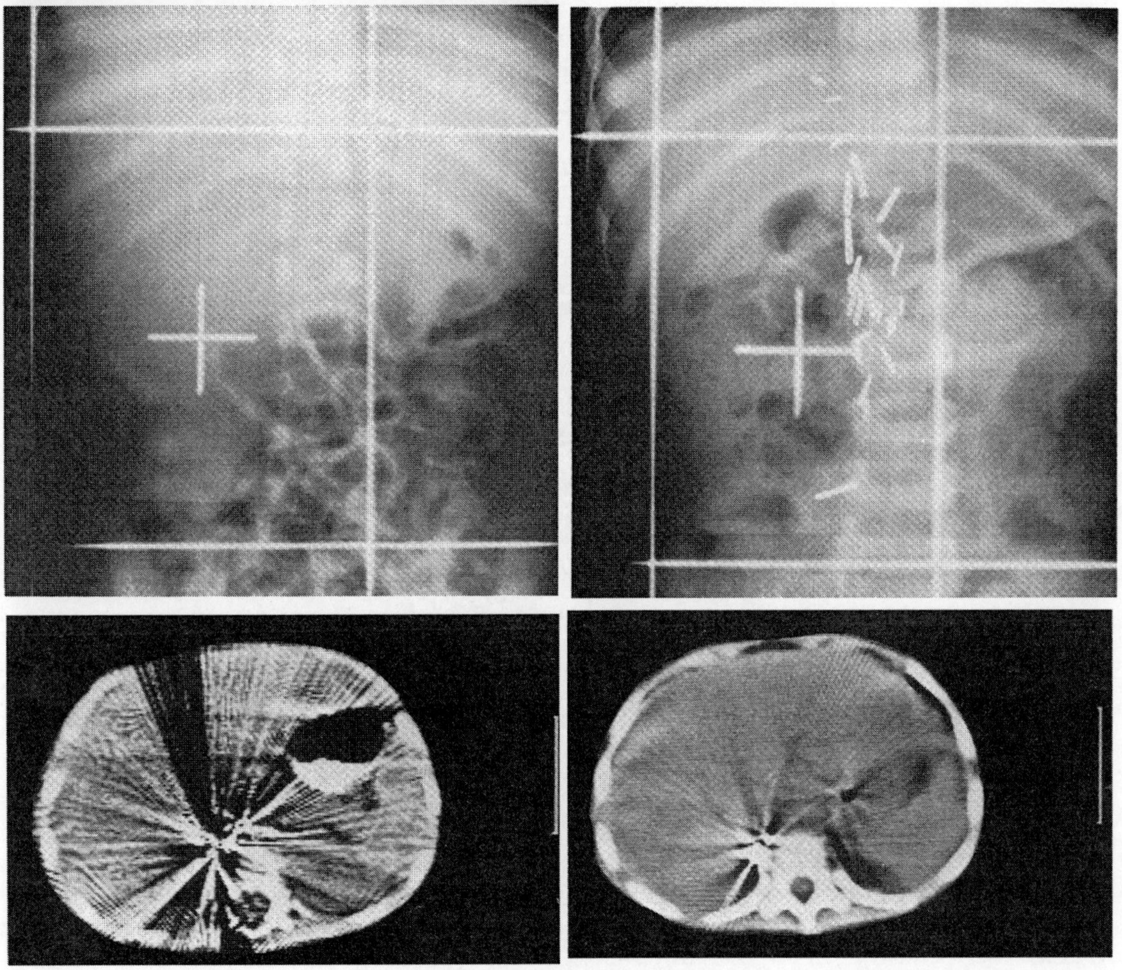

a

b c

d e

tertomographie auf die kontralaterale Niere zum Ausschluß eines bilateralen Wilmstumors zu legen, wobei auch diese Methode als nichtinvasiv gilt. Durch zusätzliche Kontrastmittel-Bolus-Injektion läßt sich die Aussage noch vergrößern bzgl. Gefäßdurchgängigkeit und Tumornekrose. Im allgemeinen dürfte für diese Untersuchung eine Sedierung der Kinder ausreichen, eine sichere Ruhigstellung während der Untersuchung muß jedoch gewährleistet sein, ggf. durch Narkose (Boldt u. Reilly 1977; Bourmann et al. 1979; Damgaard-Pedersen 1980; Heuser et al. 1980). Bei postoperativen CT-Untersuchungen wirken sich Silber-Clipmarkierungen in großer Zahl durch Artefaktbildungen nachteilig aus (Abb. 1).

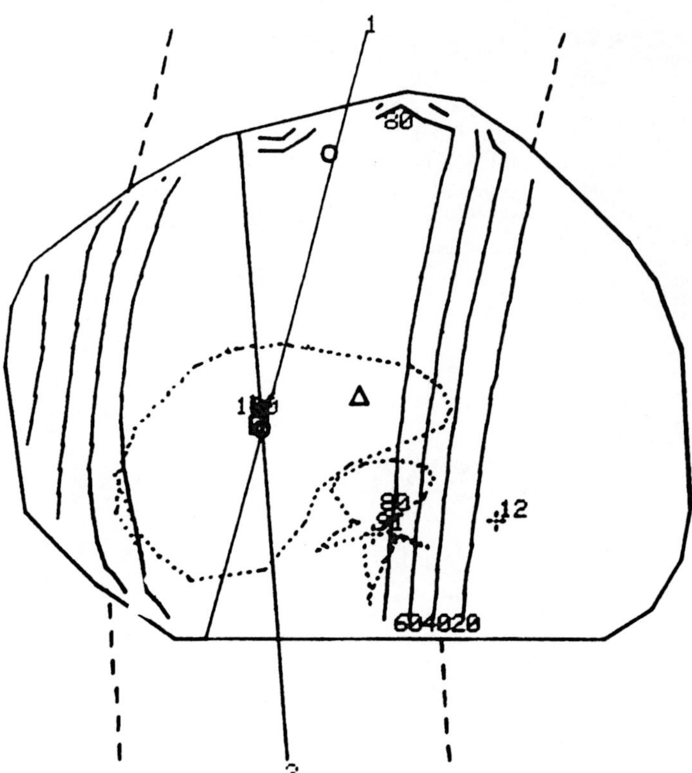

Abb. 1f. K.C., * 1977. Typischer Isodosenverlauf für opponierende ^{60}Co-Stehfelder

Bei der Computertomographie sollte außer dem Abdominalanteil die Lunge mituntersucht werden zum Ausschluß von Metastasen. Die CT-Bilder bilden für die heute übliche Bestrahlungsplanung mit Bestrahlungs-Planungsrechnern die Grundlage für die Dosisberechnung.

d) Angiographie

Vor Einführung der CT-Untersuchung sowie des Ultraschalls war die Angiographie eine der weiterführenden Untersuchungen zur Sicherung des wahrscheinlichen Malignomhinweises bei Tumorverdacht mit dem typischen Nachweis der Malignomkriterien wie pathologische Gefäße, Tumorparenchymdarstellung, Kontrastmittelseenbildung (ANDRESEN et al. 1980; BRANTLEY u. SIMSON 1976; FARAH u. LOFSTROM 1968; FOLIN 1969; KERK u. MÜLLER 1969; MENG u. ELKIN 1969; TSCHAPPELER u. FUCHS 1978) (Abb. 2). Auch hier kann durch selektive Angiographie die kontralaterale Niere auf einen Zweittumor kontrolliert werden (KATZEN u. MARKOWITZ 1976). Eine Abgrenzung bei großer Ausdehnung und rechtsseitiger Lokalisation gegenüber der Leber ist jedoch auch bei der Angiographie vielfach nicht möglich. Das Kriterium des Nachweises der Gefäßversorgung aus ein oder mehreren Gefäßen ist heute für den Operateur nur noch von untergeordneter Bedeutung. Sowohl die Untersuchung selbst mit Punktion und Kontrastmittelinjektion als auch die bei Kindern häufig dazu erforderliche Narkose bewirkt ein nicht unerhebliches Risiko und wird daher heute zugunsten der Ultraschalluntersuchung und des CT weitgehend verlassen (PROBST et al. 1981).

e) Venographie

Bei großen Wilms-Tumoren kommt es, sei es durch Kompression, Lymphknotenmetastasierung oder Tumorinfiltration, zu einer Vena cava-Stenose oder -Thrombose. Eine Venographie zur Beurteilung der Durchgängigkeit der Vena cava oder aber zur Darstellung des

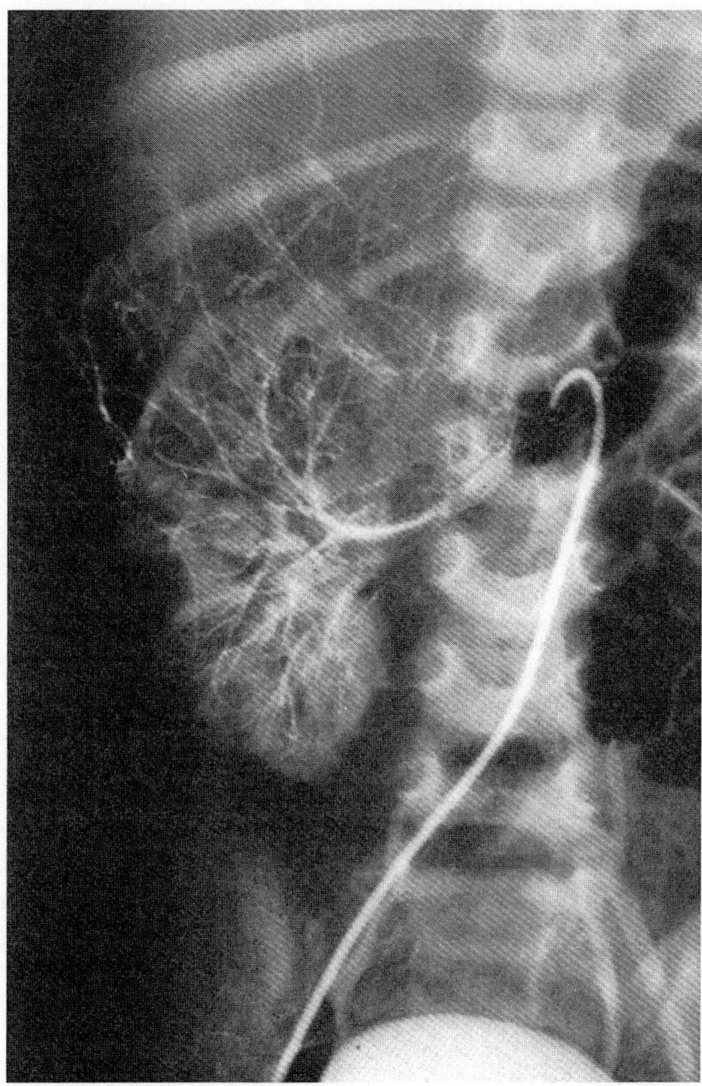

Abb. 2. BR, 3 Jahre. Selektive rechtsseitige Renovasographie bei ausgedehntem, vom oberen Pol ausgehenden Wilms-Tumor, von der Leber nicht abzugrenzen

Umgehungskreislaufes läßt sich relativ einfach und risikolos entweder über Kontrastmittelinjektion von beiden Füßen aus oder aber über die Vena femoralis durchführen. Auch hier gewinnt die Ultraschalldiagnostik zunehmend an Bedeutung (SLOVIS et al. 1981).

f) Thoraxaufnahmen

Die Röntgenthoraxaufnahme in zwei Ebenen gehört zur Routineuntersuchung. Zum Metastasennachweis ist die Tomographie beider Lungen empfohlen. Nach COHEN et al. (1981) ist die Zusatzinformation bei unverdächtigem Lungenbefund jedoch gering. COHEN fand bei 13 von 93 Kindern, davon 37 mit bekanntem Malignom, einen gutartigen Befund. Nach BRASCH et al. (1980) erlangt die CT-Kontrolle sowohl der Lunge als auch des Lokalbefundes bei der Nachsorge zunehmende Bedeutung.

g) Knochenszintigraphie

Da die ossäre Metastasenhäufigkeit bei allen Wilms-Tumoren unter 5% liegt, ist die Knochenszintigraphie als Screening-Methode zum Nachweis von Knochenmetastasen in ihrem Wert zweifelhaft (BENZ et al. 1978; FOHLMEISTER et al. 1979). Besteht bei klinischem Befund der Verdacht auf Metastasen, so ist entsprechend den Szintigrammbefunden eine Röntgenuntersuchung der verdächtigen oder sicher tumorbefallenen Areale zu empfehlen. Ein routinemäßiger Knochenscan ist bei sarkomatös-anablastischen Typen zu empfehlen, um eventuell den Nachweis eines knochenmetastasierenden Variationstyps (BMRT) unter Berücksichtigung der Histologie zu erbringen.

h) Nieren-Clearance-Bestimmung

Eine Isotopen-Clearance-Untersuchung zur Funktionskontrolle der Nieren prä- und postoperativ sowie unter der Therapie ist zu empfehlen.

9. Differentialdiagnose

Da in den vergangenen Jahren die primäre Diagnostik des Wilms-Tumors meist nur aufgrund des Ausscheidungs-Urogramms erfolgte, war eine relativ hohe Anzahl von präoperativen Fehldiagnosen zu verzeichnen (10–15%) (FESTEN 1979). Eingeschlossen in diese Anzahl sind auch andere Malignome wie das Neuroblastom. Differentialdiagnostisch ist bei einer Raumforderung mit Verdrängung des Hohlraumsystems an Nierenzysten zu denken; durch den Einsatz des Ultraschalls und der Computertomographie ist jedoch eine zystische Veränderung von einer soliden Raumforderung heute sicher abzugrenzen. Das im Erwachsenenalter häufige Hypernephrom ist im Kindesalter selten. In der NWTS-Studie wurden von 606 bei 30 eine präoperative Fehldiagnose eines Wilms-Tumors gestellt, dabei waren 16 maligne und 14 benigne Raumforderungen (EHRLICH et al. 1980). Auch bei der SIOP ergab sich eine Rate von 11% Fehlbeurteilungen (LEMERLE et al. 1976). Eine bei der Nierenleeraufnahme nachweisbare Verkalkung spricht zwar für ein Neuroblastom, jedoch sind auch Verkalkungen beim Wilms-Tumor nachweisbar. Während beim Neuroblastom die paraaortale Gefäßlage – durch Tumor infiltriert – meist nicht mehr abzugrenzen ist, kommt es durch die Tumorausdehnung zur Verlagerung und Kompression der Niere, wobei jedoch die Kontur meist gut abzugrenzen ist. Demgegenüber kommt es erst im Spätstadium beim Wilms-Tumor zum „Aufbrauchen“ der Niere durch die Tumorbildung mit völligem Funktionsverlust ohne Kontrastmittelausscheidung und kontinuierlicher Tumorbildung von der Niere bis in die paraaortale Lymphknoten-Gefäßregion.

Trotz Ultraschall und Computertomographie dürfte eine Abgrenzung von Wilms-Tumorvarianten wie kongenitales mesoblastisches Nephrom und andere sehr schwierig sein. Da hier jedoch eine präoperative Therapie im allgemeinen nicht erfolgt, erbringt die operative Entfernung die histologische Klärung.

10. Probeexzision – Probepunktion

Wegen der Gefahr der durch Palpation hervorgerufenen Metastasierung sollte die Untersuchung der Kinder bei Verdacht auf Wilms-Tumor vorsichtig und zart erfolgen. Die prätherapeutische Diagnostik bei Ausschöpfung der gegebenen Möglichkeiten dürfte in den überwiegenden Fällen zur Stellung der Diagnose eines Malignoms ausreichen, so daß auf eine Probelaparatomie zur Gewebsprobeentnahme oder auch eine Probepunktion verzichtet werden kann. Sie bergen beide die große Gefahr der Tumorzellausschwemmung, besonders nach Ruptur. Außerdem ist aufgrund der Inhomogenität beim Wilms-Tumor eine Aussage aus dem gewonnenen Punktionsmaterial nur beschränkt möglich.

11. Therapie

a) Operation

Die Operation stellt auch heute, wenn auch nicht als alleinige Therapie, eine der stets durchzuführenden Behandlungsmaßnahmen dar. Im Gegensatz zu der früher vertretenen Ansicht ist nach heutigen Erkenntnissen weder eine sofortige Operation zur Klärung der Dignität und zur Therapie notwendig, noch ist eine radikale Resektion unter Mitnahme von anderen Organanteilen bei ausgedehnten Tumoren indiziert. Bei sehr großen Tumoren, die weit über die Mittellinie reichen und bis zur kontralateralen Niere sich ausdehnen, muß auch heute bei einigen noch die primäre Inoperabilität angenommen werden. Durch eine Vorbehandlung mit Strahlentherapie-Chemotherapie läßt sich fast immer eine weitgehende Verkleinerung des Tumors erreichen, so daß für den Operateur bessere Möglichkeiten der Resektion und der Organerhaltung anderer zuvor infiltrierter Organe bestehen. Eine Lymphadenektomie sollte stets mit durchgeführt werden. Sollte eine radikale Tumorentfernung klinisch nicht möglich sein, so sind die entsprechenden Stellen durch wenige Clips zu markieren, um später für die nachfolgende Strahlentherapie eine Erleichterung der Resttumor-Lokalisation zu geben (Danis et al. 1979; Eckler et al. 1967; Howanietz et al. 1977; Singer et al. 1975; Sigel u. Chlepas 1978). Von Danis et al. (1979) und Harrison et al. (1978) wurde bei großen blutenden Tumoren präoperativ eine Tumorembolisation durchgeführt.

Bei doppelseitigem Wilms-Tumor ist ein individuelles Vorgehen notwendig. Gegebenenfalls kann eine Nierentransplantation, sei es bei doppelseitigem Wilms-Tumor oder bei einseitigem Wilms-Tumor als Folge einer anderen renalen Erkrankung erfolgen (Altmann et al. 1978; Demaria et al. 1980; Ehrlich et al. 1974; Garrett u. Donohue 1979; Penn 1979; White et al. 1976; Wiener 1976).

b) Chirurgisches Vorgehen

Nach der Empfehlung der deutschen Gesellschaft für Chirurgie ist zur Vermeidung einer mechanisch ausgelösten Tumorzellausschwemmung durch eine quere Oberbauchlaparatomie transperitoneal vorzugehen. Zur Verringerung einer Tumorembolie wird die primäre Unterbindung und Resektion am Gefäßstiel erfolgen (Leape et al. 1978; Martin et al. 1979; Todani et al. 1976). Eine chirurgische Metastasenbehandlung ist unter Berücksichtigung der Chemotherapie individuell zu gestalten.

c) Strahlentherapie

In den letzten Jahrzehnten hat die Strahlentherapie wesentlich zur Verbesserung der Prognose des Wilms-Tumors beigetragen, wobei durch Einführung der Chemotherapie eine Dosisreduktion möglich war (Cassady et al. 1978; Goldschmidt u. Bachmann 1974b; Hartmann u. Göring 1969; Lieven et al. 1980; Palecek et al. 1965; Stender u. Berndt 1968). Die Strahlentherapie beim Wilms-Tumor wird heute ausschließlich mit ^{60}Co-Geräten oder Beschleunigern durchgeführt. Die Bestrahlungsplanung basiert auf der prätherapeutischen Diagnostik, insbesondere unter Berücksichtigung der Ultraschall- und CT-Untersuchungen (Abb. 3a–g). Die Dosisberechnung wird in quasi dreidimensionaler Planung an speziellen Rechnern erfolgen unter Berücksichtigung der Tumorausdehnung und der zu schonenden Körperorgane (Christ u. Breitling 1978). Besondere Sorgfalt ist auf die reproduzierbare Feldeinstellung zu legen, wobei Lagerungshilfen wertvoll sind. Die Bestrahlung bei Kleinkindern wird bei Sedierung, nur in seltenen Fällen in Narkose, durchgeführt. Die Einzeldosen sind alters- und volumenabhängig zwischen 0,5 Gy und 2 Gy Tagesdosis zu

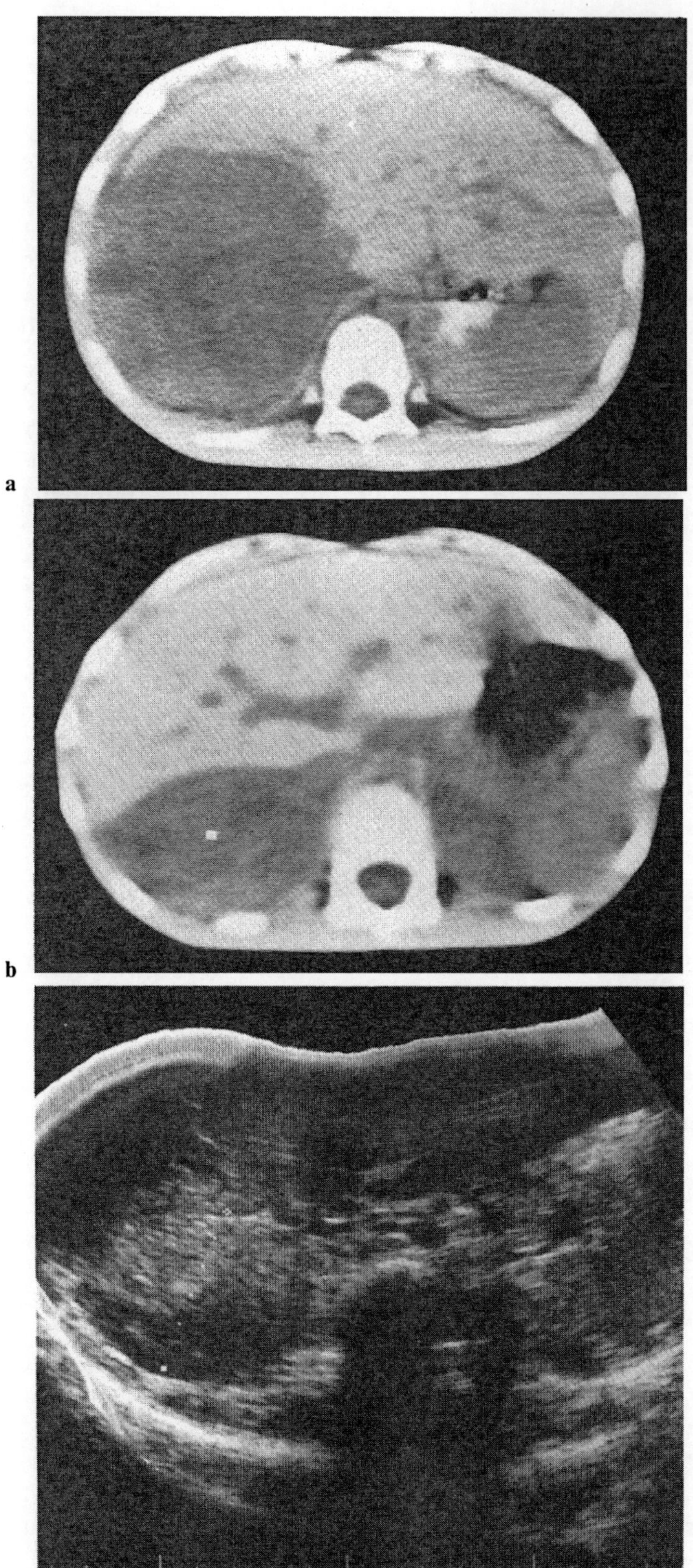

Abb. 3a, b. P.E., 7 Jahre. Ausgedehnter rechtsseitiger Wilms-Tumor mit Übergreifen auf die Leber, erhebliche Tumorverkleinerung durch kombinierte präoperative Behandlung. **c** Ultraschall-Befund bei ausgedehntem rechtsseitigem Wilms-Tumor

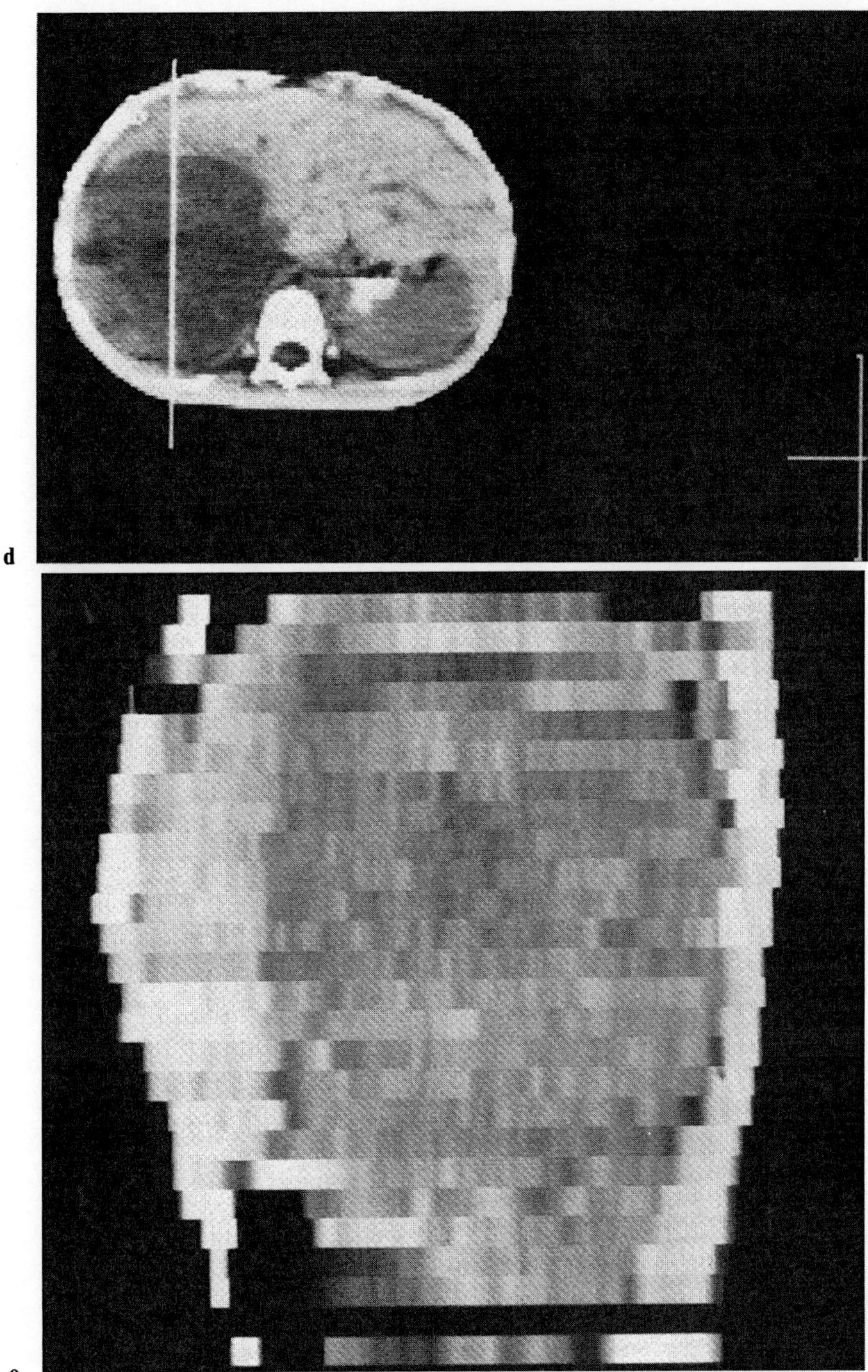

d

e

Abb. 3d, e. P.E. 7 Jahre. Topogramm und CT als Grundlage für die Bestrahlungsplanung: Weit nach links verdrängte Leber

variieren. Eine sichere Stehfeldbestrahlung über opponierende Felder ist gegebenenfalls einer komplizierten Bewegungsbestrahlung vorzuziehen. Die Bestrahlung soll innerhalb von 10 Tagen postoperativ erfolgen (BOND 1975b; D'ANGIO et al. 1978).

Die Strahlentherapie ist abhängig vom Alter des Kindes sowie der Tumorausdehnung. Aufgrund der bisherigen Erfahrungen soll auf eine Strahlentherapie bei Säuglingen im Sta-

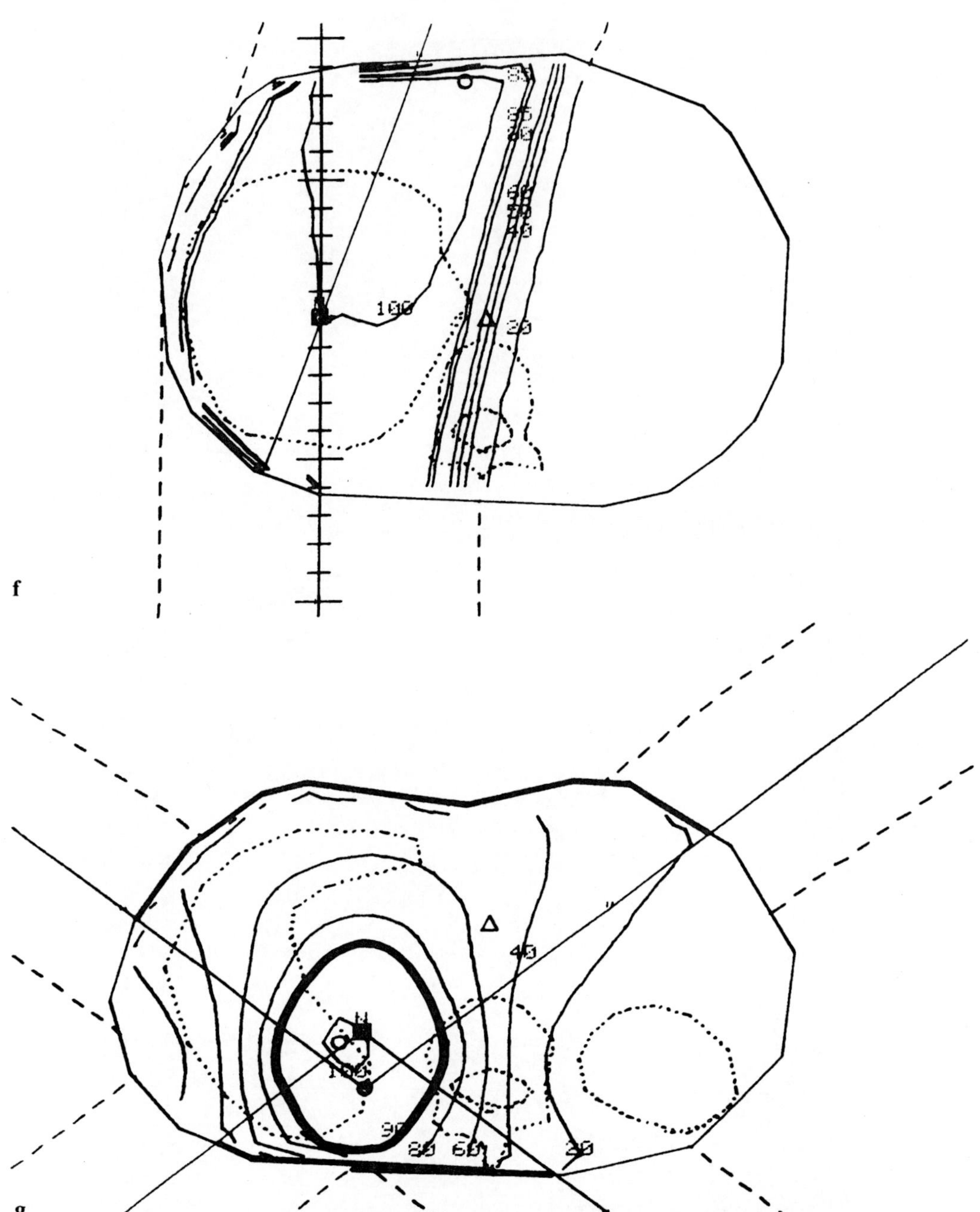

Abb. 3f, g. P.E., 7 Jahre. Präoperative Strahlentherapie über opponierende Felder bei Lateralabwinklung des a.p.-Feldes. Postoperative biaxiale Pendelbestrahlung des Tumorbettes bis zu einer Gesamtdosis von 30 Gy

dium I und II sowie bei älteren Kindern im Stadium I verzichtet werden. Die früher von der NWTS angegebene altersmäßige Staffelung:

Alter des Kindes	Strahlentherapiedosis
0–18 Monate	18–24 Gy
19–30 Monate	24–30 Gy
31–40 Monate	30–35 Gy
> 41 Monate	35–40 Gy

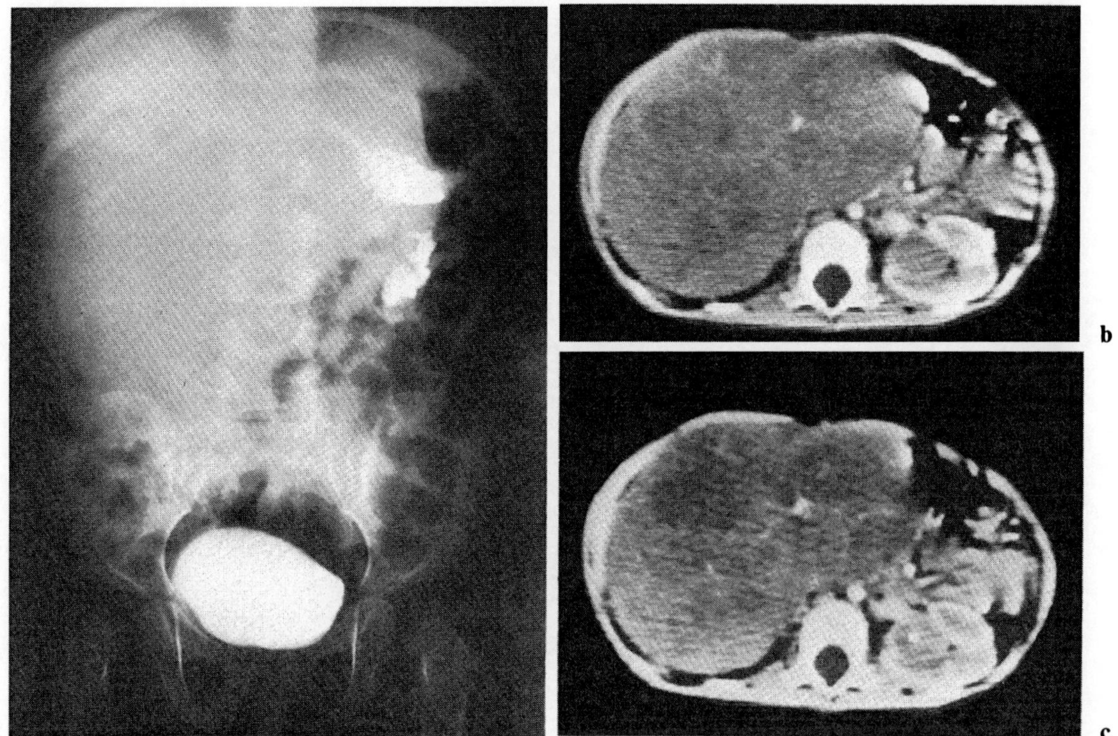

Abb. 4a. L. G., * 1979. Ausscheidungs-Urogramm bei bilateralem Wilms-Tumor vom Sept. 1981. Großer rechtsseitiger Tumor mit Verdrängung der Restniere nach kranial und Stauung linksseitig durch Tumorbildung im Nierenbecken. **b, c** Ausgedehnter, die Mittellinie überschreitender Wilms-Tumor mit unterschiedlichem Enhancement nach Kontrastmittel-Applikation. Zentraler synchroner Zweit-Tumor der li. Niere

kann bei der aggressiven Chemotherapie als zu hoch angesehen werden, wobei Dosen von 40 Gy nur noch für den sarkomatös anaplastischen Tumortyp indiziert erscheinen (D'ANGIO et al. 1976; MORGAN u. KIDD 1978). Die von der Gesellschaft für Pädiatrische Onkologie (GPO) empfohlenen Strahlendosen sind

bei Säuglingen bis	20 Gy
Alter 2–4 Jahre	25 Gy
über 4 Jahre	30 Gy
bei high-malignen Tumoren	40 Gy

Zahlreiche Autoren berichten über den Wert der präoperativen Strahlentherapie zur Tumorverkleinerung (BEK et al. 1978; HUENIG et al. 1974; JENTZSCH et al. 1974; RUECKER u. ENGLES 1979; SCHORCHT 1980; WAGGETT u. KOOP 1970). Bei der präoperativen Strahlentherapie, die heute überwiegend simultan mit einer Chemotherapie erfolgt, sollte die Dosis 30–50% der Gesamtdosis betragen.

Die GHD ist dabei auf 12–15 Gy zu beschränken, ebenso sind bei großen Tumorvolumina kleine Einzeldosen von 0,5–1,5 Gy zu applizieren (KUTZNER 1981).

In Abhängigkeit von der Tumorrückbildung entsprechend den Kontrollen durch Ultraschall und CT ist auch eine Feldverkleinerung des Bestrahlungsfeldes möglich und sinnvoll (Abb. 7a–g).

Bei nachgewiesenen Lungenmetastasen ist eine Strahlentherapie-Kombination simultan mit Chemotherapie durchzuführen, wobei aufgrund der Möglichkeit der Strahlenfibrose der Lungen die Dosis bei Kindern unter 2 Jahren auf 12 Gy begrenzt werden sollte, bei älteren

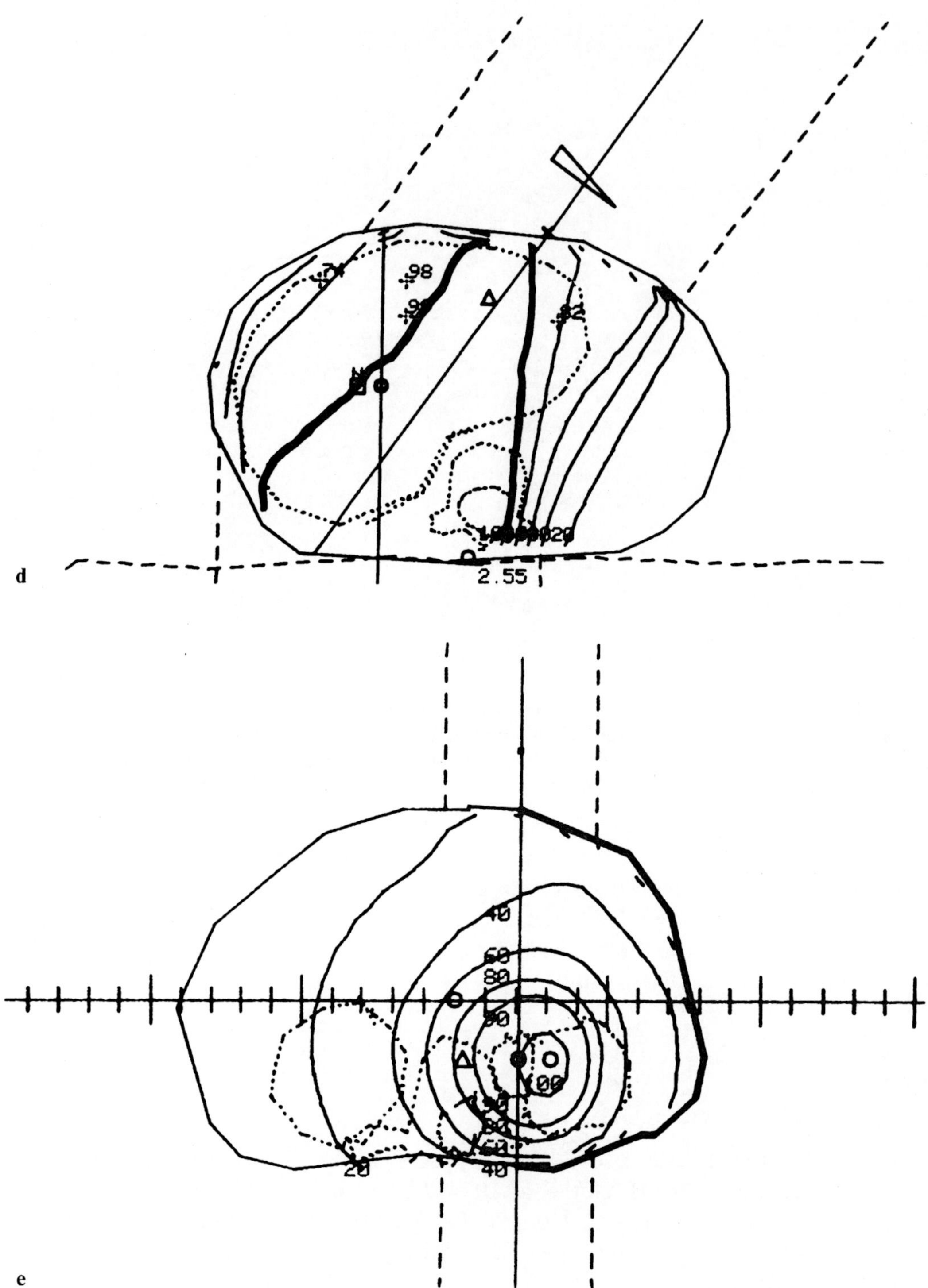

Abb. 4d, e. L.G., * 1979. Präoperative Strahlentherapie mit 10 Gy und simultane Chemotherapie. Aufgrund der guten Tumorrückbildung erfolgte rechtsseitig nur eine Tumorenukleation bei Belassung der Niere. Linksseitig hatte sich der Zweit-Tumor unter der Chemotherapie soweit zurückgebildet, daß nach einer zusätzlichen Strahlentherapie kleinvolumig mit 10 Gy auch auf eine linksseitige Tumorenukleation verzichtet wurde

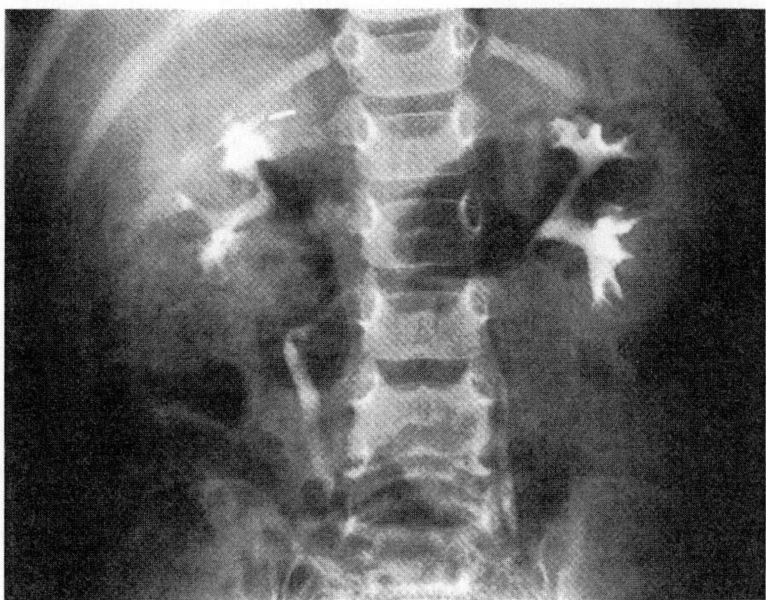

Abb. 4f. L.G., * 1979. Ausscheidungsurogramm-Kontrolle ein Jahr nach rechtsseitiger Tumorenukleation und linksseitig alleiniger Chemo-Strahlentherapie

Kindern auf 15 Gy. Nur kleinvolumig kann bei solitären Metastasen die Dosiserhöhung erfolgen. Die Einzeldosen sind auf 1,0–1,5 Gy zu beschränken (SCHLIENGER et al. 1974).

Bei schmerzhaften Knochenmetastasen läßt sich ein guter Palliativeffekt durch Applikation von Dosen von 20–30 Gy erreichen. Bei einem doppelseitigen Wilms-Tumor ist eine Strahlentherapie dem gesamten Therapiekonzept anzupassen (Abb. 4). Bei einseitiger Tumornephrektomie ist das Nierenlager altersentsprechend nachzubestrahlen, bei der verbleibenden Niere sollte die Dosis von 12 Gy wegen der Gefahr der radiogenen Nephritis möglichst nicht überschritten werden. Die von RICHARDS (1976) angegebene Behandlung bei einem 6jährigen Mädchen mit doppelseitigem Wilms-Tumor mit Tumornephrektomie und postoperativer Strahlentherapie mit 35 Gy sowie partieller Nierenbestrahlung der kontralateralen Niere mit 40 Gy bei zusätzlicher Chemotherapie erscheint bei der zu erwartenden späteren Funktionseinschränkung riskant.

d) Chemotherapie

Nach der Einführung von Actinomycin D durch FABER (1966) wurde die Chemotherapie zu einem wesentlichen Bestandteil der Wilms-Tumortherapie. Durch zahlreiche randomisierte Studien wurde ermittelt, daß eine Kombinationschemotherapie der Monotherapie überlegen war, wobei zusätzlich Vincristin, später auch Adriamycin in die Therapie mit einbezogen wurden (D'ANGIO et al. 1959; FABER et al. 1956; FERNBACH u. MARYN 1966; LANDBECK 1972) (Tabelle 3 und Abb. 5).

Unter Berücksichtigung der Stadieneinteilung der NWTS ergibt sich daher für das Stadium I bei Operation oder Strahlentherapie eine 6-monatige Chemotherapie aus Actinomycin D und Vincristin, für das Stadium II nach erfolgter Operation eine postoperative Strahlentherapie sowie 12monatige Behandlung mit Actinomycin D und Vincristin, für das Stadium III gegebenenfalls präoperative Therapie sowie postoperative Strahlentherapie und Dreierkombination aus Actinomycin D, Vincristin und Adriamycin über 12 Monate sowie im Stadium IV eine präoperative Therapie sowie postoperative Strahlentherapie, eine 12mona-

Tabelle 3. Ansprechrate („response“) von Wilms-Tumoren auf verschiedene Zytostatika. (Sammelstatistik aus 11 Publikationen nach GUTJAHR 1981)

Substanz	Ansprechrate (Voll- und Teilremissionen zusammengefaßt)	
	absolute Zahlen	Prozent
Vincristin	30/42	71%
Adriamycin	32/52	61%
Actinomycin D	17/42	40%
Cyclophosphamid	14/42	33%
Epipodophyllotoxin VP 16–213	2/6	33%
Epipodophyllotoxin VM 26	1/6	16%
5-Fluorouracil	0/6	0%
DTIC	0/3	0%
cis-Platin	0/1	0%

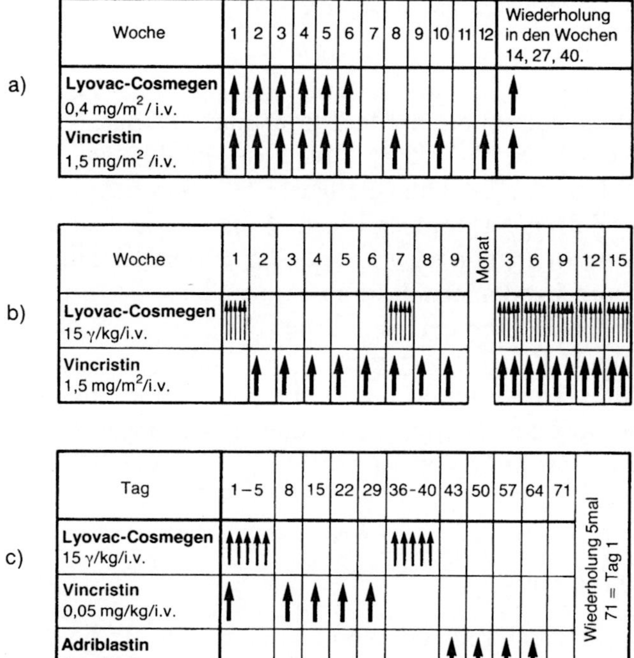

Abb. 5a–c. Verschiedene Chemotherapieschemata zur Wilms-Tumortherapie. **a** FLEMING (1970), **b** NWTS, **c** GUTJAHR (1981)

tige Applikation der Dreierkombination von Actinomycin D, Vincristin und Adriamycin. Auf eine Chemotherapie bei Säuglingen im Stadium I wird verzichtet (Tabelle 4). Durch eine präoperative Chemotherapie läßt sich wie durch eine Bestrahlung eine Tumorverkleinerung erreichen (JACOBSSON et al. 1979). Die Wilms-Tumortherapie erfordert eine interdisziplinäre optimale Zusammenarbeit von Pädiatern, Chirurgen und Strahlentherapeuten zur optimalen Therapie (GRIFFEL 1977; HAMMON et al. 1978; LENNOX et al. 1979). Autoradiographische Untersuchungen zur Bestimmung der Zellkinetik von Wilms-Tumorzellen wurden von WILLNOW (1979) durchgeführt.

Tabelle 4. Stadieneinteilung und Therapie bei Kindern mit Wilms-Tumoren

		Therapie	Dauer
Stadium I		OP+ bei Patienten >6 Monate DACT+VCR	6 Monate
Stadium II		OP+RAD+DACT+VCR	12 Monate
Stadium III	präoperativ: DACT+VCR	OP+RAD+DACT+VCR+ADM	12 Monate
Stadium IV		OP+RAD+DACT+VCR+ADM	12 Monate
Stadium V		Individuell	

Stadium I	Tag	1	2	3	4	5							6 Monate
		V				V							
		D	D	D	D	D							
Stadium II	Tag	1	8	15	22	29	36						12 Monate
		V	V	V	V	V	V						
		AAAAA											
Stadium III+IV	Tag	1	8	15	22	29	36	43	50	57	64	71	
		V	V	V	V	V	∅	A	A	A	A	=Tag 1, 2. Zyklus	
		DDDDD					DDDDD						

Chemotherapie für die Wilms-Tumortherapie; GPO-Behandlungsplan 1980/82
D=DACT=Actinomycin D; A=ADM=Adriamycin; V=VCR=Vincristin

12. Ergebnisse – Prognose

Nachdem wahrscheinlich von JESSOP (1877) die erste Wilms-Tumor-Nephrektomie durchgeführt worden war, erfolgte in den nächsten Jahrzehnten fast ausschließlich die alleinige operative Tumorbehandlung. Die Heilungsergebnisse lagen zwischen 10 und 20% (PFEIFFER 1967; RUSCHE 1951). GROSS und NEUHAUSER (1950) berichten über ansteigende Heilungsquoten:

1914–1930	geheilt	4/27	(14,9%)
1931–1939	geheilt	10/31	(32,2%)
1940–1947	geheilt	18/38	(47,3%)

Die Verbesserungen auf 47,3% wurden durch eine seit 1940 durchgeführte postoperative Strahlentherapie erreicht. Die erste präoperative Strahlentherapie erfolgte von LADD (1938). KLAPPROTH (1959) ermittelte aus einer Literaturzusammenstellung 1940–1958 bei 282 Fällen eine Heilungsrate von 20%.

Zusammenstellung der Heilungsraten nach alleiniger Operation nach SUTOW (1977) (Tabelle 5):

ARON berichtete 1974 über eine 5-Jahres-Überlebensrate von 60% für 81 Kinder für die Behandlungszeit von 1950–1970, dabei ergab sich folgende Verteilung

Stadium I	85%
Stadium II	73%
Stadium III	32%
Stadium IV	37%
Stadium V	47%

Durch eine Kombinations-Chemotherapie wurde die Prognose gegenüber Operation und Strahlentherapie verbessert (BENJAMIN et al. 1974; HAASS u. EICKHOFF 1971).

Tabelle 5. Heilungsraten bei Wilmstumoren durch Operation alleine

Autoren	Zeitraum	Anzahl der Patienten	Heilungen	
			Anzahl	%
HARVEY (1950), Literaturübersicht	bis 1950	180	28	15
GROSS/NEUHAUSER (1950)	1914–1930	27	4	15
	1931–1939	31	10	32
SCOTT (1956), Literaturübersicht	bis 1954	463	87	18
KLAPPROTH (1959), Literaturübersicht	1940–1958	282	59	20
JEREB/EKLUND (1973)	1927–1969	35	4	11

Tabelle 6. NWTS – I: Schematische Darstellung des therapeutischen Vorgehens

Gruppe I	Randomisierung	Plan A:	Operation + Radiotherapie + ACD
		Plan B:	Operation + ACD, keine Radiotherapie
Gruppen II + III	Randomisierung	Plan A:	Operation + Radiotherapie + ACD
		Plan B:	Operation + Radiotherapie + VCR
		Plan C:	Operation + Radiotherapie + ACD + VCR
Gruppe IV	Randomisierung	Plan A:	Operation + Radiotherapie + VCR + ACD
		Plan B:	Präoperative VCR + Operation + Radiotherapie + VCR + 1CD

Es hatte sich in dieser ersten NWTS gezeigt (D'ANGIO et al. 1976), daß eine routinemäßige postoperative Radiotherapie bei Säuglingen mit „Gruppe-I-" Tumoren nicht notwendig war. Die Ergebnisse der Gruppe-I-Kinder, die zwei Jahre und älter waren, machten hingegen deutlich, daß bei Nichtbestrahlung infradiaphragmale Rezidive häufiger auftraten als bei den bestrahlten. Die Differenz zwischen beiden Populationen war zwar im Hinblick auf die rezidivfreie Überlebensrate nach vier Jahren statistisch nicht signifikant, die absolute Überlebensrate nach vier Jahren ist es hingegen:

NWTS: Ergebnisse nach Maßgabe von Gruppe („Group") und Therapieplan

Gruppe	Therapieplan	*n*	Rezidivfreie Überlebende nach vier Jahren (%)	4-Jahres-Überlebensrate (%)
Gruppe I (unter 2 Jahren)	A (+ Radiotherapie)	38	89	94
	B (− Radiotherapie)	41	88	90
Gruppe I (über 2 Jahre)	A (+ Radiotherapie)	42	76	98
	B (− Radiotherapie)	42	57	81
Gruppen II + III	A (ACD)	63	56	71
	B (VCR)	44	57	71
	C (ACD + VCR)	63	79	84

In großen Therapiestudien wurde nach einem vorgegebenen Behandlungsprotokoll unter Einschluß zahlreicher Kliniken in relativ kurzer Zeit eine hohe Patientenzahl eingebracht, so daß bei Randomisierungen nach kurzer Zeit prognostische Aussagen und entsprechende Therapieverbesserungen durchführbar waren. In Europa war das die Societé Internationale d'Oncologie Pediatrique (SIOP) und in Amerika die National Wilms-Tumorstudy Group (NWTS), in Deutschland die Gesellschaft für Pädiatrische Onkologie (GPO).

Tabelle 7. Ergebnisse der Wilms-Tumor-Studie der SIOP I und II in Abhängigkeit vom Stadium sowie von normalem Risiko (NRG) und erhöhtem Risiko (HRG). (Nach VOUTE 1982)

		Anzahl der Patienten	Rezidivfreies Überleben	Überleben
SIOP I	Stadium I	57	54%	78,5%
	Stadium II	84	59%	73%
	Stadium III	51	37%	59%
SIOP II	Stadium I	56	87%	93%
	Stadium II	36	91%	94%
	Stadium III	41	57%	63%
SIOP I	NRG	215	61%	78%
	HRG	99	34%	59%
SIOP II	NRG	135	87%	92%
	HRG	61	62%	71%

CASSADY et al. (1973) berichteten über 91 überlebende Kinder von 156. Dabei erhielt ein Teil der Kinder außer Actinomycin D zusätzlich Vincristin. Bei 13 Kindern mit primär inoperablem Tumor wurde eine präoperative Strahlentherapie durchgeführt. Die Tumordosis postoperativ lag zwischen 25 und 30 Gy, wobei die Strahlentherapie innerhalb von 24 Stunden postoperativ begonnen wurde. Bei Tumorruptur bzw. Tumoraussaat in das Abdomen wurde das gesamte Abdomen mit 20 Gy in $2^1/_2$ Wochen bestrahlt, bei Nierenschonung mit 12 Gy. Im Stadium I verstarb nur 1 von 11 Kindern, im Stadium II überlebten 83%. Der überwiegende Anteil der Rezidive (92%) trat innerhalb von 2 Jahren auf. Bei einer Zusammenstellung der Kinder im Stadium III der NWTS durch TEFFT et al. (1976) ergab sich, daß die Abdominal-Rezidivrate bei zusätzlicher zytostatischer Therapie von Actinomycin D und Vincristin mit 8/58 entsprechend 12% relativ niedrig war; sie halten daher eine lokale Bestrahlung gegenüber einer Ganz-Abdomenbestrahlung für ausreichend, soweit nicht eine makroskopisch sichtbare oder massive peritoneale Aussaat von Tumorzellen vorliegt (BRESLOW et al. 1978).

Über die Ergebnisse der NWTS-Studie 1969–1973 berichteten D'ANGIO et al. (1976) (Tabelle 6). Hierbei erfolgte keine Stadien-, sondern nur eine Gruppeneinteilung I–IV. Es ergab sich eine günstige Prognose für Kinder unter 2 Jahren ohne Einfluß einer durchgeführten Strahlentherapie (89% gegenüber 88%); bei Kindern über 2 Jahren Alter zeigte sich eine höhere Überlebensrate von 77% bei Strahlentherapie gegenüber 58% ohne Strahlentherapie. Eine Kombinationstherapie aus Actinomycin D und Vincristin war einer Monotherapie deutlich überlegen. Bei den bilateralen Tumoren war aufgrund einer zu geringen Fallzahl bezüglich einer präoperativen Vincristin-Therapie nur eine eingeschränkte Beurteilung möglich.

In der ersten SIOP-Studie wurde die Frage der präoperativen Vorbehandlung überprüft, dabei kam es bei 3 von 73 Kindern zu einer Ruptur bei der Operation, jedoch bei 20 von 64 (entsprechend 31%) ohne Vorbehandlung mit Strahlentherapie und Zytostatika.

LEMMERLE et al. (1976b) berichteten 1976 über die Ergebnisse der SIOP seit 1971. Aus 42 Kliniken wurden 398 Patienten gemeldet, von denen 195 studienmäßig ausgewertet wurden. Die Gesamtüberlebensrate ergab nach 3 Jahren (actuarial survival) Stadium I 92%, Stadium II 76%, Stadium III 84%). Auch hier ergab sich ein Unterschied in der Rupturrate; bei vorbehandelten Kindern trat bei 3 von 69 eine Ruptur auf, bei primär operierten bei 20 von 40. Ein Unterschied bezüglich des Auftretens von Metastasen zeigte sich jedoch

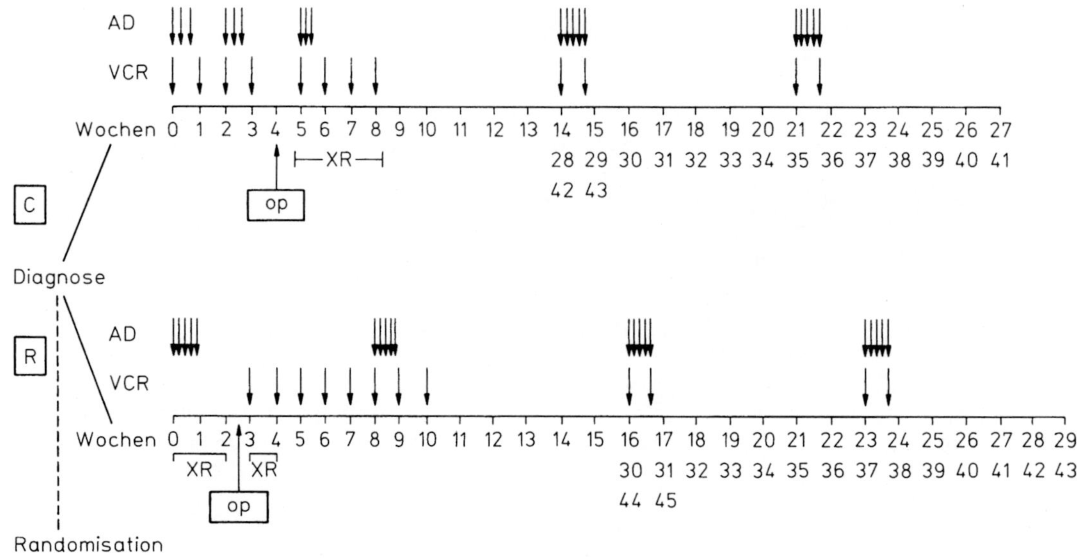

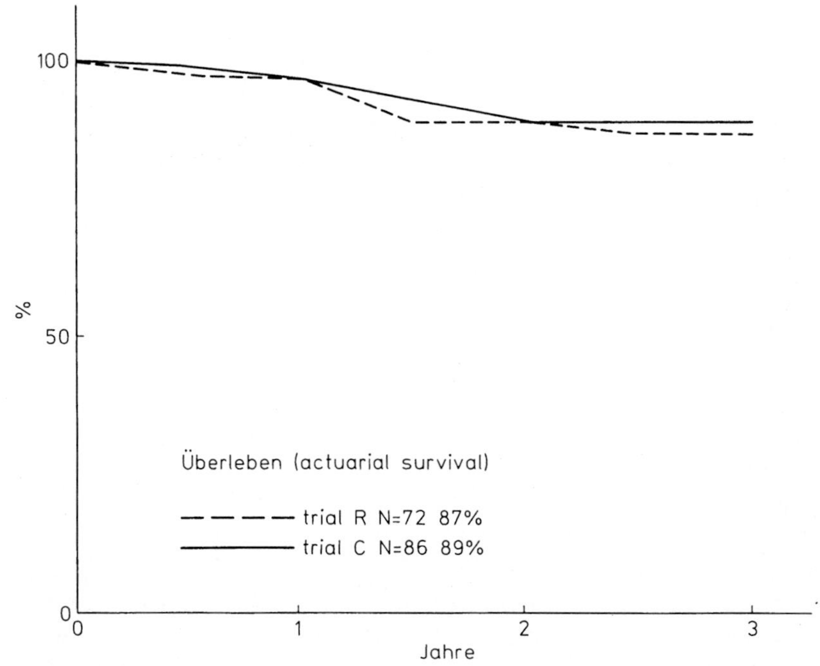

Abb. 6. Wilms-Tumor-Therapie-Studie der SIOP V sowie Verlauf beider Therapiearme. (Nach VOUTE 1982)

für beide Gruppen nicht, ebenso wurde kein Unterschied gegenüber der Rezidivfreiheit nach einem bzw. mehreren Actinomycin D-Zyklen beobachtet (VOUTE et al. 1976).

Bei der Überprüfung der Rezidivrate in Abhängigkeit vom histologischen Tumortyp (BECKWITH u. PALMER 1978) ergab sich, daß von 234 Patienten 80% (n = 205) eine sogenannte günstige Histologie hatten, davon hatten 45 = 22% ein Rezidiv. 29 Kinder = 12% hatten eine ungünstige Histologie, bei ihnen hatten 22 = 76% ein Rezidiv. Es fand sich kein prognostischer Unterschied hinsichtlich einer durchgeführten Radiotherapie gegenüber nicht-be-

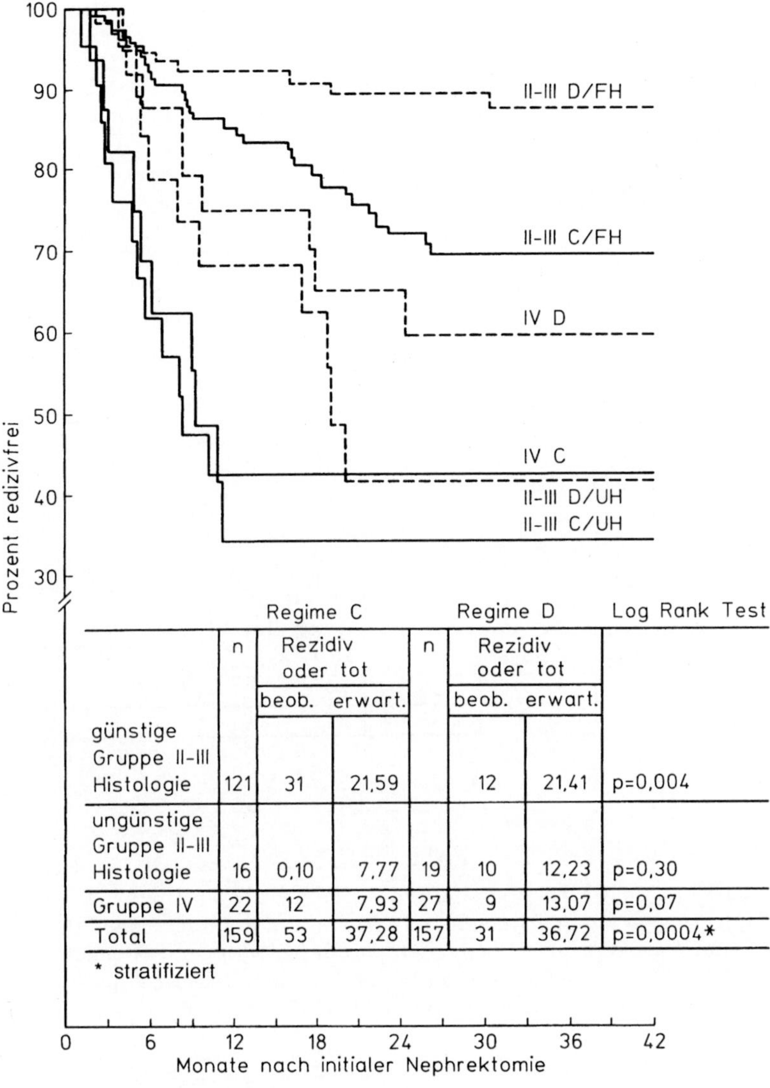

	Regime C			Regime D			Log Rank Test
	n	Rezidiv oder tot		n	Rezidiv oder tot		
		beob.	erwart.		beob.	erwart.	
günstige Gruppe II-III Histologie	121	31	21,59		12	21,41	p=0,004
ungünstige Gruppe II-III Histologie	16	0,10	7,77	19	10	12,23	p=0,30
Gruppe IV	22	12	7,93	27	9	13,07	p=0,07
Total	159	53	37,28	157	31	36,72	p=0,0004*

* stratifiziert

FH: günstige Histologie, UH: ungünstige Histologie

Abb. 7. Ergebnisse der NWTS-Studie II nach D'ANGIO (1982). Rezidivfreie Überlebensrate für eine randomisierte Behandlung nach der National Wilms-' Tumor Study Group 2 der Stadien II, III und IV. *C* Postoperative Bestrahlung und Actinomycin D und Vincristin über 15 Monate. *D* Postoperative Bestrahlung und Actinomycin D, Vincristin und Adriamycin über 15 Monate. Berücksichtigung von günstiger und ungünstiger Histologie

strahlten Kindern im Alter unter 2 Jahren in der Gruppe I. Als ungünstige Faktoren erwiesen sich ein Lymphknotenbefall sowie eine ungünstige Histologie, eine diffuse Anaplasie oder fokale Anaplasie, wobei die Rezidivhäufigkeit 78% und 42% betrug.

JEREB (1980) fand bei 255 Kindern (85%) mit negativen Lymphknoten eine Überlebensrate nach 54 Monaten von 79%, bei positiven Lymphknoten (45 = 15%) von nur 47%. Bei einer Kombinationstherapie wurden ca. 80% Überlebensraten für alle Stadien erreicht (CASSADY et al. 1977; D'ANGIO et al. 1980; KURZ et al. 1977; KUTZNER et al. 1980).

Unter Berücksichtigung der bisherigen Erkenntnisse wird eine Reduzierung der Strahlentherapie zugunsten einer Chemotherapie angestrebt, wobei eine Kombinationschemotherapie von Actinomycin D und Vincristin für das Stadium I und II ausreichend zu sein scheint

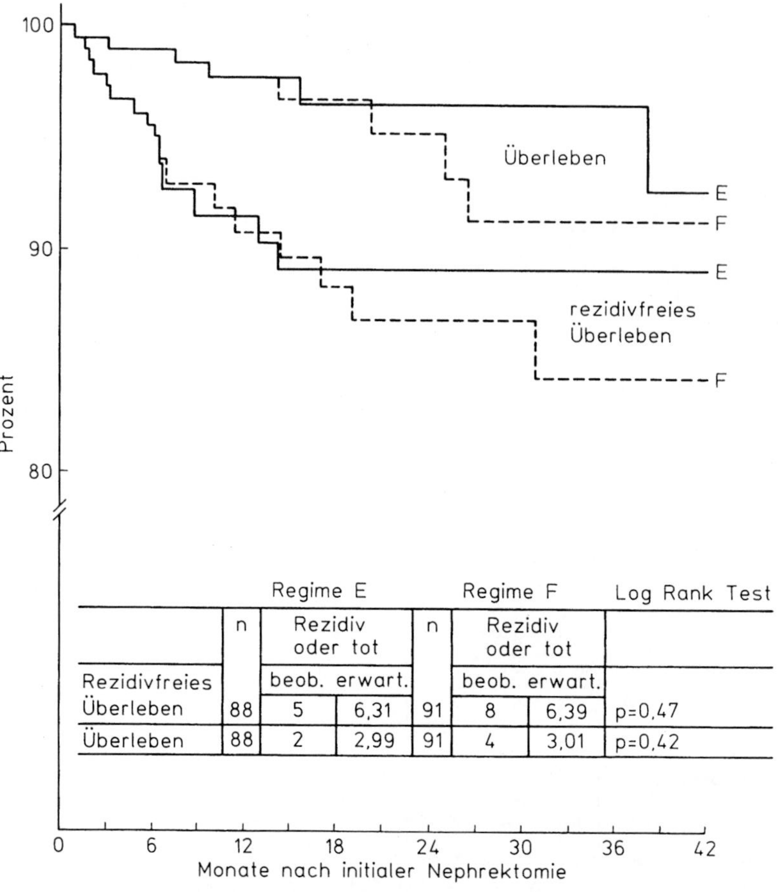

	Regime E			Regime F			Log Rank Test
	n	Rezidiv oder tot		n	Rezidiv oder tot		
		beob.	erwart.		beob.	erwart.	
Rezidivfreies Überleben	88	5	6,31	91	8	6,39	p=0,47
Überleben	88	2	2,99	91	4	3,01	p=0,42

Abb. 8. Rezidivfreies Überleben und Überlebenskurve der National Wilms-Study-Group 1 nach randomisiertem Therapieplan. *E* Postoperativ Actinomycin D und Vincristin für 6 Monate ohne Bestrahlung. *F* Postoperativ Actinomycin D und Vincristin und Chemotherapie für 15 Monate. Im ersten Teil der Kurve sind die Todesfälle und Rezidive vor der Randomisation nach 6 Monaten berücksichtigt, sie werden beim Therapievergleich nicht gezählt

und für das Stadium III und IV eine aggressivere Chemotherapie mit zusätzlich Adriamycin erfolgt (Tabelle 4).

Eine Übersicht über die bisherigen Ergebnisse der SIOP-Studie wurde von VOUTE et al. (1982) gegeben:

Bei einer Aktualisierung der Studie Nr. 1 ergab sich eine tumorfreie Überlebensrate für 192 Patienten von 52%, bei einer Überlebensrate nach Rezidivtherapie von 71%. Von 19 nicht vorbehandelten Kindern war es interoperativ zur massiven Ruptur mit Tumoraussaat in das Abdomen gekommen, bei 11 Kindern wurde das gesamte Abdomen bestrahlt, die Überlebensrate betrug 58% nach 8 Jahren und war entsprechend der vorbehandelten Gruppe mit 68% niedriger.

Die Metastasenhäufigkeit war jedoch bei den nicht vorbehandelten höher, 73% gegenüber 49%. Bei der Vergleichsgruppe der einmaligen oder multiplen Actinomycin D-Gabe ergab sich kein Unterschied, die Kombinationschemotherapie aus Vincristin und Actinomycin D zeigte sich überlegen.

Bei der Studie Nr. 2, Vergleich einer 6monatigen gegenüber 15monatigen Chemotherapie sowie einer präoperativen Strahlentherapie mit Ausnahme des Stadium I, ergab sich im Vergleich bei 138 Patienten eine tumorfreie Überlebensrate von 79% und eine Gesamtüberlebensrate von 84% ohne Unterschied in den Vergleichsgruppen. Bei einer Aufteilung in unterschiedliche Risikogruppen mit einem normalen Risiko für das Stadium I und Stadium II bei negativen Lymphknoten und einer Gruppe mit hohem Risiko im Stadium II mit positiven regionalen Lymphknoten und im Stadium III ergaben sich für beide Studiengruppen Unterschiede in der Überlebenszeit (Tabelle 7).

In der Studie Nr. 5 wurde ein Vergleich mit einer präoperativen Strahlentherapie gegenüber einer präoperativen Chemotherapie untersucht. Nach 3 Jahren wurde keine Differenz zwischen beiden Vergleichsgruppen gesehen, n=72 mit 87% gegenüber n=86 mit 89%. Danach ist eine präoperative Chemotherapie einer präoperativen Strahlentherapie als gleichwertig anzusehen, der Anteil der postoperativen Stadium I-Tumorfälle steigt durch eine präoperative Chemotherapie an (Abb. 6). Ein Rezidiv wurde bei alleiniger Chemotherapie-Behandlung nicht beobachtet. Die histologischen Veränderungen bei der Chemotherapie-Vorbehandlung waren signifikant geringer als bei einer Vorbestrahlung und ermöglichen hier eine genauere Klassifizierung der ungünstigen Histologieformen. Auch in der NWTS-Gruppe ergab sich bei der 2. Studie für die Gruppe 1 bei Kombinationschemotherapie von Actinomycin D und Vincristin ohne Strahlentherapie eine Überlebenszeit von über 90%, bei den fortgeschrittenen Tumorstadien der Gruppe 2 und 3 ergab sich eine Verbesserung durch zusätzliche Adriamycingabe (Abb. 7+8). Bei günstiger Histologie wird auf eine postoperative Strahlentherapie im Stadium I verzichtet, bei 6-monatiger Chemotherapie von Actinomycin-D und Vincristin. Im Stadium II und III erfolgt eine postoperative Strahlentherapie des Tumorbettes mit 20 Gy sowie eine Dreierchemotherapie-Kombination aus Actinomycin-D, Vincristin und Adriamycin über 15 Monate. Für das Stadium IV wird zusätzlich eine beiderseitige Lungenbestrahlung mit 12 Gy durchgeführt. Eine Nierenlagerbestrahlung variiert altersabhängig zwischen 12 und 40 Gy. Bei ungünstiger Histologie erfolgt eine Tumorbettbestrahlung von 12 Gy bei Neugeborenen bis 40 Gy, bei Kindern über $3^1/_2$ Jahren Alter kombiniert mit einer Dreier-Chemotherapie von Actinomycin-D, Vincristin und Adriamycin über 15 Monate unter Berücksichtigung der Leber- und Nierentoleranz.

13. Bilaterale Wilms-Tumoren

Bei einer durchschnittlichen Häufigkeit von etwa 5% ist ein synchrones und metachrones Auftreten zu unterscheiden. LEEN u. WILLIAMS berichteten 1971 über 3 Langzeitüberlebende nach bilateralen Wilms-Tumoren von 7 doppelseitigen Wilms-Tumoren von insgesamt 70 beobachteten Wilms-Tumorfällen.

Die kontralaterale Niere wurde durchschnittlich mit 15 Gy bestrahlt, nur eins der überlebenden Kinder hatte eine Chemotherapie mit Actinomycin-D erhalten.

Die von RICHARDS et al. (1976) angegebene partielle Nephrektomie auf der Seite des geringeren Tumorbefalls bei kontralateraler Tumornephrektomie und beidseitiger Strahlentherapie, scheint wegen der Gefahr der Strahlennephritis bei applizierten Dosen von 35 Gy ein hohes Risiko darzustellen. In der NWTS-Gruppe wurden von BISHOP et al. (1977) 30 Fälle beobachtet, von denen 26 über 2 Jahre lebten, bei individueller Therapie.

Das chirurgische Vorgehen ist zurückhaltender geworden, weitgehend abhängig von der Tumorausdehnung (EHRLICH et al. 1974). Bei großen Tumoren erfolgt eine Tumornephrektomie sowie eine kontralaterale Enukleation oder Teilresektion bei Kombinations-Radiochemotherapie oder alleiniger Chemotherapie stadien- und größenabhängig (GARRETT u. DONOHUE 1979; KAISER et al. 1975). Nach GREEN et al. (1978) wurde aus der NWTS bei bilateralen Tumoren eine Überlebenszahl von 87% erreicht.

Bei bilateralem Wilms-Tumor ist ein individuelles Vorgehen indiziert, nach Nephrektomie sollte eine postoperative Strahlentherapie mit 20–25 Gy erfolgen, sowie auf die verbleibende

Restniere eine Dosis von 12–15 Gy bei Kombinationschemotherapie (BOLKENIUS et al. 1977; SHITE et al. 1976). Eine Nierentransplantation ist nur noch Sonderfällen vorbehalten. Ob bei kleinen Tumoren eine alleinige Strahlen- und Chemotherapie zur völligen Tumorbeseitigung führt, ist noch nicht zu beurteilen. Bei einigen Tumorfällen ist nur eine Tumorenukleation oder Nierenteilresektion durchzuführen (WIENER 1976).

14. Therapienebenwirkungen

Bei den akut auftretenden Begleiterscheinungen sind in erster Linie die Nebenwirkungen der aggressiven Chemotherapie zu nennen, die zu den bekannten meist passageren Erscheinungen wie Übelkeit, Brechreiz, Stomatitis, Alopezie und Knochenmarksdepression führen (PEREZ 1977; TEFFT 1977).

Davon abzugrenzen sind Spätfolgen, die teils der Strahlentherapie, teils der Kombinations-Chemotherapie und Strahlentherapie oder auch alleiniger Chemotherapie anzulasten sind.

Als Folge der Strahlentherapie, die insbesondere in den vergangenen Jahrzehnten mit noch recht hoher Strahlendosis durchgeführt wurde, sind Wachstumshemmungsveränderungen an den mitbestrahlten Knochenanteilen der Rippen, Wirbelsäule und des Beckens nachzuweisen. Es kommt dementsprechend zur Ausbildung von Skoliosen und Kyphosen, epiphysären Wachstumsstörungen sowie innerhalb der Wirbelkörper zur Ausbildung von Transversallinien und Osteoporose (GUTJAHR et al. 1975a+b, 1976b; HOERMANN et al. 1978; OLIVER et al. 1978; RISEBOROUGH 1977; RISEBOROUGH et al. 1976).

HEASTON et al. (1979) fanden geringere Skelettveränderungen nach ^{60}Co-Therapie gegenüber der früher verwendeten konventionellen Röntgenstrahlung. Nach Strahlentherapie können sich auch Darmstenosen entwickeln (MARCINSKI et al. 1980).

Der potenzierende Effekt von Strahlentherapie und Chemotherapie, besonders Actinomycin-D, ist mehrfach beobachtet worden (D'ANGIO et al. 1959). So traten Lungenfunktionsstörungen beim Überschreiten einer Dosis von 12–15 Gy mit pulmonaler Fibrose auf (LITTMAN et al. 1976; WARA et al. 1974).

Durch Strahleneinwirkung und Chemotherapie besteht eine erhöhte Gefährdung der Nierenfunktion, da es als Folge der Bestrahlung zu einer fibrinoiden Nekrose der Gefäße mit sementalen Nekrosen der glomerulären Kapillaren kommen kann (GIBSON et al. 1978; KAPUR et al. 1977).

Über eine akute Nephritis kann sich eine chronische Nephritis mit Hypertonie ausbilden. Untersuchungen nach Wilms-Tumor-Therapie von GUTJAHR (1981) zeigten zwar eine Verminderung der Nierenleistung gegenüber den Normalwerten, jedoch kompensiert.

Bei der Chemotherapie ist das Auftreten einer Vincristin-bedingten Neuropathie möglich (LOWITZSCH et al. 1978; JOURGENSSEN u. PICHLER 1976) sowie eine Kardiomyopathie nach Adriamycingabe (GERBER et al. 1975; HELLER et al. 1976; PROUT et al. 1977; STOPFKUCHEN u. GUTJAHR 1976) und Leberschädigung (MACVEAGH u. EKERT 1975) nach Zytostatikaapplikation).

Die Wilms-Tumorbehandlung, insbesondere Kombinations-Radiochemotherapie, birgt auch die Gefahr der Sekundärtumorentwicklung nach entsprechender Latenzzeit. Von SCHWARTZ et al. (1975) wird eine erhöhte Leukämierate angegeben, auch Kolon-Karzinome wurden beobachtet, möglicherweise durch Strahlentherapie ausgelöst (SABIO et al. 1979) sowie ein Mamma-Karzinom (REIMER et al. 1977). SHALET et al. (1978) beobachteten testikuläre Störungen nach Strahlentherapie wegen Wilms-Tumoren mit Streustrahlendosen von fast 10 Gy. Auch über gesunde Nachkommen nach Wilms-Tumortherapie wird berichtet (GREEN et al. 1982; VILCEK 1978).

Literatur

Aboulola M, Boukheoua B, Ladjadj M, Rayband C (1982) Clearcell sarcoma of the kidney in children. 4 cases. In: Rayband C, Clement R, Lebreoil G, Bernard IL (eds) Pediatr Oncology. Excerpta medica, Amsterdam Oxford Princeton, p 300

Altmann RP, Anderson KD, Matlac ME, Randolph JG (1978) Evolution of surgical treatment of bilateral wilms tumor. Surgery 82:760–763

Andresen JH, Madsen B, Steenskov V (1980) Urographische und angiographische Diagnose der Wilms Tumoren. Radiologe 20:76–81

Aron BS (1974) Wilms tumor – a clinical study of eighty-one patients. Cancer 33:637–646

Aytac A, Tuncali T, Tinaztepe K, Ikizler C, Saylam A (1977) Metastatic wilms tumor in the right atrium propagated through the inferior vena cava. Vasc Surg 10:268–274

Babaian RJ, Skinner DG, Waisman J (1980) Wilms tumor in the adult patient. Diagnosis, management and review of the world medical literature. Cancer 45:1713–1719

Bachmann KD (1976) Das Nephroblastom (Wilms-Tumor) bei Kindern. Deutsches Ärzteblatt 647–651

Bachmann KD, Goldschmidt H (1974) Diagnose des Wilms-Tumors. Dtsch Med Wochenschr 99: 359–360

Bard RH, Greenwald ES, Kalnicki S, Sablay LB (1979) Adult wilms tumor treated with radiotherapy and chemotherapy: A case report. J Urol 121:679–681

Barziv J, Hirsch M, Perlman M (1977) Bilateral nephroblastomatosis. Pediatr Radiol 3:85–88

Beckwith JB, Palmer NF (1978) Histopathology and prognosis of wilms tumors: results from the first national wilms tumor study. Cancer 41: 1937–1948

Bek V, Kouteck J, Palecek L (1978) Significance of preoperational irradiation in the treatment of wilms tumor of the kidney (nephroblastoma). Neoplasma 24:641–648

Benjamin JT, Johnson WD, McMillan CW (1974) The management of wilms tumor: a comparison of two regimes. Cancer 34:2122–2127

Benz G, Brandeis WE, Geiger H, Georgi P (1978) „Cold lesion in bone scan of an osteogenic metastasis of wilms' tumour. Pediatr Radiol 6:233–234

Betend TB, Brunat M, David L, Lesbros F, Hermier M (1977) Association d'un nephroblastome bifocal A un syndrome de Wiedemann-Beckwith (Association of a bifocal nephroblastoma with Beckwith's syndrome). Arch Fr Pediatr 33:683–691

Bishop HC, Tefft M, Evans AE, D'Angio GJ (1977) Survival in bilateral wilms' tumor – review of 30 national wilms' tumor study cases. J Pediatr Surg 12:631–638

Bolander AP (1973) Congenital mesoblastic nephroma of unfancy. Perspect Pediat Pathol 1:227–250

Boldt DW, Reilly BJ (1977) Computertomography of abdominal mass lesions in children. Radiology 124:371

Bolkenius M, Brandeis WE, Daum R, Geiger H, Ludwig P, Roehl L, Ulmer H (1977) Kasuistischer Beitrag zum Therapieproblem des doppelseitigen Wilms-Tumors. Tumorchirurgie – Zytostatikatherapie – Selektive Zytostatikaperfusion. Z Kinderchir 20:320–329

Bolkenius M, Schabbert S, Daum R, Geiger H, Wurster K (1978) Wilms-Tumor: Vergleich von Tumorhistologie und Prognose. Z Kinderchir 24:322–331

Bond JV (1975a) Bilateral Wilms Tumor. Lancet 2(7933) 482–484

Bond JV (1975b) Prognosis and treatment of wilms tumor at great Ormond street hospital for sick children, 1960–1972. Cancer 36:1202–1207

Bond JV (1975c) Bilateral wilms tumor. Age at diagnosis, associated congenital anomalies, and possible pattern of inheritance. Lancet 2:482–484

Bond JV (1977) Wilms tumor, hypospadias, and cryptorchidism in twins. Arch Dis Child 52:243–245

Bond JV, Martin EC (1975) Bone metastases in wilms tumor. Clin Radiol 26:103–106

Bond JV, Martin EC (1976) Pulmonary metastases in wilms tumor. Clin Radiol 27:191–195

Bove KE, McAdams AJ (1977) The nephroblastomatosis complex and its relationship to wilms tumor: A clinicopathologic treatise. Perspect Pediatr Pathol 3:185–223

Brandeis WE, Bolkenius M, Daum R, Schabbert S, Ludwig R, Appell R, Oppermann HC, Georgi G, Wurster K (1981) Knochenmetastasierung beim Wilms-Tumor in Abhängigkeit vom histologischen Grading, histologische und klinische Besonderheiten. Ergeb Pädiat Onkol 5:145–152

Brantley RE, Simson LR (1976) Angiography and histopathology of nephroblastomatosis. Radiology 120:151–154

Brasch RC, Abols IB, Gooding CA, Filly RA (1980) Abdominal disease in children: A comparison of computed tomography and ultrasonic. Am J Roentgenol 134:153

Breslow NE, Palmer NF, Hill LR, Buring J, D'Angio GJ (1978) Wilms tumor: Prognostic factors for patients without metastases at diagnosis: Results of the national wilms' tumor study. Cancer 41:1577–1589

Brock C, Reddemann H, Lorenz G (1974) Angeborene Wilms-Tumoren. Dtsch Gesundh-Wes 29:1078–1082

Bryant J, Vuckovic G (1978) Metastatic tumors of the endocardium: Report of three cases. Arch Pathol Lab Med 102:206–208

Buurmann R, Vogel H, Bücheler E (1979) Die Computertomographie des Körperstammes bei Kindern. Monatsschr Kinderheilkd 127:59

Canty TG, Nagaraj HS, Shearer LS (1979) Nonvisualization of the intravenous pyelogram. A poor prognostic sign in wilms tumor. J Pediatr Surg 14:825–830

Cassady JR, Belli JA (1978) Radiation in the management of children with wilms tumor. Int J Radiat Oncol Biol Phys 4:907–908

Cassady JR, Tefft M, Filler RM, Jaffe N, Pead D, Hellman S (1973) Considerations in the radiation therapy of wilms tumor. Cancer 32:598–608

Cassady JR, Meyer G, Jaffe N, Filler RM (1975) Fever, lethargy, and rash complicating treatment for wilms tumor. A new syndrome? Radiology 115:171–174

Cassady JR, Jaffe N, Filler RM (1977) The increasing importance for radiation therapy in the improved prognosis of children with wilms tumor. Cancer 39:825–829

Chadar Evian JP de, Fletcher BD, Chatten J, Rabinovitch HH (1977) Massive infantile nephroblastomatosis: A clinical, radiological and pathological analysis of four cases. Cancer 39: 2294–2305

Chang SH (1976) Wilms' tumor in a multilocular cyst of the kidney (cystic wilms tumor). South Med J 69:1623–1625

Chatt'As AJ, Delgado N, Gallo GE, Schvartzman E, Canepa C, Sojo ET (1980) Asociacion de tumor de wilms, pseudohermafroditismo y nefropatia glomerular. Formas incompletas y completa des sindrome. Bol Med Hosp Infant Mex 36:1203–1212

Christ G, Breitling G (1978) Einsatz der Computertomographie in der individuellen Bestrahlungsplanung. Fortschr Röntgenstr 128:472–476

Cohen M, Provisor A, Smith WL, Weetman R (1981) Efficacy of whole lung tomography in diagnosing metastases from solid tumors in children radiology. Radiology, 141/2:375–378

Cohen M, Smith WL, Weetman R, Provisor A, (1981) Pulmonary pseudometastases in children with malignant tumors. Radiology, 141/2: 371–374

Coleman M (1980) Multilocular renal cyst. Case report, ultrastructure and review of the literatur. Virchows Arch A 387:207–219

Cotlier E, Rose M, Moel SA (1978) Aniridia, cataracts, and wilms tumor in monozygous twins. Am J Ophthalmol 86:129–132

Cremin BJ (1978) Non-function in nephroblastoma (wilms tumor): A report on the excretory urography of nine cases. Clin Radiol 30:197–201

Cromie WJ, Engelstein MS, Duckett JW (1980) Nodular renal blastema, renal dysplasia and duplicated collecting systems. J Urol 123:100–102

Damgaard-Pedersen K (1980) CT und IVU in the diagnosis of wilms tumor. A comparative study. Pediatr Radiol 9:207

D'Angio GJ (1982) Management concepts based on the national wilms tumor study (NWTS). In: Raybaud C, Clement R, Lebreuil G, Bernard IL Pediatr Oncology. Exerpta medica, Amsterdam Oxford Princeton, p 284

D'Angio GJ, Faber S, Maddock CL (1959) Potentiation of x-ray effects by actinomycin D. Radiology 73:175–177

D'Angio GJ, Evans AE, Breslow N, Beckwith B, Bishop H, Feigl P, Goodwin W, Leape LL, Sinks LF, Sutow W, Teft M, Wolff J (1976) The treatment of wilms tumor. Results of the national wilms tumor study. Cancer 38:633–646

D'Angio GJ, Tefft M, Breslow N, Meyer JA (1978) Radiation therapy of wilms tumor: Results according to dose, field, post-operative timing and histology. Int J Radiat Oncol Biol Phys 4:769–780

D'Angio GJ, Beckwith JB, Breslow NE, Bishop HC, Evans AE, Farewell V, Fernbach D, Goodwin WE, Jones B, Leape LL, Palmer NF, Tefft M, Wolff JA (1980) Wilms tumor: An Uptade. Cancer 45:1791–1798

Danis RK, Wolverson MK, Graviss ER, O'Connor DM, Joyce PF, Cradock TV (1979) Preoperative embolization of wilms tumor. Am J Dis Child 133:503–606

Datnow B, Daniel WW (1977) Polycystic nephroblastoma. Am Med Ass 236:2528–2529

Daum R (1977) Fortschritte in der Behandlung maligner Tumoren im Kindesalter. Am Beispiel des Wilms-Tumors. Münch Med Wochenschr 119:629–632

Demaria JE, Hardy BE, Brezinski A, Churchill BM (1980) Renal transplantation in patients with bilateral wilms tumor. J Pediatr Surg 14:577–579

Dietz R, Wahlen W, Kastert HB (1978) Zur Diagnose und Therapie des bilateralen Wilms-Tumors. Fortschr Röntgenstr 128:469–472

Diouf AB, Diop A, Balde I, Padonou N, N'Doye M (1977) Metastases osseuses relevatrices d'un nephroblastome indifferencie sans atteinte pulmonaire ni hepatique. Bull SOC Med Afr Noire Lang Fr 20:379–383

Dutau G, Vaysse P, Ribot C, Carton M, Juskiewenski S, Rochiccioli P (1977) Le syndrome aniridie-neprhoblastome. J Genet Hum 24:43–54

Eckler E, Grasser Ch, Würtenberger H, Willich E (1967) Zur Behandlung der Wilmstumoren. Z Kinderchir 4:183

Ehrlich RM, Goldman R, Kaufman JJ (1974) Surgery of bilateral wilms tumors: The role of renal transplantation. J Urol 111:277–281

Ehrlich RM, Bloomberg SD, Gyepes MT, Levitt SB, Kogan S, Hanna M, Goodwin WE (1980) Wilms Tumor, misdiagnosed preoperatively: A review of 19 national wilms tumor study I cases. J Urol 122:790–792
Faber S (1966) Chemotherapy in the treatment of leukemia and wilms tumor. J Am Med Ass 198:154–164
Faber S, Toch R, Sears EM, Pinkel D (1956) Advances in chemotherapy of cancer in man. Adv Cancer Res 4:1–71
Farah J, Lofstrom JR (1968) Angiography of wilms tumor. Radiology 90:775–777
Fernbach DK, Maryn DT (1966) Role of dactinomycin in the improved survival of children with wilms tumor. J Am Med Ass 195:1005–1009
Festen C (1979) Contribution of the diagnosis of nephroblastome. Z Kinderchir 27:60–64
Fleming ID, Johnsson WW (1970) Clinical and pathologic staging as a guy in the management of wilms tumor. Cancer 26:660–665
Fohlmeister I, Lennartz KJ, Fuhrmann O, Statz A, Mesnilderochemont W du (1979) Das Nephroblastom. Med Welt 30:403–407
Folin J (1969) Angiography in wilms tumor. Acta Radiol Diag 8:201
Francis D, Ohlsen NJ (1977) Adult nephroblastoma. Scan J Nephrol 11:305–308
Francois J, Couck D, Coppieters R (1977) Aniridia-wilms tumor syndrome. Ophthalmologica 174:35–39
Franke U, Holmes LW, Atkins L, Riccardi VM (1979) Aniridia-wilms tumor association: Efidence for specific dilation of 11 P 13. Zell Gent 14:185–192
Fratkin JD, Purcell JJ, Ckrachmer JA, Taylor JC (1977) Wilms tumor metastatic through the orbit. J Am Med Ass 238:1841–1842
Fu YS, Kay S (1973) Congenital mesoblastic nephroma and its recurrance – an ultrastructural observation. Arch Pathol 69:66–70
Gallo GE, Penchansky L (1978) Zystic nephroma. Cancer 39:1322–1377
Garcia M, Douglas C, Schlosser IV (1963) Classification and prognosis in wilms tumor. Radiol 80:574–580
Garrett RA, Donohue IP (1979) Bilateral wilms tumors. J Urol 120:586–588
Gerber MA, Gilbert EM, Schung KJ (1975) Adriamycin cardiatoxicity in a child with wilms tumor – report of a case and a review of the literature. J Pediatr 78:629–632
Gibson AA, Busutil AA, Yung DJ, Flatman GE (1978) Glumerolo sklerosis following radiation and cytotoxictherapie for nephroblastoma. Br J Urol 49:199–201
Gieser CF, Schindler AM (1969) A long survival in a male with 18-trysomi and wilms-tumor. Pediatrics 44:111–116
Goldschmidt H, Bachmann KD (1974a) Der Wilms-Tumor beim Neugeborenen. Schweiz Med Wochenschr 104:658–662
Goldschmidt H, Bachmann KD (1974b) Die Therapie des Wilms-Tumors im Kindesalter. Dtsch Med 99:360–363
Gonzalez-Crussi F, Sotelo-Avila C, Kidd JM (1981) Mesenchymal renal tumors in infancy: A reappraisal. Hum Pathol 12:78–85
Green DM, Jaffe N (1978) Wilms tumor-model of a curable pediatric malignant solid tumor. Cancer Treat Rev 5:143–172
Green DM, Fine WE, Li FP (1982) Offspring of patients treated for lateral Wilms tumor in childhood. Cancer 49:2285–2288
Griffel M (1977) Wilms tumor in New York State: Epidemiology and survivorship. Cancer 40:3140–3145
Gross RE, Neuhauser EBD (1950) Treatment of mixed tumors of the kidney in childhood. Pediatrics 6:843–852
Grossman H (1976) Observing the growth of Wilms tumor. Radiology 121:697–700
Gutjahr P (1981) Behandlung der Wilmstumoren. Protokoll für die prospektive nicht-randomisierte Beobachtungsstudie GPO-WTS 80/81. Gesellschaft Pädiatr. Onkologie.
Gutjahr P (1981) Wilmstumoren (Literaturübersicht mit einigen Anmerkungen). Boehringer, Ingelheim
Gutjahr P, Greinacher I, Kutzner J (1975a) Ergebnisse der kombinierten Wilmstumor-Behandlung unter besonderer Berücksichtigung der therapiebedingten Skelettveränderungen. Strahlentherapie 149:119–130
Gutjahr P, Greinacher I, Kutzner J, Hohenfellner R (1975b) Röntgenologische Skelettveränderungen nach kombinierter Wilmstumor-Behandlung. Z Kinderchir 16:61–72
Gutjahr P, Greinacher I, Jung H, Hutterwoth H (1976a) Skelettmetastasen bei Wilms-Tumoren. Aktuel Urol 7:29–34
Gutjahr P, Greinacher I, Kutzner J (1976b) Spätfolgen der Tumortherapie. Dtsch Med Wochenschr 101:988–992
Haass F, Eickhoff U (1971) Ergebnisse der Strahlentherapie bösartiger Nierentumoren. Strahlentherapie 142:261–268
Haddy TB, Bailte MD, Bernstein J, Kaufman DB, Rous SN (1961) Bilateral, diffuse nephroblastomatosis: Report of a case managed with chemotherapy. J Pediatr 90:784–786
Hammon GD, Bleyer WA, Hartmann JR, Hays DM, Jenkin RD (1978) The team approach of the management of pediatric cancer. Cancer 41: 29–35
Hardwick DF, Stowens D (1961) Wilms tumor. J Urol 85:903–910
Harms D, Loehr J (1978) Inguinaler Wilms-Tumor. Klin Paediatr 190:54–56
Harms D, Leder LD, Rossius H, Albani M, Tillmann

W (1975) Congenital mesoblastic nephroma of infancy. Beitr Pathol 154:83–87

Harms D, Gutjahr P, Hohenfellner R, Willke E (1980) Fetal rhabdomyomatous nephroblastoma. Pathologic histology and special clinical and biologic features. Eur J Pediatr 133:167–172

Harrison MR, Loirier AA de, Boswell WO (1978) Preoperative angiographic embolization for large hemorrhagic Wilms tumor. J Pediatr Surg 13:757–758

Hartmann G, Göring G (1969) Erfahrungen bei der Behandlung kindlicher Nierentumoren. Z Urol 62:869

Havers W, Stombolis C (1979) Benign cystic nephroblastoma. Eur J Pediatr 131:119–123

Heaston DK, Libshitz HI, Chan RC (1979) Skeletal effects of megavoltage irradiation in survivors of Wilms tumor. AJR 133:389–395

Heising J, Engelking R, Bohr M, Lennartz KJ, Fuhrmann U, Huels W, Roettinger EM (1979) Nephroblastom, teils unter dem Bild eines Sarcoma Botryoides des Nierenbeckens. Urologe (A) 8:68–72

Heller RM, Sang OH K, Musikabhumma A (1976) Radiologic recognition of adriamycin cardiotoxicity. Pediatr Radiol 5:44–46

Helmig FJ, Elser H (1975) Ultraschall in der Differentialdiagnose des Wilms-Tumors. Klin Paediatr 187:278–280

Heuser L, Heising J, Friedmann G, Engelking R (1980) Computertomographie der Nieren. Leistungsfähigkeit und derzeitiger Stellenwert. Urologe (A) 19:174–181

Hoermann D, Kamprad F, Hofmann V, Willnow U (1978) Wachstumsstörungen des kindlichen Skeletts im Röntgenbild nach kombinierter Therapie von Wilms-Tumoren und Neuroblastomen. Kinderärztl Prax 46:475–488

Hofmann V (1980) Sonographische Diagnostik raumfordernder Prozesse im Abdominalbereich bei Kindern. Zentralbl Chir 105:1305–1312

Holbrook CT, Crist WM, Kohaut EC, Buntain WL (1979) Bilateral Wilms tumor presenting with acute renal failure and clinical findings mimicking cardiac failure. Med Pediatr Oncol 7:117–121

Howanietz LF, Humber G, Sauer H (1977) Chirurgie der Wilms-Tumoren und Neuroblastome unter besonderer Berücksichtigung der Stadieneinteilung. Wien Klin Wochenschr (Suppl) 67:9–11

Huenig R, Laug W, Wagner HP, Walter E (1974) Zur kombinierten präoperativen Radio- und Chemotherapie des Nephroblastoms (Wilms-Tumor). Strahlentherapie 147:117–128

Jacobsson B, Soerensen SE, Rubenson A, Hagberg S, Hanson G (1979) Regression of Wilms tumor after preoperative chemotherapy. Acta Paediatr Scand 68:763–764

Jaffe MH, White SJ, Silver TM, Heidelberger KP (1981) Wilms tumor: Ultrasonic features, pathologic correlation and diagnostic pitfalls. Radiology 140/141:147–152

Janik JS, Seeler RA (1976) Delayed onset of hemihypertrophy in Wilms tumor. J Pediatr Surg 11:581–582

Jentzsch K, Dimopoulos J, Weissenbacher G, Wiltschke H, Hoeltl G (1974) Die präoperative Bestrahlung des Wilmstumors. Strahlentherapie 147:344–349

Jereb B, Ahstroem L (1976) Treatment of metastases in nephroblastoma. Acta Radiol (Ther) (Stockh) 15:219–224

Jereb B, Tournade MF, Lemerle J, Voute PA, Delemarre JF, Ahstrom L, Flamant R Gerard-Marchant R, Sandstedt B (1980) Lymph node invasion and prognosis in nephroblastoma. Cancer 45:1632–1636

Jessop (1877) Extirpation of kidney danat 1 (1877) 889 zitiert n. Klapproth

Joshi VV (1979) Cystic partially differentiated nephroblastoma: An entity in the spectrum of infantile renal neoplasia. Perspect Pediatr Pathol 5:217–235

Joshi VV, Banerjee AK, Yadav K, Pathak IC (1977) Cystic partially differentiated nephroblastoma: A clinicopathologic entity in the spectrum of infantile renal neoplasia. Cancer 40:789–795

Juberg RC, Martin ECS, Hundley JR (1975) Familial occurrence of Wilms tumor: Nephroblastoma in one of monozygous twins and in another sibling. Am J Hum Genet 27:155–164

Juergenssen OA, Pichler E (1976) Zerebelläre Vinchristin-Toxizität. Klin Paediatr 188:455–458

Kaiser G, Voelker JG, Bettex M (1975) Sind Dauerheilungen nach Enukleation des Tumors bei bilateralem Neuphroblastom zu erwarten? Z Kinderchir 17:233–237

Kalousek DK, Chadarevian JP de, Mackie GG, Bolande RP (1977) Metastatic infantile Wilms tumor and hydrocephalus; a case report with review of the literature. Cancer 39:1312–1316

Kapur S, Chandra R, Antonovych T (1977) Acute radiation nephritis. Light and electron microscopic observations. Arch Pathol Lab Med 101:469–473

Katzen BT, Markowitz M (1976) Angiographic manifestations of bilateral Wilms tumor. Am J Roentgenol 126:802–806

Kaufman RA, Holt JF, Heidelberger KP (1978) Calcification in primary and metastatic Wilms tumor. AJR 130:783–785

Keegan GT, Peterson RF, Stucki WJ, Street L (1979) Case report: Cystic partially differentiated nephroblastoma (Wilms Tumor). J Urol 121:362–364

Kerk L, Müller H (1969) Beitrag zur Angiographie der Nierentumoren im Kindesalter. Z Kinderchir (Suppl) 6:153–165

Kheir S, Pritchett PS, Moreno H, Robinson CA (1978) Histologic grading of Wilms tumor as potential prognostic factor: Results of a retrospective study of 26 patients. Cancer 41:1199–1209

Kiesewetter WB (1976) Congenital mesoblastic nephroma. Acta Paediatr Belg 29:13–18

Kilton L, Matthews MJ, Cohen MH (1980) Adult Wilms tumor: A report of prolonged survival and review of literature. J Urol 124:1–5

Klapproth HJ (1959) Wilms tumor: A report of 45 cases and an analysis of 1351 cases in the world literature from 1940 to 1958. J Urol 81:633–648

Kolmannskog S, Moe PJ, Besigye E, Srlie D (1979) Wilms tumor with extension to the right atrium. Med Pediatr Oncol 6:313–316

Knudsen IR (1975) The genetics of childhood cancer. Cancer 35:1022–1026

Kumar AP, Pratt CB, Coburn TP, Johnson WW (1978) Treatment strategy for nodular renal blastema and nephroblastomatosis associated with Wilms tumor. J Pediatr Surg 13:281–285

Kumari S (1976) Wilms tumor with bony metastases. Southern Med J 69:812–813

Kurz R, Mutz I, Pichler E (1977) Wilms-Tumor: Diagnose, Therapie und Prognose an Hand von 43 Patienten. Wien Klin Wochenschr (Suppl) 89:3–8

Kutzner J (1981) Radiologische Diagnostik und Strahlentherapie beim Wilms-Tumor. Klin Paediatr 193:225–229

Kutzner J, Gutjahr P (1980) Kombinierte Wilms-Tumor-Therapie. Strahlentherapie 156:672–677

Ladd WE (1938) Embryoma of the kidney (Wilms' Tumor). Am Surg 108:885

Lahiri B, Lahiri VL, Agarwal BM (1979) Wilms tumor with polycystic kidney. Br J Urol 51:411

Landbeck G (1972) Circum- und postoperative cytostatische Therapie bei Neuroblastomen und Wilms-Tumoren im Kindesalter. Langenbecks Arch Chir 329:135–144

Larson DM (1978) Congenital mesoblastic nephroma. Am J Dis Child 132:318–319

Lawler W, Marsden HB (1979) Bone metastases in children presenting with renal tumours. J Clin Pathol 32:608–615

Lawler W, Marsden HB, Palmer MK (1975) Wilms tumor. Histologic variation and prognosis. Cancer 36:1122–1126

Lawler W, Marsden HB, Palmer MK (1977) Histopathological study of the first medical research concil nephroblastoma trial. Cancer 40:1519–1525

Leape LL, Breslow NE, Bishop HC (1978) The surgical treatment of Wilms tumor: Results of the national Wilms tumor study. Ann Surg 187:351–356

Leen RLS, Williams JG (1971) Bilateral Wilms tumor. Seven personal cases with observations. Cancer 28:802–806

Lemerle I, Tournade MF, Sarrazin D, Valaye I (1975) Tumors of the kidney. In: Bloom HJB, Lemerle I, Neidhardt MK, Voute PA (eds) Cancer in Children. Springer, Berlin Heidelberg New York, p 252

Lemerle J, Tournade MF, Gerard-Marchant R, Flamant R, Sarrazin D, Flamant F, Lemerle M, Jundt S, Zucker JM, Schweisguth O (1976a) Wilms tumor: Natural history and prognostic factors. A retrospective study of 248 cases treated at the Institut Gustave-Roussy 1952–1967. Cancer 37:2557–2566

Lemerle J, Voute PA, Tournade MF, Delemarre JF, Jereb B, Ahstrom L, Flamant R, Gerard-Marchant R (1976b) Preoperative versus postoperative radiotherapy, single versus multiple courses of actinomycin D, in the treatment of Wilms tumor. Preliminary results of a controlled clinical trial conducted by the International Society of Paediatric oncology (S.I.O.P.). Cancer 38: 647–654

Lennox EL, Stiller CA, Jones PH, Wilson LM (1979) Nephroblastoma: Treatment during 1970–1973 and the effect on survival of inclusion in the first MRC trial. Br Med J 2:567–569

Levin NP, Damjanov I, Depillis VI (1982) Mesoblastic nephroma in an adult patient recurrence 21 years after removed of the primary lesion. Cancer 49:573–577

Lieven H von, Kurz S, Haas RJ, Janka G, Derens K (1980) Strahlentherapie des Nierentumors beim Kind. Strahlentherapie 156:388–393

Littman P, Meadows AT, Polgar G, Borns PF, Rubin E (1976) Pulmonary function in survivors of Wilms tumor. Patterns of impairment. Cancer 37:2773–2776

Lisboa-Bittencourt A, Britto IF, Fonseca LE (1981) Wilms tumor of the uterus. The first report of the literature. Cancer 47:2496–2498

Lowitzsch K, Gutjahr P, Otte H (1978) Clinical and Neurophysiological Findings in 47 long term Survivors of Childhood Malignancies Treated with Various Doses of Vincristine. In: Canal N, Possa G (eds) Peripheral neuropaties. Elsevier, North-Holland Biomed Press, p 459

Luciani JC, Baldet P, Dumas R, Jean R (1979) Etude du systemie renine-angiotensine dans deux cas de tumeur de Wilms avec hypertension arterielle severe. Arch Fr Pediatr 36:240–249

Machin GA (1978) Nephroblastomatosis and multiple bilateral nephroblastomata. Histologic, therapeutic, and theoretical aspects. Arch Pathol Lab Med 102:639–642

MacVeagh P, Ekert H (1975) Hapatotoxicity of chemotherapy following nephrectomy and radiation therapy for right-sided Wilms tumor. J Pediatr 87:627–628

Madanat F, Osborne B, Cangir A, Sutow WW (1978) Extrarenal Wilms tumor. J Pediatr 93:439–443

Mankad VN, Gray GF, Miller DR (1974) Bilateral nephroblastomatosis and Klippel trenaunay syndrome. Cancer 33:1462–1467

Marcinski A, Wermenski K, Swiatkowska I, Wichrzycka E (1980) Intestinal obstruction as a late complication in roentgen therapy of Wilms tumour. Z Kinderchir 29:375–377

Marsden HB, Lawler W (1980) Bone metastasizing renal tumour of childhood. Histopathological and clinical review of 38 cases. Virchows Arch A 387:341–351

Marsden HB, Lawler W, Kumar PM (1978) Bone metastasizing renal tumour of childhood. Morphological and clinical features, and differences from Wilms tumor. Cancer 42:1922–1928

Martin LW, Schaffner DP, Cox JA, Rosenkrantz JG, Richardson WR (1979) Retroperitoneal lymph node dissection for Wilms tumor. J Pediatr Surg 14:704–707

Maurer HS, Pendergrass TW, Borges W, Honig GR (1979) The role of genetic factors in the etiology of Wilms tumor: Two pairs of monozygous twins with congenital abnormalities (aniridia, hemihypertrophy) and discordance for Wilms tumor. Cancer 43:205–208

McAlister WH, Siegel MJ, Askin F, Shackelford GD (1979) Congenital mesoblastic nephroma. Radiology 132:356

McCauley RG, Safaii H, Crowley CA, Pinn VW (1979) Extrarenal Wilms tumor. Am J Dis Child 133:1174–1177

Meng CH, Elkin M (1969) Angiography manifestations of Wilms tumor. Am J Roentgenol 105:95–104

Merten DF, Yang SS, Bernstein J (1976) Wilms tumor in adolescence. Cancer 37:1532–1538

Mohammad AM, Meyer J, Hakami N (1977) Long-term survival following brain metastasis of Wilms tumor (Letter). J Pediatr 90:660

Morgan E, Kidd JM (1978) Undifferentiated sarcoma of the kidney: A tumor of childhood with histopathologic and clinical characteristics distinct from Wilms tumor. Cancer 42:1916–1921

Morgan SK, Buse MG (1976) Survival following brain metastases in Wilms tumors. Pediatrics 58:130–132

Nogueira March JL, Perez Villanueva J, Sabell F, Mata J, Figueiredo L (1979) Congenital mesoblastic nephroma. Eur Urol 5:51–52

Oehme J, Gutjahr P (1981) Krebs bei Kindern und Jugendlichen. Deutscher Ärzteverlag, Fach-Taschenbuch Nr. 39, Köln, S 173

Oliver JH, Gluck G, Gledhill RB, Chevalier L (1978) Musculoskeletal deformities following treatment of Wilms tumour. Can Med Assoc J 119:459–464

Palecek L, Hladik M, Stasek V, Kolar J (1965) Zur Behandlungsmethodik embryonaler Mischgeschwülste der Niere (Wilmstumoren) bei Kindern. Strahlentherapie 126:192

Pappis CH, Moussatos GH, Constantinides CG, Kairis M (1979) Bilateral nephroblastoma in a horseshoe kidney. J Pediatr Surg 14:483–484

Penchansky L, Gallo G (1979) Rhabdomyosarcoma of the kidney in children. Cancer 44:285–292

Pendergrass ThW (1976) Congenital anomalies in children with Wilms tumor. A new survey. Cancer 37:403–409

Penn I (1979) Renal transplantation for Wilms tumor: Report of 20 cases. J Urol 122:793–794

Perez CA (1977) Basic Concepts and Clinical Implications of Radiation Therapy. In: Sutow WW, Vutti TK, Fernbach DJ (eds) Clinical pediatric oncology. Mosby, St Louis, S 139–181

Perez-Gonzalez J, Bullon A, Baönares F, Cortabarria C, Gonzalez-Diaz JP, Bueno M (1976) Nefroblastoma en el riönon en herradura. Revision a proposito de una nueva observacion. An Esp Pediatr 9:17–26

Pfeiffer J (1967) Strahlentherapie kindlicher Nierentumoren. Med Klin 62:637

Prevot J, Olive D, Bauquel J, Schmitt M (1977) A case of EMG (Exomphalos, macroglossia, and gigantism) syndrome with associated renal tumor. J Pediatr Surg 12:583–585

Probst P, Hoogewood HM, Haertel M, Zingg E, Fuchs WA (1981) Computerized tomography versus angiography in the staging of malignant renal neoplasm. Br J Radiol 54:645, 744–753

Prout MN, Richards MJ, Chung KJ, Jood P, Davis HL Jr (1977) Adriamycin Cardiotoxicity in children: Case reports, literature review, and risk factors. Cancer 39:62–65

Redman JF, Berry DL (1977) Wilms tumor in crossed fused renal ectopia. J Pediatr Surg 12:601–603

Redman JF, Harper DL (1978) Nephroblastoma occurring in a multilocular cystic kidney. J Urol 120:356–357

Reimer RR, Fraumeni JF Jr, Reddick R, Moorhead EL (1977) Breast carcinoma following radiotherapy of metastatic Wilms tumor. Cancer 40:1450–1452

Riccardi VM, Sujansky E, Smith AC, Francke U (1978) Chromosomal imbalance in the aniridia-Wilms tumor association: 11P interstitial deletion. Pediatrics 61:604–610

Richards MJ, Miller RC, Joo P (1976) Radical partial renal irradiation. An alternative to partial nephrectomy in bilateral Wilms tumor. Cancer 38:2093–2095

Riseborough EJ (1977) Irradiation induced kyphosis. Clin Orthop 128:101–106

Riseborough EJ, Grabias SL, Burton RI, Jaffe N (1976) Skeletal alterations following irradiation for Wilms tumor. With particular reference to scoliosis and kyphosis. J Bone Joint Surg (Am) 58:526–536

Rochels R (1981) Aniridie und Wilms-Tumor (Miller Syndrom). Ergeb Paediatr Onkol 5:153–154

Rosenfield NS, Shimkin P, Berdon W, Barwick K, Glassman M, Siegel NJ (1980) Wilms tumor arising from spontaneously regressing nephroblastomatosis. AJR 135:381–384

Rous SN, Bailie MD, Kaufman DB, Haddy TB, Mattson JC (1976) Nodular renal blastema, nephroblastomatosis, and Wilms tumor. Different points on the same disease spectrum? Urology 8:599–604

Ruecker J, Engles M (1979) Problematik der Diagnostik und Therapie von Wilms-Tumoren an Hand einer Übersicht von 16 Kindern mit Nephroblastom. Paediatr Paedol 14:29–36

Ruprecht KW, Naumann GO (1978) Aniridie und Wilms-Tumor. Ber Zusammenkunft Dtsch Ophthalmol Ges 75:588–590

Rusche C (1951) Treatment of Wilms tumor. J Urol 65:950

Sabio H, Teja K, Elkon D, Shaw A (1979) Adenocarcinoma of the colon following the treatment of Wilms tumor. J Pediatr 95:424–426

Sauer O, Wemmer U (1977) Wilms-Tumor bei Hemihypertrophie. Fortschr Med 95:831–834

Schlienger M, Hery M, Bourgeois JP le, Eschwege F (1974) Resultats du traitement d'une serie de 90 cas de metastases pulmonaires de nephroblastomes. Bull Cancer 61:473–500

Schorcht J (1980) Ergebnisse der Strahlentherapie bei Wilmstumoren. Radiobiol Radiother 21:553–558

Schullinger JN, Santulli TV, Casarella WJ, MacMillan RW (1977) The role of right heart angiography in the management of selected cases. Ann Surg 185:451–455

Schwartz AD, Lee H, Baum ES (1975) Leukemia in children with Wilms Tumor. J Pediatr 87:374–376

Scott LS (1955) Bilateral Wilms tumor. Brit J Surg 42:513

Shah K, Wasan S, Lott S (1979) Wilms tumor in adolescence. J Urol 121:365–366

Shalet SM, Beardwell CG, Jacobs HS, Pearson D (1978) Testicular function following irradiation of the human prepubertal testis. Clin Endocrinol 9:483–490

Shashikumar VL, Somers LA, Pilling GP, Cresson SL (1974) Wilms tumor in the horseshoe kidney. J Pediatr Surg 9:185–189

Shen SC, Yunis EJ (1980) A study of the cellularity and ultrastructure of congenital mesoblastic nephroma. Cancer 45:306–314

Sheth KJ, Tang TT, Blaedel ME, Good TA (1978) Polydipsia, polyuria, and hypertension associated with renin-secreting Wilms tumor. J Pediatr 92:921–924

Shinada Y, Uchino J, Hata Y, Ikeda Y, Sasaki F, Kyukyung C (1977) Wilms Tumor in Siblings. J Japan Soc Pediatr Surg 13:755

Shite JJ, Golladay ES, Kaizer H, Pinney JD, Haller JA (1976) Conservatively aggressive management with bilateral Wilms tumors. J Pediatr Surg 11:859–865

Sigel A, Chlepas S (1978) Die cancerologisch korrekte Operation des Nephroblastoms. Urologe A 17:120–122

Singer H, Devens K, Lampert F, Helmig FJ (1975) Konservativ-operative Therapie der Wilmtumoren. Monatsschr Kinderheilkd 123:377–379

Slovis TL, Cushing B, Reilly BJ, Farooki ZQ, Philippart AI, Berdon WE, Baker DH, Reed JO (1978) Wilms tumor to the heart: Clinical and radiographic evaluation. AJR 131:263–266

Slovis TL, Philippart AI, Cushing B, Das D, Perlmutter AD, Reed JD, Wilner HI, Kroovand RL, Parooki ZQ (1981) Evaluation of the inferior vena cava by sonography and venography in children with renal and hepatic tumors. Radiology 140/3:767–772

Smith WB, Wara WM, Margargolis LW, Kushner JH, Delorimier AA (1974) Partial hepatectomy in metastatic Wilms tumor. J Pediatr 84:259–261

Sommo G, Gheis F, Enria T, Ghiebat PL, Zambelli S (1976) Il tumore di Wilms nell'adulto (un caso clinico giunto alla osservazione). Pathologica 68:51–57

Stambolis C (1978) Benignes multilokuläres zystisches Nephrom. Zentralbl Allg Pathol 122:480–484

Stambolis C (1979a) Cystic nephroblastoma – a benign variant of Wilms tumor. Pathol Res Pract 163:168–172

Stambolis C (1979b) Zur Natur und Bedeutung des nodulären renalen Blastems. Zentralbl Allg Pathol 123:3–8

Stambolis C (1979c) Metanephrogene epitheliale Hamartome. Ein Beitrag zu ihrer Morphologie, Evolution und Bedeutung. Zentralbl Allg Pathol 123:62–70

Stambolis C (1980) Kongenitales Nephroblastom. Zentralbl Allg Pathol 124:3–9

Stambolis C, Doehler R, Havers W (1979) Wilmstumor mit Budd-Chiari-Syndrom und rechtsatrialem Tumorthrombus. Chir Praxis 25:95–99

Stambolis C, Alles J, Jundt G (1981) Multilokuläre zystische Nierentumoren. Med Welt 32:662–667

Stender H, Berndt G (1968) Strahlenbehandlung von Tumoren der Nieren und der Nierenbecken. Röntgenblätter 21:69–78

Stopfkuchen H, Gutjahr P (1976) Adriamycin – Kardiomyopathie bei einem Kind mit Wilmstumor und Lebermetastasen. Klin Paediatr 188:459–463

Stowens D (1959) Pediatric Pathology. Williams and Wilkins, Baltimore, p 534

Sutow WW (1979) Wilms tumor – a cancer under control. Cancer Bull 31:13–17

Sutow WW, Hussey DH, Ayala AG (1977) Wilms tumor. In: Sutow WW, Vietti TJ, Fernbach DJ (eds) Clinical pediatric oncology. Mosby, St. Louis, p 538

Takaoka S (1977) Wilms tumor: Evaluation of histological features. Bull Tokyo Med Dent Univ 24:27–42

Tautz C, Pfister S, Nolte K, Schweizer P (1977) Bilaterale Wilms-Tumoren. Vier eigene Beobachtungen mit Literaturübersicht. Z Kinderchir 21:337–349

Tebbi K, Ragab AH, Ternberg JL, Vietti TJ (1974)

An extrarenal Wilms tumor arising from a sacrococcygeal teratoma. Clin Pediatr 13:1019–1021

Tefft M (1977) Radiation related toxicities in national Wilms tumor study number 1. Int J Radiat Oncol Biol Phys 2:455–463

Tefft M, D'Angio GJ, Grant W (1976) Postoperative radiation therapy for residual Wilms tumor. Review of group III patients in the national Wilms tumor study. Cancer 37:2768–2772

Telander RL, Gilchrist GS, Burgert EO Jr, Kelalis PP, Goellner JR (1978) Bilateral massive nephroblastomatosis in infancy. J Pediatr Surg 13:163–166

Todani T, Tabuchi K, Watanabe Y (1976) No touch isolation technique for left sided Wilms tumor. Z Kinderchir 19:93–97

Tschappeler H, Fuchs WA (1978) Angiographic patterns in nephroblastoma and survival. Ann Radiol 21:249–252

Vaughan ED Jr, Crosby IK, Tegtmeyer CJ (1977) Nephroblastoma with right atrial extension: Preoperative diagnosis and management. J Urol 117:530–533

Vilcek E (1978) Delivery of a healthy baby in a woman who had been treated for Wilms tumour of the kidney in childhood. Bratisl Lek Listy 69:578–582

Voute PA, Lemerle J (1976) Trial and study on nephroblastomas S.I.O.P. No. 1. An Esp Pediatr 9:84–86

Voute PA, Lemerle I, Tornade MF, Kratzer I de, Perry HIM (1982) Preoperative chemotherapy in Wilms tumor. Results of clinical trials and studies on nephroblastomas conducted by the International Society of Paediatric Oncology (SIOP). In: Rayband C, Clement R, Lebreoil G, Bernard IL (eds) Pediatric oncology. Excerpta Medica, Amsterdam Oxford Princeton, p 273

Waggett I, Koop CE (1970) Wilms tumor: Preoperative radiotherapy and chemotherapy in the management of massive tumors. Cancer 26:338

Walker D, Richard GA (1973) Fetal hamartom of the kidney recurrence and death of a patient. J Urol 110:352–353

Wara WM, Margolis LW, Smith B, Kushner JH, Lorimier AA de (1974) Treatment of metastatic Wilms tumor. Radiology 112:695–697

Ward SP, Dehner LP (1974) Sacrococcygeal teratoma with nephroblastoma (Wilms tumor): A variant of extragonadal teratoma in childhood. A histologic and ultrastructural study. Cancer 33:1355–1363

Weitzel D (1978) Nierenvolumenbestimmungen im Kindesalter. Normalwerte und deren diagnostische Bedeutung. In: Kratochwil A, Reinhold E (eds) Ultraschalldiagnostik. J. Thieme, Stuttgart, S 183–184

Weitzel D (1981) Sonographische Diagnostik des Wilms-Tumors. Klin Paediatr 193:210–231

Wexler HA, Poole CA, Fojaco RM (1975) Metastatic neonatal Wilms tumor: A case report with review of the literature. Pediatr Radiol 3:179–181

Wexler HA, Poole CA, Fojaco RM (1976) The association of Wilms tumor with second primary malignancies. Rev Interam Radiol 1:15–18

White JJ, Golladay ES, Kaizer H, Pinney JD, Haller JA Jr (1976) Conservatively aggressive management with bilateral Wilms tumor. J Pediatr Surg 11:859–865

Wiener ES (1976) Bilateral partial nephrectomies for large bilateral Wilms tumors. J Pediatr Surg 11:867–869

Willnow U (1979) The kinetics of cell proliferation in Wilms tumours. Investigations with an autoradiographic in vitro method. Eur J Cancer 15:543–549

Wilms M (1899) Die Mischgeschwülste der Niere. Verlag Arthur Georgi, Leipzig

Woeckel W, Lageman A, Scheibner K (1979) Konnatales mesoblastisches Nephrom und noduläres renales Blastom bei einem Säugling. Zentralbl Allg Pathol 123:222–231

Yonezawa S, Tokunaga M, Sato E, Arima E, Ohzono H, Kumagai N, Tokita N (1979) Cystic partially differentiated nephroblastoma and multilocular cyst of the kidney. Report of two cases of so-called multilocular cyst of the kidney. Acta Pathol JPN 29:471–478

II. Neuroblastom

Das Neuroblastoma sympathicum gehört zu den häufigsten soliden Tumoren des Kindesalters. Ca. 10% aller kindlichen Tumoren sind Neuroblastome (BACHMANN 1962, 1979; HOLSCHNEIDER et al. 1977). Die Ursache für die Neuroblastomentstehung ist bisher nicht bekannt. Die Tumoren entwickeln sich aus den sympathischen Ganglien sowie aus dem Nebennierenmark und können daher im Bereich der gesamten Neuralachse auftreten.

1. Geschlechtsverteilung

Knaben erkranken etwas häufiger als Mädchen am Neuroblastom. So fand BACHMANN (1962) ein Verhältnis männlich:weiblich von 544:486, STELLA (1970) 81:63, HAAS (1979) 30:34.

Nach einer Sammelstatistik von SCHIETZEL u. FIRUSIAN (1980) 1103:952. – ♂:♀.

2. Erkrankungsalter

Neuroblastome treten überwiegend im Kindesalter auf, kongenitale Erkrankungen sind zahlreich beschrieben worden (ANDERS et al. 1973; BANSAL et al. 1978; BECKERMANN u. SEAVER 1978; BLAU et al. 1974; DOSIK et al. 1978; HAVERS u. BOHLMANN 1974; ROTHNER 1971; SHUANGSHOTI u. EKARAPHANICH 1972; ZIMMERMANN 1968).

Eine Zusammenstellung von BACHMANN und KRÖLL (1968) von 141 pränatalen Neuroblastomen zeigt den überwiegenden Tumorursprungsort in der Nebenniere, häufige Metastasierung in die Leber und seltene Metastasierung in die Knochen.

Ein Drittel aller Kinder erkrankt am Neuroblastom innerhalb des ersten Lebensjahres, ein Drittel innerhalb des zweiten und dritten Lebensjahres, alle übrigen Erkrankungsfälle verteilen sich auf die späteren Lebensjahre. Selten treten Neuroblastomerkrankungen auch beim Erwachsenen auf (KILTON et al. 1976).

3. Familiäres, erbliches Vorkommen

Nach Untersuchungen von KNUDSON u. STRONG (1972) und KNUDSON u. MEADOW (1976) können für die Neuroblastomentstehung zwei Mutationen angenommen werden. Die erste Mutation führt zu einer latenten Störung der Entwicklung der Sympathikuszellen. Die Umwandlung zu einer Tumorzelle wird durch eine weitere Mutation bewirkt. Entscheidend für die Möglichkeit der Vererbung im Sinne des familiären Auftretens ist der Entstehungsort der Mutation. Bei der somatischen Mutation tritt die Veränderung bei einer Sympathikuszelle des Individuums auf und wird nur an die Tochterzellen dieser veränderten Zelle weitergegeben, beschränkt auf dieses Individuum, nicht erblich. Die Zahl der vorgeschädigten Zellen ist umso kleiner, je später in der Onkogenese die somatische Mutation erfolgt (KLEIN u. PLOECHL 1974). Tritt die Mutation jedoch bei einer Keimzelle innerhalb der Keimbahn auf, so wird diese Veränderung weiter vererbt. Bei mehreren Familien ließ sich eine Vererbung sicher nachweisen. Es scheint ein autosomal dominanter Erbgang mit wechselnder Penetration vorzuliegen (ZIMMERMANN 1951).

Nach Untersuchungen von DI NICOLA (1975) läßt sich kein Unterschied im Krankheitsverlauf bei weißen Kindern gegenüber Negerkindern nachweisen, die Prognose ist für beide gleich ungünstig. Geschlechtsspezifische Unterschiede bestehen bzgl. der Prognose nicht (Haas et al. 1979).

Gelegentlich wird ein gemeinsames Vorkommen von Neuroblastomen mit anderen Erkrankungen beobachtet: M. Recklinghausen (Witzleben u. Landy 1974), Ganglioneurom und Mesenchymom (Nakada et al. 1975), Dubowitz-Syndrom (Sauer u. Spelger 1977), Anenzephalie (van Hale u. Turkel 1970), Nebennierenadenomen (Dahms et al. 1973), M. Hirschsprung (Gaisie et al. 1979), M. Hippel-Lindau (Pearl et al. 1981).

Während das Neuroblastom die maligne Form der Tumorentwicklung aus der Ganglienzellanlage darstellt, ist die benigne Form das Ganglioneurom. Bemerkenswert ist, daß durch Reifung eine Wandlung des malignen Neuroblastoms in ein prognostisch günstiges Ganglioneurom auftreten kann. Spontane Transformationen sowie auch spontane Tumorrückbildungen von Neuroblastomen sind beschrieben (Cushing u. Wohlbach 1927; Everson 1964; Everson et al. 1966; Kissane u. Ackermann 1955/56; Griffin u. Bolande 1969; Evans et al. 1976b; McLaughlin u. Urich 1977; Sitarz et al. 1975).

Eine besonders hohe spontane Rückbildungsrate wird im frühen Säuglingsalter angenommen, da sich eine hohe Anzahl von klinisch stummen Neuroblastomen „in situ" der Nebenniere nachweisen läßt.

Bei Sektionen von Säuglingen unter 3 Monaten Alter konnte in etwa 5% ein Neuroblastom in situ als Zufallsbefund nachgewiesen werden. Bei systematischen Autopsien der Nebenniere beträgt die Häufigkeit bis zu 25% (Beckwith u. Perrin 1963; Klin u. Ploechl 1974).

Multizentrische Tumorentstehung

In ca. 2% aller Neuroblastomfälle tritt ein multizentrisches Tumorwachstum als nichtmetastatische Tumorbildung auf (Gross et al. 1959; Leape et al. 1978).

Nach Roberts und Lee (1975) ist die Metastasierung in das Mediastinum sehr selten, unter 5%, die Primärtumorentstehung bei thorakalem Befall ist fast nur im hinteren Mediastinum gelegen. Metastasen bilden sich im vorderen und mittleren Mediastinum aus, bei metastatischem Geschehen im hinteren Mediastinum sind die Wirbelkörper überwiegend befallen. Die Abgrenzung im Abdomen ist gegenüber Metastasen vom multizentrischen Primärtumor erheblich schwieriger, jedoch werden Metastasen in der Nebenniere, Niere und Milz kaum beobachtet. Dagegen ist die Nebenniere mit ca. 40% aller Neuroblastome der häufigste Primärtumor-Entstehungsort (Leikin et al. 1975).

Hata et al. (1978) ist es gelungen, einen Neuroblastom-Tumor auf Mäuse zu übertragen, wobei Histologie und klinisches Verhalten, besonders bezüglich der Metastasierung, erhalten blieb.

4. Pathologie – Histologie – Grading

Der Stadieneinteilung von Evans (1971) steht heute die TNM-Klassifikation gegenüber (Tabellen 8 u. 9).

Bei der feingeweblichen Untersuchung von Neuroblastom-Gewebe läßt sich kein einheitlicher Aufbau nachweisen, sondern es zeigen sich in unterschiedlichem Ausmaß verschiedene Stadien der Ausreifung.

Dies ermöglicht eine Unterteilung in verschiedene Unterklassen, ein sog. Grading, wobei sich eine Korrelation zum klinischen Verlauf und damit zur Prognose nachweisen läßt. Die maßgeblichen Grading-Einteilungen wurden von Beckwith und Martin (1968), Mäkienen (1972), Hughs et al. (1974) durchgeführt (Tabellen 10–12).

Beckwith und Martin unterscheiden 4 Malignitätsgrade in Abhängigkeit vom prozentualen Anteil des differenzierten Tumorgewebes.

Tabelle 8. Stadieneinteilung des Neuroblastoms. (Nach EVANS et al. 1971)

Stadium I	Tumor auf Ursprungsorgan oder -struktur beschränkt
Stadium II	Kontinuierliche Tumorausdehnung über das Ursprungsorgan bzw. die Ursprungsstruktur, aber nicht über die Mittellinie des Körpers hinaus. Regionale Lymphknoten auf der gleichen Seite können beteiligt sein
Stadium III	Kontinuierliche Tumorausdehnung über die Körpermittellinie hinaus. Regionale Lymphknoten können auf beiden Seiten beteiligt sein
Stadium IV	Fernmetastasen mit Beteiligung des Skeletts, parenchymatöser Organe oder entfernt vom Primärtumorsitz liegender Lymphknotengruppen
Stadium IVs	Patient (meist im Säuglingsalter) mit Fernmetastasen, die auf eine oder mehrere der folgenden Lokalisationen beschränkt sind: Leber, Haut oder Knochenmark (ohne röntgenologisch nachweisbare Skelettveränderungen), bei denen ansonsten jedoch ein Stadium I oder II vorliegt

Tabelle 9. TNM-Klassifikation des Neuroblastoms (eingeschlossen Ganglio-Neuroblastom und Ganglio-Neurom). Die Zuordnung der Tumorausdehnung ist abhängig von der klinischen Untersuchung in Ergänzung durch Röntgenuntersuchung z. B. i. v. Pyelogramm, Röntgenaufnahmen von Lunge und Knochen, Computertomogramme, Ultraschall, Knochenmarkuntersuchungen sowie Laborbefunde

Primärtumor-Ausdehnung: T	Ist eine Abgrenzung zwischen Primärtumor und befallener umgebener LK-Region nicht möglich, so wird der gesamte Tumor als Primärtumor betrachtet.	
	TX	Keine Aussage über die Tumorgröße möglich.
	T0	Primärtumor nicht nachweisbar.
	T1	Tumorausdehnung unter 5 cm Durchmesser.
	T2	Tumorausdehnung 5–10 cm im Durchmesser.
	T3	Tumorausdehnung über 10 cm Durchmesser.
	T5	Multizentrische Tumorentstehung.
		Entsprechend der Lokalisation der Entstehung des Primärtumors ergibt sich folgende Zuordnung: CER zervikal; THO Thorax; ABD Abdomen; PEL Becken; OTH andere Lokalisation
Lymphknotenbefall: N	NX	Keine Aussage möglich
	N0	Normale regionäre Lymphknoten
	N1	Befall der regionalen Lymphknoten.
	Bei Abdominalmanifestation sind die Lymphknotenregionen des Abdomens, Beckens einschließlich der externen iliakalen Lymphknoten eingeschlossen, bei thorakaler Tumormanifestation die Lymphknoten des Thorax und der Supraklavikularregion, bei zervikaler Tumormanifestation die Lymphknoten des Halses und der Supraklavikularregion. Tumorbefall nicht regionärer Lymphknotenstationen gelten als Fernmetastasen.	
Metastasenbildung: M	MX	Keine Aussage über Fernmetastasen möglich
	M0	Kein Nachweis von Fernmetastasen
	M1	Nachweis von Fernmetastasen
		Zuordnung von Fernmetastasen: PUL Lunge; OSS Knochen; HEP Leber; BRA Hirn; LYM Lymphknotenbefall nicht regional; MAR Knochenmark; PLE Pleura; OTH andere

Tabelle 9 (Fortsetzung)

Nach Operation: P	Eine histopathologische Klassifikation nach einer Operation wird durch ein P gekennzeichnet = postoperativ-pathohistologisch, wobei möglicherweise noch eine zusätzliche Strahlentherapie oder Chemotherapie stattgefunden hat, diese ist durch ein Y zu kennzeichnen – P.T.N.M.	
	PTX	Unzureichende Information, nur Biopsie durchgeführt.
	PT0	Primärtumor nicht nachweisbar
	PT1	Vollständige Entfernung, Schnittränder histologisch tumorfrei
	PT2	∅ (nach Definition nicht möglich)
	PT3a	Mikroskopischer Residual-Tumor
	PT3b	Makroskopischer Residual-Tumor
	PT5	Multizentrischer Tumor
	PNX	Keine Aussage möglich
	PN0	Untersuchte Lymphknoten negativ
	PN1	Lymphknoten positiv, vollständig entfernt.
	PN2	Lymphknoten positiv, inkomplette Resektion
Stadieneinteilung	Klinische Stadieneinteilung (CS = clinical staging)	
	CSI	Tumor kleiner als 5 cm Normale Lymphknoten T1NX-N0, M0
	CSII	Tumor 5–10 cm groß, normale Lymphknoten TIINX – N0, M0
	CSIII	Tumor größer als 10 cm oder Verdacht auf Lymphknotenbefall T3N0–N1M0
	CSIV	Metastasierendes Tumorstadium. TX-T5NX-N1-M1
	CSV	Multizentrischer Tumor. TVN0–N2M0-M1
	Postoperatives histopathologisches Staging:	
	PSI	Tumor vollständig entfernt, kein Lymphknotenbefall. PT1, PNX–N0, PM0
	PSII	vollständige Tumorentfernung, befallene Lymphknoten. PT1, PN1, PM0
	PSIIIa	Inkomplette Tumorresektion, mikroskopischer Residual-Tumor. PTIIIa, PNX–N1M0
	PSIIIb	inkomplette Tumorresektion, makroskopischer Residual-Tumor. PTIIIb, PNX–N2
	PSIV	Metastasierender Tumor. PTX–C3M1
	PSV	multizentrischer Tumor. PTV, PNX–N2 PN0 M1

Tabelle 10. Semiquantitatives Grading-Verfahren beim Neuroblastom. (Nach BECKWITH u. MARTIN 1968)

Malignitätsgrad		Anteil des differenzierten Tumorgewebes in %
I	überwiegend differenziert	über 50
II	überwiegend undifferenziert	5–50
III	leicht differenziert	unter 5
IV	undifferenziert, keine erkennbare Neurogenese	0

MÄKIENEN sowie HUGHS führen ihre Bewertung in Abhängigkeit vom Differenzierungsgrad jedoch unabhängig vom prozentualen Anteil durch

HARMS und WILKE (1979) fanden bei der Vergleichsuntersuchung ihrer 75 Neuroblastompräparate eine sehr gute Übereinstimmung nach dem Verfahren von HUGHS et al. und halten dieses Grading-Verfahren für die Praxis der pathologisch-anatomischen Beurteilung für am geeignetsten. Dabei fand sich bei mehr als 50% ein Malignitätsgrad III. Eine mögliche Sondergruppe stellt noch das anablastische Neuroblastom dar, das sich durch relativ großzellige und polymorphzellige Tumorgewebsabschnitte mit besonders vielen und atypischen Mitosen

Tabelle 11. Qualitatives Grading-Verfahren von Neuroblastomen. (Nach HUGHS et al. 1974)

Malignitätsgrad	Histologische Kriterien
I	Mischbild aus undifferenzierten Zellen und reifen Ganglienzellen
II	Mischbild aus undifferenzierten Zellen und einigen Zellen mit partieller Differenzierung in Ganglienzellen (vesiculäre Kerne: Nukleolus erkennbar, Zytoplasma-Kernrelation angestiegen, zytoplasmatische Fortsätze)
III	Undifferenziertes kleinzelliges Tumorgewebe (Rosetten möglich)

Der Malignitätsgrad I besteht aus dem Mischbild aus undifferenzierten Zellen und einigen reifen Ganglienzellen, dieser Gruppe sind die Ganglio-Neuroblastome der älteren Nomenklatur zuzuordnen. Eine höhere Anzahl von Differenzierungskriterien werden von MÄKIENEN unterschieden, wobei die Pseudo-Rosettenbildung als Differenzierungskriterium angesehen wird

Tabelle 12. Differenzierungskriterien beim Neuroblastom. (Nach MÄKIENEN 1972)

I.	Kernvergrößerung und Auftreten eines vesikolären Kernes
II.	Zytoplasmaentwicklung, Vergrößerung der Zytoplasma-Kernrelation
III.	Entwicklung zytoplasmatischer Fortsätze
IV.	Auftreten und Prominenz von Nukleolen
V.	Reife Ganglienzellen
VI.	Stroma
VII.	Rosetten
VIII.	Zellzusammenballungen (clumping of cells)

auszeichnet, wobei die für die Neuroblastom-Diagnostik erforderlichen histologischen Kriterien jedoch nicht mehr enthalten sind. An anderen Stellen können diese Tumoren jedoch Ausreifung bis zu Ganglienzellen aufweisen.

HARMS und WILKE (1977) wiesen besonders auf die große Variabilität des histologischen Bildes bei Neuroblastomen hin, die sich von einem zum anderen Ort erheblich unterscheiden können, so daß bei kleinen Gewebsentnahmen nur eine beschränkte Aussage bzgl. der Grading-Einteilung möglich ist.

Sie weisen auch auf den Wert der Tupfpräparate zur zytologischen und histochemischen Untersuchung zum Nachweis von einer sauren Phosphataseaktivität sowie für elektronenmikroskopische Analysen zum Nachweis von membrangebundenen Katecholamin-Granula hin.

Bei glykogenhaltigen Neuroblastomen ist eine Abgrenzung gegenüber einem Ewing-Sarkom schwierig, wobei zusätzlich elektronenmikroskopische Untersuchungen hilfreich sind (TRICHE u. ROSS 1978).

5. Tumorlokalisation

Der überwiegende Teil, 40–60%, der Neuroblastome findet sich intraabdominell, häufig von der Nebenniere ausgehend, ohne daß eine Seite bevorzugt ist (BACHMANN 1979; STELLA et al. 1970).

Zweithäufigste Tumorlokalisation sind die intrathorakalen Tumoren, überwiegend im hinteren Mediastinum. Die durch das Intervertebralforamen austretenden Tumoren werden als Sanduhr-Tumoren bezeichnet. Eine besondere Gruppe stellt bei den intrakraniellen Neuroblastomen das Olfaktoriusneuroblastom dar.

Tabelle 13. Lokalisationshäufigkeit beim Neuroblastom

	JAFFE ($n=154$)	BACHMANN ($n=1580$)	HAAS ($n=64$)	HOHLSCHNEIDER ($n=98$)
Kopf, Hals	7%	7%	5%	2%
Thorax	14%	13%	34%	16%
Abdomen	54%	55%	47%	62%
Becken	5%	4%	2%	
Andere Lokalisation	10%	9%	2%	17%
Unbekannt	10%	12%	10%	3%

Der häufigste Entstehungsort für das Neuroblastom ist demnach das Abdomen. Hierbei ist die Nebenniere häufigster Primärtumorort. Zerebrale Neuroblastome sind selten (CHAMBERS et al. 1981; HENRIQUEZ et al. 1973; YAGISHITA et al. 1979) (Tabelle 13).

6. Symptomatik

Die klinischen Zeichen eines Neuroblastoms sind uncharakteristisch und hängen von der Lokalisation und Tumorausdehnung ab. Allgemeine Zeichen sind Anämie, Gewichtsverlust, Fieber, Appetitlosigkeit, häufige Kopfschmerzen, seltener Hämaturie.

BACHMANN hat bei 976 Patienten folgende Häufigkeit gefunden:

Allgemeine Tumorzeichen 25,5%, unklares Fieber 23,1%, Anämie 10,1%.

Lokale Tumorzeichen: Bauchtumor 39% Hämaturie 8%.

Metastasen: Skelett 31,3%, Lymphknoten 26,8%, Schädel 17,8%, Leber 14,9%, Exophthalmus 13,8%, Lungen 10,9%, Ekchymose 6,4%, Haut 5,4%, Niere 2,4%.

Bedingt durch Hormonausschüttung des Tumors kann es zum Haut-flash kommen, ebenso zu Schwitzen, Tachykardien, Diarrhöen und Hypertonie (KAESER et al. 1973; KEDAR et al. 1981; LENOIR et al. 1979). Bei zervikaler Neuroblastom-Manifestation findet man häufig Schluckbeschwerden, Heiserkeit, Stridor verbunden mit Lymphknotenvergrößerung am Hals.

Die Thoraxlokalisation zeichnet sich aus durch Schmerzen, Deformierung des Brustkorbes und Fieberschübe begleitet von Stridor, Dyspnoe und Dysphagie, verbunden mit unterschiedlichen neurologischen Symptomen, die bis zur Querschnittsymptomatik führen können, bedingt durch intraspinale Tumorausdehnung (BAR-ZIV u. NOGRADY 1975). Bei der abdominalen Neuroblastom-Lokalisation fällt überwiegend der sicht- und tastbare, höckrige Tumor auf, oft begleitet von Fieber und Gewichtsverlust. Große Tumoren führen zur Kompression und Obstruktion (GIBBONS et al. 1979). Blutungen in den Tumor können sogar zum akuten Abdomen führen (MURTHY et al. 1978). Bei den spinalen Neuroblastomen treten als Krankheitssymptome Schwäche in Armen und Beinen, Tortikollis und Skoliosen auf (BALAKRISHNAN et al. 1974; FAGAN u. SWISCHUK 1974; TRAGGIS et al. 1977).

7. Metastasen

Bei vielen Kindern erfolgt die Tumordiagnostik aufgrund des Nachweises bestehender Metastasen. Auch hier herrschen unklare uncharakteristische Allgemeinsymptome wie Fieber und Knochenschmerzen vor und sind nur in seltenen Fällen charakteristisch. In Abhängigkeit von der Metastasierungsform werden folgende Sondertypen unterschieden:

Typ Pepper: Ausschließliche Lebermetastasierung
Typ Smith: Ausschließliche Hautmetastasierung
Typ Hutchinson: Skelettmetastasierung.

STELLA et al. 1970 fanden bei der Erstuntersuchung bei über der Hälfte der Kinder (86/144) bereits Metastasen, von denen 80% disseminiert waren, überwiegend in Knochen und Lymphknoten. Die Metastasenhäufigkeit war bei Kindern bis zu 1 Jahr Alter 60%, die Knochenmetastasierung dabei 36%, bei Kindern über 1 Jahr Alter 87%, die Knochenmetastasierung dabei 36%, bei Kindern über 1 Jahr Alter 87%, die Knochenmetastasierung 60%. Lungenmetastasen sind selten (STIGALL et al. 1979). Bei der Orbitametastasierung, die häufig beidseitig auftritt, bestehen Ekchymosen und Protrusio bulbi. DRESLER et al. (1979) beschreiben eine ausgedehnte zerebrospinale Metastasierung.

8. Diagnostik

MASON et al. beschrieben 1957 die Ausscheidung von vasoaktiven Aminen bei einem Kind mit einem Neuroblastom.

Da bei ca. 80% aller Neuroblastom-Erkrankungen erhöhte Ausscheidungen von Metaboliten des Adrenalin als Katecholamine oder Derivate auftreten, ist eine entsprechende Untersuchung im Urin erforderlich (Vanillin-Mandelsäure – Homovanillin und Dopamin). Auch die Bestimmung aus dem Serum oder direkt aus dem Tumor ist möglich. In wenigen Fällen ist auch bei nachgewiesenem Neuroblastom die Katecholaminausscheidung negativ, dagegen bei Ganglioneuroblastomen gelegentlich positiv (HELSON et al. 1972a, 1980; KAESER et al. 1981; WADMAN et al. 1976).

Nach erfolgter Therapie, Operation, Strahlentherapie und Chemotherapie kommt es zu einer Normalisierung der pathologischen Ausscheidung bei Tumorbeseitigung. Beim Wiederauftreten des Tumors oder Metastasenbildung steigen die Werte wieder an.

9. Radiologische Diagnostik

Die Röntgen-Diagnostik richtet sich nach der vermuteten Tumorlokalisation, bei Abdomenaufnahmen läßt sich vielfach in der nachweisbaren Tumormasse eine Verkalkung abgrenzen. Die Nieren sind von großen Tumormassen verdrängt und verlagert. Bei der Thoraxaufnahme ist besonders auf eine Mediastinalverbreiterung zu achten, bedingt durch Tumorbildungen im hinteren Mediastinum. EKLÖF und GOODING (1967) beschreiben eine spindelförmige Weichteilverschattung paravertebral durch Tumor. Zu achten ist auf eine Vergrößerung der Abstände der Bogenwurzeln, des Spinalkanals sowie der Intervertebrallöcher als Zeichen einer Tumorraumforderung (FLIEGEL 1976). Die Tumorkompression im Spinalbereich läßt sich durch eine Myelographie nachweisen. Eine Angiographie wird zur Tumordarstellung empfohlen (BALAKRISHNAN et al. 1974), obwohl der Tumor oft gefäßarm ist. Bei der Röntgen-Skelettuntersuchung lassen sich vielfach Metastasen nachweisen. Eine Bereicherung der Diagnostik stellt die Knochenszintigraphie mit ^{99m}Technetium-Phosphat-Komplexen und der Gammakamera dar (FAWCETT u. MCDOUGAL 1980; HELSON et al. 1972b; HOWMAN-GILES et al. 1979; ROSENFIELD u. TREVES 1974; SMITH et al. 1980) (Abb. 4a–g).

Die Ganzkörper-Computertomographie ermöglicht, insbesondere bei der Abdominal-Diagnostik, eine gute Abgrenzung des Tumors gegenüber den einzelnen Organen, Beurteilung einer Lymphknotenbeteiligung und der Primärtumorausdehnung und ist als ergänzende, weiterführende Untersuchung der Ultraschalldiagnostik anzusehen (BERGER et al. 1978; HEUSER et al. 1980; HORODNICEANU et al. 1981).

Die früher häufig durchgeführte Lymphographie ist heute durch Ultraschall- und Computertomographie in ihrem Wert sehr eingeschränkt.

10. Krankheitsverlaufs-Parameter

Ob die Serumlaktathydrogenase oder die Ferritinbestimmung eine Aussage über den wahrscheinlichen Krankheitsverlauf ergeben, läßt sich gegenwärtig noch nicht übersehen (KINUMAKI et al. 1976; QUINN u. ALTMAN 1980).

a) Probeexzision

Bei klinischem Tumorverdacht ist durch eine Gewebsentnahme, durch Entfernen eines LK, einer Biopsie z. B. bei Laparatomie, eine histologische Klärung unbedingt erforderlich.

b) Differentialdiagnose

Gegenüber einem abdominellen Neuroblastom ist an erster Stelle an einen Wilms-Tumor zu denken, wobei typischerweise der von der Niere ausgehende Wilms-Tumor erst im Spätstadium die Mittellinie überschreitet. Er führt zu einer starken Verformung der Niere und des Hohlraumsystems, weist selten Verkalkungen auf und metastasiert bevorzugt in die Lunge. Dagegen zeigt das Neuroblastom vielfach die Mittellinie überschreitende Tumormassen, die die Nieren zwar verdrängen und verlagern, die jedoch besonders im US und CT glatt abgrenzbar, nicht involviert erscheinen, häufiger durch Verkalkungen sich auszeichnen und überwiegend eine Metastasierung in Lymphknoten, Knochen und Knochenmark zeigen.

SHENDE (1979) beschreibt ein intrarenales Neuroblastom, einen Wilms-Tumor vortäuschend (GIBBONS u. DUCKETT 1979).

Bei thorakaler Lokalisation muß auch an ein Teratom oder malignes Lymphom gedacht werden. Bei Tumorbefall der Orbita ist differential-diagnostisch ein Retinoblastom, Rhabdomyosarkom oder malignes Lymphom zu erwägen, jedoch kommen diese außer dem Retinoblastom nur unilateral vor.

Der Nachweis von zirkulierenden Immunkomplexen im Blut bei Neuroblastom-Patienten durch BRANDEIS et al. (1958) spricht für eine vorhandene, bisher aber nicht geklärte Immunkomponente bei dieser Tumorerkrankung (CARLI et al. 1979; CHUNG et al. 1977).

Bei ca. 10–15% der Kinder mit einem Neuroblastom kommt es zu einem paraneoblastischen Erscheinungsbild, der infantilen myoklonischen Enzephalopathie. Seit der Beschreibung des Syndroms durch KINSBOURNE (1962), DYKEN und KOLA (1968), MOE und NELLHAUS (1970) als „dancing eye" und „dancing feet"-Syndrom wurden von LIPINSKI et al. (1975) 62 Patienten mit infantiler myoklonischer Enzephalopathie registriert, davon 36 Fälle ohne und 26 mit einem nachgewiesenen Neuroblastom. Nach HOLSCHNEIDER et al. (1977) hatten von 80 Patienten mit infantiler myoklonischer Enzephalopathie 47 ein nachgewiesenes Neuroblastom (BOLTSHAUER et al. 1979). Da sich trotz intensiver Tumorsuche vielfach kein Neuroblastom finden läßt und auch die Katecholaminausscheidung oder -derivate nicht erhöht sind, wird bei diesen Kindern eine spontane Neuroblastomrückbildung diskutiert (LIPINSKI et al. 1975).

Obwohl die Pathogenese nicht als geklärt angesehen werden kann, ist die Auswirkung des paraneoplastischen Syndroms auf das Dentado-rubro-thalamische System – Mesenzephalon-Pons-Zerebellum zu lokalisieren, möglicherweise bedingt oder mitbedingt durch Antikörper. ALTMANN und BACHNER (1976) fanden bei ihren 28 Neuroblastom-Patienten mit Opsomyoklonus eine günstige Prognose, die 2-Jahres-Überlebensrate betrug 89%. Möglicherweise ist dieses gute Ergebnis mitbedingt durch eine schnell eingeleitete Diagnostik bei auffälliger Symptomatik und auf die von WINKLER (1976) übermittelte überwiegend thorakale Tumorlokalisation.

11. Therapie

Obwohl das Neuroblastom als strahlensensibel angesehen werden kann, steht an erster Stelle die radikale operative Tumorentfernung. Stets sollte bei einer Operation ausreichend Material zur histologischen Untersuchung entnommen werden. Ist aufgrund der Tumorausdehnung eine radikale Operation unmöglich oder nur unter Opferung von anderen, infiltrierten Organteilen, so sollte gegebenenfalls mit einer Teilresektion und Clipmarkierung der belassenen Tumorregion der Ersteingriff beendet werden. Durch eine Kombinationsbehandlung von Bestrahlung und Chemotherapie oder auch alleiniger Chemotherapie ist entsprechend der Tumorrückbildung dann eine zweite verzögerte Operation zur radikalen Tumorentfernung möglich (EVANS 1972, 1980; HOLLAND et al. 1980; KOOP u. SCHNAUFER 1975; YOUNG et al. 1970). Anderenfalls besteht die Indikation zur weiteren Bestrahlung (Tabelle 14 u. Abb. 9)

Die Therapie ist abhängig von der Stadieneinteilung und basiert heute auf den Erfahrungen großer Therapiestudien mit großen Patientenzahlen der SIOP und GPO. Durch sie wird eine Optimierung der Therapie erreicht.

a) Bestrahlungstechnik

Zur Anwendung kommen sollten nur Supervolt-Therapiegeräte; Kobalt-60-Anlagen oder Beschleuniger mit Elektronen oder Photonen.

Die Bestrahlungsfelder sollten im Thorax und Abdomen auf CT-Querschnitten rechnergestützt erstellt werden und mittels Simulatortechnik erfolgen. Die Feldgrenzen müssen über die nachweisbaren Tumorgrenzen 2–3 cm hinausragen, da an den Feldgrenzen ein Dosisabfall besteht und eine Sicherheitszone und Bewegungsverschieblichkeit berücksichtigt werden muß. Bei inoperablen Tumoren ist nach einer Dosis von 20–25 Gy eine Feldverkleinerung entsprechend der Tumorrückbildung durchzuführen und eine lokale Dosiserhöhung bis zu 40 Gy möglich. Die Gesamtdosis ist entsprechend dem Alter der Kinder zwischen 20 und 40 Gy zu wählen zwischen 1 und 2 Gy ED/Tag (MASON et al. 1957).

Tabelle 14. Stadienabhängige Therapieform und Strahlendosen beim Neuroblastom

Stadium	Strahlendosen	Therapie
I	–	Operation
II	20–40 Gy	Operation – Bestrahlung + Chemotherapie
III	20–40 Gy	Operation – evtl. verzögerte 2. Operation, Bestrahlung, Chemotherapie
IV	20–40 Gy	Chemotherapie, adjuvante Bestrahlung z. B. Metastasen. Operation bei verzögerter Indikation
IVs	3–10 Gy	Strahlentherapie mit niedriger Dosis, Chemotherapie

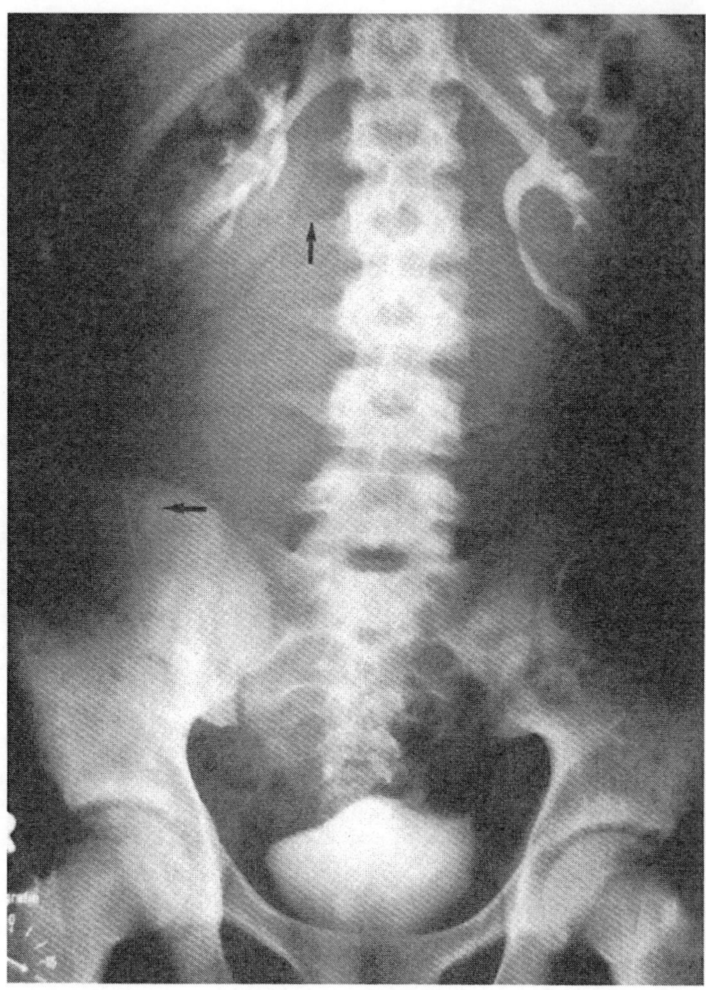

Abb. 9a. R.S., 12 Jahre. Ausgedehntes inoperables Neuroblastom mit intratumoralen Verkalkungen und beiderseitiger Ureterverlagerung

α) Hals

Nach PEARSON (1974) soll das Bestrahlungsfeld von der Schädelbasis bis zum Jugulum reichen in Abhängigkeit von der Tumorausdehnung und die gesamte paravertebrale Region einschließlich der Nervenaustrittsregionen beinhalten bei einer Dosis von 30–40 Gy.

β) Thorax

Bei vermuteten oder nachgewiesenen Uhrglastumoren muß die gesamte WS bis zu den Querfortsätzen mit im Bestrahlungsfeld liegen, eine Rückenmarkschonung ist hier aufgrund der Tumorausbreitung nicht indiziert und führt zu einer Tumorabdeckung. Zur Vermeidung von Rückenmark-Schäden sowie Wirbelsäulen-Spätschäden sollte die Dosis am RM von 25 Gy nicht überschritten werden (VOUTE et al. 1975).

γ) Abdomen

Bei großen abdominellen Tumormassen ist das gesamte Abdomen großvolumig zu bestrahlen. Eine Leberschonung ist nach 6–10 Gy, eine Nierenschonung nach 12–15 Gy durchzuführen, sowie das Rückenmark nach 25 Gy auszublocken.

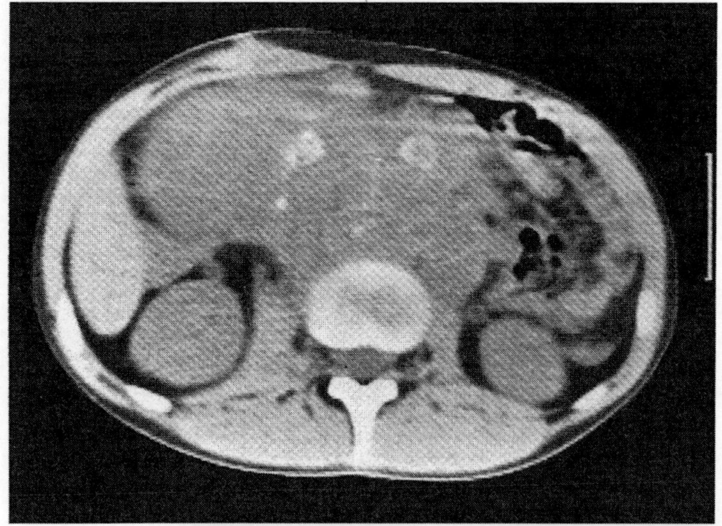

b

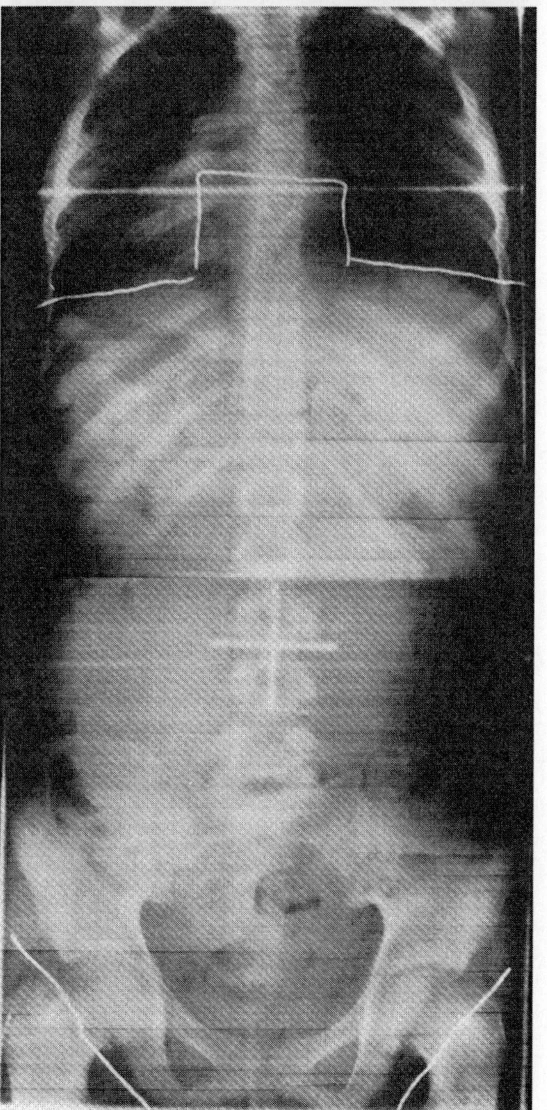

c

Abb. 9b, c. R.S. Im CT ausgedehnte prävertebrale Tumormassen mit Verkalkungen bei freiem beiderseitigen Nierenareal. Planungsaufnahme für die präoperative Bestrahlung mit 20 Gy in 4 Wochen mit entsprechender Leber- und Nierenschonung

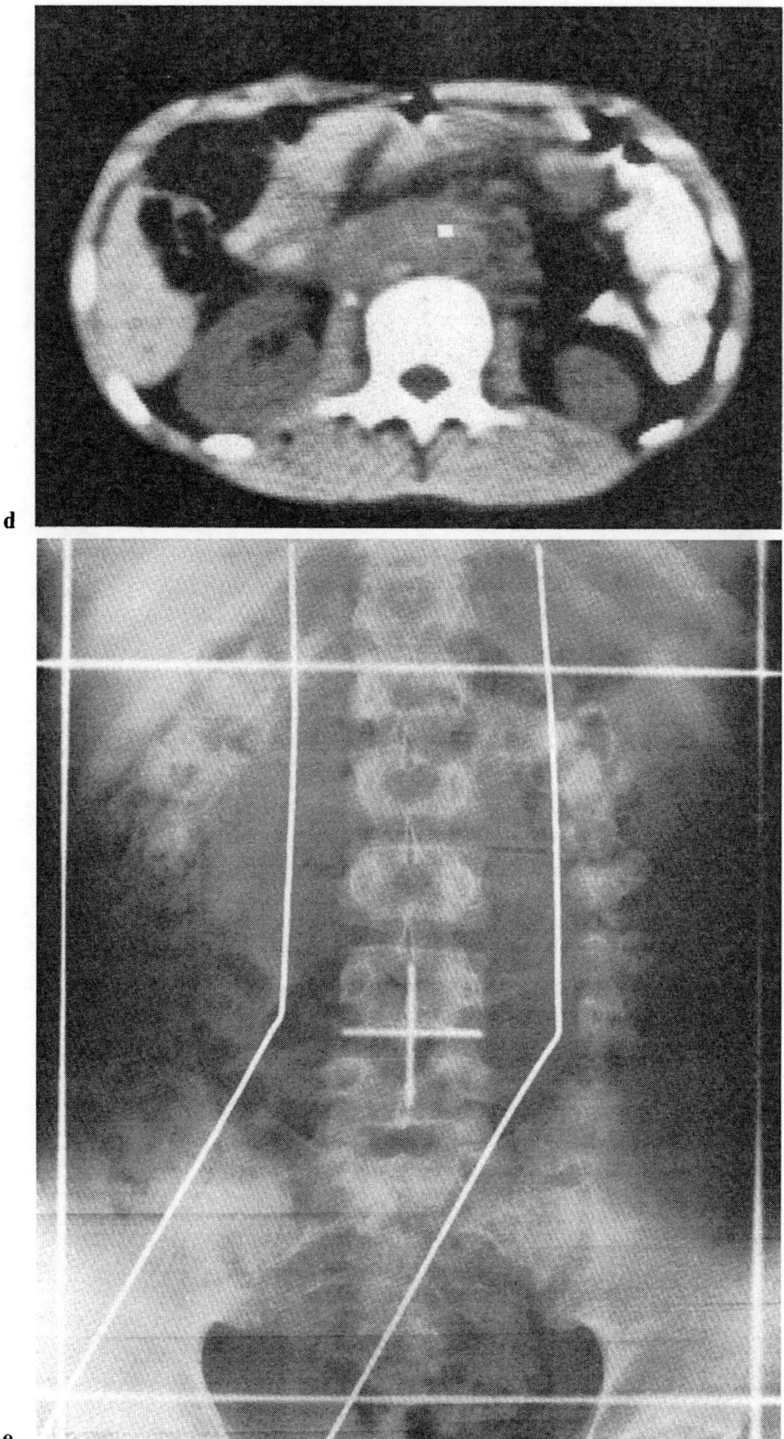

Abb. 9d, e. R.S. Verbliebene Rest-Lymphknoten prävertebral nach operativer „Totalexstirpation“ des Abdominal-Tumors und Simulatoraufnahme zur Bestrahlung der paraaortalen und rechts iliakalen Lymphknoten mit 15 Gy

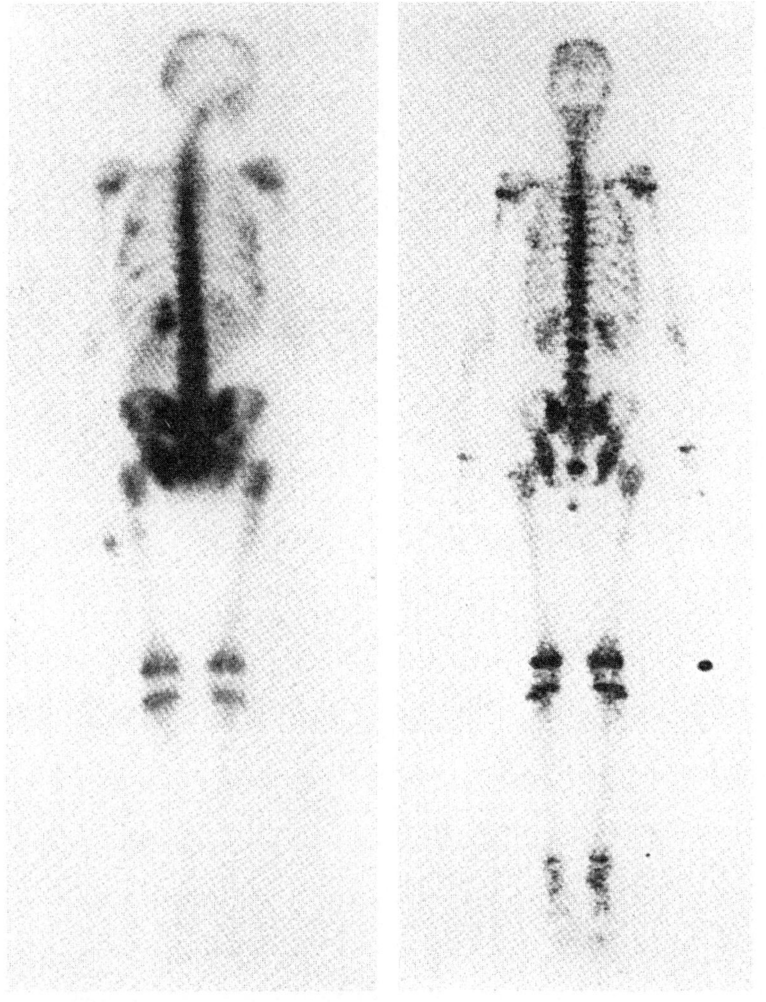

Abb. 9f, g. R.S. Weitgehende Rückbildung von multiplen Knochenmetastasen unter Chemotherapie nach 7 Monaten

δ) Becken

Bei Tumorlokalisation im Becken erfolgt eine Bestrahlung des gesamten Beckens unter Einschluß der Ovarien bei Mädchen, eine Ausblendung von Vulva, Skrotum sowie Schenkelhälsen ist möglich und richtet sich nach der Tumorausdehnung.

Bei Erwachsenen und entsprechend bei Kindern höheren Lebensalters sind Strahlendosen von 30–40 Gy indiziert. Individuelle Variationen der Strahlentherapie sind abhängig von der Lokalisation und Tumorausdehnung.

ε) Nasopharynx

Beim Olfaktorius-Neuroblastom, das überwiegend bei Erwachsenen auftritt, sind Strahlendosen von 45–60 Gy indiziert (KADISH et al. 1976). Ganzkörperbestrahlungen mit Chemotherapie bei ausgedehnten Tumorstadien ergaben nicht den erhofften Effekt (GREEN et al. 1976).

Die Olfaktorius-Neuroblastome nehmen eine Sonderstellung unter den Neuroblastomen ein.

Sie entstehen im oberen Nasenanteil, wahrscheinlich vom Riechepithel ausgehend, und wurden von ihren Erstbeschreibern (BERGER u. LUC 1924; BERGER u. COUTARD 1926) als Ästhesio-Neuroepitheliome bezeichnet, histologisch teils mit, teils ohne Rosettenbildung. Der Ursprungsort für die Tumorentstehung ist als nicht gesichert anzusehen, außer den neuroepithelialen Zellen der Riechmembran werden auch andere Ursprungsorte wie das Ganglion sphenopalatinum diskutiert (MENDELOFF 1957; RIEMENSCHNEIDER u. PRIOR 1958).

Inzwischen sind weit über 100 Fälle veröffentlicht worden (BECKWITH u. MARTIN 1968). Altersmäßig treten die Olfaktorius-Neuroblastome im Alter von 3 bis zu 90 Jahren auf, mit einem Gipfel in der 2. bis 4. Dekade. Männer scheinen etwas häufiger befallen zu sein als Frauen (JOACHIMS et al. 1975; RIEMENSCHNEIDER u. PRIOR 1958). Die Hauptlokalisation ist die obere Nasenhöhle oberhalb der mittleren Choane, die sich vielfach bis in die paranasalen Sinus ausdehnen. Es kommt bei größeren Tumoren zur Knochendestruktion und Ausbreitung intrakraniell sowie in den Orbitatrichter. Dementsprechend ist von KADISH et al. (1976) eine Einteilung in 3 Gruppen entsprechend der Tumorausdehnung erfolgt.

Gruppe A:
Der Tumor ist lokalisiert in der Nasenhöhle.

Gruppe B:
Der Tumor ist lokalisiert in der Nasenhöhle und den paranasalen Sinus.

Gruppe C:
Der Tumor hat sich über die Nasenhöhle und paranasalen Sinus ausgedehnt (Befall z. B. Sinus ethmoidalis, Sinus sphenoidalis, Orbitatrichter).

Bei Röntgenuntersuchungen lassen sich teilweise auch Verkalkungen nachweisen. Bei der Bestimmung der Ausdehnung hat sich die selektive Angiographie sowie insbesondere die Computertomographie bewährt (MANELFE et al. 1978). Die klinische Symptomatik hängt von der Tumorausdehnung ab und manifestiert sich durch Nasengangverlegung, Gesichtsschwellung und Epistaxis bis zu Sehstörungen.

Die Prognose kann insgesamt als relativ gut bezeichnet werden, jedoch bestehen auch hier erhebliche Unterschiede, da einige Tumoren sowohl zur lymphogenen als auch hämatogenen Metastasierung führen. Dreijahres- bzw. Fünfjahresüberlebensraten von 50–70% werden erreicht (CANTY 1979; MENDELOFF 1957).

b) Therapie

Aufgrund der von vielen Autoren bestätigten Strahlensensibilität stellt die Therapie der Wahl die Bestrahlung dar, wobei Dosen von 40–65 Gy appliziert werden (BAILEY u. BARTON 1975; JAFFE 1976a; SABETI u. PASHIMI 1973; SCHIETZEL u. FIRUSIAN 1980; SEAMAN 1951; SILCOX 1966).

Dennoch sind einige Fälle beschrieben worden, die durch eine Strahlentherapie nicht beeinflußbar zu sein schienen (FITZHUGH et al. 1965; JOACHIMS et al. 1975; OBERMAN u. RICE 1976; OBERT et al. 1960). Die Kombinationstherapie, die auf Operation und Nachbestrahlung oder präoperativer Bestrahlung mit entsprechender Tumordosis und chirurgischer Resektion des verbliebenen Resttumors besteht, stellt daher die Alternative dar. Bei alleiniger chirurgischer Resektion muß mit einer hohen Rezidivrate (ca. 50%) gerechnet werden (KADISH et al. 1976).

c) Chemotherapie

Da beim metastasierten Tumorstadium weder Operation noch Strahlentherapie zur Sanierung führen, wurde versucht, durch eine Chemotherapie – sei es als Mono- oder Polychemo-

Tag Woche	1 1	8 2	15 3	22 4	29 5	36 6	43 7	50 8	57 9	64 10	71 11	78 12	
Endoxan 300 mg/m²/i.v.	↑	↑	↑	↑	↑	↑		↑		↑		↑	Ab 8. Woche 14tägig 1 Jahr lang
Vincristin 1,5 mg/m²/i.v.	↑	↑	↑	↑	↑	↑		↑		↑		↑	

Abb. 10. Behandlung des Neuroblastoms. (Nach PINKEL et al. 1968)

therapie – eine Verbesserung der Prognose zu erreichen. Trotz Anwendung zahlreicher Therapieschemata muß festgestellt werden, daß der Nutzen der Chemotherapie noch zurückhaltend beurteilt werden muß, es lassen sich zwar Tumorrückbildungen erreichen und längere Remissionszeiten bei gutem klinischen Zustand der Patienten, doch Heilungen sind durch die Chemotherapie alleine bisher nicht sicher erreichbar. Es hat den Anschein, daß durch die Chemotherapie eine zeitliche Verzögerung des schicksalhaften Krankheitsablaufes erreicht wird (BERNSTEIN et al. 1978; DE BERNARDI et al. 1978; FINKLESTEIN et al. 1979; KURZ et al. 1977; LANDBECK 1971; NITSCHKLE et al. 1980; PINKEL et al. 1968).

THURMAN et al. berichteten 1964 über 10 von 24 Remissionen durch Cyclophosphamidgabe bei metastasiertem Neuroblastom im Rahmen der South-West-Cancer Chemotherapy Study Group. Über Remissionen durch Chemotherapie berichten zahlreiche Autoren wie JAMES et al. (1965), PINKEL et al. (1968), SUTOW et al. (1970). HARRISON et al. (1974) konnten durch zusätzliche Gabe von Actinomycin-D, Cyclophosphamid und Vincristin keine sichere Überlebenszeit-Verlängerung beobachten.

Bei einer randomisierten Studie von 113 Patienten mit einem Neuroblastom erfolgte Operation und postoperative Strahlentherapie sowie eine Cyclophosphamidgabe von 10 mg/kg/Tag über 1 Jahr gegenüber keiner Chemotherapie. Es ergab sich nach einer Beobachtungszeit von 2 Jahren kein Unterschied in der Überlebenszeit oder tumorfreien Überlebenszeit in den Stadien II und III; alle Rezidive traten innerhalb eines Jahres auf. Jedoch war ein Unterschied in der Anzahl der Metastasen in der Chemotherapie-Gruppe etwas niedriger (EVANS et al. 1976a, c).

Zellkinetische Untersuchungen sowie das Verhalten von Neuroblastom-Zellkulturen auf verschiedene Zytostatika gaben Hinweise für die Dosierung und ermöglichten auch gewisse prognostische Aussagen (HAYES et al. 1977; HELSON et al. 1976; SIEGEL et al. 1980; TERRENT'EVA et al. 1977; WILLNOW 1979).

Außer der anfänglichen Chemotherapie mit Cyclophosphamid wurde bald Vincristin, später auch eine Mehrfach-Kombination mit Adriblastin und DTIC durchgeführt (GLANZMANN et al. 1976; MURTHY et al. 1978; MUTZ u. URBAN 1978; STARLING et al. 1947).

DOSIK et al. (1978) sahen ein gutes Ansprechen bei 5 erwachsenen Neuroblastom-Patienten, die mit dem Cyvadic-Schema therapiert worden waren wegen eines ausgedehntem Neuroblastoms (DOSIK et al. 1978). DOERING et al. (1979) sah bei Kindern über 1 Jahr Alter mit Neuroblastom-Stadium IV zwar ein teilweises Ansprechen bei einer Fünferkombination von Prednison, Cyclophosphamid, Actinomycin-D, Vincristin und Dornorubicyn gegenüber Cyclophosphamid und Vincristin, jedoch verstarben alle 26 Patienten innerhalb von 2 Jahren. Von PINKEL et al. (1968) wurde eine Chemotherapie-Kombination von Endoxan und Vincristin empfohlen, nach HAYES und MAUER (1976) die Kombination von Endoxan mit Adriblastin (Abb. 10 u. 11).

Beim Stadium IV steht aufgrund der Metastasierung die Chemotherapie an erster Stelle. Es wird daher eine Kombination aus Adriblastin, Endoxan, Vincristin und DTIC empfohlen (GPO) (Abb. 12).

Möglicherweise bietet eine Knochenmarktransplantation mit intensiver Chemotherapie eine neue Therapieaussicht (SPRUCE et al. 1980). Eine zusätzliche unspezifische Immunthera-

Tag Woche	1 1	2	3	4	5	6	7	8 2	21 3	22	23	24	25	26	27	28	
Endoxan 150 mg/m²/oral	⊖	⊖	⊖	⊖	⊖	⊖	⊖		⊖	⊖	⊖	⊖	⊖	⊖	⊖		Wiederholung alle 3 Wochen Therapiedauer 4 Monate
Adriblastin 35 mg/m²/i.v.								↑								↑	

Abb. 11. Behandlung des Neuroblastoms. (Nach HAYES et al. 1977)

Tag Woche	1 1	2	3	4	5	6	7	8 2		
Adriblastin 35 mg/m²/i.v.	↑								Wiederholung des Zyklus nach 2–3 Wochen	8 Therapiezyklen
Endoxan 150 mg/m²/oral	⊖	⊖	⊖	⊖	⊖	⊖	⊖			8 Therapiezyklen
Vincristin 2,0 mg/m²/i.v.								↑		3 Therapiezyklen
DTIC-Dome 250 mg/m²/i.v.	↑	↑	↑	↑						3 Therapiezyklen

Abb. 12. Behandlung des Neuroblastoms Stadium IV (GPO II)

pie bringt keine gesicherte Verbesserung (NECHELES et al. 1978; NESBIT et al. 1976). Eine von der GPO durchgeführte Studie zum Nachweis der Wirksamkeit von Interferon (Fibroblasten Interferon) ergab keinen Unterschied im Verlauf ($n=35$, $n=39$), ebenso keinen Unterschied männlich-weiblich (BERTHOLD 1982). Häufig wurden jedoch im Therapieverlauf nach Interferongabe Fieber und Schüttelfrost beobachtet, bei 11–15% der Patienten Leuko- und Thrombozytopenien.

12. Ergebnisse – Prognose

Die Prognose im Säuglingsalter bis zu 1 Jahr Lebensalter ist wesentlich günstiger als für die späteren Lebensjahre (D'ANGIO et al. 1971; KURZ et al. 1974). Über alle Tumorstadien werden insgesamt Überlebensraten von 30–40% erreicht, davon für den Anteil der Kinder unter 1 Jahr Lebensalter um 80% 2-Jahres-Überlebensrate (BORGWARDT 1977; GLANZMANN et al. 1976; GROSS et al. 1959; KOOP u. JOHNSON 1971; VON DER OELSNITZ u. WINKLER 1975).

Für das Stadium I ist für Kinder unter 1 Jahr die Prognose sehr günstig, da 90–100% Überlebensraten erreicht werden. Hierbei wird die Tendenz zur Spontanheilung mitdiskutiert (Tabelle 15–17). Nach HUGHS et al. (1974) ergibt sich eine deutliche Abhängigkeit des Überlebens vom Alter der Kinder, die 1-Jahres- und 3-Jahres-Überlebensrate betrug für Kinder bis zu 1 Jahr Lebensalter ($n=21$) 38,1%, für Kinder im Alter von 1–4 Jahren ($n=38$) 15,8%, dagegen für die Kinder über 4 Jahre Lebensalter ($n=24$) 12,5% und 0%.

DI NICOLA et al. (1975) fand eine Überlebensrate nach 2 Jahren bei Kindern bis zu 1 Jahr Alter 10/12, über 1 Jahr Lebensalter 4/33; HOLSCHNEIDER et al. (1973) bis zu 1 Jahr Lebensalter 23/36, über 1 Jahr Lebensalter 17/63.

Betrachtet man die Überlebenszeit in Abhängigkeit von den Stadien nach 1 und 3 Jahren, so ergeben sich nach HUGHS et al. (1974) im Stadium I ($n=7$) 100% für 1 und 3 Jahre, im Stadium II ($n=5$) 3/5–2/5, im Stadium III ($n=18$) 6/18–4/18, Stadium IV ($n=43$) 0%, Stadium IV S ($n=5$) 1/5. Auch hier zeigt sich wieder eine starke Altersabhängigkeit. Nach UCHINO et al. (1978) wurde für Kinder unter 1 Jahr Lebensalter auch im Stadium IV S ($n=10$) eine Überlebensrate von 70% erreicht (KONOHUE et al. 1974).

Tabelle 15. Überlebensrate beim Neuroblastom in Abhängigkeit von der Tumorlokalisation

	HUGHES et al. (1974) 3 Jahre	HOLLAND et al. (1980) 2 Jahre
Kopf – Hals	4/5	3/3
Thorax	2/13	12/16
Abdomen	8/63	39/138
Becken		3/3
Übrige	0/2	

Tabelle 16. Überlebensrate beim Neuroblastom in Abhängigkeit vom Stadium

Stadium	HOLLAND et al. (1980) 2 Jahre	HUGHES et al. (1974) 3 Jahre	HOLSCHNEIDER et al. (1977) 2 Jahre
I	5/5	7/7	15/16
II	23/31	2/5	20/28
III	9/26	4/18	4/27
IV	8/82	0	0
IVS	12/16	1/5	1/1

Tabelle 17. Überlebensraten beim Neuroblastom in Abhängigkeit vom Alter

	HUGHES et al. (1974)		DI NICOLA et al. (1975)	HOLSCHNEIDER et al. (1977)	HOLLAND et al. (1980)
	1 Jahr	3 Jahre	2 Jahre	2 Jahre	2 Jahre
0–1 Jahr	8/21	8/21	10/12	23/36	29/39
1–4 Jahre	6/38	6/38	4/12	17/62	28/121
über 4 Jahre	3/24	0/24			

Eine Tumormetastasierung in die Leber (Typ Peper) spricht gut auf eine niedrig dosierte Therapie (Strahlen- oder Chemotherapie) an und hat daher eine gute Prognose mit ca. 50% Überlebensrate (BOND 1976). Bei ausgedehntem Tumorbefall im Kopf-Halsbereich ist die Prognose nicht günstig (BROWN et al. 1978). Durch eine Kombinationstherapie von eingeschränkter radikaler Tumorentfernung durch Operation, postoperativer Strahlentherapie und Chemotherapie ist bei thorakalem Neuroblastombefall eine 2-Jahres-Überlebensrate bei $n = 22$ von 87% erreicht worden (CATALANO et al. 1978; DAVIDSON et al. 1978; DEMETRIUS et al. 1977). Eine Knochenmetastasierung bei Kindern über 1 Jahr Alter ist prognostisch als ungünstig zu werten, kaum ein Kind überlebt dabei länger als 2 Jahre (HASSENBUSCH 1976).

SCHIETZEL und FIRUSIAN (1980) nehmen eine Metastasen- oder Lokalrezidivbildung nach mehr als 2 Jahren als relativ gering an, so daß die 2-Jahres-Überlebensrate bei Kindern der sonst üblichen 5-Jahres-Überlebensrate bei Erwachsenen gleichgesetzt werden kann. Bei Langzeitbeobachtungen ergibt sich jedoch auch hier eine deutliche Senkung der Überlebenszeit.

HOLSCHNEIDER et al. (1973) ermittelten einen sinkenden Prozentsatz bei zunehmender Beobachtungszeit, von 98 Patienten überlebten 40 mehr als 2 Jahre, 21 mehr als 5 und 7 mehr als 10 Jahre nach Diagnosestellung. Vereinzelt treten auch später Rezidive nach 5 und mehr Jahren auf (JAFFE 1976b; RICHARDS et al. 1976; SUTHERLAND et al. 1981).

Bei Erwachsenen ist die Prognose ungünstig, SCHIETZEL und FIRUSIAN (1980) berichteten über eine Remissionsdauer von bis zu 6 Monaten; alle von ihm beobachteten Patienten verstarben.

Remissionen nach intensiver Chemotherapie werden auch bei Erwachsenen beobachtet (LOPEZ et al. 1980). Nach STELLA et al. (1970) ist die Wirkung der Strahlentherapie bei LK-Metastasen sehr unterschiedlich, bei einigen Tumormetastasen kommt es zur völligen Rückbildung, bei einigen auch nach Applikation von mehr als 35 Gy nur zur partiellen Remission. Auch hier zeigt sich eine altersabhängige Strahlenempfindlichkeit. Bei Kindern unter 1 Jahr kann sie als gut bezeichnet werden, danach als ungünstig. Bei spinaler Tumorbildung ist die Prognose von frühzeitiger operativer Laminektomie, Tumorentfernung, Strahlentherapie und Chemotherapie relativ günstig, für Kinder unter 1 Jahr Lebensalter wesentlich besser als für ältere Kinder.

Spätveränderungen

In Abhängigkeit von der Tumorlokalisation und der durchgeführten Chemo-Strahlentherapie kommt es bei Langzeit-Überlebenden auch zu entsprechenden Nebenwirkungen (JENTZSCH 1977). HOLSCHNEIDER et al. (1973) berichteten über die Nebenwirkungen bei 40 mindestens 2 Jahre überlebenden Kindern, von denen 29 erhebliche Folgen durch Operation, Chemotherapie, Bestrahlung und postoperative Intensivtherapie zeigten. Der überwiegende Anteil hatte Skelettveränderungen (24/40–24/29) sowie zentrale Nervenschäden (11/29) und periphere Nervenschäden (12/29). 11 Mal zeigten sich Folgen eines Querschnittsyndroms.

Vereinzelt wurden auch schwere Skoliosebildungen nach Wirbelsäulen-Bestrahlungen beobachtet (CASTLEBERRY et al. 1979; MAYFIELD et al. 1979). 20 Jahre nach erfolgreicher Bestrahlung eines zervikalen Neuroblastoms traten bei einem Patienten multiple Schilddrüsen-Adenome auf (MACKENZIE u. HOPE-STONE 1975).

Literatur

Altmann AJ, Bachner RL (1976) Favorable prognosis for survival in children with coincident opsomyoclonus and neuroblastoma. Cancer 37: 846–852

Anders D, Kindermann G, Pfeifer U (1973) Metastasizing fetal neuroblastoma with involvement of the placenta simulating fetal erythroblastosis. J Pediatr 82:50–53

Bachmann KD (1962) Das Neuroblastoma sympathicum. Klinik und Prognose von 1030 Fällen. Z Kinderheilk 86:710

Bachmann KD (1979) Neuroblastoma sympathicum. Dtsch Ärzteblatt 339–344

Bachmann KD, Kröll W (1968) Über das praenatal entstandene Neuroblastoma sympathicum. Z Kinderheilk 103:61–72

Bailey BJ, Barton S (1975) Olfactory neuroblastoma. Management and Prognosis. Arch Otolaryngol 101:1–5

Balakrishnan V, Rice MS, Simpton DA (1974) Spinal neuroblastomas. Diagnosis, Treatment and Prognosis. J Neurosurg 40:631–638

Bansal N, Wainstein M, Kropp KA (1978) Congenital hydronephrosis with ipsilateral Adrenal Neuroblastoma: A Case Report. J Urol 120: 354–355

Bar-Ziv J, Nogrady MB (1975) Mediastinal neuroblastoma and ganglioneuroma. Am. J Roentgenol 125:380–390

Beckermann BL, Seaver R (1978) Congenital Horner's syndrom and thoracic neuroblastoma. J Pediatr Ophthalmol Strabismus 15:24–25

Beckwith JB, Martin RF (1968) Observations on the histopathology of neuroblastoma. J Pediatr Surg 3:106

Beckwith JB, Perrin E (1963) In situ neuroblastoma: a contribution on the natural history of neural crest tumors. Am J Pathol 43:1089

Berger L, Coutard H (1926) L'esthesioneurocytome olfactif. Bull Assoc Franc Cancer 15:404–414

Berger L, Luc R (1924) L'esthesioneuroepithelioma olfactif. Bull Assoc Franc Cancer 13:410–420

Berger PE, Kuhn JP, Munschauer RW (1978) Computed tomography and ultrasound in the diagnosis and management of neuroblastoma. Radiology 128:663–667

Bernstein ID, Evans AE, Finklestein J, Klemperer M, Hittle R, Leikin S, Hammond GD (1978) Phase II study of the failure of Vincristine and Bleomycin for previously treated children with metastatic neuroblastoma: A report from the childrens cancer study group. Cancer Treat Rep 62:1201–1202

Bertold F (1982) Bericht über die Neuroblastom-Studie NBL 79 der GPO. Tagung Gesell Päd Onkologie 5.6.82 Frankfurt/M

Blau HJ, Herold HJ, Reddemann H (1974) Zur Epidemiologie und Klinik des Neuroblastoms im Kindesalter. Dtsch Gesundh-Wes 29:1464–1469

Boltshauser E, Deonna T, Hirt HR (1979) Myoclonic encephalopathy of infants or "dancing eyes syndrome". Report of 7 cases with long-term follow-up and review of the literature. (Cases with and without neuroblastoma). Helv Paediatr Acta 34:119–133

Bond JV (1976) Neuroblastoma metastatic to the liver in infants. Arch Dis Child 51:879–882

Borgwardt G (1977) Über wichtige Faktoren für die Lebenserwartung beim Neuroblastom. Paediatr Grenzgeb 16:183–187

Brandeis WE, Helson L, Wang Y, Good RA, Day NK (1958) Circulating immune complexes in sera of children with neuroblastoma: Correlation with stage of disease. J Clin Invest 62:1201–1209

Brown RJ, Szymula NJ, Lor'e JM (1978) Neuroblastoma of the head and neck. Arch Otolaryngol 104:395–398

Canty P (1979) Olfactory neuroblastoma: Long-term survival. J Laryngol/Otol 93:285–292

Carli M, Bucolo C, Pannunzio MT, Ongaro G, Businaro R, Revoltella R (1979) Fluctuation of serum complement levels in children with neuroblastoma. Cancer 43:2399–2404

Castleberry RP, Crist WM, Cain WS, Holbrook T, Malluh A, Salter MM (1979) Management of localized thoracic neuroblastoma. Med Pediatr Oncol 7:153–161

Catalano PW, Newton WA, Williams TE, Clatworthy HW, Kilman JW (1978) Reasonable surgery for thoracic neuroblastoma in infants and children. J Thorac Cardiovasc Surg 76:459–464

Chambers EF, Turski PA, Sobel D, Wara W, Newton TH (1981) Radiologic characteristics of primary cerebral neuroblastomas. Radiology 139:101–104

Chung HS, Higgins GR, Siegel SE, Seeger RC (1977) Abnormalities of the immune system in children with neuroblastoma related to the neoplasma and chemotherapy. J Pediatr 90:748–754

Cushing H, Wohlbach SB (1927) The transformation of a malignant paravertebral symphaticoblastoma into a benign ganglioneuroma. Am J Pathol 3:203–216

D'Angio GJ, Evans AE, Koop CE (1971) Special pattern of widespread neuroblastoma with a favourable prognosis. Lancet 1046–1049

Dahms WT, Gray G, Vrana M, New MI (1973) Adrenocortical adenoma and ganglioneuroblastoma in a child. Am J Dis Child 125:608–611

Davidson KG, Walbaum PR, McCormack RJ (1978) Intrathoracic neural tumours. Thorac 33:359–367

De Bernardi B, Comelli A, Cozzutto C, Lamedica G, Mori PG, Massimo L (1978) Peptichemio in advanced neuroblastoma. Cancer Treat Rep 62:811–817

Demetrius G, Traggis G, Filler RM, Druckman H, Jaffe N, Cassady JR (1977) Prognosis for children with neuroblastoma presenting with paralysis. J Pediatr Surg 12:419–425

DiNicola W, Movassaghi N, Leikin S (1975) Prognosis in black children with neuroblastoma. Cancer 36:1151–1153

Doering EJ, Nitschke R, Haggard ME, Land VJ, Morgan SK, Starling K, Williams T, George S (1979) Phase II study demonstrating failure of both a five-drug continoustherapy regimen and a two-drug pulse-therapy regimen in the treatment of metastatic neuroblastoma: Southwest oncology group study 822. Cancer Treat Rep 63:1383–1384

Dosik GM, Rodriguez V, Benjamin RS, Bodey GP (1978) Neuroblastoma in the adult: Effective combination chemotherapy. Cancer 41:56–63

Dresler S, Harvey DG, Levisohn PM (1979) Retroperitoneal neuroblastoma widely metastatic to the central nervous system. Ann Neurol 5:196–198

Dyken P, Kolar O (1968) Dancing eye, dancing feet: Infantile polymyoclonia. Brain 91:305

Eklöf O, Gooding ChA (1967) Paravertebral widening in cases of neuroblastoma. Br J Radiol 40:358–365

Evans AE (1980) Staging and treatment of neuroblastoma. Cancer 45:1799–1808

Evans AE (1972) Treatment of neuroblastoma. Cancer 30:1595–1599

Evans AE, D'Angio GJ, Randolph J (1971) A proposed staging for children with neuroblastoma. Children's Cancer Study Group A. Cancer 27:374–378

Evans AE, Albo V, D'Angio GJ, Finklestein JZ, Leiken S, Santulli T, Weiner J, Hammond GD (1976a) Cyclophosphamide treatment of patients with localized and regional neuroblastoma: A randomized study. Cancer 38:655–660

Evans AE, Gerson J, Schnaufer L (1976b) Spontaneous regression of neuroblastoma. Natl Cancer Inst Monogr 44:49–54

Evans AE, Albo V, D'Angio GJ, Finklestein JZ, Leiken S, Santulli T, Weiner J, Hammond GD (1976c) Factors influencing survival of children with nonmetastatic neuroblastoma. Cancer 38:661–666

Everson TC (1964) Spontanous regression of cancer. Ann NY Acad Sci 114:767–770

Everson TC, Cole WH (eds) (1966) Spontaneous regression of cancer. WB Saunders Conpany, Philadelphia

Fagan CJ, Swischuk LE (1974) Dumbbell neuroblastoma or ganglioneuroma of the spinal canal. Am J Roentgenol 120:453–460

Fawcett HD, McDougal IR (1980) Bone scan in extraskeletal neuroblastoma with hot primary and cold skeletal metastases. Clin Nucl Med 5:49–50

Finklestein JZ, Klemperer MR, Evans A, Bernstein I, Leikin S, Maccreadie S, Grosfeld J, Hittle R, Weiner J, Sather H, Hammond D (1979) Multiagent chemotherapy for children with metastatic neuroblastoma: A report from childrens cancer study group. Med Pediatr Oncol 6:179–188

Fitzhugh GS, Allen MS, Rucker TN, Sprinkle PM (1965) Olfactory neuroblastoma (esthesioneuroepithelioma). Arch Otolaryngol 81:161–168

Fliegel CP (1976) Intra- und extraspinal wachsendes Ganglioneuroblastom – Ein diagnostisches Problem. Z Kinderchir 19:129–134

Fox F, Davidson J, Thomas LB (1959) Maturation of sympathicoblastoma into ganglioneuroma. Report of two patients sith 20- and 46-year survivals, respectively. Cancer 12:108–116

Gaisie G, Oh KS, Young LW (1979) Coexistent neuroblastoma and Hirschsprung's disease-another manifestation of the neurocristopathy. Pediatr Radiol 8:161–163

Gibbons MD, Duckett JW (1979) Neuroblastoma masquerading as congenital ureteropelvic junction obstruction. J Pediatr Surg 14:420–422

Glanzmann C, Kind F, Horst W (1976) Strahlentherapie in der Behandlung von Neuroblastomen. Resultate bei 45 Patienten. Strahlentherapie 152:305–309

Green AA, Hustu HO, Palmer R, Pinkel D (1976) Total-body sequential segmental irradiation and combination chemotherapy for children with disseminated neuroblastoma. Cancer 38:2250–2257

Griffin MG, Bolande RP (1969) Familian neuroblastoma with regression and maturation to ganglioneurofibroma. Pediatrics 43:377–382

Gross R, Faber S, Martin L (1959) Neuroblastoma sympathicum: A study and report of 216 cases. Pediatrics 23:1179–1191

Haas RJ, Lampert F, Janka G, Helmig M, Holschneider AM, Hecker WC (1979) Neuroblastom im Kindesalter. Klinik, Diagnostik u. Therapiemöglichkeiten. Klin Pediatr 191:347–355

Harms D, Wilke H (1977) Pathologische Anatomie des Neuroblastoms. Histologisches Grading und Prognose. Besonderheiten thorakaler Neuroblastome. Z Kinderchir 22:122–130

Harms D, Wilke H (1979) Neuroblastom-Grading. Klin Pediatr 191:228–233

Harrison J, Myers M, Rowen M, Vermund H (1974) Results of combination chemotherapy, surgery and radiotherapy in children with neuroblastoma. Cancer 34:485–490

Hassenbusch S, Kaiser H, White JJ (1976) Prognostic factors in neuroblastic tumors. J Pediatr Surg 11:287–297

Hata JI, Ueyama Y, Tamaoki N, Furukawa T, Morita K (1978) Human neuroblastoma serially transplanted in nude and metastases. Cancer 42:468–473

Havers W, Bohlmann HG (1974) Angeborenes Neuroblastom in beiden Nebennieren. Med Klin 69:635–646

Hayes FA, Mauer AM (1976) Cell kinetics and chemotherapy in neuroblastoma. J Natl Cancer Inst 57:697

Hayes FA, Green AA, Mauer AM (1977) Correlation of cell kinetic and clinical response to chemotherapy in disseminated neuroblastoma. Cancer Res 37:3766–3770

Helson L, Fleisher M, Bethune V, Murphy ML, Schwartz MK (1972a) Urinary cystathionine, catecholamine and metabolites in patients with neuroblastoma. Clin Chem 18:613–615

Helson L, Watson RC, Benua RS, Murphy ML (1972b) F 18 Radioisotope scanning of metastatic bone lesions in children with neuroblastoma. Am J Roentgenol 115:191–199

Helson L, Helson C, Peterson RF, Das SK (1976) A rationale for the treatment of metastatic neuroblastoma. J Natl Cancer Inst 57:727–729

Helson L, Johnson GA, Smith R (1980) Dopa metabolism in neuroblastoma. Med Pediatr Oncol 8:317–322

Henriquez AS, Robertson DM, Marshall SJS (1973) Primary neuroblastoma of the central nervous system with spontaneous extracranial metastases. Case Report. J Neurosurg 38:226–231

Heuser L, Heising J, Friedmann G, Engelking R (1980) Computertomographie der Nieren. Leistungsfähigkeit und derzeitiger Stellenwert. Urologe A 19:174–181

Holland T, Donohue JP, Baehner RL, Grosfeld JL (1980) The current management of neuroblastoma. J Urol 124:579–582

Holschneider AM, Engert J, Meyer G, Schneider E (1973) Das Neuroblastom, Klinik und biologische Aspekte. Bruns Beitr Klin Chir 220:233–243

Holschneider AM, Geiger H, Bolkenius N, Janka G, Lampert F (1977) Spätfolgen beim Neuroblastom: Paraneoblastische Erkrankungen und Therapiefolgen. Monatsschr Kinderheilkd 125:69–73

Horodniceanu C, Neveu P, Sagui M, Gruner M, Neuenschwander S, Montagne JP (1981) Echotomographie des nephroblastomes et des symphatoblastomes de la fosse Lombaiere chez l'enfant. Comparaison ultrasons, urographie, tumodensitometrie. Arch Fr Pediatr 38:345–350

Howman-Giles RB, Gilday DL, Eng B, Ash JM (1979) Radionuclide skeletal survey in neuroblastoma. Radiology 131:497–502

Hughes M, Mardsen HB, Palmer MK (1974) Histologic patterns of neuroblastoma related to prognosis and clinical staging. Cancer 34:1706–1711

Jaffe N (1976a) Neuroblastoma: Review of the literature and examination of factors contributing to its enigmatic character. Cancer Treat – Rev 3:61–82

Jaffe N (1976b) Recrudescence of neuroblastoma after apparent cure. J Natl Cancer Inst 57:731–732

James DH, Hustu HO, Wrenn EL, Pinkel D (1965) Combination chemotherapy of childhood neuroblastoma. J Am Med Ass 194:123–126

Jentzsch K (1977) Die Strahlentherapie des Neuroblastoms. Wien Klin Wochenschr (Suppl) 89:23–25

Joachims HZ, Altman MM, Mayer SW (1975) Olfactory neuroblastoma. J Laryngol Otol 89:335–343

Kadish S, Goodman M, Wang CC (1976) Olfactory neuroblastoma – a clinical analysis for 17 cases. Cancer 37:1571–1576

Kaeser H, Serano CL, Collazo JA, Blanch F (1973) Ganglioneuroblastom bei einem Mädchen mit chronischem Durchfall und Hypokaliaemie. Helv Paediatr Acta 28:485–493

Kaeser H, Wagner HP, Zuppinger K, Zurbrügg R (1974) Zur biochemischen Tumordiagnostik im Kindesalter. Schweiz Med Wochenschr 104:642

Kedar A, Glassmann M, Voorhess ML, Fisher J, Allen J, Jenis E, Freeman AI (1981) Severe hypertension in a child with ganglioneuroblastoma. Cancer 47:2077–2080

Kilton LJ, Aschenbrenner C, Burns CP (1976) Ganglioneuroblastoma in adults. Cancer 37:974–983

Kinsbourne M (1962) Myoclonic encephalopathy of infants. J Neurol Neurosurg Psychiatry 25:271

Kinumaki H, Takeuchi H, Ohmi K (1976) Serum lactate dehydrogenase isoenzyme pattern in neuroblastoma. Eur J Pediatr 123:83–87

Kissane JM, Ackermann LV (1955/56) Maturation of tumors of the nervous system. J Fac Radiol 7:109–114

Klein H, Ploechl E (1974) Familiäres Neuroblastom der Nebenniere beim Neugeborenen. Münch Med Wochenschr 116:1163–1168

Knudson AG, Strong LC (1972) Mutation and Cancer: Neuroblastoma and Phaeochromocytoma. Am J Hum Genet 24:514

Knudson AG, Meadow AT (1976) Developmental genetics of neuroblastoma. J Natl Cancer Inst 57:675–682

Konohue JP, Garrett RA, Baehner RL, Thomas MH (1974) The multiple manifestations of neuroblastoma. J Urol 111:260–264

Koop CE, Johnson DG (1971) Neuroblastoma assessment of the therapy in reference of staging. J Pediatr Surg 6:595–599

Koop CE, Schnaufer L (1975) The management of abdominal neuroblastoma. Cancer 35:905–909

Kurz R, Busch U, Sauer H (1974) Die Prognose des Neuroblastoms. Wien Med Wochenschr 124:44–48

Kurz R, Mutz I, Pichler E (1977) Neuroblastom: Diagnose, Therapie und Prognose an Hand von 56 Patienten. Wien Klin Wochenschr Suppl 89:16–22

Landbeck G (1971) Circum- und postoperative cytostatische Therapie bei Neuroblastomen und Wilms-Tumoren im Kindesalter. Langenbecks Arch Chir 329:135–144

Leape LI, Lowman JT, Loveland GC (1978) Multifocal nondisseminated neuroblastoma. Report of two cases in siblings. J Pediatr 92:75–77

Leikin S, Bernstein I, Evans A, Finklestein J, Hittle R, Kiemperer M (1975) Use of combination Adriamycin and DTIC in children with advanced stage for neuroblastoma. Cancer Chemother Rep 59:1015–1018

Lenoir G, Broyer M, Comoy E, Goffinet C (1979) Hypertension artérielle par sécrétion de catécholamines chez un nourrisson porteur d'un ganglioneuroblastome. Arch Mal Cœur 72:103–107

Lipinski C, Kratzer W, Daum R (1975) Die infantile myoklonische Enzephalopathie – ein paraneoblastisches Syndrom beim Neuroblastom. Z Kinderchir 16:111–117

Lopez R, Karakousis C, Rao U (1980) Treatment of adult neuroblastoma. Cancer 45:840–844

Mackenzie CG, Hope-Stone HF (1975) Multiple adenomas of the thyroid occuring 20 years after successful radiotherapy for neuroblastoma in the cervical lymph-nodes. Brit J Radiol 48:1028–1031

Mäkinen J (1972) Microscopic patterns as a guide to prognosis of neuroblastoma in childhood. Cancer 29:1637–1646

McLaughlin JE, Urich H (1977) Maturing neuroblastoma and ganglioneuroblastoma: A study of four cases with long survival. J Pathol 121:19–26

Manelfe C, Bonafe A, Fabre P, Pessey JJ (1978) Computed tomography in olfactory neuroblastoma: One case of esthesioneuroepithelioma and four cases of esthesioneuroblastoma. J Comput Ass Tomography 2:412–420

Mason GA, Hart-Mercer J, Millar EJ, Strang LB, Wync NS (1957) Adrenaline secreting neuroblastoma in infant. Lancet 2:322–325

Mayfield JK, Riseborough EJ, Jaffe N, Nehme M (1979) Irradiation spine deformity in children treated for neuroblastoma. In: Late biological effects of ionizing radiation, Vol. I. International Atomic Energy Agency, Wien, p 155–165

Mendeloff J (1957) The olfactory neuroepithelial tumors. Cancer 10:944–956

Moe PG, Nellhaus G (1970) Infantile polymyoclonia – opsoclonus syndrome and neural crest tumors. Neurology 20:756

Murthy TV, Irving IM, Lister J (1978) Massive adrenal hemorrhage in neonatal neuroblastoma. J Pediatr Surg 13:31–34

Mutz ID, Urban CE (1978) Chemotherapie bei Neuroblastom im Kindesalter mit einer Dimethyl-

Triazeno-Imidazol-Carboxamid-(DTIC-)Kombination. Wien Klin Wochenschr 90:867–870

Naka A, Matsumoto S, Shiral T, Itoh T (1975) Ganglioneuroblastoma associated with malignant mesenchymoma. Cancer 36:1050–1056

Necheles TF, Rausen AR, Kung FH, Pochedly C (1978) Immunochemotherapy in advanced neuroblastoma. Cancer 41:1282–1288

Nesbit ME, Kersey J, Finklestein J, Weiner J, Simmons R (1976) Immunotherapy and chemotherapy in children with neuroblastoma. J Natl Cancer Inst 57:717–720

Nitschkle R, Cangir A, Christ W, Berry DH (1980) Intensive chemotherapy for metastatic neuroblastoma: A southwest oncology group study. Med Pediatr Oncol 8:281–288

Oberman HA, Rice DH (1976) Olfactory neuroblastomas. Cancer 38:2494–2502

Obert GH, Devine KD, McDonald IR (1960) Olfactory neuroblastomas. Cancer 13:205–215

Oelsnitz G von der, Winkler K (1975) Aktuelle Therapie des Neuroblastoms. Erfahrungen an 62 Kindern in den Jahren 1964–1972. Monatsschr Kinderheilkd 123:380–382

Pearl GS, Takei Y, Stefanis GS, Hoffman JC (1981) Intraventricular neuroblastoma in a patient with von Hippel-Lindau's disease. Light and electron microscopic study. Acta Neuropathol 53: 253–256

Pearson D (1974) Radiotherapy on patients with neuroblastoma. Maandschr Kindergeneesk 42:397–400

Pinkel D, Pratt C, Holton C, James D, Wrenn E, Huston HD (1968) Survival of children with neuroblastoma treated with combination therapy. J Pediatr 73:928–931

Quinn JJ, Altman AJ (1980) Serum Lactic dehydrogenase, an indicator of tumor activity in neuroblastoma. J Pediatr 97:89–91

Richards MJS, Joo P, Gilbert EF (1976) The rare problem of late recurrence in neuroblastoma. Cancer 38:1847–1852

Riemenschneider PA, Prior JT (1958) Neuroblastoma originating from olfactory epitheliom (esthesioneuroblastoma). Am J Roentgenol 80: 756–759

Roberts FF, Lee KR (1975) Familial neuroblastoma presenting as multiple tumors. Radiology 116:133–136

Rosenfield N, Treves S (1974) Osseous and extraosseous uptake of Fluorine-18 and Technetium-99^{m} Polyphosphate in children with neuroblastoma. Radiology 111:127–133

Rothner AD (1971) Congenital dumbell neuroblastoma with paraplegie. Clin Pediatr 10: 235–236

Sabeti H, Pashmi AR (1973) Olfactory neuroblastoma. J Laryngol Otol 87:507–512

Sauer O, Speiger G (1977) Dubowitz-Syndrom mit Immundefizienz und malignem Neoplasma bei zwei Geschwistern. Monatsschr Kinderheilkd 125:885–887

Schietzel M, Firusian N (1980) Therapeutische Aspekte des Neuroblastoms. Strahlentherapie 156:308–314

Shende A, Wind ES, Lanzkowsky P (1979) Intrarenal neuroblastoma mimicking wilms' tumor. NY State J Med 79:93

Shuangshoti S, Ekaraphanich S (1972) Congenital neuroblastoma and hyperplasia of islets of Langerhans in an infant. Clin Pediatr 11:241–243

Siegel MM, Chung HS, Rucker N, Siegel SE, Seeger R, Isaacs H, Benedict WF (1980) In vitro and in vivo preclinical chemotherapy studies of human neuroblastoma. Cancer Treat Rep 64:975–979

Silcox L (1966) Olfactory neuroblastoma. Laryngoscope 76:665–673

Sitarz AL, Santulli TV, Wigger HJ, Berdon WE (1975) Complete maturation of neuroblastoma with bone metastases in documented stages. J Pediatr Surg 10:533–536

Smith FW, Gilday DL, Ash JM, Reid RH (1980) Primary neuroblastoma uptake of 99 m technetium methylene diphosphonate. Radiology 137:501–504

Spruce WE, Blume KG, Ellington OB, Schmidt GM, Zusman J (1980) Syngeneic bone marrow transplantation in a patient with metastatic neuroblastoma refractory to conventional therapy. Pediatrics 65:573–574

Starling KA, Sutow WW, Donaldson MH, Land VJ, Lane DM (1974) Drug trials in neuroblastoma: Cyclophosphamide alone. Vincristine plus cyclophosphamide, 6-Mercapturine plus 6-Methylmercapturine riboside and cytosine arabinoside alone. Cancer Chemother Rep 58:683–688

Stella JG, Schweisguth O, Schlienger M (1970) Neuroblastoma. A study of 144 cases treated in the institut Gustave-Roussy over a period of 7 years. Am J Roentgenol 108:324–332

Stigall R, Smith WL, Franken EA, Smith JA, Crussi FG (1979) Les metastases intrapulmonaires des neuroblastomes. Ann Radiol 22:223–227

Sutherland CM, Krementz ET, Harkin JC, Culotta V (1981) Recurrence of neuroblastoma following prolonged remission. Arch Surg 116:474–475

Sutow WW, Gehan EA, Heyn RM, King FH, Miller RW, Murphy ML, Traggis DG (1970) Comparison of survival curves 1956 versus 1962 in children with wilms tumor and neuroblastom. Pediatrics 45:800

Terent'Eva TG, Bukhny AF, Drunov LA, Izrail'-Skaia MA (1977) Role of the individual sensitivity to various cytostatic agents in children with neuroblastomas. Antibiotiki 21:1011–1015

Triche TJ, Ross WE (1978) Glycogen-containing neuroblastoma with clinical and histopathologic features of Ewing's sarcoma. Cancer 41:1425–1432

Uchino J, Hata Y, Kasai Y (1978) Stage IVS neuroblastoma. J Pediatr Surg 13:167–172

Van Hale HM, Turkel SB (1970) Neuroblastoma and adrenal morphologic features in anencephalic infants. Arch Pathol Lab Med 103:119–121

Voute PA, van Putten WJ, Burgers IMV (1975) Tumors of the sympathetic nervous system. In: Bloom HIG, Lemmerle J, Neidhardt MK (eds) Cancer in children. Springer, Berlin Heidelberg New York, S 138

Wadman SK, Ketting D, Voute PA (1976) Gas chromatographic determination of urinary vanilglycolic acid vanilglycol, vanilacetic acid and vanillactic acid-chemical parameters for the diagnosis of neurogenic tumours and the evaluation of their treatment. Clin Chim Acta 72:49–68

Willnow U (1979) The kinetics of cell proliferation in neuroblastomas. Arch Geschwulstforsch 49:211–219

Winkler K (1976) Paraneoplastische Symptome bei Neuroblastom. Monatsschr Kinderheilkd 124:527–532

Witzleben CL, Landy RA (1974) Disseminated neuroblastoma in a child with von Recklinghausen's disease. Cancer 34:786–790

Yagishita S, Itoh Y, Chiba Y, Yuda K (1979) Cerebral neuroblastoma. Virchows Arch (Pathol Anat) 381:1–11

Young L, Rubin P, Hanson R (1970) The extraadrenal neuroblastoma: High radiocurability and diagnostic accuracy. Am J Roentgenol 108: 75–91

Zimmermann G (1968) Angeborenes Neuroblastoma embryonale sympathicum der li. Nebenniere. Münch Med Wochenschr 110:333

Zimmermann NJ (1951) Ganglioneuroblastome als erbliche Systemerkrankung der Symphatikus. Beitr Pathol 111:355

III. Rhabdomyosarkom

Das Rhabdomyosarkom ist etwa so häufig wie das Neuroblastom und der Wilms-Tumor. Sie machen je etwa 10% der kindlichen Malignome aus (Haas et al. 1978). Es sind hochmaligne mesenchymale Tumoren mit uneinheitlichem histologischen Bild. Obwohl das Rhabdomyosarkom in jeder Lebensperiode auftreten kann, häuft sich das Auftreten in den frühen Kindesjahren sowie im Erwachsenenalter (Sulser 1978).

1. Ursachen

Möglicherweise kann durch Röntgenbestrahlung nach einer entsprechenden Latenzzeit eine Rhabdomyosarkombildung induziert werden, Jones et al. (1966) berichteten über 2 Fälle einer Rhabdomyosarkombildung nach Retinoblastombestrahlung, Ferracini und Bazzocchi (1972) nach Mamma-Ca. Bestrahlung. Die kindlichen Rhabdomyosarkome können sonst als eine embryonale Fehlentwicklung aufgefaßt werden. Die auslösende Ursache ist jedoch nicht bekannt. Eine Virusinduktion wie bei Mäusen wird diskutiert. Das erhöhte Risiko einer Rhabdomyosarkomerkrankung bei einem M. Recklinghausen weist auf genetische Faktoren hin (Hope u. Mulvihill 1981).

2. Geschlechtsverteilung

Die Angaben über die Häufigkeit der Rhabdomyosarkome variieren etwas, das männliche Geschlecht scheint jedoch häufiger als das weibliche befallen zu sein. Nach Maurer (n = 423) sind 59% der Tumorbefallenen männlich, entsprechend einem Verhältnis von 1,41:1 männlich:weiblich; nach einer Literaturzusammenstellung von Gutjahr (n = 600) ist das Verhältnis 1,23:1 (Gutjahr et al. 1974); nach Sulser für das juvenile Rhabdomyosarkom 1:1, jedoch für den pleomorphen Typ 2:1 männlich:weiblich.

3. Erkrankungsalter

Das Auftreten des Rhabdomyosarkoms ist in jedem Lebensalter möglich; es zeigt sich jedoch eine zweigipflige Häufung im jugendlichen Alter bei 3–5 Jahren und 15–19 Jahren (Gutjahr et al. 1974; Hornback u. Shidnia 1976). Nach Maurer (1978) nimmt die Häufigkeit nach einem Maximum bis zum 6. Lebensjahr ab. Auch konnatales Vorkommen ist beobachtet worden (Foet u. Prott 1977; Lawrence et al. 1964).

4. Familiäres Vorkommen

Eine familiäre Häufung wurde selten beobachtet (Branzovsky 1974); über Tumorerkrankungen anderer Familienmitglieder an Nebenniere und Mamma-Ca. berichteten Li und Fraumeni (1969); Howard und Casten (1963) sahen orbitale Rhabdomyosarkome bei Brüdern.

Auch Doppeltumorbildungen werden beschrieben: Rhabdomyosarkom-Auftreten und akute lymphatische Leukämie (CRIST et al. 1978). Für die Rhabdomyosarkomentstehung wird wie auch für andere embryonale Tumoren eine doppelte Mutation diskutiert (KNUDSON 1975, 1979).

5. Pathologie – Histologie – Grading

Auch wenn dem Namen nach eine Tumorentstehung aus der quergestreiften Muskulatur anzunehmen ist, wird das nach den gegenwärtigen pathologisch-histologischen Erkenntnissen als nicht mehr für alle Formen der Rhabdomyosarkome erforderlich angesehen. Aufgrund der großen Variabilität des histologischen Bildes des Rhabdomyosarkoms werden 4 Hauptgruppen angenommen sowie einige Untergruppen, die sich teils auf das histologische und teils auf das klinische Erscheinungsbild zurückführen lassen (GONZALEZ-CRUSSI u. BLACK-SCHAFFER 1979; HORN u. ENTERLINE 1958; WEICHERT et al. 1976).

1. Embryonaler Typ: Bevorzugtes Auftreten im Kindesalter und in der Orbita
2. Pleomorpher Typ: Überwiegend im Erwachsenenalter, nach SULZER (1978) ausschließlich.
3. Alveolärer Typ: Überwiegend im adoleszenten bis frühen Erwachsenenalter auftretend
4. Botryoider Typ: Diese Tumorform ist nach ihrem makroskopischen Auftreten überwiegend in Hohlräumen wie Blase, Vagina, Nasenhöhlen mit traubenförmiger Anordnung bezeichnet worden.

Nach der Intergroup Rhabdomyosarkoma-Study (TEFFT et al. 1978) sind auch undifferenzierte Untertypen berücksichtigt worden. Der Typ I entspricht morphologisch dem extraskelettalen Ewing-Sarkom, Typ II entspricht mehr dem großzelligen Ewing-Sarkom des Knochens. Unter Berücksichtigung dieser Einteilung ergab sich folgende Häufigkeit für $n=423$,

Embryonal	57%
Alveolär	18%
Botryoid	7%
Pleomorph	2%
Spezial undifferenzierter Typ I	5%
Spezial undifferenzierter Typ II	5%
Undifferenzierter Typ	6%.

Die histologische Variabilität innerhalb der Tumoren ist sehr groß, es lassen sich sehr unterschiedliche Zell- und Strukturformen finden: Typische Tennisschläger-, Kaulquappen-, Tandem-, Riesen-Spindelzellen, Rhabdomyoblasten. Bei der Masson-Trichromfärbung färben sich wie die muskulären Gewebe spindelförmige Zellen mit langen eosinophilen zytoplasmatischen Ausläufern an (HOGAN u. ZIMMERMANN 1962).

Während für das pleomorphe Rhabdomyosarkom die Entstehung aus der malignen transformierten Skelettmuskulatur diskutiert wird, wurde eine derart formale Pathogenese für das embryonale Rhabdomyosarkom wegen der Lokalisation als unwahrscheinlich angenommen. Es tritt bevorzugt außerhalb der Skelettmuskulatur im Kopf-, Hals- und Urogenitalbereich auf (KATENKAMP et al. 1980). Häufig lassen sich bei den Rhabdomyosarkomen intrazytoplasmatische Querstreifungen lichtmikroskopisch nicht nachweisen. Durch histochemische Untersuchungen sind sowohl bei den soliden als auch botryoiden Arten des Rhabdomyosarkoms verschiedene zytologische Differenzierungen nachweisbar (SARNAT 1979). So fanden KATENKAMP et al. (1980) bei 20 Fällen nur achtmal lichtmikroskopisch eine eindeutige Querstreifung als Ausdruck einer rhabdomyosarkomatösen Differenzierung neben lipoblastären, histiozytären und vaskulären Differenzierungen. Elektronenmikroskopisch lassen sich bei ca. 50% der Fälle, die lichtmikroskopisch keine Querstreifung zeigen, typische Myofilamente nachweisen (CORI 1977; GUTJAHR et al. 1975; IMAIZUMI et al. 1974).

Nach SULZER (1978) wird als Entstehungsort für das pleomorphe und alveoläre Rhabdomyosarkom die quergestreifte Muskulatur angesehen, nicht jedoch für den embryonalen Typ.

SOULE et al. (1978) fanden für den Subtyp I und II mit den morphologischen Kriterien eines Ewing-Sarkoms eine Häufigkeit von 26/314 mit einer guten Prognose.

Eine klinische Stadieneinteilung erfolgte durch PRATT (1969)

Stadium I Lokalisierte Erkrankung, vollständig resezierbar

Stadium II Regionale Erkrankung
- A) vollständig resezierbar
- B) nicht resezierbar oder nur teilweise resezierbar z.B. pelviner LK-Befall durch botryoides Sarkom, Schädelbasisinfiltration ausgehend von nasopharyngealer Tumorbildung.

Stadium III Generalisierte Erkrankung
- A) Fernmetastasen mit normalem Knochenmark (Lungenmetastasen oder Tumorbildung oberhalb oder unterhalb des Zwerchfells)
- B) Fernmetastasen mit Knochenmarkbefall (mit oder ohne nachweisbare Lungenmetastasierung).

Für die 1972 gegründete Intergroup Rhabdomyosarkoma-Study erfolgte eine Erweiterung und Einteilung in Gruppen unter Berücksichtigung des operativen Ergebnisses und pathologisch-histologischen Befundes (LAWRENCE et al. 1977).

Gruppe I
- A Lokalisierte Erkrankung vollständig reseziert, ausgehend von Muskulatur oder einem Organ
- B Lokalisierte Erkrankung, vollständig reseziert, übergreifende Infiltration, Infiltration außerhalb der Muskulatur oder des Ursprungsorgans.

Gruppe II
- A Makroskopisch resezierter Tumor mit mikroskopischem Residualtumor, aber ohne Nachweis eines regionären LK-Befalls
- B Regionaler LK-Befall, aber vollständige Tumorentfernung
- C Regionaler LK-Befall makroskopisch reseziert, aber mikroskopisch Residualtumor.

Gruppe III Inkomplette Resektion oder Biopsie mit großem Residualtumor

Gruppe IV Fernmetastasen bei Diagnosestellung

Das TNM-System wurde von DONALDSON et al. (1973) modifiziert nach der American Joint Committee for Cancer Staging und UICC-Klassifikation angegeben. Unter Berücksichtigung der sehr differenzierten Angaben von klinischen, operativen und pathohistologischen Befunden bietet das TNM-System aufgrund der weitaus besseren Klassifizierung bessere Vergleichsmöglichkeiten und ist daher anzustreben.

Die klinische TNM-Klassifikation bezieht sich auf prätherapeutische Klassifikation nach klinischer Untersuchung, Röntgenuntersuchung, Knochenmarkbiopsie, Ultraschall- und Laborbefund.

Primärtumor-Ausdehnung:

TX Keine Aussage über die Tumorgröße möglich
T0 Primärtumor nicht nachweisbar
TI Größter Durchmesser unter 5 cm, begrenzt
TII Größter Durchmesser über 5 cm, begrenzt
TIII Jede Größe ohne Begrenzung durch ein Organ oder Gewebe

Entsprechend der Lokalisation der Entstehung des Primär-Tumors ergibt sich folgende Zuordnung:

ORB Orbita
HEA Kopf und Hals
LIM Extremitäten
PEL Becken unter Einschluß der Beckenwände und des Genitaltraktes sowie der Beckenorgane
ABD Abdomen unter Einschluß der Organe
THO Thorax unter Einschluß des Diaphragma und der Organe

Lymphknotenbefall:
NX keine Aussage möglich
N0 normale regionale Lymphknoten
N1 Befall der regionären Lymphknoten

Ein Lymphknotenbefall unterhalb der Klavikel wird bei Primärtumorlokalisation im Kopf als Metastasen aufgefaßt, ebenso LK oberhalb des Zwerchfells bei Abdominal- und Becken-Primärtumorort, sowie bei Extremitätenbefall zentral der Leisten und Axillen.

Metastasenbildung:
MX keine Aussage über Fernmetastasen möglich
M0 kein Nachweis von Fernmetastasen
M1 Nachweis von Fernmetastasen

Zuordnung von Fernmetastasen:
PUL Lunge
OSS Knochen
HEP Leber
BRA Hirn
NYM Lymphknotenbefall nicht regional
MAR Knochenmark
PLE Pleura
OTH andere

Eine histopathologische Klassifikation nach einer Operation wird durch das Präfix p gekennzeichnet, wobei möglicherweise noch eine zusätzliche Strahlentherapie oder Chemotherapie präoperativ stattgefunden hat; diese wird durch ein vorgesetztes Y gekennzeichnet.

Eine Stadieneinteilung erfolgt als klinische Stadieneinteilung nach den Stadien I–IV, wobei sich unter Berücksichtigung des postoperativen histopathologischen Befundes folgende Stadieneinteilung ergibt:

pSI begrenzter Tumor jeder Größe, tumorfreie Lymphknoten, vollständig reseziert (pT1, pNX–N0, M0)
pSII Tumor jeder Größe, nicht begrenzt, mit oder ohne Tumorbefall der Lymphknoten, vollständige Exzision (pT2, pN0–N1)
pSIIIA mikroskopischer Residual-Tumor (pT3A, pNX–N0–N1)
pSIIIB makroskopischer Residual-Tumor (pT3B, pNX und/oder pN2)
pSIV metastasierender Tumor (pT, pN, M1–pM1)

6. Lokalisation

Rhabdomyosarkome treten an den verschiedensten Körperstellen auf, jedoch gibt es bevorzugte Manifestationsorte wie Kopf-Halsbereich und Urogenitaltrakt.

Der Ort des Auftretens variiert auch mit dem histologischen Bild; so kommen pleomorphe und alveoläre Rhabdomyosarkome überwiegend in der Muskulatur der Extremitäten und des Rumpfes vor, während das embryonale Rhabdomyosarkom im gesamten Körper auftreten kann, jedoch selten in der Skelettmuskulatur gefunden wird.

Die Angaben über die Häufigkeit des Auftretens von Rhabdomyosarkomen im Kopf-Halsbereich schwanken in der Literatur zwischen 30 und 60% (DEHNER et al. 1972; GUTJAHR u. JUNG 1973; HEALY et al. 1979; PRATT et al. 1978; SCHULLER et al. 1979), bevorzugt befallen ist die Orbita (BARTHOLOMEW 1978; CANALIS et al. 1978; BOIE et al. 1979; EICHHOLTZ 1974; FLETCHISS 1976; HARLOW et al. 1979; JOFFE et al. 1977; KNOWLES et al. 1976; OFFRET et al. 1976; SAGERMAN et al. 1972; SESSIONS et al. 1973).

Eine Rhabdomyosarkombildung der Iris wird von NAUMANN et al. (1972); WOYKE u. CHIROT (1972) angegeben. Auch häufiger befallen ist das Mittelohr (BARNES u. MAXWELL 1972; CUNNINGHAM u. KUNG 1972; DE 1979; DEHNER u. CHEN 1978; EDLAND 1972; FAJEMISIN 1974; GAILLARD et al. 1978; MAHINDRA et al. 1978; PAHOR 1976; RAGAB et al. 1972; VERMA u. MARWAHA 1972), vereinzelt der Larynx (CANALIS et al. 1976; FRUGONI u. FERLITO 1976; HALL-JONES 1975; WINTER u. LORENTZEN 1978). Zu den seltenen Manifestationsorten gehört eine Gesichtsseite (FOET u. PROTT 1977), Nase (ARIEL u. BRICENO 1975) oder die Zunge (LIEBERT u. STOOL 1973). Bei der intrakraniellen Manifestation kann es sich sowohl um eine Primärlokalisation als auch als Folge einer progredienten Tumorausbreitung, z.B. von der Orbita ausgehend handeln (ARCHER 1976; CHAN et al. 1979; DEUTSCH et al. 1973; FUSNER et al. 1978; NAMBA et al. 1979; SMITH et al. 1981; TAKEMI et al. 1977). Als zweithäufigste Lokalisation ist für beide Geschlechter der Urogenitalbereich befallen mit Manifestationen in der Blase (EXELBY et al. 1978; JUDYCKI u. CYNOWSKI 1976; MACDOUGAL u. PERSKY 1980; MACKENSIE et al. 1968; RATZMANN 1978; SCHREIBER u. MELLIN 1976; ROGERS et al. 1976; TIMMONS et al. 1975) sowie bei Mädchen im Uterus (DONKERS et al. 1972) und in der Vagina (FLAMANT et al. 1979; PATCHELL et al. 1978; REDDEMANN et al. 1975).

Beim Jungen kommt es zur Tumorbildung paratestikulär (BANIK u. GUHA 1979; CROMIE et al. 1979; CURNES et al. 1977; ELSAESSER 1977; LITTMANN et al. 1972; MALEK u. KELALIS 1977; OLNEY et al. 1979; RANEY et al. 1978; TEIXIDOR DE 1980) im Bereich des Samenstranges (BEALL u. YOUNG 1977; SKEEL et al. 1975; ZIEGEL u. GOLDSMITH 1976) und der Prostata (BURKE et al. 1976; DOEVEN et al. 1975; KING u. FINNEY 1977; NARAYANA et al. 1978; TEFFT et al. 1973). Typischerweise entwickelt sich in den Hohlräumen der Blase sowie in der Vagina der botryoide Typ.

Außer der Manifestation im Becken (GROSFELD et al. 1972; ORTEGA 1979) wird auch eine perineale Tumorbildung angegeben (HILDEBRAND et al. 1980).

Von den vielen Möglichkeiten der Primärtumorentstehung innerhalb des Körpers seien hier nur einige Beobachtungen angegeben: Mamma (BARNES u. PIETRUSZKA 1978; HOWARTH et al. 1980), Lunge (LEE et al. 1981; UEDA et al. 1977), Herz (BEMIS et al. 1972; O'REILLY et al. 1975; ORSMOND et al. 1976), Ösophagus (VARTIO et al. 1980), Gallengänge (CANNON et al. 1979; NAGARAJ et al. 1977; TAURA et al. 1977; WITCOMBE 1979), Papilla Vateri (ISAACSON 1978), Niere (GROULS et al. 1980), Retroperitoneum (PEYCELON et al. 1972), peripherer Nerv (BUCK et al. 1977; WOODRUFF et al. 1973) sowie Knochen (GOEPFERT et al. 1979; PASQUEL et al. 1976; VERHULST et al. 1977). Auch an den Extremitäten bilden sich Rhabdomyosarkome mit unterschiedlicher Lokalisation (ARIEL 1978; BORNSTEIN u. BACKUS 1972; MACDOWELL u. Cardea 1974; MUTZ u. CURL 1977; RANSOM et al. 1977).

Tabelle 18. Tumorlokalisation beim Rhabdomyosarkom

	MAURER n=308	RANSOM n=101	FERNANDEZ n=113	GUTJAHR n=53
Kopf – Hals	29%	40%	61%	21%
Orbita	7%			32%
Stamm	8%	29%	9%	
Extremitäten	23%	15%	15%	6%
Urogenitaltrakt	18%	13%	15%	
Thorax	2%			
Abdomen	11%			35%
andere	2%	3%		
primär generalisiert				6%

Eine Sonderform stellt das primär generalisierte alveoläre Rhabdomyosarkom dar, ohne daß dabei der Nachweis eines Primärtumors gelingt (GUTJAHR et al. 1976).

TEFFT et al. (1978) fanden in der Intergroup-Rhabdomyosarkom-Study-Registrierung bei $n=409$ eine Häufigkeit im Kopf-Halsbereich von $n=141$, davon $n=57$ mit parameningialer Tumorbildung.

7. Symptomatik

Das Rhabdomyosarkom ist ein sich meist schnell entwickelnder Tumor, der als Erstsymptom häufig eine sicht- und tastbare Tumormasse zeigt. Während es bei rascher Tumorprogredienz zum Übergreifen auf die Nachbarorgane mit Destruktion kommt, bilden sich auch rasch lymphogene und hämatogene Metastasen. Eine typische klinische Symptomatik für die Rhabdomyosarkombildung gibt es nicht; je nach Entstehungsort kommt es zu unterschiedlichsten klinischen Symptomen. Bei den sehr häufigen Orbitarhabdomyosarkomen im Kopf-Halsbereich zeigt sich ein rasch fortschreitender Exophthalmus, verbunden mit Chemosis conjunctivae, Ptosis, Augenmuskelstörungen sowie Visusminderungen. Bei Einbruch in die Nase kann Nasenbluten auftreten. Selten sind die Augenlider befallen (HARLOW et al. 1979). Bei Befall des Mittelohrs oder Mastoids kann ein sangiulenter Ohrausfluß das erste Zeichen der Tumorbildung sein.

Rhabdomyosarkome entwickeln sich bei Mädchen gelegentlich im Beckenbereich zwischen dem 6.–18. Lebensmonat und zeigen sich an der Vaginalvorderwand, den Labien oder der distalen Vagina bis zum Zervixkanal hin. Beim Wachstum des Tumors dehnt sich dieser zum Blasenhals hin aus, selten jedoch in Richtung Rektum. Der Tumor imponiert dann als sichtbare Masse oberhalb der Symphyse mit Ausbildung von Kompressions- und Verdrängungserscheinungen. Botryoide Tumoren der Gebärmutter oder der Zervix dehnen sich in Richtung Vagina aus und treten teilweise nach außen hervor.

Blasen-Rhabdomyosarkome treten bei Jungen häufiger auf als bei Mädchen und entstehen überwiegend im Trigonumbereich. Erst bei fortschreitendem Tumor kommt es zur Makrohämaturie. Ureterkompressionen sind häufig.

Die sich von der Prostata aus entwickelnden Rhabdomyosarkome infiltrieren die Umgebung und können bei entsprechender Größe die gleichen Symptome wie ein von der Blase ausgehender Tumor verursachen. Es kommt dann zu Obstruktionssymptomen wie Strangurie, Überlaufblase (Harnverhaltung) und erschwerte Defäkation (HAYS 1980; SCHREIBER u. MELLIN 1976).

Bei den testikulären und paratestikulären Tumorbildungen fällt eine Vergrößerung des Skrotums auf.

Bei Abdominallokalisationen des Tumors sind die Beschwerden teils uncharakteristisch wie Übelkeit und Magen-Darmstörungen, in seltenen Fällen kann durch den Tumor ein akutes Abdomen entstehen. Häufig wird auch hier die Tumormasse sichtbar und palpabel. Bei den Tumoren der Gallenwege kommt es zur Ikterusbildung und ebenfalls zum Ileus.

An den Extremitäten kommt es zur lokalen Schwellung mit Schmerzen und Bewegungseinschränkung.

8. Metastasen

Obwohl das Rhabdomyosarkom ein primär lokalisierter Tumor ist, kommt es relativ schnell bei raschem Wachstum zur Metastasenbildung. Nach FERNANDEZ et al. (1975) haben bereits 35% der Kinder mit Tumorlokalisation im Kopf-Halsbereich zur Zeit der Diagnosestellung Lymphknotenmetastasen. Bei orbitaler Tumorbildung ist die Metastasierung seltener. Es kommt jedoch auch zur regionären Lymphknotenmetastasierung in die zervikalen und präaurikulären Lymphknoten. PRAT und GRAY (1977) beschrieben eine massive zerebrospinale Metastasierung eines vom Ohr ausgehenden Rhabdomyosarkoms (GERSON et al. 1978; RANEY 1978). Bei Tumorlokalisation im Becken- und Urogenitalbereich sind die Lymphknoten inguinal, iliakal und paraaortal befallen. Nach LAWRENCE et al. (1977) ergab sich bei 264 Patienten mit Rhabdomyosarkom keine Korrelation zu Alter, Geschlecht und Histologie bzgl. einer Lymphknotenmetastasierung mit folgender prozentualer Häufigkeit:

Stamm: 3/30 (10%), Extremitäten: 8/46 (17%), Urogenitaltrakt: 10/52 (19%), Kopf-Halsbereich und andere: 2/62 (3%), Orbita: 0/17. Dies entspricht einer Gesamtrate von 23/207 = 11%.

Bei Autopsien von Rhabdomyosarkom-Patienten fanden HOWARTH et al. (1980) bei 7 von 108 Patienten einen metastatischen Befall der Mamma, von diesen waren histologisch 6 vom alveolären Typ. Der Primärtumor war im Bereich der Extremitäten und des Gesäßes gelegen. Nach FERNANDEZ et al. (1975) treten 94% aller Rezidive innerhalb eines Jahres auf, alle Rezidive innerhalb von 2 Jahren. Er beobachtete Rezidive bei 57 Patienten. Die Todesursache bei 25 Autopsien war viermal ein Lokalrezidiv, elfmal bestanden Fernmetastasen, zehnmal war die Todesursache ein Lokalrezidiv mit Fernmetastasen. Die Rezidive traten hauptsächlich bei Lokalisation an den Extremitäten auf. Die Metastasierungshäufigkeit in die verschiedenen Organe war unterschiedlich, die Verteilung ergab: Lunge 80%, Knochen 64%, Herz 20%, seröse Membranen 60%. Es fanden sich auffällig wenig Lebermetastasen, meist nur verbunden mit multipler Metastasierung bei Befall anderer Organe (PRATT et al. 1975). Bei einer Metastasierung verstarben nach OKAMURA et al. (1977) 64/66 Patienten innerhalb von 2 Jahren.

9. Diagnostik

Die Diagnostik beim Rhabdomyosarkom ist abhängig von der Primärlokalisation und basiert überwiegend auf den radiologischen, bildgebenden Verfahren. Außer der Röntgen-Thoraxuntersuchung wird bei Lokalisation im Kopf-Halsbereich zur Diagnostik eine Schichtuntersuchung, Angiographie, sowie eine Computertomographie erfolgen (DANZIGER et al. 1979; WAGA u. HANDA 1976). CASSADY et al. (1968) konnten bei Orbitalokalisation bei 7/17 bei der Diagnostik eine Knocheninvasion nachweisen, davon zweimal mit intrakranieller Ausdehnung. Bei Abdominalbefall wird eine Magen-Darm-Kontrastmitteluntersuchung erfolgen sowie ein Ausscheidungsurogramm, US und CT, bei Beckenbefall zusätzlich eine

Miktions-Zystourethrographie und Zystoskopie (PEDERSEN et al. 1978). Ein initialer Knochenmarkbefall ist selten (3/53) (GUTJAHR, unveröffentlicht).

BERGIRON et al. fanden bei n=41 in 54% einen positiven Lymphographiebefund bei subdiaphragmalem Tumorbefall als Zeichen der häufigen lymphogenen Metastasen. Zum Nachweis von Knochenmetastasen ist eine Knochenszintigraphie unter Verwendung von Technetium-Phosphatkomplexen und Camera zu der Röntgenskelettuntersuchung (SIMMONS u. TUCKER 1978) indiziert. Routinemäßig werden Labor- und Blutuntersuchungen durchgeführt. Jeder nachgewiesene Tumor ist entweder durch Operation, Probeexzision oder Nadelbiopsie histologisch zu klären. KOH und JOHNSON (1980) wiesen auf die Möglichkeit der Ergänzung der Rhabdomyosarkom-Diagnostik durch Verwendung von Antiseren gegen menschliches Skelettmuskel-Myosin und Rhabdomyoblasten unter Verwendung der Immunofluoreszenz und Immunperoxydase-Methode hin. Da es bei ausgedehnter Metastasierung zu einem Knochenmarksbefall kommt, sollte auch bei der Primärdiagnostik eine Knochenmark-Untersuchung mit erfolgen (HENDERSON et al. 1976).

10. Differentialdiagnose

Aufgrund mangelnder Charakteristik beim Rhabdomyosarkom ergibt sich eine Vielzahl von differential-diagnostischen Erwägungen.

Bei Tumorlokalisation im Kopf-Halsbereich ist bei der sehr häufigen Lokalisation in der Orbita an metastatische Neuroblastome sowie Fibrome zu denken, ebenso wie an entzündliche Veränderungen, Phlegmone und Abszeßbildung. Lymphknotenvergrößerungen am Hals können sowohl entzündlicher als auch anderer tumoröser Genese sein, wie benigne oder maligne Lymphome oder andere Weichteiltumoren. Osteolysen können bei verschiedener Tumorlokalisation im Nasopharynxbereich ebenso wie beim Rhabdomyosarkom auftreten. Bei Abdominalbefall ist besonders bei jugendlichen Kindern an Wilms-Tumor und Neuroblastom zu denken, bei Veränderungen am Urogenitalbereich stehen entzündliche Veränderungen, die die Symptomatik der Rhabdomyosarkome beinhalten, im Vordergrund.

An den Extremitäten kann eine Tumorsymptomatik wie beim Rhabdomyosarkom auch durch leukämische Infiltrationen, Neuroblastome, Ewing-Sarkom und eine Osteomyelitis hervorgerufen werden.

11. Therapie

a) Operation

Die einfache Tumorexzision führt sehr häufig zum Rezidiv, so daß eine radikale Operation mit en-bloc-Resektion, Exenteratio oder Amputation bei den Extremitäten angestrebt wurde. Die besonders frühe, hohe Rezidivrate im Beckenbereich nach einfacher Operation wurde erst durch zusätzliche Strahlentherapie oder radikale Resektion der Exenteratio bei Blasen- oder Prostatabefall vermieden (HILGERS 1975). Durch Vorbehandlung mit Chemotherapie oder Strahlentherapie läßt sich vielfach jedoch eine Tumorverkleinerung erreichen und dadurch eine eingeschränkte Resektion, wie partielle Zystektomie, durchführen, so daß bei begrenzter Tumorausdehnung keine verstümmelnden Eingriffe nötig werden. Die früher überwiegend geübte Exenteratio Orbitae bei Orbitabefall ist aufgrund der heute erfolgenden Kombinationstherapie kaum noch indiziert, auch kann auf eine Amputation bei Extremitätenbefall verzichtet werden (ARIEL 1978; HAYS et al. 1977; KILMAN et al. 1973; KUMAR et al. 1976). Auch wenn die Operation gegenwärtig die primäre Therapie darstellt, kann unter dem Aspekt der erfolgenden Radio-Chemotherapie eine Funktionserhaltung der Organe berücksichtigt werden und evtl. durch eine verzögerte Operation als „second look" bei gleicher Heilungschance ein besseres funktionelles und kosmetisches Ergebnis erreicht werden (FLAMANT et al. 1979). Bei testikulärem oder paratestikulärem Tumorbefall erfolgt die inguinale Orchiektomie mit hoher Ligation des Samenstranges sowie Lymphnodektomie iliakal und gegebenenfalls paraaortal. Dabei ist gegebenenfalls eine einseitige iliakale Lymphnodektomie durchzuführen, um die Fertilität zu erhalten (BARTHOLOMEW et al. 1979; GROSFELD et al. 1978; JOHNSON 1975; PIVER et al. 1973; TANK et al. 1972).

b) Strahlentherapie

Durch eine postoperative Strahlentherapie erhöhte sich die Überlebensrate, da zuvor auch bei scheinbar makroskopisch vollständiger Tumorentfernung mikroskopisch meist Residualtumor verblieben war und ein Rezidiv sich relativ schnell entwickelte.

Die Bestrahlung erfolgt ausschließlich mit Kobalt-60-Geräten und Beschleunigern. Ist aus einem Tumor nur eine Gewebsprobe entnommen worden oder der Tumor nur teilweise entfernt worden, so ist durch Strahlentherapie eine Tumorvernichtung anzustreben. Eine Dosis von 50–60 Gy innerhalb von 6 Wochen ist für die lokale Tumorkontrolle erforderlich. Bei niedrigeren Dosen ist die Gefahr des Rezidivs deutlich größer (JEREB et al. 1976). Erst durch die Einführung der Kombinations-Chemotherapie war es möglich, bei mikroskopischem Residual-Tumor eine Dosisverringerung auf 40–45 Gy in 4–5 Wochen zu akzeptieren. Bei simultaner Chemotherapie gibt es häufig eine Interaktion, so daß Unterbrechungen der Bestrahlungen für Tage bis zu Wochen erforderlich sind. Um ein Strahlentherapiekonzept durchführen zu können, wurde daher teilweise als „split course" bestrahlt (D'ANGIO u. EVANS 1975). Bei D'ANGIO und EVANS (1975) wird auch auf die Möglichkeit der Anwendung der interstitiellen Bestrahlung mit ^{192}Iridium und ^{125}Jod hingewiesen.

Bei Tumoren des Nasopharynx ist eine Dosis von 50–60 Gy auf die Tumorregion unter Berücksichtigung einer ausreichenden Sicherheitszone zu applizieren. Auf eine prophylaktische Bestrahlung der Lymphabflußgebiete kann bei N0-Fällen verzichtet werden, bei zusätzlicher Polychemotherapie. DONALDSON et al. (1973) empfehlen 50–65 Gy ggf. in Keilfiltertechnik. Bei ihm traten 2 Rezidive bei Tumoren wegen zu kleiner Bestrahlungsfelder auf. FERNANDEZ et al. (1975) sprechen sich für eine Mitbestrahlung des Lymphabflußgebietes bei Kopf- und Halsmanifestation aus wegen eines prätherapeutischen Befalls von 35%. Eine Ausnahme stellen die Tumoren der Orbita dar; da sie nur in sehr seltenen Fällen zu einer lymphogenen Metastasierung neigen, reicht eine lokale Bestrahlung, evtl. zusätzliche Chemotherapie aus (FREEMAN u. JOHNSON 1968) (Abb. 13a, b). Bei Tumorbefall der Ohr- und Mittelohrregion sind Dosen von 55–60 Gy indiziert. Bei Abdominalbefall ist das gesamte Abdomen mit einer Dosis von 25–30 Gy bei entsprechender Leber- und Nierenschonung zu bestrahlen, Beckenmanifestationen sind mit 45–50 Gy zu belasten (WEICHSELBAUM et al. 1977). 9 Patienten mit Lungenmetastasen wurden mit Dosen von 15–20 Gy auf die gesamte Lunge und einem Boost von 10–20 Gy kleinvolumig bestrahlt, nur 2 der Patienten zeigten eine Vollremission, bei 6 war kein Ansprechen der Therapie zu verzeichnen, alle sind jedoch verstorben (DONALDSON et al. 1973).

RAZEK et al. (1977) empfehlen Strahlendosen von 60 Gy; bei applizierten Dosen von 50 Gy bestand eine Rezidivhäufigkeit von 23% (9/39).

Kommt es aufgrund der Metastasierung zur Ausbreitung über den Liquorraum, so ist die gesamte Neuralachse zu bestrahlen (TEFFT et al. 1978). Bei testikulären und paratestikulären Rhabdomyosarkomen wird eine Strahlentherapie nicht für erforderlich gehalten, wenn die retroperitoneale Lymphnodektomie keinen Tumorbefall ergab. Es wird lediglich eine Chemotherapie befürwortet (RANEY et al. 1978). Prognostisch ungünstig sind große, primär inoperable Tumoren. Durch eine Kombinationsbehandlung aus präoperativer Strahlenthera-

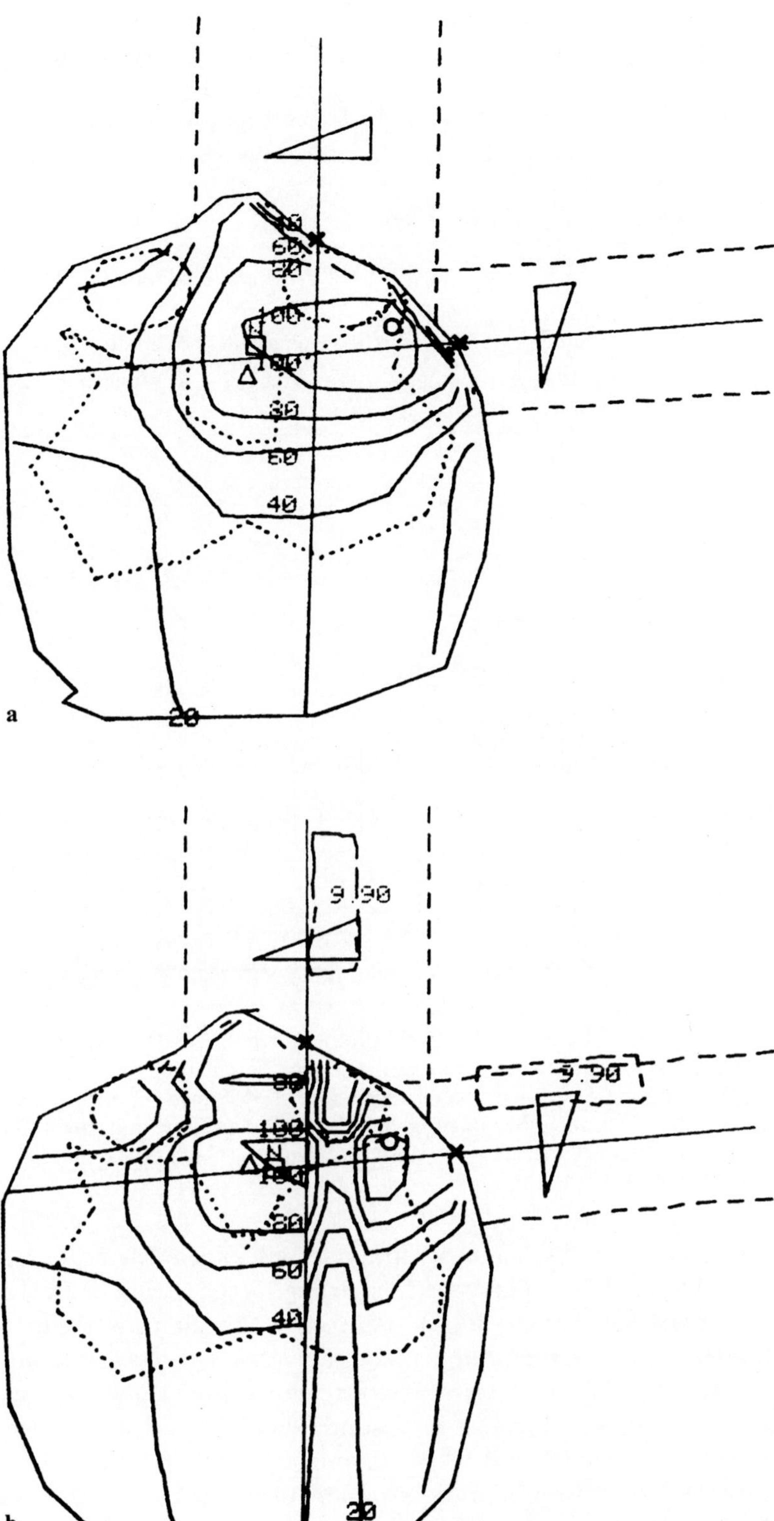

Abb. 13a, b. ^{60}Co-Bestrahlung eines orbitalen Rhabdomyosarkoms postoperativ in Keilfiltertechnik. Durch einen Satelliten über dem Bulbus erfolgte eine Augenschonung. 5 Jahre nach der Therapie mit 55 Gy und Chemotherapie besteht voller Visus ohne Anhalt für Rezidiv

Tabelle 19. Chemotherapie der RMS in zwei Modifikationen des sog. VAC-Schemas

Vincristin	2,0 mg/m^3 i.v. wöchentlich; für 12 Wochen, maximale ED 2,0 mg
Lyovac-Cosmegen	15 Mikrogramm/kg/Tag i.v. × 5 Tage; Wiederholung des 5-Tage-Zyklus 5–6mal alle 3 Monate
Endoxan	2,5 mg/kg/Tag p.o. für 2 Jahre
Vincristin	2,0 mg/m^2 i.v. wöchentlich; für 12 Wochen, maximale ED 2,0 mg
Lyovac-Cosmegen	15 Mikrogramm/kg/Tag i.v. × 5 Tage; Wiederholung des 5-Tage-Zyklus 5–6mal alle 3 Monate
Endoxan	10 mg/kg/Tag i.v. oder p.o. 7 Tage lang alle 6 Wochen bis zu einer Gesamtdauer von 2 Jahren

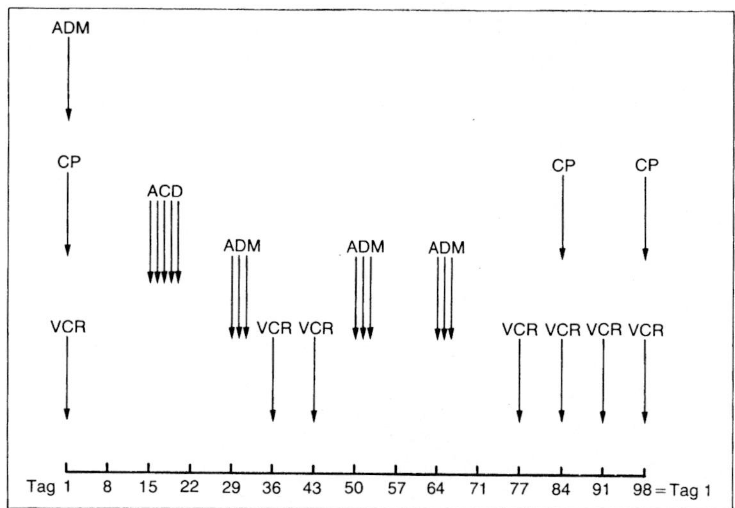

Abb. 14. Polychemotherapieplan für Rhabdomyosarkome, nach einem Behandlungsplan in Anlehnung an GHAVIMI et al. (1975): Cyclophosphamid, Endoxan (CP) am Tag 1:1200 mg/m^2 i.v., später 600 mg/^{2} i.v., Adriblastin (ADM) 20 mg/m^2 i.v., Lyovac-Cosmegen (ACD) 450 mcg/m^2 i.v., Vincristin 1,5 mg/m^2 i.v.; Dauer der Therapie 18–24 Monate, Beendigung der ADM-Behandlung mit Erreichen einer kumulativen Dosis von 550 mg/m^2 (ersatzlose Streichung). (Nach GUTJAHR 1981)

pie mit reduzierter Dosis und Chemotherapie oder alleiniger Chemotherapie ergibt sich die Möglichkeit einer wesentlichen Tumorverkleinerung. Nach erfolgter Probeexzision kann so eine verzögerte Operation (second look) erfolgen, wobei dann auf eine Mitresektion von Organanteilen infolge primärer Tumorausdehnung verzichtet werden kann und deshalb bessere funktionelle und kosmetische Ergebnisse erreicht werden (GROSFELD et al. 1978; JOHANSON 1975; ORTEGA 1979). So wird man insbesondere bei der postoperativen Strahlentherapie stets an die Toleranzgrenzen der mit im Strahlenfeld liegenden Organe wie Dünndarm, Nieren, Leber, Blase denken müssen und die Strahlendosis zugunsten einer aggressiven Chemotherapie verringern. Besonders bei Extremitätenbefall ist auf eine ausreichende Feldgröße zu achten. Unter Berücksichtigung der zu erfolgenden Knochenschonung wird eine Elektronentherapie bevorzugt. Die erste angrenzende Lymphknotenstation sollte mitbestrahlt werden. Auch eine Kombinations-Radio-Chemotherapie kann Heilungen erbringen, z.B. bei Beckenbefall (BRECHER et al. 1977; CHAM et al. 1976; RIVARD et al. 1975). Gewisse Rückschlüsse auf die Wirksamkeit einer Therapie lassen sich aus Tierversuchen ziehen (CURTIS u. TENFORDE 1980).

c) Chemotherapie

Durch Einführung einer Poly-Chemotherapie bei der Behandlung des Rhabdomyosarkoms kam es zu einer deutlichen Verbesserung der Prognose durch eine Kombinationsbehandlung von Operation, Strahlentherapie und Chemotherapie (PINKEL u. PICKREN 1961).

PRATT (1969) und PRATT et al. (1972) konnten nachweisen, daß eine Dreierkombination einer Monotherapie überlegen ist (Tabelle 19). Die überwiegend verwendeten Zytostatika sind Actinomycin D, Vincristin und Cyklophosphamid. Später wurde wie auch bei der Wilms-Tumortherapie das Adriamycin als viertes Zytostatikum mit in die Chemotherapie aufgenommen (GHAVIMI et al. 1975). Durch neue Studien wird der Wert der zusätzlichen Gabe von Cisplatin und DTIC-Dacarbacin geprüft. Bei großen Tumormassen und Metastasen wird ein gutes Ansprechen von ca. 75% auf eine Kombinations-Chemotherapie – Strahlentherapie erreicht (REDDICK et al. 1979; TEFFT et al. 1977).

12. Ergebnisse – Prognose

Ähnlich wie beim Wilms-Tumor und beim Neuroblastom ist auch beim Rhabdomyosarkom ein Wandel in dem Therapiekonzept und damit eine wesentliche Verbesserung der Prognose sowohl durch die Einführung der Strahlentherapie als auch durch die Chemotherapie erreicht worden (D'ANGIO u. EVANS 1975; GORNALL et al. 1979; HAVERS et al. 1979; HEYN et al. 1977; MISHALANY et al. 1976; MUNOZ et al. 1977).

GHAVIMI et al. (1973, 1975) berichten über die Ergebnisse des Memorial Sloang-Cettering Cancer Center: Von 1931–1963 betrug die Überlebensrate 16% (18/113).
Von 1960–1970 24% (26/108).
Von 1970–1973 83% (24/29).
Diese Überlebensrate von 83% wurde durch die Kombinationstherapie von Operation, Strahlentherapie sowie der Polychemotherapie von Actinomycin D, Adriamycin, Vincristin und Zyklophosphamid erreicht.

ASHTON und MORGAN (1965) berichten über 4/34 Überlebenden bei orbitalem Rhabdomyosarkom, bei denen teilweise nur eine Exzision, teilweise eine Exenteratio, nur bei einigen eine Bestrahlung erfolgte.

Die Prognose bei den orbitalen Rhabdomyosarkomen wurde jedoch bald wesentlich besser. SAGERMAN et al. (1972) ermittelten 10/15 Überlebende von 1963–1968, bei den 5 Verstorbenen bestand lokale Tumorkontrolle. Bei Blasenlokalisation konnten TEFFT et al. (1973) nach radikaler Zystektomie schon über eine 5-Jahres-Überlebensrate von 73% berichten. DONALDSON et al. (1973) sahen bei Kombinationstherapie bei Lokalisation im Kopf-Halsbereich eine 2–7-Jahres-Überlebensrate von 14/19. Eine Dreijahres-Überlebensrate von 68% bei Kopf-Halstumoren wurden von FERNANDEZ et al. (1975) angegeben. Auch die früher schlechte Prognose bei Extremitätenbefall durch Rhabdomyosarkom konnte verbessert werden, so daß RANSOM et al. (1977) eine Überlebensrate von 15–45 Monaten bei 6/15 ermittelten, die kombiniert behandelt worden sind, teils nur mit Chemotherapie, teils mit Bestrahlung und Chemotherapie.

Da die Patientenzahl an den einzelnen Tumorzentren beim Rhabdomyosarkom als relativ seltener Tumor klein war, erfolgte 1972 in Amerika ein Zusammenschluß zahlreicher Kliniken als Intergroup Rhabdomyosarcoma Study (IRS), um nach einheitlichem Protokoll randomisierte Behandlungen zur Ermittlung der Wirkung der Chemotherapie und Strahlentherapie durchzuführen (Tabelle 20).

So berichten MAURER et al. (1977) über 423 Rhabdomyosarkom-Kinder der Studie. Davon konnten 308 ausgewertet werden. Dabei ergab sich altersmäßig die Hauptgruppe von 0–6 Jahren, wobei im Alter bis zu 2 Jahren überwiegend Tumoren der Gruppe I und II

Tabelle 20. Gruppeneinteilung und Therapieplanung der Intergroup Rhabdomyosarcom Study nach RANEY et al. (1978)

Gruppe		Randomisation	
Gruppe I	Lokalisierte Erkrankung, komplette Resektion (kein regionaler Lymphknotenbefall) a) begrenzt auf Muskel- oder Ursprungsorgan	A	Vincristin Actinomycin D Cyclophosphamid
	b) regionäre Ausbreitung – organüberschreitende Infiltration	B	Strahlentherapie Vincristin Actinomycin D Cyclophosphamid
Gruppe II	a) makroskopisch resezierter Tumor mit mikroskopischem Resttumor (kein Lymphknotenbefall)	C	Strahlentherapie Vincristin Actinomcycin D
	b) regionale Tumorausbreitung vollständig reseziert (Lymphknoten tumorbefallen oder frei) c) regionale Tumorausbreitung mit Lymphknotenbefall, makroskopisch reseziert aber mikroskopisch sicher verbliebener Residualtumor	D	Strahlentherapie Vincristin Actinomycin D Cyclophosphamid
Gruppe III	inkomplette Resektion oder Biopsie mit großem Resttumor	E	Strahlentherapie Vincristin Actinomycin D Cyclophosphamid
Gruppe IV	Fernmetastasen bei Diagnosestellung vorhanden	F	Strahlentherapie Vincristin Actinomycin D Cyclophosphamid Adriamycin

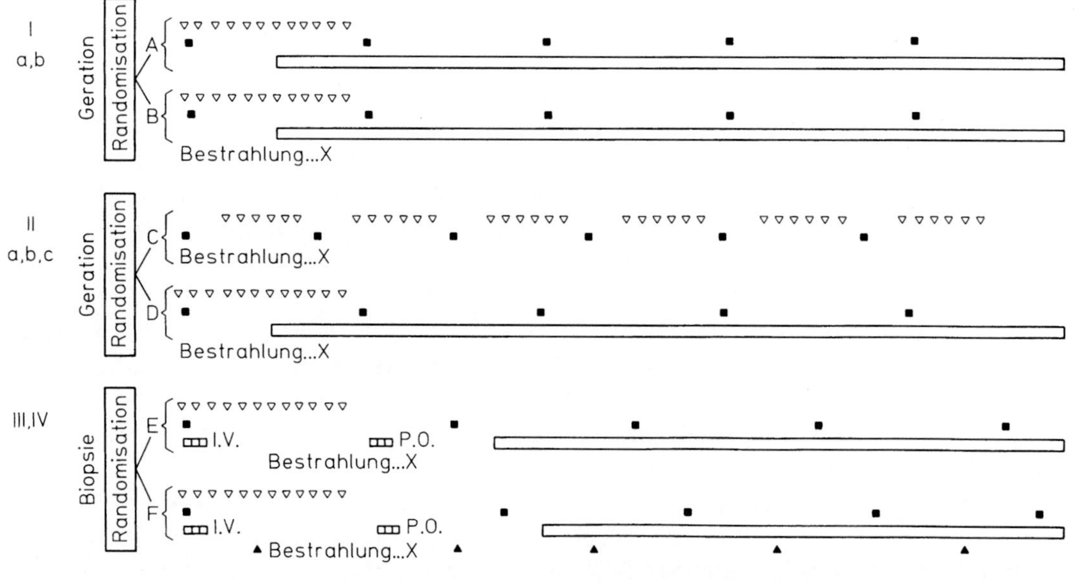

▿ Vincristin, 2mg/m², I.V. (maximale Eizeldosis, 2mg)

▪ Dactinomycin, 0,015mg/d, I.V. (maximale Einzeldosis, 0,5mg) ×5

▭ Cyclophosphosphamid, 2,5mg/kg/d, P.O.

▤ Cyclophosphamid, 10mg/kg/d ×5

▴ Adriamycin, 60mg/m², I.V.

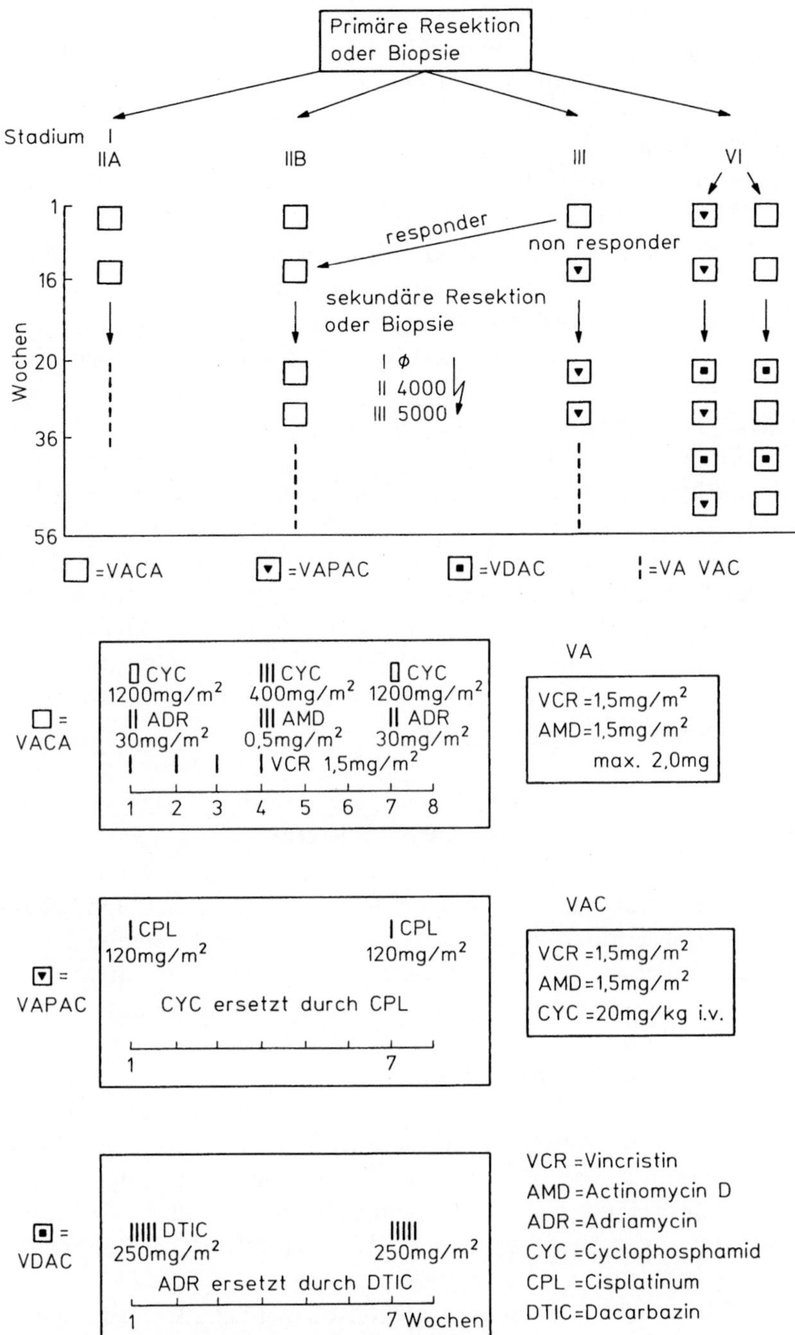

Abb. 15. Therapiekonzept und Zytostatika-Kombination für die Rhabdomyosarkom-Studie der GPO. (GUTJAHR 1981)

auftraten, bei Kindern im Alter von 11–15 Jahren die der Gruppe III und IV. In der Gruppe I bei lokalisiertem komplett reseziertem Tumor und Chemotherapie ergab sich kein signifikanter Unterschied für eine nicht bestrahlte gegenüber einer zusätzlich bestrahlten Gruppe bei einer Überlebensrate von 92–96% bei einer mittleren Beobachtungszeit von 72 Wochen. Für die Gruppe II mit mikroskopischem Residualtumor und Lymphknotenbefall mit postoperativer Strahlentherapie war kein Unterschied in einer Chemotherapie von einem bzw. zwei Jahren Dauer nachzuweisen, 90% überlebten.

In der Gruppe III ohne primär vollständige Tumorresektion mit präoperativer Kombinations-Radiochemotherapie ergab sich kein signifikanter Unterschied bei der postoperativen Chemotherapie von Vincristin, Actinomycin D und Cyclophosphamid bei einer Überlebensrate von 79% bei einer Beobachtungszeit von 0–154 Wochen.

In der Gruppe IV mit nachgewiesener Metastasierung bei Therapiebeginn bei gleichem Therapiekonzept wie der Gruppe III ergab sich kein signifikanter Unterschied bei einer Überlebensrate von 50% bei einem Beobachtungszeitraum von 0–127 Wochen.

Zusätzlich zur Kombinations-Radio-Chemotherapie wurden auch Antikörper appliziert (Raney et al. 1979). Von der SIOP wird eine randomisierte Studie zum Vergleich einer Chemotherapie gegenüber Strahlentherapie im Stadium III bei Kombinations-Chemotherapie mit Vincristin, Actinomycin D, Cytotoxan und Adriamycin durchgeführt (Flamant u. Rodary 1982) (Abb. 15).

Von der Gesellschaft für Pädiatrische Onkologie (GPO) erfolgte ebenfalls eine Verbundstudie vieler Kliniken, um eine Verbesserung der Prognose zu erreichen (Treuner et al. 1982). Eine Interferontherapie hat keinen Einfluß auf das Tumorbestehen gezeigt.

Durch die Kombinationsbehandlung hat sich die Prognose beim Rhabdomyosarkom gegenüber früheren Jahrzehnten erheblich verbessert, so daß auch heute ein Teil der Patienten als Langzeitüberlebende in das generationsfähige Alter kommt und Nachwuchs hat. So berichtete Liebner (1976) über 2 Langzeitüberlebende mit gesundem Nachwuchs.

Die Behandlung an einem therapieerfahrenen Tumorzentrum mit individueller Absprache von Pädiater, Strahlentherapeut und Operateur ist sicher eine der Voraussetzungen zur Erlangung optimaler Therapieergebnisse (Lobo et al. 1979).

13. Nebenwirkungen

Die bei der Rhabdomyosarkom-Therapie applizierten hohen Strahlendosen um und über 60 Gy führen besonders bei Kindern in den ersten Lebensjahren zu erheblichen Nebenerscheinungen. Trotz Hochvolttherapie kommt es häufig zur Ausbildung ausgedehnter Fibrosen sowie postoperativen Narbenschrumpfungen. Sind Knochenanteile mit im Bestrahlungsfeld beinhaltet, so kommt es häufig zu stärker ausgeprägten Wachstumsveränderungen im Sinne des Wachstumstillstandes mit Deformierungen.

Bei der Chemotherapie sind die bekannten Frühreaktionen durch die Zytostatika zu berücksichtigen, die meist nur passager sind, die Knochenmarkdepression kann bei simultaner Strahlentherapie, besonders bei Bestrahlung des Abdomens und des Beckens, auftreten. Durch Mitbestrahlung des relativ sensiblen Dünndarms kann es zur Ausbildung von Stenosen und Enteritiden kommen, die einen operativen Eingriff erforderlich machen (Tefft et al. 1976).

Ramson et al. (1977, 1979) berichten über 6 lebensbedrohliche Enteritiden und Proktitiden von 16 Kindern, von denen 3 an Dünndarmkomplikationen verstarben. Sie hatten Dosen von 27–50 Gy erhalten, wobei die Veränderungen als Kombinationseffekt von Strahlentherapie und Chemotherapie angesehen werden. Bei Bestrahlung im Kopf-Halsbereich kommt es häufig zur Augenschädigung mit Kataraktbildung. Nach Fernandez et al. (1975) mußte 2mal eine Enukleation wegen symphatischer Ophthalmie erfolgen. Donaldson et al. (1973) berichten über 2 aufgetretene Osteoradionekrosen des Oberkiefers sowie später auftretende Zahnprobleme als Folge der Bestrahlung. Tefft et al. (1979) mußten bei 76% der Kinder eine Bestrahlungsunterbrechung bei simultaner Chemotherapie und Strahlentherapie durchführen, bei einigen wurde später auf die Fortführung der Strahlentherapie bis zur vorgesehenen Gesamtdosis verzichtet. Er weist auch auf die erheblichen Indurationen und Fibrosen der Weichteile bei Extremitätenbefall hin. Bei Abdomen- und Beckenbestrahlung kommt es außer Darmkomplikationen zu Wirbelsäulenveränderungen mit Ausbildung einer Kyphoskoliose.

DICKERMAN berichtet über Epiphysiolysen nach Strahlentherapie des Beckens (DICKERMAN et al. 1979).

HAAS et al. (1978) sahen bei 12 von 17 behandelten Kindern erhebliche Nebenwirkungen, zum Teil als Frühveränderungen wie Erythembildungen, Stomatitis, Zystitis, Gastroenteritis, die zum Teil auch eine Auswirkung auf die Durchführung der Therapie im Sinne einer notwendigen Pause oder Dosisreduktion erforderte.

Bei den Spätveränderungen waren Fibrosen, Ödembildungen, Schrumpfblasenbildungen sowie Bewegungseinschränkungen bei Extremitäten-Lokalisation aufgetreten. In einigen Fällen wird durch eine Operation eine Beseitigung oder aber Linderung der Symptomatik wie bei Darmstenosen oder Ödembildungen zu erreichen sein (RABINOWITZ et al. 1977).

Auch therapiebedingte Todesfälle durch pulmonale oder kardiale Komplikationen ließen sich gelegentlich nicht vermeiden (MOOR DE et al. 1977). Ebenso sind Wachstumshemmungen nach Bestrahlung von Knochen zu erwarten und lassen sich nur teilweise durch orthopädische Maßnahmen wieder ausgleichen (LAUDENBACH et al. 1979). Sowohl durch alleinige Strahlentherapie als auch durch Kombinations-Chemo-Strahlentherapie ist die Möglichkeit einer Sekundär-Tumorbildung gegeben. HENSELY et al. (1977) berichten über eine akute myeloische Leukämie nach erfolgreicher Behandlung eines Rhabdomyosarkoms. JAFFE et al. (1973) fanden ein wahrscheinlich durch Bestrahlung induziertes osteogenes Sarkom der Mandibula. Mit zunehmenden Anstieg der Überlebenszeiten nach erfolgreicher Therapie dürfte sich auch die Anzahl der Sekundär-Malignome erhöhen.

Die bei der Chemotherapie auftretenden Nebenwirkungen wie Stomatitis, Enteritis und Blutbilddepression sind meist passager, jedoch werden auch über gravierende Nebenwirkungen wie Leukenzephalopathie berichtet (FUSNER et al. 1977; HALTIA et al. 1977; HOLTON et al. 1973; SILLS et al. 1978).

Literatur

Archer CR (1976) The radiological manifestations of intracranial rhabdomyosarcoma. Neuroradiology 11:131–136

Ariel IM (1978) Cure of an embryonal rhabdomyosarcoma of the nose of an infant by interstitial 90 yttrium microspheres: A case report. Int J Nucl Med Biol 5:37–40

Ariel IM, Briceno M (1975) Rhabdomyosarcoma of the extremities and trunk: Analysis of 150 patients treated by surgical resection. J Surg Oncol 7:269–287

Ashton N, Morgan G (1965) Embryonal sarcoma and embryonal rhabdomyosarcoma of the orbit. J Clin Pathol 18:699–714

Banik S, Guha PK (1979) Paratesticular rhabdomyosarcomas and leiomyosarcomas: A clinicopathological review. J Urol 121:823–826

Barnes L, Pietruszka M (1978) Rhabdomyosarcoma arising within a crystosarcoma phylliodes. Case report and review of the literature. Am J Surg Pathol 2:423–429

Barnes PH, Maxwell MJ (1972) Embryonal rhabdomyosarcoma of middle ear. Report of a case with 12 years survival with a review of the literature. J Laryng 86:1145–1154

Bartholome WTH, Gonzales ET Jr, Starling KA, Harberg FJ (1979) Changing concepts in management of pelvic rhabdomyosarcoma in children. Urology 13:613–616

Bartholomew TH (1978) Rhabdomyosarkome der Orbita unter dem Bilde einer Mucocele. HNO 26:201–202

Beall ME, Young IS (1977) Spermatic cord rhabdomyosarcoma: Case report. J Urol 117:807

Bemis EL, Pemberton AH, Lurie A (1972) Rhabdomyosarcoma of the heart. Cancer 29:924–929

Bergiron C, Markovits P, Benjaafar M, Piekarski JD, Garel L (1979) Lymphography in childhood rhabdomyosarcomas. Radiology 133:627–630

Boie W, Kuehner U, Foet K (1979) Rhabdomyosarkom bei Neugeborenen. Probleme der Therapie. Chir Praxis 26:343–347

Bornstein FP, Backus JA (1972) Embryonal rhabdomyosarcoma of the thigh in an infant. Cancer Semin 4:267–270

Branzovsky T (1974) Familiäre Häufung von Desmoid und Rhabdomyosarkom bei Frauen. Arch Geschwulstforsch 43:277–279

Brecher ML, Freeman AI, Thomas PR, Sinks LF (1977) Nonsurgical treatment of pelvic rhabdomyosarcoma: A case report. J Surg Oncol 9:601

Buck BE, Mahboubi S, Raney RB Jr (1977) Congenital neurogenous sarcoma with rhabdomyosarcomatous differentiation. J Pediatr Surg 12:581–582

Burke WR, Weiss RM, Schiff M, Touloukian RJ (1976) Seven-year survival of child with rhabdomyosarcoma of prostate. Urology 8:382–386

Canalis RF, Platz CE, Cohn AM (1976) Laryngeal rhabdomyosarcoma. Arch Otolaryngol 102:104–107

Canalis RF, Jenkens HA, Hemenway WG, Lincoln C (1978) Nasopharyngeal rhabdomyosarcoma. A clinical perspective. Arch Otolaryngol 104:122–126

Cannon PM, Legge DA, O'Donnell B (1979) The use of percutaneous transhepatic cholangiography in a case of embryonal rhabdomyosarcoma. Br J Radiol 52:326–327

Cassady R, Sagerman RH, Tretter P, Ellsworth R (1968) Radiation therapy for rhabdomyosarcoma. Radiology 91:116–120

Cham W, Lattin P, Exelby P, Ghavimi F, D'Angio GJ, Tefft M (1976) Local control of embryonal rhabdomyosarcoma in children by radiation therapy when combined with concomitant chemotherapy. Int J Radiat Oncol Biol Phys 1:217–225

Chan RC, Sutow WW, Lindberg RD (1979) Parameningeal rhabdomyosarcoma. Radiology 131: 211–214

Cori G (1977) The diagnostic usefulness of electron microscopy investigation of orbital embryonal rhabdomyosarcomas. Tumori 63:205–213

Crist WM, Edwards RH, Pereira F (1978) Rhabdomyosarcoma diagnosed by electron microscopy in a child with acute lymphocytic leukemia. J Pediatr 93:893–894

Cromie WJ, Raney RB Jr, Duckett JW (1979) Paratesticular rhabdomyosarcoma in children. J Urol 122:80–82

Curnes JT, Pratt CB, Hustu HO (1977) Five-year survival after disseminated paratesticular rhabdomyosarcoma. J Urol 118:662–665

Curtis SB, Tenforde TS (1980) Assessment of tumour response in a rat rhabdomyosarcoma. Br J Cancer [Suppl] 41:266–270

Cunningham MD, Kung FH (1972) Combined therapy for middle ear rhabdomyosarcoma. Am J Dis Child 124:401–402

D'Angio GD, Evans A (1975) Soft tissue sarcomas. In: Bloom HJG, Lennerle I, Neidhardt MK, Voute PA (eds) Cancer-children. Springer, Berlin Heidelberg New York, p 217

Danziger J, Handel SF, Jing BS, Wallace S (1979) Computerized tomography in rhabdomyosarcoma of the head and neck. Cancer 44:464–467

De PR (1979) Embryonal rhabdomyosarcoma of the middle ear. Acta Otolaryngol (Stockh) 88:133–136

Dehner LP, Chen KT (1978) Primary tumors of the external and middle ear. III. A clinicopathologic study of embryonal rhabdomyosarcoma. Arch Otolaryngol 104:399–403

Dehner LP, Enzinger FM, Font RL (1972) Fetal rhabdomyoma. An analysis of nine cases. Cancer 30:160–166

Deutsch M, Leen R, Mercado R (1973) Rhabdomyosarcoma of the middle cranial fossa. Cancer 31:1193–1196

Dickerman JD, Newberg AH, Moreland MD (1979) Slipped capital femoral epiphysis (SCFE) following pelvic irradiation for rhabdomyosarcoma. Cancer 44:480–482

Doeven JJ, Vries JA de, Oldhoff J, Eibergen R, Boer PW (1975) A case of embryonal sarcoma (rhabdomyosarcoma) of the prostate treated with combined surgical and cytostatic therapy. Arch Chir Neerl 27:283–292

Donaldson SS, Castro JR, Wilbur JR, Jesse RH (1973) Rhabdomyosarcoma of head and neck in children. Cancer 31:26–35

Donkers B, Kazzaz BA, Meijering JH (1972) Rhabdomyosarcoma of the corpus uteri. Report of two cases with review of the literature. Am J Obstet Gynaecol 114:1025–1030

Edland RW (1972) Embryonal rhabdomyosarcoma of the middle ear. Cancer 29:784–788

Eichholtz W (1974) Embryonale Rhabdomyosarkome unter dem Bild epibulbärer subkonjunktivaler Tumoren. Bericht über 3 Fälle. Klin Monatsbl Augenheilkd 164:377–381

Elsaesser E (1977) Tumors of the epididymis. Recent Results Cancer Res 60:163–175

Exelby PR, Ghavimi F, Jereb B (1978) Genitourinary rhabdomyosarcoma in children. J Pediatr Surg 13:746–752

Fajemisin AA (1974) Rhabdomyosarcoma of the middle ear and mastoid. J Laryngol Otol 88:809–816

Fernandez CH, Sutow WW, Merino OR, George SL, Anderson MD (1975) Childhood rhabdomyosarcoma. Analysis of coordinated therapy and results. Am J Roentgenol 123:588–597

Ferracini R, Bazzocchi F (1972) Rhabdomyosarcoma following X-Ray therapy of a breast carcinoma. Strahlentherapie 144:181–185

Flamant F, Rodary Ch (1982) Rhabdomyosarcoma trial – SIOP III. In: Raybaud C, Clement R, Lebrenil G, Bernard JC (eds) Pediatrie Oncology. Exerpta Medica, Amsterdam Oxford Princeton, p 328

Flamant F, Bloch-Michel E, Lemaistre O, Gerard-Marchant R, Schweisguth O, Campinchi R (1978) Les possibilitées actuelles de traitement du rhabdomyosarcome de l'orbite chez l'enfant: A propos de 20 cas observés a l'institut Gustave Roussy (1960–1975). J Fr Ophtalmol 1:451–456

Flamant F, Chassagne D, Cosset JM, Gerbaulet A, Lemerle J (1979) Embryonal rhabdomyosarcoma of the vagina in children. Conservative treatment with curietherapy and chemotherapy. Eur J Cancer 15:527–532

Fledelius H (1976) Embryonal sarcoma of the orbit. A clinical review of 19 danish cases. Acta Ophthalmol (Copenh) 54:698–703

Foet K, Prott W (1977) Seltener Fall eines angeborenen Rhabdomyosarkoms. Laryngol Rhinol Otol (Stuttg) 56:528–532

Freeman AJ, Johnson WW (1968) A comparative study of childhood rhabdomyosarcoma and virus-induced rhabdomyosarcoma in mice. Cancer Res 28:1490

Frugoni P, Ferlito A (1976) Pleomorphic rhabdomyosarcoma of the larynx. A case report and review of the literature. J Laryngol Otol 90:687–698

Fusner JE, Poplack DG, Pizzo PA, Di Chiro G (1977) Leukeencephalopathy following chemotherapy for rhabdomyosarcoma: Reversibility of cerebral changes demonstrated by computed tomography. J Pediatr 91:77–79

Fusner JE, Pizzo PA, Poplack DG, Freeman C (1978) Meningeal relapse of orbital rhabdomyosarcoma. Med Pediatr Oncol 4:247–251

Gaillard J, Haguenauer JP, Bouchayer M, Romanet P, Dubreuil C, Gignoux B (1978) Le sarcome botryoide de l'oreille moyenne ('A propos de deux observations chez le jeune enfant): Attitude thérapeutique. J Fr Otorhinolaryngol 27:403–406

Gerson JM, Jaffe N, Donaldson MH, Tefft M (1978) Meningeal seeding from rhabdomyosarcoma of the head and neck with base of the skull invasion: Recognition of the clinical evolution and suggestions for management. Med Pediatr Oncol 5:137–144

Ghavimi F, Exelby PR, D'Angio GJ, Whitmore WF, Lieberman PH, Lewis JL, Mike V, Murphy ML (1973) Combination therapy of urogenital embryonal rhabdomyosarcoma in children. Cancer 32:1178–1185

Ghavimi F, Exelby PR, D'Angio GJ, Cham W, Lieberman PH, Tan C, Mike V, Murphy ML (1975) Rhabdomyosarcoma in children. Cancer 35:677–686

Goepfert H, Cangir A, Lindberg R, Ayala A (1979) Rhabdomyosarcoma of the temporal bone. Is surgical resection necessary? Arch Otolaryngol 105:310–313

Gonzalez-Crussi F, Black-Schaffer S (1979) Rhabdomyosarcoma of infancy and childhood. Problems of Morphologic classification. Am J Surg Pathol 3:157–171

Gornall P, Mann JR, Corkery JJ, Cameron AH (1979) Recent experience in the treatment of rhabdomyosarcoma. J Pediatr Surg 14:38–40

Grosfeld JL, Smith JP, Clatworthy HW (1972) Pelvic rhabdomyosarcoma in infants and children. J Urol 107:673–675

Grosfeld JL, Ballantine TV, Baehner RL (1978) Experience with "second-look" operations in pediatric solid tumors. J Pediatr Surg 13:275–280

Grouls V, Puck A, Helpap B (1980) Das Rhabdomyosarkom der Niere. Aktuel Urol 11:401–406

Gutjahr P (1981) Rhabdomyosarcome. In: Oehme J, Gutjahr P. Deutscher Arztverlag Fach-Taschenbuch Nr 39, S 208

Gutjahr P, Jung H (1973) Kindliche Rhabdomyosarkome im HNO-Bereich. HNO 21:353–359

Gutjahr P, Hill K, Pippert P, Hofmann S, Neidhardt M (1974) Rhabdomyosarkome im Kindesalter. Monatsschr Kinderheilkd 122:805–813

Gutjahr P, Leder LD, Mueller-Hermelink HK, Nover A (1975) Klinik und Morphologie kindlicher Rhabdomyosarkome der Orbita. Graefes Arch Klin Exp Ophthalmol 196:113–125

Gutjahr P, Huetteroth H, Meyer WW (1976) Das primäre generalisierte alveoläre Rhabdomyosarkom. Klin Paed 188:372–378

Haas RJ, Devens K, Helmig M, Janka G, Klose H, Lampert F (1978) Rhabdomyosarkom im Kindesalter, Diagnostik und neue Therapiemöglichkeiten. Onkologie 1:142–148

Hall-Jones J (1975) Rhabdomyosarcoma of the larynx. J Laryngol Otol 89:969–976

Haltia M, Paetau A, Vaheri A, Erkkilae H, Donner M, Kaakinen K, Holmstroem T (1977) Fatal measles encephalopathy with retinopathy during cytotoxic chemotherapy. J Neurol Sci 32:323–330

Harlow PJ, Kaufman FR, Siegel SE, Quevedo E (1979) Orbital Rhabdomyosarcoma in a neonate. Med Pediatr Oncol 7:123–126

Havers W, Schmitt G, Stollmann B (1979) Multidisziplinäre Behandlung des Rhabdomyosarkoms im Kindesalter. Helv Pediatr Acta 34:449–458

Hays DM (1980) Pelvic rhabdomyosarcomas in childhood: Diagnosis and concepts of management reviewed. Cancer 45:1810–1814

Hays DM, Sutow WW, Lawrence W Jr, Moon TE, Tefft M (1977) Rhabdomyosarcoma: Surgical therapy in extremity lesions in children. Orthop Clin North Am 8:883–902

Healy GB, Jaffe N, Cassady JR (1979) Rhabdomyosarcoma of the head and neck: Diagnosis and management. Head Neck Surg 1:334–339

Henderson DW, Raben JL, Pollard JA, Walters MN (1976) Bone marrow metastases in disseminated alveolar rhabdomyosarcoma: Case report with ultrastructural study and review. Pathology 8:329–341

Hensley MF, Cangir A, Culbert SJ, Eys J van (1977) Acute granulocytic leukemia following successful treatment of rhabdomyosarcoma. Am J Dis Child 131:1417

Heyn R, Holland R, Joo P, Johnson D, Newton W Jr, Tefft M, Breslow N, Hammond D (1977) Treatment of rhabdomyosarcoma in children with surgery, radiotherapy and chemotherapy. Med Pediatr Oncol 3:21–32

taert D, Biserte G (1980) Perineal rhabdomyosarcoma in an newborn child: Pathological and biochemical studies with emphasis on contractile proteins. J Clin Pathol 33:823–829
Hilgers RD (1975) Pelvic exenteration for vaginal embryonal rhabdomyosarcoma. A review. Obstet Gynecol 45:175–180
Hogan M, Zimmermann LE (1962) Ophthalmic pathology. Saunders, Philadelphia
Holton CP, Chapman KE, Lackey RW, Hatch EI, Baum ES, Favara BE (1973) Extended combination therapy of childhood rhabdomyosarcoma. Cancer 32:1310–1316
Hope DG, Mulvihill JJ (1981) Malignancy in neurofibromatosis. Adv Neurol 29:33:56
Horn RC, Enterline HT (1958) Rhabdomyosarcoma: A clinicopathological study and classification of 39 cases. Cancer 11:181–199
Hornback NB, Shidnia H (1976) Rhabdomyosarcoma in the pediatric age group. Am J Roentgenol 126:542–549
Howard GM, Casten VG (1963) Rhabdomyosarcoma of the orbit in brothers. Arch Ophthalmol 70:319
Howarth CB, Caces JN, Pratt CB (1980) Breast metastases in children with rhabdomyosarcoma. Cancer 46:2520–2524
Imaizumi M, Nukada T, Okada F, Abe H (1974) Fine structure of rhabdomyosarcoma. J Electron Microsc (Tokyo) 23:125–127
Isaacson C (1978) Embryonal rhabdomyosarcoma of the ampulla of vater. Cancer 41:365–368
Jaffe N, Filler RM, Faber S, Traggis DG, Vawter GF, Tefft M, Murray IE (1973) Rhabdomyosarcoma in children. Improved outlook with a multidisciplinary approach. Am J Surg 125: 462–467
Jereb B, Cham W, Lattin P, Exelby P, Ghavimi F, D'Angio GJ, Tefft M (1976) Local control of embryonal rhabdomyosarcoma in children by radiation therapy when combined with concomitant chemotherapy. Int J Radiat Oncol Biol Phys 1:217–225
Joffe L, Shields JA, Pearah JD (1977) Epibulbar rhabdomyosarcoma without proptosis. J Pediatr Ophthalmol 14:364–367
Johnson DG (1975) Trends in surgery for childhood rhabdomyosarcoma. Cancer 35:916–920
Jones IS, Reese AB, Kraut I (1966) Orbital rhabdomyosarcoma. An analysis of 62 cases. Am J Ophthal 61:721
Judycki W, Cynowski L (1976) Gestieltes Harnblasenrhabdomyosarkom bei einem Säugling. Zentralbl Chir 101:183–186
Katenkamp D, Stiller D, Moeller HJ, Fritzsche V, Lorenz G (1980) Das Zell- und Gewebsmuster sog. Embryonaler Rhabdomyosarkome. Histologische und histochemische Untersuchungen. Zentralbl Allg Pathol 124:561–574
JL (1973) Reasonable surgery for rhabdomyosarcoma: A study of 67 cases. Ann Surg 178:346–351
King DG, Finney RP (1977) Embryonal rhabdomyosarcoma of the prostate. J Urol 117:88–90
Knowles DM, Jakobiec FA, Potter GD, Jones IS (1976) Ophthalmic striated muscle neoplasms. Surv Ophthalmol 21:219–261
Knudson AG (1975) The genetics of childhood cancer. Cancer 35:1022–1026
Knudson AG Jr (1979) Mutagenesis and embryonal carcinogenesis. Natl Cancer Inst Monogr 51: 19–24
Koh SJ, Johnson WW (1980) Antimyosin and antirhabdomyoblast sera: Their use for the diagnosis of childhood rhabdomyosarcoma. Arch Pathol Lab Med 104:118–122
Kumar APM, Wrenn EL, Fleming ID, Hustu HO, Pratt CB (1976) Combined therapy to prevent complete pelvic exenteration for rhabdomyosarcoma of the vagina or uterus. Cancer 37: 118–122
Laudenbach P, Boudiere JP, Heubes J (1979) Troubles de développement d'un maxillaire après curiethérapie interstitielle d'un rhabdomyosarcome genien à l'age de 3 ans. Rev Stomatol Chir Maxillofac 80:174–177
Lawrence W, Jegge G, Foote FW (1964) Embryonal rhabdomyosarcoma: A clincopathological study. Cancer 17:361
Lawrence W, Hays DM, Moon TE (1977) Lymphatic metastasis with childhood rhabdomyosarcoma. Cancer 39:556–559
Lee SH, Rengachary SS, Paramesh J (1981) Primary pulmonary rhabdomyosarcoma: A case report and review of the literature. Hum Pathol 12:92–96
Li FP, Fraumeni JF (1969) Rhabdomyosarcoma in children, epidemiological study and identification of a familiar cancer syndrom. J Natl Cancer Inst 43:1365
Liebert PS, Stool SE (1973) Rhabdomyosarcoma of the tongue in an infant: Results of combined radiation and chemotherapy. Ann Surg 178:621–624
Liebner EJ (1976) Embryonal rhabdomyosarcoma of head and neck in children Correlation of stage, radiation dose, local control, and survival. Cancer 37:2777–2786
Littmann R, Tessler AN, Valensi Q (1972) Paratesticular rhabdomyosarcoma: A case presentation and review of the literature. J Urol 108:290–292
Lobo F, Vargas G, Camacho A, Jimenez E, Jimenez R, Carrillo J (1979) Resultados de la terapia combinada en el rabdomiosarcoma del nino. Bol Med Hosp Infant Mex 36:337–346
MacDougal WS, Persky L (1980) Rhabdomyosarcoma of the bladder and prostate in children. J Urol 124:882–885

domyosarcoma of the hand. A Case report. Clin Orthop 100:238–241
Mackensie AR, Whitemore WF, Melamed MR (1968) Myosarcomas of the bladder and prostate. Cancer 22:833–844
Mahindra S, Bery K, Malik GB, Sohail MA, Logani KB (1978) Embryonal rhabdosarcoma of the middle ear and mastoid. J Laryngol 92:253–258
Malek RS, Kelalis PP (1977) Paratesticular rhabdomyosarcoma in childhood. J Urol 118:450–453
Maurer HM (1978) Rhabdomyosarcoma in childhood and adolescence. Curr Probl Cancer 2:1–36
Maurer HM, Moon T, Donaldson M, Fernandez C, Gehan EA, Hammond D, Hays DM (1977) The intergroup rhabdomyosarcoma study. A preliminary report. Cancer 40:2015–2026
Mishalany H, Brihi E, Wahben N (1976) Ten-year experience with childhood rhabdomyosarcoma. An Esp Pediatr 9:64–67
Muhoz Villa A, Valdivielso Serna A, Diaz MC, Berchi F, Garcia de Miguel P, Gonzalez MC, Hurtado T (1977) Rhabdomiosarcoma en la edad infantil. A proposito de 27 casos. An Esp Pediatr 10:557–564
Mutz SB, Curl W (1977) Alveolar cell rhabdomyosarcoma of the hand: Case report with four year survival and no evidence of recurrence. J Hand Surg 2:283–284
Nagaraj HS, Kmetz DR, Leitner C (1977) Rhabdomyosarcoma of the bile ducts. J Pediatr Surg 12:1071–1074
Namba K, Aschenbrener C, Nikpour M, Vangilder JC (1979) Primary rhabdomyosarcoma to the tentorium with peculiar angiographic findings. Surg Neurol 11:39–43
Narayana AS, Loening S, Loening V, Culp DA (1978) Sarcoma of the urinary bladder and prostate in children. Eur Urol 4:401–404
Naumann G, Font RL, Zimmerman LE (1972) Electron microscopic verification of primary rhabdomyosarcoma of the iris. Am J Opthalmol 74: 110–117
Offret G, Dhermy P, Offret H, Cardozo S (1976) Rhabdomyosarcome embryonnair de l'orbite. A propos de 24 cas. Arch Ophthalmol 36:709–732
Okamura J, Sutow WW, Moon TE (1977) Prognosis in children with metastatic rhabdomyosarcoma. Med Pediatr Oncol 3:243–251
Olney LE, Narayana A, Loening S, Culp DA (1979) Intrascrotal rhabdomyosarcoma. Urology 14: 113–125
O'Reilly MV, MacDonald RT, Fornaster VL (1975) Clinical presentation of a myocardial rhabdomyosarcoma. Br Heart J 37:672–675
Osmond GS, Knight L, Dehner LP, Nicoloff DM, Nesbitt M, Bessinger FB (1976) Alveolar rhabdomyosarcoma involving the heart. An echocardiographic angiographic and pathologic study. Circulation 54:837–843
hood pelvic rhabdomyosarcoma without pelvic exenteration. J Pediatr 94:205–209
Pahor AL (1976) Rhabdomyosarcoma of the middle ear and mastoid. J Laryngol 90:585–591
Pasquel PM, Levet SN, Leon B de (1976) Primary rhabdomyosarcoma of bone. A case report. J Bone Joint Surg [Am] 58:1176–1180
Patchell RD, Shirkey HC, Saenger EL (1978) Sarcoma botryoides of the vagina in childhood. Treated by irradiation and vaginal reconstruction. Am J Obstet Gynecol 132:339–340
Pedersen KD, Kemsem K, Jertu J (1978) CT wholebody scanning in pediatric radiology. Pediatr Radiol 6:222–229
Perk K, Moloney IB (1966) Pathogenesis of virusinduced rhabdomyosarcoma in mice. J Natl Cancer Inst 37:581
Peycelon R, Correard RP, Lesbros F (1972) Rhabdomyosarcomes retroperitoneaux. Lyon Chir 68: 341–344
Pinkel D, Pickren F (1961) Rhabdomyosarcoma in children. JAMA 175:293–298
Piver MS, Barlow JJ, Wang JJ, Shan NK (1973) Combined radical surgery, radiation therapy and chemotherapy in infants with vulvovaginal embryonal rhabdomyosarcoma. Obstet Gynecol 42:522–526
Prat J, Gray GF (1977) Massive neuraxial spread of aural rhabdomyosarcoma. Arch Otolaryngol 103:301–303
Pratt CB (1969) Response of childhood rhabdomyosarcoma to combination chemotherapy. J Pediatr 74:791–794
Pratt CB, Hustu HO, Fleming ID, Pinkel D (1972) Coordinated treatment of childhood rhabdomyosarcoma with surgery, radiotherapy and combination chemotherapy. Cancer Res 32:606–610
Pratt CB, Dugger D, Johnson WW, Ainger LE (1973) Metastatic involvement of the heart in childhood rhabdomyosarcoma. Cancer 31:1492–1497
Pratt CB, Smith JW, Woerner S, Mauer AM, Hustu D, Johnson WW, Shanks EC (1978) Factors leading to delay in the diagnosis and affecting survival of children with head and neck rhabdomyosarcoma. Pediatrics 61:30–34
Rabinowitz R, Churchill BM, Alexis ME, Boxall L (1977) Acquired vulvar lymphangiectasis in a child. Urology 10:459–460
Ragab AH, Vietti TJ, Kissane JM, Sessions DG (1972) Rhabdomyosarcoma of the middle ear. A four-year survival. Cancer 30:648–650
Raney RB (1978) Spinal cord "drop metastases" form head and neck rhabdomyosarcoma: Proceedings of the tumor board of the children's hospital of Philadelphia. Med Pediatr Oncol 4: 3–9
Raney RB Jr, Hays DM, Lawrence W Jr, Soule EH, Tefft M, Donaldson MH (1978) Paratesticular

rhabdomyosarcoma in childhood. Cancer 42: 729–736

Raney RB Jr, Gehan EA, Maurer HM, Newton WA Jr, Ragab AH, Ruymann FB, Sutow WW, Tefft M (1979) Evaluation of intensified chemotherapy in children with advanced Rhabdomyosarcoma (Clinical groups II and IV). Cancer Clin Trials 2:19–28

Ransom JL, Pratt CB, Shanks E (1977) Childhood rhabdomyosarcoma of the extremity: Results of combined modality therapy. Cancer 40:2810–2816

Ransom JL, Novak RW, Kumar AP, Hustu HO, Pratt CB (1979) Delayed gastrointestinal complications after combined modality therapy of childhood rhabdomyosarcoma. Int J Radiat Oncol Biol Phys 5:1275–1279

Ratzmann GW (1978) Embryonale und botryoide Rhabdomyosarkome der Harnblase im Kindesalter: Therapie und Prognose. Paediatr Grenzgeb 17:337–352

Razek AA, Perez CA, Lee FA, Ragab AH, Askin F, Vietti T (1977) Combined treatment modalities of rhabdomyosarcoma in children. Cancer 39: 2415–2421

Reddemann H, Ratzmann G, Griefahn B, Kruschwitz S (1975) Zur Therapie und Prognose der vaginalen Rhabdomyosarkome im Kindesalter. Eine Therapiestudie von 74 kindlichen Scheidensarkomen. Dtsch Gesundh-Wes 30:109–114

Reddick RL, Michelitch H, Triche TJ (1979) Malignant soft tissue tumors (malignant fibrous histiocytoma, pleomorphic liposarcoma, and pleomorphic rhabdomyosarcoma): An electron microscopic study. Hum Pathol 10:327–343

Rivard G, Ortega J, Hittle R, Nitschke R, Karon M (1975) Intensive chemotherapy as primary treatment for rhabdomyosarcoma of the pelvis. Cancer 36:1593–1597

Rogers PCJ, Howards SS, Komp DM (1976) Urogenital rhabdomyosarcoma in childhood. J Urol 115:738–739

Sagerman RH, Tretter P, Ellsworth RM (1972) The treatment of orbital rhabdomyosarcoma of children with primary radiation therapy. Am J Roentgenol 114:31–34

Sarnat HB, Demetto DE, Siddigni SY (1979) Diagnostic Value of Histochemistry in Embryonal Rhabdomyosarcoma. Am J Surg Pathol 3:177–183

Schreiber B, Mellin P (1976) Das embryonale Rhabdomyosarkom der Harnblase im Kindesalter. Bericht über fünf eigene Fälle. Urologe [Ausg A] 15:246–250

Schuller DE, Lawrence TL, Newton WA Jr (1979) Childhood rhabdomyosarcomas of the head and neck. Arch Otolaryngol 105:689–694

Sessions DG, Ragab AH, Vietti J, Biller HF, Ogura JH (1973) Embryonal rhabdomyosarcoma of the head and neck in children. Laryngoscope 83: 890–897

Sills RH, Stockman JA, Miller ML, Stuart MJ (1978) Consumptive coagulopathy. A complication of therapy of solid tumors in childhood. Am J Dis Child 132:870–872

Simmons M, Tucker AK (1978) The radiology of bone changes in rhabdomyosarcoma. Clin Radiol 29:47–52

Skeel DA, Drinker HR, Witherington R (1975) Rhabdomyosarcoma of the spermatic cord: Report of 3 cases with review of the literature. J Urol 113:279–284

Smith MT, Armbrustermacher VW, Violett TW (1981) Diffuse meningeal rhabdomyosarcoma. Cancer 47:2081–2086

Soule EH, Newton W Jr, Moon TE, Tefft M (1978) Extraskeletal Ewing's sarcoma: A preliminary review of 26 cases encountered in the intergroup rhabdomyosarcoma study. Cancer 42:259–264

Sulser H (1978) Das Rhabdomyosarkom: Alters- und Geschlechtsverteilung, Lokalisation, pathologische Anatomie und Prognose. Virchows Arch [A] 379:35–71

Takemi K, Ikeda M, Kimura K, Yonezawa T (1977) A case of intracranial rhabdomyo-sarcoma. No To Shinkei 29:971–976

Tank ES, Fellmann SL, Wheeler ES, Weaver DK, Lapides J (1972) Treatment of urogenital tract rhabdomyosarcoma in infants and children. J Urol 107:324–328

Taura S, Taura M, Tanaka N, Ito T, Tsuchiya R (1977) Ultrastructure of botryoid sarcoma of the common bile duct. Gastroenterol Jpn 12:305–310

Tefft M, Jaffe N, Paed D (1973) Sarcoma of the bladder and prostate in children – rationale for the role of radiation therapy based on a review of the literature and a report of fourteen additional patients. Cancer 32:1161–1177

Tefft M, Lattin PB, Jereb B, Cham W, Ghavimi F, Rosen G, Exelby P, Marcove R, Murphy ML, D'Angio GJ (1976) Acute and late effects on normal tissues following combined chemo- and radiotherapy for childhood rhabdomyosarcoma and Ewing's sarcoma. Cancer 37:1201–1213

Tefft M, Fernandez CH, Moon TE (1977) Rhabdomyosarcoma: Response with chemotherapy prior to radiation in patients with gross residual disease. Cancer 39:665–670

Tefft M, Fernandez C, Donaldson M, Newton W, Moon TE (1978) Incidence of meningeal involvement by rhabdomyosarcoma of the head and neck in children: A report of the Intergroup Rhabdomyosarcoma Study (IRS). Cancer 42: 253–258

Teixidor OJ de (1980) Embryonales paratestikuläres Rhabdomyosarkom. Münch Med Wochenschr 122:717–719

Timmons JW, Hurgert EO, Soule EH, Gilchrist GS, Kelalis PP (1975) Embryonal rhabdomyosarcoma of the bladder and prostate in children. J Urol 113:694–697

Treuner J, Niethammer D, Voss A, Tischbach H,

Burger D (1982) Therapy compact for a rhabdomyosarcoma study of the German society of pediatrics oncology (GPO) In: Rayband C, Clement R, Lebreuil G, Bernard J (eds) Intern Congress Series 570. Excerpta Medica Amsterdam Oxford Princeton, p 330

Ueda K, Gruppo R, Unger F, Martin L, Bove K (1977) Rhabdomyosarcoma of lung arising in congenital cystic adenomatoid malformation. Cancer 40:383–388

Vartio T, Nickels J, Hoeckerstedt K, Scheinin TM (1980) Rhabdomyosarcoma of the Oesophagus. Light and electron microscopic study of a rare tumor. Virchows Arch [A] 386:357–361

Verhulst J, Bebear JP, Vincey P, Touchard J (1977) Rhabdomyosarcome embryonnaire du rocher chez un enfant de 21 mois. Rev Laryngol Otol Rhinol (Bord) 98:291–298

Verma PL, Marwaha AR (1972) Embryonal rhabdomyosarcoma of the middle ear and mastoid. J Laryngol Otol 86:67–71

Waga S, Handa H (1976) Neurological manifestations of rhabdomyosarcomas in the head and neck in childhood. Neuroradiological study. Neuroradiology 11:255–260

Weichselbaum RR, Cassady JR, Jaffe N, Filler R (1977) The evolution of combination therapy of genitourinary rhabdomyosarcoma in children: A preliminary report. Int J Radiat Oncol Biol Phys 2:267–272

Weichert KA, Bove KC, Aron BS, Lampkin B (1976) Rhabdomyosarcoma in children. A clinicopathologic study of 35 patients. Am J Clin Pathol 66:692–701

Winter LK, Lorentzen M (1978) Rhabdomyosarcoma of the larynx. Report of two cases and a review of the literature. J Laryngol Otol 92: 417–424

Witcombe JB (1979) Biliary rhabdomyosarcoma of childhood (letter). Br J Radiol 52:1005–1006

Woodruff JM, Chernik NL, Smith MC, Millet WB, Foote FW (1973) Peripheral nerve tumors with rhabdomyosarcomatous differentiation (malignant "triton" tumors). Cancer 32:426–439

Woyke S, Chwirot R (1972) Rhabdomyosarcoma of the iris. Report of the first recorded case. Br J Ophthalmol 56:60–64

Ziegel HG, Goldsmith HS (1976) Rhabdomyosarcoma of the spermatic cord. Clin Oncol 2: 261–266

Namenverzeichnis – Author Index

Die *kursiv* gesetzten Seitenzahlen beziehen sich auf die Literatur
Page numbers in *italics* refer to the bibliography

Sachverzeichnis

Deutsch – Englisch

Bei gleicher Schreibweise in beiden Sprachen sind die Stichwörter nur einmal aufgeführt

Subject Index

English – German

Where English and German spelling of a word is identical, the German version is omitted